全国普通高等医学院校药学类专业"十三五"规划教材

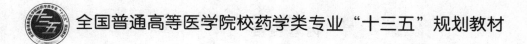

# 临床药物治疗学

## （供药学类专业用）

主　编　曹　霞　陈美娟

副主编　文爱东　吕　莉　李　琳

编　者　（以姓氏笔画为序）

文爱东（第四军医大学）　　　　　　　　　　吕　莉（大连医科大学）

李　琳（南方医科大学）　　　　　　　　　　李海菊（长治医学院）

杨　勇（电子科技大学附属医院·四川省人民医院）何　瑾（昆明医科大学）

张　磊（安徽医科大学）　　　　　　　　　　张晓双（陕西中医药大学）

张跃文（河南中医学院）　　　　　　　　　　陈美娟（四川医科大学）

曹　霞（吉林大学药学院）　　　　　　　　　鞠传霞（青岛大学药学院）

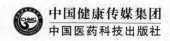

中国健康传媒集团

中国医药科技出版社

# 内 容 提 要

　　本教材为全国普通高等医学院校药学类专业"十三五"规划教材之一。本教材力求内容新、条目清楚、重点突出，注重教材理论知识与实践应用相结合，强化学生职业能力和创新能力的培养，系统地阐述药物治疗的基本理论和方法，使学生了解合理用药的基本知识和重要原则。共20章，第1~3章主要介绍与药物治疗相关的基本概念和临床合理用药的一般原则。第4~20章以各系统疾病为纲，介绍常见病多发病的病因、发病机制、主要临床表现，重点介绍药物治疗原则，如何合理选用药物及避免不良反应的发生。同时，为丰富教学资源，增强教学互动，更好地满足教学需要，本教材免费配套在线学习平台（含电子教材、教学课件、图片、视频和习题集）。

　　供全国普通高等医学院校药学类专业使用，并适应国家执业药师考试和研究生入学考试。

**图书在版编目（CIP）数据**

临床药物治疗学／曹霞，陈美娟主编．—北京：中国医药科技出版社，2016.1

全国普通高等医学院校药学类专业"十三五"规划教材

ISBN 978－7－5067－7901－2

Ⅰ．①临…　Ⅱ．①曹…　②陈…　Ⅲ．①药物疗法—医学院校—教材　Ⅳ．①R453

中国版本图书馆 CIP 数据核字（2016）第 001554 号

美术编辑　陈君杞
版式设计　郭小平

出版　**中国健康传媒集团**｜中国医药科技出版社
地址　北京市海淀区文慧园北路甲 22 号
邮编　100082
电话　发行：010－62227427　邮购：010－62236938
网址　www.cmstp.com
规格　787×1092mm $^1/_{16}$
印张　30 $^1/_4$
字数　691 千字
版次　2016 年 1 月第 1 版
印次　2019 年 12 月第 3 次印刷
印刷　三河市百盛印装有限公司
经销　全国各地新华书店
书号　ISBN 978－7－5067－7901－2
定价　**58.00 元**

获取新书信息、投稿、为图书纠错，请扫码联系我们。

# 全国普通高等医学院校药学类专业"十三五"规划教材
# 出 版 说 明

全国普通高等医学院校药学类专业"十三五"规划教材,是在深入贯彻教育部有关教育教学改革和我国医药卫生体制改革新精神,进一步落实《国家中长期教育改革和发展规划纲要》(2010－2020 年)的形势下,结合教育部的专业培养目标和全国医学院校培养应用型、创新型药学专门人才的教学实际,在教育部、国家卫生和计划生育委员会、国家食品药品监督管理总局的支持下,由中国医药科技出版社组织全国近 100 所高等医学院校约 400 位具有丰富教学经验和较高学术水平的专家教授悉心编撰而成。本套教材的编写,注重理论知识与实践应用相结合、药学与医学知识相结合,强化培养学生的实践能力和创新能力,满足行业发展的需要。

本套教材主要特点如下:

**1. 强化理论与实践相结合,满足培养应用型人才需求**

针对培养医药卫生行业应用型药学人才的需求,本套教材克服以往教材重理论轻实践、重化工轻医学的不足,在介绍理论知识的同时,注重引入与药品生产、质检、使用、流通等相关的"实例分析/案例解析"内容,以培养学生理论联系实际的应用能力和分析问题、解决问题的能力,并做到理论知识深入浅出、难度适宜。

**2. 切合医学院校教学实际,突显教材内容的针对性和适应性**

本套教材的编者分别来自全国近 100 所高等医学院校教学、科研、医疗一线实践经验丰富、学术水平较高的专家教授,在编写教材过程中,编者们始终坚持从全国各医学院校药学教学和人才培养需求以及药学专业就业岗位的实际要求出发,从而保证教材内容具有较强的针对性、适应性和权威性。

**3. 紧跟学科发展、适应行业规范要求,具有先进性和行业特色**

教材内容既紧跟学科发展,及时吸收新知识,又体现国家药品标准[《中国药典》(2015 年版)]、药品管理相关法律法规及行业规范和 2015 年版《国家执业药师资格考试》(《大纲》、《指南》)的要求,同时做到专业课程教材内容与就业岗位的知识和能力要求相对接,满足药学教育教学适应医药卫生事业发展要求。

**4. 创新编写模式,提升学习能力**

在遵循"三基、五性、三特定"教材建设规律的基础上,在必设"实例分析/案例解析"

模块的同时，还引入"学习导引""知识链接""知识拓展""练习题"（"思考题"）等编写模块，以增强教材内容的指导性、可读性和趣味性，培养学生学习的自觉性和主动性，提升学生学习能力。

**5. 搭建在线学习平台，丰富教学资源、促进信息化教学**

本套教材在编写出版纸质教材的同时，均免费为师生搭建与纸质教材相配套的"医药大学堂"在线学习平台（含数字教材、教学课件、图片、视频、动画及练习题等），使教学资源更加丰富和多样化、立体化，更好地满足在线教学信息发布、师生答疑互动及学生在线测试等教学需求，提升教学管理水平，促进学生自主学习，为提高教育教学水平和质量提供支撑。

本套教材共计 29 门理论课程的主干教材和 9 门配套的实验指导教材，将于 2016 年 1 月由中国医药科技出版社出版发行。主要供全国普通高等医学院校药学类专业教学使用，也可供医药行业从业人员学习参考。

编写出版本套高质量的教材，得到了全国知名药学专家的精心指导，以及各有关院校领导和编者的大力支持，在此一并表示衷心感谢。希望本套教材的出版，将会受到广大师生的欢迎，对促进我国普通高等医学院校药学类专业教育教学改革和药学类专业人才培养作出积极贡献。希望广大师生在教学中积极使用本套教材，并提出宝贵意见，以便修订完善，共同打造精品教材。

中国医药科技出版社
2016 年 1 月

# 全国普通高等医学院校药学类专业"十三五"规划教材
# 书　目

| 序号 | 教材名称 | 主编 | ISBN |
|---|---|---|---|
| 1 | 高等数学 | 艾国平　李宗学 | 978 - 7 - 5067 - 7894 - 7 |
| 2 | 物理学 | 章新友　白翠珍 | 978 - 7 - 5067 - 7902 - 9 |
| 3 | 物理化学 | 高　静　马丽英 | 978 - 7 - 5067 - 7903 - 6 |
| 4 | 无机化学 | 刘　君　张爱平 | 978 - 7 - 5067 - 7904 - 3 |
| 5 | 分析化学 | 高金波　吴　红 | 978 - 7 - 5067 - 7905 - 0 |
| 6 | 仪器分析 | 吕玉光 | 978 - 7 - 5067 - 7890 - 9 |
| 7 | 有机化学 | 赵正保　项光亚 | 978 - 7 - 5067 - 7906 - 7 |
| 8 | 人体解剖生理学 | 李富德　梅仁彪 | 978 - 7 - 5067 - 7895 - 4 |
| 9 | 微生物学与免疫学 | 张雄鹰 | 978 - 7 - 5067 - 7897 - 8 |
| 10 | 临床医学概论 | 高明奇　尹忠诚 | 978 - 7 - 5067 - 7898 - 5 |
| 11 | 生物化学 | 杨　红　郑晓珂 | 978 - 7 - 5067 - 7899 - 2 |
| 12 | 药理学 | 魏敏杰　周　红 | 978 - 7 - 5067 - 7900 - 5 |
| 13 | 临床药物治疗学 | 曹　霞　陈美娟 | 978 - 7 - 5067 - 7901 - 2 |
| 14 | 临床药理学 | 印晓星　张庆柱 | 978 - 7 - 5067 - 7889 - 3 |
| 15 | 药物毒理学 | 宋丽华 | 978 - 7 - 5067 - 7891 - 6 |
| 16 | 天然药物化学 | 阮汉利　张　宇 | 978 - 7 - 5067 - 7908 - 1 |
| 17 | 药物化学 | 孟繁浩　李柱来 | 978 - 7 - 5067 - 7907 - 4 |
| 18 | 药物分析 | 张振秋　马　宁 | 978 - 7 - 5067 - 7896 - 1 |
| 19 | 药用植物学 | 董诚明　王丽红 | 978 - 7 - 5067 - 7860 - 2 |
| 20 | 生药学 | 张东方　税丕先 | 978 - 7 - 5067 - 7861 - 9 |
| 21 | 药剂学 | 孟胜男　胡容峰 | 978 - 7 - 5067 - 7881 - 7 |
| 22 | 生物药剂学与药物动力学 | 张淑秋　王建新 | 978 - 7 - 5067 - 7882 - 4 |
| 23 | 药物制剂设备 | 王　沛 | 978 - 7 - 5067 - 7893 - 0 |
| 24 | 中医药学概要 | 周　晔　张金莲 | 978 - 7 - 5067 - 7883 - 1 |
| 25 | 药事管理学 | 田　侃　吕雄文 | 978 - 7 - 5067 - 7884 - 8 |
| 26 | 药物设计学 | 姜凤超 | 978 - 7 - 5067 - 7885 - 5 |
| 27 | 生物技术制药 | 冯美卿 | 978 - 7 - 5067 - 7886 - 2 |
| 28 | 波谱解析技术的应用 | 冯卫生 | 978 - 7 - 5067 - 7887 - 9 |
| 29 | 药学服务实务 | 许杜娟 | 978 - 7 - 5067 - 7888 - 6 |

注：29 门主干教材均配套有中国医药科技出版社"医药大学堂"在线学习平台。

# 全国普通高等医学院校药学类专业 "十三五" 规划教材
## 配套教材书目

| 序号 | 教材名称 | 主编 | ISBN |
|------|---------|------|------|
| 1 | 物理化学实验指导 | 高 静 马丽英 | 978 – 7 – 5067 – 8006 – 3 |
| 2 | 分析化学实验指导 | 高金波 吴 红 | 978 – 7 – 5067 – 7933 – 3 |
| 3 | 生物化学实验指导 | 杨 红 | 978 – 7 – 5067 – 7929 – 6 |
| 4 | 药理学实验指导 | 周 红 魏敏杰 | 978 – 7 – 5067 – 7931 – 9 |
| 5 | 药物化学实验指导 | 李柱来 孟繁浩 | 978 – 7 – 5067 – 7928 – 9 |
| 6 | 药物分析实验指导 | 张振秋 马 宁 | 978 – 7 – 5067 – 7927 – 2 |
| 7 | 仪器分析实验指导 | 余邦良 | 978 – 7 – 5067 – 7932 – 6 |
| 8 | 生药学实验指导 | 张东方 税丕先 | 978 – 7 – 5067 – 7930 – 2 |
| 9 | 药剂学实验指导 | 孟胜男 胡容峰 | 978 – 7 – 5067 – 7934 – 0 |

为满足培养应用型、创新型药学人才的需要，作为全国普通高等医学院校药学类专业"十三五"规划教材之一的《临床药物治疗学》，坚持理论与实践、药学与医学相结合，强化学生职业能力和创新能力的培养，系统地阐述药物治疗的基本理论和方法，使学生掌握合理用药的基本知识和重要原则，能根据特定患者的病情，制定和实施个体化药物治疗方案，为开展临床药学服务打下基础。

本教材注重介绍相关基础知识，同时参考各类疾病的临床诊疗指南，体现2015年《国家执业药师资格考试大纲》的要求，供全国普通高等医学院校药学类专业使用，并适应国家执业药师考试和研究生入学考试。

本教材根据药学专业培养目标，借鉴国内外临床药物治疗学教材的改革成果，将药物治疗学的基本概念、基本理论及常见病的病因、发病机制、临床表现与药物治疗有机联系，力求内容新、条目清楚、重点突出，体现系统性、科学性、实用性、先进性。本教材共编写20章，第1~3章主要介绍与药物治疗相关的基本概念和临床合理用药的一般原则。第4~20章以各系统疾病为纲，介绍常见病多发病的病因和发病机制，主要临床表现，重点介绍药物治疗原则，并根据疾病的特点和类型，重点介绍如何合理选用药物及避免不良反应的发生。

本教材开篇引入"学习导引"模块，明确知识要求和能力要求。介绍理论知识的同时注重引入案例教学，由典型"案例"引出教学内容，最后予以"解析"。根据药物治疗原则，重点讨论在各种疾病状态下，如何选择和使用药物，包括疗效评价及用药注意事项。针对重要的相关理论知识和技术发展前沿设计了"知识拓展"和"知识链接"模块，章（节）后给出"本章小结"及针对重要知识所设计的"思考题"。为丰富教学资源，提高教学管理水平，与本教材配套的"在线学习平台"同步上线，可以满足广大师生的教学需要。

　　作者在本教材编写过程中，得到了各参编单位的大力支持；编者们集思广益，提出了许多建设性意见，为本教材的编写付出了艰辛的劳动，在此一并表示诚挚的谢意。由于临床药物治疗学涉及的专业知识面广，编写人员专业领域各不相同，加之编写时间仓促，编者虽然尽心尽力，但由于水平有限，书中难免有缺点和疏漏之处，恳请同行专家和广大读者给予批评指正。

编　者
2015 年 10 月

# 目 录
CONTENTS

# 第一章 绪 论

## 学习导引

**知识要求**
1. **掌握** 合理用药的原则和影响个体化给药的因素。
2. **熟悉** 临床药物治疗学的研究内容和主要任务。
3. **了解** 临床药物治疗学与相关学科的关系。

## 第一节 临床药物治疗学概况

临床药物治疗学（clinical pharmacotherapeutics）主要是研究药物预防、治疗疾病的理论和方法的一门科学。药物治疗学的任务是运用药学相关学科的基础知识，针对疾病的病因和病理发展的过程，依据患者的心理、生理和遗传特征，制定和实施合理的个体化药物治疗方案，以获得最佳的治疗效果并承受最低的治疗风险。

人们对药物治疗的认识是从生活劳动中，和疾病的抗争中，不断地累积和丰富，不断地创造，由经验到实验，由简单至复杂，由初级至高级。我国古代就有了对药物发现和实践的记载："神农氏尝百草，水泉之甘苦，令民所避就，当时之时，一日而遇七十毒"。明朝时，医药学家李时珍编撰的《本草纲目》，收载了药物 1892 种，医方 11096 个，并附有插图 1160 幅，是中国古代汉医集大成者。古埃及、古印度、古罗马和古阿拉伯的药物知识也发展较早。公元前 1550 年古埃及的《埃伯斯纸草书》是目前发现最早的药物治疗手册之一，全书共记载了 700 余种药物，800 余个处方。公元前 1500 年～前 800 年，印度的《阿育吠陀经》记载了大量草药的用法。公元 10 世纪，阿拉伯人学习各地科学文化知识，建立起自己的医药体系，阿拉伯医师阿维森纳所著的《医药典》作为医科教科书在阿拉伯和欧洲被使用了 800 年。公元 40～90 年，古罗马的奥斯考里德写出了《药物学》一书，记载药物达 900 余种，其中 100 余种现在仍在使用。公元 200 年，古罗马医生盖伦发现了血液循环的规律，并研究了药物的制备，至今用物理方法提取制备的酊剂、浸膏、流浸膏仍被称为"盖伦制剂"。

近代，随着药学相关学科的发展，药理学逐渐发展成为一门现代科学，19 世纪，德国建立了世界上第一个药理学实验室，撰写了第一本药理学教科书，创办了世界上最早的药理学杂志《实验病理学与药理学学报》。人们开始用科学方法研究药物对机体生理生化功能的影响，许多传统药物的作用和作用机制通过实验药理学得以发现或证实，药物治疗开始逐步向科学化方向发展。药理学的发展促进了临床药物治疗学和临床药理学的发展。20 世纪 30 年代，美国教授 Harry Gold 发表《黄嘌呤类化合物对心绞痛的治疗价值》一文，在药品临床试验中引入实验设计的概念及"双盲法"、"安慰剂"等概念，使药品临床观察从经验式走向科学的道路。临床药物治疗学是为适应临床用药实践的需求发展起来的一门新兴学科。近年来制药工业发展迅速，大量新药涌现，这些药物的有效性和安全性还需要在治疗实践中进一步评价，治疗药物的不合理应用所造成的危害，构成了严重的安全用药的问题：不合理的药物治疗方案，不仅造成了药物资源的浪费，也让患者家庭承受了不小的经济负担；临床药物治疗中，医师和药师对经验的过分依赖阻碍了药物治疗由经验治疗向循证医学发展的趋势，也阻碍了利用药物基因组学指导临床合理用药的过程；大部分医师和药师掌握了基本的药学知识和临床医学知识，但尚未达到将机体遗传多态性和疾病病理变化结合起来实现"个体化治疗"。在解决这些问题的探索和实践中，临床药物治疗学应运而生，它系统地阐述了疾病的病因、发病机制、临床表现和分类分型，重点强调根据疾病的分类和患者的自身情况，如何选择合适的药物，制定个体化给药治疗方案，以获得最佳的治疗效果并承受最低的治疗风险。

## 第二节　临床药物治疗学的研究内容和主要任务

临床药物治疗学是研究药物防治疾病的实用性较强的综合性学科，是药学与医学之间的桥梁学科。主要任务是应用药学与临床医学的基本理论与知识，指导临床医师和药师对患者实施合理的个体化药物治疗方案，以获得最佳疗效和最低治疗风险。合理用药的原则是：安全、有效、经济和规范。主要研究包括：药物的副作用小，不良反应的发生率低，毒性小，同时临床医师和药师应对药物产生的不良反应有应对措施；根据药物的药效学和药动学特点，所选药物的药理作用是针对疾病病因和病理生理改变的，同时能够到达病灶部位，并维持有效浓度；选择合适的给药方案、给药途径、给药时间和给药剂量，防止药物相互作用产生负面效果；根据遗传多态性和药物反应多态性，为患者量身制定给药方案，争取获得最佳疗效并避免严重不良反应；综合考虑药物、机体和疾病诸多因素对药物治疗作用的影响；通过比较不同药物治疗方案的成本/疗效相对比值，为患者提供相对经济合理的给药方案；临床药物治疗应在遵循有关法律、法规、规范和指南的基础上，实现循证治疗。

药物治疗的对象是患者，个体化给药是合理用药的重要原则。个体化给药时影响药物治疗效果的因素有：药物、机体和疾病。药物方面：若将药物的治疗作用充分发挥出来，除了药物本身的理化性质和药理作用外，药物剂型、给药剂量、给药途径、给药次数、给药时间等均会影响药物的治疗效果。机体方面：除了个体遗传差异和种族特性外，机体的性别、年龄、营养状况、病理因素和心理因素等均会影响药物疗效。比如，机体脂肪含量少，脂肪组织储存药物少，游离血药浓度高，药效增强，毒性也可能增强；患者患有某些肝脏疾病使肝药酶的含量减少，肝代谢药物的能力降低，药物失活速度慢，显示出更强的药效；年幼患者某些系统的发育尚未完全，或者老年患者某些系统已经衰退，均影响药物的代谢；机体的很多器官存在外周生物钟，在病理状态下，把握疾病变化的规律，使给药时间与疾病的病理变化的生物钟相对应，可以事半功倍。疾病方面：除了疾病的病因和病理变化，疾病的分型、病程和病情影响药物的疗效外，患者同时患有其他疾病时，也可使机体对药物的处置和反应性发生变化。因此，药物治疗时应当结合疾病、机体与药物三方面综合考虑，对三者之间的关系做出正确的分析和判断，不能仅将疾病名和药名对号入座，而应当在了解患者年龄、肝肾功能、食物、药物相互作用、耐药性、多种遗传因素等基础上，将药学知识与患者实际生理特征和病情变化结合起来，实施个体化的药物治疗。

　　联合用药是增强临床疗效的最常用手段，药物相互作用结果有协同、拮抗和相加三种。主要原因有：①药物之间发生了化学和物理反应，使药物理化性质发生改变；②通过影响与药效相关的作用靶点，如酶、离子通道、受体等影响药物疗效；③一种药物改变了机体的代谢状态而影响另一种药物的疗效。比如，苯妥英钠、巴比妥类药可促使肝细胞微粒体酶系统的活性增加，因此可加速某些药物如华法林的代谢，降低其抗凝效果，与之相反，阿司匹林、吲哚美辛、保泰松等又可增加华法林的抗凝作用，增加出血的危险。因此，凡同时应用两种以上药物时，均要注意它们之间相互作用对治疗带来的后果，不同的药物组合可以产生多种药物相互作用的后果，既可增加疗效，也可产生更严重的不良反应。比如甲氧苄啶具抑菌作用，又可增强其他抗菌药物的抑菌作用，现已与其他抗菌药物制成复方，如复方磺胺甲噁唑。酚妥拉明与间羟胺同用，可阻滞后者的缩血管效应而不阻滞其增强心肌收缩力的有益作用，可用于治疗心源性休克。再比如，氨基糖苷类和呋塞米、依他尼酸均具耳毒性，联合应用导致耳毒性加重；他汀类和贝特类降脂药单独使用都可能引起横纹肌溶解症，如果同时使用将可能发生严重横纹肌溶解，导致急性肾功能衰竭。

　　对药物之间是否存在相互作用，什么样的相互作用，尚未完全掌握，仍需长期的观察和研究。药物基因组学通过研究机体对药物反应的基因组学基础，可以帮助我们进一步了解药物作用机制、不良反应及药物相互作用，但基因多态性对药物反应的影响仍需长期探索。

## 第三节　临床药物治疗学与相关学科的关系

　　临床药物治疗学是将药学相关学科，如药理学、临床药理学、药物学等基础知识与内科学紧密衔接起来的一门综合性学科，并对药物的安全性和疗效进行评估，以确保合理用药。但它又与这些学科有所区别。

　　在具体的临床治疗方案制定过程中，临床药物治疗学起到的不同作用，充分体现了与其他相关课程的差异。药理学是以药物为纲，研究药物与机体相互作用的规律，包括药物对机体的作用、不良反应及其产生机制，以及药物在机体内的吸收、分布、代谢和排泄的过程。药理学是按照药物对机体的作用将药物进行分类。临床药理学和药理学一样，都是以药物为纲，按药物分类介绍药物的作用特点、治疗疾病的机制和临床应用等。和药理学不同的是，临床药理学更为关注新药的临床试验、血药浓度检测、人体药物动力学参数的获得等更贴近临床疗效评价的内容，最终达到指导合理用药的目的，但并不能制定实用的药物治疗方案。

　　临床药物治疗学是以疾病为纲，按照疾病的分类介绍治疗药物。在有针对性地介绍疾病的病因、发病机制、临床表现和分类分型的基础上，重点强调根据疾病的分类和患者的自身情况，如何选择合适的药物，制定个体化给药方案，以获得最佳的治疗效果并承受最低的治疗风险。但不再像药理学和临床药理学那样重点关注药物本身的药理作用和作用机制，并且不像临床药理学仅仅关注单药的作用，它更加重视多药合用的治疗方案的综合效果。可以认为，药理学和临床药理学是临床药物治疗学的理论基础，在此基础上，临床药物治疗学研究影响药物产生疗效和不良反应的因素，并利用这些研究证据指导合理地选择并正确地使用药物。

内科学在阐述疾病的流行病学、病因、病理变化、发病机制的基础上，重点关注疾病的临床表现、诊断、鉴别诊断和治疗原则，但针对不同的疾病分型和不同的个体选择合适的药物则关注度不够。临床药物治疗学有别于内科学，临床药物治疗学不像内科学那样研究疾病的病因、发病机制、临床表现和分类分型，重点在于临床应用而不是基础或临床研究。

近年来，循证医学为合理用药提供了更加科学的证据，为评价疾病的治疗效果提供了可靠的依据。循证医学来源于临床药物治疗学，又服务于临床药物治疗学。在循证医学实践中，要将医生个人的临床经验与经过系统研究获得的最佳临床证据结合起来，制定对患者治疗的最佳措施。循证医学的核心思想是，在临床实践中，对患者的诊治决策都应依赖于客观的科学证据，而不是某些个人的主观经验，尽管有些经验可能是正确的。循证医学改变了传统经验医学的认知和实践模式，现已成为临床诊断和药物治疗的行为指南。但是最佳临床证据来自于临床上对患者进行药物治疗的研究和实践，根据证据的质量和可靠程度，可将其分为五类：Ⅰ级，设计良好的随机对照试验，其中又以同质随机对照研究试验系统评价的证据信度最高；Ⅱ级，设计较好的队列或者病例对照研究，其中以同质队列研究的系统评价最好；Ⅲ级，病历报告或者有缺点的临床试验，其中以病历对照研究的系统评价为好；Ⅳ级，病例分析或者质量差的病例对照研究；Ⅴ级，个人的临床经验。在收集证据时，应优先选择可信度最高的证据，即最佳证据，用来制定对患者的用药方案。

个体化用药是 21 世纪临床药物治疗的重要原则。药物基因组学（pharmacogenomics）就是研究遗传变异与药物反应关系的科学。因此，药物基因组学也就是未来临床合理用药的基础。将功能基因的信息用于合理用药，利用药物基因组学的技术和方法增加药物治疗的有效性和安全性，减少不良反应发生，实现个体化用药，这就是药物基因组学的研究目的。药物基因组学通过研究基因序列多态性和药物效应多态性的关系，阐明个体间药物反应多样性的分子基础，指导个体化的药物治疗，增加首剂处方的有效性，减少病人就诊次数；在新药研究中通过分析患者基因型，选择能获得良好疗效并能避免严重不良反应的受试患者，节约新药临床研究的时间和费用；从基因组水平对个体用药过程中可能出现的一些严重的、甚至威胁生命的药物不良反应进行预测，使药物治疗更加安全有效；可以通过基因组学的研究，排除在过去进行的某些药物的临床试验中个别患者出现的不良反应或者无效果的情况，重新评价该药物的疗效。

## 本 章 小 结

临床药物治疗学是以疾病为纲，按照疾病的分类介绍治疗药物，在有针对性地介绍疾病的病因、发病机制、临床表现和分类分型的基础上，重点强调根据疾病的分类和患者的自身情况，如何选择合适的药物，制定个体化给药治疗方案，以获得最佳的治疗效果并承受最低的治疗风险。个体化给药时影响药物治疗效果的因素有：药物、机体和疾病。合理用药的原则是：安全、有效、经济和规范。临床药物治疗学的主要任务是应用药学与临床医学的基本理论与知识，指导临床医师和药师对患者实施合理的个体化药物治疗方案，以获得最佳疗效和最低治疗风险。

1. 临床药物治疗学与药理学或临床药理学有何不同？
2. 请举例说明制定一个合理的药物治疗方案应考虑的主要因素。

（曹 霞）

# 第二章 药物治疗的原则与过程

## 学习导引

### 知识要求

1. **掌握** 药物治疗的必要性、安全性、有效性、经济性和规范性的含义；药物治疗的基本过程；根据药动学参数设计给药方案；向患者提供用药指导的基本内容。

2. **熟悉** 影响药物治疗安全性、有效性的主要因素；药物和机体因素对治疗效果的影响；改善患者依从性的方法。

3. **了解** 患者不依从的主要类型、常见原因及后果。

### 能力要求

1. 熟练掌握药物治疗的一般原则所包含的主要内容、药物治疗的基本过程和用药指导的内容。

2. 掌握根据药动学参数设计给药方案的计算技能。

## 第一节 药物治疗的一般原则

### 一、药物治疗的必要性

对任何疾病都必须始终贯彻预防为主、防治结合的原则，只有在必要的情况下才考虑使用药物，尽可能不使用药物。如患者在疾病的早期，高血压早期或糖尿病早期，这时尽量通过调整饮食、适度运动、戒除不良生活习惯等达到控制疾病的目的，当上述手段不能达到控制疾病的目的，为了避免疾病的继续发展才考虑使用药物治疗。每种药物都有严格的适应证和相应的不良反应，在选择药物时要根据疾病的情况和药物的特点权衡利弊。有些慢性疾病如高血压、糖尿病的治疗过程需要很长时间甚至需要终身用药，在决定开始药物治疗前一定要慎重考虑。

### 二、药物治疗的安全性

药物具有两重性，在产生治疗作用的同时，也会发生不良反应。药物不良反应可能造成机体器官功能或组织结构的损害，甚至产生药源性疾病。一些有精神效应的药品还可能产生生理和精神依赖性，不仅对患者个人精神和身体产生危害，而且还可能造成严重的社会问题。

因此，保证患者用药安全是药物治疗的前提。对某些非致死性疾病或妊娠妇女的药物治疗，安全性要求很高，很轻微的不良反应也是难以接受的；但是对肿瘤等一些致死性疾病或可能导致严重后果疾病的治疗，安全性可以适度降低，挽救生命比减少一些不良反应可能更有价值。

药物不良反应的产生往往与药物本身的性质、制剂中有毒有害物质含量超标和不合理使用有关。

**1. 药物本身的性质**　"是药三分毒"，任何药物都会产生不良反应，但其发生的概率对不同群体可能是不相同的，由于个体差异的存在，不良反应可能发生，也可能不发生，可能轻微，也可能严重。

**2. 药物制剂中有毒有害物质超标准**　这个问题可以通过严格执行《药品生产质量管理规范》（GMP）以及《药品流通管理规范》（GSP），对药品生产、流通等过程严格控制，避免此问题的发生。

**3. 药物的不合理使用**　在临床上药物使用的剂量过大、疗程过长、突然停药、不合理的合并用药、重复交叉使用多种药物等都属于药物的不合理使用。根据 WHO 统计，全球死亡患者的三分之一并不是死于疾病，而是死于不合理用药。由于药物滥用、误用，同时服用多种药物情况的普遍存在，导致了大量药源性疾病的发生，造成个人和社会的经济损失。因此，在制定药物治疗方案时要充分考虑患者的病史、用药史、药物相互作用等因素，尽可能使药物对患者的损害降至最低。

### 三、药物治疗的有效性

药物的有效是达到药物治疗目标的基础，药物通过与机体内的受体、酶、离子通道等结合发挥作用。所以要实现药物治疗的有效性，必须综合考虑药物和患者两方面的因素，只有在患者获益大于药物带来的不适情况下，才考虑使用药物，药物治疗才有意义。

**1. 药物方面**　药物的理化性质、剂型、剂量、给药途径、药物之间的相互作用这些因素都会影响药物治疗的有效性。应当根据患者的病情选择适当的剂型、剂量以及给药途径和治疗周期。

**2. 机体方面**　患者的年龄、性别、体重、病理状态、遗传因素等对药物治疗效果均可产生重要影响。如老年人、儿童肝肾功能减低或未发育完全，不能充分代谢药物，会产生药物蓄积中毒导致不良反应，所以应该减量应用。

**3. 患者的依从性**　患者对医生的治疗方案是否依从，对药物治疗有很大的影响。不依从往往会使疾病进一步发展，导致急诊和住院机会的增加，甚至死亡。

### 四、药物治疗的经济性

药物治疗的有效性很重要，药物治疗的经济性也同样重要。药物治疗的经济性就是要以消耗最低的药物成本，实现最佳的治疗效果。近年来我国的药品费用呈现出明显的高位运行态势，药品费用占卫生总费用和 GDP 的比重远超过西方发达国家。同时，据我国卫生和计划生育委员会的相关调查资料显示：医疗治疗费用占卫生总费用的比重达到84%，而零售药品费用和辅助医疗费用占卫生总费用的比重则高达13%左右。造成这种现象的原因可能与一些疗效明确的"老药"因价格过低，企业停止生产或个别医院或医生喜欢用进口药、高价药有关。

应用现代经济学的研究方法来分析来评价药物治疗的经济性，其目的在于：①控制药物需求的不合理增长，改变盲目追求新药、进口药的现象；②合理配置有限药物资源；③控制因经济利益导致的不合理、过度用药。

### 五、药物治疗的规范性

我国城乡居民用药行为不规范的现象普遍存在，据统计，高血压治疗符合规范、血压控制良好的约有 5%；癌症符合治疗规范仅有 20%，且有 20% 完全不符合治疗规范；接受规范性药物治疗的抑郁症患者不到 10%；我国至少有 2000 万以上的哮喘患者，其中只有不到 5 % 的患者接受过规范化治疗。影响药物规范化治疗的因素主要有以下几点：①在临床治疗过程中，医生过于相信自己的经验。如按照肿瘤治疗指南，术后的肺癌患者，化疗一般是 4 ~ 6 个周期，但实际上 10 个以上周期的化疗也普遍存在，不仅加重了患者的经济压力，而且还增加了不良反应的发生率；②疾病的复杂性和多样性，许多疾病目前尚无统一的规范指南可实施；③患者不了解规范治疗的重要性，如哮喘，经过规范性治疗 40 % 的患者可以完全控制，70 % 的患者可以控制良好，但由于患者不采取积极的规范治疗而延误了病情。

　　临床上权威学术团体以最优的临床证据为基础，在循证医学的指导下，通过严格随机对照临床试验和系统评估，在对疾病的治疗方案加以验证和优化的基础上，形成系统、成熟、规范的疾病治疗指南。疾病治疗一般都包括了对疾病规范化的诊断、治疗、预后及并发症的防治，对药物选择、剂量、剂型、给药方案及疗程进行规范指导。目前，许多专业机构都制定了本学科疾病诊治的相应指南，如《慢性心力衰竭诊断治疗指南》、《急性肺损伤/急性呼吸窘迫综合征诊断和治疗指南》、《慢性乙型肝炎防治指南》等，这些指南有利于规范疾病的治疗。

（徐华丽　曹　霞）

# 第二节　药物治疗的基本过程

　　药物治疗是医师和药师利用药物对患者异常的病理生理状态进行治疗的过程。临床药物治疗的一般思路为：首先明确患者的问题（诊断），即对疾病有明确的诊断，随后根据诊断拟定治疗目标并选择适当的药物、剂型、剂量和疗程（治疗方案），然后开具处方指导患者用药，开始药物治疗过程（开始治疗）。在药物治疗的过程中，应检查治疗结果，如果符合预期结果则继续执行原药物治疗方案，如果疗效不佳或没有疗效，则需要找到原因修订或制定新的治疗方案。

## 一、明确诊断

　　正确诊断是制定正确治疗方案的关键步骤。正确的诊断是在综合分析各种临床信息的基础上做出的，包括患者主诉、详细的病史、体格检查、实验室检查和其他特殊检查。正确的诊断意味着对疾病的病理改变与病理生理过程有较清晰的认识，在此基础上，才能使治疗措施准确地针对疾病发生发展的关键环节，促使病情向好的方向转归。

　　实际工作中，有时确立诊断的依据可能并不充分，而治疗又是必需的。此时仍需拟定一个初步诊断，才能进入下一步治疗。例如：一个中年妇女有对称性的关节僵硬、疼痛和炎症，早晨加重，无感染时，可考虑诊断为类风湿关节炎。在无其他禁忌证的情况下开始阿司匹林治疗，如果症状很快明显改善则有助于确定上述诊断。

　　需要指出的是，在诊断完全不明的情况下盲目地开始对症治疗，有时会造成严重后果。例如：对急腹症患者，在明确诊断前给以解痉镇痛药治疗，虽然能一时缓解疼痛，但有可能掩盖急腹症病情恶化的临床表现，导致弥漫性腹膜炎。

## 二、确定治疗目标

治疗目标是在对疾病和患者情况充分认识的基础上，确立的疾病治疗希望达到的最终结果。目标的确立是一个决策过程，不仅从治疗疾病本身出发，而且要从患者综合情况去考虑。

治疗目标应清楚明确，具有可检验性（实验室检查）或可观察性（临床表现）。治疗目标应该切合实际（即可以合理地完成），并且开始针对患者急需的问题进行有效的干预措施。治疗目标是多方面的，例如治疗一种疾病（如控制感染）；消除或减轻患者的症状（如控制疼痛）；抑制和减缓疾病的进程（如降低患者的胆固醇或血压以减少冠心病的发病危险）；预防一种有害的状态或疾病（如避孕、免疫、预防性应用抗生素、避免糖尿病或高血压的并发症）；提高生活质量。治疗方案越简单，选择药物就越容易，但是，治疗目标的确定往往需要与患者的远期生活质量以及病理生理状态相适应，这决定了药物治疗方案的复杂性，也决定了患者可能获得的最佳疗效。

治疗目标的确立实际也设立了一种对治疗结果的期望，建立了医患双方对最终治疗结果的评估标准。值得注意的是，如果患者对治疗结果的期待与医药工作者确定的治疗目标不同，当这种期待在治疗过程中未能实现时，就可能导致患者对医药工作者的不信任，从而影响患者对治疗的依从性。

## 三、确定治疗方案

针对一个治疗目标往往有多个治疗方案，多种治疗药物，需要综合考虑疾病、患者的身体、经济等各方面情况和药物的药理学特征，按照安全、有效、经济的原则确定治疗药物、剂型、剂量和疗程。例如，对类风湿关节炎患者，有必要了解其过去是否对阿司匹林发生过不良反应，有无溃疡病史，家族中是否有其他遗传相关性疾病，药物费用是否是一个特别重要的考虑因素等。综合这些信息，可以从非甾体抗炎药中选择一个，最常用的阿司匹林，如果患者不能耐受阿司匹林，而且没有溃疡病史，则可以考虑布洛芬。

对于合并有多种疾病的患者，临床医生和药师必须同时考虑每个疾病的治疗目标以及综合治疗目标。最理想的是一个简单的方案可以达到多个治疗目标。在确定治疗方案时，必须要确定治疗某一个问题的方案不会使其他问题恶化或产生新的问题。而且，针对每一个问题的方案可能有一个以上的治疗目标。

给药方案的确定还要考虑药物在患者体内的药物代谢动力学过程。如果已知该患者与药物消除有关的主要器官有疾病，则需对给药方案进行适当调整。

## 四、开始治疗

开具一张书写正确、格式规范的处方，表面看来标志着临床医生一次接诊的结束，但对于药物治疗，这恰恰是开始。再好的药物治疗方案，如果患者不依从治疗或错误的用药，仍然不能获得预期的疗效。随着患者保健意识的增强和医药知识水平的提高，他们可能越来越不愿意被当作药物治疗的被动接受者。因此，临床药师应当向患者提供必要的信息，指导用药，使患者成为知情的治疗合作者。比如需要向患者解释：药物将会怎样影响其疾病过程或症状；为什么在症状缓解后不要立即停用抗菌药物；哪些不良反应是常见的和不影响继续用药的（如头晕，只要不开车）；哪些反应即使轻微却必须引起高度重视（如使用有潜在骨髓抑制作用的药物后出现咽痛）。对类风湿性关节炎患者需告知疗程会是长期的，出现哪些情况才会改变治疗（如发生消化道出血），并清楚地说明需要立即就诊的主要毒性反应。

## 五、评估和干预

在确定治疗目标的同时，实际上也设定了反应疗效的观测指标与毒性的观察终点，并在治疗过程中对这些指标和终点进行监测，以评估治疗效果，进行适度干预，决定继续、调整或终止方案。对一个具体患者，"首选"药物和"标准方案"并不一定产生最佳治疗效果。虽然基因型测定（genotyping）和治疗药物监测（TDM）等措施有助于个体化用药，但目前优化药物治疗的最实用方法仍然是治疗－监测－治疗的反复尝试。

对治疗的监测有两种方式：①向患者解释出现治疗效果的表现，告知患者如果无效或出现不良反应时应做什么，在这种情况下，是由患者自己监测；②主动监测，依据疾病类型、疗程、处方药量确定复诊时间，进行必要项目的检测，由医师自己评估治疗效果。通过 TDM 可以回答两个基本问题：治疗是否达到预期效果；不良反应是否影响药物治疗。

治疗有效：如果患者按用药方案完成了治疗，疾病已治愈，则治疗可以停止。如疾病未能治愈或转为慢性，治疗有效且无不良反应，或者不良反应不影响治疗，可以继续治疗。如在治疗过程中出现严重不良反应，应重新考虑所选择的治疗方案，检查对患者的指导是否正确，有无药物相互作用等因素。

治疗无效：如治疗无效（无论有无不良反应），应重新考虑诊断是否正确、治疗目标与处方是否恰当、剂量是否正确、疗程是否合适、给予患者的指导是否正确、患者是否正确服药（依从性）和对治疗的监测是否正确。若能找到治疗失败的原因，则可提出相应的解决办法如更换药物、调整给药方案、改善患者依从性等。若仍不能确定治疗无效的原因，应考虑停药，因为维持无效的治疗有害无益，而且浪费资源。

无论何种原因停止药物治疗，应切记不是所有的药物都能立刻停药。为防止出现停药反跳或撤药综合征，有些药物（如精神神经系统用药、糖皮质激素、β 受体拮抗药等）需要经过一个逐渐减量的过程才能停药。

（徐华丽　曹　霞）

# 第三节　药物治疗方案的设计

> **案例解析**

**案例 2－1：**

1. 某药要求平均稳态血药浓度为 $15\mu g/ml$，$F = 0.635$，$CL = 80.5ml/h$，设 $\tau = 6$ 小时，问给药剂量应为多少？

2. 某患者体重 60kg，静脉注射某药物 $t_{1/2}$ 为 7 小时，$V_d$ 为 0.2L/kg，若使其治疗浓度在 $10\mu g/ml$ 到 $40\mu g/ml$ 的范围，请问应如何给药？

3. 某药物，$k = 0.09/h$，$(C_{ss})_{min} = 1.9\mu g/ml$，$CL = 25ml/min$，应给予多少药量？

最理想的给药方案为个体化给药，而药品说明书上推荐的标准剂量方案一般是基于上市前临床试验阶段有限的受试者研究结果制定的，它反映和针对的是一组患者的平均状态，属非个体化方案，其适用范围取决于这些研究所选择的受试者的代表性如何。当面对一个具体患者时，他的药效学和药动学特征与标准人群越接近，则采用标准剂量方案越有可能产生预期疗效。多数情况下患者间的这种差异是有限的，因而采用标准剂量方案是有效的，但有效不等于优效，要达到最佳的治疗效果，需要针对患者的药动学和（或）药效学特征变化，对标准剂量方案进行相应调整，实行个体化给药。

个体化给药方案设计和调整给药方案主要依据下述两个指标。

## 一、根据药动学参数设计给药方案

### （一）按半衰期制定给药方案

**1. 确定给药间隔时间**　半衰期小于 30 分钟的药物，一般要静脉滴注给药，如果治疗指数高的药物也可以分次给药，但维持量要较大，才能使药物在体内的浓度保持着高于治疗阈（产生最小治疗效应的血药浓度）的水平。半衰期在 30 分钟至 8 小时的药物，主要考虑治疗指数，治疗指数高的药物可以按 1～3 个半衰期给药 1 次，治疗指数低的药物，则按每个半衰期给药 1 次。半衰期在 8～24 小时的药物可以按每个半衰期给药 1 次。半衰期大于 1 天的药物，可以每天给药 1 次。

**2. 负荷剂量加倍**　对于某些半衰期较长且治疗指数较高的药物，为了使其血药浓度尽快达到稳态血药浓度（$C_{ss}$），采用负荷剂量加倍的方法，可迅速控制病情，如抗菌药（磺胺类、四环素等）用于控制感染。

### （二）按平均稳态血药浓度制定给药方案

此法是以平均稳态血药浓度（$\overline{C_{ss}}$）作为制定给药方案的指标。

计算公式为：

$$\overline{C_{ss}} = \frac{F \cdot D}{K \cdot V_d \cdot \tau} = \frac{F \cdot D}{CL \cdot \tau}$$

$$D = \overline{C_{ss}} \cdot CL \cdot \tau / F$$

（2-1）

对某一药物制剂，其消除速率常数（$k$）、表观分布容积（$V_d$）清除率（$CL$）、生物利用度（$F$）基本上恒定，只能通过调节给药剂量（$D$）或给药时间间隔（$\tau$），达到所需平均稳态血药浓度。

关于 $\tau$ 的设计，除了考虑 $t_{1/2}$ 外，还要考虑有效血药浓度范围，如果药物治疗血药浓度范围很窄且半衰期很短，为了不使血药浓度波动过大，可以加大给药频率，通常是选定 $\tau$ 和 $\overline{C_{ss}}$ 而调整剂量，这类药物最好采用缓释制剂。

### （三）按稳态血药浓度范围制定给药方案

此法根据达到稳态血药浓度时的最大稳态血药浓度和最小稳态血药浓度的范围进行计算。

如果希望的最大稳态血药浓度（$C_{ss}$）$_{max}$ 和最小稳态血药浓度（$C_{ss}$）$_{min}$ 已知，可按下面的方法设计给药方案。

$$(C_{ss})_{min} = (C_{ss})_{max} \cdot e^{-k\tau_{max}}$$

$$\tau_{max} = \ln[(C_{ss})_{max} / (C_{ss})_{min}]/k$$

$$= 1.44 \cdot t_{1/2} \cdot \ln\left[ \left( C_{ss} \right)_{max} / \left( C_{ss} \right)_{min} \right] \qquad (2-2)$$

公式中 $\tau_{max}$ 为最大给药间隔，是指在规定的血药浓度范围内，所允许的最长给药间隔时间，如果 $\tau > \tau_{max}$，血药浓度会超过规定的波动范围，故实际应用中应使 $\tau \leqslant \tau_{max}$。

在 $\tau_{max}$ 内的最大维持剂量 $D_{max}$ 应为

$$D_{max} = V_d \cdot \left[ \left( C_{ss} \right)_{max} - \left( C_{ss} \right)_{min} \right]$$
$$= 1.44 \cdot t_{1/2} \cdot CL \cdot \left[ \left( C_{ss} \right)_{max} - \left( C_{ss} \right)_{min} \right] \qquad (2-3)$$

$D_{max}$ 除以 $\tau_{max}$，得出给药速率 $D/\tau$：

$$\frac{D}{\tau} = \frac{D_{max}}{\tau_{max}} \qquad (2-4)$$

因此，制定给药方案的步骤是：①选定 $\left( C_{ss} \right)_{max}$ 和 $\left( C_{ss} \right)_{min}$，即血药浓度范围；②确定必要的参数 $k$、$V_d$ 或 $t_{1/2}$ 及 $CL$；③利用公式求出给药速率 $D/\tau$；④根据实际情况，确定 $\tau$ 值，进而求出 $D$。

### （四）按稳态最大浓度或稳态最小浓度制定给药方案

有些药物只要求 $\left( C_{ss} \right)_{max}$ 不要超过某浓度，而有些药物因为治疗指数大，上限浓度安全度大，只要确定 $\left( C_{ss} \right)_{min}$ 不低于某一浓度即可。

设 $\tau = t_{1/2}$

则 $\left( C_{ss} \right)_{max} = 2 \cdot \left( C_{ss} \right)_{min}$

或 $\left( C_{ss} \right)_{min} = 1/2 \cdot \left( C_{ss} \right)_{max}$

分别代入（2-3）式中得

$$D_{max} = V_d \cdot \left( C_{ss} \right)_{min}$$
$$= 1.44 \cdot t_{1/2} \cdot CL \cdot \left( C_{ss} \right)_{min} \qquad (2-5)$$

$$D_{max} = V_d \cdot 1/2 \cdot \left( C_{ss} \right)_{max}$$
$$= 0.72 \cdot t_{1/2} \cdot CL \cdot \left( C_{ss} \right)_{max} \qquad (2-6)$$

用 $D_{max}$ 除以药物的 $t_{1/2}$，求出给药速率 $D/\tau$，再按前述方法计算给药间隔 $\tau$ 和维持剂量 $D$。

## 二、根据药效学指标设计和调整给药方案

在临床药物治疗过程中，不但要考虑药动学的因素，也要考虑药效学的因素设计给药方案。药物不仅产生治疗效果，也产生不良反应。临床药物治疗中给药方案设计的目的就是尽可能发挥药物的治疗效果和避免发生不良反应。当评估药物疗效的药效学指标定量明确，并能迅速反应药物治疗效果时，其指标可作为剂量调整的依据，如静脉注射硫喷妥钠时，其治疗作用为麻醉深度，中毒表现为呼吸抑制，医师可以将麻醉深度和呼吸抑制作为调整剂量的依据。还有一些定量的生化指标也可作为剂量调整的依据，如把凝血酶原时间的延长作为确定应用华法林的依据，把血压值作为确定降压药的依据，血糖值作为确定降糖药的依据等。在临床抗感染治疗中，依据抗菌药物的药效学参数如最低抑菌浓度（MIC）、最低杀菌浓度（MBC）、抗菌后效应（PAE）等指标制定给药方案在临床上可获得最佳疗效。

根据药效学量效关系的理论，临床药物治疗过程中会出现个体差异，个体差异出现的原因是药物作用受到药物和机体多方面因素的影响。因此，根据药效学制定给药方案，必须了解影响药物作用的因素，结合患者具体情况考虑如何调整剂量，以达到提高疗效并减少不良

反应的目的。

### （一）药物方面对治疗效果的影响

药物对治疗效果的影响包括药物剂型、给药途径等药物方面的因素，属于药动学的范畴。临床常联合应用两种或两种以上药物，以增加疗效或减少不良反应。若联合用药的效应大于各药物原有作用的总和，称为协同效应；若其效应小于各药物原有作用的总和，称为拮抗作用。不恰当的联合用药，往往由于药物间的相互作用，使疗效降低或出现意外的毒性反应。药物相互作用包括药动学方面的相互作用（药物的吸收、与血浆蛋白结合、代谢、排泄）和药效学方面的相互作用。

**1. 药动学的相互作用影响**　很多弱酸性或弱碱性药物在胃肠道经简单扩散而吸收，周围环境的 pH 值可影响药物的解离度，如抗酸性药物可增加弱酸性药物、氨苄西林、磺胺类等的解离因而吸收减少；许多药物能与血浆蛋白呈可逆性结合，由于血浆蛋白对药物的结合量有一定限度，如果两药均能与血浆蛋白竞争相似的结合部位，同时应用两药时，亲和力较高者能将亲和力较低者置换出来，使后者的游离型增多，药物作用加强；许多药物的代谢途径都可被联用的药物抑制或诱导，如美托洛尔仅由 CYP2D6 代谢，而帕罗西汀是 CYP2D6 的抑制剂，二者合用后美托洛尔的血药浓度明显提高。

**2. 药效学方面的相互作用**　①整体或器官水平的相互作用：中枢抑制药之间有协同作用；利尿药引起的低血钾，可诱发强心苷中毒；药物引起的水、电解质紊乱（保泰松等）可影响利尿药及抗高血压药的作用。②组织细胞水平的相互作用：三环类抗抑郁药抑制突触前膜对儿茶酚胺的再摄取，可增加肾上腺素及其拟似药的升压反应，抑制可乐定及甲基多巴的中枢降压作用。③受体水平的相互作用：受体激动药和受体拮抗药之间的相互作用。

临床常用药物相互作用的结果可在相应的参考书中查阅到，对临床药物治疗方案的设计具有重要指导意义。

### （二）机体方面对治疗效果的影响

**1. 年龄**　婴幼儿对药物的反应一般比较敏感，即使按体重给药，对药物的反应仍与成人不同，对婴幼儿用药必须考虑到他们的生理特点。如新生儿肝脏缺乏葡萄糖醛酸转移酶，服用氯霉素或吗啡将分别导致灰婴综合征及呼吸抑制；服用同化激素可影响长骨发育；服用四环素可引起牙釉质发育不全等。新批准上市的药物，因临床试验阶段未进行小儿的临床药效学和药动学试验，所以应该更加谨慎。老年人的脏器功能明显衰退，对药物的代谢、排泄能力较差。例如在肝脏灭活的地西泮，生物半衰期可比常人延长 4 倍，又如肾脏排泄的氨基糖苷类抗生素，半衰期可延长 2 倍以上。在药效学方面，老年人对许多药物反应特别敏感，例如中枢神经药物易致精神错乱，M 胆碱受体阻断药易致尿潴留、便秘及青光眼发作，非甾体抗炎药易致胃出血，心血管药易致心律失常等。

**2. 性别**　一般人对药物的反应性别差异不大。但女性患者在月经、怀孕、分娩、哺乳期，用药应特别注意。月经期不宜服用剧泻药和抗凝药，以免盆腔充血月经增多。妊娠期间体液增多，肾血流量、肾小球滤过率增加，同时伴有药物结合蛋白、器官血流量的重新分布以及激素周期的改变，需要根据具体情况来调整妊娠妇女的给药剂量。此外，对已知的致畸药物及性激素等在妊娠早期禁用，在妊娠晚期及哺乳期还应考虑药物通过胎盘及乳汁对胎儿及婴儿发育的影响。口服避孕药是一类在年轻妇女中服用较为广泛的药物，应注意口服避孕药会对合用药物的血药浓度产生一定影响。

**3. 遗传因素**　药物代谢酶、转运药物的蛋白质、受体和其他药物靶点的遗传多态性与药物治疗效果、毒性的个体差异密切相关。目前至少已有 100 多种与药物效应有关的遗传异常基因被发现。过去所谓的特异质，即个别人用药后出现极敏感或极不敏感的反应，或出现与平时性质不同的反应，多数已从遗传异常表型获得解释。遗传异常主要表现在机体对药物的处置（分布、代谢、排泄等）异常和反应异常。人群中对药物的氧化代谢能力可分为四种表型，其中超快代谢型使药物代谢灭活加快，慢代谢型使药物代谢灭活减慢，对血药浓度及药效的持续时间均有较大影响。例如胰岛素受体底物通过与胰岛素结合而触发一系列的代谢反应，是调节胰岛素代谢的重要信号转导蛋白。该基因常见多态性位点为 Gly972Arg，Arg 等位基因变异可降低磺酰脲类药物的胰岛素反应；又如红细胞内 6 - 磷酸葡萄糖脱氢酶缺陷者服用治疗量的氧化性药物如伯氨喹、奎宁、乙酰水杨酸、磺胺类药即可导致溶血性贫血。

**4. 病理状态** 患者的功能状态可影响药物的疗效。中枢神经抑制时（如巴比妥类药物中毒），能耐受较大剂量的中枢兴奋药而不致惊厥，惊厥时亦能耐受较大剂量的苯巴比妥。抗菌药物治疗时，白细胞缺乏、糖尿病、未引流的脓疡等都会影响疗效。解热镇痛药只对发热患者有退热作用，对正常体温无影响。疾病还影响药物的体内过程。肝功能不全时，主要经肝代谢失活的药物作用会加强，相反经肝活化的药物作用被减弱。肾功能不全时，主要经肾排泄的药物排除减慢，半衰期延长，可引起蓄积中毒。心脏疾病使肝血流减慢，可使受肝血流量限制性清除的药物代谢减慢。

**5. 精神因素** 一些实验证实精神因素不但具有心理上的安慰作用，而且还有改变器官功能活动和躯体症状的多种作用。患者的精神状态、思想情绪、医护人员的语言态度等均可能影响药物的疗效。如情绪激动可使血压升高，也可引起失眠。有时患者对药物的信赖可提高药物疗效，甚至使某些无活性的药物起到一定的"治疗作用"，如"安慰剂"的疗效。安慰剂并不具药理活性，但对于心绞痛、头痛、高血压、神经官能症等能获得 30% ~ 50% 的疗效。自主神经系统功能受精神因素影响较大，如心率、血压、胃分泌、呕吐、性功能等。

**6. 影响药物治疗效果的其他因素**

（1）时辰节律 人体节律周期有昼夜、一周、一个月、一年等。其中对昼夜节律研究得最多。根据时辰节律的研究可以看出，对所有药物都采取固定每日几次的用法，显然不尽合理。例如肾上腺皮质激素的分泌上午 8 时达高峰，之后逐渐降低，午夜最低，故用长期应用皮质激素作替代疗法时，可采取隔日清晨服药，对丘脑垂体皮质轴的抑制最轻。口服镇痛抗炎药早 7 时比晚 7 时的血药浓度峰值高，为了使患者易于耐受，早上用量小，晚上用量大，较每日剂量平均分服效果好。口服抗组胺药早 7 时比晚 7 时的效应慢而弱，但持续时间较长。口服铁剂晚 7 时的吸收率比早 7 时高一倍。总之，药物使用应根据其时辰节律适当安排，以发挥药物的最大效应。

（2）耐受性（tolerance）和依赖性（dependence） 耐受性即机体对药物的不敏感性，分先天性和后天性。先天耐受性与遗传有关，后天耐受性一般与用药有关，可因代谢酶诱导作用变化引起，也可因受体部位药物效能下降引起，还可因适应性引起（巴比妥类的中枢适应性、细菌后天获得的抗药性）。依赖性是长期接触药物引起机体对药物产生精神依赖和生理依赖（如阿片生物碱类）。

综上，药效学指标是调整给药方案的金标准，然而并非所有的药效学指标都能满足如此要求。如果药效改变和血药浓度改变之间有较长时间延搁，也难以作为调整剂量的依据。因此，也有相当多的药物难以实行有效的药效学监测。

### 案例解析

**案例 2 - 1 解析：**

1.

$$D = \frac{\overline{C_{ss}} \cdot \tau \cdot CL}{F} = \frac{15 \times 6 \times 80.5}{0.635} = 11.41 \,(\text{mg/kg})$$

2.

$$\tau_{max} = 1.44 \cdot t_{1/2} \cdot \ln[(C_{ss})_{max} / (C_{ss})_{min}]$$
$$= 1.44 \times 7 \times \ln(40/10)$$
$$= 13.97 \,(\text{h})$$

$$D_{max} = V_d \cdot [(C_{ss})_{max} - (C_{ss})_{min}] \cdot W$$
$$= 0.2 \times (40 - 10) \times 60$$
$$= 360 \,(\text{mg})$$

$$\frac{D_{max}}{\tau_{max}} = \frac{360}{13.97} = 25.77 \,(\text{mg/h})$$

令 $\tau = 12\text{h}$

则 $D = 25.77 \times 12 = 309.24\text{mg}$

3.

$$t_{1/2} = 0.693/k = 7.7\text{h} = 462\text{min}$$

则 $D_{max} = 1.44 \cdot t_{1/2} \cdot CL \cdot (C_{ss})_{min}$
$$= 1.44 \times 462 \times 25 \times 1.9$$
$$= 31.6\text{mg}$$

（于晓艳 曹 霞）

## 第四节 患者依从性与用药指导

广义的依从性（compliance）是指个人的行为与医疗或保健的建议相符合的程度。从药物治疗角度，依从性是患者对药物治疗方案的执行程度。随着临床药学的发展，药物治疗的依从性越来越受到医务人员的重视。在众多影响药物治疗的因素中，患者的不依从直接影响临床治疗效果，无论药物的选择及治疗方案的制定多么正确，如果患者不依从（noncompliance），也无法达到预期的治疗效果。实际上，当患者从医师手中接过处方时，实施治疗的责任也一同转移到患者自己身上：按方取药，依照正确的剂量、恰当的时间和给药次数、空腹或餐后、规定的疗程等一系列要求使用特定的药物。在此过程中，任何一个环节上出现偏离医师的用药要求，都会导致程度不同的不依从，从而影响治疗效果。

## 一、患者不依从的主要类型

**1. 不按处方取药** 有的门诊患者拿到处方后并不取药，住院患者在出院时也未取应继续使用的药物。

**2. 不按医嘱用药** 不按医嘱用药包括用药途径或方法错误、用药时间或顺序不恰当、剂量错误、次数错误等。

**3. 提前停止用药** 一些患者用药后症状出现改善或一次开的药量已用完便错误地认为不需要用药了，也有患者由于经济等原因自行停药。

**4. 不当的自行用药** 有的患者认为自己症状与他人相似而改用他人的药物。

**5. 重复就诊** 就诊于不同的医院、专科，或者中西医同时就诊，却不告知医师详细的相关情况，造成相同或类似药物重复使用。

## 二、患者不依从的常见原因

**1. 患者因素** 对疾病认识不足、对医师缺乏信任、担心药物不良反应、经济拮据、治疗过程长难以坚持或求治心切、相信他人经验等而自行停药或更改用药方案。

**2. 医药人员因素** 医药人员缺乏与患者的沟通，未清楚提供相关用药指导。

**3. 疾病因素** 一些疾病（如高血压、糖尿病）本身无明显症状或经过治疗症状已改善，患者缺少症状提醒而漏服药物。

**4. 药物因素** 药片太小，视力和手指灵活性减退的老年患者用药困难；药片太大难以吞咽；制剂带有不良气味及颜色，儿童患者拒服；药物不良反应，有些患者因不良反应大，不得不停药。

**5. 给药方案因素** 给药方案过于复杂（药物种类或服药次数过多）、用药途径、方式不方便。

## 三、患者不依从的后果

**1. 直接后果** 患者不依从的直接后果取决于不依从的程度、治疗药物的浓度－效应关系和治疗窗大小。当药物的治疗窗较宽（如噻嗪类利尿药），通常的处方剂量所产生的血药浓度足以达到浓度－效应曲线的上段平坦区间时（曲线斜率较小、效应对浓度变化不敏感），偶尔的药物漏用对疗效的影响不会很大。如果药物的治疗窗较窄（如氨茶碱），潜在的毒性反应限制了用药剂量，使血药浓度较低而处于浓度－效应曲线的中段陡峭区间时（曲线斜率较大，效应对浓度变化敏感），不规则用药将导致疗效减退或产生毒性反应。

**2. 间接后果** 不依从的间接后果是导致医师在监测治疗结果时做出错误判断。将患者不依从造成的治疗失败误认为是诊断错误或所采用的药物治疗无效。从而可能进一步导致额外的化验检查、增加剂量、更换毒性及费用更高的二线药物等错误决策，使患者承受更大的风险和经济损失。这也从另一方面提示临床医药人员，在分析药物疗效不佳的原因时，不要疏漏患者的依从性因素。临床上评估患者的依从性的方法主要有患者自报、服药日记、计数剩余药量、电子剂量监测和体液药物浓度测定等，其评估结果的可信度依次递增。

改善患者的依从性可从三方面着手：①与患者建立良好的关系，赢得患者的信任与合作。临床医药工作者要尊重患者的感受和观点，从患者角度考虑，加强交流沟通；②优化药物治疗方案。一个优化的药物治疗方案是尽可能少的药物、起效迅速、尽可能少的药物不良反应和合适的制剂，简单的剂量方案（每日1~2次）和尽可能短的疗程；③以通俗易懂的语言向患者提供充分的用药指导。

## 四、向患者提供用药指导

向患者提供用药指导的目的是帮助患者正确地认识药物、使用药物，保证药物发挥应有的疗效。在这个过程中，药师的交流技巧非常重要。要熟悉患者的心理，表现出应有的同情心，冷静、耐心地倾听，保持温和、友善及积极的态度有助于建立患者对药师的信任。应多替患者考虑，尽量用通俗易懂的语言，如果语言不通，可以写下要说的话。指导或者回答问题过程中应重点突出，避免面面俱到。指导患者用药的基本内容包括以下方面。

**1. 药物的疗效**　为什么需要采用此药治疗；哪些症状会消失或改善，哪些症状不会；估计何时起效；如果不服药或不正确地服药将出现什么情况。

**2. 药物的不良反应**　帮助患者适当了解药物的药理作用和不良反应，预防或避免不必要的困扰与危险。告知患者如何识别可能出现的不良反应；药物不良反应会持续多久，有多严重；采取什么措施防治；对于多疑者，可能还需要强调不良反应的发生是一个统计学概率事件，是整体人群的反应，对于个人来说不一定发生。提醒的目的是万一发生，可采取相应措施，如停药或者就医。

**3. 药物的使用方法**　怎样使用此药、何时使用此药、连续使用多久、怎样储存此药、剩余的药如何处理、防治漏服药物等，可以提示患者利用闹钟、移动电话的提醒功能，或者推荐缓释剂型药物。

**4. 告诫患者**　何时不应使用此药、不要超过最大的剂量、为何必须全程用药等。

**5. 关于复诊**　何时复诊；哪些情况下不需要复诊；哪些情况需要提前复诊；下次复诊时医师需要了解什么信息。

**6. 确认沟通效果**　询问患者对上述各项是否全部清楚，可让患者复述最重要的信息，询问患者是否还有其他问题。

对任何疾病的治疗，最具成本效益的方案是对患者进行宣传教育，避免可能发生的问题。以高血压的控制为例，虽然现有降压药物已经能使90%以上的高血压患者血压降至正常，但血压控制状况并不理想，主要原因就是药物治疗依从性不好，相当一部分高血压患者只在血压升高时才服用药物，应告知患者高血压对机体器官的危害是长期的，治疗是终身的，治疗的目的并非仅仅控制血压，而是防止各种并发症的发生。

药物使用方法是经常遇到的问题。在我们的生活中，80%以上的药物是通过口服途径摄取的，许多人认为服药是很简单的事，但其实服药也很讲究。服药时切忌：干吞药片、只喝一口水送下药片、躺在床上吃药或者吃完药马上躺下等。口服液体制剂应使用有刻度的量杯准确量取。对于一些新的或少见的制剂需特殊强调，如有的长效片剂由于制剂技术的限制，必须整粒吞服，不能咀嚼或掰半，否则就会失去缓释作用。气雾剂、粉雾剂、喷雾剂的使用方法，应指导患者掌握操作要领。

---

┌─ **本 章 小 结** ─┐

本章主要介绍了药物治疗的必要性、安全性、有效性、经济性和规范性五个一般原则的含义及影响因素，以及药物治疗的基本过程（明确诊断、确定治疗目标、确定治疗方案、开始治疗和评估干预）。最理想的给药方案为个体化给药，要达到最佳的治疗效果，需要针对患者的药动学和（或）药效学特征变化，对标准剂量方案进行相应调整，实行个体化给药。药物治疗的依从性越来越受到医务人员的重视，在众多影响药物治疗的因素中，患者的不依从直接影响临床治疗效果。患者不依从的主要类型有：①不按处方取药；②不按医嘱用药；③提前停止用药；④不当的自行用药；⑤重复就诊。患者不依从的常见原因有：①患者因素；②医药人员因素；③疾病因素；④药物因素；⑤给药方案因素。改善患者的依从性可从三方面着手：①与患者建立良好的关系；②优化药物治疗方案；③向患者提供充分的用药指导。指导患者用药的基本内容包括：①药物的疗效；②药物的不良反应；③药物的使用方法；④告诫患者；⑤关于复诊；⑥确认沟通效果。

**思考题**

1. 如何协调处理药物治疗的安全性、有效性、经济性的关系？
2. 药物治疗的过程一般包括哪些环节？
3. 影响药物治疗效果的因素有哪些？
4. 结合临床病例，根据稳态最大浓度或稳态最小浓度设计一个具体的给药方案。

（于晓艳　曹霞）

# 第三章　临床合理用药

## 学习导引

**知识要求**

1. **掌握**　各类抗菌药物的代表药物及临床应用的基本原则；常用止痛药物的用药原则；糖皮质激素的临床应用及基本原则。

2. **熟悉**　抗菌药物的分类及作用机制、特殊人群抗菌药物的应用。

3. **了解**　糖皮质激素的不良反应及在特殊人群中的应用等注意事项。

**能力要求**

1. 熟练掌握区分不同种类抗菌药物的技能及应用各类止痛药物的技能。

2. 学会应用抗菌药物应用基本原则解决生活中如何正确合理有效的选取抗菌药物及应用疼痛治疗原则解决临床中各类疼痛。

## 第一节　抗菌药物的合理应用

### 案例解析

**案例 3 - 1：**

患者女，65 岁，自述 3 天前无明显诱因出现左侧胸痛，呈持续钝痛。既往有慢性支气管炎、慢性阻塞性肺气肿病史十余年。入院后患者呼吸困难加重，咳黄色浓痰。立即给予处理后血压维持在 100/60 mmHg，但胸闷、喘息加重，无法平卧，胸痛无缓解。辅助检查：胸片示左肺可见密度不均高密度影。胸部 CT 示左上肺炎、肺气肿、左上肺局灶性纤维化。痰涂片示革兰阳性球菌及革兰阴性杆菌。临床诊断：重症肺炎。

**问题：**

1. 对于需入住 ICU 的重症 CAP 患者，常见的病原体是什么？

2. 请结合重症肺炎的抗感染治疗原则，患者的初始经验性抗感染治疗的抗菌药物如何选择？

## 一、感染性疾病的治疗

感染性疾病的主要特点是由特定的病原体引起，其共同的临床特点是不同程度的感染中毒症状，表现各异的不同器官系统临床症状与体征。可引起感染的病原体种类繁多，包括细菌、真菌、病毒、支原体、衣原体、立克次体、螺旋体等，其中以细菌、病毒、真菌为主。引起感染的病原体种类如此之多，抗感染的治疗必须有的放矢，明确病原体的种类是如何选择抗菌药物的关键。临床上，抗菌药物种类繁多，选择困难，涉及范围较广，其临床应用尤为重要。

## 二、抗菌药物的分类及代表药物

### （一）β内酰胺类

**1. 青霉素类**　天然青霉素：普鲁卡因青霉素、青霉素 G。苯氧青霉素：青霉素 V 钾。耐酶青霉素：苯唑西林钠、氯唑西林钠、甲氧西林。广谱青霉素：氨苄西林、阿莫西林、哌拉西林。主要抗革兰阴性杆菌青霉素类：美西林、美洛西林。

**2. 头孢菌素类**　第一代：头孢氨苄、头孢羟氨苄、头孢唑林、头孢拉定、头孢噻吩、头孢噻啶。第二代：头孢呋辛、头孢孟多、头孢克洛。第三代：头孢噻肟、头孢曲松、头孢他啶、头孢哌酮、头孢克肟。第四代：头孢吡肟、头孢匹罗。

**3. 其他**　头霉素类：头孢西丁、头孢美唑。碳青霉烯类：亚胺培南、美罗培南、厄他培南。氧头孢烯类：拉氧头孢、氟氧头孢。单酰胺菌素：氨曲南。

### （二）氨基糖苷类

链霉素、庆大霉素、卡那霉素、阿米卡星、妥布霉素、大观霉素、奈替米星。

### （三）大环内酯类

红霉素、罗红霉素、克林霉素、阿奇霉素、克拉霉素、泰利霉素。

### （四）四环素类

四环素、米诺环素、土霉素、多西环素、地美环素、美他环素。

### （五）林可霉素类

林可霉素、克林霉素。

### （六）糖肽类

万古霉素、替考拉宁。

### （七）喹诺酮类

吡哌酸、诺氟沙星、氧氟沙星、环丙沙星、左氧氟沙星、依诺沙星、洛美沙星。

### （八）磺胺类

磺胺嘧啶、磺胺甲噁唑、复方新诺明、磺胺多辛、甲氧苄啶。

### （九）硝基呋喃类

呋喃妥因、呋喃唑酮。

### （十）硝基咪唑类

甲硝唑、奥硝唑、替硝唑。

### 三、抗菌药物的作用机制

抗菌药物可特异性的干扰细菌的生化代谢过程，从而影响其结构及功能，使细菌失去正常的生长繁殖能力，最终达到抑制或杀灭细菌的作用。

#### （一）抑制细菌的细胞壁合成

与哺乳动物细胞不同，细菌细胞浆膜之外有一层坚韧而富有弹性的细胞壁，它可维持细菌细胞外形完整。细胞壁主要由肽聚糖构成，它形成巨大的分子包围着整个细菌，保护其不被菌体内的高渗透压所破坏。β 内酰胺类药物，如青霉素及头孢菌素类分子中含有 β 内酰胺环，可结合细菌胞浆膜上的青霉素结合蛋白，抑制转肽酶的活性，造成细菌细胞壁缺损，使细菌不能维持正常的形态和分裂繁殖的能力，最终溶菌死亡。

#### （二）影响胞浆膜通透性

细菌的胞浆膜（亦称细胞膜或胞质膜）位于细胞壁内侧，由类脂质双分子及镶嵌于其中的蛋白质组成，具有生物合成、物质转运等多种功能。影响胞浆膜通透性的抗菌药物包括多黏菌素、制霉菌素和两性霉素 B。

#### （三）抑制蛋白质合成

与哺乳动物细胞核糖体不同，细菌核糖体为 70S，由 50S 和 30S 两个亚基组成，临床上的一些抗菌药物对细菌核糖体具有高度的选择性，可在不影响人体正常细胞的基础上选择性的影响细菌蛋白质合成而发挥抗菌作用。不同的抗菌药物（如氨基糖苷类、四环素类、红霉素、氯霉素等）可分别作用于蛋白质合成的不同阶段，最终阻断细菌蛋白质的合成从而发挥抗菌作用。

#### （四）影响细菌核酸代谢

核酸主要包括脱氧核糖核酸（DNA）和核糖核酸（RNA），由多个单核苷酸相互连接形成的多核苷酸可影响蛋白质的合成。喹诺酮类药物可作用于细菌 DNA 回旋酶，抑制细菌 DNA 的复制，从而杀灭细菌。利福平可通过与细菌 DNA 依赖性的 RNA 多聚酶 β 亚单位结合，抑制 mRNA 的合成进而杀灭细菌。

#### （五）影响细菌叶酸代谢

叶酸是动物和细菌生长繁殖的必需物质，细菌对叶酸的通透性较差，不能利用环境中的叶酸，而必须自己合成供菌体使用。磺胺类药物的结构与合成叶酸的原料对氨苯甲酸相似，两者竞争二氢蝶酸合酶，从而影响细菌体内叶酸的代谢，导致细菌体内叶酸缺乏，核苷酸合成障碍，最终导致细菌的生长繁殖无法进行。

### 四、抗菌药物合理应用原则

抗菌药物品种繁多，不合理应用现象严重，如若过度使用或不合理乱用，不但会增加药物的不良反应及药源性疾病发生率，还会使细菌的耐药性大大增加。为了在抗感染治疗的过程中减少耐药菌的产生，最大限度的发挥治疗作用，充分达到安全、有效、经济和方便的目的，抗菌药物的合理应用变得尤为重要。

#### （一）明确诊断，做到有指征用药

根据患者的症状、体征、血尿检查或影像学结果，诊断为细菌性感染者或由病原微生物

所致的感染方有指征使用抗菌药物。

**（二）明确病原菌，合理选用抗菌药物。**

获取临床标本，根据细菌药物敏感试验结果，据此合理选用抗菌药物。

**（三）制定抗菌药物治疗方案。**

对于明确的细菌感染患者，应根据病原菌的种类、感染部位及严重程度、患者的生理病理情况制订合理的抗菌药物治疗方案。在制订抗菌药物治疗方案时应遵循以下原则。

**1. 品种的选择**　参考抗菌药物抗菌谱及作用特点，根据病原菌的种类及药敏试验结果尽量选择针对性强、安全、窄谱、经济的抗菌药物。避免频繁更换抗菌药物。

**2. 给药剂量**　按照各抗菌药物的治疗剂量范围给药。治疗重症感染（如感染性心内膜炎、败血症等）和抗菌药物不易到达的部位感染（如中枢神经系统感染等），抗菌药物的剂量宜较大（选择治疗剂量范围的高限）；而治疗单纯性下尿路感染时，由于多数抗菌药物尿药浓度远远高于血药浓度，因此可选用较小剂量（治疗剂量范围的低限）。

**3. 给药途径**　对于大多数轻、中度感染的患者，应给予口服给药治疗，选取口服吸收完全的抗菌药物，不必采用静脉或者肌内注射途径给药。但在下列情况下可先给予注射给药：①不能口服或者不能耐受口服给药的患者（如吞咽困难）；②患者具有可能会明显影响口服药物吸收的情况（如严重腹泻、呕吐等）；③所选取的药物有合适抗菌谱，但无口服给药剂型；④需要在感染的组织或体液中迅速达到很高的药物浓度以达杀菌作用的（如化脓性脑膜炎等）；⑤感染严重或病情进展迅速，需要给予紧急治疗的（如重症肺炎患者、血流感染等）；⑥患者对治疗的依从性较差。接受注射用药的感染患者如经初期注射给药治疗病情有所好转并能口服给药时，应及早转为口服给药。抗菌药物应尽量避免局部应用：皮肤黏膜局部使用抗菌药物时，很少被吸收，不仅在感染部位不能达到有效血药浓度，反而容易导致耐药菌的产生，因此在治疗全身性感染或脏器感染时应尽量避免局部应用抗菌药物。

**4. 给药次数**　为保证药物在体内能最大的发挥药效，杀灭病原菌，应根据药代动力学与药效学相结合的原则给药。头孢菌素类、青霉素类及其他 β 内酰胺类、红霉素、克林霉素等消除半衰期较短者，应一日多次给药。除重症感染患者外，氨基糖苷类、氟喹诺酮类等可一日给药一次。

**5. 疗程**　抗菌药物使用疗程因感染不同而异，一般宜用至体温恢复正常、症状消退后的 72～96 小时。

**6. 抗菌药物间联合应用需要有明确的指征**　可采用单一药物治疗的感染不应联合用药，在以下情况时有指征联合用药。①病原菌尚未查明的严重感染，包括免疫缺陷者的严重感染；②一种的抗菌药物不能控制的严重感染，需氧菌与厌氧菌的混合感染，两种或两种以上的多种病原菌感染，多重耐药菌感染；③一种抗菌药物不能控制的败血症或感染性心内膜炎等重症感染；④需长时程治疗，但该病原菌容易对某些抗菌药物产生耐药性的感染（如深部真菌病、结核病）；⑤抗菌药物联合应用时，可适当减少毒性较大抗菌药物的用量，但需要有临床资料证明其有效性。联合用药时一般选用具有协同或相加作用的抗菌药物联合，一般宜选用两种药物联合，仅个别情况采用三种及三种以上的药物联合（如结核病的治疗）。此外还应注意联合用药后药物的不良反应同样可能增多。

**7. 防止抗菌药物的不合理应用**　①病毒感染；②不明原因的发热；③抗菌药物的剂量需

适宜，疗程需足够。

## 五、抗菌药物预防性应用的基本原则

### （一）明确预防性应用抗菌药物的适应证

预防性应用抗菌药物必须要有一定的适应证，不合理应用抗菌药物不但不能减少感染的发生，反而可能导致二重感染的出现和耐药菌的生长，甚至可能会掩盖症状导致诊断延误，错过治疗时机。预防性应用抗菌药物的适应证包括：①严重创伤、火器伤、开放性骨折、严重污染和软组织破坏的创伤、腹内空腔脏器破裂；②大面积的烧伤；③急症手术患者身体的其他部位有化脓感染；④结肠手术前的肠道准备；⑤全身情况差、营养不良或接受抗癌药物、激素等治疗的患者需要进行手术治疗；⑥进行人造物留置手术；⑦植入过人工心脏瓣膜或有相关疾病的患者需要手术时。

### （二）加强围手术期尤其是 I 类切口预防性应用抗菌药物的管理

围手术期预防性应用抗菌药物，应根据手术切口的类别、手术创伤严重程度、手术部位细菌污染机会大小、可能污染的细菌种类、手术的持续时间、感染发生的机会和结果的严重程度、对细菌耐药性的影响及经济学评估等因素，综合考虑决定是否预防性使用抗菌药物。手术部位无污染，一般无需预防使用抗菌药物，但如必须使用时，应严格掌握适应证、药物的选择、剂量及疗程。

### （三）遵循抗菌药物品种选择的原则

①根据手术切口的类别、可能污染菌种的类别及其对抗菌药物的敏感性、药物是否能在手术部位达到有效浓度等因素进行综合考虑；②选用的抗菌药物要对可能的污染菌针对性强、安全、有效、使用方便且价格合理；③抗菌药物预防性应用应尽量选用单一品种，防止不必要的乱用、不合理使用；④对于一些可能导致严重后果的手术，若术前发现有 MRSA 感染的可能或者该部门 MRSA 发生率高，可选用万古霉素进行预防感染，但必须严格控制用药持续的时间；⑤不应随意选取广谱抗菌药物作为围手术期预防用药。

## 六、肾功能减退患者抗菌药物的应用

### （一）基本原则

许多抗菌药物在人体内代谢后主要经肾排出，而一些抗菌药物具有肾毒性，肾功能减退的感染患者在应用抗菌药物时应遵循以下原则：①尽量避免使用具有肾毒性的抗菌药物，如确有应用指征时，必须调整给药方案；②根据病原菌的种类、感染的严重程度和药敏试验结果等选择无肾毒性或肾毒性低的抗菌药物；③根据患者肾功能损伤程度及抗菌药物在人体内的清除途径调整给药剂量和方案。

### （二）抗菌药物的选用及给药方案的调整

①主要由肝胆系统排泄或由肝脏代谢，或经肾脏和肝胆系统同时排出的抗菌药物用于肾功能减退患者，可维持原治疗量或剂量略减，如 β 内酰胺类、大环内酯类等；②主要经肾脏排泄，但药物本身无肾毒性，或肾毒性轻微的抗菌药物，肾功能减退者可使用，但需要适当调整剂量，如青霉素类和头孢菌素类的大多数品种；③肾功能减退患者尽量避免使用具有肾毒性的抗菌药物，如头孢噻啶、四环素类、磺胺类等。氨基糖苷类、多黏菌素类、

羧苄西林、万古霉素等具有明显的肾毒性且主要经肾脏排泄，在用于肾功能减退患者时必须酌情减量。

## 七、肝功能减退患者抗菌药物的应用

肝功能减退时抗菌药物的选用及剂量的调整需考虑肝功能减退对该类药物体内过程的影响程度及该类药物及其代谢产物发生毒性反应的可能性。由于药物在肝脏内的代谢过程复杂，许多药物的体内代谢过程尚未完全阐明，肝功能减退时抗菌药物的应用应该遵循以下原则：①主要经肝脏清除的药物，肝功能减退时清除明显减少，但并无明显毒性反应发生的药物，肝病时仍可正常使用，但需谨慎，必要时酌情减量给药，且在治疗过程中需严密监测肝功能。如红霉素等大环内酯类（不包括酯化物）、林可霉素、克林霉素等。②主要或有相当量经肝脏清除或代谢的药物，在肝功能减退时清除减少，并可导致毒性反应的发生，肝功能减退的患者应避免使用，如氯霉素、利福平、红霉素酯化物等。③经肝、肾两种途径清除的药物，如青霉素类、头孢菌素类等，在肝功能减退患者中药物清除减少，血药浓度升高，如患者肝、肾功能同时减退则血药浓度升高尤为明显，虽药物本身的毒性不大，但在使用此类药物时需减量应用。④主要经肾排泄的药物，如氨基糖苷类抗生素，在肝功能减退患者中无需调整剂量。

## 八、老年患者抗菌药物的应用

老年人组织器官呈生理性退行性变，免疫力也逐渐减退，一旦罹患感染，在应用抗菌药物时需注意以下事项。①老年人的肾功能呈生理性减退，按一般常用剂量接受主要经肾排出的抗菌药物（如青霉素类、头孢菌素类和其他 β 内酰胺类）时，由于药物自肾排出量减少，导致在体内积蓄，血药浓度增加，容易导致不良反应的发生。因此老年患者尤其是高龄患者在接受此类抗菌药物时，应按轻度肾功能减退情况减量给药，一般可使用正常治疗剂量的 1/2 ～2/3。②老年患者宜选用毒性低且具有杀菌作用的抗菌药物，如青霉素类、头孢菌素类等 β 内酰胺类为常用药物，毒性大的氨基糖苷类、万古霉素、去甲万古霉素等药物应尽可能避免使用。

## 九、新生儿患者抗菌药物的应用

新生儿期一些重要器官尚未完全发育成熟，在此期间其生长发育随日龄增加迅速变化，因此新生儿感染使用抗菌药物时需注意以下事项：①新生儿期肝、肾均未发育成熟，肝药酶的分泌不足或缺乏，肾清除功能相对较差，因此应避免使用毒性较大的抗菌药物，包括主要经肾排泄的氨基糖苷类、万古霉素、去甲万古霉素等，以及主要经肝代谢的氯霉素。②新生儿期避免使用可能导致严重不良反应发生的抗菌药物。如可影响新生儿生长发育的四环素类、喹诺酮类，可导致脑性核黄疸及溶血性贫血的磺胺类药和呋喃类药。③新生儿期由于肾功能尚不完善，应减量使用主要经肾排出的药物，如青霉素类、头孢菌素类等 β 内酰胺类，以防止药物在体内蓄积导致严重中枢神经系统毒性反应的发生。④新生儿的体重和组织器官生长发育迅速，抗菌药物在新生儿的药代动力学亦随日龄的增长而变化，因此使用抗菌药物时应按日龄调整给药方案。

### 十、小儿患者抗菌药物的应用

小儿患者在应用抗菌药物时需注意以下几点：①氨基糖苷类抗生素具有明显耳毒性、肾毒性，万古霉素和去甲万古霉素也具有一定的耳毒性、肾毒性，小儿患者应尽量避免使用。临床上如有明确的应用指征且无其他低毒性的抗菌药物可供选择时，方可选用该类药物，并应在治疗过程中严密观察不良反应。有条件者可进行血药浓度监测，根据其结果进行个体化给药。②四环素类抗生素可导致牙齿黄染及牙釉质发育不良，不可用于8岁以下小儿。③喹诺酮类抗菌药可能对骨骼发育产生不良影响，应避免用于18岁以下的未成年人。

### 十一、妊娠期患者抗菌药物的应用

妊娠期患者抗菌药物的应用需同时考虑药物对母体和胎儿两方面的影响：①避免使用对胎儿有致畸或明显毒性的药物，如四环素类、喹诺酮类等；②尽量避免使用对母体和胎儿均有毒性的药物，如氨基糖苷类、万古霉素、去甲万古霉素等；③可选用毒性低，对胎儿和母体均无明显影响，也无致畸作用的药物，青霉素类、头孢菌素类等β内酰胺类等。

### 十二、哺乳期患者抗菌药物的应用

哺乳期患者使用抗菌药物后，药物可自乳汁分泌，但通常母乳中药物的含量不高，不超过哺乳期患者每日用药量的1%；少数药物乳汁中分泌量较高，对乳儿具有潜在的影响，并可能导致不良反应的发生，应尽量避免使用，如大环内酯类、四环素类、氟喹诺酮类、氯霉素、甲硝唑、磺胺甲噁唑、甲氧苄啶等。青霉素类、头孢菌素类等β内酰胺类及氨基糖苷类等在乳汁中含量相对较低。然而无论乳汁中药物浓度如何，均存在对乳儿潜在的影响，并可能出现一定的不良反应。哺乳期患者应用任何抗菌药物时，均宜暂停哺乳。

### 案例解析

**案例 3-1 解析：**

对于危及生命的重症肺炎，建议早期采用广谱强效的抗菌药物治疗，待病情稳定后可根据病原学进行针对性治疗，或降阶梯治疗。因此患者入院后可选用注射用亚胺培南/西司他丁钠联合利奈唑胺抗感染治疗。亚胺培南/西司他丁钠为广谱抗菌药物，对大多数革兰阳性、革兰阴性的需氧菌和厌氧菌有抗菌作用。利奈唑胺为噁唑烷酮类抗生素，对革兰阳性菌（包括对其他抗生素耐药的细菌）有效。两药联合加强了对革兰阳性菌和革兰阴性菌的抗菌作用，待病情稳定后，可根据患者病情和病原学对患者进行降阶梯治疗。

## 第二节 止痛药物的合理应用

**案例解析**

**案例 3 - 2:**

患者男，47 岁。主诉：胸闷、气短 8 月，加重伴发热 40 天。现病史：患者 8 月前咳嗽、咳白色黏痰，伴针刺样胸痛。几日前行胸水涂片，见少数癌细胞，提示：低分化腺癌。入院后给予培美曲塞二钠 + 奈达铂方案化疗，患者 KPS 评分：70 分。近 2 月来患者感胸、背部呈针刺样疼痛并放射至双上肢，精神较差，食欲不振、时有恶心、便秘；由于疼痛导致患者彻夜难眠，第一次入院时 NRS 评分 8 分。

**问题：**

1. 患者 NRS 评分 8 分，如何进行药物止痛治疗？
2. 患者服用止痛药物过程中需要注意哪些事项？

疼痛是一种由实际或潜在组织损伤所产生的不舒服的感觉，常常伴有不愉快的情绪，甚至影响患者的睡眠及正常生活。疼痛是机体的一种保护反应，它可以提醒机体避开伤害或者处理伤害。疼痛也是临床常见的症状。

### 一、疼痛的发生机制

疼痛是由导致组织损伤的各种刺激性伤害所引起，包括物理性刺激，化学性刺激，生物性刺激。组织细胞损伤或有炎症时会释放增敏物质如缓激肽、前列腺素、5 - 羟色胺、乙酰胆碱、组胺和 P 物质等，引起伤害性受体的激活、敏感化，并最终导致疼痛或痛觉过敏反应的发生，而能抑制这些增敏物质如前列腺素合成的药物，则具有止痛作用（如阿司匹林）。①急性疼痛的发病机制：急性疼痛又称为"伤害性疼痛"，是由于强烈的、伤害性的刺激作用于皮肤或深部组织，引起神经递质和兴奋的释放调节，最终由感觉神经末端将信号传送至大脑皮层感受器。②慢性疼痛的发病机制：慢性疼痛，除了具有伤害感受性疼痛的基本传导调制过程外，还表现出不同于急性疼痛的特殊发生机制。主要包括：脊髓敏化形成伤害感受器，受损神经异位电活动，痛觉传导离子通道和受体异常及中枢神经系统重构。

### 二、疼痛的分类

#### （一）根据病程急缓及长短分类

①急性疼痛：突然或逐渐发生的，疼痛短期存在，疼痛的程度轻重不等，有明确的开始时间，一般持续时间少于 3 个月，可能会发展为慢性疼痛，可以用常用的止痛方法控制。如分娩疼痛、刀刃刺痛等。②慢性疼痛：由慢性病理过程造成，逐渐发生，开始时间不明确，通常为发作性或持续性存在，时而加重时而减轻，疼痛持续发作时间常多于 3 个月。可能会

导致患者抑郁或焦虑，对患者造成极大的身心伤害，也许在没有任何确切病因或组织损伤的情况下持续存在。如癌性痛，慢性腰肌劳损，纤维肌痛等。

### （二）根据疼痛的程度分类

①微痛；②轻度疼痛；③中度疼痛；④剧烈疼痛。

### （三）根据疼痛的形式分类

①钻顶样痛；②爆裂样痛；③跳动样痛；④撕裂样痛；⑤牵拉样痛；⑥压榨样痛。

### （四）根据病理生理学分类

①伤害性疼痛：伤害性疼痛由直接有害的刺激产生，伤害感受器感受，构成机体防御机制的关键部分，疼痛的感知与组织损伤或炎症有关，因此又称为炎症性疼痛；②神经病理性疼痛：神经病理性疼痛通常无直接组织损伤，是外周或中枢神经系统损伤所致。这些中枢神经系统结构和功能的改变在外周组织或外周神经损伤愈合后仍然存在，这使得神经病理性疼痛成为一种长期存在的痛感受。

## 三、治疗原则

### （一）一般治疗原则

疼痛处理的规范化原则主要包括：有效的缓解疼痛；尽可能减少药物的不良反应；最大限度提高患者的躯体功能与满意度；在提高患者生活质量的同时尽可能地降低治疗成本。

### （二）镇痛药物治疗原则

镇痛药属对症治疗药物，不能代替病因治疗，因此，只有明确病因后和对因治疗时才能使用，同时应对病因积极治疗。①首选无创给药途径，如口服、经皮给药或输液泵连续皮下输注等；②按阶梯给药，选择镇痛药物时应根据患者的疼痛程度及与目前治疗药物可能发生的相互作用综合选择合适的药物及剂量；③治疗慢性持续性疼痛时，应根据药物不同的药代动力学特点，按时给药；④根据疾病及疼痛类型的不同，选择辅助药物进行治疗。辅助治疗可加强镇痛效果，降低镇痛药的剂量，减轻药物的不良反应；⑤注意个体化用药，阿片类药物存在明显的个体差异，使用时应注意从小剂量开始，逐渐增加剂量直到疼痛缓解且无明显不良反应的剂量为止。

## 四、镇痛药的分类及作用机制

### （一）非甾体抗炎药

解热镇痛药亦称为非甾体抗炎药（nonsteroidal anti - inflammatory drugs，NSAIDs），按化学结构可以分为水杨酸类、苯胺类、吡唑酮类等。解热镇痛药具有良好的解热、镇痛及抗炎作用，目前临床上广泛用于各种急、慢性疼痛和癌痛的阶梯治疗。

**1. 药理作用**　①解热作用 NSAIDs 类药物的解热作用效果好、作用迅速，主要是通过增强机体散热而发挥作用，而不抑制产热过程。组织损伤或炎症时，大量的致热源进入中枢神经系统，增加中枢前列腺素的合成和释放，前列腺素作用于体温调节中枢引起发热。NSAIDs 类药物通过抑制体内环氧化酶，从而阻断前列腺素的生物合成，最终达到调节体温的目的。②镇痛作用 NSAIDs 对轻、中度疼痛有良好的镇痛作用，主要用于炎症或组织损伤时引起的疼痛,对于各种严重的创伤性剧痛和内脏平滑肌绞痛无效。NSAIDs 对于临床常见的慢性钝痛如头痛、牙痛、痛经、神经痛、肌肉痛及关节痛等具有良好的镇痛作用,由于无欣快感及成瘾性,故被临床上广泛应用。NSAIDs 常与阿片类药物联合应用于术后镇痛,以达到增强镇痛效果,降低阿片类药物的剂量,减少其副作用。③抗炎作用 NSAIDs 类中除苯胺类外,大多数药物具有抗炎作用,对风湿性和类风湿性关节炎的治疗效果较好,其机制主要是通过抑制炎症反应时前列腺素的合成和释放,从而缓解炎症反应,同时也能稳定溶酶体和抑制缓激肽的生物合成。

**2. 作用机制** NSAIDs 类药物的作用机制与前列腺素在体内的合成有关。前列腺素是一类致热物质。前列腺素自身致痛作用较弱,但可加强其他镇痛物质的致痛作用。NSAIDs 是通过抑制环氧化酶(前列腺生物合成中的限速酶),从而阻断花生四烯酸转化为前列腺素。研究发现环氧合酶有 COX-1 与 COX-2 两种同工酶,NSAIDs 类药物对 COX-1 与 COX-2 的抑制具有选择性,对 COX-1 的抑制可导致呼吸道、胃肠道、肾脏及中枢系统的不良反应。抑制COX-2 则产生抗炎作用。有研究显示,药物对 COX-2 抑制的选择性越强,诱发胃肠道副作用的可能性越小。

**3. 常用的非甾体抗炎药(表 3-1)**

表 3-1 常用的非甾体抗炎药

| 分类 | 名称 | 常用剂量(mg) | 适应证 | 不良反应 | 禁忌证 |
|---|---|---|---|---|---|
| 水杨酸类 | 阿司匹林 | 50~1000 | 发热、疼痛、风湿病及抗血栓 | 胃肠道的副反应及出血危险、过敏反应 | 凝血障碍、血小板减少症、哮喘禁用 |
| 乙酰苯胺类 | 对乙酰氨基酚 | 40~600 | 感冒、发热、头痛、关节痛、偏头痛、神经痛、痛经 | 偶尔出现肝肾功能损害、胃肠道出血 | 肝肾功能障碍的患者禁用 |
| 芳基丙酸类 | 布洛芬 | 200~800 | 风湿病、疼痛、发热 | 偶尔出现肝肾功能损害、胃肠道出血 | 哮喘、胃十二指肠溃疡、严重肝肾功不全禁用 |
| 芳基丙酸类 | 萘普生 | 250~1000 | 风湿类风湿性关节炎、疼痛、发热 | 偶尔出现肝肾功能损害、胃肠道出血 | 凝血障碍、哮喘、心功能不全或高血压慎用 |
| 芳基乙酸类 | 双氯芬酸 | 50~100 | 类风湿性关节炎、痛风急性发作、疼痛 | 胃肠道反应、肝损伤及粒细胞减少等 | 高血压、心脏病患者慎用;胃肠溃疡史或严重肝功能损害患者应严密监护 |
| 芳基乙酸类 | 吲哚美辛 | 1.5~150 | 炎性疼痛、解热 | 食欲不振、恶心、腹泻、头痛、眩晕 | 活动性溃疡病、癫痫、帕金森病及精神病患者,气管哮喘及肝肾功能不全者禁用 |
| 非酸性类 | 萘丁美酮 | 500~2000 | 骨关节炎、类风湿性关节炎 | 胃肠道的副反应 | 肾功不全者减量或禁用 |
| 非酸性类 | 尼美舒利 | 50~200 | 慢性关节炎、术后疼痛、发热 | 胃肠道的副反应、罕见过敏性皮疹 | 消化道出血、溃疡活动期及肝肾功能不全患者禁用 |

续表

| 分类 | 名称 | 常用剂量（mg） | 适应证 | 不良反应 | 禁忌证 |
|------|------|------|------|------|------|
| 昔康类 | 氯诺昔康 | 8～24 | 消炎、发热、疼痛 | 胃肠道的副反应 | 18岁以下65岁以上患者、妊娠和哺乳期妇女；肝肾功能受损者禁用 |
| | 美洛昔康 | 7.5～15 | 发热、消炎、疼痛 | 胃肠道的副反应、肾功能损害 | 儿童、孕妇和哺乳者禁用；肝肾功能不全老年患者慎用 |
| | 吡罗昔康 | 10～20 | 类风湿性关节炎，强直性脊柱炎 | 胃肠道副反应，中性粒细胞减少，嗜酸粒细胞增多等 | 消化性溃疡、慢性胃病患者禁用，长期使用本品定期复查肝肾功及血象 |
| 昔布类 | 罗非昔布 | 12.5～50 | 骨关节炎、缓解疼痛、治疗原发性痛经 | 恶心、胃灼烧及腹泻，罕见口腔溃疡 | 晚期肾脏疾病患者禁用 |
| | 塞来昔布 | 100～400 | 骨关节炎、类风湿关节炎、强直性脊柱炎、急性疼痛 | 胃肠道副反应 | NSAIDS或磺胺过敏者、消化道溃疡及重度心力衰竭者禁用 |
| | 帕瑞昔布 | 20～80 | 术后急性疼痛 | 恶心、头痛头晕、呕吐、腹痛、咽炎及静脉疼痛 | NSAIDS或磺胺过敏者、严重肝功损伤、充血性心力衰竭和动脉搭桥术后疼痛者禁用 |

（1）阿司匹林（Aspirin）

【临床应用】解热镇痛、抗炎抗风湿、防止血栓形成。

解热镇痛，成人每次300～600 mg，每日3次或必要时服用。预防血栓和心肌梗死，每次75～325 mg，每日1次。抗炎抗风湿，每日3～6 g，分4次口服。

【不良反应及处理】一般用于解热镇痛时，治疗剂量很少引起不良反应。较常见的有恶心、呕吐、上腹不适等胃肠道反应，停药后多可消失；长期大量服用可引起胃肠道出血或溃疡；服用一定疗程，可能出现听力下降及可逆性耳鸣。偶见过敏反应，表现为荨麻疹、哮喘、血管神经性水肿或休克，严重者可导致死亡，被称为阿司匹林哮喘。用药剂量过大时可出现肝、肾功能损害。病毒感染伴有发热的儿童和青少年服用阿司匹林后，偶致瑞夷综合征，表现为肝损害和脑病。

【药物相互作用】因本品可降低其他非甾体抗炎药的生物利用度，因此与其他非甾体抗炎镇痛药同时使用时并不能加强疗效，但胃肠道副作用（如溃疡、出血）会增加；另外，由于对血小板聚集的抑制作用增强，可能会增加其他部位出血的危险。抗凝药（肝素、双香豆素等）、溶栓药（尿激酶、链激酶）同用时，可增加出血的危险。碱化药（碳酸氢钠等）或抗酸药（长期大量应用）可增加本品自尿中的排泄，使血药浓度下降。碳酸酐酶抑制药可使尿液碱化，但可引起代谢性酸中毒，从而增加毒性反应。

【注意事项】①本药不宜长期服用；②用药过量可引起中枢神经系统、血液系统及肝、肾等不良反应，应避免过量服用；③老年患者应适当减量。

【禁忌证】 对本品过敏者禁用；活动性溃疡病或其他原因引起的消化道出血；血友病或血小板减少症；3个月以下婴儿；孕妇。

（2）塞来昔布（Celecoxib）

【临床应用】 治疗成人急性疼痛，原发性痛经，缓解骨关节炎和类风湿关节炎。

急性疼痛：第1日首剂给予400 mg，必要时加用200 mg；随后根据需要，一次200 mg，一日2次。骨关节炎：200 mg，每日一次。类风湿关节炎：100 mg至200 mg，每日两次。

【不良反应】 常见胃肠胀气、腹痛、腹泻、消化不良、吞咽困难、打嗝、食道炎、胃炎、胃肠炎、胃食管反流、呕吐等；可导致严重的心血管血栓事件，增加心肌梗死、脑卒中发生风险；可见磺胺过敏反应，常见皮疹、瘙痒、荨麻疹等；偶见肝功能异常、ALT升高、AST升高，有罕见的严重肝脏反应报道，如重型肝炎、肝衰竭等；可引起头痛、头晕及失眠等；罕见味觉异常、脱发；非常罕见癫痫恶化。发生上述不良反应时，应及时停药，并给予相应的对症治疗。严重过敏反应者宜给予肾上腺皮质激素及支持治疗。胃肠道出血者按急腹症处理。

【药物相互作用】 ①有报道提示NSAIDs会减弱血管紧张素转化酶（ACE）抑制剂和血管紧张素Ⅱ拮抗剂的抗高血压作用。在同时服用ACE抑制剂、血管紧张素Ⅱ拮抗剂和塞来昔布的患者中要注意这种药物相互作用。②阿司匹林：本品可以和低剂量的阿司匹林合用，但联合使用时胃肠道的溃疡和其他并发症的发生率会增加。③氟康唑：同时服用氟康唑200 mg每日一次，塞来昔布的血药浓度升高两倍。④华法林：接受华法林或其他类似药物治疗的患者，增加出血的危险，需监测抗凝活性，有联合后因凝血酶原时间延长而导致出血的报道。⑤与袢利尿药、噻嗪类利尿药合用，可使上述药物降压及利尿作用降低。

【注意事项】 ①用于镇痛抗炎对症治疗时，不能替代皮质激素或治疗皮质激素缺乏；②非感染性疼痛与感染同时存在，本药抗炎及解热作用可能减弱对感染的诊断依据；③权衡利弊使用本药，根据患者的个体化治疗目标，在最短时间内使用最低的有效剂量。

【禁忌证】 对塞来昔布过敏者，已知对磺胺过敏者，服用阿司匹林或其他非甾体类抗炎药后诱发哮喘、荨麻疹或过敏反应的患者，冠状动脉搭桥手术（CABG）围手术期疼痛的治疗，有活动性消化道溃疡/出血的患者及重度心力衰竭患者禁用。

## （二）阿片类镇痛药

**1. 药理作用及机制** 阿片类药物按化学结构可分为吗啡类和异喹啉类，前者即天然的阿片生物碱（如吗啡、可待因），后者主要是提取的罂粟碱，不作用于阿片受体，有平滑肌松弛作用。阿片类药物可和一个或多个阿片受体结合，如 $\mu$、$\kappa$、$\delta$、$\varepsilon$ 及 $\sigma$ 受体，这些受体有多个亚型（$\mu1$，$\mu2$，$\delta1$，$\kappa1$，$\kappa2$，$\kappa3$），各种阿片受体亚型的作用已逐渐被发现。受体阻断剂，纳洛酮受体阻断强度依次为：$\mu > \kappa > \delta$。可以逆转强阿片类药物的药理作用，用于吗啡过量抢救。

**2. 临床常用治疗药物** 临床分为强阿片药和弱阿片药。弱阿片药如可待因、双氢可待因，强阿片药包括吗啡、芬太尼、哌替啶、舒芬太尼和瑞芬太尼。弱阿片药主要用于轻至中度急慢性疼痛和癌痛的治疗，强阿片类则用于全身麻醉诱导和维持的辅助用药以及术后镇痛和中至重度癌痛、慢性痛的治疗。具体药物见表3-2。

表 3 - 2    常用阿片类镇痛药物

| | 常用剂量（mg） | 适应证 | 常见不良反应 | 禁忌证 |
|---|---|---|---|---|
| 盐酸吗啡 | 5～30 | 强效镇痛、镇静、心源性哮喘 | 耐受性、依赖性、恶心、呕吐、便秘、呼吸抑制 | 有药物滥用史；颅内压升高；严重肾衰；严重慢性阻塞性疾病；严重肺源性心脏病；呼吸抑制 |
| 哌替啶 | 25～100 | 强效镇痛、人工冬眠、心源性哮喘 | 耐受性、依赖性、眩晕、出汗、口干、恶心、呕吐、心动过速等 | 室上性心动过速、颅脑损伤、慢性阻塞性肺疾病、支气管哮喘、严重肺功能不全等禁用 |
| 芬太尼透皮贴 | 25～100（μg/h） | 中度到重度慢性疼痛 | 耐受性、依赖性 | 本药过敏患者、急性痛、术后疼痛及40岁以下慢性非癌性痛患者 |
| 美沙酮 | 5～30 | 慢性疼痛、阿片依赖脱毒和替代维持治疗 | 脑脊液、胆内压上升、性功能减退、头痛、头晕、恶心、嗜睡 | 本药过敏患者、呼吸功能不全、中毒性腹泻、妊娠及分娩妇女、婴幼儿 |
| 右吗拉胺 | 5～10 | 中重度疼痛、镇咳 | 同吗啡 | 同吗啡 |
| 羟考酮 | 5～200 | 中度到重度疼痛 | 耐受性、依赖性、便秘、恶心、呕吐、头痛、口干、多汗等 | 颅脑损伤、麻痹性肠梗阻、羟考酮过敏、中重度肝功能障碍、重度肾功能障碍、孕妇或哺乳期妇女禁用 |
| 二氢埃托啡 | 20～40（μg/次） | 急性重度疼痛 | 依赖性、头晕、恶心、呕吐、出汗等 | 颅脑损伤、肺功能不全、婴幼儿及诊断未明的急腹症患者 |
| 可待因 | 15～60 | 镇咳、中度疼痛、儿科术后镇痛 | 镇静过度、精神异常、呼吸抑制 | 本药过敏者、妊娠期妇女及痰多黏稠者禁用 |
| 曲马多 | 50～100 | 中度和重度疼痛、外科手术后止痛 | 出汗、眩晕、恶心、呕吐、口干、疲劳 | 酒精、安眠药、镇痛剂急性中毒者 |
| 喷他佐辛 | 30～180 | 剧烈及顽固性疼痛 | 恶心、呕吐、出汗、便秘、呼吸抑制、耐受性及依赖性 | 本药、纳洛酮及吗啡过敏者、急性酒精中毒、急腹症患者 |
| 丁丙诺啡 | 0.15～0.8 | 癌痛、术后痛、烧伤痛及内脏痛；阿片药脱毒及维持治疗 | 头痛、头晕、恶心、呕吐、出汗、便秘、皮疹、肝细胞坏死或黄疸 | 本药过敏者 |
| 布托啡啡 | 1～4 | 癌性疼痛、术后疼痛 | 镇静、嗜睡、头晕、恶心、呕吐 | 本药过敏者、那可汀依赖者及18岁以下患者 |
| 纳洛酮 | 0.1～1.2 | 麻醉镇痛药急性中毒及酒精急性中毒 | 血压上升、心率加快、胸闷、恶心、呕吐 | 心功能不全和高血压患者慎用 |

（1）吗啡（Morphine）

【临床应用】吗啡为强效镇痛药，主要用于各种术后中重度急性疼痛。可有效缓解严重创伤、战伤，烧伤、晚期癌症等疼痛。用于心肌梗死而血压尚正常者，可使患者镇静，并减轻心脏负担。心源性哮喘可使肺水肿症状暂时有所缓解。麻醉和手术前给予可保持患者宁静进入嗜睡。由于局麻药和阿片类药物联用时具有协同作用，因此吗啡可配伍局麻药物用于硬膜外术后镇痛。

①口服给药，常用量：一次 5~15 mg，一日 15~60 mg。极量：一次 30 mg，一日 100 mg。重度癌痛：首次剂量范围较大；每日 3~6 次。缓释片和控释片，根据疼痛的严重程度，年龄及服用镇痛药史来决定，个体差异大。②皮下注射，成人常用量：一次 5~15 mg，一日 15~40 mg。极量：一次 20 mg，一日 60 mg。③静脉注射，成人镇痛时常用量 5~10 mg；用作静脉全麻按体重不得超过 1 mg/kg，不够时加用作用时效短的本类镇痛药，以免苏醒迟延，术后发生血压下降和长时间呼吸抑制。手术后镇痛注入硬膜外间隙，成人自腰脊部位注入。一次极限 5 mg，胸脊部位应减为 2~3 mg，按一定的间隔可重复给药多次。注入蛛网膜下腔，一次 0.1~0.3 mg。原则上不再重复给药。

【不良反应及处理】常见不良反应有眩晕、恶心、呕吐、便秘、呼吸抑制、嗜睡、心动过速、直立性低血压、免疫抑制等，呼吸抑制是最严重的副反应，鞘内给药需警惕延迟性呼吸抑制的发生。连用反复应用本品易产生耐药性，使用 1 周以上可成瘾，需慎用。本药成瘾者或有依赖性患者突然停药或给予麻醉拮抗药可出现戒断综合征，表现为兴奋、失眠、流泪、流涕、出汗、呕吐、甚至虚脱、意识丧失等。吗啡过量可引起急性中毒，主要症状为昏迷、呼吸深度抑制、瞳孔极度缩小（针尖样瞳孔），由于严重缺氧致休克、循环衰竭、瞳孔散大、死亡。中毒解救：①口服者应尽早洗胃以排出胃内药物；②人工呼吸、给氧；③给予升压药，β 肾上腺素受体阻断药减慢心率，补充液体维持循环功能；④静脉注射纳洛酮；⑤当血液中药物浓度过高，可进行血液透析。

【药物相互作用】①吗啡与吩噻嗪类、镇静催眠药、单胺氧化酶抑制剂、三环抗抑郁药、抗组胺药等合用，可加剧及延长吗啡的抑制作用，故合用时本药应减量；②本品与抗高血压药、利尿药或其他药物合用时，直立性低血压发生率升高，可使艾司洛尔血药浓度升高；③本品可增强硫酸镁静脉注射后的中枢抑制作用；④本品与抗生素合用，可诱发假膜性肠炎，出现严重的水样腹泻。

【注意事项】①本药与氨茶碱、巴比妥类、甲氧西林、肝素钠、碳素氢钠、磺胺嘧啶、磺胺甲噁唑、碘化物、苯妥英钠以及铁、铝、镁、银、锌等化合物属配伍禁忌；②疼痛原因未明，忌用本药，以防掩盖病情；③老年人体内清除缓慢，半衰期长，易引起呼吸抑制，老年人慎用。

【禁忌证】呼吸抑制已显示发绀、颅内压增高和颅脑损伤、支气管哮喘、肺源性心脏病代偿失调、慢性阻塞性肺炎、甲状腺功能减退、皮质功能不全、前列腺肥大、排尿困难及严重肝功能不全、哺乳期妇女、早产儿、休克尚未纠正控制前、炎性肠梗等患者禁用。

（2）哌替啶（Pethidine）

【临床应用】本品又名杜冷丁，为强效镇痛药，作用与吗啡相似，镇痛强度约为吗啡的 1/10。本品适用于各种剧痛，如创伤性疼痛、手术后疼痛、麻醉前用药，或局麻与静吸复合麻醉辅助用药等。麻醉前给药、人工冬眠时，常与氯丙嗪、异丙嗪组成人工冬眠合剂应用。用于心源性哮喘，有利于肺水肿的消除。用于分娩止痛时，需监护本品对新生儿的抑制呼吸作用。

口服，镇痛常用量：一次 50~100 mg，一日 200~400 mg。极量：一次 150 mg，一日 600

mg。注射，成人肌内注射常用量：一次 25 ~ 100 mg，一日 100 ~ 400 mg。极量：一次 150 mg，一日 600 mg。静脉注射成人一次按体重以 0.3 mg/kg 为限。分娩镇痛：阵痛开始时肌内注射，常用量：25 ~ 50 mg，每 4 ~ 6 小时按需重复。极量：一次量以 50 ~ 100 mg 为限。麻醉前用药：30 ~ 60 分钟前按体重肌内注射 1.0 ~ 2.0 mg/kg。麻醉维持中，按体重 1.2 mg/kg 计算 60 ~ 90 分钟总用量，配成稀释液，成人一般以每分钟静滴 1 mg，小儿滴速应相应减慢。手术后镇痛：硬膜外间隙注药，24 小时总用量按体重 2.1 ~ 2.5 mg/kg 为限。晚期癌症患者解除中重度疼痛：因个体化给药，剂量可较常规为大，应逐渐增加剂量，直至疼痛满意缓解，但不提倡使用。

**【不良反应及处理】** 治疗剂量时可出现轻度的眩晕、出汗、口干、恶心、呕吐、心动过速及直立性低血压等，剂量过大可明显抑制呼吸；可出现脑脊液压、胆管内压升高。静脉注射后可出现外周血管扩张，血压下降。严重者可出现呼吸困难、焦虑、兴奋、排尿困难、发热和咽痛等。本药的中毒解救：与吗啡相同。

**【药物相互作用】** ①巴比妥类、吩噻嗪类药、三环类抗抑郁药、硝酸酯类抗心绞痛药可增强本药的作用；②本药可促进双香豆素、茚满二酮等抗凝药物作用，合用时应酌减用量；③与全麻药、局麻药、吩噻嗪类中枢抑制药及三环类抗抑郁药合用，增加呼吸抑制和低血压的发生率。药物依赖性也更容易发生；④本药与抗高血压药、利尿药或其他药物合用时，直立性低血压发生率增加；⑤与西咪替丁合用可导致意识混乱、定向障碍和气喘等。

**【注意事项】** ①疼痛原因未明，忌用本药，以防掩盖病情；②与氨茶碱、巴比妥类、甲氧西林、肝素钠、碳素氢钠、磺胺嘧啶、磺胺甲噁唑、碘化物、苯妥英钠、呋塞米、头孢哌酮等药配伍易产生混浊等属配伍禁忌；③慢性重度疼痛和晚期癌痛患者不宜长期使用本药；④连续使用不能超过 10 日，否则很快产生耐受。

**【禁忌证】** 室上性心动过速、颅脑损伤、颅内占位性病变、慢性阻塞性肺疾病、支气管哮喘、严重肺功能不全等禁用。严禁与单胺氧化酶抑制剂同用。

## （三）辅助镇痛药

镇痛药常和其他药配伍，以提高镇痛药的疗效或用来治疗使疼痛加重的症状。镇痛辅助药可减少副作用，如过分的镇静、恶心、呕吐或便秘。常用的镇痛辅助药有糖皮质激素、抗惊厥药、抗抑郁药、$\alpha_2$肾上腺素能受体激动剂、NMDA 受体激动剂、抗组胺药和抗精神病药物。

## 案例解析

**案例 3 - 2 解析：**

患者进行疼痛状况评估，NRS 评分 8 分；根据评分结果应该选择强阿片类药物，首选方式口服，可选口服硫酸吗啡缓释片或盐酸羟考酮控释片。对于初次使用阿片类药物止痛的患者，使用吗啡即释片进行治疗；根据疼痛程度，拟定初始固定剂量 5 ~ 15 mg，q 4 h；用药后疼痛不缓解或不满意，应于 1 小时后根据疼痛程度给予滴定剂量，密切观察疼痛程度及不良反应。患者使用阿片类药物止痛期间，主要不良反应为便秘、恶心、呕吐、嗜睡、瘙痒、头晕、尿潴留、谵妄、认知障碍、呼吸抑制等；除便秘外，阿片类药物的不良反应大多是暂时性或可耐受的。患者出现便秘情况应该积极治疗：鼓励患者多食粗纤维食物，多下床活动，给予适量的缓泻药物等，便秘可得到有效缓解。

## 第三节　激素类药物的合理应用

**案例解析**

案例 3 - 3：

患者男，16 岁。于 2 月余前无明显诱因出现乏力。无头晕、头痛、心慌等不适，未予以重视。后期乏力进行性加重，偶有气短，10 余天前查血常规提示白细胞高（$91.2 \times 10^9$/L），结合骨髓检查考虑急性淋巴细胞白血病。入院查体：病情稳定，全身浅表淋巴结未触及明显肿大，胸骨无压痛，心肺未见明显阳性体征，腹平软，全腹无压痛、反跳痛，脾脏肋下 2 cm，肝脏肋下未触及，双下肢无水肿。肝肾功能正常。临床诊断：急性淋巴细胞白血病（B 细胞型 Ph 阴性）。

问题：

1. 对于白血病的化疗方案中糖皮质激素控制肿瘤细胞的机制是什么？

2. 预防糖皮质激素不良反应发生的具体措施有哪些？

### 一、激素类药物的概念

#### （一）激素类药物的分类

激素类药物就是以人体或动物激素为有效成分的药物，包括肾上腺皮质激素和促肾上腺皮质激素、性激素和促性腺激素、避孕药、垂体激素、胰岛激素、甲状腺激素等。通常，医生口中的"激素类药物"一般情况下在没有特别指定时，是"糖皮质激素类药物"的简称，其他激素类药物，则常用其分类名称，如胰岛素、生长激素、雄性激素等。

糖皮质激素属于类固醇激素（甾体激素），由肾上腺皮质束状带合成和分泌，包括氢化可的松、泼尼松和地塞米松等。糖皮质激素临床应用非常广泛，且存在不合理使用导致不良反应多发的严峻现状，本章节主要介绍糖皮质激素，希望促进临床合理、安全使用该类药物。

#### （二）糖皮质激素的药效学和药动学

**1. 药效学**　生理剂量糖皮质激素对维持机体内外环境平衡起重要作用，不仅具有调节水、电解质代谢的作用，而且还可调控蛋白质、脂肪和糖的代谢。药理剂量的糖皮质激素则具有抗炎、抗毒素、抗休克和免疫抑制等作用。①抗炎作用：糖皮质激素具有显著的抗炎作用，可用于治疗因物理、化学、生理、免疫等各种损害所引起的炎症反应，对炎症发展的不同阶段具有非特异性抑制作用。但是炎症反应是机体的一种防御功能，是参与组织修复的重要过程，糖皮质激素在抑制炎症反应的同时也削弱了机体的防御功能，可致原发感染扩散以及阻碍创口的愈合。②抗毒素作用：糖皮质激素能够提高机体对有害刺激的耐受能力，减轻细菌内毒素对机体的损害，也能减少内热原的释放，因此能够缓解毒血症症状以及对毒血症伴发的高热有退热作用。③抗休克作用：大剂量的糖皮质激素可用于各种严重休克特别是感染性休克的治疗，其对低容量性休克、心源性休克也有一定的改善作用。④免疫抑制作用：糖皮质激素能够广泛抑制免疫过程的多个环节，如抑制巨噬细胞对抗原的吞噬和处理，减弱对抗原的反应；抑制细胞介导的免疫反应和迟发性过敏反应等。

**2. 药动学** 天然及人工合成的糖皮质激素口服后迅速吸收，口服可的松（或氢化可的松）后 1~2 小时血药浓度可达高峰，一次给药作用持续 8~12 小时，剂量大或肝、肾功能不全者可使 $t_{1/2}$ 延长。糖皮质激素吸收后肝中分布最多，血浆次之，主要在肝脏中代谢，与葡萄糖醛酸或硫酸结合形成代谢产物后由尿中排出。可的松和泼尼松在肝内分别转化为氢化可的松和泼尼松龙而生效，故严重肝功能不全的患者只宜应用氢化可的松或泼尼松龙。肝药酶诱导剂（如苯巴比妥、苯妥英钠、利福平）或抑制剂（如西咪替丁、雌激素）能够加快或减慢糖皮质激素的代谢从而影响糖皮质激素的疗效，合用时需注意适当调整剂量。

### （三）常用糖皮质激素类药物的比较

常见糖皮质激素药效学、药动学以及药物特点的比较分别见表 3-3、表 3-4 和表 3-5 所示。

**表 3-3　常见的全身性糖皮质激素药效学参数**

| 分类 | 药物名称 | 受体的亲和力 | 水盐代谢比值 | 糖代谢比值 | 抗炎作用比值 | 等效剂量（mg） |
|------|---------|-------------|------------|-----------|-------------|---------------|
| 短效 | 氢化可的松 | 1.00 | 1.0 | 1.0 | 1.0 | 20.00 |
|      | 可的松 | 0.01 | 0.8 | 0.8 | 0.8 | 25.00 |
| 中效 | 泼尼松 | 0.05 | 0.8 | 4.0 | 3.5 | 5.00 |
|      | 泼尼松龙 | 2.20 | 0.8 | 4.0 | 4.0 | 5.00 |
|      | 甲泼尼龙 | 11.90 | 0.5 | 5.0 | 5.0 | 4.00 |
| 长效 | 地塞米松 | 7.10 | 0 | 20.0~30.0 | 30.0 | 0.75 |
|      | 倍他米松 | 5.40 | 0 | 20.0~30.0 | 25.0~35.0 | 0.60 |

**表 3-4　常见的全身性糖皮质激素的药动学参数比较**

| 分类 | 药物名称 | 血浆 $t_{1/2}$（min） | 作用持续时间（小时） | HPA 轴抑制时间（日） |
|------|---------|--------------------|-------------------|-------------------|
| 短效 | 氢化可的松 | 90 | 8~12 | 1.25~1.50 |
|      | 可的松 | 30 | 8~12 | 1.25~1.50 |
| 中效 | 泼尼松 | 60 | 12~36 | 1.25~1.50 |
|      | 泼尼松龙 | 200 | 12~36 | 1.25~1.50 |
|      | 甲泼尼龙 | 180 | 12~36 | 1.25~1.50 |
| 长效 | 地塞米松 | 100~300 | 36~54 | 2.75 |
|      | 倍他米松 | 100~300 | 36~54 | 3.25 |

注：HPA 轴表示下丘脑-垂体-肾上腺轴。

表 3 – 5　常见的全身性糖皮质激素的药物特点比较

| 分类 | 药物名称 | 药物特点 |
|---|---|---|
| 短效 | 可的松 | 肝功能不全者不宜使用，本品经皮肤局部外用或关节腔内注射无效 |
| | 氢化可的松 | 为可的松的第 11 位上的酮基由羟基取代，适用于肝功能不全的患者。尽量避免长期或大剂量应用本品 |
| 中效 | 泼尼松 | 肝功能不全者不宜使用，维持剂量最好每天≤10 mg |
| | 泼尼松龙 | 为泼尼松的第 11 位上的酮基由羟基取代，适用于有肝功能不全的患者 |
| | 甲泼尼龙 | $C_6$甲基取代后亲脂性增加，易穿透脂肪组织，起效时间比各类糖皮质激素快 1.5 ~ 2 倍。抗炎作用为可的松的 7 倍，为泼尼松龙的 3 倍，钠潴留作用较弱，具有速效作用，维持时间中等，水、钠潴留作用较弱，无排钾的副作用，是治疗炎症和变态反应的优选药，是唯一适用于冲击治疗的激素类药物 |
| 长效 | 地塞米松 | 地塞米松因作用时间长，对丘脑 – 垂体 – 肾上腺轴抑制作用较大，肌肉毒性大，一般不作推荐 |
| | 倍他米松 | 是地塞米松的差向异构体，其不同点仅在于 C16 位的甲基为 β 位 |

## 二、糖皮质激素的临床应用及基本原则

### （一）糖皮质激素的临床应用

糖皮质激素在临床应用广泛，涉及临床多个专科，主要可用于抗炎、抗毒、抗休克和免疫抑制。

**1. 内分泌系统疾病**　①用于原发性及继发性肾上腺皮质功能减退症、先天性肾上腺皮质增生症的替代治疗；②肾上腺危象、垂体危象、甲状腺危象等紧急情况的抢救；③重症亚急性甲状腺炎、Graves 眼病、激素类生物制品，如胰岛素及其类似物、促肾上腺皮质激素（ACTH）等药物过敏的治疗等；④大、小剂量地塞米松抑制试验可判断肾上腺皮质分泌状况，有助于鉴别诊断库欣综合征。

**2. 风湿性疾病和自身免疫病**　此类疾病种类繁多，多与自身免疫有关，尤其是弥漫性结缔组织疾病，常见的如红斑狼疮、原发性干燥综合征、类风湿关节炎、多发性肌病/皮肌炎、系统性硬化症和系统性血管炎等。糖皮质激素是其最基本的治疗药物之一，一般采用综合疗法，不宜单用，以免引起药物不良反应。

**3. 呼吸系统疾病**　主要用于支气管哮喘、外源性过敏性肺泡炎、放射性肺炎、结节病、嗜酸粒细胞性支气管炎、特发性间质性肺炎等，特发性肺纤维化对糖皮质激素治疗效果不理想。糖皮质激素的抗炎及免疫抑制作用可以减轻炎症，降低呼吸道的高反应性，保护呼吸道的通畅，有效地控制哮喘症状。对急性加重的慢性阻塞性肺疾患或严重的呼吸窘迫综合征，也可应用短程糖皮质激素辅助治疗，以减轻症状。

**4. 血液系统疾病**　血液系统疾病常需糖皮质激素治疗，主要为两种情况：①是治疗自身免疫病，如自身免疫性溶血性贫血、特发性血小板减少性紫癜等。②是利用糖皮质激素溶解淋巴细胞的作用，将其作为联合化疗方案的组分之一，用于淋巴系统恶性肿瘤如急性淋巴细胞白血病、淋巴瘤、多发性骨髓瘤等的治疗。

**5. 肾脏系统疾病**　主要包括原发性肾病综合征、多种肾小球肾炎和部分间质性肾炎等。糖皮质激素被公认是治疗慢性肾炎（肾病型）及肾病综合征的首选药物，有效时应维持治疗半年以上，减量时宜慢，以免复发。

**6. 严重感染或炎性反应**　糖皮质激素的使用可降低机体免疫功能，感染加重、扩散甚至危及生命，因此在感染未控制时原则上不使用糖皮质激素治疗。但在某些情况下，如严重感染导致休克、呼吸衰竭及严重炎症反应综合征等，可以适当应用糖皮质激素辅助治疗。

**7. 消化系统疾病**　①对中重度的炎症性肠病，包括溃疡性结肠炎和克罗恩病，可口服或静脉给予糖皮质激素治疗，但糖皮质激素仅诱导缓解，并不能维持缓解；②糖皮质激素对嗜酸细胞性胃肠炎疗效良好，表现为腹部痉挛性疼痛迅速消除、腹泻减轻或消失、外周血嗜酸性粒细胞降至正常水平；③糖皮质激素还可降低重症急性胰腺炎的严重程度，明显改善病情，缩短病程，降低治疗费用。

**8. 神经系统损伤或病变**　如多发性硬化、重症肌无力、急性视神经病变、急性脊髓损伤、急性脑损伤等。糖皮质激素可用于多发性硬化急性发作及复发，能缩短急性期和复发期的病程，但无远期作用。对于治疗重症肌无力，糖皮质激素仍是目前应用最广的药物。尤其作为短期的免疫抑制剂，它起效快，疗效确切、安全。

**9. 眼科疾病**　局部用于眼前部的炎症如结膜炎、角膜炎和虹膜炎，能迅速奏效。对于眼后部炎症如脉络膜炎、视网膜炎则需全身或球后给药。

**10. 皮肤疾病**　主要为局部用药，如天疱疮、药物性皮炎、红皮病、湿疹与皮炎等。糖皮质激素是天疱疮、重症药物性皮炎等皮肤疾病的首选药物。

**11. 重症患者的加强治疗**

（1）休克　糖皮质激素适用于各种休克，有助于患者度过危险期。①对感染中毒性休克，须与足量有效的抗菌药物合用。使用时糖皮质激素的剂量要大，用药要早，短时间突击使用，产生效果时即可停用，这样有利于维持血压和减轻毒血症，帮助病人度过危险期；②对过敏性休克，糖皮质激素是次选药，常与肾上腺素合用；③对于心源性休克和低血容量休克要结合病因治疗。

（2）急性肺损伤，急性脑水肿等　①对于急性肺损伤不建议常规使用糖皮质激素治疗，在发生危及生命的低氧血症且其他治疗措施无效的情况下，可以考虑低剂量甲泼尼龙；②糖皮质激素还可用于血管源性脑水肿，但脑缺血和创伤性脑水肿不建议使用；对细胞毒性脑水肿无益。

**12. 异体器官移植**　用于预防及治疗异体组织器官移植排斥反应；预防及治疗异基因造血干细胞移植后的移植物抗宿主病。糖皮质激素是器官移植免疫抑制治疗方案的重要组成部分；但大剂量糖皮质激素尤其长期应用具有明显不良反应，甚至影响器官移植受者的长期存活，因此宜逐渐减量直至维持剂量。

**13. 骨科疾病**　①慢性运动系统损伤：如肌腱末端病、腱鞘炎等，可寻找最明显固定压痛点用糖皮质激素封闭治疗。②急性脊髓损伤：目前尚无严格的临床试验证明糖皮质激素对中急性脊髓损伤有确切疗效，因此，建议审慎使用甲泼尼龙。

**14. 预防炎性反应后遗症**　应用糖皮质激素可预防某些炎性反应后遗症及手术后反应性炎症的发生，如组织粘连、瘢痕挛缩等。

## （二）糖皮质激素应用的基本原则

糖皮质激素在临床应用时须十分谨慎。正确、合理应用糖皮质激素是提高其疗效、减少药物不良反应的关键。其合理应用主要取决于以下两方面：一是治疗适应证掌握是否准确；二是品种及给药方案选用是否正确、合理。

**1. 严格掌握糖皮质激素治疗的适应证**　糖皮质激素是一类临床适应证尤其是相对适应证

较广的药物，但临床应用的随意性较大，未严格按照适应证给药的情况较为普遍，如单纯以退热和止痛为目的，特别是在感染性疾病中以退热和止痛为目的使用糖皮质激素。糖皮质激素有抑制自身免疫的药理作用，但并不适用于所有自身免疫病治疗，如慢性淋巴细胞浸润性甲状腺炎（桥本病）、1型糖尿病、寻常型银屑病等。

**2. 合理制订糖皮质激素治疗方案**　应综合患者病情及药物特点制订糖皮质激素治疗方案，包括选用品种、剂量、疗程和给药途径等。

（1）品种选择　各种糖皮质激素的药效学和人体药代动力学特点不同，因此各有不同的临床适应证，应根据不同疾病和各种糖皮质激素的特点正确选用糖皮质激素品种。

（2）给药剂量　糖皮质激素生理剂量和药理剂量具有不同的作用，应按不同治疗目的选择剂量。一般认为给药剂量（以泼尼松为例）可分为以下几种情况。①长期服用维持剂量：2.5~15.0 mg/d。②小剂量：<0.5 mg/（kg·d）。③中等剂量：0.5~1.0 mg/（kg·d）。④大剂量：大于1.0 mg/（kg·d）。⑤冲击剂量：（以甲泼尼龙为例）7.5~30.0 mg/（kg·d）。

（3）疗程　不同的疾病疗程不同，一般可分为以下几种情况。①冲击治疗：疗程一般小于5天。适用于危重症患者的抢救，如暴发型感染、过敏性休克、过敏性喉头水肿、严重哮喘持续状态、狼疮性脑病、重症大疱性皮肤病、重症药疹、急进性肾炎等。冲击治疗须配合其他有效治疗措施，有效后可迅速停药，若无效一般不可在短时间内重复冲击治疗。冲击治疗时可应用胃黏膜保护剂或质子泵抑制剂保护胃黏膜以防止应激性溃疡。②短程治疗：疗程小于1个月，包括应激性治疗。适用于感染或变态反应类疾病，如结核性脑膜炎及胸膜炎、剥脱性皮炎、器官移植急性排斥反应等。短程治疗须配合其他有效治疗措施，停药时需逐渐递减至停药。③中程治疗：疗程3个月以内。适用于病程较长且多器官受累性的疾病，如风湿热等。起效后减至维持剂量，停药时需要逐渐递减。④长程治疗：疗程大于3个月。适用于器官移植后排斥反应的预防和治疗、多器官受累的慢性自身免疫病，如系统性红斑狼疮、系统性血管炎、溶血性贫血、结节病、大疱性皮肤病等。维持治疗可采用每日或隔日给药，停药前亦应逐步递减至停药。⑤终身替代治疗：适用于原发性/继发性慢性肾上腺皮质功能减退症，并在各种应激情况下适当增加剂量。

（4）给药途径　根据疾病情况进行选择合适的给药途径，包括口服、肌内注射、静脉注射或静脉滴注等全身给药途径；以及吸入、局部注射、点滴和涂抹等局部给药途径。

**3. 重视疾病的综合治疗**　糖皮质激素治疗仅是疾病综合治疗的一部分，在许多情况下，应结合患者实际情况，联合应用其他治疗手段，如严重感染患者，须在积极有效的抗感染治疗和各种支持治疗的前提下，为缓解症状，确实需要的可使用糖皮质激素。

**4. 监测糖皮质激素的不良反应**　糖皮质激素的不良反应与用药品种、剂量、用法、疗程及剂型等明显相关。在使用中应密切监测其不良反应，如感染、水电解质或血糖或血脂的代谢紊乱、体重增加、出血倾向、血压异常、骨质疏松、股骨头坏死等。小儿使用糖皮质激素应监测生长和发育情况。

## 三、糖皮质激素的用药注意事项

### （一）不良反应

糖皮质激素在以生理剂量用作替代治疗时无明显不良反应，以药理剂量给药尤其是大剂量冲击治疗时，可表现出较多的不良反应，且与药物种类、用法用量、给药途径及疗程等密切相关。

**1. 长期大量用药的不良反应** ①医源性库欣综合征：库欣综合征是由肾上腺皮质激素分泌过量所致，长期大剂量应用糖皮质激素将造成皮质功能紊乱，引起医源性的库欣综合征。其临床表现为满月脸、水牛背、向心性肥胖、痤疮、多毛、皮肤变薄、低血钾、骨质疏松、肌无力、浮肿、高血压、高血糖等；还可使女性患者出现闭经，男性患者出现阳痿等症状。一般无需特殊处理，停药后即可自行消退，但必要时可给予适量的降压药、降糖药等对症处理，并采用低糖、低盐、高蛋白饮食，适当补充 $K^+$、$Ca^{2+}$ 和维生素 C 等。有高血压、动脉粥样硬化、心肾功能不全病史的患者应慎用糖皮质激素。②诱发或加重感染：长期应用糖皮质激素有可能会诱发感染或使体内潜在病灶扩散，特别是白血病、再生障碍性贫血、肾病综合征等免疫力低下的患者更易发生，常见致病菌有金黄色葡萄球菌、真菌、病毒与结核分枝杆菌等，因此，有结核病史者必要时应联用抗结核药。③诱发或加剧消化性溃疡：糖皮质激素可抑制胃黏液分泌，促进胃酸、胃蛋白酶分泌，降低胃肠黏膜的抵抗力，故可诱发或加重胃、十二指肠溃疡，甚至造成出血或穿孔，大剂量使用糖皮质激素或用于既往有消化道溃疡的患者时可加用质子泵抑制剂等抑酸药预防不良反应的发生。④导致骨质疏松、肌肉萎缩、伤口愈合迟缓：与糖皮质激素增加钙磷排泄、抑制蛋白质合成及促进蛋白质分解有关。对长期或大剂量应用糖皮质激素者应定期进行放射性检查，一旦出现骨质疏松即应逐渐停药或配合钙剂、维生素 D 等治疗。儿童长期使用可造成生长发育迟缓和肾上腺皮质功能受抑制，应定期监测生长和发育情况。⑤其他：糖皮质激素还可增加心脑血管疾病的风险；引起欣快、兴奋、睡眠障碍等，甚至诱发精神失常或癫痫发作；诱发青光眼、白内障、眼部感染、角膜变厚等。

**2. 少见或罕见的不良反应** 长期应用可能会造成肾钙化和肾结石；股骨头无菌性缺血坏死；引起肾上腺素和去甲肾上腺素分泌过多，产生心绞痛；诱发急性胰腺炎或脂肪肝；畸胎等。

**3. 停药反应** ①医源性肾上腺皮质功能不全：长期大剂量用药可通过负反馈调节使垂体分泌促肾上腺皮质激素（ACTH）减少引起肾上腺皮质萎缩和功能不全。若骤然停药或减药过快，即会出现肾上腺皮质功能不全，主要表现有乏力、情绪消沉、恶心、呕吐、发热等。②反跳现象：久用糖皮质激素类药物骤然停药或减量过快而促使原有疾病复发甚至加重，出现反跳现象时，常需加大给药剂量再行治疗，待症状重新控制后再逐渐减量或停药。为避免发生反跳现象，应用激素 1 周以上的患者，应缓慢减量，乃至停药。③停药综合征：除反跳现象外，久用糖皮质激素突然停药，还可能会出现一些原来没有的临床症状，如关节痛、肌痛、肌强直、乏力、低热、情绪低落、恶心、呕吐、食欲减退等，为下丘脑－垂体－肾上腺轴系统暂时性的功能紊乱所致。出现停药综合征时，同样需及时恢复使用糖皮质激素，待症状缓解后再缓慢减量、停药。

## （二）禁忌证

严重的精神病或癫痫病史者，活动性消化道溃疡或新近胃肠吻合术者，创伤修复期、骨折患者，角膜溃疡者，肾上腺皮质功能亢进者，骨质疏松者，糖尿病及严重的高血压患者，妊娠早期妇女，未能用抗菌药物控制的细菌、真菌和病毒感染者。

## （三）药物相互作用

①药动学方面：苯巴比妥、苯妥英钠、利福平等肝药酶诱导剂可降低糖皮质激素的疗效，合用需增加糖皮质激素的给药剂量；西咪替丁、酮康唑、伊曲康唑等肝药酶抑制剂可加强糖皮质激素的治疗作用和不良反应，要提高警惕，合用时需减少糖皮质激素用量；地塞米松或泼尼松与抑酸药合用时，可减少吸收；糖皮质激素可加强异烟肼、美西律在体内的代谢，从

而降低其血药浓度和疗效。②药效学方面：糖皮质激素与 NSAIDs 联用可增加消化性溃疡的风险；与噻嗪类排钾利尿剂或两性霉素 B 合用易出现低血钾；与碳酸酐酶抑制剂合用，除可加重低钾血症的可能外，长期应用还易发生低血钙和骨质疏松；与地高辛等强心苷类药物合用易诱发中毒；与抗胆碱类药物或肾上腺受体激动剂合用，可引起眼内压升高；与三环类抗抑郁药合用可引起精神症状加重；与蛋白同化激素合用，可增加不良反应发生率；糖皮质激素还具有免疫抑制作用，不宜与疫苗同时使用；因其具有对抗降糖药的作用，糖尿病患者须加大降糖药的用量。

**（四）糖皮质激素在特殊人群中的应用**

①儿童糖皮质激素的应用：糖皮质激素可抑制儿童的生长发育，应严格掌握适应证和慎重选用治疗方法，避免长期使用激素，如确有需要长期使用，应严格根据患儿年龄、体重、疾病严重程度等实际情况确定个体化治疗方案，选用短效或中效制剂，尽量不用长效制剂，并密切监测患者病情及相关不良反应，以降低糖皮质激素对患儿生长发育的影响。②妊娠期妇女糖皮质激素的应用：糖皮质激素可透过胎盘屏障，有可能会增加胎盘功能不全、自发性流产、胚胎腭裂、子宫内生长发育迟缓、新生儿体重减少甚至死胎的发生率，孕妇应慎用糖皮质激素，正在使用大剂量糖皮质激素的孕龄妇女不宜怀孕。妊娠期曾接受一定剂量的糖皮质激素者，分娩后需注意观察婴儿是否有肾上腺皮质功能减退的表现。但对于早产儿，为避免产生呼吸窘迫综合征，可在分娩前给予母体注射地塞米松，诱导胎儿肺泡表面活性蛋白的形成，以促进胎肺成熟，仅短期应用，对胎儿的生长和发育尚未见有不良影响。③哺乳期妇女糖皮质激素的应用：哺乳期妇女在应用生理剂量或维持剂量的激素时对婴儿一般无明显不良反应，但若接受中等剂量或中程治疗方案的糖皮质激素时，应暂停哺乳，以避免糖皮质激素经乳汁分泌，进入婴儿体内，对婴儿造成生长抑制、肾上腺皮质功能不全等不良影响。④老年用药：老年患者应用糖皮质激素时应警惕发生高血压。老年患者尤其是更年期后的女性患者，还需配合钙剂或维生素 D 使用，以防止发生骨质疏松。

**（五）其他注意事项**

①服用糖皮质激素时可使皮肤试验结果呈假阴性，如过敏反应皮试、结核菌素试验和组织胞浆菌素试验等。②大剂量糖皮质激素冲击治疗，如治疗器官移植急性排异危象、严重哮喘持续状态、严重中毒性感染及中毒性休克等急症时，疗程限于 3～5 日，由于疗程较短，不至于引起垂体 - 肾上腺皮质轴抑制，可迅速减量和停药。③人体糖皮质激素的分泌具有昼夜节律性，对某些慢性病长期维持用药者可根据这一节律性进行，如采用隔日 1 次给药法（结缔组织病除外），将 48 小时用量在早晨 8 时一次服用，此时正值糖皮质激素正常分泌高潮，对下丘脑、垂体、肾上腺皮质抑制较小，不良反应较少。④在应用糖皮质激素过程中，下列情况下应撤药或改用其他药：治疗效果差、已用至基础需要量且病情稳定、严重不良反应等。⑤长期应用糖皮质激素的患者，应定期随访。密切监测以下项目：电解质水平和大便常规；血糖、尿糖及糖耐量试验，尤其是具有糖尿病史或糖尿病倾向者；眼科检查，注意青光眼、白内障及眼部感染等；儿童应定期监测生长发育情况；老年人应注意血压及骨骼方面的检查。

总之，糖皮质激素类药物具有多种药理作用，临床应用极其广泛，但除了小剂量替代疗法外，对大多数疾病均非病因性治疗，只能缓解症状，不能有效根治，且易复发加重，长期大剂量使用或不适当的使用可导致多种不良反应和并发症，甚至危及生命，切忌滥用。当适应证与禁忌证并存时，应充分权衡利弊，慎重选择治疗方案。病情危急时，宜采用大剂量短时疗法；用于治疗慢性疾病，尤其需要大量激素时，必须严格掌握适应证，尽量采用局部疗法，避免全身给药，如持续性哮喘的患者长期治疗宜采用吸入给药，氟替卡松、布地奈德吸入剂与经典的氯米松吸入剂比较，作用更强，全身性不良反应更轻、更少见。

## 案例解析

**案例 3-3 解析：**

一般在治疗白血病的化疗方案中首选中效或长效型糖皮质激素，使之与正常节律同步而减少其毒性和不良反应。急性白血病常合并发热，由于含激素化疗方案可以同时控制体温，往往会掩盖原有感染所致发热，从而延误对感染的及时控制。但在对急性淋巴细胞白血病应用 TVP 方案化疗时，因激素使用时间较长，常出现骨髓抑制而感染发热，此时在有效控制感染的情况下应尽量维持原方案中的激素剂量不变直至化疗结束。如果感染非常严重，则需视当时情况调整所用激素的剂量。

## 本 章 小 结

1. 抗菌药是抗生素及人工合成药物的总称，可根据化学结构、生物活性及对细菌的作用方式分类。不同种类的抗菌药具有不同的抗菌谱及作用特点，临床合理有效的选择抗菌药物应综合考虑不同种类抗菌药物的作用特点和毒性反应等因素。

2. 疼痛是一种由实际或潜在组织损伤所产生的不舒服的感觉，常常伴有不愉快的情绪，甚至影响患者的睡眠及正常生活；疼痛亦是机体的一种保护反应，它可以提醒机体避开伤害或者处理伤害。疼痛处理的规范化原则主要包括：有效的缓解疼痛；尽可能减少药物的不良反应；最大限度提高患者的躯体功能与满意度；在提高患者生活质量的同时尽可能地降低治疗成本。

3. 糖皮质激素临床应用的基本原则包括：严格掌握糖皮质激素治疗的适应证；合理制定糖皮质激素治疗方案；重视疾病的综合治疗；监测糖皮质激素的不良反应；注意停药反应和反跳现象；严格掌握在特殊人群中的应用指征和注意事项。

思考题

1. 青霉素类抗菌药物的作用机制是什么？
2. 抗菌药物预防性应用的基本原则？
3. 目前临床使用的镇痛药物有几类，每类的作用机制和不良反应有何特点？
4. 糖皮质激素的药理作用和临床应用是什么？
5. 糖皮质激素有哪些主要不良反应？试分析产生不良反应的原因和防治措施。

（文爱东 崔 佳）

# 第四章　神经系统常见疾病的药物治疗

## 学习导引

### 知识要求

1. **掌握**　缺血性脑血管疾病、出血性脑血管疾病、癫痫、偏头痛、重症肌无力、中枢神经退行性病变的治疗药物选用。

2. **熟悉**　缺血性脑血管疾病、出血性脑血管疾病、癫痫、偏头痛、重症肌无力、中枢神经退行性病变的选药原则。

3. **了解**　缺血性脑血管疾病、出血性脑血管疾病、癫痫、偏头痛、重症肌无力、中枢神经退行性病变的病因及临床表现。

### 能力要求

1. 熟练掌握缺血性脑血管病、出血性脑血管疾病、癫痫、偏头痛、重症肌无力、中枢神经退行性病变治疗药物相关的药学知识，与临床知识相结合实现，融会贯通、学以致用，具备发现问题、分析问题及解决问题的能力。

2. 学会应用相关治疗药物为缺血性脑血管疾病、出血性脑血管疾病、癫痫、偏头痛、重症肌无力、中枢神经退行性病变患者制定合理的用药方案。

## 案例解析

**案例 4-1：**

患者王××，女，73 岁，突发意识不清，左侧肢体活动不灵 1 天。既往心律失常、房颤病史 5 年。查体：血压 125/75mmHg，各血管听诊区未及血管杂音，心率 103 次/分，节律绝对不齐，第一心音强弱不等，双下肢无水肿。嗜睡状态，双侧瞳孔等大圆，对光反射灵敏。左侧中枢性面舌瘫，左侧肢体肌张力低，肌力 0 级。左侧偏身痛觉减退。左侧腱反射较右侧减低。左侧病理反射阳性。头部 CT 可见右侧额颞顶叶和基底节区低密度灶，中线结构轻度左移，同侧脑室系统受压移位。临床诊断：脑栓塞。

**问题：**

该患者应用什么药物治疗？

# 第一节 缺血性脑血管疾病

缺血性脑血管疾病（ischemic cerebrovascular disease，ICVD）是指在供应脑血管的血管壁病变或血流动力学障碍的基础上发生脑部血液供应障碍，导致相应供血区脑组织由于缺血、缺氧而出现脑组织坏死或软化，并引起短暂或持久的局部或弥漫性损害，造成一系列神经功能缺损症状。缺血性脑血管病是导致人类死亡的三大主要疾病之一，仅次于心脏病及癌症，具有高发病率、高致残率、高死亡率的特点。缺血性脑血管病包括短暂性脑缺血发作（transient ischemic attack，TIA），脑血栓形成（cerebral thrombosis）和脑栓塞（cerebral embolism）。

## 一、病因与发病机制

### （一）短暂性脑缺血发作

发病与动脉粥样硬化、动脉狭窄、心脏病、血液成分改变及血流动力学变化等多种病因有关。发病机制主要有两种类型。

**1. 血流动力学改变**　是在各种原因所致的颈内动脉系统或椎-基底动脉系统的动脉严重狭窄，基础血压的急剧波动导致原来靠侧支循环维持的脑区发生一过性缺血，血流动力型 TIA 的临床症状比较刻板，发作频率通常密集，每次发作持续时间短暂，一般不超过 10 分钟。

**2. 微栓塞**　主要来源于动脉粥样硬化的不稳定斑块或附壁血栓的破碎脱落、瓣膜性或非瓣膜性心源性栓子及胆固醇结晶等。微栓子阻塞小动脉常导致其供血区域脑组织缺血，当栓子破碎移向远端或自发溶解时，血流恢复，症状缓解。微栓塞型 TIA 的临床症状多变，发作频率通常稀疏，每次发作持续时间一般较长。如果持续时间超过 30 分钟，提示微栓子较大，可能来源于心脏。

### （二）脑血栓形成

最常见的病因为动脉粥样硬化。由于动脉粥样硬化斑破裂或形成溃疡，血小板、血液中其他有形成分及纤维黏附于受损的粗糙的内膜上，形成附壁血栓，在血压下降、血流缓慢、血流量减少，血液黏度增加和血管痉挛等情况影响下，血栓逐渐增大，最后导致动脉完全闭塞。糖尿病、高脂血症和高血压等可加速脑动脉粥样硬化的发展。脑血栓形成的好发部位为颈总动脉，颈内动脉、基底动脉下段、椎动脉上段，椎-基底动脉交界处，大脑中动脉主干，大脑后动脉和大脑前动脉等。其他病因有非特异动脉炎、钩端螺旋体病、动脉瘤、胶原性病、真性红细胞增多症和头颈部外伤等。

### （三）脑栓塞

按栓子来源分三类。

**1. 心源性脑栓塞**　最常见，约 75% 的心源性栓子栓塞于脑部，引起脑栓塞的常见的心脏疾病有心房颤动、心脏瓣膜病、感染性心内膜炎、心肌梗死、心肌病、心脏手术、先天性心脏病、心脏黏液瘤等。

**2. 非心源性脑栓塞**　动脉来源包括主动脉弓和颅外动脉（颈动脉和椎动脉）的动脉粥样硬化性病变、斑块破裂及粥样物从裂口逸入血流，能形成栓子导致栓塞；同时损伤的动脉壁易形成附壁血栓，当血栓脱落时也可致脑栓塞。

**3. 其他** 脂肪滴、空气、肿瘤细胞、寄生虫卵、羊水和异物等。

## 二、临床表现

### （一）短暂性脑缺血发作

本病好发于中、老年人。发生突然，症状和体征在数秒钟内达高峰，并持续数分至数小时；恢复快而完全，但可反复发作。症状与体征取决于发生的脑动脉。

**1. 颈内动脉系统 TIA** 以大脑中动脉的 TIA 为最多见，其主要表现为以上肢和面舌瘫为主的对侧肢体无力、病理反射阳性，可伴有对侧肢体感觉障碍、对侧偏盲、记忆障碍、情感障碍、人格障碍及失用等。

**2. 椎－基底动脉系统 TIA** 最常见的症状有复视、偏盲、眩晕、呕吐、眼球震颤、声音嘶哑、饮水呛咳、吞咽困难、共济失调、猝倒发作、单或双侧的口周及舌部麻木、交叉性面及肢体感觉障碍、单或双侧的上下肢体无力及病理反射阳性等。

### （二）脑血栓形成

本病多发生于中老年人，多有高血压、动脉粥样硬化史。起病突然，但症状体征进展较缓慢，常需数小时，甚至 1 ~ 2 天达高峰。不少患者在睡眠中发病，清晨醒来时发现偏瘫或单瘫，以及失语等。部分患者发病前有短暂性脑缺血发作病史。多数患者意识清醒，如果起病时即意识不清，要考虑椎－基底动脉系统脑梗死的可能。大脑半球较大区域梗死，缺血、水肿影响间脑和脑干功能，可于起病后不久出现意识障碍。

### （三）脑栓塞

脑栓塞的起病年龄不一，因多数与心脏病有关，所以发病年龄以中青年居多。起病前无先兆，起病急骤，数秒或数分钟内症状发展到高峰，是所有脑血管病中起病最急者。个别患者可在数日内呈阶梯式进行性恶化，系反复栓塞所致。半数患者起病时有意识丧失，但意识丧失的时间远比脑出血短。常突发的面瘫、上肢瘫、偏瘫、失语、偏盲、局限性癫痫发作，或全身感觉障碍等局部脑病症状。多数抽搐为局限性，如为全身性大发作，提示栓塞范围广泛，病情较重。

## 三、药物治疗

### （一）治疗原则

急性缺血性脑血管病分为超早期（发病 1 ~ 6 小时以内），急性期（发病 48 小时内），恢复期 3 个阶段。要重视超早期和急性期的处理，注意整体综合治疗，加强监护和护理，预防和治疗并发症。要加强对致病危险因素的治疗，预防复发。恢复期开展康复治疗，促进功能恢复。治疗原则如下。

（1）严格卧床：保持安静，避免情绪激动，头高位但不超过30°。

（2）严密监察生命体征：注意瞳孔大小和意识状态等变化。

（3）保持呼吸通畅：必要时吸痰。

（4）积极控制高热和抽搐。

（5）适当调控血压。

（6）防治继发感染（呼吸道、泌尿道）和加强护理。

（7）维持营养，注意水电解质平衡。

**知识拓展**

1898 年，在拜耳公司工作的德国化学家菲利克斯·霍夫曼合成了乙酰水杨酸。自问世至今，阿司匹林已经历了百年岁月，挽救了成千上万生命。阿司匹林、青霉素、地西泮共同被誉为世界三大经典药物，是药物史上的奇迹。

#### （二）用药原则

根据患者全身情况，选用合适的溶栓、抗凝、降纤、抗血小板聚集、脑保护、降颅内压等药物治疗，以达到改善脑缺血区供血、供氧，减轻脑细胞水肿，降低血液黏度，预防复发和避免并发症的目的。

#### （三）药物分类

**1. 溶栓药** 阿替普酶、尿激酶、链激酶等。

**2. 抗凝药** 普通肝素、低分子肝素、华法林和醋硝香豆素等。

**3. 抗血小板药** 阿司匹林、氯吡格雷、噻氯匹定、奥扎格雷、双嘧达莫等。

**4. 降纤药** 巴曲酶、降纤酶等。

#### （四）药物选择

**1. 溶栓药** 是纤维蛋白溶解药，能激活纤溶酶，能促进纤维蛋白溶解，对已形成的血栓有溶解作用。

病例选择标准：①头颅 CT 扫描能排除颅内出血和大面积脑梗死；②无出血素质和出血性疾病；③年龄小于 75 岁；④脑细胞对缺氧耐受性差，溶栓时机要求严格，一般要在发病 6h 内；⑤患者家属签署同意书。

注意事项：①溶栓治疗应同时给予胃黏膜保护剂，防止冒出血；②溶栓前可静脉滴注低分子右旋糖酐，也可静滴 20% 甘露醇注射液以提高脑灌注压；③监测治疗前、中、后的血压变化，定期进行临床神经功能缺损评分，复查头颅 CT，注意有无出血倾向，定期检查出、凝血时间及血小板计数等；④一般出血均发生于溶栓后 24 小时。

（1）阿替普酶（Alteplase，组织型纤维蛋白溶解酶原激活剂、t－PA）主要成分是糖蛋白，含 526 个氨基酸。通过其赖氨酸残基与纤维蛋白结合，激活与纤维蛋结合的纤溶酶原，使其转变为纤溶酶，使纤维蛋白降解，血块溶解。用于急性心肌梗死和肺栓塞、急性缺血性脑卒中、深静脉血栓及其他血管疾病，用于动静脉瘘血栓形成。剂量为 0.7～0.9mg/kg，总量的 10% 静脉注射，其余 90% 静脉滴注，60 分钟滴完，最大剂量不超过 90mg。出血性疾病如近期内有严重内出血、脑出血或两个月内曾进行过颅脑手术者、10 日内发生严重创伤或做过大手术者、严重的未能控制的原发性高血压、妊娠期和产后 14 日内妇女、细菌性心内膜炎和急性胰腺炎患者。颅内肿瘤、动静脉畸形或动脉瘤患者。已知为出血体质包括正在使用华法林、脑卒中前 48h 内使用过肝素、血小板计数小于 100000/mm³ 患者。急性缺血性脑卒中可能伴有蛛网膜下腔出血或癫痫发作者禁用。不良反应出血最常见。与其他影响凝血功能的药物（包括醋硝香豆素、茴茚二酮、双香豆素、苯茚二酮、华法林、肝素）同用时，会显著增加出血的危险性。

（2）链激酶（Streptokinase，SK，溶栓酶）是 C 组 β 溶血性链球菌产生的一种蛋白质，能与纤溶酶原结合，形成 SK－纤溶酶原复合物，促使纤溶酶原转变成纤溶酶，溶解纤维蛋白。用于深静脉血栓形成、周围动脉血栓形成或血栓栓塞、血管外科手术后的血栓形成、肺栓塞、新鲜心肌梗死、中央视网膜动静脉血栓形成等。用法与用量：给药前半小时，肌注异丙嗪 25mg、静注地塞米松 2.5～5mg 或氢化可的松 25～50mg，以预防副反应（出血倾向、感冒样寒颤、发热等）。初导剂量：将本品 50 万 U 溶于 100ml 的 0.9% 氯化钠注射液或 5% 葡萄糖溶液中，静滴，30 分钟左右滴注完毕。维持剂量：将本品 60 万 U 溶于 250～500ml 的 15% 葡萄糖溶液中，加入氢化可的松 25～50mg 或地塞米松 1.25～2.5mg，静滴 6 小时，保持每小时 10 万 U 水平。按此疗法每日 4 次，治疗持续 24～72 小时或直到血栓溶解或病情不再发展为止。疗程根据病情而定，视网膜血管栓塞一般用药 12～24 小时，新鲜心肌梗死用药 18～20 小时，周围动静血栓用药 3 天左右，至多 5～6 日，慢性动脉阻塞用药时间较长，但不宜超过 6～7 日。治疗结束时，可用低分子右旋糖酐作为过渡，以防血栓再度形成。

（3）尿激酶（Urokinase，UK）从健康人尿中分离或从人肾组织培养中获得的一种酶蛋白，无抗原性。能直接激活纤溶酶原，使纤溶酶原从精氨酸－缬氨酸处断裂成纤溶酶。临床应用同 SK，对脑栓塞疗效明显。因价格昂贵，仅用于 SK 过敏或耐受者。尿激酶每日 2 万～4 万 U，1 次或分 2 次给药，溶于 20～40ml 的 0.9% 氯化钠注射液中静注，或溶于葡萄糖氯化钠注射液或低分子右旋糖酐 500ml 静滴。不良反应为出血及发热，较 SK 少。活动性出血 3 个月内，有脑出血或近期手术史者禁用。有出血倾向，胃、十二指肠溃疡，分娩未满四周，严重高血压、癌症患者禁用。

**2. 抗凝药**

（1）肝素（Heparin）　体内、体外均有抗凝作用，抗凝作用强大、迅速而短暂。可防止血栓形成和扩大，但对已形成的血栓无溶栓作用。口服无效，常静脉给药。肝素激活抗凝血酶Ⅲ，进而灭活多种凝血酶和凝血因子而实现抗凝作用。除抗凝血外还有促纤溶、抗血小板聚集、降低血黏度、抗炎、调血脂、保护血管内皮等作用。临床防治血栓栓塞性疾病、心肌梗死、肺栓塞、外周静脉血栓和心血管手术时栓塞等，弥漫性血管内凝血症（DIC）的高凝期，防止凝血发展，也可防止纤维蛋白原和凝血因子耗竭而发生的继发性出血。用于体外抗凝。用法用量：12500～25000U，溶于 10% 葡萄糖液 500～1000ml 内，静滴 1～2 日，以后根据病情掌握使用。毒性较低，肌注可引起局部血肿，过量易致出血，一旦出血立即停药，用鱼精蛋白对抗。偶见过敏反应。禁用于肝肾功能不全、溃疡、严重高血压、孕妇、先兆流产、外科手术后、血友病、脑出血及亚急性心内膜炎的患者。

（2）低分子肝素（Low Molecular Weight Heparin，LMWH）　是由普通肝素解聚制备而成的一类分子量较低的肝素的总称。临床用于预防手术后血栓栓塞、预防深静脉血栓形成、肺栓塞、血液透析时体外循环的抗凝剂、末梢血管病变以及治疗已形成的深静脉栓塞等。用法用量：静脉滴注：先以 5000U 作为初始剂量，以后每天 20000～40000U，加至氯化钠注射剂 1000ml 中 24 小时持续滴注。静脉注射：用前先以氯化钠注射剂 50～100ml 稀释，首次用 5000～10000U，以后按体重每 4 小时 100U/kg，或根据凝血试验监测结果确定剂量。不良反应与注意事项同肝素，用量过大仍可导致自发性出血。

（3）香豆素类　是一类口服抗凝药物。香豆素类是维生素 K 拮抗剂。在肝脏抑制维生素 K 由环氧化物向氢醌型转化，从而阻止维生素 K 的反复利用，影响含有谷氨酸残基的凝血因子Ⅱ、Ⅶ、Ⅸ、Ⅹ的羧化作用，使这些因子停留于无凝血活性的前体阶段，从而影响凝血过程。对已形成的上述因子无抑制作用，因此抗凝作用出现时间较慢。一般需 8～12 小时后发挥作用，1～3 日达到高峰，停药后抗凝作用尚可维持数天。抗凝作用慢而持久。可防止血栓形成与发展，也可作为心肌梗死辅助用药。也用于风湿性心脏病、髋关节固定术、人工置换心脏瓣膜等手术后防止静脉血栓发生。常见的香豆素类药物有双香豆素（Dicoumarol）、华法林（Warfarin，苄丙酮香豆素）和醋硝香豆素（Acenocoumarol，新抗凝）等。用法用量：华法林，当日首次口服 5～10mg，次日减半量，之后依当日所查的凝血酶原时间和活动度结果调整用量。大多数患者在 5～7 日左右，用药量调至维持量为每日 1.25～5mg，使凝血酶原时间和活动度分别保持在

25～30秒（正常在12秒）和30%～40%左右为佳或保持INR值在2.0～3.0，可应用3～6个月，个别可至数年。双香豆素：口服，第1日2～3次，每次0.1g，第2日以后每日1～2次，每次0.05g。维持量0.05～0.1g，每日1次。极量每次0.3g。剂量应根据凝血酶原时间控制在25～30秒（正常值12秒）进行调节。过量易发生出血，可用维生素K对抗，必要时输新鲜血浆或全血。禁忌证同肝素。其他不良反应有胃肠反应、过敏等。食物中维生素K缺乏或应用广谱抗生素抑制肠道细菌，使体内维生素K含量降低，可使本类药物作用加强。阿司匹林等血小板抑制剂可与本类药物发生协同作用。水合氯醛、羟基保泰松、甲磺丁脲、奎尼丁等可因置换血浆蛋白，水杨酸盐、丙咪嗪、甲硝唑、西咪替丁等因抑制肝药酶均使本类药物作用加强。巴比妥类、苯妥英钠因诱导肝药酶，口服避孕药因增加凝血作用可使本类药物作用减弱。

**3. 抗血小板药**

（1）阿司匹林（Aspirin，乙酰水杨酸，Acetylsalicylic Acid）主要通过使血小板的环氧酶（即PG合成酶）乙酰化，从而抑制环内过氧化物的形成，达到使$TXA_2$的生成减少；还能抑制血小板的释放反应和抑制内源性ADP和5－HT的释放。抑制血小板聚成，防止血栓形成，治疗和预防短暂脑缺血发作、脑血栓、冠心病、心肌梗死、偏头痛、人工心脏瓣膜，动静脉瘘和其他手术后的血栓形成，血栓闭塞性脉管炎等。用法：每日75～150mg，餐后服用，长期应用达到预防脑血栓复发的效果。本药对消化道有刺激作用，严重者可引起胃出血，因此消化性溃疡者慎用。对本品过敏者禁用；活动性溃疡病或其他原因引起的消化道出血禁用；血友病或血小板减少症禁用；有阿司匹林或其他非甾体类抗炎药过敏史者，尤其是出现哮喘、神经血管性水肿或休克者禁用。

（2）氯吡格雷（Clopidogrel）能选择性地抑制ADP与血小板受体的结合随后抑制激活ADP与糖蛋白GPⅡb/Ⅲa复合物从而抑制血小板的聚集，也可抑制非ADP引起的血小板聚集，不影响磷酸二酯酶的活性。本品通过不可逆地改变血小板ADP受体使血小板的寿命受到影响。可用于防治心肌梗死、缺血性脑血栓、闭塞性脉管炎和动脉粥样硬化及血栓栓塞引起的并发症。用法用量：在发病期，口服，每日2～3次，每次75mg，一周后，每日1次，可长期服用。偶见胃肠道反应（如腹痛、消化不良便秘或腹泻）皮疹，皮肤黏膜出血，罕见白细胞减少和粒细胞缺乏。对本品成分过敏者禁用；近期有活动性出血者（如消化性溃疡或颅内出血等）禁用。

（3）噻氯匹定（Ticlopidine）对二磷酸腺苷（ADP）诱导的血小板聚集有较强的抑制作用；对胶原、凝血酶、花生四烯酸、肾上腺素及血小板活化因子等诱导的血小板聚集亦有抑制作用，用于慢性血栓闭塞性脉管炎及闭塞性动脉硬化患者、心肌梗死及脑缺血等。口服，每日500mg，分2次服。常见的不良反应为消化道症状如恶心、腹部不适、腹泻，以及皮疹，发生率约10%，饭后服用可减少其发生。其出血时间的延长对外科手术患者不利，应禁用。偶有粒细胞、中性白细胞、血小板减少及肝功能升高等报道。

（4）奥扎格雷（Ozagrel）主要通过抑制$TXA_2$合成酶，具有抗血小板聚集和解除血管痉挛的作用。临床上用于蛛网膜下腔出血手术后血管痉挛及其并发脑缺血症状的改善。成人每次80mg，每日2次，静脉滴注，2周为一疗程。可出现出血倾向；偶有过敏、肝功能障碍，血压下降、室上性期外收缩、头痛、上腹胀满等不良反应。

（5）双嘧达莫（Dipyridamole，潘生丁）抑制血小板聚集，高浓度可抑制血小板释放。口服，每次25～50mg，每日3次，饭前服。对本品或吡咯类药物过敏史者禁用。阿司匹林引起哮喘者禁用。有活动性中枢神经疾病患者禁用。血液病、消化道溃疡患者禁用；严重肝、肾功能损害患者禁用；孕妇及哺乳期妇女禁用；儿童禁用。可引起外周血管扩张，故低血压患者应慎用；不宜与葡萄糖以外的其他药物混合注射；与肝素合用可引起出血倾向；有出血倾向患者慎用；孕妇及哺乳期妇女用药。双嘧达莫从人乳汁中排泌，故哺乳期妇女应慎用。

### 4. 降纤药

（1）巴曲酶（Batroxobin）是由矛头蛇蛇毒提取制得，具有分解血纤维蛋白原、抑制血栓形成作用。具有诱发 TPA 的释放、增强 TPA 的作用、促进纤维蛋白溶酶的生成、减少 α2 - P1 和 PAI、溶解血栓的作用。具有降低血黏度、抑制红细胞凝集、沉降、增强红细胞的血管通过性及变形能力、降低血管阻力以及改善微循环等作用。使溶栓作用快速，缺血部位功能恢复，从而达到治疗和防止复发的效果。适用于急性缺血性脑血管疾病。突发性耳聋。伴随有缺血性症状的慢性动脉闭塞症（闭塞性血栓脉管炎、闭塞性动脉硬化症）。振动病患者的末梢循环障碍。成人用量首次量为 10BU，以后的维持量可减为 5BU，隔日 1 次，使用前本品先用 100ml 以上的生理盐水稀释，静脉点滴起通过同一静脉给药途径给药。少数患者有轻度不良反应。主要表现为：注射部位出血、创面出血、大便隐血，偶见消化道出血、血尿、紫癜等。有发热、头痛、头晕、头胀、耳鸣、胸痛等中枢、周围神经症状。有恶心、呕吐等消化道反应。有皮疹等过敏反应。偶见患者 SGOT、SGPT 值上升。具有出血史者禁用。手术后不久者禁用。有出血可能性者禁用。正在使用具有抗凝作用及抑制血小板功能药物（如阿司匹林）者禁用。正在使用抗纤溶性药物者禁用。重度肝或肾功能障碍及其他如乳头肌断裂、心室间隔穿孔、心源性休克、多脏器功能衰竭症者禁用。对本品有过敏史者禁用。

（2）降纤酶（Defibrase）是一种蛋白水解酶，能溶解血栓，抑制血栓形成，改善微循环。适应证为：急性脑梗死，包括脑血栓、脑栓塞，短暂性脑缺血发作，以及脑梗死再复发的预防；心肌梗死，不稳定性心绞痛以及心肌梗死再复发的预防；四肢血管病，包括股动脉栓塞，血栓闭塞性脉管炎，雷诺氏病；血液呈高黏状态、高凝状态、血栓前状态；突发性耳聋；肺栓塞。临用前，用注射用水或生理盐水适量使之溶解，加入至无菌生理盐水 100～250ml 中，静脉点滴 1 小时以上。急性发作期：每次 10U，每日 1 次，连用 3～4 日。非急性发作期：首次 10U，维持量 5～10U，一日或隔日 1 次，两周为一疗程。个别患者用药后可能出现少量瘀斑、鼻血或牙龈出血或有一过性 GOT 或 GPT 轻度上升，停药后自行消失。有内源性出血倾向、过敏体质患者慎用。严重肝、肾功能不全患者禁用。具有出血疾病史者禁用。手术后不久者禁用。有出血倾向者禁用。正在使用具有抗凝作用及抑制血小板功能药物者禁用。正在使用具有抗纤溶作用制剂者禁用。重度肝或肾功能障碍及其他如乳头肌断裂、心室中隔穿孔、心源性休克，多脏器功能衰竭症者禁用。对本制剂有过敏史者禁用。本品应避免与水杨酸类药物（如阿司匹林）合用。抗凝血药可加强本品作用，引起意外出血；抗纤溶药可抵消本品作用，禁止联用。

## 案例解析

**案例 4 - 1 解析：**

患者为老年女性，头部 CT 示左侧额颞顶叶和基底节区脑梗死。明确诊断为脑栓塞。应用低分子肝素，可以使多种凝血因子灭活，明显延长凝血酶和凝血酶原时间，减少栓子继发血栓形成的风险，预防心脏栓子形成。阿司匹林抑制血小板聚集，同时减轻血栓形成。由于为大脑中动脉主干栓塞，病灶范围大，导致患者出现颅高压和大脑中线结构移位，应用甘露醇减轻脑水肿，降低脑疝形成的风险。处方：低分子肝素钠注射液每次 0.4ml，每日 2 次，脐周皮下注射。阿司匹林 100mg ×30 片，每次 100mg，每天 1 次。20% 甘露醇注射液 125ml，每次 6 小时，静脉滴注。

## 本节小结

1. 缺血性脑血管疾病是指在供应脑血管的血管壁病变或血流动力学障碍的基础上发生脑部血液供应障碍，导致相应供血区脑组织由于缺血、缺氧而出现脑组织坏死或软化，并引起短暂或持久的局部或弥漫性损害，造成一系列神经功能缺损症状。包括短暂性脑缺血发作、脑血栓形成和脑栓塞。

2. 治疗一般采用综合治疗方法，选用溶栓、抗凝、降纤、抗血小板聚集、脑保护等药物治疗，以达到改善脑缺血区供血、供氧，减轻脑细胞水肿，降低血液黏度，预防复发和避免并发症的目的。

3. 常用药物有：①溶栓药，阿替普酶、尿激酶、链激酶等；②抗凝药，普通肝素、低分子肝素、华法林和醋硝香豆素；③抗血小板药，阿司匹林、氯吡格雷、噻氯匹定、奥扎格雷、双嘧达莫等；④降纤药，巴曲酶、降纤酶。

# 第二节　出血性脑血管疾病

## 案例解析

**案例 4 - 2：**

男，47 岁，突发右侧肢体活动不灵、伴恶心、呕吐 2 小时。既往高血压病史 10 余年，未规律服用降压药物。否认糖尿病史。查体：血压 170/110mmHg，嗜睡状态，双侧瞳孔等大同圆，对光反射灵敏，右侧中枢性偏瘫，右侧肢体肌力 0 级。余神经系统查体未见阳性体征。头部 CT 提示左侧基底节区脑出血，量约 30ml。诊断：脑出血，左侧基底节出血。处方：20% 甘露醇注射液 250ml，用法：每次 250ml，6 小时一次，静脉滴注。甘油果糖注射液 250ml，用法：每次 250ml，12 小时一次，静脉滴注。

**问题：**

1. 脑出血的治疗原则是什么？
2. 常用的脱水药有哪些，作用机制是什么？

出血性脑血管疾病（hemorrhagic cerebral vascular disease）包括脑出血和蛛网膜下腔出血。脑出血系指脑实质内的血管破裂引起出血，约 80% 发生于大脑半球，以基底节区为主，其余 20% 发生于脑干和小脑。蛛网膜下腔出血是多种病因引起脑底部或脑及脊髓表面血管破裂导致急性出血性脑血管疾病，血液直接流入蛛网膜下腔。

## 一、病因与发病机制

### （一）脑出血

高血压和动脉硬化是脑出血的主要因素，也可由先天性脑动脉瘤、脑血管畸形、脑瘤、血液病、感染、药物、外伤及中毒等所致。发病机制可能与下列因素有关：①脑内小动脉的病变，表现脑内小动脉分叉处或其附近中层退变、平滑肌细胞不规则性萎缩以至消失，或分节段、呈虫蚀样，这与长期高血压有直接关系。由于高血压的机械作用产生血管内膜水肿以及血管痉挛使动脉壁发生营养障碍、使血管渗透性增高，血浆渗过内膜，可有大量纤维蛋白溶解酶进入血管壁中致组织被溶解，即类纤维性坏死（内膜玻璃样变）。脑出血患者，脑内小动脉及微动脉病变比其他脏器（如肾脏等）的相应的血管更为严重和弥散，且易于被脂肪浸润，形成脂肪玻璃变性。②微小动脉瘤：绝大多数微小动脉瘤位于大动脉的第一分支上，呈囊状或棱形，好发于大脑半球深部（如壳核、丘脑、尾状核）其次为脑皮质及皮质下白质，中、脑桥及小脑皮制裁下白质中亦可见到。当具备上述病理改变的患者，一旦在情绪激动、体力过度等诱因下，导致血压急剧升高超过其血管壁所能承受的压力时，血管就会破裂出血，形成脑内大小不同的出血灶。

### （二）蛛网膜下腔出血

在蛛网膜下腔出血的病因中，动脉瘤占50%；动静脉畸形占15%；烟雾病占10%；其他原因占15%，如高血压动脉硬化、血液病、颅内肿瘤、免疫性血管病、颅内感染性疾病、抗凝治疗后、妊娠并发症、颅内静脉系统血栓、脑梗死等；原因不明占10%，主要系指经过进行各种方法检查后，或甚至在尸检后仍未发现出血的原因者。不论何种原因造成的动脉壁病变，最后均是在由于管壁变薄的基础上，当血压突然升高而导致该动脉壁的破裂。

## 二、临床表现

### （一）脑出血

好发于中老年，也可发生在有血管病变的青年人。多为动态下发病，少数静态下发病。一般无先兆，但极少数患者在出血前数小时或数天前有头痛等症状，高血压性脑出血发生后，病情在数分内达到高峰，部分在数小时或者1~3日内达高峰。临床表现取决于出血的量和部位。

**1. 基底节出血**　是本病的好发部位，尤其又以壳核出血最常见。由于出血经常波及内囊，因此，以前常称之为内囊出血。受损的主要表现为：①对侧肢体偏瘫：该侧肢体肌力减弱，肌张力低下，腱反射减退或消失。数天或数周后，瘫痪肢体转为张力增高或痉挛，上肢屈曲内收，下肢伸直，腱反射亢进，可引出病理反射。②对侧肢体感觉障碍：主要为痛、温觉减退。③对侧偏盲：在意识清醒者，可查到对侧视野缺损。④凝视麻痹：多数患者出现双眼持续性向出血侧注视。这是由于大脑半球的侧视中枢受损之故。发病3~4周后此种现象消失。此外，患者还可出现失语、失用、体象障碍、记忆力障碍、计算力障碍等。症状的轻重取决于出血量的大小及是否损害下丘脑和脑干。出血量大时，迅速进入昏迷，甚至死亡，而检查不出肢体瘫痪和感觉障碍。

**2. 丘脑出血**　主要为丘脑膝状体动脉或丘脑穿通动脉破裂出血。前者出血位于丘脑外侧核；后者位于丘脑内侧核。该部位出血的表现为：①丘脑性感觉障碍：对侧半身深浅感觉减退，感觉过敏或自发性疼痛。②丘脑性失语：言语缓慢而不清、重复言语、发音困难、复述差，但朗读和认读正常。③丘脑性痴呆：一侧或两侧丘脑出血可出现记忆力下降、计算力下降、情感障碍、人格障碍等。④体象障碍：右侧丘脑出血可出现偏瘫无知症、偏身失认症和偏侧忽视症等。⑤眼球活动障碍：出血发生在丘脑内侧部、后连合和下丘脑时，可出现双眼垂直性活动不能，或凝视麻痹等。

**3. 脑叶出血**  大脑皮质动脉破裂而导致脑叶出血，也称皮质下出血。发生率占脑出血的15%～20%。脑叶出血的表现除了一般常见的表现外，其易发生局灶体征；经常表现为某个单纯的症状或体征。

**4. 脑干出血**  系由于旁正中动脉和短旋动脉破裂所致，占脑出血的10%左右。绝大多数为脑桥出血，少部分为中脑出血，延髓出血极为少见。其临床表现及严重，预后多不良。

**5. 小脑出血**  占脑出血的10%。主要系小脑上动脉、小脑下动脉或小脑后小动脉破裂所致。

**6. 再出血或血肿扩大**  不论出血发生在哪个部位，有不少的脑出血患者在短时内还在继续出血或再出血，而使血肿不断扩大，造成脑神经细胞损害加重或颅内压继续增高，而导致患者病情加重。表现是患者在发生脑出血后经或不经治疗情况下，相对稳定后，突然或逐渐又出现病情加重，表现为意识障碍或加重、头痛加重、呕吐频繁、肢体瘫痪加重等。

**（二）蛛网膜下腔出血**

大部分患者在发病前有明显的诱因，如剧烈运动、过度疲劳、用力排便或咳嗽、饮酒、情绪激动等。典型表现为突然出现的剧烈头痛、恶心呕吐、脑膜刺激征、血性脑脊液，严重时可有意识障碍、脑 CT 扫描显示蛛网膜下腔为高密度影。但是，由于发病年龄、病变部位、破裂血管的大小、发病次数等的不同，临床表现差别较大；轻者可以仅有轻度头痛症状，无明显体征，重者突然昏迷并在短期内死亡。发病年龄以中青年为最多，但是儿童和多数呈喷射性呕吐，呕吐物为胃内容物或血性物。发生呕吐提示出血量多，颅内压较高，病情较重。

## 三、药物治疗

### （一）治疗原则

**1. 脑出血**  治疗原则为安静卧床、脱水降颅压、调整血压、防治继续出血、加强护理防治并发症、挽救生命、降低死亡率、残疾率和减少复发。

**2. 蛛网膜下腔出血**  急性期治疗原则是防治再出血、降低颅内压，防治继发性血管痉挛及脑积水，减少应激性溃疡、感染、水电解质、酸碱平衡紊乱等并发症，寻找出血原因，治疗原发病和预防复发。蛛网膜下腔出血急诊收入院诊治，尽早查明原因，决定是否外科治疗。

**知识拓展**

正常人颅内有一定压力，称为颅内压，通常是指在水平卧位、身体松弛的状态下，经腰椎穿刺接上一定内径的管子所测得压力，因而又确切地称之为脑脊液压力。侧卧位测量成年人平均脑脊液压力超过 1.96kPa（相当 200mm 水柱）时，称为颅内压增高。头痛、呕吐、视乳头水肿是颅内压增高的三主征。

### （二）用药原则

根据患者全身情况，早期采用止血、降低颅内压，防止血肿扩大，预防并发症产生的相应药物治疗，以及恢复期的抗辅助物辅助治疗等。其中积极控制脑水肿、降低颅内压是脑出血急性期治疗的重要环节。

### （三）药物分类

**1. 脱水剂**　及时应用脱水药物，控制脑水肿，是抢救患者的关键。药物有甘露醇、甘油果糖、甘油、甘油果糖、甘油氯化钠、人血白蛋白、呋塞米、冻干人血浆、高渗葡萄糖等。

**2. 止血药**　是否应用止血剂，至今看法不一，各种止血剂主要能阻止毛细管中出血或渗血，未必能止住动脉破裂所致的出血。药物有 6－氨基己酸、氨苯甲酸、酚磺乙胺等。

**3. 降压药**　适度降低血压，防止进一步出血，高血压脑动脉硬化合并脑出血，血压很高且有波动，对止血不利，有促发再出血和血肿破入脑室的危险。适度降低血压也很重要，血压最好控制在略高于发病前的水平，如果血压降得太低会造成脑组织缺血、缺氧，脑水肿会进一步加重。常用药物为抗高血压药。

**4. 钙离子拮抗剂**　尼莫地平等。

### （四）药物选择

**1. 脱水剂**　在体内不被代谢或代谢较慢，静脉给药后能迅速升高血浆渗透压，引起组织脱水的药物，又称渗透性利尿药。

（1）甘露醇（Mannitol）　是一种己六醇，静脉注射后，由于血浆渗透压升高，可使组织脱水，降低颅内压及眼内压。临床常用于由脑瘤、脑外伤、脑缺血、脑缺氧等引起的脑水肿及颅内压增高。由于可使眼前房脱水，也用于降低眼压，治疗青光眼。用法：20% 甘露醇，每次 250ml，静脉快速滴注，30 分钟内滴完，每次 4～8h，可连续用 5～15 日。如果老年患者伴有心肾功能不全，且出血量不多者，只能每次用半量 125ml，每日 1～3 次。注射过快，可致一过性头痛、视力模糊、眩晕、畏寒及注射部位轻度疼痛等。个别患者可有过敏反应，表现为喷嚏、流涕、舌肿、呼吸困难、发绀甚至意识丧失等，应立即停药，并对症处理。偶可有血尿，系药物对肾脏损害，应停用。长期使用时，要注意水、电解质紊乱。少数病例可出现高渗高血糖非酮症性昏迷，一旦发现血糖升高（＞20mmol/L）、血钠高（＞150mmol/L）、血浆渗透压高（＞320mOsm/L）、尿糖阳性、酮体阴性，即应停用甘露醇，并立即尽快纠正。心功能不全者忌用。因用药后血容量骤然扩大，可致急性充血性心衰及肺水肿。活动性颅内出血，除非已危及生命或正在手术中，不宜使用。因颅压下降，可诱发再出血。严密随访肾功能。因脱水已致尿少患者慎用，已确定为急性或慢性肾衰者忌用。本品仅供静脉注射，输注时切勿漏出血管，否则注射部位易发生坏死。

（2）山梨醇（Sorbitolum）　作用与甘露醇相似但较弱，静脉注入 25% 山梨醇后，除小部份转化为糖外，大部以原形经肾排出，因形成血液高渗，可使周围组织及脑实质脱水而随药物从尿液排出，从而降低颅内压，消除水肿。在体内不被代谢，经肾小球滤过后在肾小管内甚少被重吸收，起到渗透利尿作用。适用于治疗脑水肿、青光眼及肾功能正常的水肿少尿。本品静脉滴注，25% 溶液每次 250～500ml。儿童一次量 1～2g/kg，在 20～30 分钟内输入，为消退脑水肿，每隔 6～12 小时重复注射一次。不良反应有水和电解质紊乱，最为常见。快速大量静注山梨醇可引起体内山梨醇积聚，血容量迅速大量增多，致心力衰竭（尤其有心功能损害时）。稀释性低钠血症，偶可致高血症。不适当的过度利尿导致血容量减少，加重少尿。已确诊为急性肾小管坏死的无尿患者禁用，因山梨醇积聚引起血容量增多，加重心脏负担，严重失水者禁用，颅内活动性出血者禁用，因扩容加重出血，但颅内手术时除外。急性肺水肿或严重肺瘀血禁用。

（3）甘油（Glycerol，丙三醇）　具有脱水作用，降低颅内压作用较好，用于治疗脑水肿。降颅内压作用迅速而持久，无反跳现象；能供给热量，1g甘油可产生4.312kcal热量；能改善脑血流量和脑代谢。静脉滴注，按每日0.7~1.2g/kg体重计，以10%甘油葡萄糖液或10%甘油盐水液静滴，可用5~6日。口服，按每日1~2g/kg体重给予50%甘油盐水溶液，每隔6~8小时服一次。不良反应有轻度头痛、眩晕、恶心、血压升高等，高浓度（30%以上）静滴，可产生静脉炎或引起溶血、血红蛋白尿等，注意注射速度不宜太快。

（4）甘油氯化钠　为含有甘油和氯化钠的注射液。为高渗透性脱水剂，用于降低脑出血、脑梗死、脑外伤、脑膜炎、脑肿瘤等引起的高颅压。静脉滴注，每次500ml，每日1~2次，滴注速度应缓慢，每分钟不超过3ml。不良反应可能出现血红蛋白尿或血尿，发生率与滴注速度过快有关，故应严格控制滴注速度（每分钟2~3ml）。一旦发生血尿或血红蛋白尿，应及时停药，2日内即可消失。静脉滴注速度不宜过快。严重心力衰竭患者慎用。

（5）甘油果糖　为含有甘油、果糖和氯化钠的注射液。通过高渗透性脱水，能使脑水分含量减少，降低颅内压。颅内压作用起效较缓，持续时间较长。但作用不如甘露醇强。适应证用于脑血管病、脑外伤、脑肿瘤、颅内炎症及其他原因引起的急慢性颅内压增高，脑水肿等症。用法用量：静脉滴注，成人每次250~500ml，每日1~2次，每次500ml需滴注2~3小时，250ml需滴注1~1.5小时。根据年龄、症状可适当增减。本品一般无不良反应，偶可出现溶血现象。对有遗传性果糖不耐症患者禁用。对严重循环系统功能障碍、尿崩症、糖尿病患者慎用。

（6）人血白蛋白（Human Albumin）　具有增加循环血容量和维持血浆渗透压的作用。用于失血、创伤及烧伤等引起的休克，脑水肿及大脑损伤所致的脑压增高，防治低蛋白血症及肝硬化或肾病引起的水肿和腹水。每5g白蛋白溶解后在维持机体内胶体渗透压方面，约相当于100ml血浆或200ml全血的功能。一般采用静脉滴注或静脉推注。为防止大量注射时机体组织脱水，可采用5%葡萄糖注射液或氯化钠注射液适当稀释作静脉滴注（宜用备有滤网装置的输血器）。滴注速度应以每分钟不超过2ml为宜，但在开始15min内，应特别注意速度缓慢，逐渐加速至上述速度。副作用包括寒战、发热、颜面潮红、皮疹、恶心呕吐等症状。对白蛋白有严重过敏者禁用。高血压患者，急性心脏病者、正常血容量及高血容量的心力衰竭患者禁用。严重贫血患者、肾功能不全者禁用。故心、肺、肾等病患者使用时更应当谨慎。本品不宜与血管收缩药，蛋白水解酶或含酒精溶剂的注射液混合使用。

（7）冻干人血浆（Plasma Human Cryodesiccate）　含有白蛋白约5%，它在维持血浆渗透压中起重要作用；球蛋白约2%，与抗体有关；纤维蛋白原约0.2%。可增加血容量、血浆蛋白和维持血浆胶体渗透压。主要用于恢复血容量和补充血浆蛋白质，如大面积烧伤、严重创伤、外周循环衰竭和血浆蛋白过低症等。每次25~75g。输注用5%溶液，稀释时适当加入0.1%枸橼酸，每分钟输注5~8ml。不良反应有发冷、发热、荨麻疹、低血压等。低血压有时较严重，与冻干血浆中存在激肽释放酶原活化剂有关，可使血液中的激肽原转变成缓激肽，导致血管扩张，减慢输注速度常可避免或减轻。滴注过快或过量可引起肺水肿和心力衰竭。对冻干人血浆过敏者禁用。溶液中不应有看得见的颗粒。溶解后 3 小时内用完。

（8）高渗葡萄糖（Hypertonic Glucose）　50% 葡萄糖，有脱水和利尿作用。因葡萄糖易弥散到组织中，且在体内易被氧化代谢，使血浆渗透压增高不多，故脱水作用较弱，降颅内压 <30%。但因高渗葡萄糖作用快，注射后 15min 起效，维持时间约 1 小时，在体内还可提供热量且具有解毒作用，又无明显副作用，因此临床上也用于脑水肿等以降低颅内压。但葡萄糖可透过血脑屏障，有"反跳现象"。用法：静注，50% 葡萄糖溶液 40 ~ 60ml，4 ~ 6 小时静注一次。宜与甘露醇或山梨醇交替使用，以提高疗效。

（9）呋塞米（Furosemide，速尿），为速效强效利尿剂。静脉注入后 2 ~ 5min 起效，0.5 ~ 1 小时发挥最大效力，作用持续 4 ~ 6 小时。用法：缓慢静注，每次 20 ~ 40mg，无效时每隔 2 小时剂量加倍使用，一日量视需要可增至 120mg。副作用较少，除有电解质及代谢紊乱外，可产生耳毒性、变态反应，细胞外液容量下降可产生高尿酸血症及升高血糖。

**2. 止血药**

（1）6 - 氨基己酸（Aminocaproic Acid）通过抑制纤溶系统而起作用。主要用于纤维蛋白溶酶活性升高所致的出血，如妇产科出血，前列腺、肝、胰、肺等内脏手术后的出血。术中早期用药或术前用药，可减少手术中渗血，并减少输血量。用法用量：静滴：初用量 4 ~ 6g，以 5% ~ 10% 葡萄糖或等渗盐水 100ml 稀释，15 ~ 30min 内滴完，维持量 1g/h，维持时间依病情而定，1 日量不超过 20g，可连用 3 ~ 4 日。口服：成人每次 2g，小儿 0.1g/kg，每日 3 ~ 4 次，依病情服用 7 ~ 10 日或久。偶有腹泻、腹部不适、结膜充血、鼻塞、皮疹、低血压、呕吐、胃灼热感及尿等反应。本品排泄较快，需持续给药，否则血药效浓度迅速降低。本品不能阻止小动脉出血，术中如有活动性动脉出血，仍需结扎止血。本品从肾脏排泄，且能抑制尿激酶，可引起血凝块而形成尿路阻塞，故泌尿道手术后，血尿的患者慎用。有血栓形成倾向或过去有栓塞性血管病者慎用。用过量时可形成血栓，有血栓形成倾向或有血栓性血管疾病病史者禁用。肾功能不全者慎用。

（2）氨甲苯酸（Aminomethylbenzoic Acid）能抑制纤维蛋白溶酶原的激活因子，使纤维蛋白溶酶原不能激活为纤维蛋白溶酶，从而抑制纤维蛋白的溶解，产生止血作用。作用机制与氨基己酸相同，但其作用较之强 4 ~ 5 倍。用于纤维蛋白溶解过程亢进所致的出血，如肝、肺、胰、前列腺、肾上腺、甲状腺等手术时的异常出血；妇产科和产后出血以及肺结核咯血或痰中带血、血尿、前列腺肥大出血、上消化道出血等。此外，尚可用于链激酶或尿激酶过量引起的出血。口服：每次 0.25 ~ 0.5g，每日 3 次。静注：每次 0.1 ~ 0.3g，以 5% ~ 10% 葡萄糖注射液或生理盐水 10 ~ 20ml 稀释。一日量不得超过 0.6g，儿童每次 0.1g。有血栓形成倾向或过去有栓塞性血管病者禁用或慎用。血友病患者发生血尿时或肾功能不全者慎用。不良反应极少见。长期应用未见血栓形成，偶有头昏、头痛、瞳部不适。有心肌梗死倾向者应慎用。与青霉素或尿激酶等溶栓剂有配伍禁忌；口服避孕药、雌激素或凝血酶原复合物浓缩剂与本品合用，有增加血栓形成的危险。

（3）酚磺乙胺（Etamsylate，止血敏）能使血管收缩，降低毛细血管通透性，也能增强血小板聚集性和黏附性，促进血小板释放凝血活性物质，缩短凝血时间，达到止血效果。用于防治各种手术前后的出血，也可用于血小板功能不良、血管脆性增加而引起的出血，亦可用于呕血、尿血等。用法用量：肌内或静脉注射，每次 0.25 ~ 0.5g，每日 0.5 ~ 1.5g。静脉滴注：

每次 0.25 ~ 0.75g, 每日 2 ~ 3 次, 稀释后滴注。预防手术后出血, 术前 15 ~ 30min 静滴或肌注 0.25 ~ 0.5g, 必要时 2 小时后再注射 0.25g。本品毒性低, 可有恶心、头痛、皮疹、暂时性低血压等, 偶有静脉注射后发生过敏性休克的报道。本品可与维生素 K 注射液混合使用, 但不可与氨基己酸注射液混合使用。

**3. 钙离子拮抗剂** 尼莫地平 (Nimodipine) 属双氢吡啶类钙拮抗剂, 容易通过血脑屏障而作用于脑血管及神经细胞。选择性扩张脑血管, 而无盗血现象, 在增加脑血流量的同时而不影响脑代谢。可拮抗 $K^+$、5 – HT、花生四烯酸、过氧化氢、$TXA_2$、$DGF_{2a}$ 和蛛网膜下腔出血所致脑血管痉挛; 有降低红细胞脆性, 血浆黏稠性和抑制血小板聚集作用。口服, 每次 40 ~ 60mg, 每日 3 ~ 4 次, 静滴, 速度 0.5μg/ (kg·min)。用于预防和治疗由于蛛网膜下腔出血后脑血管痉挛引起的缺血性神经损伤以及老年性脑功能损伤、偏头痛、突发性耳聋等。不良反应偶见面红、头晕、皮肤瘙痒、口唇麻木、皮疹等症状, 一般不需停药。

## 案例解析

**案例 4 – 2 解析:**

　　患者中年男性, 动态发病, 急性起病, 进展迅速。表现为右侧肢体活动不灵以及恶心和呕吐等颅内压增高症状。查体: 嗜睡状态、右侧中枢性偏瘫。头部 CT 示脑出血, 量约 30ml。脑出血后由于血肿的占位效应以及血肿周围脑组织水肿, 引起颅内压升高, 导致患者出现头痛、呕吐等临床症状。颅内压明显增高可引起脑疝, 导致患者死亡。甘露醇和甘油果糖均为高渗制剂, 通过提高血浆渗透压, 使组织内的水分进入血管内, 从而减轻组织水肿, 降低颅内压, 减低发生脑疝的危险。甘露醇起效快, 但维持时间短。甘油果糖注射液起效慢, 但维持时间长。两者合用, 既可以快速产生降颅压的效果, 又可以维持长时间的降颅压作用。

## 本 节 小 结

　　1. 脑出血指脑实质内的血管破裂引起出血, 约 80% 发生于大脑半球, 以基底节区为主, 其余 20% 发生于脑干和小脑。蛛网膜下腔出血是多种病因引起脑底部或脑及脊髓表面血管破裂导致急性出血性脑血管疾病, 血液直接流入蛛网膜下腔。

　　2. 治疗根据患者全身情况, 早期采用止血、降低颅内压, 防止血肿扩大, 预防并发症产生的相应药物治疗, 以及恢复期的康复药物辅助治疗等。其中积极控制脑水肿、降低颅内压是脑出血急性期治疗的重要环节。

　　3. 常用的药物有①脱水剂: 甘露醇、甘油果糖、甘油、甘油果糖、甘油氯化钠, 人血白蛋白、呋塞米、冻干人血浆、高渗葡萄糖等。②止血药: 6 – 氨基己酸、氨苯甲酸、酚磺乙胺。以及降血压和内科对症处理等。

# 第三节 癫 痫

**案例解析**

**案例 4 - 3:**

患者男性，29 岁，7 年前，患者无明显诱因开始出现反复发作性抽搐。发作前患者有胸部紧压等不适感觉，数秒钟后出现头向右偏、双眼向右凝视，右手上举，随即倒地、牙关紧闭、全身强直，约数十秒后出现全身抽动。患者抽搐持续约 1 分钟逐渐缓解，有时伴有小便失禁。常十余分钟后患者恢复神志，醒后仅能回忆发作前胸部不适及头眼向右侧转动的情况。上述发作约 1 个月发作数次至数月发作 1 次不等。入院神经系统查体未见阳性体征，行头颅 MRI 检查颅内未见明显异常，行长时程视频脑电监测记录发作一次，发作时临床表现如前述，发作期可见左侧额颞区首发的痫性放电，数秒后痫性放电扩散至双侧大脑皮质。诊断为癫痫，部分性发作继发全面性发作。给予口服卡马西平，每次 0.1g，每日 3 次。

**问题：**

如何根据癫痫临床发作类型选药？

## 一、病因与发病机制

癫痫（epilepsy）是多种原因导致的脑部神经元高度同步化异常放电所致的临床综合征，临床表现具有发作性、短暂性、重复性、刻板性的特点。由于异常放电神经元的部位不同及异常放电波及的范围差异导致癫痫发作形式不一，可表现为感觉、运动、意识、精神、行为、自主神经功能障碍或兼有之。目前以药物治疗为主，大多数通过正规药物治疗能完全控制。

### （一）病因

根据病因学不同，可分为三类。

**1. 症状性癫痫** 由各种明确的中枢神经系统结构损伤或功能异常所致，如：脑外伤、脑血管病、脑肿瘤、中枢神经系统感染、寄生虫、遗传代谢性疾病、皮质发育障碍、神经系统变性疾病、药物和毒物中毒等。

**2. 特发性癫痫** 病因不明，未发现脑部有足以引起癫痫发作的结构性损伤或功能异常，与遗传因素密切相关，常在某一特定年龄段起病，具有特征性临床及脑电图表现。如：伴中央颞区棘波的良性儿童癫痫、家族性颞叶癫痫等。

**3. 隐源性癫痫** 临床表现提示为症状性癫痫，但目前的检查手段不能发现明确的病因，约占全部癫痫的 60% ~ 70%。

### （二）发病机制

神经元异常放电是癫痫发病的电生理基础。正常情况下，颅脑特定部位的神经元自发产生有各自特点的节律性的电活动，但频率较低。异常高频放电反复通过突触联系和强直后易化作用诱发周边及远处的神经元同步放电，从而引起异常电位的连续传播。癫痫发作时，癫痫灶内产生巨大突触后电位，后者激活负反馈机制，使细胞膜长时间处于过度去极化状态，抑制异常放电扩散，同时减少癫痫灶的传入性冲动，促使发作放电的终止。

## 二、临床表现

癫痫临床表现多种多样，但具有如下共同特征：①发作性：症状突然发生，持续一段时间后迅速恢复，间歇期正常。②短暂性：发作持续时间非常短，通常为数秒钟或数分钟，除癫痫持续状态外，很少持续超过半小时。③重复性：第一次发作后，经过不同间隔时间会有第二次或更多次发作。④刻板性：每次发作的临床表现几乎一致。

**1. 部分性发作**　源于大脑半球局部神经元的异常放电，包括单纯部分性、复杂部分性、部分性继发全面性发作三类。前者为局限性发放，无意识障碍，后两者放电从局部扩展到双侧脑部，可出现意识障碍。

（1）单纯部分性发作　发作时间短，一般不超过一分钟，发作起始与结束均较突然，无意识障碍。

（2）复杂部分性发作　占成人癫痫的50%以上，也称为精神运动性发作，病灶多在颞叶，故又称为颞叶癫痫，也可见于额叶、嗅皮质等部位。

（3）部分性发作继发全面性发作　单纯部分性发作可发展为复杂部分性发作，单纯或复杂部分性发作均可泛化为全面性强直阵挛发作。

**2. 全面性发作**

（1）全面强直–阵挛发作　意识丧失、双侧强直后出现阵挛是此型发作的主要临床特征。可由部分性发作演变而来，也可一起病即表现为全面强直–阵挛发作。

（2）强直性发作　多见于弥漫性脑损害的儿童，睡眠中发生较多。表现为与强直–阵挛性发作中强直期相似的全身骨骼肌强直性收缩，常伴有明显的自主神经症状，如面色苍白等，发作时处于站立位可发生摔倒。发作持续数秒至数十秒，典型发作期 EEG 为暴发性多棘波。

（3）阵挛性发作　几乎都发生在婴幼儿，特征是重复阵挛性抽动伴意识丧失，之前无强直期。表现为双侧对称或某一肢体为主的抽动，幅度、频率和分布多变，为婴儿发作的特征，持续一分钟至数分钟。

（4）失神发作　儿童期起病，青春期前停止发作。特征性表现是突然短暂的（5~10秒）丧失意识和长在进行的动作中断，双眼茫然凝视，呼之不应，可伴简单自动性动作，如擦鼻、咀嚼、吞咽等，伴失张力如手中持物坠落或轻微痉挛，一般不会跌倒，事后对发作全无记忆，每日可发作数次至数百次，发作后立即清醒，无明显不适，可继续先前活动。不能回忆发作过程。

（5）肌阵挛发作　表现为快速、短暂、触电样肌肉收缩，可遍及全身，也可限于某个肌群或某个肢体，常成簇发生。声、光等刺激可诱发，可见于任何年龄，常见于预后较好的特发性癫痫患者。

（6）失张力发作　是姿势性张力丧失所致。部分或全身肌肉张力突然降低导致垂颈（点头）、张口、肢体下垂（持物坠落）或躯干失张力跌倒或猝倒发作，持续数秒至一分钟，时间短者意识障碍可不明显，发作后立即清醒和站起。EEG示多棘慢波或低电位活动。

> **知识拓展**
>
> 　　国际癫痫署、国际抗癫痫联盟和世界卫生组织发起的"全球抗癫痫运动"（Global Campaign Against Epilepsy）始于1997年。国际癫痫署和国际抗癫痫联盟在2015年才发起了第一个"国际癫痫日"，时间定在2月的第二个星期一。第一个国际癫痫日是2015年的2月9日。

## 三、药物治疗

### （一）治疗原则

癫痫治疗仍以药物为主，药物治疗应达到控制发作或最大限度地减少发作次数，保护并恢复大脑功能；长期治疗无明显不良反应；使患者保持或恢复其原有的生理、心理和社会功能状态。

### （二）用药原则

**1. 确定是否用药**　半年内发作两次以上的患者，经诊断明确，就应用药；首次发作或间隔半年以上发作一次者，可在告知抗癫痫药物可能的不良反应和不经治疗的可能后果的情况下，根据患者及家属的意愿，酌情选择用或不用。

**2. 正确选择药物**　根据癫痫发作类型、癫痫及癫痫综合征类型选择用药。70%～80%新诊断癫痫患者可以通过服用一种抗癫痫药物控制癫痫的发作，所以治疗初始选择药物非常关键，如选药不当，不仅治疗无效，而且还会导致癫痫加重。

**3. 药物的用法**　用药方法取决于药物代谢特点、作用原理及不良反应出现的规律等，因而差异很大。

**4. 严密观察不良反应**　大多数抗癫痫药物都有不同程度的不良反应，应用抗癫痫药物前应检查肝肾功能和血尿常规，用药后还需每月监测血尿常规，每季度监测肝肾功能，至少持续半年。

**5. 尽可能单药治疗**　70%～80%左右的癫痫患者可以通过合理单药治疗控制发作。单药治疗应从小剂量开始，缓慢增量至能最大程度地控制癫痫发作而无不良反应或不良反应很轻；如不能有效地控制癫痫的发作，则满足部分控制，也不能出现不良反应。监测血药浓度以指导用药，减少用药过程中的盲目性。

**6. 合理的联合治疗**　20%患者在两种单药治疗后仍不能控制发作，此时应考虑联合治疗。下列情况可考虑联合治疗：①有多种类型的发作；②针对药物的不良反应，如苯妥英钠治疗部分性发作时出现失神发作，除选用广谱抗癫痫药物外，也可合用氯硝西泮治疗苯妥英钠引起的失神发作；③针对患者的特殊情况，如月经性癫痫患者可在月经前后加乙酰唑胺，以提高临床疗效；④对部分单药治疗无效的患者可联合用药。

**7. 增减药物、停药及换药原则**　①增减药物：增药可适当的快，减药一定要慢，必须逐一增减，以利于确切评估疗效和毒副作用；②癫痫控制发作后必须坚持长期服用，除非出现严重的不良反应，不易随意减量或停药，以免诱发癫痫持续状态。③换药：如果一种一线药物已达到最大可耐受剂量仍然不能控制发作，可加用另一种一线或二线药物，至发作控制或达到最大可耐受剂量后逐渐减掉原有的药物，转换为单药，换药期间应有 5～7 日的过度期。④停药：应遵循缓慢和逐渐减量的原则，一般说来，全面强直－阵挛性发作、强直性发作、阵挛性发作完全控制 4～5 年后，失神发作停止半年后可考虑停药，但停药前应有缓慢减量过程，一般不少于 1～1.5 年无发作者方可停药。有自动症者可能需要长期服药。

### （三）药物分类

**1. 乙内酰脲类** 如苯妥英钠。

**2. 巴比妥类** 如苯巴比妥、扑米酮等。

**3. 亚胺类** 如卡马西平。

**4. 琥珀酰亚胺类** 如乙琥胺。

**5. 侧链脂肪酸类** 如丙戊酸钠。

**6. 苯二氮䓬类** 如地西泮、氯硝西泮、氯巴占等。

**7. 桂皮酰胺类** 如抗痫灵。

**8. 其他** 如奥卡西平、非尔氨酯、拉莫三嗪、加巴喷丁、唑尼沙胺、托吡酯、氟桂利嗪等。

### （四）药物选择

**1. 苯妥英钠（Phenytoinum Natricum，大仑丁）** 抗癫痫机制较为复杂，不能抑制癫痫病灶异常放电，但可阻止它向病灶周围的正常脑组织扩散。苯妥英钠能降低细胞膜对 $Na^+$ 和 $Ca^{2+}$ 的通透性，抑制 $Na^+$ 和 $Ca^{2+}$ 的内流，降低细胞膜的兴奋性，使动作电位不易产生，从而稳定膜电位；并减慢传导，缩短病灶周围正常细胞的后放电时间，阻止癫痫病灶异常放电向周围正常脑组织扩散而达到治疗作用。阻断 $Ca^{2+}$ 进入细胞内，可抑制神经递质释放。苯妥英钠能增强 GABA 的功能，延长 GABA 所引起的 $Cl^-$ 通道开放的时间或降低 $Cl^-$ 通道的阻力，从而促进了 $Cl^-$ 内流，促进细胞膜的超极化。临床主要用于全身强直－阵挛发作，对部分性发作也有效，是治疗癫痫大发作和单纯局限性发作的首选药物。对复杂部分性发作也有效，但对肌阵挛性发作效果较差，对失神发作无效，有时甚至诱发其产生或使病情恶化。口服，成人每次 50～100mg，每日 2～3 次，总量不超过 400mg。儿童每日 5mg/kg，分 2～3 次给药，每日不超过 250mg。静脉注射用于癫痫持续状态 150～250mg 加 5% 葡萄糖注射液 20～40ml，6～10min 缓慢静脉注射，每分钟不超过 50mg，必要时 300min 后再注射 100～150mg。不良反应较多，主要有①局部刺激：本药为强碱性，局部刺激大，口服可引起食欲减退、恶心、呕吐、腹痛等症状，宜饭后服用。静脉注射可致静脉炎。②牙龈增生：多见于青少年，长期服用者发生率可达 20%，多出现于药后 2～3 个月，9～12 个月最明显，停药 3～6 个月可消退。部分药物从唾液排出，致胶质酶抑制胶质正常分解，引起胶原代谢改变，使不溶的硬化蛋白沉淀、结缔组织增生。轻者不影响继续用药，注意口腔卫生，防止齿龈炎，经常按摩牙龈可以减轻，服用维生素 C 有一定预防作用。③神经系统反应：长期大量服用可致慢性中毒，出现小脑－前庭系统功能障碍，表现为共济失调、步态不稳、眼球震颤、复视、眩晕等。严重者可致精神错乱，甚至昏睡以至昏迷。④血液及造血系统：最常见是白细胞减少，多在用药 1～3 周内出现。长期服用可致巨幼细胞贫血、粒细胞和血小板减少以及再生障碍性贫血，可能与本药抑制叶酸吸收和代谢，引起叶酸缺乏有关，用甲酰四氢叶酸治疗有效。因此在治疗中应定期检查血象。⑤过敏反应：包括药热、皮疹、剥脱性皮炎和肝坏死，长期用药者应定期检查肝功能，如有异常应及早停药。⑥皮肤：皮疹是常见症状，以麻疹样或疱疹样皮疹较多，多在用药 10 ~ 14 日出现，停药后可消退，属变态反应。多毛症状（尤指女性）发生率 5%，一般出现在治疗后 2 ~ 3 个月，以四肢为最明显，躯干与面部也可出现。⑦骨骼系统：本药能诱导肝药酶，可加速维生素 D 代谢，长期应用可致低血钙症，儿童患者可发生佝偻病样改变，少数成年患者可出现骨软化症、骨关节病。必要时应用维生素 D 预防。⑧其他：偶见蛋白尿、男性乳房增大、淋巴结肿大及心血管方面症状等。妊娠早期用药可致畸胎，为正常人群的 2 ~ 3 倍，故孕妇慎用。长期服用突然停药可致癫痫发作加剧，甚至诱发癫痫持续状态。治疗癫痫持续状态静脉注射太快，可致房室传导阻滞，心肌抑制及血压下降，故应缓慢注射，最好在心电图监护下进行。保泰松、磺胺类、水杨酸类、苯二氮䓬类和口服抗凝血药等可与苯妥英钠竞争结合血浆蛋白结合部位，使后者游离型血药浓度增加；由于苯妥英钠主要经肝药酶代谢，如与肝药酶抑制剂（如异烟肼、氯霉素、保泰松、氯丙嗪等）合用，可使其血药浓度升高，使药效增加，而与肝药酶诱导剂（如乙醇、卡马西平、苯巴比妥等）合用，可加速苯妥英钠的代谢，则使其血浆浓度降低，药效下降。

**2. 苯巴比妥（Phenobarbital，鲁米那）** 抗癫痫作用强、广谱和起效快。既能抑制病灶内细胞的兴奋性和异常高频放电，也能提高病灶周围正常组织的兴奋阈值，阻止病灶异常放电向周围组织的扩散。抗癫痫机制为：①作用于突触后膜上的 GABA 受体，增加氯离子通道开放时间或降低 $Cl^-$ 通道的阻力，导致膜超极化，降低其兴奋性；②作用于突触前膜，阻断前膜对 $Ca^{2+}$ 的摄取，减少 $Ca^{2+}$ 依赖性的神经递质（NA，ACh 和谷氨酸等）的释放；③也增加实验动物脑内 GABA 含量；④抑制电压依赖性 $Ca^{2+}$ 通道。临床上对全身性强直 – 阵挛发作疗效最好，与苯妥英钠并列为首选药，它不仅能控制癫痫的发作，而且能使发作先兆消失，脑电图部分恢复正常。肌内或静脉注射可用于治疗癫痫持续状态。也是小儿癫痫发作和预防高热惊厥复发的首选药物之一。对单纯性局限发作及精神运动性发作也有效，但对失神发作不如卡马西平，对婴儿痉挛效果差。成人每日 1 ~ 3mg/kg，即每日 90 ~ 300mg，分 2 ~ 3 次服。儿童每日 2 ~ 4mg/kg。癫痫持续状态时，成人用药为每次静脉注射 0.2 ~ 0.3g 或肌内注射 0.2 ~ 0.3g，儿童 3 ~ 5mg/ kg。不良反应有：①精神神经系统：精神萎靡，嗜睡，眩晕和共济失调，用药初期较明显，长期使用则产生耐受性而自行消失。儿童可出现反常反应，表现多动、兴奋、注意力涣散、冲动性和行为异常。②血液系统：可发生巨幼细胞贫血、白细胞减少和血小板减少。③皮肤反应：少数患者可发生过敏反应，出现各种皮疹，通常为轻的斑丘疹或麻疹样疹，停药可消失，严重者为剥脱性皮炎，但罕见。④依赖性：长期用药则发生耐受性和依赖性，突然停用出现焦虑，失眠、震颤、意识模糊及癫痫持续状态。应当采取逐渐减量停药。苯巴比妥是典型的肝药酶诱导剂，与华法林、氯霉素、灰黄霉素、洋地黄类、茶碱、西咪替丁、卡马西平、丙戊酸钠、氯霉素、硫利哒嗪、氟哌啶醇、氟桂利嗪等合用，可使其血药浓度降低，药效减弱。氯霉素、丙戊酸钠等可使苯巴比妥血药浓度升高，吩噻嗪类则使苯巴比妥血药浓度降低。苯巴比妥与地西泮、抗组胺药合用，可增强它们的镇静催眠作用。

**3. 扑米酮（Primidome，扑痫酮）** 化学结构类似苯巴比妥。扑米酮原药及两种代谢产物苯巴比妥和苯乙基丙二酰胺均具有抗癫痫活性，作用机制与苯巴比妥相似。对全身性强直－阵挛性发作及简单部分性和复杂部分性发作疗效较好，与苯妥英钠、卡马西平、苯巴比妥类药物无明显差别，对失神发作无效。临床上主要用于苯巴比妥和苯妥英钠不能控制的全身性强直－阵挛性发作，以及用于部分性发作，或作为精神运动性发作的辅助药。成人最初剂量约为每日125mg，睡前服，可每三天加量125mg，渐达维持量每日350～1000mg，分2～3次服。8岁以下小儿开始量约为50mg，以后每3日增加50mg，分2～3次服。维持量每日10～25mg/kg。不良反应主要由苯巴比妥引起，治疗初期有镇静、嗜睡作用，继续服用自然消失。长期用药可见眩晕、恶心、呕吐、共济失调、复视、眼球震颤，共济失调与剂量有关，偶有粒细胞减少、巨幼细胞贫血，血小板减少及皮疹，用药期间应定期检查血象。严重肝、肾功能不全者，或在急性间歇性卟啉病时禁用，孕妇慎用。扑米酮与苯妥英钠同用时，由于后者酶诱导作用，使其代谢物苯巴比妥增加，血清苯巴比妥和扑米酮之比上升。与酶抑制剂异烟肼及丙戊酸钠合用均可抑制扑米酮代谢，使血浆中扑米酮含量升高，代谢物含量减少。扑米酮与卡马西平合用常可降低卡马西平的水平。

**4. 卡马西平（Carbamazepine，酰胺咪嗪）** 广谱抗癫痫药，其作用机制类似于苯妥英钠，能降低神经细胞膜对 $Na^+$、$K^+$ 和 $Ca^{2+}$ 的通透性，从而降低细胞的兴奋性，延长不应期，对膜有稳定作用，增强 GABA 神经元的突触传递功能有关。临床为复杂部分性发作的首选药，对强直阵挛性发作和单纯部分性发作也有效，对失神发作效差。应从小剂量开始，成人开始剂量每日100～200mg，每日1次或每12小时一次。小儿常用量每日10～20mg/kg，分2～3次服。其不良反应少，服药初期可出现头昏、眩晕、嗜睡、视力模糊、手指震颤和共济失调等反应，多数在一周后消失。消化道反应如食欲不振、恶心、呕吐、腹痛、口干等多在开始用药几周内出现。皮肤反应如皮肤痒、光敏、脱发、多汗与剂量有关，多发生在用药的早期，一般不需停药。剥脱性皮炎一旦出现需停药。卡马西平有自身诱导，连用数周后，清除率增高、半衰期缩短，稳态浓度可下降达50%，此时需增大剂量。丙戊酸、红霉素、烟酰胺、异烟肼、维拉帕米等抑制卡马西平代谢，使血浓度增加；苯巴比妥、苯妥英钠、扑米酮等诱导其代谢，使血药浓度降低。

**5. 丙戊酸钠（Sodium Valproate）** 广谱抗癫痫药，抗癫痫作用与增加脑内 GABA 含量有关，并能提高突触后膜对于 GABA 的反应性，从而增强 GABA 能神经突触后抑制。不抑制癫痫病灶放电，但能阻止病灶异常放电的扩散。丙戊酸钠也能抑制 $Na^+$ 通道和 T 型 $Ca^{2+}$ 通道。临床可用于多种类型癫痫发作，其中对失神性发作和肌阵挛性发作的疗效最好，优于乙琥胺，但因其肝脏毒性，一般不作首选用药。对全身强直阵挛性发作和难治性癫痫也有一定疗效，但不如苯巴比妥和苯妥英钠。对复杂部分性发作疗效与卡马西平相似。也可试用于部分性发作、少年型肌阵挛发作及婴儿痉挛等。成人口服每日15mg/kg或每日600～1200mg，分2～3次服用。儿童常用量按体重计算与成人相同，也可每日600～1200mg，分2～3次服用。不良反应有：①胃肠道反应：用药早期多见食欲不振、恶心、呕吐和胃部不适等胃肠道刺激症状，小剂量开始和餐后服药使症状减轻。②肝功能损害：是比较严重和特异性的毒性反应。多在用药后3～6个月内发生，应定期检查肝功能，发现异常立即停药。表现为呕吐、头痛、黄疸、浮肿、发热及惊厥等，严重者可致死亡。减少肝毒性方法是小剂量开始，不与其他药物合用，有肝病或有肝病家族史者不用。③精神神经系统：主要表现为嗜睡、平衡失调、乏力、精神不集中、不安、共济失调、易激动和震颤等，较少见，减量可减轻。④致畸作用：妊娠初期用药可使胎儿神经血管畸形和其他颅脑畸形的发生率增高，称为胎儿丙戊酸钠综合征。

应单一用药，避免多药合用，按照发作类型选药，自小剂量开始。⑤其他：肝转氨酶升高，多为一过性，一般不伴肝损害。可引起生化代谢紊乱，如高氨基酸血症，高氨血症等，原因不明，一般没有临床症状。也可有血小板减少等血液系统的反应。在用丙戊酸钠6个月内应每月检查一次肝功能及血象。肝病患者禁用，孕妇、肾病和血液病者慎用。丙戊酸钠抑制肝药酶，抑制苯巴比妥、苯妥英钠、扑米酮、氯硝西泮和乙琥胺的代谢，使它们血药浓度增加，抗癫痫作用增强；而苯巴比妥、扑米酮、苯妥英钠、乙琥胺和卡马西平等均可诱导肝药酶，使丙戊酸钠半衰期缩短，血药浓度下降，抗癫痫作用减弱。另外，丙戊酸钠和苯巴比妥竞争蛋白结合部位，使后者的游离浓度增高

**6. 乙琥胺（Ethosuximide）** 抗癫痫作用机制可能与选择性抑制丘脑神经元 T 型 $Ca^{2+}$ 通道有关。临床对失神发作有效，疗效虽不及氯硝西泮，但副作用及耐受性的产生较后者为少，为治疗失神发作的首选药，对肌痉挛性发作亦有一定效果，对其他型癫痫无效。口服开始剂量，3～6岁，每次250mg，每日1次，6岁以上儿童及成人，每次250mg，每日2次，以后酌情增加剂量，每周增加250mg。每日最大量，6岁以下，每日1g，6岁以上及成人，每日1.5g，分2次服用。不良反应有：①胃肠道反应：可出现恶心、呕吐、厌食、呃逆、腹部不适等，恶心为常见的副作用，见于用药之初的几天内，减量后可减轻。②精神神经系统：有嗜睡、眩晕、头痛、困倦及欣快等。可引起行为、认知障碍和精神障碍。有精神病史的患者可引起精神行为异常，表现为焦虑、抑郁、短暂的意识丧失、攻击行为、多动、精神不集中和幻听等。③血液造血系统：偶见粒细胞减少，再生障碍性贫血等，应定期检查血象。偶见嗜酸性粒细胞增多症、粒细胞减少或粒细胞缺乏症，严重者发生再生障碍性贫血，故用药期间应检查血象。

**7. 苯二氮䓬类（Benzodiazepines）** 有抗惊厥及抗癫痫作用，作用机制与增强 GABA 突触传递功能有关。临床常用于癫痫治疗的药物有地西泮、硝西泮、氯硝西泮等。地西泮静脉注射是癫痫持续状态的首选药物。0.3～0.5mg/kg，最大量10mg，1～2mg/min 静脉注射，必要时10～30min后重复给药。氯硝西泮对失神发作疗效比地西泮好，静脉注射也可治疗癫痫持续状态。对肌阵挛性发作、婴儿痉挛、全身强直阵挛性发作也有良效。成人口初始量每次0.5mg，分3次服，以后每3日增加0.5～1mg，直至有效。维持量每日0.05～0.2mg/kg，每日2～3次，每3天增加0.5～1 mg，维持量每日4～8mg，分2～3次服，每日最大量，不超过20mg，疗程不超过后3～6月。儿童常用量，10岁或体重30/kg 以下，按体重每日0.01～0.03mg/kg，分2～3次服用，以后每3天增加0.25～0.5mg，直至达到按体重每日0.1～0.2mg/kg 为止。不良反应主要是神经系统状，嗜睡、头昏、共济失调、行为紊乱等。长期服用可产生耐受性，突然停药可能引起撤药症状如不安、震颤、焦虑等，或加剧癫痫发作，甚至诱发癫痫持续状态，应逐渐减量。胃肠道反应可见厌食、恶心、呕吐等，也可引起上呼吸道和唾液腺分泌物增加，停药后可恢复。静脉注射与其他镇静药合用时，需注意心血管或呼吸障碍发生。本类药物不可肌内注射。

**8. 托吡酯（Topiramate）** 为天然单糖基右旋果糖硫代物。抗癫痫机制与提高 $\gamma$-氨基丁酸（GABA），激活 GABA 受体的频率，从而加强 GABA 诱导氯离子内流的能力，可增强抑制性神经递质作用。可有效控制各类癫痫，特别用于对难治性癫痫。剂量调整应从每晚口服50 mg开始，服用1周，随后，每周增加剂量50～100 mg，分2次服用。儿童可从每日12.5～25mg开始，逐步增加剂量，维持量为每日100mg，分次口服。常见的不良反应有中枢系统有关，如共济失调、注意力不集等。卡马西平和苯妥英钠可降低托吡酯的血药浓度，托吡酯也

可降低苯妥英钠和口服避孕药的疗效。

**9. 拉莫三嗪（Lamotriaine）** 为苯基三嗪类化合物，其抗癫痫机制可能是通过抑制脑内兴奋性氨基酸－谷氨酸、天门冬氨酸的释放。对部分性发作和全身强直－阵挛性发作有效，也可作为其他抗癫痫药物的辅助治疗。口服：从小剂量开始，每日 50mg，治疗 2 周后，增加剂量至 50～100mg，每日 2 次，维持治疗。2 周岁以上儿童，开始剂量为每日 2mg/kg，维持量为 5～15mg/kg。常见不良反应为皮疹，发生率高达 10%，一般是斑丘疹，通常在治疗开始的前 8 周出现，停用后消失。诱导肝药物代谢酶的抗癫痫药（例如苯妥英钠、卡马西平、苯巴比妥和扑痫酮）会增强拉莫三嗪的代谢，而需增加使用剂量。丙戊酸钠与拉莫三嗪竞争肝药物代谢酶，可降低拉莫三嗪的代谢，拉莫三嗪的平均半衰期增加近两倍。

**10. 加巴喷丁（Gabapentin）** 是 γ－氨基丁酸（GABA）的衍生物，加巴喷丁的作用是改变 GABA 代谢产生的。用于成人和 12 岁以上儿童伴或不伴继发性全身发作的部分性发作的辅助治疗，也可用于 3～12 岁儿童的部分性发作的辅助治疗。第一次睡前服 300mg，以后每天增加 300mg，用量可以高达每天 3600mg 上述剂量需分三次服用。不良反应最常见的不良事件是嗜睡、疲劳、眩晕、头痛、恶心、呕吐、体重增加、紧张、失眠、共济失调、眼球震颤、感觉异常及厌食。偶有出现衰弱、视觉障碍（弱视、复视）、震颤、关节脱臼、异常思维、健忘、口干、抑郁及情绪化倾向。

## 案例解析

**案例 4－3 解析：**

单纯或复杂部分性发作均可泛化为全面性强直阵挛发作。该患者为青年男性，病程长，以反复发作性肢体强直抽搐、意识丧失为主要特征，发作前有先兆不适，发作表现刻板。发作间期神经系统查体未见阳性体征。常规脑电图及头颅 MRI 未见异常，长时程视频脑电监测发现突发的脑电痫性发放及同步的临床发作表现。服用抗癫痫药物卡马西平治疗有效。

## 本节小结

1. 癫痫是多种原因导致的脑部神经元高度同步化异常放电所致的临床综合征，临床表现具有发作性、短暂性、重复性、刻板性的特点。分为部分性发作和全身性发作。

2. 癫痫治疗仍以药物为主，药物治疗应达到控制发作或最大限度地减少发作次数，保护并恢复大脑功能；长期治疗无明显不良反应；使患者保持或恢复其原有的生理、心理和社会功能状态。

3. 主要依据临床发作类型选药。单纯性和复杂部分性发作选用卡马西平；失神发作选择乙琥胺、丙戊酸钠、拉莫三嗪；强直－阵挛发作选用丙戊酸钠、苯妥英钠、苯巴比妥、卡马西平；癫痫持续状态选用苯妥英钠、苯巴比妥。

# 第四节 偏头痛

**案例 4 – 4：**

女，33 岁。发作性左颞侧部头痛 5 年余，呈搏动性胀痛，有时发作前有眼前闪光、视物模糊，持续十几分钟好转，继之出现左颞侧部头痛。每年发作 3 ~ 5 次。多于春季发作，严重时伴有恶心、呕吐，服止痛药不能减轻疼痛。既往体健，无药物过敏史。神经系统查体无阳性体征。头颅 MRI 未见异常。诊断：偏头痛。处方：麦角胺咖啡因 12 片，每次 1 ~ 2 片，发作前每日 1 ~ 2 次。

**问题：**

该患者如何选药？

偏头痛（migraine）是临床常见的原发性头痛，其特征是发作性、多为单侧、搏动样头痛，一般持续 4 ~ 72 小时，可伴有恶心、呕吐，在光、声刺激或正常活动均可出现头痛，安静环境、休息可缓解头痛。偏头痛是一种常见的慢性神经血管性疾病，发病率为 5% ~ 10%。

## 一、病因与发病机制

### （一）病因

尚不明确，可能与下列因素有关。

**1. 内因** 偏头痛具有遗传易感性，约 60% 的偏头痛患者有家族史，其亲属出现偏头痛的风险是一般人群的 3 ~ 6 倍。本病女性多于男性，多在青春期发病，月经期容易发作，妊娠期或绝经后发作减少或停止，提示内分泌和代谢因素参与偏头痛的发病。

**2. 外因** 环境因素也参与偏头痛的发作。偏头痛发作可由某些食物和药物所诱发。食物包括含酪胺的奶酪、含亚硝酸盐的肉类和腌制食品、含苯乙胺的巧克力、含谷氨酸钠的食品添加剂及葡萄酒等；药物包括口服避孕药和血管扩张剂如硝酸甘油等。另外，强光、过劳、应激以及应激后的放松、睡眠过度或过少、禁食、紧张、情绪不稳等也是偏头痛的诱发因素。

### （二）发病机制

尚不明确，主要有以下学说。

**1. 血管学说** 认为偏头痛是原发性血管疾病。颅内血管收缩引起偏头痛先兆症状，随后颅外、颅内血管扩张导致搏动性的头痛产生。颈动脉压迫、血管收缩剂麦角生物碱如麦角胺可缓解头痛。

**2. 神经学说** 认为偏头痛是原发性神经功能紊乱性疾病。偏头痛先兆是由扩展性皮层抑制（CSD）引起。CSD 是指各种有害刺激引起的起源于大脑后部皮质（枕叶）的神经电活动抑制带，此抑制带以 2 ~ 5mm/min 的速度向邻近皮质扩展，并伴随出现扩展性血量减少；两者均不按照脑动脉分布扩展，而是按大脑皮质细胞构筑模式进行，向前扩展一般不超越中央沟。另外，5

–羟色胺（5–HT）能神经元家族广泛地分布于脑中，许多有效抗治疗偏头痛药可通过中枢性5–HT受体激动剂或部分激动剂起作用，这提示神经功能紊乱参与偏头痛的发作过程。

**3. 三叉神经血管学说** 该学说认为，三叉神经节损害可能是偏头痛产生的神经基础。当三叉神经节及其纤维受刺激后，可引起P物质、降钙素基因相关肽（CGRP）和其他神经肽释放增加。这些活性物质作用于邻近脑血管壁，可引起血管扩张而出现搏动性头痛，还可使血管通透性增加，血浆蛋白渗出，产生无菌性炎症，并刺激痛觉纤维传入中枢，形成恶性循环。

## 二、临床表现

**1. 无先兆偏头痛** 是最常见的偏头痛类型，约占80%。为自发的发作性头痛发作，反复发作的一侧或双侧额颞部疼痛，呈搏动性，疼痛持续时伴颈肌收缩可使症状复杂化。常伴有恶心、呕吐、畏光、畏声、出汗、全身不适、头皮触痛等症状。每次持续4~72小时。常与月经有明显的关系。

**2. 典型偏头痛** 又称有先兆型的偏头痛，占偏头痛患者的10%。多在青春期发病，最显著的特点就是头痛发作之前有先兆症状，发作前数小时至数日可有倦怠、注意力不集中和打哈欠等前驱症状。先兆症状为双眼闪光幻觉，闪光的形状不定，如星状、环状等，多呈一过性。感觉异常，最常见的是手和前臂的刺痛和麻木感，两手、四肢、半侧面部及口唇周围的麻木感及偏身感觉减退，症状多持续几秒到20min。少数患者出现单瘫或偏瘫、一过性失语或精神症状。在先兆症状消失后出现剧烈头痛，多位于头的一侧，呈搏动性，伴恶心呕吐、畏光、畏声、持续4~72小时，经过睡眠多数患者能缓解。发作终止后，患者感到疲劳、无力、食欲差，但1~2日后好转。

**3. 视网膜性偏头痛** 为反复发生的完全可逆的单眼视觉障碍，包括闪烁、暗点或失明，并伴偏头痛发作，在发作间期眼科检查正常。与基底型偏头痛视觉先兆症状常累及双眼不同，视网膜性偏头痛视觉症状仅局限于单眼，且缺乏起源于脑干或大脑半球的神经缺失或刺激症状。

**4. 常为偏头痛前驱的儿童周期性综合征** 可视为偏头痛等位症，临床可见周期性呕吐、反复发作的腹部疼痛伴恶心呕吐，即腹型偏头痛、良性儿童期发作性眩晕。发作时不伴有头痛，随着时间的推移可发生偏头痛。

**5. 偏头痛并发症**

（1）慢性偏头痛 偏头痛每月头痛发作超过15日，连续3个月或3个月以上，并排除药物过量引起的头痛，可考虑为慢性偏头痛。

（2）偏头痛持续状态 偏头痛发作持续时间≥72小时，而且疼痛程度较严重，但其间可因睡眠或药物应用获得的短暂缓解期。

（3）无梗死的持续先兆 指有先兆偏头痛患者在一次发作中出现一种先兆或多种先兆症状持续1周以上，多为双侧性；本次发作其他症状与以往发作类似；需神经影像学排除脑梗死病灶。

（4）偏头痛性梗死 极少数情况下在偏头痛先兆症状后出现颅内相应供血区域的缺血性梗死，此先兆症状常持续60min以上，而且缺血性梗死病灶为神经影像学所证实，称为偏头痛性梗死。

（5）偏头痛诱发的痫样发作 极少数情况下偏头痛先兆症状可触发痫性发作，且痫性发作发生在先兆症状中或后1小时以内。

**6. 眼肌麻痹性偏头痛** 临床表现为反复发作的偏头痛，头痛发作同时或4日内出现头痛侧眼肌麻痹，动眼神经最常受累，常有上睑下垂、瞳孔扩大，部分病例可同时累及滑车和展神经。头痛常持续1周或1周以上。

> **知识拓展**

有许多研究认为，偏头痛可能与卒中有所关联，在 2014 年的 AHA/ASA 卒中一级预防指南中，偏头痛就被视为尚未充分确定的、潜在可干预的风险因素。有研究认为这可能与双方存在脑血管病变基础有关，甚至还有研究发现许多偏头痛患者存在一种叫作"卵圆孔未闭"的先天性心脏结构缺陷。这种缺陷基本没有临床症状，婴儿时期可以不进行治疗，但随着研究深入却发现，这个问题可能增加一些人群发生偏头痛甚至卒中的风险。而这种"偏头痛和卒中"的联系，又以女性更为突出。

## 三、药物治疗

### （一）治疗原则

减轻或终止头痛发作，减少伴发症状，预防头痛复发。治疗包括药物治疗和非药物治疗两个方面。非药物治疗主要是加强宣教，使患者了解偏头痛的发病机制和治疗措施，帮助患者确立科学、正确的防治观念和目标，保持健康的生活方式，寻找并避免各种偏头痛诱因。药物性治疗分为发作期治疗和预防性治疗。

### （二）用药原则

**1. 预防发作的药物**　适用于：①频繁发作，尤其是每周发作 1 次以上严重影响日常生活和工作的患者；②急性期治疗无效，或因副作用和禁忌证无法进行急性期治疗者；③可能导致永久性神经功能缺损的特殊变异型偏头痛，如偏瘫性偏头痛、基底型偏头痛或偏头痛性梗死等。预防性药物需每日服用，用药后至少 2 周才能见效。若有效应持续服用 6 个月，随后逐渐减量到停药。

**2. 发作期的治疗**　根据偏头痛的不同程度选用药物：轻度偏头痛的特征是偶尔有搏动性头痛，但无功能损害，用弱镇痛药就能缓解。中度偏头痛有中度和严重的头痛和一定的功能损害，并伴有恶心，常用的药物有麦角碱等。严重的偏头痛特征是头痛发作每 3 次以上，有显著的功能损害和恶心或呕吐。这类患者的治疗，除使用上述药物外，应加用预防药物。

### （三）药物分类

分为预防用药和治疗用药或两者结合。其药物选择应考虑到头痛发作频率和严重程度、患者的年龄及用药史（包括疗效、不良反应和禁忌证）等。

**1. 预防药物包括**　①β－受体阻滞剂，如普萘洛尔、美托洛尔；②钙离子拮抗剂，如氟桂利嗪、维拉帕米；③抗癫痫药，如丙戊酸、托吡酯；④抗抑郁药，如阿米替林、氟西汀；⑤5－HT受体拮抗剂，如苯噻啶。

**2. 发作期的治疗**　临床治疗偏头痛时通常应在症状起始时立即服药。治疗药物包括非特异性镇痛药如非甾体类抗炎药（NSAIDs）和阿片类药物，特异性药物如麦角类制剂和曲普坦类药物。药物选择应根据头痛程度、伴随症状、既往用药情况等综合考虑，可采用阶梯法、分层选药，进行个体化治疗。

（1）轻－中度头痛　单用 NSAIDs 如对乙酰氨基酚、萘普生、布洛芬等可有效，如无效再用偏头痛特异性治疗药物。阿片类制剂如哌替啶对确诊偏头痛急性发作亦有效，但其具有成瘾性，不推荐常规用于偏头痛的治疗，对于有麦角类制剂或曲普坦类应用禁忌的病例，如合并有心脏病、周围血管病或妊娠期偏头痛，则可给予哌替啶治疗以终止偏头痛急性发作。

（2）中–重度头痛 可直接选用偏头痛特异性治疗药物以尽快改善症状，部分患者虽有严重头痛但以往发作对NSAIDs反应良好者，仍可选用NSAIDs。①麦角类制剂：为5–$HT_1$受体非选择性激动剂，药物有麦角胺和二氢麦角胺，能终止偏头痛的急性发作。②曲普坦类：为5–$HT_{1B/1D}$受体选择性激动，可能通过收缩脑血管、抑制周围神经和"三叉神经颈复合体"二级神经元的神经痛觉传递，进而发挥止痛作用。常用药物有舒马曲普坦、那拉曲普坦、利扎曲普坦、佐米曲普坦、阿莫曲普坦。

### （四）药物选择

**1. 麦角生物碱（Ergot Alkaloid）** 麦角胺（Ergotamine）为一种肽型生物碱。通过直接收缩平滑肌，使扩张的颅外动脉收缩。其缩血管作用与激活脉管壁的5–HT受体有关。可使脑动脉血管的过度扩张与搏动恢复正常，从而减轻头痛。主要用于偏头痛，能减轻其症状，但无预防和根治作用，只宜头痛发作时短期使用，与咖啡因合用疗效比单用麦角胺好，副作用也较轻。口服：每次1~2mg，一日不超过6mg，一周不超过10mg。皮下注射：每次0.25~0.5mg，必要时隔1小时重复一次，24小时内不超过1mg。肌内注射：用于偏头痛伴呕吐者。每次0.25~0.5mg，必要时隔1小时重复一次。常见不良反应有手、趾、脸部麻木和刺痛感、下肢肿胀、恶心呕吐。少见焦虑、精神紊乱、幻觉、胸痛、胃痛、胃肠胀气等。大剂量应用偶见肠系膜血管收缩、缺血性肠道疾病、舌部分坏死、轴纤维周围缺血性双侧视神经盘炎。皮下注射常见恶心呕吐、上腹不适、腹泻、肌无力、胸痛。长期应用可产生依赖性，停药24~48小时会出现严重头痛伴自发的烦躁不安。本品不能预防和根治偏头痛，通常在发作时短期应用，长期应用会增加坏疽的发生率。对本品过敏者，雷诺综合征、闭塞性脉管炎、血栓性静脉炎、明显动脉硬化等周围血管疾病患者，冠心病、冠脉供血不足、心绞痛、缺血性心脏病、严重高血压患者，败血症患者；卟啉病患者，消化性溃疡，营养不良者，青光眼患者，脑卒中患者，甲亢患者，肝、肾功能不全者，孕妇及哺乳期妇女禁用。

**2. 5–HT 受体激动剂** 阿莫曲坦（Almotriptan）为选择性5–$HT_{1B/1D}$受体激动剂，选择性调节某些颅侧血管的收缩，并可能与三叉神经血管系统发生相互作用，刺激三叉神经节后可抑制硬脑膜血管中的血浆蛋白外渗，可替代其他曲坦类药物用于治疗中度或严重偏头痛发作。本品对人体外周动脉几乎没有活性，引起人体心脏动脉痉挛的效应较舒马曲坦小。主要适用于有或无先兆的偏头痛急性发作期的治疗。口服：偏头痛相关性头痛发作初期服用12.5mg，随水吞服。如果24小时内症状重现，则再服12.5mg。间隔为2小时，最大日剂量为25mg。不良反应包括眩晕、嗜睡、恶心呕吐、疲劳。缺血性心脏病史或征兆（心肌梗死、心绞痛、无症状性局部缺血、难以控制的高血压）者禁用。有脑血管意外、暂时性局部缺血发作、外周血管病患者禁用。严重肝受损者、基底动脉型、偏瘫性或眼肌麻痹性偏头痛患者禁用。严重肾损伤或轻至中度肝损伤者慎用。有其他神经系统疾病以及治疗前有心血管疾病危险因素的患者慎用。对磺胺类药物过敏者慎用。老年人、哺乳期及妊娠期妇女慎用。

**3. 非甾体类抗炎药（NSAIDs）** 阿司匹林（Aspirin）镇痛作用主要是通过抑制前列腺素及其他能使痛觉对机械性或化学性刺激敏感的物质（如缓激肽、组胺）的合成而产生的，还有抗炎作用、解热作用、抗风湿作用和抑制血小板聚集的作用。用于缓解轻度或中度的疼痛，包括头痛。口服：每次300~600mg，每日3次，必要时可每4小时一次。不良反应有胃肠道反应，中枢神经系统反应，出现过敏反应，表现为哮喘、荨麻疹、血管神经性水肿或休克。多为易感者，服药后迅速出现呼吸困难，严重者可致死亡，称为阿司匹林哮喘。肝、肾功能损害，剂量大小有关，尤其是剂量过大使血药浓度达 $250\mu g/ml$ 时易发生。损害均是可逆性的，停药后可恢复，但有引起肾乳头坏死的报道。过量或中毒表现，即水杨酸反应。轻者表现为头痛头晕、耳鸣、耳聋、恶心呕吐、腹泻、嗜睡、精神紊乱、多汗、呼吸深快、烦渴、手足不自主运动（多见于老年人）及视力障碍等；重度可出现血尿、抽搐、幻觉、重症精神紊乱、呼吸困难及等。

**4. 钙拮抗剂** 氟桂利嗪（Flunarizine）为选择性钙拮抗剂，可阻滞过量的 $Ca^{2+}$ 跨膜进入细胞内，防止细胞内钙负荷过量。治疗偏头痛的机制可能是：①防止反应性颅内外血管扩张引起头痛发作；②增加脑血流量和氧分压，提高脑组织对缺氧的耐受能力，改变细胞变应能力；降低血黏度，改善微循环，纠正偏头痛初期因血管痉挛而致缺血缺氧；③抗 5 - HT 和抗组胺作用，减轻头痛。主要用于典型（有先兆）或非典型（无先兆）偏头痛的预防性治疗。口服：起始剂量：每次 5 ~ 10mg，每日 1 次。维持治疗：如果疗效满意，患者需维持治疗时，应减至每周给药 5 天。中枢神经系统不良反应有嗜睡和疲惫感为最常见；长期服用者可以出现抑郁症，以女性患者较常见；锥体外系症状，少数患者可出现失眠、焦虑等症状。消化道症状有胃部烧灼感、食欲亢进、进食量增加、体重增加。由于本品能透过胎盘屏障，且可随乳汁分泌，孕妇和哺乳妇女不用此药。

**5. β - 受体阻断剂** 普萘洛尔（Propranolol，心得安）为 β - 受体阻断剂。作用机制：①阻滞 β - 受体，防止动脉扩张；②阻滞儿茶酚胺引起的血小板聚集，降低血小板黏附性，进而减少有害的血管活性物质产生；③防止肾上腺素释放时凝血因子增加；促进氧释放和利用；④抑制肾素分泌，阻滞儿茶酚胺引起的脂解作用。主要用于预防偏头痛。口服：每次 10 ~ 20mg，每日 2 ~ 3 次。应用本品可出现眩晕、神志模糊（尤见于老年人）、精神抑郁、反应迟钝等中枢神经系统不良反应；头昏、心率过缓（低于 50 次/分）。支气管哮喘、心源性休克、心脏传导阻滞、重度或急性心力衰竭、窦性心动过缓者禁用。β - 受体阻断剂的耐受量个体差异大，用量必须个体化。首次用本品时需从小剂量开始。

**6. 抗抑郁症药** 阿米替林（Amitriptyline）为三环类抗抑郁药。治疗偏头痛与其抗抑郁作用无关，作用机制为：①阻断中枢和外周神经末梢对儿茶酚胺和 5 - HT 的再摄取；②直接拮抗胆碱、组胺和 5 - HT 的致痛作用。主要用于预防偏头痛。口服：每次 25 ~ 50mg，每日 2 ~ 3 次。治疗初期可能出现抗胆碱能反应，如多汗、口干、视物模糊、排尿困难、便秘等。中枢神经系统不良反应可出现嗜睡，震颤、眩晕。可发生体位性低血压。严重心脏病、近期有心肌梗死发作史、癫痫、青光眼、尿潴留、甲状腺功能亢进、肝功能损害，对三环类药物过敏者禁用。肝、肾功能严重不全、前列腺肥大、老年或心血管疾病患者慎用。使用期间应监测心电图。孕妇慎用，哺乳期妇女使用期间应停止哺乳。

## 案例解析

**案例 4 - 4 解析：**

麦角胺咖啡因主要是通过对平滑肌的直接收缩作用，使扩张的颅外动脉收缩，或与激活动脉管壁的 5 - HT 受体有关，使脑动脉血管的过度扩张与搏动恢复正常，从而使头痛减轻。作为偏头痛急性期特异性治疗药物对缓解疼痛有效，无预防和根治作用。只适宜头痛发作时短期使用。患者既往体健，无服用麦角胺咖啡因禁忌证，无药物过敏史。可口服该药治疗偏头痛。

## 本节小结

1. 偏头痛是一种常见的慢性神经血管性疾病，其特征是发作性、多为单侧、搏动样头痛，可伴有恶心、呕吐，在光、声刺激或正常活动均可出现头痛，安静环境、休息可缓解头痛。无先兆偏头痛是最常见的偏头痛类型。

2. 偏头痛的治疗目的是减轻或终止头痛发作，减少伴发症状，预防头痛复发。非药物治疗主要是加强宣教，使患者了解偏头痛的发病机制和治疗措施，帮助患者确立科学、正确的防治观念和目标，保持健康的生活方式，并避免各种偏头痛诱因。药物治疗分为预防性治疗和发作期治疗。

3. 偏头痛预防的药物包括 β - 受体阻滞剂、钙离子拮抗剂、抗癫痫药、抗抑郁药、5 - HT 受体拮抗剂。治疗药物包括非甾体类抗炎药（NSAIDs）、阿片类药物、麦角类制剂和曲普坦类药物。

# 第五节　重症肌无力

## 案例解析

**案例 4 - 5：**

患者，女性，36 岁，1 个月前无诱因出现右眼睑下垂，不能抬起，无肢体无力及尿便障碍，无吞咽困难，自觉早晨症状较轻，下午症状减轻。3 天前上述症状加重，自觉吞咽困难，不能咽下食物，伴有饮水呛咳，喘憋，自觉呼吸费力。一天前出现发热、咳嗽、咳痰，痰液为黄色黏痰，不易咳出。查体：T 38.4℃，P 85 次/分，R 16 次/分，Bp 120/85mmHg，神志清楚，构音障碍，双瞳孔等大等圆，对光反射灵敏，眼球活动自如，右眼睑下垂，额纹对称，鼻唇沟对称，示齿口角无偏斜，咬肌有力，咽反射减弱，转头、耸肩有力，伸舌居中。呼吸稍感费力。四肢肌力 V 级，四肢肌张力可。双肱二头肌腱反射（＋＋）、双膝腱反射（＋＋），巴氏征（－）。WBC $11.5 \times 10^9$/L，中性粒细胞百分比 89%，Hb 122g/L，PLT $210 \times 10^9$/L。血钠 138mmol/L，血钾 4.2mmol/L，余检查正常。心电图正常。脑 CT 未见异常。肌电图重复电刺激低频衰减，高频无递增。胸腺 CT 未见异常。肺部 CT 考虑右下肺部炎症。临床诊断：①重症肌无力，肌无力危象；②肺部感染。

**问题：**

该患者可用哪些药物治疗？

重症肌无力（myasthenia gravis，MG）是一种获得性身免性疫性疾病，主要由于神经 – 肌肉接头突触后膜上乙酰胆碱受体（acetylcholine receptor，AchR）与其抗体结合导致神经 – 肌肉接头处电信号传到受损引起。临床主要表现为部分或全身骨骼肌无力和极易疲劳，活动后症状加重，经休息和胆碱酯酶抑制剂治疗后症状减轻。发病率为（8~20）/10 万，患病率为50/10 万，我国南方发病率较高。

## 一、病因与发病机制

重症肌无力是一种主要累及神经 – 肌肉接头突触后膜 AchR 自身免疫性疾病，主要由 AChR 抗体介导，在细胞免疫和补体参与下突触后膜的 AChR 被大量破坏，不能产生足够的终板电位，导致突触后膜传递功能障碍而发生肌无力，AChR 抗体是一种多克隆抗体，主要为 IgG，10% 为 IgM。在 AChR 抗体中，直接封闭抗体可以直接竞争性抑制 ACh 和 AChR 的结合；间接封闭抗体可以干扰 ACh 与 AChR 结合。细胞免疫在 MG 的发病中也发挥一定的作用，MG 患者周围血中辅助性 T 细胞增多，抑制性 T 细胞减少，造成 B 细胞活性增强而产生过量抗体。AChR 抗体与 AChR 的结合还可以通过激活补体而使 AChR 降解和结构改变，导致突触后膜上的 AChR 数量减少。最终，神经 – 肌肉接头的传递功能发生障碍，当连续的神经冲动到来时，不能产生引起肌纤维收缩的动作电位，从而在临床上表现为易疲劳的肌无力。

## 二、临床表现

本病可见于任何年龄，小至数个月，大至 70~80 岁。发病年龄有两个高峰：20~40 岁发病者女性多于男性，约为 3∶2；40~60 岁发病者以男性多见，多合并胸腺瘤。少数患者有家族史。常见诱因有感染、手术、精神创伤、全身性疾病、过度疲劳、妊娠、分娩等，有时甚至可以诱发重症肌无力危象。

### （一）临床特征

**1. 受累骨骼肌病态疲劳**　肌肉连续收缩后出现严重无力甚至瘫痪，休息后症状可减轻。肌无力于下午或傍晚劳累后加重，晨起或休息后减轻，此种波动现象称之为晨轻暮重。

**2. 受累肌的分布和表现**　全身骨骼肌均可受累，多以脑神经支配的肌肉最先受累。肌无力常从一组肌群开始，范围逐步扩大。首发症状常为一侧或双侧眼外肌麻痹，如上睑下垂、斜视和复视，重者眼球运动明显受限，甚至眼球固定，但瞳孔括约肌不受累。面部肌肉和口咽肌受累时出现表情淡漠、苦笑面容；连续咀嚼无力、饮水呛咳、吞咽困难，说话带鼻音、发音障碍。累及胸锁乳突肌和斜方肌时则表现为颈软、抬头困难，转颈、耸肩无力。四肢肌肉受累以近端无力为重，表现为抬臂、梳头、上楼梯困难，腱反射通常不受影响，感觉正常。

**3. 重症肌无力危象**　指呼吸肌受累时出现咳嗽无力甚至呼吸困难，需用呼吸机辅助通气，是 MG 致死的主要原因。口咽肌无力和呼吸肌无力者易发生危象，诱发因素包括呼吸道感染、手术（包括胸腺切除术）、精神紧张、全身疾病等。心肌偶可受累，可引起突然死亡。大约 10% 的重症肌无力出现危象。

**4. 胆碱酯酶抑制剂治疗有效**　这是重症肌无力一个重要的临床特征。

**5. 病程特点**　起病隐匿，整个病程有波动，缓解与复发交替。晚期患者休息后不能完全恢复。多数病例迁延数年至数十年，靠药物维持。少数病例可自然缓解。

### （二）临床分型

**1. 成年型（Osserman 分型）**

Ⅰ眼肌型（15%～20%）：病变仅限于眼外肌，出现上睑下垂和复视。

ⅡA 轻度全身型（30%）：可累及眼、面、四肢肌肉，生活多可自理，无明显咽喉肌受累。

ⅡB 中度全身型（25%）：四肢肌群受累明显，除伴有眼外肌麻痹外，还有较明显的咽喉肌无力症状，如说话含糊不清、吞咽困难、饮水呛咳、咀嚼无力，但呼吸肌受累不明显。

Ⅲ急性重症型（15%）：急性起病，常在数周内累及延髓肌、肢带肌、躯干肌和呼吸肌，肌无力严重，有重症肌无力危象，需做气管切开，死亡率较高。

Ⅳ迟发重症型（10%）：病程达 2 年以上，常由Ⅰ、ⅡA、ⅡB 型发展而来，症状同Ⅲ型，常合并胸腺瘤，预后较差。

Ⅴ肌萎缩型：少数患者肌无力伴肌萎缩。

**2. 儿童型** 约占我国重症肌无力患者的 10%，大多数病例仅限于眼外肌麻痹，双眼睑下垂可交替出现呈拉锯状。约 1/4 病例可自然缓解，仅少数病例累及全身骨骼肌。

## 三、药物治疗

### （一）治疗原则

**1. 提高神经肌肉接头处传导安全系数** 主要用胆碱酯酶抑制剂。

**2. 免疫治疗** 包括胸腺切除，胸腺放疗，免疫抑制剂皮质类固醇或细胞毒性药物，血浆交换，大剂量免疫球蛋白，淋巴细胞置换等。胸腺切除可去除患者自身免疫反应的始动抗原，减少参与自体免疫反应的 T 细胞、B 细胞和细胞因子。适用于伴有胸腺肥大和高 AChR 抗体效价者；伴胸腺瘤的各型重症肌无力患者；年轻女性全身型 MG 患者；对抗胆碱酯酶药治疗反应不满意者。约 70% 的患者术后症状缓解或治愈。胸腺放射治疗对不适于做胸腺切除者可行胸腺深部 $^{60}$Co 放射治疗。血浆置换通过正常人血浆或血浆代用品置换患者血浆，能清除 MG 患者血浆中 AChR 抗体、补体及免疫复合物。每次交换量为 2000ml 左右，每周 1～3 次，连用，3～8 次。起效快，但疗效持续时间短，仅维持 1 周至 2 个月，随抗体水平增高而症状复发且不良反应大，仅适用于危象和难治性重症肌无力。大剂量静脉注射免疫球蛋白，外源性 IgG 可以干扰 AChR 抗体与 AChR 的结合从而保护 AChR 不被抗体阻断，作为辅助治疗缓解病情。

**3. 避免用 ACh 释放抑制剂** 如氨基糖苷类抗生素、新霉素、多黏菌素、奎宁、氯丙嗪、普萘洛尔。地西泮、巴比妥、苯妥英钠亦应慎用。

**4. 危象的处理** 危象指 MG 患者在某种因素作用下突然发生严重呼吸困难，甚至危及生命。须紧急抢救。危象分三种类型。

（1）肌无力危象 最常见，多由于抗胆碱酯酶药量不足。如注射依酚氯胺或新斯的明后症状减轻则可诊断。

（2）胆碱能危象 少见，由于抗胆碱酯酶药物过量引起，患者肌无力加重，并且出现明显胆碱酯酶抑制剂的不良反应如肌束颤动及毒蕈碱样反应。可静脉注射依酚氯铵 2mg，如症状加重则应立即停用抗胆碱酯酶药物，待药物排除后可重新调整剂量。

（3）反拗危象　由于对抗胆碱酯酶药物不敏感而出现严重的呼吸困难，腾喜龙试验无反应，此时应停止抗胆碱酯酶药，对作气管插管或切开的患者可采用大剂量类固醇激素治疗，待运动终板功能恢复后再重新调整抗胆碱酯酶药剂量。

### （二）用药原则

胆碱酯酶抑制剂是重症肌无力的主要的治疗药物，但不能改变重症肌无力的病理免疫过程，长期使用可出现耐药现象，仅作为该病的辅助性治疗，并从小剂量开始，逐渐加量以达最佳效果。一般应配合其他免疫抑制剂等治疗。反复过量应用胆碱酯酶抑制剂可致持久性去极化，会加重肌无力症状，即"胆碱能危象"。

### （三）药物分类

治疗重症肌无力的药物主要有胆碱酯酶抑制剂、肾上腺皮质激素、免疫抑制剂三类。

**1. 胆碱酯酶抑制剂**　是主要治疗药物，但不能改变重症肌无力的病理免疫过程，长期使用可出现耐药现象，仅作为该病的辅助性治疗，并从小剂量开始，逐渐加量以达最佳效果。常用的有甲基硫酸新斯的明、溴吡斯的明。

**2. 糖皮质激素**　对各型重症肌无力均可使用，长期规则应用可明显降低复发率。可影响免疫反应的多个环节。常用的有泼尼松、甲基泼尼松龙等。

**3. 免疫抑制剂**　适用于对肾上腺糖皮质激素疗效不佳或不能耐受，或因有高血压、糖尿病、溃疡病而不能用肾上腺糖皮质激素者，常用的有硫唑嘌呤、环孢素、环磷酰胺、他克莫司等。

### （四）药物选择

**1. 胆碱酯酶抑制剂**　通过抑制胆碱酯酶，抑制 ACh 的水解，改善神经－肌肉接头间的传递，增加肌力。胆碱酯酶抑制剂适用于各型重症肌无力，和除胆碱能危象以外的重症肌无力危象患者。应从小剂量开始，逐步加量，以能维持日常起居为宜。反复过量应用胆碱酯酶抑制剂可致持久性去极化，会加重肌无力症状，即"胆碱能危象"，除有明显肌无力外，还可有面色苍白、呕吐、腹泻、心动过缓、瞳孔缩小及黏膜分泌物增多等，若症状不典型，可肌内注射依酚氯铵（Edrophonium Chloride，腾喜龙，Tensilon）作为鉴别诊断或指导用药，如用药后症状加重，此时应立即停药，改用阿托品。溴吡斯的明（Pyridostigmine Bromide）：口服，成人每次 60～120mg，每日 3～4 次，应在饭前 30～40 分钟服用，口服 2 小时达高峰，作用时间为 6～8 小时，作用温和、平稳，不良反应少。溴新斯的明（Neostigmine Bromide）：成人口服每次 15～30mg，每日 3～4 次，可在餐前 15～30min 服用，释放快，30～60min 达高峰，作用时间为 3～4 小时，不良反应为毒蕈碱样反应，可用阿托品对抗。

**2. 肾上腺皮质激素**　可抑制自身免疫反应，减少 AChR 抗体的生成，增加突触前膜 ACh 的释放量及促使运动终板再生和修复，改善神经－肌肉接头的传递功能。适用于各型重症肌无力，特别是胸腺切除前后或病情恶化又不能行胸腺摘除的重症肌无力患者，小儿型、眼肌型更应首选。长期应用激素者应注意激素的不良反应，如胃溃疡出血、血糖升高、库欣综合征、股骨头坏死、骨质疏松等。①冲击疗法：适用于住院危重病例、已用气管插管或呼吸机者。甲泼尼龙 1000mg 静脉滴注，每日 1 次，连用 3～5 日，随后地塞米松 10～20mg 静脉滴注，1 次/日，连用 7～10 日。临床症状稳定改善后，停用地塞米松，改为泼尼松 60～100mg 隔日顿服。当症状基本消失后，逐渐减量至 5～15mg 长期维持，至少 1 年以上。若病情波动，则需随时调整剂量。也可一开始就口服泼尼松每日 60～80mg，两周后症状逐渐缓解，常于数月后疗效达高峰，然后逐渐减量。大剂量类固醇激素治疗初期可使病情加重，甚至出现危象，应予注意。②小剂量递增法：从小剂量开始，隔日每晨顿服泼尼松 20mg，每周递增 10mg，直至隔日每晨顿服 60～80mg，待症状稳定改善 4～5 日后，逐渐减量至隔日 5～15mg 维持数年。此法可避免用药初期病情加重。

**3. 免疫抑制剂** 适用于对肾上腺糖皮质激素疗效不佳或不能耐受，或因有高血压、糖尿病、溃疡病而不能用肾上腺糖皮质激素者。环磷酰胺：口服，成人每次 50mg，每日 2～3 次；或 200mg，每周 2～3 次静脉注射。儿童口服 3～5mg/（kg·d）。硫唑嘌呤：口服每次 25～100mg，每日 2 次，用于类固醇激素治疗不佳者。环孢素：对细胞免疫和体液免疫均有抑制作用，减少 AChR 抗体生成。口服 6mg/（kg·d），疗程 12 个月。不良反应有肾小球局部缺血坏死、恶心、心悸等。不良反应有周围血白细胞、血小板减少、脱发、胃肠道反应、出血性膀胱炎、肝、肾功能受损等。氨基糖苷类抗生素、新霉素、多黏菌素、巴龙霉素等可加重神经－肌肉接头传递障碍；奎宁、奎尼丁等药物可以降低肌膜兴奋性；吗啡、安定、苯巴比妥、苯妥英钠、普萘洛尔、氯丙嗪等药物也应禁用或慎用。

**4. 大剂量静脉注射免疫球蛋白** 外源性 IgG 可以干扰 AChR 抗体与 AChR 的结合从而保护 AChR 不被抗体阻断。用于各种类型的危象。IgG 0.4g/（kg·d）静脉滴注，5 日为一疗程，作为辅助治疗缓解病情。副作用有头痛、无菌性脑膜炎、感冒样症状，1～2 日内症状可缓解。

## 案例解析

**案例 4－5 解析：**

患者考虑重症肌无力。患者咳嗽、咳痰，体温 38.4℃，右下肺可闻及痰鸣音及湿啰音，肺部 CT 检查考虑右下肺部炎症，白细胞增高，提示肺部感染诊断为重症肌无力、肌无力危象、肺部感染，给予患者鼻饲流食，头孢呋辛钠 1.5g，每 8 小时一次，静脉滴注；甲泼尼龙 1000mg，静脉滴注，连续 3 日大剂量激素冲击，每 3 日减半量，逐渐减量；盐酸氨溴索 30mg，每日 1 次。

## 本节小结

1. 重症肌无力是一种由神经－肌肉接头处传递功能障碍所引起的自身免疫性疾病，临床主要表现为部分或全身骨骼肌无力和易疲劳，活动后症状加重，经休息后症状减轻。

2. 重症肌无力的治疗方法主要由有胸腺治疗、药物治疗、血浆置换及大剂量静脉注射免疫球蛋白四种方法。药物有胆碱酯酶抑制剂、糖皮质激素、免疫抑制剂三类。胆碱酯酶抑制剂是最主要治疗药物，通过抑制胆碱酯酶，抑制 ACh 的水解，改善神经－肌肉接头间的传递。反复过量应用会加重肌无力症状，即"胆碱能危象"。

## 第六节 中枢神经退行性病变

**案例 4-6：**

患者，男性，66 岁，1 年前无明显诱因出现右手震颤，不能控制，紧张时加重，休息时减轻，睡眠后消失，就诊于当地医院，考虑帕金森病，给予口服盐酸苯海索片震颤较前好转。半年前出现走路不稳，启动困难，走起路来不能停下，仍伴有震颤。查体：T36.3℃，P 90 次/分，R16 次/分，Bp125/79mmHg。神志清楚，言语流利。面部无表情，双瞳孔等大等圆，对光反射灵敏，额纹对称，口角无偏斜，咬肌有力，伸舌居中，咽反射存在，转头、耸肩有力。四肢肌力 V 级，双下肢肌张力稍高，右手震颤，双侧肱二头肌腱反射（＋＋），双下肢膝腱反射（＋）。颈软，感觉未见异常。慌张步态。肝肾功能检查正常。脑 CT 未见异常。诊断：帕金森病。

**问题：**

该患者的治疗药物如何选择？

中枢神经系统退行性疾病是指一组由慢性进行性的中枢神经组织退行性变性而产生的疾病的总称。病理上可见脑和（或）脊髓发生神经元退行变性、丢失。主要疾病包括帕金森病（Parkinson's disease，PD）、阿尔茨海默病（Alzheimer's disease，AD）、亨廷顿病（Huntington disease，HD）、肌萎缩侧索硬化症（amyotrophic lateral sclerosis，ALS）等。本节主要介绍帕金森病和阿尔茨海默病。

### 帕金森病

帕金森病（Parkinson disease，PD），又名震颤麻痹（paralysis agitans），是一种常见的中老年的神经系统变性疾病，临床上以静止性震颤、运动迟缓、肌强直和姿势平衡障碍为主要特征。我国 65 岁以上人群总体患病率为 1700/10000，与欧美国家相似，患病率随年龄增加，男性稍高于女性。

### 一、病因与发病机制

#### （一）病因

病因至今未明。遗传、环境、年龄老化、氧化应激等均可能参与 PD 多巴胺能神经元的变性死亡过程。

**1. 年龄老化** PD 的发病率和患病率均随年龄的增高而增加。PD 多在 60 岁以上发病，随年龄增长，正常成年人脑内黑质多巴胺能神经元会渐进性减少。

**2. 遗传** 帕金森病中仅 5%~10% 有家族史，大部分还是散发病例。

**3. 环境** 研究发现，吸毒者吸食的合成海洛因中含有一种 1-甲基-4苯基-1，2，3，6

－四氢吡啶（MPTP）的嗜神经毒性物质。该物质在脑内转化为高毒性的 1－甲基－4 苯基－吡啶离子 MPP$^+$，并选择性的进入黑质多巴胺能神经元内，抑制线粒体呼吸链复合物 I 活性，促发氧化应激反应，从而导致多巴胺能神经元的变性死亡。线粒体功能障碍可能是 PD 的致病因素之一。在后续的研究中人们也证实了原发性 PD 患者线粒体呼吸链复合物 I 活性在黑质内有选择性的下降。一些除草剂、杀虫剂的化学结构与 MPTP 相似。随着 MPTP 的发现，人们意识到环境中一些类似 MPTP 的化学物质有可能是 PD 的致病因素之一。

**4. 其他** 脑外伤、吸烟、饮咖啡等因素也可能增加或降低罹患 PD 的危险性。吸烟与 PD 的发生呈负相关。咖啡因也具有类似的保护作用。严重的脑外伤则可能增加患 PD 的风险。

### （二）发病机制

现认为帕金森病是因纹状体内缺乏多巴胺所致，主要病变在黑质－纹状体多巴胺能神经通路。黑质中多巴胺能神经元发出上行纤维到达纹状体（尾核及壳核），其末梢与尾－壳核神经元形成突触，以多巴胺为递质，对脊髓前角运动神经元起抑制作用。同时尾核中也有胆碱能神经元，与尾－壳核神经元所形成的突触以乙酰胆碱为递质，对脊髓前角运动神经元起兴奋作用。正常时两种递质处于平衡状态，共同调节运动功能。帕金森病患者因黑质有病变，多巴胺合成减少，使纹状体内多巴胺含量降低，造成黑质－纹状体通路多巴胺能神经功能减弱，而胆碱能神经功能相对占优势，因而产生帕金森病的张力增高症状。

## 二、临床表现

多见于 60 岁以后发病，偶见于 20 多岁。起病隐袭，缓慢发展。初发症状以震颤最多（60%～70%），其次为步行障碍（12%）、肌强直（10%）和运动迟缓（10%）。症状常自一侧上肢开始，逐渐波及同侧下肢、对侧上肢及下肢。有以下最常见的症状和体征。

**1. 震颤** 典型者为静止性震颤，特点是缓慢的、中等幅度或粗大的震颤，静止时存在，情绪激动、疲劳、紧张、焦虑时加重；入睡时停止；意向性动作时减轻。多由一侧上肢远端开始，下颌、口唇、舌及头部受累较少。

**2. 强直** 对被动运动的弹性阻力增高，主动肌和拮抗肌皆受累，且在被动运动的整个过程中阻力始终保持不变。强直主要影响躯干和肢体近端的肌肉，在病变过程早期即可出现。因为伴发的震颤引起周期性肌张力改变，所以在被动运动肢体时可观察到齿轮样强直。

**3. 运动迟缓** 自发性运动减少，如面部表情缺乏和瞬目动作减少，造成"面具脸"。联合运动减少，如行走时上肢摆动减少或消失。自主运动减少和缓慢表现为主动意向运动的启动和制动迟缓和拖延，表现为始动困难和动作缓慢。书写时字越写越小，呈现"写字过小征"；剃须、洗脸、刷牙、系鞋带和扣纽扣、穿脱鞋袜或裤子等动作困难。行走时步态缓慢拖曳，步伐变小变慢，起步困难，但一迈步即前冲不能立即停步或转弯，称为"慌张步态"。由于口、舌、腭及咽部等肌肉运动障碍而引起流涎、言语单调和低音量和吞咽困难。

**4. 姿势反射丧失和平衡障碍** 姿势反射丧失使患者失掉在运动中调节平衡的自发能力，故常常摔倒，最终患者独自站立不能。从站位坐下时，整个身体摔砸到椅子上，患者的前冲小步、追赶重心是在保持平衡和避免摔倒。姿势固定异常可影响头、躯干、肢体或整个身体，导致头前倾、躯干前倾或后倾的不稳定位，在被轻推时难以保持直立且易摔倒。

**5. 其他症状** 反复轻敲眉弓上缘可诱发频繁眨眼。还可有抑郁、认知功能障碍、痴呆、睡眠异常、疼痛、便秘、尿意迟缓、体位性低血压、脂溢、多汗、睑痉挛，动眼危象少见。晚期患者可出现视幻觉。

世界卫生组织（WHO）及欧洲帕金森病联合会从1997年开始，将每年的4月11日定为"世界帕金森日"，以此纪念最早描述这种疾病的英国内科医生詹姆斯·帕金森博士，这天也是他的生日。

## 三、药物治疗

### （一）治疗原则

应采取综合治疗，包括药物、手术、康复、心理治疗等，其中药物治疗是首选且主要的治疗手段。目前应用的治疗手段，无论药物或手术，只能改善症状，不能阻止病情的发展，更无法治愈。

### （二）用药原则

药物治疗应从小剂量开始，缓慢递增，以较小剂量达到较满意疗效。治疗应遵循一般原则，也应考虑个体化特点，不同患者的用药选择不仅要考虑病情特点，而且要考虑患者的年龄、就业状况、经济承受能力等因素。药物治疗的目标是延缓疾病进展、控制症状，并尽可能延长症状控制的年限，同时尽量减少药物的不良反应和并发症。

### （三）药物分类

分为拟多巴胺药和胆碱受体阻断药两类。目前用于临床的药物主要通过影响脑内DA的生成而发挥作用。拟多巴胺类药包括：①多巴胺的前体药：左旋多巴。②芳香氨基酸脱羧酶抑制剂：卡比多巴、苄丝肼。③多巴胺受体激动药：溴隐亭、培高利特。④儿茶酚氧位甲基转移酶（COMT）抑制剂：托卡朋、恩他卡朋。⑤单胺氧化酶-B抑制剂：司来吉兰。⑥促多巴胺释放药：金刚烷胺。胆碱受体阻断药：苯海索、苯甲托品。

### （四）药物选择

#### 1. 多巴胺类药

（1）拟多巴胺前体药　左旋多巴（Levodopa）在脑内转变为DA，补充纹状体中DA的不足，因而具有抗PD病的疗效。对轻症及较年轻患者疗效较好，而重症及年老衰弱患者疗效差；对肌肉僵直及运动困难疗效较好，而对肌肉震颤症状疗效差。左旋多巴作用较慢，常需用药2~3周才出现客观体征的改善，1~6个月以上才获得最大疗效，但作用持久，且随用药时间延长而递增。左旋多巴是目前控制PD症状最常用的药物，对其他原因引起的PD综合征也有效，但对吩噻嗪类等抗精神病药所引起的无效。开始时剂量为每次250mg，每日1~2次，以后每隔2~4日将每日剂量增加250mg，并酌情增加每日服药次数。一般成人有效维持量为每日3~5g，分3~5次饭后服用。一般需连续用药2~3周后才开始见效。不良反应较多，常见的不良反应有胃肠道反应，治疗初期约80%患者出现恶心、呕吐、食欲减退等，用量过大或加量过快更易引起，继续用药可以消失。偶见溃疡出血或穿孔。治疗初期，约30%患者出现轻度体位性低血压，原因未明，可引起心动过速或心律失常。长期用药可引起不随意运动，多见于面部肌群，如张口、咬牙、伸舌、皱眉、头颈部扭动等，也可累及肢体或躯体肌群，偶见喘息样呼吸或过度呼吸。另外，还可出现"开-关现象"，患者突然多动不安（开），而后又出现全身性或肌强直性运动不能（关），严重妨碍患者的正常活动。疗程延长，发生率也相应增加。此时宜适当减少左旋多巴的用量。此外，可出现失眠、焦虑、噩梦、狂躁、幻觉、妄想、抑郁等，需减量或停药。临床上，左旋多巴常规与脱羧酶抑制剂（卡比多巴、苄丝肼）联用，目的是减少左旋多巴在外周转化为 DA 引发不良反应。有冠状动脉供血不足、心律不齐，闭塞性脑血管病，情感性精神病，其他重症精神病应用左旋多巴应特别慎重。维生素 B$_6$ 是多巴脱羧酶的辅基，可增强左旋多巴的外周副作用。抗精神病药能引起帕金森综合征，又能阻断中枢多巴胺受体，所以能对抗左旋多巴的作用。

（2）芳香氨基酸脱羧酶抑制剂

① α－甲基多巴肼（Carbidopa，卡比多巴）对 L－芳香氨基酸脱羧酶具较强的抑制作用。卡比多巴不易通过血脑屏障，单独应用基本无药理作用，故与左旋多巴合用时，仅抑制外周多巴脱羧酶活性，减少外周组织中 DA 的生成，同时提高脑内 DA 的浓度。因此，卡比多巴既能提高左旋多巴的疗效，又能减轻其外周不良作用。卡比多巴与左旋多巴按 1:10 剂量合用可使左旋多巴有效剂量减少 75%。卡比多巴与左旋多巴合用治疗 PD 病，能够减少左旋多巴的用量，降低不良反应发生率，特别是明显改善胃肠道症状与中枢神经系统的副作用。单用时副作用极少，有恶心、呕吐、厌食、强直、失眠、肌痉挛及异常动作等。饭后与食物同服，可避免恶心、呕吐等胃肠道反应。妊娠期间、青光眼、精神病患者禁用。

② 三羟苄基丝氨酰肼（苄丝肼）为外周多巴脱羧酶抑制剂，作用类似卡比多巴。它与左旋多巴按 1:4 制成的复方美多巴用于临床。开始复方美多巴 125mg，3 次/日；然后每 2～3 日增加复方美多巴 125mg，至每日剂量 1250mg 为止。苄丝肼单用时副作用很少，复方多巴制剂表现为左旋多巴的副作用。25 岁以下患者及妊娠者、骨质疏松患者慎服。严重心血管病、器质性脑病、内分泌失调及精神病患者慎用。

（3）多巴胺受体激动剂

① 溴隐亭（Bromocriptine）主要激动 D$_2$ 受体，对 D$_1$ 受体有较弱的阻断作用，对外周 DA 受体也有较弱的激动作用。口服大剂量对黑质－纹状体通路的 DA 受体有较强的激动作用，其疗效与左旋多巴相似。小剂量激动结节漏斗部的 DA 受体，抑制催乳素分泌，因此可用于催乳素分泌过多症和肢端肥大症。溴隐亭对震颤作用明显，对少动、强直远不及复方美多巴。早期 PD 病以小剂量溴隐亭与复方美多巴合并治疗能取得较好疗效。晚期 PD 病患者黑质纹状体神经元减少，对外源性多巴脱羧的能力也有所下降，其代偿功能逐渐丧失，复方美多巴的疗效也逐步减退，加用麦角类 DA 激动剂，由于其作用于受体能进一步提高疗效。剂量与用法：开始每次 0.625mg，每日 1～2 次，每 3～7 日加 0.625mg；或每日 2.5mg，直至每日 7.5～30mg，至最佳疗效的最小剂量为止。用药早期最常见的不良反应有恶心、呕吐，以及眩晕、直立性低血压，甚至昏厥。大剂量可出现红斑性肢痛、幻觉妄想、躁狂、抑郁等运动障碍和精神障碍。长期用药者可出现皮肤网状青斑，偶尔有腹膜后和胸膜纤维增生，减少剂量或停药后所有反应均可逆。有严重精神病史和近期有心肌梗死者禁用，周围血管疾病和消化道溃疡患者慎用。

② 培高利特（Pergolide）对突触后 D$_1$ 和 D$_2$ 受体均有激动作用，作用强，时间久。由于相对作用时间较长，特别适用于 PD 以复方美多巴治疗而疗效减退患者。夜间服用培高利特可以减轻深夜至凌晨这一段时间的症状，对晨起肌紧张异常也有效。对"开关"现象作用明显，能减少"开关"波动，减轻"关"时的症状，增加"开"的时间。用法用量：每日 0.05mg，连用 2 日，然后每间隔 3 日，每日增加 0.1～0.15mg，可连用 12 日，而后每日增加 0.25mg（间隔 3 天）直至效果满意。平均剂量为每日 3mg。常见不良反应有全身疼痛、腹痛、恶心、

消化不良、不自主运动、幻觉、嗜睡、鼻炎、呼吸困难，复视，直立性低血压、房性早搏和窦性心律失常，疲倦、意识模糊等。连续使用副作用可减轻，必要时减量或停药。有心律不齐倾向和严重心脏病的患者及妊娠和哺乳期妇女慎用。

③麦角乙脲（Methylergol Carbamide）为 DA 受体激动剂，主要作用于 $D_2$ 受体，对 $D_1$ 受体有轻度激动作用；作用时间最短（2~3 小时）。该药为水溶性，可注射给药。临床上麦角乙脲一般与复方美多巴合并使用，而不单独使用。剂量与用法：开始剂量为每日 0.05~0.1mg，逐步增加，平均剂量为每日 3.5mg，重症 PD 患者口服药物不能奏效，可用麦角乙脲做静脉滴注，平均剂量 1mg，平均滴注时间为 10 小时。不良反应有恶心、头痛、疲劳、眩晕、反应迟钝、出汗、呕吐等，特别是在治疗开始时，如剂量增加过快，还可出现噩梦、幻觉、类偏执狂反应、模糊状态。还可出现睡眠紊乱、皮肤反应和水肿，以及气短、肾功能异常和运动障碍。严重的动脉性循环异常和既往或现有精神病史者禁用。

④卡麦角林（Cabergoline）是一种长效麦角 DA 受体激动剂，单独用于 PD 的治疗或作为左旋多巴治疗的辅助药物，能改善左旋多巴治疗相关的运动症状波动和运动障碍。卡麦角林与左旋多巴合用可显著减少左旋多巴的用量，单独运用 1 年发现具有与左旋多巴治疗同等效应。

（4）儿茶酚－氧位－甲基转移酶（COMT）抑制剂 COMT 抑制剂则可抑制左旋多巴的降解，使其能以原形形式透过血脑屏障，延长左旋多巴在体内的半衰期，和左旋多巴合用时可提供一个更加稳定、持久的左旋多巴血浆浓度，改善血浆左旋多巴浓度波动所致的运动并发症。

托卡朋（Tolcapone）为选择性 COMT 抑制剂，脑内的左旋多巴的浓度也显著提高，而且在较高水平维持很久。为左旋多巴的辅助用药。对左旋多巴治疗 PD 病时出现的"剂末药效减退"和"开－关现象"有效。成人 100~200mg/次，每日 3 次，必须与 DA 同时服用。约 5%的患者会出现 DA 样不良反应，如运动障碍和幻觉等。但大多比较缓和，减少左旋多巴的量便可避免。COMT 抑制剂可延长患者的运动障碍，但并不加重其程度，减少每日左旋多巴的用量则可以避免。长期应用 COMT 抑制剂所致的非 DA 副作用包括腹泻、头疼、多汗、腹部不适等，其中腹泻最为常见，常常是患者退出实验的原因。有临床研究发现，托卡朋可使患者谷氨酸氨基转移酶（ALT）、天门冬氨酸氨基转移酶（AST）升高，因此，用药后应检测肝功能。由于有用托卡朋后因肝脏受损而死亡的报道，该药在欧洲和加拿大已停止应用。FDA 则要求开始服用托卡朋的 12 周内，每两周做一次肝酶测定，然后，每月 1 次。如果肝酶活性超出正常值，则应停药。肝功能不良者慎用本药。

恩他卡朋（Entacapone）是一种高选择性和强效的 COMT 抑制剂，能显著减少为了使纹状体 DA 浓度提高所需的左旋多巴剂量，增加"开"的时间。每次 200mg，每日 3~4 次，同时口服左旋多巴/苄丝肼。不良反应与托卡朋相似，但目前尚无有关恩他卡朋引起肝脏毒性的报道。

（5）单胺氧化酶－B 抑制剂 司来吉兰（Selegiline）是选择性 MAO－B 抑制剂，使脑内 DA 不易被降解，从而促进脑内 DA 的功能。与左旋多巴合用时，能增加及延长左旋多巴的效果，因此可减少左旋多巴的剂量，并能减少 PD 病的波动。与传统的非选择性单胺氧化酶抑制剂不同，本品不增加酪胺类物质引起的高血压反应。剂量与应用：当已确定左旋多巴的最佳剂量时，可在早晨加服本品 5mg 的起始剂量，如症状严重并有"开关"反应，而每日 5mg 效果不显著，可在每晨增加至 10mg。不良反应可见口干、恶心、低血压、肝脏转氨酶暂时性增高等。偶有焦虑、幻觉、运动障碍等。与左旋多巴合用时易出现上述现象。对本品过敏、非DA缺乏的锥体外系综合征慎用。胃及十二指肠溃疡、高血压、心律失常、精神病患者慎用。

⑥促多巴胺释放药 金刚烷胺（Amantadine）最初作为抗病毒药物，偶然发现其具有抗PD作用。抗PD的详细机制尚不清楚，可能与其增加DA释放，阻断DA重摄取和刺激DA受体有关，并可能有周围性抗胆碱能作用。金刚烷胺可使PD患者的震颤、运动不能、强直症等得到不同程度的改善。该药对运动不能和强直症的疗效优于抗胆碱能药，但抗震颤作用不如抗胆碱能药。金刚烷胺常单独用于轻、中度运动不能和强直而震颤不是主要症状的PD患者的短期治疗，进展期PD患者较少使用。成人每次100mg，早晚各1次，最大剂量每日400mg。用药后数天即可获得最大疗效，6~8周疗效部分减退。主要的不良反应是精神错乱、幻觉、失眠、多梦。与其他抗PD药物联用有可能增加对中枢神经系统的毒性作用，与抗胆碱药合用尤其常见，一般金刚烷胺单独应用较好。

**2. 胆碱受体阻断药** 对震颤和强直有一定效果，但对运动迟缓疗效较差，适用于震颤突出且年龄较轻的患者。常用药物有苯海索（Benzhexol，安坦），每次1~2mg，每日3次；②苯甲托品（Benztropine），每次1~2mg，每日3次，作用均与安坦相似。主要副作用有口干、视物模糊、便秘和排尿困难，严重者有幻觉、妄想。青光眼及前列腺增生患者禁用；因可影响记忆功能，故老年患者慎用。

## 阿尔茨海默病

阿尔茨海默病（Alzheimer's disease，AD），是发生于老年和老年前期、以进行性认知功能障碍和行为损害为特征的中枢神经系统退行性病变，是老年期痴呆的最常见类型，约占老年期痴呆的50%。临床上表现为记忆障碍、失语、失用、失认、视空间能力损害、抽象思维和计算力损害、人格和行为的改变等据统计，65岁以上的老年人约有5%患有AD。随着年龄的增长，患病率逐渐上升，至85岁，每3~4位老年人中就有1名罹患AD。

### 一、病因和发病机制

AD可分为家族性AD和散发性AD。家族性AD呈常染色体显性遗传，多于65岁前起病，现已发现位于21号染色体的淀粉样前体蛋白（amyloid precursor protein，APP）基因，位于14号染色体的早老素1（presenilin 1，PS1）基因及位于1号染色体的早老素2（presenilin 2，PS2）基因突变是家族性AD的病因。对于90%以上的散发性AD，尽管候选基因众多，目前肯定有关的仅有载脂蛋白E（apollipoprotein E，APOE）基因，APOE-4携带者是散发性AD的高危人群。

AD的确切病因有多种假说，其中β-淀粉样蛋白（β-amyloid，Aβ）瀑布假说认为，Aβ的生成与清除失衡是导致神经元变性和痴呆发生的起始事件。家族性AD的三种基因突变均可导致Aβ的过度生成，是该假说的有力佐证。而Down综合征患者因体内多了一个APP基因，在早年就出现Aβ沉积斑块，也从侧面证明了该假说。另一重要的假说为Tau蛋白假说，认为过度磷酸化的Tau蛋白影响了神经元骨架微管蛋白的稳定性，从而导致神经原纤维缠结形成，进而破坏了神经元及突触的正常功能。近年来，神经血管假说提出脑血管功能的失常导致神经元细胞功能障碍，而且Aβ清除能力下降导致认知功能损害。此外，细胞周期调节蛋白障碍、氧化应激、神经免疫炎性机制、线粒体功能障碍等多种假说可能与AD的发病有关，但其在整个AD病理生理过程中所占的比重尚不清楚。

## 二、临床表现

AD 通常隐匿起病，病程呈进行性加重，临床症状可分为两方面，即认知功能减退及其伴随的生活能力减退症状和非认知性神经精神症状。其病程演变大致可以分为轻、中、重三个阶段。

**1. 轻度** 主要表现为记忆障碍。首先出现的是近期记忆减退，常将日常所做的事和常用的一些物品遗忘。随着病情的发展，可出现远期记忆减退，即对发生已久的事情和人物的遗忘，面对生疏和复杂的事情容易出现疲乏、焦虑和消极情绪，还会表现出人格方面的障碍，如不爱清洁、不修边幅、暴躁、易怒、自私、多疑。

**2. 中度** 记忆障碍继续加重，且出现思维和判断力障碍、性格改变和情感障碍，患者的工作、学习新知识和社会接触能力减退，特别是原已掌握的知识和技巧明显衰退。出现逻辑思维、综合分析能力减退，语言重复，计算力下降，还可出现局灶性脑部症状，如失语、失用、失认或肢体活动不灵等。有些患者还可出现癫痫、强直－少动综合征。此时患者常有较多的行为和精神活动障碍，外出后找不到回家的路而走失，有的原来性格内向的患者现在变的易激惹、兴奋欣快、言语增多，而原来性格外向的患者则可变得沉默寡言，对任何事情（原来熟悉的事物、工作和个人爱好）提不起兴趣。甚至出现人格改变，如不注意卫生、仪表，甚至做出一些丧失廉耻的行为，如随地大小便等。

**3. 重度** 上述各项症状逐渐加重，并出现情感淡漠、哭笑无常、言语能力丧失以致不能完成日常简单的活动，如穿衣、进食。终日无语而卧床，与外界（包括亲友）逐渐丧失接触能力。四肢出现强直或屈曲、瘫痪，括约肌功能障碍。患者常因并发肺部及泌尿系感染、褥疮及各脏器衰竭等死亡。轻、中度 AD 患者常无明显的神经系统体征，少数患者有锥体外系体征。重度晚期患者出现神经系统原始反射，如强握反射、吸吮反射等。晚期患者常有肌张力增高，四肢呈持久的屈曲姿态。

> **知识拓展**
>
> 1901 年 11 月，阿罗伊斯·阿尔茨海默医生遇到了一位认知、记忆及理解能力下降的 51 岁女性患者，并对她随访了 4 年。1906 年这名患者去世后，阿尔茨海默医生取得了她的脑切片，发现了 β－淀粉样斑块及神经纤维缠结两种主要病变。同年，阿尔茨海默医生报告了他的重要发现。为了纪念发现者，该病被命名为阿尔茨海默病（Alzheimer disease，AD）。

## 三、药物治疗

### （一）治疗原则

目前对于阿尔茨海默病尚无根治的方法，针对症状的治疗可以在一定时期内改善或延缓疾病的发展。应采取综合治疗手段。非药物治疗非常重要，包括心理调节、智能训练、睡眠管理、康复训练及护理诸多方面。药物治疗包括对认知功能减退和非认知功能即精神症状的治疗，后者主要用精神药物治疗。

**（二）用药原则**

阿尔茨海默病病程长、致病因素多、病理机制复杂且相互交叉，仅阻断某一病理过程而不兼顾其他，未必能产生好的治疗效果。治疗中要考虑到患者的发病阶段、痴呆程度、脑功能损伤程度、遗传因素对药物反应的个体差异，选择适宜的治疗措施。目前治疗阿尔茨海默病的药物主要是改善患者的认知功能。其中胆碱酯酶抑制剂是治疗阿尔茨海默病的首选药物，能改善阿尔茨海默病患者的认知功能，适用于轻度和中度患者。

**（三）药物分类**

**1. 改善认知功能药物** ①胆碱酯酶抑制剂：多奈哌齐、利斯的明、石杉碱甲、多奈哌齐等。②M - 受体激动剂：占诺美林、米拉美林等。③神经细胞生长因子增强剂：AIT 0821、丙戊茶碱等。④脑代谢激活剂：吡拉西坦、茴拉西坦、奥拉西坦、脑活素、盐酸赖氨酸等。

**2. 控制精神症状** 很多患者在疾病的某一阶段出现精神症状，如幻觉、妄想、抑郁、焦虑、激越、睡眠紊乱等，可给予抑郁药物和抗精神病药物，前者常用选择性 5 - HT 再摄取抑制剂，如氟西汀、帕罗西汀、西酞普兰、舍曲林等，后者常用不典型抗精神病药，如利培酮、奥氮平、喹硫平等。

**（四）药物选择**

**1. 胆碱酯酶抑制剂**

（1）他克林 脂溶性高，易透过血脑屏障，对 AChE 有抑制作用，为第一代可逆性胆碱酯酶抑制药。作用机制：①抑制脑内 AChE，增加脑内 ACh 含量。②促进脑内 AChE 的释放。③增加大脑皮质和海马的 N - R 密度。④促进脑组织对葡萄糖的利用，改善学习、记忆能力的降低。治疗轻中度阿尔茨海默病。开始口服（空腹）10mg，每日 4 次，至少持续 6 周。在这一初始阶段中不宜加量，因可能出现延迟发生的 ALT 升高。如未见明显升高，每天用量可增加 40mg，在 6 周期间，最高用量可达 160mg/d，4 次分服。他克林因在肝内进行广泛代谢，因而主要不良反应集中在肝脏，可致 ALT 升高，约在半数接受他克林的患者中发生，大多数在治疗的头 12 周中发生。由于他克林在肝内广泛被细胞色素 P450 酶 CYP1A2 代谢，因此凡是该酶的诱导剂或抑制剂都会和他克林产生相互作用，使他克林的血药浓度下降或升高。他克林可延长氯琥珀胆碱的活性，并具有拮抗非除极肌松药的作用。他克林可用作呼吸兴奋剂，可减轻吗啡治疗所引起的呼吸抑制。

（2）艾斯能（Rivastigmine，卡巴拉汀）胆碱酯酶抑制剂，治疗轻、中度阿尔茨海默型痴呆。服药方法：每日 2 次，与早、晚餐同服。起始剂量：每次 1.5mg，每日 2 次。如患者服用至少 4 周以后对此剂量耐受良好，可将剂量增至 3mg，每日 2 次；当患者继续服用至少 4 周以后对此剂量耐受良好，可逐渐增加剂量至 4.5mg，以至 6mg，每日 2 次。倘若治疗中出现副作用（如恶心、呕吐、腹痛或食欲减退等）或体重下降，应将每日剂量减至患者能够耐受的剂量为止。维持剂量：每次 1.5～6mg，每日 2 次。获得最佳疗效的患者应维持其最高的、且耐受良好的剂量。最高剂量：每次 6mg，每日 2 次。最常见的不良反应为胃肠道反应，包括恶心和呕吐，特别是在加量期。女性患者更易于出现胃肠道反应和体重下降。禁用于严重肝脏损害的患者。可以提高琥珀酰胆碱型肌松剂的作用。因此，在麻醉前应该有合适的间歇期停止服用本品。本品不应与其他拟胆碱药物合用，与抗胆碱能药物合用时可能会干扰其作用。

（3）石杉碱甲（Huperzine A）系由石杉科植物千层塔中提取的一种生物碱。易透过血脑屏障。是可逆性 AChE 抑制剂，还能上调脑组织 M 受体结合容量，增强脑内胆碱能神经元的功能，明显提高额叶、额叶、海马等脑 K 内乙酰胆碱含量。而且可能参与 GABA 能、多巴胺能能系统等多个环节。并通过抗氧化应激和抗细凋亡对神经元产生保护作用，增强脑细胞活力和增强脑血流量，延缓脑衰老。口服，每次 0.1~0.2mg，每日 2 次，疗程 1~2 个月。少数患者给药后见耳鸣、头晕、肌束颤动、出汗腹痛等，个别患者有瞳孔缩小、呕吐、大便增加、视力模糊、心率改变、流涎、思睡等不良反应。严重者可用阿托品对抗。禁用于心绞痛、支气管哮喘、机械性肠梗阻患者。慎用于妊娠妇女。

（4）加兰他敏（Galanthamine）从石蒜科植物中提取的一种生物碱，第二代胆碱酯酶抑制剂。2001 年获得 FDA 批准用于治疗 AD，可显著改善轻中度 AD 患者的认知功能，延缓脑细胞功能减退的进程。用于治疗轻、中度 AD 病。还用于重症肌无力、进行性肌营养不良、脊髓灰质炎后遗症、儿童脑型麻痹、因神经系统疾患所致感觉或运动障碍、多发性神经炎等。治疗 AD 的推荐剂量为每日 30~40mg，分 3 次服，一疗程至少 8~10 周。剂量过大可出现心动过缓、头晕、腹痛、流涎等反应，严重者可用阿托品对抗。偶有过敏反应。治疗 AD 时，大多数患者耐受良好，毒副作用较低；常见的副反应为恶心、呕吐等胃肠道反应，在适应或停药后可消失。支气管哮喘、心绞痛、心动过缓、癫痫、机械性肠梗阻患者禁用。

（5）多奈哌齐（Donepezil）是第二代胆碱酯酶抑制剂，适用于轻、中度阿尔茨海默症。每次 5mg 或 10mg，每日 1 次，睡前服用。3~6 个月为一个疗程。不良反应最常见的是腹泻、恶心和失眠，通常是轻微和短暂的，无需停药，在 1~2 日内可缓解。与拟胆碱药（如氨甲酰甲基胆碱）和其他胆碱酯酶抑制药有协同作用。酮康唑、伊曲康唑、奎尼丁可抑制多奈哌齐代谢，升高其血药浓度。与氯琥珀胆碱类肌松药、抗胆碱药有拮抗作用，故不能合用。苯妥英、苯巴比妥、卡马西平、地塞米松、利福平等药物，可增加多奈哌齐的清除率，降低多奈哌齐的血药浓度。与洋地黄、华法林联用时，要注意调节剂量。

**2. M - 受体激动剂**

（1）占诺美林（xanomeline）是 M - 受体选择性激动剂，目前发现的选样性最高的 $M_1$ 受体激动剂之一。易透过血脑屏障，是皮质和纹状体的摄取率较高。高剂量可明显改善阿尔茨海默病患者的认知功能和动作行为。但因胃肠不适以及心血管方面的不良反应部分患者中断治疗，皮肤给药可避免高剂量用药引起的胃肠不适。

（2）米拉美林（Milameline，RU35926）为非亚型选择性 M 受体部分激动剂。米拉美林对 M 受体有亲和力，对 $M_1$ 和 $M_2$，受体亲和力几乎相同。米拉美林分布广泛，主要从尿排泄。能提高中枢胆碱活性并改善认知能力。主要不良反应有出汗、流涎、恶心、腹泻、低血压、头痛以及尿频。

**3. 神经细胞生长因子增强剂**

（1）AIT 082 是第 1 个进入 Ⅱ 期临床试验用于增强神经再生的药物。用于治疗轻中度老年性痴呆。口服疗效好，能迅速透过血脑屏障，单独一次高剂量给药，持续 7 日有效。主要通过提高受损害或退化的神经元中的神经营养因子水平来增强神经细胞功能。AIT 082 可使培养细胞的神经生长因子和成纤维细胞生长出的 mRNA 表达提高 3 至 5 倍。能刺激轴突生长，改善神经营养素的合成，改善记忆能力，增强认知功能未发现明显不良反应。

（2）丙戊茶碱（Propentofylline）为血管和神经保护药。Ⅲ 期临床试验研究显示，该药具有确切的改善痴呆症状的作用，且有良好的安全性。丙戊茶碱可抑制神经元对腺苷的重摄取及 cAMP 的降解，还可抑制小胶质细胞的过度活跃并降低氧自由基水平，发挥长期的神经保护作用．从而改善和延缓阿尔茨海默病患者的病程进展。常见不良反应有头痛、恶心、腹泻，但持续时间短。

**4. 脑代谢激活剂**

（1）吡拉西坦（Piracetam，脑复康）为脑代谢改善药，属于 GABA 衍生物。具有激活和保护、修复脑细胞的作用，可提高大脑中 ATP/ADP 比值，促进氨基酸和磷脂的吸收、蛋白质合成以及葡萄糖的利用。适用于轻、中度阿尔茨海默症，也可用于急、慢性脑血管病、脑外伤、各种中毒性脑病等多种原因所致的记忆减退及轻、中度脑功能障碍。也可用于儿童智能发育迟缓。用法用量：口服，每次 0.8～1.6g，每日 3 次，4～8 周为一疗程。儿童用量减半。消化道不良反应常见有恶心、腹部不适、纳差、腹胀、腹痛等，症状的轻重与服药剂量直接相关。中枢神经系统不良反应包括兴奋、易激动、头晕、头痛和失眠等，但症状轻微，且与服用剂量大小无关。停药后以上症状消失。偶见轻度肝功能损害，表现为轻度转氨酶升高，但与药物剂量无关。锥体外系疾病，Huntington 舞蹈症者禁用本品，以免加重症状。本品易通过胎盘屏障，故孕妇禁用；本品与华法林联合应用时，可延长凝血酶原时间，可诱导血小板聚集的抑制。

（2）奥拉西坦（Oxiracetam，脑复智）吡拉西坦的类似物，可改善老年性痴呆和记忆障碍症患者的记忆和学习功能。本品可促进磷酰胆碱和磷酰乙醇胺合成，提高大脑中 ATP/ADP 的比值，使大脑中蛋白质和核酸的合成增加。适用于轻中度血管性痴呆、老年性痴呆以及脑外伤等症引起的记忆与智能障碍。口服，每次 800mg，每日 2～3 次。不良反应少见，偶见皮肤瘙痒、恶心、神经兴奋、头晕、头痛、睡眠紊乱，但症状较轻，停药后可自行恢复。轻、中度肾功能不全者应慎用，必需使用本品时，须减量。患者出现精神兴奋和睡眠紊乱时，应减量。

（3）吡硫醇（Pyritinol）通过促进大脑摄取葡萄糖，使脑的糖代谢恢复正常，并增加血流量，从而改善脑电话动及脑功能。正常人服用后脑电图显示中枢神经激活，注意力集中，记忆力明显提高。临床用于治疗老年性痴呆症及脑功能障碍如脑损伤感的意识障碍、儿童学习能力低下等。

（4）脑活素（Cerebrolysin，脑蛋白水解物，活血素）通过血脑屏障，能促进脑细胞蛋白质合成，并影响呼吸链，增强抗缺氧能力，改善脑内能量代谢，激活腺苷酸环化酶和催化其他激素系统；提供神经递质、肽类激素及辅酶的前体。用于脑血管病、脑动脉硬化、脑外伤后遗症、脑软化、脑卒中后遗症、大脑发育不全、痴呆或老年性痴呆、以记忆力衰退为主要表现的神经衰弱等。颅脑手术后、脑震荡后遗症、顽固性抑郁及癫痫等亦可用。用量用法，静脉注射：每次 10ml。常用静滴，以本品 10～30ml 加入等渗盐水 250ml 中缓慢滴注，1～2 小时滴完。开始时每日 1 次，随后每周 2～3 次或每日 1 次滴注，连用 8～10 日。可根据病情，10～20 次为 1 疗程。皮下注射：每次 2ml；肌内注射每次 5ml。一般对本品能很好耐受。如注射速度过快，可能引起发热，偶有过敏反应，如恶寒寒战等。严重肾功能不全者及孕妇禁用。过敏体质者慎用。

（5）盐酸赖氨酸（Lysine）人体 8 种必需氨基酸之一，能促进人体发育、增强免疫功能，并有提高中枢神经组织功能的作用。临床上多用于由于赖氨酸缺乏所致发育不良、食欲不振、低蛋白血症、衰弱以及脑动脉硬化、老年性痴呆、记忆力减退、各种颅脑损伤等。用法用量，口服。成人，每次 300mg。小儿，2 岁以下每次 100mg，2～9 岁每次 200mg，10 岁以上同成人剂量，每日 1～2 次，溶于水、牛奶、奶糕或稀粥中服用。对本品过敏者禁用，肝肾功能严重不全者禁用。

## 案例解析

**案例 4-6 解析：**

患者老年男性，慢性起病，右手震颤 1 年，伴步态不稳半年为主要表现。查体：面部无表情，四肢肌力 V 级，双下肢肌张力稍高，右手震颤，双侧肱二头肌腱反射（++），双下肢膝腱反射（+）。双侧病理征阴性。颈软，感觉未见异常。慌张步态。诊断为帕金森病。给予低盐低脂饮食，减轻震颤、神经保护、营养神经等治疗。口服多巴丝肼片 62.5mg，每日 2 次；神经节苷脂注射液 40mg，每日 1 次，静脉滴注。

## 本 节 小 结

1. 帕金森病（PD）是一种常见的中老年的神经系统变性疾病，主要病变在黑质-纹状体多巴胺能神经通路，是因纹状体内缺乏多巴胺所致。临床上以静止性震颤、运动迟缓、肌强直和姿势平衡障碍为主要特征。

2. 抗帕金森病药分为拟多巴胺药和胆碱受体阻断药两类。拟多巴胺类药有①多巴胺的前体药：左旋多巴。②芳香氨基酸脱羧酶抑制剂：卡比多巴、苄丝肼。③多巴胺受体激动药：溴隐亭、培高利特。④儿茶酚氧位甲基转移酶抑制剂：托卡朋、恩他卡朋。⑤单胺氧化酶-B 抑制剂：司来吉兰。⑥促多巴胺释放药：金刚烷胺。胆碱受体阻断药有苯海索、苯甲托品等。

3. 阿尔茨海默（AD）是发生于老年和老年前期、以进行性认知功能障碍和行为损害为特征的中枢神经系统退行性病变。目前对于 AD 尚无根治的方法，应采取综合治疗手段。非药物治疗非常重要，包括心理调节、智能训练、睡眠管理、康复训练及护理诸多方面。药物治疗包括对认知功能减退和非认知功能即精神症状的治疗。常用药物有①胆碱酯酶抑制剂：多奈哌齐、利斯的明、石杉碱甲、多奈哌齐等。②M-受体激动剂：占诺美林、米拉美林等。③神经细胞生长因子增强剂：AIT0821、丙戊茶碱等。④脑代谢激活剂：吡拉西坦、茴拉西坦、奥拉西坦、脑活素、盐酸赖氨酸等。

**思考题**

1. 治疗缺血性脑血管病的药物有哪几类？各类药物的特点是什么？
2. 使用溶栓药的适应证和注意事项有哪些？
3. 常用的脱水药有哪些，各自的特点是什么？
4. 抗癫痫药物的用药原则有哪些？
5. 癫痫的药物治疗过程中增减药物、停药及换药的原则？
6. 偏头痛的治疗原则和常用药物有哪些？
7. 重症肌无力危象的种类及处理原则。
8. 左旋多巴和卡比多巴合用治疗帕金森病理论依据是什么？
9. 治疗阿尔茨海默病的药物有哪些？

（张晓双）

# 第五章　精神疾病的药物治疗

## 学习导引

### 知识要求
1. **掌握**　精神分裂症、各种心境障碍、各种神经症及睡眠障碍的药物治疗原则。
2. **熟悉**　精神分裂症、各种心境障碍、神经症及睡眠障碍的临床表现。
3. **了解**　精神分裂症、各种心境障碍、神经症及睡眠障碍的病因和发病机制。

### 能力要求
1. 熟练掌握精神分裂症、各种心境障碍、各种神经症及失眠症的药物治疗技能；
2. 学会应用抗精神分裂症药物、抗抑郁药物、心境稳定剂及镇静催眠药物解决患者各种精神问题。

## 第一节　精神分裂症

### 案例解析

**案例 5-1：**

女，20岁，因工作紧张，精神压力大起病，表现妄闻多疑2月余入院。病前性格特征不明显。入院体检及其他检查正常。精神检查有敌意，意识清，有真性言语性听幻觉，有关系妄想、被害妄想、被跟踪妄想及妄想心境，情绪不稳易激惹，病理性意志活动增强，无自知力。诊断为精神分裂症。利培酮治疗第1日1mg，第2日2mg，第4日3mg，第4日起，患者接触改善，能暴露内心体验，1周幻觉减少，妄想动摇，2周症状基本缓解，继续治疗至3周余症状消失，维持治疗病情稳定。

**问题：**

1. 精神分裂症的治疗措施包括哪些？
2. 利培酮作用特点是什么？

精神分裂症（schizophrenia）是由一组精神症状所组成的临床综合征，精神分裂症多起病于青壮年，病程多迁延。表现在感知、思维、情感、意志行为等方面的精神活动出现障碍和精神活动之间的完整性出现不协调。

## 一、病因与发病机制

### （一）病因

精神分裂症的病因尚未完全阐明。遗传因素、心理社会因素等因素在精神分裂症的发病中均起重要作用。遗传因素研究资料显示，本病有家族聚集性，患者家族中患病者为一般人群的数倍。心理社会因素中，多数患者性格内向、孤僻、敏感多疑；有些患者起于精神刺激，如失恋、离婚、亲人死亡或存在长期精神压力。

### （二）发病机制

精神分裂症的发病机制尚未完全阐明。有关精神分裂症的神经生化研究形成了多巴胺（DA）假说、5－羟色胺（5－HT）假说、谷氨酸假说，其中最主要的是 DA 假说和 5－HT 假说，精神分裂症可能与脑内多巴胺功能增强有关，也可能与 5－HT 功能增强有关。另外有些精神分裂症还与神经发育和大脑结构异常等因素有关，在胚胎期大脑发育过程中出现了某种神经病理性改变，主要是新皮质形成期神经细胞从大脑深部向皮质迁移过程中出现紊乱，导致心理整合功能异常。

根据临床症状，可分为Ⅰ型和Ⅱ型精神分裂症。Ⅰ型精神分裂症以阳性症状为特征，生物学基础是多巴胺功能亢进，Ⅱ型精神分裂症以阴性症状为主，多巴胺功能没有特别变化。

## 二、临床表现

精神分裂症的临床症状复杂多样，不同个体、不同疾病类型、处于疾病的不同阶段临床表现可有很大差异。

前驱期症状，指在明显的精神症状出现前，患者出现一些非特异性症状，出现情绪、认知、对自我和外界感知、行为、躯体改变。

显性期症状，感知觉障碍，最突出的是幻觉，以幻听最常见；联想障碍，联想散漫无序、思维破裂、语词新作；各种妄想；情感障碍，情感淡漠、情感不协调或情感倒错；意志与行为障碍，意志缺乏、散懒、社会性退缩，行为怪异。

按症状可分为阳性症状和阴性症状。阳性症状如妄想、幻觉、思维紊乱；阴性症状如思维贫乏、情感淡漠、意志减退、社交能力显著降低等。

按临床症状划分为几个亚型：偏执型，以持久存在的妄想和幻听为主要临床表现，病情发展缓慢，疗效较好；青春型，多在青春期发病，以思维、情感和行为明显的互不协调为主要临床表现；紧张型，急性发病，可交替出现紧张性木僵和紧张性兴奋；单纯型，起病隐匿，发展缓慢，以阴性症状为主要表现，预后差；未分化型，具有明显的阳性症状，但又不符合上述各型诊断标准或为其混合形式者。

## 三、药物治疗

### （一）治疗原则

精神分裂症是一种慢性疾病，其治疗与康复需要相当长的时间，对精神分裂症要采取综合治疗，长期治疗。

精神分裂症的治疗目前仍以抗精神病药物治疗为主，且剂量和疗程足够，必要时可进行电抽搐治疗，以控制紧张症状群和兴奋冲动。

在缓解期结合心理治疗和社会康复治疗。心理治疗可以帮助患者改善精神症状，增强治疗依从性，改善患者人际关系，恢复期的心理治疗可改变患者病态认知，提高重返社会的适应能力。社会康复治疗包括让患者参加工作、劳动、娱乐、体育活动等，还包括对患者亲属进行健康教育，向公众普及精神卫生知识，让全社会的人给予精神分裂症患者更多的理解、关心和帮助。

### （二）用药原则

精神分裂症的药物治疗分为急性期、巩固期、维持期治疗三个阶段。

**1. 急性期**　应保持足够的药物治疗 6~8 周，以迅速控制患者的精神症状为主要目的。原则上采用单一药物治疗，从小剂量开始，缓慢增加剂量，避免严重不良反应的发生。根据精神症状及个体特征，选用合适的抗精神病药物，实现个体化用药。换药原则，合适剂量治疗最短起效时间为 4~6 周，如果无效可换用不同化学结构或药理作用的抗精神病药物。

**2. 巩固治疗期**　原则上维持急性期的药物剂量，巩固期治疗疗程一般持续 3~6 个月。

**3. 维持治疗期**　酌情调整剂量，维持病情稳定，减少药物不良反应发生，提高治疗依从性，治疗疗程至少维持 2 年以上，反复多次发作者宜长期服药。

### （三）药物分类

**1. 按化学结构分类**　①吩噻嗪类：氯丙嗪、奋乃静、氟奋乃静、三氟拉嗪、硫利达嗪等。②丁酰苯类：氟哌利多、氟哌啶醇等。③硫杂蒽类：氟哌噻吨等。④苯甲酰胺类：舒必利等。⑤苯二氮䓬类：氯氮平等。⑥苯并异噁唑衍生物：利培酮。

**2. 按药理作用分类**　按药理作用主要分为第一代抗精神病药和第二代抗精神病药。第一代抗精神病药又称为典型抗精神病药物，包括吩噻嗪类、丁酰苯类、硫杂蒽类等。第二代抗精神病药又称为非典型抗精神病药物，包括苯二氮䓬类，苯并异噁唑衍生物、喹硫平等。

### （四）药物选择

以幻觉、妄想等阳性症状为主要表现的患者，可选择第一代和第二代抗精神病药；以淡漠退缩、主动性缺乏等阴性症状为主要表现的患者，首选第二代抗精神病药物，也可选择第一代精神病药物如舒必利、氟奋乃静、三氟拉嗪等；以兴奋、激越为主要变现的患者选用有镇静作用的第一代精神病药物如氟哌啶醇、氯丙嗪肌内注射，或第二代抗精神病药物口服合并苯二氮䓬类药物注射；伴有抑郁症状的精神分裂症患者，宜选用第二代抗精神病药物，或第一代抗精神病药物如舒必利、硫利达嗪；若单用抗精神病药物不能完全改善症状时可合并使用抗抑郁药物；伴有躁狂症的精神分裂症患者，可首选第二代抗精神病药，也可选择第一代抗精神病药物如氟哌啶醇、氯丙嗪等，若治疗无效可合并使用心境稳定剂如碳酸锂、丙戊酸钠或卡马西平；以紧张症状群（木僵状态）为主的患者，首选舒必利静脉滴注或肌内注射，3~5 日内用至治疗剂量（每日 200~600mg），持续 1~2 周，若治疗有效，则继续口服舒必利或第二代抗精神病药物。

**1. 第一代抗精神病药**　第一代抗精神病药，主要阻断多巴胺 $D_2$ 受体，能改善精神分裂症患者的阳性症状，但对阴性症状如淡漠、孤僻、少语和思维贫乏等疗效差，且出现坐立不安、流涎、颤抖、动作迟缓等锥体外系反应。锥体外系反应可用抗胆碱药对抗。

（1）吩噻嗪类　临床上常用的制剂有氯丙嗪、奋乃静、氟奋乃静、三氟拉嗪、硫利达嗪等。吩噻嗪类可通过阻断中脑边缘系统及中脑－皮层通路的多巴胺 $D_2$ 受体，产生较强抗精神病作用。主要用于治疗精神分裂症，也可治疗躁狂症及其他精神病伴有的兴奋躁动、紧张和妄想等症状。常见不良反应有口干、上腹部不适、便秘、视物不清、乏力、嗜睡、体位性低血压，偶见泌乳、乳房肿大、肥胖、闭经等，长期大量使用可引起锥体外系反应。有癫痫史、严重肝功能损害患者禁用，伴有心血管病老年患者慎用。氯丙嗪可加强全身麻醉药、镇静催眠药、镇痛药及乙醇等的中枢抑制作用，故与上述药物合用需减量。氯丙嗪（Chlorpromazine），每次 50mg，每日 2 次，口服，逐渐递增，1 个月内增至每日 200～300mg，观察 1 周若无效，将剂量增至每日 300～400mg，最多递增至每日 400～600mg。对兴奋躁动的急性病例或拒服药物患者、口服用药不能控制症状的患者，常用氯丙嗪肌内注射给药或静脉滴注每次 25～50mg，极量每次 100mg，每日 400mg。奋乃静（Perphenazine），每次 5～10mg，隔 6 小时 1次或酌情调整，口服。氟奋乃静（Fluphenazine），成人常用剂量每次 2mg，每日 1～2 次，逐渐递增，日服总量可达 20mg。三氟拉嗪（Trifluoperazine），每次 5～10mg，每日 15～30mg，必要时可逐渐递增至每日 45mg，口服。硫利达嗪（Thioridazine），开始每次 25～100mg，每日 3次，口服，然后根据病情逐渐递增至充分治疗剂量 100～200mg。部分患者可出现心电图改变，必要时定期检查心电图（表 5－1）。

**表 5－1　常用吩噻嗪类药物作用比较**

| 药名 | 抗精神病作用 | 镇静作用 | 镇吐作用 | 降压作用 | 锥体外系反应 |
|---|---|---|---|---|---|
| 氯丙嗪 | ＋＋ | ＋＋＋ | ＋＋ | ＋＋＋ | ＋＋ |
| 奋乃静 | ＋＋＋ | ＋＋ | ＋＋＋ | ＋＋ | ＋＋＋ |
| 氟奋乃静 | ＋＋＋＋ | ＋ | ＋＋＋ | ＋ | ＋＋＋ |
| 三氟拉嗪 | ＋＋＋ | ＋ | ＋＋＋ | ＋ | ＋＋＋ |
| 硫利达嗪 | ＋＋ | ＋＋ | ＋ | ＋＋ | ＋ |

（2）丁酰苯类　临床上常用的制剂有氟哌啶醇（Haloperidol）和氟哌利多（Droperidol）。氟哌啶醇等同剂量时阻断多巴胺受体的作用为氯丙嗪的 20～40 倍，抗精神病作用强而持久，主要用于各种急慢性精神分裂症，特别适合于急性青春型和伴有敌对情绪及攻击行为的偏执型精神分裂症。亦用于对吩噻嗪类无效的其他类型或慢性精神分裂症，成人开始剂量每日 2～4mg，分 2～3 次，口服，逐渐增加至常用量每日 10～40mg，维持剂量每日 4～20mg。多见锥体外系反应、长期使用可引起迟发性运动障碍，尚可引起失眠、头痛、口干等。可影响肝功能，停药后逐渐恢复。大剂量长期使用可引起心律失常、心肌损伤，心功能不全者禁用，震颤麻痹或严重中毒性中枢神经抑制患者不宜使用。氟哌利多体内代谢快，作用维持时间短，用于治疗精神分裂症的急性精神运动性兴奋躁狂状态。每日 10～30mg，分 1～2 次肌内注射。锥体外系反应较重且常见，在儿童和青少年易发生急性肌张力障碍，有帕金森史者禁用，可出现口干、视物模糊、乏力、便秘、出汗及血浆中泌乳素浓度增加等。肝功能不全、高血压、心功能不全及休克患者慎用。

（3）硫杂蒽类　氟哌噻吨（Flupentixol）抗精神病作用与氯丙嗪相似，有较强镇静作用，恢复期患者长期用药可预防复发，对慢性患者可改善症状，对精神发育迟滞、老年痴呆等伴发精神症状有效。初始每次 15mg，每日 1 次，口服，根据病情逐渐增加剂量，必要时可增至每日 40mg；维持剂量 5～20mg，每日 1 次。不宜用于兴奋、躁动患者；有惊厥史者、严重心、肝、肾功能不全者禁用。妊娠与哺乳期妇女禁用。

（4）苯酰胺类 舒必利（Sulpiride）具有抗精神病作用、镇静作用和镇痛作用等，对感觉运动方面神经系统疾病及精神运动行为障碍具有良效，主要治疗舞蹈病、抽动－秽语综合征、老年性精神病等。开始每日 300～600mg，可缓慢增至每日 600～1200mg，口服。增量过快时可有一过性心电图改变、血压升高或降低、胸闷、脉频等，有时见轻度的锥体外系反应，应减少剂量或合用抗震颤麻痹药。孕妇、新生儿应慎用，幼儿禁用，严重心血管疾患、低血压者和肝功能不全者慎用，嗜铬细胞瘤患者禁用。

**2. 第二代抗精神病药** 主要阻断 5－羟色胺 2A（5－HT$_{2A}$）受体和多巴胺 D$_2$受体，可明显减少精神分裂症的阳性症状，同时还可以改善阴性症状，情感症状和认知损害，较少产生锥体外系不良反应，可引起催乳素水平升高，体重增加。

（1）利培酮（risperidone） 为苯并异噁唑类衍生物，低剂量时可阻断中枢的 5－HT$_2$受体，大剂量时又可阻断多巴胺 D$_2$受体。不与胆碱能受体结合。全面解除精神分裂症患者的阳性和阴性症状的作用优于氟哌啶醇。对急性精神分裂症患者，比氟哌啶醇更有效。对中枢系统的 5－羟色胺和多巴胺拮抗作用的平衡可以减少发生锥体外系不良反应的可能。适用于治疗精神分裂症，特别是对阳性和阴性症状及其伴发的情感症状（如焦虑、抑郁等）有较好疗效。对急性期治疗有效的患者，在维持期，可继续发挥临床疗效。初始剂量每次 1mg，每日 2 次，口服，剂量递增，第 3 日为 3mg，以后每周调整 1 次剂量，最大疗效剂量为每日 4～6mg；老年患者起始剂量为每次 0.5mg，每日 2 次。15 岁以下儿童禁用，孕妇及哺乳期妇女不宜使用，老年人、心、肝、肾疾病患者剂量应减少。慎用于驾驶车辆和从事机械操作者。

（2）氯氮平（Clozapine） 为二苯二氮䓬类广谱抗精神病药，作用于中脑边缘系统的多巴胺受体，抑制多巴胺与 D$_1$、D$_2$受体结合，对黑质纹状体的多巴胺受体影响减少，能抑制 5－HT$_2$受体，并能直接抑制中脑网状结构上行激活系统，具有强大的镇静催眠作用。适用于难治性精神分裂症，对精神分裂症的阳性和阴性症状有较好疗效。氯氮平易引起粒细胞减少，不作为精神分裂症的首选用药。可用于其他两种抗精神病药充分治疗无效或不能耐受其他药物治疗时。还可用于治疗躁狂症，晚期抗帕金森病药物诱发的精神症状等。开始每次 25mg，每日 1～2 次，口服，然后每日增加 25～50mg，若耐受性好，在开始治疗的两周末将 1 日总量增至 300～450mg。粒细胞减少症或缺乏是氯氮平最易发生的严重不良反应，治疗之前与治疗后每 1 周应进行血细胞分类与计数检查。当白细胞总数低于 3500/mm$^3$时不应开始或继续进行治疗。中枢神经处于明显抑制状态、曾有骨髓抑制或血细胞异常者禁用氯氮平，闭角型青光眼、前列腺增生、痉挛性疾病、心血管病患者慎用。

（3）奥氮平（Olanzapine） 是一种新的非典型神经安定药，具有拮抗多巴胺受体、5－HT 受体和胆碱受体的作用，在减少精神分裂症阳性症状方面更有效，奥氮平不会发生粒细胞缺乏症。适用于有严重阳性症状或阴性症状的精神分裂症和其他精神病的急性期及维持期。亦可用于缓解精神分裂症及相关疾病常见的继发性情感症状。每日 10～15mg，口服，可根据患者情况调整剂量至每日 5～20mg，老年人、女性、非吸烟者、有低血压倾向者、严重肾功能损害或中度肝功能损害者，起始剂量为每日 5mg，如需加量，每次递增 5mg，间隔至少 1 周。常见的不良反应有嗜睡、体重增加。禁用于闭角型青光眼。孕妇及哺乳期妇女不宜使用，慎用于有低血压倾向的心血管及脑血管患者、癫痫病患者、肝功能损害者、前列腺肥大者、麻痹性肠梗阻患者，各种原因引起的血细胞及中性粒细胞降低及骨髓抑制的患者。服药期间避免驾驶车辆和从事机械操作。

（4）喹硫平（Quetiapine） 为脑内多种神经递质受体拮抗剂。主要通过阻断中枢多巴胺 D$_2$

受体和 5 - HT$_2$受体发挥抗精神病作用，适用于各型精神分裂症，不仅对阳性症状有效，而且对阴性症状也有一定效果，可以减轻与精神分裂症有关的情感症状如抑郁、焦虑及认知缺陷症状。成人起始剂量为每次 25mg，每日 2 次，口服，每隔 1~3 日每次增加 25mg，逐渐增至治疗剂量每日 300~600mg，分 2~3 次服用。常见不良反应为头晕、嗜睡、直立性低血压等。以下情况禁用：心衰、心肌梗死、传导异常等心血管疾病；缺血性心脏病患者；脑血管疾病患者；昏迷、白细胞减少、甲状腺疾病及癫痫患者；肝、肾功能不全患者；孕妇及哺乳期妇女；脱水、低血容量、抗高血压药物治疗等可诱发低血压的状态。用药期间不宜驾驶车辆及高空作业。

（5）阿立哌唑（Aripiprazole） 是多巴胺的平衡稳定剂，与多巴胺 D$_2$、D$_3$、5 - HT$_{1A}$、5 - HT$_{2A}$受体有很高的亲和力，主要通过对多巴胺 D$_2$和 5 - HT$_{1A}$受体的部分激动作用及对 5 - HT$_{2A}$的拮抗作用来产生抗精神分裂症作用。适用于治疗各种类型的精神分裂症。推荐用法为第一周起始剂量每次 5mg，每日 1 次，口服，第二周为每日 10mg，第三周为每日 15mg，之后根据个体疗效和耐受情况调整剂量，有效剂量范围每日 10~30mg，最大剂量不应超过每日 30mg。不良反应较轻，体重增加、锥体外系反应发生率低，患者耐受性比较好。慎用于心血管疾病患者、脑血管疾病患者及诱发低血压的情况，慎用于有癫痫病史者。

## 案例解析

**案例 5 - 1 解析：**

1. 精神分裂症的治疗措施包括抗精神病药物治疗、心理治疗和社会康复治疗。

2. 该病例起病有诱因，分裂性格不明显，起病急，病期短，阳性症状突出，情感症状明显。利培酮属于非典型抗精神病药，是 5 - HT 与 DA 受体平衡调节剂，由于其对 5 - HT 的作用，对情感症状有肯定作用，适用于治疗精神分裂症，特别是对阳性和阴性症状及其伴发的情感症状（如焦虑、抑郁等）有较好疗效。对急性期治疗有效的患者，在维持期，可继续发挥临床疗效。

## 本节小结

1. 精神分裂症应坚持长期综合治疗，在急性期，以抗精神病药物治疗为主，在慢性阶段结合心理治疗和社会康复治疗。

2. 精神分裂症的药物治疗分为急性期、巩固期、维持期治疗三个阶段。原则上采用单一药物、小剂量开始、缓慢增加剂量、个体化用药原则。合适剂量治疗最短起效时间为 4~6 周，如果无效可换用不同化学结构或药理作用的抗精神病药物。

3. 目前临床上使用的抗精神病药物主要有二大类：① 第一代抗精神病药物，主要阻断多巴胺 D$_2$受体，能改善精神分裂症患者的阳性症状，但对阴性症状疗效差，且易出现锥体外系反应；②第二代抗精神病药物，主要阻断 5 - 羟色胺 2A 受体和多巴胺 D$_2$受体，可明显减少精神分裂症的阳性症状，同时还可以改善阴性症状、情感症状和认知损害，较少产生锥体外系不良反应，可引起催乳素水平升高，体重增加。

## 第二节  心境障碍

**案 例 解 析**

**案例 5 - 2：**

男性患者，32 岁，手臂上可见割痕。患者描述自己存在易激惹及心境改变，持续数小时或数天，伴有睡眠减少、食欲下降及注意力不集中。他很容易被激怒，同时体验到思维奔逸及目标导向活动的增加。他将自己的心境描述为"抑郁"，称自己的工作及人际关系受到了严重损害，并承认在过去曾多次自杀未遂。

**问题：**

该患者的治疗用药如何选择？如何制定用药策略？

心境障碍又称为情感性精神障碍，是指由各种原因引起的以显著而持久的心境或情感改变为主要特征的精神疾病，常伴有相应的思维和行为异常，有反复发作的倾向。临床上主要表现为情感高涨或低落，伴有相应的认知和行为改变，可有精神病样症状，如幻觉、妄想。

### 一、病因与发病机制

#### （一）病因

本病的病因尚不清楚，大量研究提示遗传因素、心理社会因素对本病的发生有明显影响。遗传因素在心境障碍发病中占有重要地位，家系研究显示，心境障碍患者中有家族史者为 30% ~41.8%，血缘关系越近，患病概率也越高，且存在发病逐代提早、疾病逐代加重的早期遗传现象，但分子遗传学研究及遗传方式研究尚无定论。心理社会因素方面，应激性生活事件与心境障碍，尤其与抑郁症的关系较为密切，抑郁症发病前 92% 有促发生活事件，如丧偶、离婚、婚姻不和谐、失业、严重躯体疾病、家庭成员患重病或突然病故等，均可导致抑郁症的发生。经济状况差、社会阶层低下者易患本病。

#### （二）发病机制

神经递质研究初步证实了某些中枢神经递质以及相应受体功能的改变，如 5 - 羟色胺（5 - HT）、去甲肾上腺素（NE）、多巴胺（DA）等，可能与心境障碍的发生有关。单胺假说认为，中枢神经递质中的儿茶酚胺、5 - HT 不足是抑郁症的病因，故能增加中枢神经细胞突触间隙中 NE 和 5 - HT 的药物可能发挥抗抑郁作用。

### 二、临床表现

**1. 抑郁发作**  抑郁发作以情绪低落、思维迟缓、意志活动减退和躯体症状为主要临床表现。临床表现可由轻度发展到重度。情绪低落是中心症状，表现为悲观失望、对日常活动丧失兴趣和愉快感，精力明显减退，无明显原因的持续疲乏感，严重者甚至反复出现自杀念头或行为。思维迟钝表现为言语明显减少，自我评价过低或自责负罪，可达妄想程度，常自觉思考能力明显下降。动作减少表现为行为动作缓慢或减少，严重者达到木僵程度。伴随的心理症状表现为激惹、紧张不安或焦虑；伴随的精神病症状主要是幻觉和妄想；伴随的躯体症状主要有睡眠障碍、食欲减退、体重下降、便秘、性欲减退、阳痿、闭经和身体各部位的疼痛、乏力等。

**2. 躁狂发作**　躁狂发作以情绪高涨、思维奔逸和活动增加为主要临床表现。情绪高涨是躁狂症的主要临床表现，常表现为自我感觉良好，自我评价过高，可达妄想程度。有的以易激惹、发怒为主要症状。思维奔逸表现为联想迅速、言语明显增多、注意力不集中等。动作增多表现为整日忙碌不停、行为轻率、甚至不顾后果或冒险。

**3. 双相情感障碍**　双相情感障碍是既有躁狂发作，又有抑郁发作的一类心境障碍，躁狂发作表现为心境高涨、精力充沛和活动增加，抑郁发作表现为心境低落、精力减退和活动减少，病情严重者在发作高峰期还可出现幻觉、妄想、紧张综合征等精神病性症状。躁狂和抑郁常反复循环或交替出现，也可以混合方式存在。

## 三、药物治疗

### （一）治疗原则

**1. 控制目标**

（1）抑郁症　减轻患者病痛，提高生活质量，恢复社会功能，降低自杀风险，预防疾病复发。

（2）躁狂症　减少过度活动及体力消耗，避免伤害自己和他人，帮助患者建立良好的人际关系，同时实施心理干预。

（3）双相情感障碍　控制疾病的发作，巩固疗效和预防复发。

**2. 药物治疗**　心境障碍以药物治疗为主，根据不同临床类型选用抗抑郁药物和心境稳定剂治疗。药物治疗中遵循长期治疗原则和家属共同参与治疗的原则，以尽可能减少复发。

**3. 电抽搐治疗**　对急性重症躁狂发作或对锂盐治疗无效的躁狂发作者、有严重消极自杀企图或抗抑郁药物治疗无效的抑郁发作者可辅以电抽搐治疗。

**4. 心理治疗**　心理治疗应贯穿治疗的全过程，以提高疗效和治疗依从性，改善社会功能和提高生活质量。

### （二）用药原则

**1. 抑郁发作的药物治疗**　①早发现，早治疗原则，若在轻度抑郁时及早发现并及早治疗，预后较好，治疗时间较短。②剂量逐步递增原则，尽可能使用最低剂量，减少不良反应，提高服药依从性。小剂量疗效不佳时，根据不良反应和耐受性逐渐增加至足量，使用足够长的疗程（4~6周以上）。停药时逐渐缓慢减量，不能骤停，避免出现"撤药综合征"。③换药和联合用药原则，当使用一种药物疗效差或无疗效，可考虑换用作用机制不同的另一类药物。当换药无效时，可考虑2种抗抑郁药联合使用。④倡导全程治疗原则，包括急性期、巩固期和维持期治疗。急性期治疗6~8周，巩固期治疗4~6个月，维持期治疗因人而异，第一次发作主张维持治疗6~12个月，第二次发作3~5年，第三次发作，应长期维持治疗。

**2. 躁狂发作的药物治疗**　躁狂发作的药物治疗以心境稳定剂为主，必要时联用抗精神病药物或苯二氮䓬类药物。遵循个体化合理用药和全程治疗等原则。

**3. 双相情感障碍药物治疗**　心境稳定剂基础性治疗原则，不论双相情感障碍为何种临床类型，都必须以心境稳定剂为主要治疗药物。联合治疗原则，根据病情需要联合用药，可以两种或多种心境稳定剂联合使用，也可以心境稳定剂与苯二氮䓬类药物、抗精神病药物、抗抑郁药物联合使用。联合用药时，要了解药物对代谢酶的诱导或抑制产生的药物相互作用。一种药物疗效不好，可换用或加用另一种药物。定期监测血药浓度，评估疗效及不良反应。

### （三）药物分类

**1. 抗抑郁药物**　常用的抗抑郁药物有三环类抗抑郁药，阿米替林、氯米帕明、丙咪嗪等；选择性 5 - 羟色胺再摄取抑制剂，氟西汀、氟伏沙明、舍曲林、帕罗西汀等；5 - HT 和 NE 再摄取抑制剂，文拉法辛、度洛西汀、米拉西普兰等；NE 及特异性 5 - HT 能抗抑郁药，米氮平、米安色林等；5 - HT 受体拮抗剂/再摄取抑制剂，曲唑酮、奈法唑酮；选择性去甲肾上腺素再摄取抑制剂，马普替林、瑞波西汀等；NE 和 DA 再摄取抑制剂，安非他酮等。

**2. 抗躁狂药物**　常用的抗躁狂药物有锂盐，抗癫痫药物，抗精神病药物，苯二氮䓬类药物。

**3. 抗双相情感障碍药物**　心境稳定剂包括碳酸锂及抗癫痫药丙戊酸钠、卡马西平。候选的心境稳定剂包括抗癫痫药，如拉莫三嗪、加巴喷丁以及第二代抗精神病药物，如氯氮平、奥氮平、喹硫平与利培酮等；苯二氮䓬类药物；第一代抗精神病药物。增效剂，如钙通道阻滞剂、甲状腺素、5 - HT$_{1A}$受体拮抗剂（如丁螺环酮）等。

### （四）药物选择

**1. 抗抑郁药物**　大多数抗抑郁药物通过作用于单胺类递质的代谢及其受体而发挥作用，即通过抑制 5 - HT 及 NE 的再摄取、抑制单胺氧化酶活性，或减少脑内 5 - HT 及 NE 的氧化脱氨降解，从而使脑内受体部位的 5 - HT 及 NE 含量增高而发挥抗抑郁作用。

（1）三环类抗抑郁药（tricyclic antidepressants，TCAs）临床常用的制剂有丙咪嗪（Imipramine）、氯米帕林（Clomipramine）、阿米替林（Amitriptyline）、多塞平（Doxepin），非选择性抑制 NE 和 5 - HT 的再摄取，增强中枢 5 - HT 及 NE 能神经的功能而发挥抗抑郁作用。适用于各种类型抑郁症，失眠及焦虑症状突出者，宜选用三环类抗抑郁药物。不良反应有过度镇静、抗胆碱能反应及心血管系统反应，常见口干、便秘、视物模糊、排尿困难、心动过速、体位性低血压和心律失常等，偶见血液系统及肝功能异常。急性心梗、心律失常、前列腺肥大、闭角型青光眼患者禁用，严重心、肝、肾功能疾病、低血压患者及孕妇慎用，长期大剂量使用时，应定期检查血常规和肝功能。丙咪嗪作用发生很快（1～2 小时），但服药 2～3 周后才能发挥临床抗抑郁疗效。成人每次 12.5～25mg，每日 3 次，口服，年老体弱者一次量从 12.5mg 开始，逐渐增加剂量，极量每日 0.2～0.3g。丙咪嗪血药浓度有较大个体差异，应监测血药浓度调整剂量。氯米帕林，每次 25mg，每日 3 次，口服，1 周内渐增至最适宜的治疗量。最大剂量为每日 250mg，症状好转后，改为维持剂量，每日 50～100mg。老年患者，开始每日 10mg，逐渐增至每日 30～50mg，然后改为维持剂量，每日不超过 75mg。小儿口服，每日 10mg，10 日后，5～7 岁儿童增至 20mg，8～14 岁增至 20～25mg，14 岁以上增至 50mg，分次服用。阿米替林，每次 25mg，每日 2～4 次，递增至每日 150～300mg，分次口服。维持剂量每日 50～150mg。老年和青少年患者每日 50mg，分次或夜间 1 次服。与电休克联合使用于重症抑郁症，可减少电休克次数。多塞平为三环类中镇静功能较强的抗抑郁药之一，开始每次 25mg，每日 3 次，口服，递增至每日 150～300mg。严重的焦虑性抑郁症可肌内注射，每次 25

~50mg。

（2）选择性5-羟色胺再摄取抑制剂（SSRIs） 临床常用的制剂有氟西汀（Fluoxetine）、帕罗西汀（Paroxetine）、舍曲林（Sertraline），可选择性抑制5-HT的再摄取，产生抗抑郁作用。适用于不同程度的抑郁症，非典型抑郁症，三环类抗抑郁药无效或不能耐受的老年人或伴躯体疾病的抑郁患者。对NE和多巴胺的再摄取抑制作用弱，不影响胆碱受体、组胺受体、α肾上腺素受体功能。对自主神经系统、心血管系统影响很小，不良反应较少，耐受性好。常见有失眠、恶心、易激动、头痛、精神紧张、震颤等。大剂量用药可出现精神症状，长期用药可致食欲减退、性功能下降。有严重肝肾疾病患者及孕妇慎用，不能与MAOI合用。一些SSRIs类药物对肝脏细胞色素P450酶有较强的抑制作用，与它们长期联合使用的药物的降解减缓而血药浓度升高，引起不良反应。氟西汀每次120mg，每日1次，口服，4周后显效。与肝药酶抑制剂合用，可导致本品代谢减慢，血药浓度增高而中毒。帕罗西汀与三环类抗抑郁药相比，起效快，远期效果好。起始剂量每次20mg，每日1次，早餐时顿服，连续用药3周。以后根据临床反应增减剂量，每次增减10mg，间隔不得少于1周。老年人或肝肾功能不全者可从每日10mg开始，每日最高剂量不超过40mg。舍曲林对强迫症也有效。抑郁症：每次50mg，每日1次，与食物同服，剂量范围为50~100mg。强迫症：开始剂量为每次50mg，每日1次，递增至每日100~200mg，分次口服。

（3）5-HT和NE再摄取抑制剂（SNRIs） 具有5-HT及NE再摄取抑制作用。代表药物文拉法辛（Venlafaxine），本品及其活性代谢产物O-去甲基文拉法辛能有效的阻滞5-HT和NE的再摄取，对多巴胺的再摄取也有一定的作用，具有明显的抗抑郁和抗焦虑作用。适用于治疗各种类型抑郁症，包括伴有焦虑的抑郁症及广泛性焦虑症。开始每日75mg，分2~3次口服，1日量可增至250mg，重症可增至350mg。缓释制剂日服1次。肾功能损伤患者，每日总量可降低25%~50%，老年患者按个体化给药。不良反应少，可有恶心、口干、出汗、嗜睡、头昏、焦虑、震颤、阳痿、射精障碍等，多在用药初期出现，随着治疗进行，症状逐渐减轻。肝肾功能受损的患者应慎用或减量服用。1日剂量超过200mg时，可引起高血压，服药时应定期监测血压。无特殊禁忌证，严重高血压，肝肾疾病，癫痫患者慎用，不能与MAOI合用。

（4）NE及特异性5-HT能抗抑郁药（NaSSAs） 代表药物米塔扎平（Mirtazapine，米氮平），为四环素类抗抑郁药，可拮抗中枢去甲肾上腺素能神经元突触α₂受体，刺激去甲肾上腺素的释放，增强中枢NE能的神经传导，特异阻滞5-HT₂、5-HT₃受体以调节5-HT功能而发挥抗抑郁作用。同时具有镇静、抗焦虑、改善睡眠作用，抗胆碱能作用小，对性功能几乎没有影响。主要用于抑郁症的治疗。口服吸收快，起效快，15mg睡前顿服或分3次口服。可根据病情逐渐增至每日15~45mg，剂量改变间隔为1~2周。老年患者、肝肾功能不全患者，本品清除率降低30%~50%，应适当减量。不良反应少，主要有镇静、嗜睡、头晕、食欲和体重增加等。孕妇及哺乳期妇女不宜使用，粒细胞缺乏、心绞痛、心血管意外、脱水、癫痫、高胆固醇血症、心肌梗死患者及肝肾功能不全者慎用。

（5）5-HT受体拮抗剂/再摄取抑制剂（SARIs） 代表药物为曲唑酮（Trazodone），为三唑吡啶类抗抑郁药，其抗抑郁作用与三环类和MAOI相似，药理作用复杂，具有拮抗5-HT₂受体，兴奋5-HT₁受体，能选择性阻断5-HT的再摄取，有微弱阻断NE再摄取作用，对多巴胺、组胺和乙酰胆碱无作用。具有中枢镇静作用。临床用于治疗伴有焦虑、激越、失眠的抑郁症，及有性功能障碍的抑郁症，顽固性抑郁症患者经其他抗抑郁药物治疗无效者，用本品往往有效。还可用于治疗焦虑症，尤其适用于治疗老年性抑郁症或伴发心脏病患者。成人开始每日50~100mg，分次口服，3~4日内，每日剂量可增加50mg，对于门诊病人的最高剂量每日不得超过400mg。住院患者每日不得超过600mg，不建议用于18岁以下儿童和少年。老年人开始每次25mg，每日2次，经3~5日递增至50mg，每日3次，不超过每日200mg。不良反应少而轻微，常见不良反应有镇静、头痛、体位性低血压、乏力、恶心、口干等。本品与镇静药物合用能加强中枢抑制，易引起低血压，与降压药物合用应谨慎。

（6）选择性去甲肾上腺素再摄取抑制剂（NRIs）　代表药物马普替林（Maprotiline），为四环类抗抑郁药，能阻断中枢神经突触前膜对去甲肾上腺素的再摄取，但不能阻断5-HT的再摄取。抗抑郁作用与丙咪嗪、阿米替林相似，但奏效快，不良反应少。主要用于治疗各种类型抑郁症，亦可用于治疗疾病或精神因素引起的焦虑、抑郁症。轻至中度抑郁症：每次25mg，每日1~3次，或每次25~75mg，每日1次，口服。重度抑郁症：每次25mg，每日3次，或75mg，每日1次，必要时将每日剂量递增至150mg，分数次或1次服用。儿童和青少年患者老年患者，开始每次25mg，每日1次，口服。必要时将每日剂量逐渐增至25mg，每日3次，或每次75mg，每日1次。不良反应常见口干、便秘、视力模糊等胆碱能阻断症状。偶可诱发躁狂症、癫痫大发作，用于双相情感障碍时，应注意可能诱发躁狂症出现，癫痫患者禁用。青光眼、前列腺肥大及心、肝、肾功能严重不全者慎用。

（7）NE和DA再摄取抑制剂（NDRIS）　代表药物安非他酮（Bupropion），主要抑制NE及DA再摄取，但效应较弱，几无5-HT能效应；其代谢产物具有抗抑郁效应。主要用于对其他抗抑郁药疗效不明显或不能耐受的抑郁患者的治疗。起始剂量为每次75mg，每日2次，口服；服用至少3日后，根据临床疗效和耐受情况，可递增至每次75mg，每日3次；以后递增至每次300mg的常用剂量，每日3次。在加量过程中，3日内增加剂量不得超过每日100mg。作为抗抑郁药，本品通常需要服用4周后才能出现明显的疗效，如已连续使用几周后仍没有明显疗效，可以考虑逐渐增加至每日最大剂量450mg，但每次最大剂量不应超过150mg，两次用药间隔不得少于6小时。不良反应主要有头痛、头晕、恶心、口干、失眠及瘙痒；不影响性功能，对使用SSRIs出现显著性功能障碍的患者，该药可作为替代治疗的选择。有引起癫痫发作的危险，有惊厥病史者禁用。孕妇、哺乳期妇女禁用，18岁以下儿童不宜使用。

（8）单胺氧化酶抑制剂（MAOI）　单胺氧化酶（MAO）是体内代谢单胺如儿茶酚胺、5-HT等的主要酶，MAO-A主要代谢NE、5-HT和酪胺，MAO-B主要代谢DA。抑制MAO-A可提高脑内NE、5-HT浓度，起到抗抑郁作用。代表药物吗氯贝胺（moclobemide），可逆性并选择性地抑制单胺氧化酶A，由于能抑制5-HT$_2$受体，故很少有性功能障碍。也很少引起体重增加。临床用于非典型抑郁症及其他抗抑郁药无效时。每日300mg，分次饭后口服，可根据病情递减至每日150~600mg。严重肝功能不良者，剂量减至1/2~1/3。禁用于有意识障碍者、嗜铬细胞瘤患者、儿童患者。禁止与三环类抗抑郁药、选择性5-羟色胺再摄取抑制剂、哌替啶、可卡因、右美沙芬、麻黄素等药合用，服药期间禁食富含高酪胺食物，如奶酪、酵母提取物、发酵的大豆类制品等。肝功能受损者慎用。妊娠期、哺乳期妇女应酌情使用。MAOI不可与其他类抗抑郁药物合用，一般需待原用药停药14日以上才可使用，以免引起严重的5-羟色胺综合征。

**2. 抗躁狂药物**

（1）碳酸锂（Lithium Carbonate）　是治疗躁狂症的首选药物，可用于急性期和维持期治疗。锂盐抗躁狂作用的机制尚未彻底阐明，锂盐可以通过多种途径置换细胞内的钠、钾、钙和镁，锂离子在胞浆内影响多种代谢途径，如抑制 NE 和 DA 从神经末梢释放、抑制腺苷酸环化酶和磷脂酶 C 介导的反应，使细胞内 cAMP 下降、影响葡萄糖和磷脂酰肌醇代谢、加强 5 - HT 前体左旋多巴的摄取和某些突触 5 - HT 的释放等使突触间隙中的儿茶酚胺减少，还可阻断甲状腺素的释放和睾酮的合成，这些均可能与锂盐的抗躁狂作用有关。小剂量开始，每次 0.125 ~ 0.25g，每日 3 次，口服，可递增至每日 0.25 ~ 0.5g，一般不超过每日 1.5 ~ 2.0g。症状控制后维持量一般不超过每日 1g，分 3 ~ 4 次服，预防复发时，需持续用药 2 ~ 3 年。碳酸锂起效慢，需要持续用药 2 ~ 3 周才能显效。常见不良反应主要为胃肠道刺激症状，如食欲下降、恶心、呕吐、腹泻等，中枢神经系统症状如手细微震颤、乏力、腱反射亢进等。若上述症状加重，可能为早期中毒表现。长期服用可引起甲状腺肿大及功能低下。锂盐的治疗剂量与中毒剂量接近，应监测血清锂浓度，病根据病情、锂浓度调整剂量，以防中毒。当血锂浓度达到或超过 1.5mmol/L，会出现不同程度中毒症状。锂盐中毒临床表现包括胃肠道症状、运动异常（特别是小脑运动异常）、大脑功能障碍三大类。锂盐中毒的治疗是停用锂盐并保证足够多的水钠摄入，特别是静脉补充含钠溶液。服药期间不可低盐饮食。脑器质性疾病、严重躯体疾病和低钠血症者慎用锂盐，肾功能不全者、严重心脏疾病患者、12 岁以下儿童、怀孕 3 个月的患者禁用锂盐，哺乳期妇女使用锂盐期间应停止哺乳。锂盐与氯丙嗪合用可降低氯丙嗪浓度。与氨茶碱、咖啡因、碳酸氢钠合用，可增加本品的尿排出量，降低浓度及疗效。

（2）丙戊酸钠（Sodium Valproate）　作用机制可能与碳酸锂相似。用于治疗双相情感障碍的躁狂发作，特别是快速循环发作及混合性发作效果较好，对双相情感障碍有预防复发的作用。疗效与碳酸锂相仿，对碳酸锂反应不佳或不能耐受的患者是较为理想的替换药物。抗躁狂症：单用剂量为每日 3 ~ 4g，与锂盐合用时每日 1 ~ 2g 即可。有效血药浓度为 50 ~ 100μg/ml，可参考血药浓度调整剂量。不良反应发生率较低，常见恶心、呕吐、厌食、腹泻等，药物过量的早期表现为上述消化道症状，继而出现肌无力，四肢震颤、共济失调、嗜睡、意识模糊或昏迷，一旦发生中毒症状，应立即停药，给予对症治疗及支持治疗。白细胞减少与严重肝脏疾病者禁用，肝肾功能不全者应减量，治疗期间定期检查肝功能和白细胞计数，用药期间不宜驾驶车辆、操作机械或高空作业，孕妇禁用，哺乳期妇女使用本品期间应停止哺乳。6 岁以下儿童禁用，老年患者酌情减量。本品抑制苯妥英钠、苯巴比妥、乙琥胺的代谢，使血药浓度升高；与氯硝西泮合用可引起失神性癫痫状态；与卡马西平合用，由于肝药酶诱导而致药物代谢加速，使二者血药浓度降低；氟哌啶醇及噻吨类、吩噻嗪类抗精神病药、三环类抗抑郁药、单胺氧化酶抑制剂可降低丙戊酸钠的疗效；阿司匹林能增加本品的药效和毒性作用；与抗凝药及溶栓药合用，出血危险增加。

（3）卡马西平（Carbamazepine）　用于急性躁狂发作的治疗，适用于碳酸锂治疗无效，或快速循环发作及混合性发作患者，也可与碳酸锂合用，剂量要相应减少。抗躁狂症：每日剂量 300 ~ 600mg，分 2 ~ 3 次口服，最大剂量每日 1200mg。有效治疗浓度为 6 ~ 12μg/ml。常见不良反应有复视、视物模糊、眩晕、头痛、嗜睡、共济失调，少见口干、恶心、呕吐、腹痛等肠道反应，偶见再生障碍性贫血、肝肾功能异常、系统性红斑狼疮及剥脱性皮炎等，大剂量中毒可引起精神错乱、谵妄甚至昏迷，处理措施为洗胃、服用活性炭及对症支持治疗。

为减少胃肠道症状，应缓慢增加剂量，突然停药可诱发癫痫发作，应逐渐减量停药。长期应用应定期检查肝功能、血常规、尿常规。孕妇、哺乳期妇女、有骨髓抑制病史及心、肝、肾损害者禁用。青光眼及老年患者慎用。卡马西平可诱导某些药物的代谢，如丙戊酸钠、氟哌啶醇，降低这些药物的疗效，与苯妥英钠可相互加快代谢，红霉素可抑制本品代谢。

**3. 抗双向情感障碍药物**

（1）心境稳定剂 心境稳定剂是指对躁狂或抑郁发作具有治疗和预防复发作用，且不会引起躁狂和抑郁转相，或导致发作变频的药物。

（2）双向情感障碍躁狂发作的治疗 首选锂盐，若既往锂盐缺乏疗效或不耐受的患者，则选用丙戊酸钠或卡马西平，鉴于以上药物起效慢，可在治疗初期合并使用苯二氮䓬类药物或抗精神病药物。

双相情感障碍抑郁发作的治疗，急性期治疗选用心境稳定剂，锂盐和拉莫三嗪可以作为急性治疗与维持治疗的一线药物。在双相情感障碍抑郁发作治疗中，抗抑郁药可能诱发躁狂或快速循环发作，因此应慎用抗抑郁药。

双向情感障碍混合发作或快速循环发作，锂盐缺乏疗效，首选丙戊酸钠或卡马西平，或与其他心境稳定剂联合治疗。

难治性双向情感障碍的治疗，可联用锂盐和丙戊酸钠或卡马西平，如无效，可加用其他心境稳定剂，或根据情况加用心境稳定剂的增效剂。联合用药应注意药物相互作用。

**案例解析**

**案例 5-2 解析：**

该患者既具有抑郁发作的临床表现，又具有躁狂发作表现，故可诊断为双向情感障碍混合发作。可选择心境稳定剂进行治疗，对于双向情感障碍混合发作，锂盐缺乏疗效，首选丙戊酸钠或卡马西平，或与其他心境稳定剂联合治疗。

**本 节 小 结**

1. 心境障碍以药物治疗为主，根据不同临床类型选用抗抑郁药物和心境稳定剂治疗。药物治疗中遵循长期治疗原则和家属共同参与治疗的原则，以尽可能减少复发。对急性重症躁狂发作、严重抑郁发作及药物治疗无效者可采用电抽搐治疗，心理治疗应贯穿治疗的全过程。

2. 药物治疗遵循早发现、早治疗、个体化合理用药和全程治疗等原则。抑郁发作，剂量逐步递增原则，当使用一种药物疗效差或无疗效，可考虑换用作用机制不同的另一类药物。当换药无效时，可考虑2种抗抑郁药联合使用。躁狂发作和双向情感障碍以心境稳定剂为主要治疗药物，必要时联合其他药物。

3. 目前临床上使用的主要有：①抗抑郁药物有三环类抗抑郁药、选择性5-羟色胺再摄取抑制剂、5-HT和NE再摄取抑制剂、NE及特异性5-HT能抗抑郁药、5-HT受体拮抗剂/再摄取抑制剂、选择性去甲肾上腺素再摄取抑制剂、NE和DA再摄取抑制剂。②抗躁狂药物有锂盐、丙戊酸钠和卡马西平。

## 第三节　神经症

**案例 5－3：**

患者女性，41 岁，教师，既往身体健康。于 1 年前在讲台上突然晕倒，立即送入医院，诊断为"高血压病"，给予抗高血压药物治疗，治疗效果较差。自此以后患者经常感觉头痛、头昏、头皮发麻、害怕再次出现晕倒，反复去医院就诊。每次就诊时测血压、血常规、肝功能、心电图、脑电图、头部 CT 及其他检查均未发现异常。1 年间，住院 5 次，每次住院 3 天左右症状缓解，出院后坚持服用抗高血压药。于 1 个月前再次出现以上症状伴入睡困难，遂来精神卫生中心就诊。入院时体格检查均无异常，患者明显情绪不稳、焦虑不安。诊断：焦虑性神经症。住院治疗 1 个月痊愈出院，2 年内随访未复发。

**问题：**

1. 简述神经症的治疗原则？
2. 抗焦虑症药物有哪些？

神经症又称为神经官能症，是一组表现为焦虑、恐惧、强迫、疑病、各种躯体不适感或神经衰弱症状的精神障碍。神经症症状没有可证实的器质性病变作基础，与患者的现实处境不相称，但患者对存在的症状感到痛苦和无能为力，自知力完整或基本完整，病程多迁延。

## 一、病因与发病机制

### （一）病因

神经症的病因尚不清楚，一般认为，本障碍有一定人格基础，起病常受心理社会（环境）因素影响。较多的研究证实，神经症患者起病前多存在较多的负性生活事件，以人际关系、婚姻与性关系、家庭、经济、工作等方面的问题多见。这些被称为神经症的心理社会因素。巴甫洛夫认为，神经症的人格类型为弱型或强而不均衡型。多数焦虑症、强迫症有明显的个性倾向，因此有学者认为个性特征是神经症的发病基础。由于个性因素的存在，致使某些类型的神经症很难彻底痊愈，因此有人称神经症存在"个性缺陷"。

### （二）发病机制

神经症作为一组精神障碍，其发病机制至今尚不清楚。生物学研究表明，中枢神经系统一些结构或功能的变化可能与神经症的发生有关。如，中枢去甲肾上腺素能、5－HT 能活动的增强，抑制性氨基酸如 γ－氨基丁酸的功能不足可能与焦虑症有关。某些强迫症患者脑 CT 和 MRI 发现有双侧尾状核体积缩小等。

## 二、临床表现

根据中国精神疾病分类与诊断标准，神经症包括焦虑症、强迫症、恐惧症、躯体形式障碍和神经衰弱等亚型。不同亚型的神经症其主要临床表现不同。

### （一）焦虑症

以广泛和持续性焦虑或反复发作的惊恐不安为主要特征，常伴有自主神经功能紊乱、肌肉紧张与运动不安，如过分担心、紧张、害怕等。伴自主神经功能紊乱症状，如口干、出汗、心悸、气急、尿频、尿急等；运动不安症状，如坐卧不安、搓手顿足、轻微震颤、无目的的小动作增多等。

### （二）强迫症

临床上常表现为强迫观念和强迫行为。强迫观念指在患者脑中反复出现的某一概念或相同内容的思维，明知没有必要，但又无法控制，表现为强迫思想、强迫意向、强迫情绪等。强迫行为即重复出现一些动作，自知不必要而又不能摆脱，表现为强迫洗涤、强迫检查、强迫性仪式动作、强迫计数等。

### （三）恐惧症

以过分和不合理地惧怕外界某种客观事物或情境为主要表现。通常归纳为三大类：场所恐惧症、社交恐惧症和单一恐惧症。

### （四）躯体形式障碍

以持久地担心或相信各种躯体症状的优势观念为特征。临床表现为多种、反复出现、经常变化的躯体不适症状，症状可涉及身体的任何部位或器官，但各种医学检查均不能证实存在足以解释上述躯体症状的器质性病变。

### （五）神经衰弱

以脑和躯体功能衰弱为主要表现的神经症。表现为精神易兴奋却又易疲劳，常伴有紧张、烦恼、易激惹等情绪症状和睡眠障碍、紧张型头痛等心理生理症状。常缓慢起病，病程迁延波动。

## 三、药物治疗

### （一）治疗原则

治疗目标是提高患者精神防御能力，控制和恢复对环境的适应能力，缓解心理压力、使患者生活规律，适当进行体育锻炼，劳逸结合，放松紧张情绪。

神经症应采取药物治疗、心理治疗以及其他治疗方法相结合的综合性治疗。神经症的发生与心理社会因素、个性特征有密切关系，因此心理治疗很重要，心理治疗可根据患者人格特征、疾病亚型以及治疗者经验采用认知治疗、行为治疗、认知－行为治疗等，侧重于对因治疗。必要时可以针对神经症不同亚型选用抗焦虑药、抗抑郁药以及促大脑代谢药等不同药物，侧重于对症治疗。抗焦虑药、抗抑郁药从小剂量开始，逐渐增加到最佳有效剂量，并巩固和维持治疗。

### （二）药物分类

抗焦虑症药物：苯二氮䓬类药物，阿扎哌隆类药物，β 受体阻断剂，三环类抗抑郁药，单胺氧化酶抑制剂，SSRIs。抗恐惧症药物：苯二氮䓬类药物、β 受体阻断剂、三环类抗抑郁药、SSRIs。抗强迫症药物：三环类抗抑郁药、SSRIs。抗躯体形式障碍药物：苯二氮䓬类药物，三环类抗抑郁药，SSRIs，非典型抗精神病药物（如利培酮）。治疗神经衰弱药物：针对兴奋症状选用抗焦虑药或镇静剂，针对衰弱症状，选用兴奋剂、促脑代谢药物。

### （三）药物选择

#### 1. 抗焦虑药物

（1）苯二氮䓬类药物（Benzodiazepines，BDZs） 为目前应用最广泛的抗焦虑药物，作用快而强，不良反应少。临床常见的制剂有地西泮（Diazepam）、氯硝西泮（Clonazepam）、劳拉西泮（Lorazepam）、艾司唑仑（Estazolam）、阿普唑仑（Alprazolam）。本类药物主要通过加强 γ-氨基丁酸（GABA）能神经元的抑制效应起作用。该类药物品种多，可通过焦虑特征和药物作用时间长短选择，如发作性焦虑可选择短、中效药物，持续性焦虑选择中、长效药物。新生儿、妊娠期（尤其是妊娠前 3 个月与末 3 个月）、哺乳期妇女禁用；青光眼、重症肌无力、粒细胞减少、肝肾功能不全者慎用；驾驶机动车和高空作业人员、老年人、婴儿及体弱患者慎用；老年人剂量减半，服药期间定期检查肝功能与血细胞计数。初用 BDZs 者应从小剂量开始，逐渐增加到焦虑得到良好控制为止。停药时应当缓慢减量，经数周才完全停掉，否则可能出现停药综合征。由于耐受性和依赖性的原因，对有药物依赖的患者，最好不选用 BDZs，而应首先考虑选用其他种类的抗焦虑药，如丁螺环酮或抗抑郁药。严重的急性乙醇中毒，可加重地西泮中枢神经系统抑制作用；与酒精、中枢神经系统抑制剂、吩噻嗪类、三环类抗抑郁药等合用，相互作用增强。与肝药酶诱导剂如苯巴比妥、苯妥英合用，增加地西泮消除，血药浓度降低，与肝药酶抑制剂如异烟肼合用，降低地西泮消除，半衰期延长。地西泮，焦虑症，每次 2.5 ~ 5mg，每日 3 次，口服；1 天极量不超过 25mg；惊恐发作，可以注射 10 ~ 20mg。半衰期为 20 ~ 50 小时，属长效药。氯硝西泮，抗焦虑：每次 1 ~ 2mg，每日 2 ~ 3 次，口服。劳拉西泮，抗焦虑：每日 2 ~ 6mg，分 2 ~ 4 次服用。催眠：2 ~ 4mg，睡前服。艾司唑仑，抗焦虑：每次 1 ~ 2mg，每日 3 次。催眠：1 ~ 2mg，睡前服。阿普唑仑，抗焦虑症：每次 0.4mg，每日 3 次，以后酌情增减，最大剂量每日 4mg。催眠：0.4 ~ 0.8mg，睡前服。抗惊恐：每次 0.4mg，每日 3 次。抗抑郁：每次 0.8mg，每日 3 次，个别患者可增至每日 10mg。

（2）阿扎哌隆类药物 代表药物丁螺环酮（Buspirone），与地西泮有相当的抗焦虑作用，但没有镇静、肌松、抗惊厥等作用和滥用等苯二氮䓬类药的不良反应。部分激动 5-HT$_{1A}$ 受体而发挥抗焦虑作用。减少体内 5-HT 受体敏感性而具有抗抑郁作用。主要适用于各种类型焦虑症，对焦虑伴有轻度抑郁症状者也有疗效。开始剂量每次 5mg，每日 3 次，口服，以后每 2 ~ 3 日增加 5mg。有效剂量为每日 20 ~ 30mg。2 周左右显效。不良反应常见头晕、头痛、恶心、呕吐、口干、便秘、失眠、食欲减退等。严重肝肾功能不全、重症肌无力、青光眼患者禁用，儿童、孕妇及哺乳期妇女禁用。

（3）β 受体阻滞剂 可使焦虑及伴有的自主神经功能亢进症状减轻，适用于具有明显躯体症状的患者。代表药物普萘洛尔（Propranolol）能阻断周围交感神经的 β 肾上腺素能受体，对躯体性焦虑尤其是焦虑症的心血管症状，或有药物滥用倾向者，普萘洛尔最为适宜。用法：每次 10 ~ 20mg，每日 2 ~ 3 次。不良反应常见眩晕、头昏、心动过缓、恶心、呕吐、胃痛等。少见支气管痉挛、呼吸困难、意识模糊（多见于老年人）、反应迟钝、抑郁等。普萘洛尔禁用于哮喘，房室传导阻滞，心力衰竭，低血压患者。不宜和 MAOI 同用。本药与其他药物合用时相互作用较多，如奎尼丁使本药的清除率降低；普罗帕酮增加体位性低血压的发生率；西咪替丁、氟西汀增加本药的血药浓度；与氯丙嗪合用增加两药的血药浓度；与氟伏沙明合用抑制本药代谢，引起低血压和心动过缓加重；与氢氯噻嗪合用可引起血糖、血脂水平升高。

（4）抗抑郁药物　这类药常用于治疗各种焦虑障碍。抗抑郁药物的抗焦虑作用与苯二氮䓬类相同，且副反应少，同时具有抗抑郁作用，但发挥疗效没有苯二氮䓬类迅速，常常需要1～2周。临床常用的有三环类、四环类和新一代抗抑郁药，可用于伴有抑郁的焦虑症患者。具体药物与使用方法参见抗抑郁药物治疗章节。

**2. 抗恐惧症药物**

（1）抗焦虑药物　常用苯二氮䓬类和丁螺环酮，可缓解焦虑症状，苯二氮䓬类中阿普唑仑最为常用，每日2～6mg，口服。丁螺环酮具有不成瘾、无肌肉松弛的特点，常用剂量每日20～30mg。

（2）抗抑郁药物　三环类如氯米帕明、阿米替林、多塞平，四环类如马普替林等及新一代抗抑郁药如SSRIs，SNRIs等，对缓解恐惧症的焦虑、抑郁症状有效。具体见抗抑郁药物章节。

（3）β受体阻滞剂　仅对躯体焦虑为主的患者有效，酌情使用。

**3. 抗强迫症药物**

（1）抗抑郁药物　可同时治疗强迫症状和强迫症状伴发的抑郁症状，氯米帕明和SSRIs是治疗强迫症的首选药。氯米帕明起始剂量每次25mg，每日2次，口服，逐渐加量至有效剂量每日150～300mg，分两次服用，治疗期为8～12周。症状缓解后可缓慢减量维持治疗，维持治疗时间视病情而异。用药期间注意观察心电图改变。SSRIs治疗强迫症剂量比治疗抑郁症剂量大。

（2）抗焦虑药物　苯二氮䓬类与抗强迫药合用有缓解焦虑的作用，单独使用无抗强迫作用。

（3）抗精神病药物　症状反复出现，或强迫症状的内容明显脱离现实，或单独使用抗强迫药物疗效不佳时，可合并使用抗精神病药物，有助于症状的缓解。

**4. 抗躯体形式障碍药物**　主要解除患者的焦虑、抑郁情绪和强迫症状等，并可缓解诸如疼痛、紧张、失眠等躯体不适症状。

（1）抗抑郁药物　抗抑郁药物可以减轻和消除疼痛症状，适用于伴焦虑、抑郁症状的患者，常用的有SSRIs、SNRIs、三环类、四环类等。

（2）抗焦虑药物　适用于焦虑、紧张、害怕、失眠、激越和自主神经功能亢进等障碍，抗焦虑药物不应长期使用，应根据患者症状的变化，及时减量直至停药。常用苯二氮䓬类及其他抗焦虑药物。

（3）抗精神病药物　适用于一些共患疾病（具有精神病性症状）和一些具有优势观念的患者。可选用第一代及第二代抗精神病药物，从小剂量开始，缓慢加量，给予最低有效剂量治疗，并注意药物的副反应。

**5. 治疗神经衰弱药物**　常用各类抗焦虑药物、抗抑郁药物、镇静催眠药和脑代谢药。抗焦虑药物、抗抑郁药物、镇静催眠药应小剂量使用。

案例解析

**案例 5 - 3 解析：**

1. 治疗原则：神经症应采取药物治疗、心理治疗以及其他治疗方法相结合的综合性治疗。神经症的发生与心理社会因素、个性特征有密切关系，因此心理治疗很重要，侧重于对因治疗。必要时可以针对神经症不同亚型可以选用抗焦虑药、抗抑郁药以及促大脑代谢药等不同药物，侧重于对症治疗。

2. 抗焦虑药物包括苯二氮䓬类药物、丁螺环酮、β 受体阻滞剂和抗抑郁药等。

## 本 节 小 结

1. 神经症应采取药物治疗、心理治疗以及其他治疗方法相结合的综合性治疗。神经症的发生与心理社会因素、个性特征有密切关系，因此心理治疗很重要，侧重于对因治疗。必要时可以针对神经症不同亚型选用抗焦虑药、抗抑郁药以及促大脑代谢药等不同药物，侧重于对症治疗。抗焦虑药、抗抑郁药，从小剂量开始，逐渐增加到最佳有效剂量，并巩固和维持治疗。

2. 治疗神经症的药物根据不同临床类型可选用①抗焦虑药物，如苯二氮䓬类药物、丁螺环酮、β 受体阻滞剂等；②抗抑郁药物，如三环类、四环类、SSRIs，SNRIs 等；③抗精神病药物及促脑代谢药物等。

## 第四节  睡眠障碍

案例解析

**案例 5 - 4：**

患者，女性，34 岁，某外企销售总监，同事眼中的女强人。3 个月前开始入睡困难，白天毫无精神，靠化妆和维生素来提高精神，3 个月后开始精神恍惚、丢三落四。遂就诊，医生诊断其为睡眠障碍。

**问题：**

1. 治疗失眠症的药物包括哪几类？
2. 该患者如何选择镇静催眠药物？

睡眠障碍指各种心理社会因素引起的非器质性睡眠与觉醒障碍，包括失眠症、嗜睡症和某些发作性睡眠异常情况（如睡行症、夜惊、梦魇等）。失眠症是以入睡和（或）睡眠维持困难所致的睡眠质量或数量达不到正常生理需求而影响日间社会功能的一种主观体验，是最常见的睡眠障碍性疾病。本节主要学习失眠症的药物治疗。

## 一、疾病分型与病因

### （一）病因

失眠的原因很多，大致分为三种情况，一是环境改变破坏了机体的正常生物学节律导致，二是精神性或躯体性疾病，特别是疼痛性疾病、焦虑和抑郁症导致失眠，三是药物性失眠。

### （二）发病机制

生理睡眠有两个时相：非快眼动睡眠（NREM–S）和快眼动睡眠（REM–S），前者又分为浅睡眠和深睡眠或慢波睡眠（SWS）。一夜间两种时相相互交替4～6次。REM睡眠特点为眼动活跃、多梦、呼吸快、心率快、血压高、骨骼肌极度松弛等，此相与智力发育、学习记忆和躯体疲劳的恢复有关。深睡眠期间大脑皮层高度抑制，生长激素分泌达高峰，此相与大脑皮层休息，躯体生长发育，生命物质的补充有关。心理生理性失眠在临床上发现其发病机制均可以溯源为某一个事件或长期事件对患者大脑边缘系统功能稳定性的影响，边缘系统功能的稳定性失衡最终导致了大脑睡眠功能的紊乱，产生失眠。

## 二、临床表现

失眠症患者临床表现包括难以入睡、睡眠不深、多梦、早醒，或醒后不易再睡、醒后不适感、疲乏，或白天困倦等；患者具有失眠和极度关注失眠结果的优势观念。至少每周发生3次，并至少已1个月。

## 三、药物治疗

### （一）治疗原则

治疗原则包括去除病因、生活规律、合理选药、短时间用药。明确失眠原因，同一患者可能有多种原因。心理咨询和心理治疗的目的是缓解或减轻失眠问题，改善患者生活质量。药物治疗应注意对睡眠的影响，并作适当调整。由于长期服用会产生药物依赖及停药反弹，原则上使用最低有效剂量、间断给药（每周2～4次）、短期给药（常规用药不超过3～4周）、减药缓慢和逐渐停药（每天减掉原药的25%）。

### （二）药物分类

常用的催眠药物分为四类：苯二氮䓬类药物（Benzodiazepines，BDZs）；新型抗焦虑药和催眠药如佐匹克隆（Zopiclone）、唑吡坦（Zolpidem）等；巴比妥类（Barbiturates）；水合氯醛。

### （三）药物选择

**1. 苯二氮䓬类药物** 临床常用的苯二氮䓬类制剂有地西泮（Diazepam）、硝西泮（Nitrazepam）、咪达唑仑（Midazolam）、三唑仑（Triazolam）等具有抗焦虑、镇静催眠、抗惊厥、抗癫痫及中枢性肌肉松弛作用。苯二氮䓬类通过与苯二氮䓬受体（GABA$_A$受体）结合，增强GABA与GABA$_A$受体的亲和力，增强GABA能神经元的抑制效应发挥作用。作为镇静催眠药，能缩短诱导睡眠时间，提高觉醒阈，减少夜间觉醒次数，延长睡眠持续时间。与巴比妥类相比，具有选择性高、安全范围大、对呼吸抑制小、不影响肝药酶活性、大剂量不引起麻醉、长期应用耐受性与依赖性发生率相对较低、停药后反跳现象比巴比妥类小等优点，是目前临床首选镇静催眠药。常见不良反应有头晕、困倦等后遗效应、口干有苦味、上腹不适、视力模糊等，大剂量偶见共济失调、造血抑制和肝损害。过量急性中毒可引起昏迷、呼吸抑制，可用氟马西尼解救。地西泮，催眠；5～10mg，睡前服。硝西泮，催眠：5～10mg，睡前服用。咪达唑仑，催眠：15mg，睡前服。三唑仑催眠作用较地西泮强45倍，镇静作用强10倍，具有短效、速效特点，口服后15～30分钟起效。催眠：0.25～0.5mg，睡前服，年老体弱者减半量。临床可通过患者失眠特征和药物作用时间长短选择镇静催眠药物（表5-2）。

表5-2　常见苯二氮䓬类药物的分类

| 类别 | 药名 | 半衰期（小时） | 主要用途 |
|---|---|---|---|
| 短效（$t_{1/2}$ < 10 小时） | 三唑仑 | 1.5～5.5 | 入睡困难 |
| | 咪达唑仑 | 1.5～2.5 | |
| 中效（10 小时 < $t_{1/2}$ < 20 小时） | 劳拉西泮 | 10～18 | 睡眠不实，多醒 |
| | 阿普唑仑 | 12～15 | |
| 长效（$t_{1/2}$ > 20 小时） | 地西泮 | 20～50 | 睡眠不实，易醒，早醒 |
| | 氯硝西泮 | 22～38 | |
| | 硝西泮 | 8～36 | |
| | 艾司唑仑 | 10～24 | |

**2. 巴比妥类**　巴比妥类为中枢神经系统的普遍抑制剂，随着剂量由小到大，可表现镇静、催眠、抗惊厥和麻醉作用，剂量过大可严重抑制呼吸和心血管功能而致死。巴比妥类为传统催眠药，其镇静催眠作用机制可能与其选择性地抑制丘脑网状上行激活系统，从而阻断兴奋向大脑皮层的传导有关。引起的睡眠时相与生理睡眠改变较多，可缩短 REM 睡眠和 SWS，主要延长浅睡眠，停药后 REM 睡眠反跳，引起多梦、噩梦、加重心血管疾病症状，造成停药困难等。耐受性和依赖性较 BDZs 严重，安全性小，作为镇静催眠药已被 BDZs 取代，临床常用于抗癫痫和抗惊厥等。不良反应常见用药后出现头晕、困倦等后遗效应（宿醉现象），久用可产生耐受性及依赖性。少数患者可出现皮疹、药热、剥脱性皮炎等过敏反应。禁用于严重肝肾功能不全、支气管哮喘、呼吸抑制及卟啉病患者，慎用于严重贫血、心脏病、糖尿病、高血压、甲状腺功能亢进、老年人、孕妇和哺乳期妇女。巴比妥类能诱导多种肝药酶，加速自身及维生素 K、维生素 D、甾体激素等的代谢，引起自身作用减弱及凝血缺陷等不良后果。

**3. 新型催眠药物**　代表药物佐匹克隆（zopiclone），环吡咯酮类催眠药，通过激动抑制性神经递质 γ-氨基丁酸（GABA）受体，产生与 BZDs 相似的镇静、抗焦虑、肌松和抗惊厥作用。用于各种原因引起的失眠症。其特点是入睡快，延长睡眠时间，明显增加 SWS，轻度减少 REM 睡眠，睡眠质量高，醒后舒适。用法：7.5mg，睡前服。最常见副作用是口苦、睡意和头痛。哺乳期妇女禁用，老年人和肝功能不良者慎用或减量。用药时间不超过 4 周，久用有成瘾报道。唑吡坦（zolpidem）为咪唑吡啶类催眠药，通过选择性作用于苯二氮䓬受体 GABAa 受体的一部分，增加 GABA 的传递，增强 GABA 能神经元的抑制效应而产生镇静催眠作用。镇静催眠作用类似佐匹克隆，但抗焦虑、肌松和抗惊厥作用均较弱。失眠者服用后入睡快，明显增加深睡眠，睡眠质量高，醒后感觉良好，不减少 REM 睡眠。用法：10mg，睡前服。不良反应少，常规剂量不产生耐受性。老年人和肝功能不良者减半，主张短期用药，用药时间不超过 4 周。

**4. 其他** 水合氯醛（Chloral Hydrate）口服吸收快，催眠作用强，不缩短 REM 睡眠时间，无明显后遗作用。较大剂量有抗惊厥作用。催眠机制可能与巴比妥类相似，主要用于抗惊厥和催眠。口服对胃肠道刺激性大，恶心、呕吐，多用灌肠给药，将 10% 溶液 15～20ml 稀释 1～2 倍后 1 次灌入。常用量无毒性。心脏病、动脉硬化症、肾炎、肝病、热性病、特异体质、消化性溃疡及胃肠炎患者慎用或禁用。作为催眠药，短期应用有效，连续服用超过两周则无效。

---

**案例解析**

案例 5-4 解析：

1. 治疗失眠症的药物包括：苯二氮䓬类；新型抗焦虑药和催眠药如佐匹克隆、唑吡坦等；巴比妥类；水合氯醛。

2. 苯二氮䓬类药物是目前治疗失眠症的主要药物，该患者表现为入睡困难，可以选择速效、短效镇静催眠药物，如咪达唑仑，可缩短入睡时间，延长总睡眠时间，而对快波睡眠无影响，无耐受性和戒断症状。

## 本 节 小 结

1. 睡眠障碍指各种心理社会因素引起的非器质性睡眠与觉醒障碍。包括失眠症、嗜睡症和某些发作性睡眠异常情况。失眠症是一种以失眠为主的睡眠质量不满意状况，其他症状均继发于失眠，包括难以入睡、睡眠不深、易醒、多梦、早醒、醒后不易再睡、疲乏，或白天困倦等。

2. 失眠症治疗原则包括去除病因、生活规律、合理选药、短疗程、小剂量用药。

3. 目前临床上使用的主要有：苯二氮䓬类，如地西泮、咪达唑仑等；新型抗焦虑药和催眠药如佐匹克隆、唑吡坦等；巴比妥类及其他。

**思考题**

1. 根据药理作用，抗精神分裂症药物有几类，每类药物的特点是什么？
2. 抗精神分裂症药物的用药原则是什么？
3. 简述抗抑郁药物的分类与作用。
4. 简述抗躁狂药物的分类与作用。
5. 简述焦虑症的药物治疗。

（李海菊）

# 第六章 心血管系统常见疾病的药物治疗

## 第一节 原发性高血压

**案例解析**

**案例 6－1：**

男性，69 岁，高血压 8 年，入院期间最高血压 170/95mmHg，不规律服用北京降压 0 号，血压控制不理想。患者无吸烟史，饮酒一周约 2～3 次，每次白酒约 200～300ml，持续多年。临床检验指标：糖化血红蛋白 7.2%，甘油三酯 2.78mmol/L，低密度脂蛋白胆固醇 3.32mmol/L，血钾 3.0mmol/L，总胆固醇 4.78mmol/L，尿蛋白 +。超声提示左心室未见明显扩大，舒张末期直径为 57mm。

**问题：**

该患者现阶段如何进行降压治疗？

高血压（hypertension）是一种常见病，是心脑血管疾病发病最主要的危险因素，其患病率正逐年持续增高。

## 一、病因与发病机制

**1. 遗传** 本病发病有较明显的家族聚集性，双亲均有高血压的正常血压子女血浆中去甲肾上腺素、多巴胺的浓度明显较无高血压家族史的对照组高，后期发生高血压的比例亦高。

**2. 精神、神经作用** 精神源学说认为在外因刺激下，患者出现较长期的精神紧张、焦虑、烦躁等情绪变化时，大脑皮层不能正常行使调节和控制皮层下中枢活动的功能，交感神经活动增强，血管中枢传出缩血管冲动为主，导致小动脉收缩，血压上升。神经源学说认为参与血管中枢调节的各级中枢发放的缩血管冲动增多、各类感受器传入的缩血管信号增强或阻力血管对神经介质反应过度时，都可能导致高血压产生。

**3. 肾素–血管紧张素–醛固酮系统（RAAS）平衡失调** 肾缺血时刺激肾小球入球小动脉上的球旁细胞分泌肾素，肾素可对肝脏合成的血管紧张素原起作用形成血管紧张素（Ang I），Ang I 经过肺、肾等组织时在血管紧张素转化酶（ACE）的作用下形成 Ang II，Ang II 再经酶作用脱去天门冬氨酸转化成 Ang III。在肾素–血管紧张素–醛固酮系统中 Ang II 是最重要的成分，有强烈的收缩血管作用，其加压作用约为肾上腺素的 10~40 倍，且可刺激肾上腺皮质球状带分泌醛固酮促使水钠潴留，并作用于心、肾、中枢和自主神经系统，从而加强它使水钠滞留和周围血管收缩作用，并最终导致高血压。它还可反馈性地抑制肾脏分泌肾素和刺激肾脏分泌前列腺素，诱导自由基产生，损害血管壁内皮源 NO 的产生。

**4. 钠过多** 钠潴留使细胞外液量增加，引起心排血量增高；小动脉壁的含水量增高，引起外周阻力增高；由于细胞内外钠浓度比值的变化而引起的小动脉张力增加等都是发病机制。

**5. 胰岛素抵抗** 部分患者空腹胰岛素水平明显升高，存在胰岛素抵抗，其导致血压升高的机制可能是改变细胞 $Na^+$，$K^+$–ATP 酶的活性，增加细胞内 $Na^+$ 的含量，刺激交感神经的活性，增加肾脏对水、钠的重吸收，提高血压对盐的敏感性，刺激生长因子及增加内皮素分泌等。

## 二、临床表现

根据起病和病情进展的缓急及病程的长短，高血压可分为两型：缓进型（chronic type）和急进型（rabidity type）。前者又称良性高血压，绝大部分患者属此型，后者又称恶性高血压，仅占本病患者的 1%~5%。

### （一）缓进型高血压

多为青中年起病，有家族史者发病年龄可较轻。起病多数隐匿，病情发展慢，病程长。患者的主观症状和血压升高的程度可不一致，约半数患者无明显症状，只是在体格检查或因其他疾病就医时才发现有高血压，少数患者则在发生心、脑、肾等器官的并发症时才明确高血压的诊断。

### （二）急进型高血压

在未经治疗的原发性高血压患者中，约 1% 为急进型高血压，起病较急骤，也可发病前有病程不一的缓进型高血压，典型表现为血压显著升高，舒张压多持续在 130~140mmHg 或更高。常于数月至 1~2 年内出现严重的脑、心、肾损害，并发脑血管意外、心力衰竭和尿毒症。常有视力模糊或失明，视网膜出血、渗出物及视盘水肿。由于肾脏损害最为显著，常有持续蛋白尿，24小时尿蛋白可达 3g，并伴有血尿和管型尿，如不及时治疗，最终多因尿毒症而死亡。

### （三）高血压危象（hypertension crisis）

高血压危象是指：①加剧性的恶性高血压（accelerated malignant–hypertension）。舒张压常 >140mmHg，伴眼底乳头水肿、出血、渗出，患者可出现头痛、呕吐、嗜睡、迷糊、失明、少尿甚至抽搐昏迷等；②血压明显升高并有脑、心、肾等严重病变及其他紧急情况，如高血压脑病、脑卒中、颅外伤、急性心肌梗死、急性心衰、急性动脉夹层、急性肾炎、嗜铬细胞瘤、术后高血压、严重烧伤、子痫等。

高血压危象包括高血压急症（hypertension emergency）和高血压重症（hypertension urgency）。高血压急症包括高血压脑病（hypertension encephalopathy）、颅内出血（脑出血和蛛网膜下腔出血）、脑梗死、急性心力衰竭、肺水肿、急性冠脉综合征、主动脉夹层、子痫等。高血压重症是指虽然血压明显升高，但无上述重要器官功能迅速恶化的临床表现。

## 三、高血压分类

人体的血压水平呈连续性正态分布，正常血压和血压升高并无明显界限，因此高血压的标准是根据临床及流行病学资料人为界定的。《中国高血压防治指南》将高血压分为1、2、3级（表6-1）。单纯性收缩期高血压也可按照收缩压水平分为3级。高血压患者影响预后的因素和心血管风险水平分级见表6-2及表6-3。

表6-1 血压的分类

| 分类 | 收缩压（SBP，mmHg） | | 舒张压（DBP，mmHg） |
|---|---|---|---|
| 正常血压 | <120 | 和 | <80 |
| 正常高值 | 120~139 | 和（或） | 80~89 |
| 高血压 | ≥140 | 和（或） | ≥90 |
| 1级高血压（轻度） | 140~159 | 和（或） | 90~99 |
| 2级高血压（中度） | 160~179 | 和（或） | 100~109 |
| 3级高血压（重度） | ≥180 | 和（或） | ≥110 |
| 单纯收缩期高血压 | ≥140 | 和 | <90 |

备注：当收缩压和舒张压分属于不同级别时，以较高的分级为准。

表6-2 影响预后的因素

| 心血管危险因素 | 靶器官损害（TOD） | 伴临床疾病 |
|---|---|---|
| 高血压（1~3级） | 左心室肥厚 | 脑血管病： |
| 男性>55岁；女性>65岁 | 心电图 | 脑出血 |
| 吸烟 | 超声心动图LVMI： | 缺血性脑卒中 |
| 糖耐量受损（2小时血糖 | 男>125，女>120g/m² | 短暂性脑缺血发作 |
| 7.8~11.0mmol/L）和（或）空腹 | 颈动脉超声IMT>0.9mm | 心脏疾病： |
| 血糖异常（6.1~6.9mmol/L） | 或动脉粥样斑块 | 心肌梗死史 |
| 血脂异常 | 颈-股动脉脉搏波速度>12m/s | 心绞痛 |
| TC≥5.7mmol/L | 踝/臂血压指数<0.9 | 冠状动脉血运重建史 |
| 或LDL-C>3.3mmol/L | 估算的肾小球滤过率降低 | 充血性心力衰竭 |
| 或HDL-C<1.0mmol/L | （GFR<60ml/min·1.73m²） | 肾脏疾病： |
| 早发心血管病家族史（一级亲 | 或血清肌酐轻度升高： | 糖尿病肾病 |
| 属发病年龄<50岁） | 男性115~133μmol/L | 肾功能受损 |
| 腹型肥胖（腰围：男性≥90cm， | 女性107~124μmol/L | 血肌酐：男性>133μmol/L |
| 女性≥85cm） | 微量白蛋白尿：30~300mg/dl | 女性>124μmol/L |
| 或肥胖 | 白蛋白/肌酐比：≥30mg/g | 外周血管疾病 |
| （BMI≥28kg/m²） | | 视网膜病变：出血、渗出等 |
| 高同型半胱氨酸>10μmol/L | | 糖尿病 |

TC，总胆固醇；LDL-C，低密度脂蛋白；HDL-C，高密度脂蛋白；BMI，体重指数。

**表 6 – 3　高血压患者心血管风险水平分级**

| 其他危险因素和病史 | 血压（mmHg） | | |
| --- | --- | --- | --- |
| | 1 级高血压 SBP140 ~ 159 或 DBP90 ~ 99 | 2 级高血压 SBP160 ~ 179 或 DBP100 ~ 109 | 3 级高血压 SBP≥180 或 DBP≥110 |
| 无 | 低危 | 中危 | 高危 |
| 1 ~ 2 个其他危险因素 | 中危 | 中危 | 极高危 |
| ≥3 个其他危险因素，或靶器官损害 | 高危 | 高危 | 极高危 |
| 临床并发症或合并糖尿病 | 极高危 | 极高危 | 极高危 |

## 四、药物治疗

### （一）治疗原则

**1. 基本原则**

（1）高血压是一种以动脉血压持续升高为特征的进行性"心血管综合征"，常伴有其他危险因素、靶器官损害或临床疾病，需要进行综合干预。

（2）综合干预的抗高血压治疗包括非药物和药物治疗，大多数患者需长期、甚至终身坚持治疗。

（3）定期监测血压；规范治疗，改善治疗依从性；坚持长期平稳有效地控制血压。

**2. 治疗策略**

（1）极高危患者　该类患者应立即对高血压、并存危险因素及临床症状进行综合治疗。

（2）高危患者　该类患者应立即开始对高血压、并存的危险因素及临床症状进行药物治疗。

（3）中危患者　先对患者的血压及其他危险因素进行为期数周的观察，评估靶器官损害情况，之后决定是否以及何时开始药物治疗。

（4）低危患者　对患者进行较长时间的观察，反复测量血压，尽可能进行 24 小时动态血压监测，评估靶器官损害情况，之后决定是否以及何时开始药物治疗。

**3. 治疗目标**　高血压患者的治疗目标是最大程度地降低心血管并发症发生与死亡的总体危险。但我国目前统一的医疗服务与保障体系尚未完全建成，各省、直辖市、自治区之间的经济与社会发展水平又存在很大差异。因此，《指南》设定"标准"与"基本"两个治疗目标。

（1）标准目标　对检出的高血压患者，在非药物治疗的基础上，使用本《指南》推荐的起始与维持抗高血压药物，特别是那些每日 1 次使用能够控制 24 小时血压的降压药物，使血压达到治疗目标。同时，控制其他的可逆性危险因素，并对检出的亚临床靶器官损害和临床疾病进行有效干预。

（2）基本目标　对检出的高血压患者，在非药物治疗的基础上，使用国家食品药品监督管理局审核批准的任何安全有效的抗高血压药物，包括短效药物每日 2 ~ 3 次使用，使血压达到治疗目标。同时，尽可能控制其他的可逆性危险因素，并对检出的亚临床靶器官损害和临床疾病进行有效干预。

（3）降压目标　一般高血压患者的血压控制目标为 < 140/90mmHg；65 岁以上老年人的血

压控制目标为 <150/90mmHg；年轻人、一般糖尿病、一般冠心病、慢性肾脏病患者的血压控制目标为 <130/80mmHg；脑卒中患者的血压控制目标为 <140/90mmHg；对病程长的老年糖尿病、冠状动脉严重狭窄的冠心病、终末期肾脏病、双侧颈动脉严重狭窄患者，血压控制目标适当放宽为 <140/90mmHg；冠心病及高龄患者的舒张压 <60mmHg 时，应谨慎降压和密切观察病情。

### （二）药物分类

按照作用部位及作用机制，抗高血压药物可分为以下几类。

**1. 利尿剂** 氢氯噻嗪、吲达帕胺、呋塞米、螺内酯等。

**2. 肾素－血管紧张素系统抑制药**

（1）血管紧张素转化酶抑制药（ACEI） 卡托普利、依那普利、雷米普利、培哚普利、福辛普利、贝那普利等。

（2）血管紧张素 II 受体拮抗药（ARB） 氯沙坦、缬沙坦、伊贝沙坦、坎地沙坦、替米沙坦等。

（3）肾素抑制药 瑞米吉仑、依那吉仑、阿利吉仑等。

**3. 交感神经阻断药**

（1）中枢性抗高血压药 可乐定、α－甲基多巴。

（2）神经节阻断药 美卡拉明、樟磺咪芬（目前很少使用）。

（3）抗去甲肾上腺素能神经末梢药 利血平、胍乙啶（目前很少使用）。

（4）肾上腺素受体阻滞剂 β 受体阻滞剂，普萘洛尔、美托洛尔；$\alpha_1$ 受体阻滞剂，哌唑嗪、特拉唑嗪、多沙唑嗪；α 和 β 受体阻滞剂，拉贝洛尔、卡维地洛。

**4. 钙通道阻滞药**

（1）二氢吡啶类 硝苯地平、氨氯地平、尼群地平等。

（2）非二氢吡啶类 维拉帕米、地尔硫䓬。

**5. 血管扩张药**

（1）直接扩血管药 肼屈嗪、硝普钠。

（2）钾通道开放药 二氮嗪、吡那地尔、米诺地尔、尼可地尔。

### （三）药物选择

**1. 利尿剂** 通过利钠排水、降低高血容量负荷，发挥降压作用。主要包括噻嗪类利尿剂、袢利尿剂、保钾利尿剂与醛固酮受体拮抗剂（双重作用）等几类，而用于控制血压的利尿剂主要是以噻嗪类利尿剂为主。

（1）噻嗪类利尿剂 通过利尿使血浆和细胞外液容量减少。噻嗪类利尿剂使血容量减少，导致肾灌注减少，进而使肾素、血管紧张素和醛固酮分泌增多。这一方面使得体液和肾小管液能够通过调节机制快速恢复稳定，但同时也部分抵消了其降压作用。对于大多数噻嗪类药物，服药 6 小时后就几乎没有促尿钠排泄作用，但血管阻力持续下降。

根据化学结构可分为：噻嗪型和噻嗪样利尿剂。噻嗪型药物的基本化学结构由苯并噻二嗪核和磺酰胺基组成，包括氢氯噻嗪和苄氟噻嗪等。噻嗪样利尿剂的化学结构不同于噻嗪类，但也含有磺酰胺基，同样作用于远曲小管，包括氯噻酮、吲哒帕胺和美托拉宗（该药还作用于近曲小管）等。临床上使用的噻嗪类利尿剂多为片剂。噻嗪类利尿剂毒性较低，大多数不良反应与剂量和疗程有关。在使用过程中常会出现以下不良反应：乏力、眩晕、恶心、呕吐、低钠血症、低氯血症、低钾血症、氮质血症、高血氨、高血糖、高尿酸血症、血清胆固醇及甘油三酯升高、少数可发生皮疹、瘙痒、光敏性皮炎、中性粒细胞减少、血小板减少等。氢氯噻嗪为主的噻嗪类利尿剂是一线抗高血压药物，单用或与其他抗高血压药物联用疗效均明确，适用于轻中度原发性高血压，老年单纯收缩期高血压、肥胖及高血压合并心力衰竭的患者。

（2）袢利尿剂　主要作用于肾髓袢升支粗段皮质部，阻断钠－钾－氯共同转运体，抑制对氯化钠的主动重吸收；由于使肾髓质间液渗透压降低，影响肾脏浓缩功能，利尿作用强大。代表药物有呋塞米、托拉塞米、布美他尼等。利尿强度（相同剂量时）依次为布美他尼＞托拉塞米＞吡咯他尼＞呋塞米。

袢利尿剂使用过程中可能出现以下不良反应：口干、口渴、心律失常、乏力、眩晕、恶心、呕吐、低钠血症、低氯性碱血症、低钾血症、高血糖、高尿酸血症、耳鸣、听力减退或暂时性耳聋、视力模糊、极少数可发生皮疹、多形性红斑、光敏性皮炎、中性粒细胞减少、血小板减少、直立性低血压。长期应用可致胃或十二指肠溃疡。袢利尿药能抑制前列腺素分解酶的活性，使前列腺素 $E_2$ 的含量升高，因而具有扩张肾血管，降低肾血管阻力，使肾血流增加的作用。同时，与其他类利尿药不同，袢利尿药在肾小管液流量增加的同时不降低肾小球滤过率，这些作用特点使得袢利尿药与其他类利尿药相比尤其适用于伴有肾功能受损的高血压患者。

（3）保钾利尿剂　氨苯蝶啶和阿米洛利能抑制远曲小管和集合管的钠－氢共同转运体，从而抑制 $Na^+$ 再吸收和减少 $K^+$ 分泌，其作用不依赖醛固酮，利尿作用弱。螺内酯可与醛固酮受体结合，竞争性拮抗醛固酮的排钾保钠作用，被称为醛固酮受体拮抗剂。

长期服用本类药物或剂量过大可引起高钾血症、低钠血症、恶心、呕吐、胃痉挛、腹泻；偶见头痛、头晕、嗜睡、精神紊乱、抗雄激素样作用或对其他内分泌系统影响、轻度代谢性酸中毒；罕见发生皮疹、呼吸困难等过敏反应。保钾利尿药目前较少单用于高血压治疗，多作为辅助药物与有排钾作用的利尿药合用降压。

**2. 肾素－血管紧张素系统抑制药**

（1）血管紧张素转化酶抑制药（angiotensin converting enzyme inhibitors ACEI）　此类药物通过抑制血管紧张素转化酶，从而阻断肾素－血管紧张素系统（RAAS）而发挥降压作用。常用药包括卡托普利、依那普利、贝那普利、雷米普利、培哚普利等，大规模临床试验结果显示该类药物对高血压患者具有良好的靶器官保护和心血管终点事件预防作用。ACEI 单用降压作用明确，对糖脂代谢无不良影响。限盐或加用利尿剂可增加 ACEI 的降压效应。尤其适用于伴慢性心力衰竭、心肌梗死后伴心功能不全、糖尿病肾病、非糖尿病肾病、代谢综合征、蛋白尿或微量白蛋白尿患者。最常见不良反应为持续性干咳，多见于用药初期，症状较轻者可坚持服药，不能耐受者可改用血管紧张素 Ⅱ 受体拮抗剂（ARB）。其他不良反应有低血压、皮疹，偶见血管神经性水肿及味觉障碍。长期应用有可能导致血钾升高，应定期监测血钾和血肌酐水平。禁忌证为双侧肾动脉狭窄、高钾血症及妊娠妇女。

服用 ACEI 导致持续性干咳是这类药物共同的不良反应，发生率 1%～22%。不同的 ACEI 所致的咳嗽发生率也不同。临床研究发现，当患者使用某一 ACEI 进行治疗的过程中出现了咳嗽症状，被迫中断治疗时，换用另一种 ACEI 有可能缓解症状，而使之受益。其中，咪达普利对 RAAS 有高度的选择性，它抑制血管紧张素 Ⅱ 生成的能力强于抑制缓激肽降解的能力，可使缓激肽蓄积平衡，既达到器官保护的目的又不过量蓄积。咪达普利所致的咳嗽发生率较低，更适用于服用其他 ACEI 产生咳嗽的患者。

ACEI 和保钾利尿药或补钾药合用可增加高钾血症的危险。ACEI 减少锂的肾排泄可达到毒性水平。ACEI 与非甾体类抗炎药合用，可引起急性肾功能衰竭，而降血压作用减弱。ACEI 与三环类抗抑郁药，精神安定药合用，可增强抗高血压作用，同时导致直立低血压的危险增加。别嘌呤醇、普鲁卡因胺、细胞生长抑制剂、免疫抑制剂、有全身作用的皮质醇类和其他能引起血象变化的药物与 ACEI 合用：增加血液学反应的可能性，尤其是导致血液白细胞计数下降，白细胞减少症。抗酸药可能影响 ACEI 的吸收，故应间隔 2 小时以上服用。

（2）血管紧张素 II 受体拮抗药（Angiotensin Receptor Blocker，ARB） 与 ACEI 阻断血管紧张素 I 转化为血管紧张素 II 不同，血管紧张素 II 受体拮抗剂与血管平滑肌、肾上腺和其他组织的血管紧张素 II 受体结合，从而拮抗血管紧张素 II 与其受体结合，进而阻滞血管紧张素 II 介导的血管收缩等生物效应，阻断醛固酮释放引起的血压升高。目前发现细胞膜上的血管紧张素 II（Ang II）受体有 $AT_1$、$AT_2$、$AT_3$、$AT_4$ 四种，研究较多的为 $AT_1$ 和 $AT_2$ 受体。血管紧张素 II 在组织内产生包括血管收缩和醛固酮释放的多种生物学效应主要与其和 $AT_1$ 受体结合有关，$AT_1$ 受体拮抗剂（ARB）在抑制 $AT_1$ 受体的同时可以负反馈抑制肾素分泌，使 $AT_2$ 受体作用增强，而 $AT_2$ 受体作用与 $AT_1$ 受体正好相反。血管紧张素 II 受体拮抗剂即主要通过阻断 Ang II 与 $AT_1$ 的结合发挥其降压及靶器官保护作用。

常用 ARB 包括：氯沙坦（Losartan）、缬沙坦（Valsartan）、厄贝沙坦（Irbesartan）、坎地沙坦酯（Candesartan cilexetil）、依普沙坦（Eprosartan）、替米沙坦（Telmisartan）。ARB 类药物不良反应少见，偶可见腹泻，长期应用可升高血钾，在应用过程中应监测血钾及肌酐值。禁忌证为双侧肾动脉狭窄，高钾血症及妊娠。

ARB 与保钾利尿药、补钾药或含钾盐代用品合用可增加高钾血症的危险，合用应谨慎，并监测血钾浓度；与锂剂合用可增加锂剂的毒性反应。替米沙坦与抗抑郁药合用可增强前者直立性低血压的效应；另可升高地高辛血药浓度而致地高辛中毒，两者合用应监测地高辛血药浓度。

**3. 交感神经阻断药**

（1）中枢性抗高血压药 中枢性降压药能够兴奋 $\alpha_2$ 受体，抑制（负反馈）心、肾的交感神经输出，舒张外周血管降低血压，其代表药物主要有可乐定、甲基多巴等。此类药物临床上应用较少。

（2）肾上腺素受体阻滞剂

**$\alpha_1$ 受体阻滞剂** 通过选择性阻断血管平滑肌突触后膜的 $\alpha_1$ 受体，使血管扩张，致外周血管阻力下降及回心血量减少，从而降低收缩压和舒张压。由于其单纯作用于 $\alpha_1$ 受体而很少影响 $\alpha_2$ 受体，保留了血管平滑肌突触前负反馈机制，故对心率影响小，具有不增加心率、不影响肾血流量和肾小球滤过率，长期应用改善脂代谢，降低 TC、TG、LDL - C，升高 HDL - C，对糖代谢无影响等优点。目前认为 $\alpha$ 受体阻滞剂不作为一般高血压治疗的首选药，而更适用高血压伴前列腺增生患者，也用于难治性高血压患者的治疗。代表药物有哌唑嗪、特拉唑嗪、多沙唑嗪等。首次给予 $\alpha_1$ 受体阻滞剂及加大剂量时，应卧位给药，不做快速起立动作，睡前给药为宜，以防体位性低血压发生，使用中注意测量坐立位血压，最好使用控释制剂，体位性低血压者禁用。心力衰竭者慎用。服用该类药物前避免应用利尿药、$\beta$ 受体阻滞剂及其他可引起或加重体位性低血压药物，若确需与上述药物联用，应调整剂量以求达到每一种药物的最小有效量。肾功能不全患者剂量应减少，起始以每次 1mg，每日 2 次为宜。应用过量发生低血压循环衰竭时，需补充血容量及给予拟交感药物。

$\alpha_1$受体阻滞剂与一些药物联用可使疗效减弱，包括：非甾体类抗炎镇痛药（尤其吲哚美辛）、拟交感类药物等；与雌激素合用由于液体潴留而使降压作用减弱；与硝酸甘油合用，要减少后者用量。

**β受体拮抗药** β受体拮抗药的作用机制主要包括：①阻断β受体，降低交感神经活性，减慢心率、减低心肌收缩力、降低心排出量；②抑制肾素释放，降低血管肾素浓度；③阻断中枢β受体，降低外周交感神经活性；④减少去甲肾上腺素释放以及促进前列环素生成。其竞争性抑制儿茶酚胺的释放，使机体对儿茶酚胺作用的不良后果降到最低，从而对心血管疾病的恶性循环链起到重要的阻断作用。

根据其对受体选择性的不同分为：非选择性β受体阻滞剂和选择性β受体阻滞剂。非选择性β受体阻滞剂对$\beta_1$、$\beta_2$受体均可阻断并无选择性，国内常用的有普萘洛尔、噻吗洛尔、索他洛尔、左布诺洛尔、阿普洛尔、吲哚洛尔、卡替洛尔等。前四者无内在拟交感活性，后四者有内在拟交感活性，即后四者具有拮抗β受体作用的同时还具有一定程度的激动β受体作用。其中，索他洛尔主要用于抗心律失常治疗，噻吗洛尔、左布诺洛尔及卡替洛尔主要用于治疗青光眼。

非选择性β受体阻滞剂常见不良反应：①心血管系统：可减慢心率，甚至造成严重心动过缓和房室传导阻滞，主要见于窦房结和房室结功能已受损患者。由于其阻断了$\beta_2$受体，使α受体失去了$\beta_2$受体的拮抗，从而使组织血流减少而出现肢端发冷、雷诺氏综合征，伴严重外周血管疾病者病情恶化等，选择具有内在拟交感活性的非选择性β受体阻滞剂可减轻该不良反应。②代谢系统：阻断$\beta_2$受体，抑制胰岛素分泌、促进胰高血糖素的释放、促进糖原分解并减少肌肉组织对葡萄糖的摄取，从而干扰糖、脂代谢的过程，升高血糖、胆固醇和甘油三酯。1型糖尿病患者应用非选择性β受体阻滞剂可掩盖低血糖的一些警觉症状，如震颤、心动过速等。③呼吸系统：阻断支气管平滑肌上的$\beta_2$受体，可导致气道阻力增加，故禁用于哮喘或支气管痉挛性慢性阻塞性肺病。④中枢神经系统：可产生疲劳、头痛、睡眠紊乱、失眠、多梦和压抑等。⑤停药综合征：长期治疗后突然停药可发生，表现为高血压、心律失常、心绞痛恶化等。

非选择性β受体阻滞剂具有使用广泛性和患者使用长期性的特点，因此了解使用中的注意事项非常重要。该类药物使用后个体差异较大，需从小剂量开始，逐渐增加剂量并密切观察反应，根据心率及血压等临床症状调整用药。患者使用该类药物后不宜骤然停药，否则可产生高血压、快速型心律失常、心绞痛加剧、甚至发生心肌梗死。可能进行性引起严重心脏疾病患者的水钠潴留，引起水肿和充血性心力衰竭，故对于有严重心脏疾病患者不宜使用。

选择性β受体阻滞剂对$\beta_1$受体有高度选择性，在国内常用的有：比索洛尔、阿替洛尔、美托洛尔、倍他洛尔、艾司洛尔、贝凡洛尔、醋丁洛尔和普拉洛尔等。前六者无内在交感活性，后两者有内在拟交感活性。其中艾司洛尔主要用于抗心律失常治疗，倍他洛尔、普拉洛尔主要用于治疗青光眼。

选择性β受体阻滞剂的不良反应与非选择性β受体阻滞剂相似，从理论上讲，选择性β受体阻滞剂对$\beta_1$受体的选择性越高，其对末梢血管、呼吸系统、代谢系统的影响可能要小一些，但是随着剂量的增大，选择性β受体阻滞剂仍然存在剂量依赖性的$\beta_2$受体阻断作用。

**α、β受体拮抗药** α、β受体阻滞剂为扩张血管的β受体阻滞剂，其对血糖、血脂及胰岛素敏感性的影响性较小，能扩张肾脏血管用于肾血管性高血压，拉贝洛尔能降低卧位血压及减少外周血管阻力，对老年性高血压效果好。α、β受体阻滞剂能降低老年合并冠心病或心衰患者死亡率及房颤、房扑发生率。在国内常用的α、β受体阻滞剂有拉贝洛尔、阿罗洛尔、卡维地洛。其中阿罗洛尔为$\alpha_1$、$\beta_1$受体阻滞剂，拉贝洛尔、卡维地洛为$\alpha_1$、β受体阻滞剂。α、β受体阻滞剂常见不良反应：①精神神经系统：可出现眩晕、乏力、头痛、精神抑郁、肌肉挛缩，也可有感觉异常等。②消化系统：可出现轻度便秘、腹部不适。③心血管系统：拉贝洛尔可出现直立性低血压，大剂量可发生心动过缓。④呼吸系统：可见哮喘加重、胸闷、支气管痉挛等。

**4. 钙通道阻滞剂** 钙通道阻滞剂（钙拮抗剂、慢通道阻滞剂）抑制维持动作电位平台期的钙离子内流。因此钙通道阻滞剂主要影响依赖钙离子去极化而不是钠离子的组织，如血管平滑肌、心肌细胞、窦房结和房室结细胞。钙通道阻滞剂主要扩张冠状动脉、外周动脉和小动脉，而对静脉张力影响很小或者没有，能减弱心肌收缩力，降低心率，减慢房室传导。不同品种由于对不同组织的选择性以及压力感受器的反应不同，具有不同的药效和临床应用。

钙通道阻滞剂按化学结构分为：二氢吡啶类和非二氢吡啶类。二氢吡啶类钙通道阻滞剂作用于L型慢钙通道，其对血管平滑肌较心肌组织有更高的选择性，主要作用是扩张血管。它们是非速率限制型，对窦房结和房室结无作用或仅有很小的作用，在治疗剂量下偶见负性肌力作用。主要用于高血压和心绞痛。临床研究表明，长效的二氢吡啶类钙通道阻滞剂降压作用强，对糖、脂代谢无不良影响，无明确的禁忌证，适用范围广，对老年患者降压效果好。地尔硫䓬类钙通道阻滞剂和苯烷胺类钙通道阻滞剂（维拉帕米）也作用于L型慢钙通道，但它们扩血管作用弱于二氢吡啶类。它们属于速率限制型，对心肌具有直接作用，引起窦房结和房室结传导减慢，主要用于抗心律失常、抗心绞痛、抗高血压。

二氢吡啶类钙通道阻滞剂可能发生以下不良反应：外周水肿、头晕、头痛、恶心、乏力和面部潮红、一过性低血压、心悸、鼻塞、胸闷、气短、便秘、腹泻、胃肠痉挛、腹胀、骨骼肌发炎、关节僵硬、肌肉痉挛、精神紧张、阳痿、性功能障碍、颤抖、神经过敏、睡眠紊乱、视力模糊、平衡失调、牙龈肿大、晕厥等；严重者可发生心肌梗死和充血性心力衰竭、肺水肿，心律失常和传导阻滞等；过敏者可出现过敏性肝炎、皮疹，甚至剥脱性皮炎等。在高血压合并心力衰竭应避免使用钙通道阻滞剂，可用ACE抑制剂或β受体阻滞剂和利尿剂替代。仅在联合ACE抑制剂、β受体阻滞剂以及利尿剂后，血压仍持续升高的患者，可加用钙通道阻滞剂，且以选用氨氯地平为宜。

非二氢吡啶类钙通道阻滞剂常见的不良反应如下：浮肿、头痛、恶心、眩晕、皮疹、无力；房室传导阻滞、心动过缓、束支传导阻滞、充血性心衰、低血压、心悸、心动过速、室性早搏、失眠、嗜睡、震颤、厌食、便秘、腹泻、高血糖、高尿酸血症、阳痿、肌痉挛、多尿、耳鸣、骨关节痛、脱发、锥体外系综合征、齿龈增生、血象异常等。对于高血压患者，有效而及时地控制血压，更有助于降低心血管事件的危险性。钙通道阻滞剂可用于高血压和心绞痛的治疗，且具有较好的耐受性。但各代钙通道阻滞剂因其结构、组织选择性、作用时间及不良反应等的不同，在扩张血管的作用程度及对心脏的心肌收缩力、心率和传导方面的作用也不尽相同。第一代钙通道阻滞剂的特点是起效快，作用时间短，每天需多次给药，加重传导性减弱和负性肌力作用，地尔硫䓬和维拉帕米尤为明显，硝苯地平也有报道。第二代钙通道阻滞剂虽具有改进的药效学或药代动力学性能，但仍存在一些问题，例如：①抗高血压作用在24小时内有波动；②活性突然降低可引起功效迅速减小；③潜在的周期性自律神经系统的激活；④生物利用度问题，对于缓释（ER）剂型来说，总的药物释放并非总是100%。第三代钙通道阻滞剂克服了第一代和第二代钙通道阻滞剂的大多数缺陷，氨氯地平和拉西地平是第三代钙通道阻滞剂的最好代表，与其他钙通道阻滞剂相比，其独特之处是与钙通道复合物的特异的高亲和性结合位点作用，本身具有长效作用。氨氯地平的半衰期为 40～50 小时，拉西地平的亲脂性高，在二氢吡啶类钙通道阻滞剂中，其膜分配系数最高，使其能深深地定位于血管细胞膜的脂层，在那里富集并慢慢扩散进入钙通道所在的脂双层，这使得其能逐渐起效，作用时间延长，这对于最理想的抗高血压治疗是必不可少的。第三代钙通道阻滞最重要的特征是没有因血压突然下降而引起心脏和外周交感神经激活。尽管没有自律性激活作用，但一些次要的血管舒张副作用还会存在，例如面色潮红、头痛和踝关节水肿。但可以肯定的是，钙通道阻滞剂对于老年高血压患者应是不错的选择，尤其是单纯性收缩压升高者。当治疗费用有限时，可选择第一代钙通道阻滞剂，普通剂型可大大减少每日的费用，否则应优先使用新型钙通道阻滞剂。

## 案例解析

**案例 6-1 解析：**

分析：患者本身病史较长，且没有按照规律服用药物，糖化血红蛋白轻度异常，建议进行 OGTT 试验，目前血压诊断为高血压二级极高危，降压 0 号的主要成分为氢氯噻嗪、氨苯蝶啶、硫酸双肼屈嗪、利血平，患者糖脂代谢异常、蛋白尿、血钾偏低，北京降压 0 号不建议老年患者首选治疗，该复方制剂具有一定的中枢嗜睡作用，且存在两种利尿剂，容易引起血钾的异常，双肼屈嗪具有直接扩血管作用，容易引起老年患者血压较大波动，建议选用 ACEI 或 ARB，若两药不能控制，可以联用长效的 CCB 类药物，并且积极进行生活方式调整。

## 本 节 小 结

1. 高血压是一种以体循环动脉血压持续升高为特征的心血管综合征，是心脑血管疾病发生的主要危险因素，可导致脑卒中、心肌梗死、心力衰竭和慢性肾脏疾病等多种并发症。

2. 噻嗪类利尿剂为基础降压药，通过降低血管平滑肌 $Na^+$ 浓度，影响血管而降低血压。

3. β 受体阻滞剂可单用或联合用药治疗各型高血压，其临床特点降压的同时不引起反射性的交感神经兴奋，长期应用可逆转高血压性左室肥厚，并降低心肌耗氧量及抗心律失常。

4. 钙拮抗剂减压主要拮抗平滑肌细胞 L 型钙通道，松弛血管平滑肌，降低外周血管阻力，具有抗动脉粥样硬化作用；不影响糖、脂代谢。适用于合并糖尿病、冠心病或外周血管病患者。

5. ACEI 可抑制 Ang I 转化为 Ang II，降低循环及局部组织中 Ang II 浓度，发挥降压与靶器官保护作用。与其他抗高血压药物相比，ACE I 具有以下特点：①降压时对心排出量基本无影响，不伴有反射性心率加快；②可预防和逆转心肌与血管的重塑；③改善肾功能，保护肾脏；④改善胰岛素抵抗。适用于各型高血压，轻、中度高血压患者。

# 第二节  冠状动脉粥样硬化性心脏病

**案例解析**

**案例 6 - 2：**

患者男，57 岁，建筑工人，有严重的吸烟史。于一个月前出现胸骨后区压力性不适症状，每周发病 2 ~ 3 次，活动时出现此症状，休息时消失，每次持续时间不超过 15 分钟。除血压 150/100mmHg 外，其余查体正常，心电图正常。排除了患者胸部不适的其余因素后，医生临床诊断为心绞痛。处方：舌下含服硝酸甘油，口服噻嗪类利尿剂，氨氯地平及小剂量的阿司匹林。建议定期检查血压，戒烟。3 周后复查。

**问题：**

试分析该处方中每种药物的用药目的。

由于脂质代谢异常，血液中的脂质沉着在原本光滑的动脉内膜上，使动脉内膜上类似粥样的脂类物质堆积而成白色斑块，称为动脉粥样硬化病变。冠状动脉粥样硬化，斑块渐渐增多造成动脉腔狭窄或阻塞，导致心肌缺血、缺氧而引起的心脏病，称为冠状动脉粥样硬化性心脏病，它和冠状动脉功能性改变（即冠状动脉痉挛）统称冠状动脉性心脏病（coronaryheart-disease，CHD），简称冠心病，亦称缺血性心脏病。

## 一、病因与发病机制

### （一）病因

冠心病的主要病因是冠状动脉粥样硬化，病因尚不完全清楚，可能是多种因素综合作用的结果。除冠状动脉粥样硬化外，还包括炎症（风湿性、梅毒性、川崎病和血管闭塞性脉管炎等）、栓塞、痉挛、结缔组织疾病、创伤和先天性畸形等。目前认为本病发生的危险因素有：年龄和性别（45 岁以上的男性，55 岁以上或绝经后的女性）、家族史（父兄在 55 岁以前、母亲或姐妹在 65 岁前死于心脏病）、血脂异常（低密度脂蛋白胆固醇 LDL - C 过高、高密度脂蛋白胆固醇 HDL - C 过低）、高血压、糖尿病、吸烟、超重、肥胖、痛风及不运动等。

### （二）发病机制

由于脂质代谢不正常，血液中的脂质沉着在原本光滑的动脉内膜上，在动脉内膜一些类似粥样的脂类物质堆积而成白色斑块，这些斑块渐渐增多造成动脉腔狭窄，使血流受阻，导致心脏缺血，产生心绞痛。如果动脉壁上的斑块形成溃疡或破裂，就会形成血栓，使整个血管血流完全中断，发生急性心肌梗死，甚至猝死。冠心病的少见发病机制是冠状动脉痉挛（血管可以没有粥样硬化），产生变异性心绞痛，如果痉挛超过 30 分钟，也会导致急性心肌梗死（甚至猝死）。当冠状动脉管腔狭窄达 50% ~ 75% 之间，安静时尚能代偿，而运动、心动过速、情绪激动等造成心肌需氧量增加时，可导致短暂的心肌供氧和需氧间的不平衡，称为"需氧增加性心肌缺血"，这是引起大多数慢性稳定型心绞痛发病的机制。另一些情况下，由于粥样硬化斑块的破裂或出血、表面溃疡或糜烂，继而引发血小板聚集及不同程度的血栓形成和远端血管栓塞，或发生痉挛等导致管腔狭窄程度的急剧加重（不完全或完全性阻塞），可使心肌氧供明显减少，代谢产物的清除也发生障碍，虽心肌需氧量未增加，但心肌严重缺氧，称之为"供氧减少性心肌缺血"，这是引起大多数心肌梗死（myocardialinfarction，MI）和不稳定型心绞痛发生的原因。

## 二、临床分型与表现

根据心肌缺血的发生机制、发展速度和预后的不同，临床上将冠心病的临床类型分为慢性心肌缺血综合征和急性冠状动脉综合征两大类。

**1. 慢性心肌缺血综合征**　包括隐匿型冠心病、稳定型心绞痛和缺血性心肌病等，主要发病机制为需氧增加性心肌缺血。

**2. 急性冠状动脉综合征**（acute coronary syndrome，ACS）　指冠心病中急性发病的临床类型，广义的 ACS 包括不稳定型心绞痛（unstable angina，UA）、急性心肌梗死（acute myocardial infarction，AMI）和冠心病性猝死，但后者的诊断常为推测性或事后诊断，故临床上所称 ACS 主要指前两者。根据发病早期时心电图（ECG）的 ST 段变化，ACS 可分为：非 ST 段抬高型 ACS 和 ST 段抬高型 ACS 两大类。前者包括 UA、非 ST 段抬高型心肌梗死（non – ST segment elevation myocardial infarction，NSTEMI），约占 3/4，两者的鉴别取决于急性期是否能检测到心肌损伤标志物的升高。后者主要是 ST 段抬高型心肌梗死（ST segment elevation myocardial infarction，STEMI），约占 1/4（包括小部分变异型心绞痛）。其中 UA 和 NSTEMI 若未及时治疗，可能进展成 STEMI。

## 三、药物治疗

### （一）治疗原则与策略

**1. 动脉粥样硬化治疗原则**

（1）血脂异常患者，经饮食调节和体力活动后仍未正常者，可按血脂的具体情况选用调血脂药物。具体参见本章第五节。

（2）抗血小板黏附和聚集的药物，可防止血栓形成，有助于防止血管阻塞性病变病情发展。

**2. 慢性心肌缺血治疗原则**　药物治疗首先考虑预防 MI 和死亡，其次是减少缺血、缓解症状及改善生活质量。

（1）抗心绞痛和抗缺血治疗。

（2）预防心肌梗死和死亡的药物治疗。

**3. 急性冠状动脉综合征急救治疗原则**　如溶栓、冠脉介入等。

### （二）药物分类

**1. 硝酸酯类药物**　心绞痛发作时可舌下含服硝酸甘油、硝酸异山梨酯或使用其气雾剂。对于急性心肌梗死及不稳定型心绞痛患者，先静脉给药，病情稳定、症状改善后改为口服或皮肤贴剂，疼痛症状完全消失后可以停药。

**2. 调整血脂药物**　调脂治疗适用于所有冠心病患者。在改变生活习惯基础上给予他汀类药物，他汀类药物主要降低低密度脂蛋白胆固醇，治疗目标为下降到 80mg/dl。其他降脂药还包括：胆汁酸结合树脂（考来烯胺）、胆固醇吸收抑制剂（依折麦布）、烟酸及其衍生物阿昔莫司、抗氧化剂（普罗布考）、贝特类、多不饱和脂肪酸等。

**3. 抗血栓药物**　包括：抗血小板和抗凝药物，可防止血栓形成，可能有助于防止血管阻塞性病变病情发展，用于预防冠状动脉和脑动脉血栓栓塞。抗血小板药物主要有阿司匹林（Aspirin）、氯吡格雷（Clopidogrel）、噻氯匹定（Ticlopidine）等。抗凝药物包括普通肝素（Heparin）、低分子肝素（Low Molecular Weight Heparin，LMWH）、比伐卢定（Bivalirudin）等。通常用于不稳定型心绞痛和心肌梗死的急性期，以及介入治疗术中。

**4. 溶血栓药**　主要有链激酶、尿激酶、组织型纤溶酶原激活剂等，可溶解冠脉闭塞处已形成的血栓，开通血管，恢复血流，用于急性心肌梗死发作时。

**5. β受体阻滞剂**　既有抗心绞痛作用，又能预防心律失常。在无明显禁忌时，β受体拮抗药是冠心病的一线用药。

**6. 钙通道阻断剂**　可用于稳定型心绞痛的治疗和冠脉痉挛引起的心绞痛。

**7. 肾素血管紧张素系统抑制剂**　包括血管紧张素转换酶抑制剂（ACEI）、血管紧张素Ⅱ受体拮抗剂（ARB）以及醛固酮拮抗剂。对于急性心肌梗死或近期发生心肌梗死合并心功能不全的患者，尤其应当使用此类药物。如服用ACEI出现明显的干咳副作用，可改用血管紧张素Ⅱ受体拮抗剂（ARB）。用药过程中要注意防止血压偏低。

### （三）药物选择

**1. 抗动脉粥样硬化药**　血脂和脂蛋白代谢紊乱与动脉粥样硬化密切相关，TC、TG、LDL－C和VLDL－C增高冠心病的危险因素，其中以LDL－C是致动脉粥样硬化病变的基本因素，而HDL－C则被认为是冠心病的保护因素。纠正血脂异常的目的在于缺血性心血管病的患病率和死亡率。许多研究证实，降低血浆胆固醇能减少冠心病的发病率和死亡率。因此，调整血脂代谢可以防治动脉粥样硬化。调血脂药物的具体分类、药理作用、适应证、不良反应、禁忌证、用药注意等详见本章第五节。

**2. 动脉粥样硬化性心脏病常见药物**

（1）**硝酸酯类**（nitrate esters）　包括：硝酸甘油（Nitroglycerin）、硝酸异山梨酯（消心痛，Isosorbide Dinitrate）、单硝酸异山梨酯（Isosorbide Mononitrate）、戊四硝酯（Pentaerithrityl Tetranitrate），其中以硝酸甘油最为常用。此类药物均有硝酸多元酯结构，故作用相似，其发挥疗效的关键是分子中—O—NO$_2$结构。硝酸酯类药物临床应用已有百年历史，至今仍然是防治心绞痛最常用药物之一，具有起效快、疗效确切、经济和方便等诸多优点。

硝酸酯类和亚硝酸酯类药物具有相同的药理作用，主要通过扩血管作用而抗心绞痛。其抗心绞痛的作用主要通过以下几个方面：①扩张静脉：低浓度的硝酸甘油以扩张静脉为主，使容量血管扩张，降低心脏的前负荷，减少心室的容量和舒张末压，从而降低心肌耗氧量。②扩张动脉：降低心脏后负荷，但心率无改变或者仅有少量增加，从而降低室壁肌的张力和氧耗量。③使冠脉血流重新分配：急性心绞痛发作时心内膜下缺血最为严重，这是因为心内膜下供血血管由心外膜的血管分支垂直穿过心肌而来，因此心内膜下的血管供血与舒张末压有较大关系，硝酸甘油可以使心室的舒张末压降低，改善心内膜下的缺血状况。④促使侧支循环开放：发生心绞痛时，缺血区的阻力血管因为缺氧已经处于舒张状态。而硝酸甘油可以使未缺血区的血管扩张，使侧支循环血管开放，改善缺血区的血液供应。

硝酸酯类药物用于各种类型的心绞痛，舌下含服起效迅速，疗效确切。在出现心绞痛症状，如胸闷、紧张时，用药可以终止心绞痛的发生。此外，还可以用于心肌梗死和心力衰竭，但用于心肌梗死时需要注意剂量。延迟见效或完全无效时提示患者并非患冠心病或患有严重的冠心病，也可能所含的药物已失效或未溶解，如属后者可嘱患者轻轻嚼碎后继续含化。也可制成口服制剂，用于冠心病的长期治疗和预防心绞痛发作，也用于心肌梗死后的治疗。常见的不良反应主要由扩张血管所引起，主要包括颜面潮红、搏动性头痛，眼压升高，以及大剂量使用时血管扩张所致的头晕、昏厥和直立性低血压。反射性引起的交感兴奋、心率增加、心肌收缩增强反而加重心绞痛。长期连续服用可以产生耐受性。因此给药时需注意药物的剂量和给药的频率，一般主张该药间隔至少在 8 小时以上。本类药物之间有交叉耐药性。此外，硝酸异山梨酯有偶发皮疹甚至剥脱性皮炎。下列情况禁用本类药物：颅内高压、颅内出血、青光眼、严重低血压、梗阻型心肌病、严重贫血、严重肝功能不全、严重肾功能不全以及心动过速和对本类药物过敏者。硝酸甘油、硝酸异山梨酯等舌下含服可缓解心绞痛，而对于预防心绞痛、治疗心力衰竭等时，可采用口服普通片或缓释片、气雾吸入、敷贴、乳膏，以及静脉滴注等方式给药进行治疗。

硝酸酯类药物常与普萘洛尔联合应用，可产生协同作用，但后者可引起血压下降，从而导致冠脉流量减少，有一定危险性。与降压药和其他扩血管药合用可以使直立性低血压的作用增强，与拟交感类药物合用可以降低该类药物的疗效；与三环类抗抑郁药合用可以加剧其低血压和抗胆碱效果。静脉使用可以使肝素的抗凝作用减弱。

（2）β 受体阻滞剂　自普萘洛尔（Propranolol）最早应用于临床以来，β 受体拮抗药治疗心绞痛已有三十余年的历史。本类药物阻断拟交感胺类对心率和心收缩力受体的刺激作用，减慢心率，降低血压，降低心肌收缩力和氧耗量，从而减少心绞痛的发作。负性作用有心室射血时间延长和心脏容积增加，这虽然可能使心肌缺血加重或引起心肌收缩力降低，但其使心肌氧耗量减少的良性作用远超过其负性作用。普萘洛尔（Propranolol）、美托洛尔（Metoprolol）、阿替洛尔（Atenolol）、比索洛尔（Bisoprolol）是临床上常用的 β 受体拮抗药。

β 受体阻滞剂主要用于治疗对硝酸酯类不敏感或疗效差的稳定型心绞痛，可减少心绞痛的发作次数和程度，提高运动耐量，改善生活质量。其减慢心率和降压作用特别适用于高血压伴有心率加快的心绞痛患者。对于不稳定型心绞痛，在无禁忌证时效果较好，联合用药可提高疗效。变异型心绞痛不宜应用该药，因本类药物阻断 β 受体阻滞剂受体后使 α 受体作用占优势，可致冠状动脉痉挛，加重心肌缺血。β 受体阻滞剂的不良反应大多因 β 受体被拮抗而引起，严重的有心功能不全，窦性心动过缓，房室传导阻滞，支气管痉挛等。由于 β 受体被拮抗，内源性去甲肾上腺素兴奋 α 受体，引起外周血管收缩，肢端循环障碍。普萘洛尔可抑制糖原分解，诱发低血糖。长期应用时，β 受体向上调节，如突然停药会出现反跳现象，加重心肌缺血。因此严重心功能不全、病态窦房结综合征、房室传导阻滞、低血压、哮喘、慢性阻塞性肺疾病者禁用，孕妇、哺乳期妇女慎用。

β 受体阻滞剂口服应从小剂量开始，逐渐增量。此类药物用量必须强调个体化。老年人、肝肾功能不全者应适当调整剂量。使用 β 受体拮抗药应还需要注意：①与硝酸酯类合用有协同作用，需要减少用量，以免引起直立性低血压等副作用；②长期应用该类药物停药时应逐步减量，以免发生反跳现象；③低血压、支气管哮喘以及心动过缓、二度或以上房室传导阻滞者不宜应用。

β 受体阻滞剂可增强维拉帕米的降压作用，加重心脏抑制；与地高辛合用时可明显减慢心率而致心动过缓。西咪替丁可抑制 β 受体拮抗剂在肝脏的代谢，延长半衰期，提高生物利用度；水杨酸和吲哚美辛可减弱 β 受体拮抗剂的降压作用。本类药物具有抑制胰高血糖素、升高血糖的作用，延长胰岛素的降血糖作用，故合用时应加以注意。

（3）钙拮抗剂　是 20 世纪 70 年代以来防治 CHD 的一类主要药物，其中硝苯地平（Nifedipine）、尼群地平（Nitrendipine）、非洛地平（Felodipine）、氨氯地平（Amlodipine）、维拉帕米（Verapamil）和地尔硫䓬（Diltiazem）可用于治疗心绞痛。

钙通道拮抗剂可抑制钙离子进入细胞内，也抑制心肌细胞兴奋 - 收缩偶联中钙离子的利用：因而抑制心肌收缩，减少心肌氧耗；扩张冠状动脉，解除冠状动脉痉挛，改善心内膜下心肌的供血；扩张周围血管，降低动脉压，减轻心脏负荷；还降低血黏度，抗血小板聚集，改善心肌的微循环。更适用于同时有高血压的患者。临床上对冠状动脉痉挛所致的变异型心绞痛最为有效，也可用于稳定型和不稳定型心绞痛。①硝苯地平：扩张冠状动脉作用强，对房室传导无影响，对有房室传导阻滞的患者较安全。降压作用强，可反射性加快心率，增加心肌耗氧量，故对稳定型心绞痛疗效不及普萘洛尔，两药合用可提高疗效，减少不良反应。由于其抑制心脏的作用较弱，故一般不易诱发心力衰竭。②维拉帕米：扩张冠状动脉作用较强，扩张外周血管作用弱于硝苯地平，因此较少引起低血压。抗心律失常作用明显，特别适用于伴有心律失常的患者。心力衰竭、窦房结功能低下、房室传导阻滞的心绞痛患者禁用维拉帕米。③地尔硫䓬：作用强度介于上述两药之间，选择性扩张冠状动脉，对外周血管作用较弱；可减慢心率，抑制传导，非特异性拮抗交感神经作用；主要用于治疗冠状动脉痉挛引起的变异型心绞痛，疗效好且不良反应少。对不稳定型心绞痛的疗效较好。④氨氯地平：与受体结合解离速度较慢，为长效钙拮抗剂。抑制钙诱导的血管收缩作用是硝苯地平的两倍。因其血药浓度平稳、维持时间长，生物利用度高，较少引起反射性心率加快及血压波动，适用于高血压及运动时心率加快的心绞痛以及心力衰竭合并的稳定型心绞痛。

钙拮抗剂可导致心脏停搏、心动过缓、房室传导阻滞和充血性心力衰竭等，主要是由于过度抑制心肌细胞钙内流，引起严重的心脏抑制。硝苯地平强效的降血压作用可能导致反射性心动过速而增加心肌梗死的发生。其他有胃肠道反应有恶心、便秘等。应用上，口服应从小剂量开始，逐渐增至最大疗效而能耐受的剂量。起始用药和长期应用时应注意监测血压，特别是已使用降压药物治疗的患者，与 β 受体拮抗剂药合用时应特别注意观察心脏反应。

维拉帕米和硝苯地平可提高地高辛的血药浓度，延长其半衰期，使洋地黄中毒发生率提高，两药合用时应减少地高辛剂量。西咪替丁可降低本类药物的代谢，提高其生物利用度并降低清除率，增强其降压效应，合用时应减量 50%。地尔硫䓬和维拉帕米可降低卡马西平的代谢，卡马西平和利福平可促进钙通道阻滞剂的代谢。地尔硫䓬和维拉帕米可降低环孢素的代谢。

（4）抗血小板药物　低剂量阿司匹林（Aspirin）即可抑制血小板聚集。其通过抑制环氧酶的活性，抑制血小板和血管内膜 $TXA_2$ 的合成，发挥抗血小板的作用。所有患者只要没有用药禁忌证都应该服用。慢性稳定型心绞痛患者服用阿司匹林可降低心肌梗死、脑卒中或心血管性死亡的风险。阿司匹林的最佳剂量范围为 75～150mg/d。其主要不良反应为胃肠道出血或阿司匹林过敏。不能耐受阿司匹林的患者可改用氯吡格雷（Clopidogrel）作为替代治疗。氯吡格雷、普拉格雷可选择性不可逆地抑制血小板 ADP 受体，有效地减少 ADP 介导的血小板的激活和聚集，主要用于支架植入以后及对阿司匹林有禁忌证的患者。

（5）血管紧张素 I 转化酶抑制药　血管紧张素 I 转化酶抑制药（ACEI）如卡托普利（Captopril)、培哚普利（Perindopril）、雷米普利（Ramipril）、赖诺普利（Lisinopril）等，不仅用于抗高血压的治疗，也用于降低有症状和无症状慢性心衰的发生率和病死率（详见本章第一节、第三节）。ACE 抑制药通过舒张静脉和动脉，降低心脏前、后负荷，降低左室充盈压及心室壁张力，改善心脏舒张功能和降低心肌耗氧量；扩张冠脉，增加冠脉血流量，增加心肌供血和供养，保护缺血心肌；对抗自由基，减轻自由基对心肌细胞的损伤并能防止和逆转心肌肥大和血管重构。同时，ACEI 还能抑制缓激肽的降解，使血中缓激肽含量增加，进一步促进 NO 和 PGI 生成，舒张血管，抑制血小板聚集。在稳定型心绞痛患者中，合并糖尿病、心力衰竭、左心室收缩功能不全、高血压、心肌梗死后左室功能不全的患者应该使用 ACEI 类药物。

## 案例解析

**案例 6-2 解析：**

分析：硝酸甘油是缓解心绞痛发作的常用药物，适用于各种类型的心绞痛治疗，也可用作诊断性治疗。患者血压偏高，属于心绞痛的危险因素，应将血压控制在 140/90mmHg 以下，选择降压药物时，兼顾抗心绞痛作用。一般选择作用缓和或新型钙通道阻滞剂如氨氯地平。氨氯地平与受体结合和解离速度较慢，为长效钙通道阻滞剂。抑制钙诱导的血管收缩作用是硝苯地平的两倍。因其血药浓度平稳、维持时间长，生物利用度高，较少引起反射性心率加快及血压波动，适用于高血压及运动时心率加快的心绞痛。硝酸酯类主要舒张静脉，钙通道阻滞剂主要扩张冠脉和小动脉，二者联合应用可显著增加患者运动的耐受性。噻嗪类利尿剂是临床治疗高血压的基础药物，能明显提升高血压患者的生活质量，与其他类抗高血压药合用可有协同效应，能抵消血管扩张药引起的水钠潴留，用于治疗各类高血压，尤其对老年或伴有心力衰竭者效果好。低剂量的阿司匹林即可抑制血小板的聚集。其通过抑制环氧酶的活性，从而抑制血小板和血管内膜 $TXA_2$ 的合成，发挥抗血小板作用。心绞痛患者服用阿司匹林可降低心肌梗死、脑卒中或血管性死亡的风险，所以患者只要没用用药禁忌都应该服用。

## 本节小结

1. 动脉粥样硬化的基本病变包括脂纹、纤维斑块和粥样斑块，其继发性病变包括出血、破裂、血栓形成、钙化及动脉瘤形成，是导致斑块不稳定的主要原因，不同部位的血管动脉粥样硬化有其各自的病理特点并可导致相应的临床表现。

2. 目前临床常用的抗动脉粥样硬化药，主要有调血脂药、抗氧化药、多烯脂肪酸类、保护动脉内皮药。

3. 临床上常用的减轻症状、改善缺血的抗心绞痛药物主要有硝酸酯类、β 受体阻断剂和钙拮抗剂等；改善预后的药物主要：抗血小板聚集药、他汀类药物、ACEI 或 ARB 等。

## 第三节 心力衰竭

**案例 6 – 3：**

患者 70 岁，女性，主诉：上楼梯时感觉呼吸短促，疲劳。患者有高血压和冠心病史，服用地尔硫革。有长期吸烟史，但 5 年前戒掉。查体：心率 85 次/分，律齐；呼吸 25 次/分；血压 138/84mmHg。胸部 X 片显示轻度心脏扩大和肺水肿，超声心动图提示左心室扩张，射血分数 40%。血清电解质正常，但总胆固醇和低密度脂蛋白胆固醇（LDL – C）水平较高。住院治疗，给予吸氧处理，静脉注射呋塞米，症状逐渐改善。长期医嘱：服用赖诺普利，逐渐增加辛伐他汀和卡维地洛的剂量。参照营养师建议：饮食中减少钠、饱和脂肪和胆固醇的摄入，并参与科学的锻炼计划。

**问题：**

试分析该处方中每种药物的用药目的。

心力衰竭（heart failure）是指由各种原因引起心脏结构和功能损伤，导致心室射血和（或）充盈功能低下，以至于不能满足组织代谢需要的病理生理过程。

### 一、病因与发病机制

心力衰竭（心衰）发生发展的基本机制是神经激素激活和心室重塑，是由于一系列的分子及细胞机制导致了心肌结构、功能和表型的变化，引起心肌细胞肥大、凋亡，胚胎基因和蛋白质的再表达，心肌细胞外基质量和组成的变化，最终导致临床上出现心肌病变，心室容量增加，心室形态及功能的改变。心衰不是一个独立的疾病，它是由心脏病及各种非心脏性疾病导致的一组综合征。其病因归纳为两类：①心肌病变，例如心肌炎、心肌病、心肌梗死等；②心脏负荷过重，例如高血压、心瓣膜病、肺栓塞等。心力衰竭的发生与进展还与感染、电解质紊乱、高动力循环、劳累及情绪紧张、心律失常、不规则治疗等诱因有关。

### 二、临床表现

心衰的临床表现主要为体循环、肺循环淤血和心排出量降低引起的症状和体征。

**1. 左心衰竭** 主要表现为肺循环淤血和心排出量降低所致的临床综合征。

（1）**呼吸困难** 呼吸困难是左心衰的主要症状，由于肺循环淤血，肺顺应性降低，患者表现为不同程度的呼吸困难：①劳力性呼吸困难：多发生在重体力活动时，休息后可自行缓解。不同程度运动量引发的呼吸困难，预示心衰的程度不同。②夜间阵发性呼吸困难：阵发性呼吸困难发生在夜间，患者突然憋醒，感到窒息和恐怖并迅速坐起，需要 30 分钟或更长时间方能缓解。③端坐呼吸：平卧几分钟后出现呼吸困难，需要坐位，仍然气喘。左心室舒张末期压力增高，使肺静脉和肺毛细血管压进一步增高，引起间质性肺水肿，增加气道阻力、降低肺顺应性、加重呼吸困难。④急性肺水肿：气喘伴哮鸣，是呼吸困难最严重状态，是急性心衰的表现。

（2）咳嗽、咳痰和咯血　咳嗽是较早发生的症状，是肺淤血期间气道受刺激的反应，常发生在夜间，坐位或立位时咳嗽缓解。咳痰通常为白色泡沫样，痰带血丝或粉红色泡沫样痰。肺毛细血管压很高时，肺泡出现浆液性分泌物，痰带血丝提示肺微血管破损，血浆渗入肺泡时出现粉红色泡沫样痰。体力下降、乏力和虚弱：左心室排出量降低不能满足外周组织器官灌注，引起乏力等症状；老年人还可出现意识模糊、记忆力减退、焦虑、失眠等精神症状。泌尿系统症状：夜尿增多，见于左心衰早期血流再分布。尿量减少、少尿或血肌酐升高，见于严重心衰时心排出量下降、肾血流减少，甚至发生肾前性肾功能不全。

**2. 右心衰竭**　主要表现为体循环淤血为主的临床综合征。消化系统症状：食欲减退、腹胀、恶心、呕吐、便秘、上腹痛等症状由长期胃肠道淤血引起。右上腹饱胀、肝区疼痛由肝淤血、肿大，肝包膜被牵拉所致。长期肝淤血可导致心源性肝硬化。泌尿系统症状：白天少尿、夜间多尿，见于肾脏淤血引起肾功能减退，可出现少量蛋白尿、透明或颗粒管型、红细胞，血尿素氮升高。呼吸困难：单纯右心衰可表现轻度气喘，主要由于右心室扩大限制左室充盈、肺淤血所致。二尖瓣狭窄发生右心衰时，因存在肺淤血，可出现轻度呼吸困难。

**3. 全心衰竭**　全心衰见于心脏病晚期，病情危重。同时具有左、右心衰的临床表现，由左心衰并发右心衰患者，左心衰症状和体征有所减轻。

## 三、药物治疗

### （一）治疗原则

随着对心衰病理生理机制的深入研究，心衰的治疗从针对水钠潴留选用利尿剂，针对血流动力学异常、泵衰竭选用扩血管药和强心剂，进展到针对神经－内分泌异常激活。阻断、延缓神经内分泌因子介导的心室重构成为心力衰竭治疗策略的核心。心力衰竭内科治疗的理念也由短期的改善血流动力学和（或）药理学措施转变为长期修复性治疗策略。以往的"强心、利尿、扩血管"治疗方案已被以神经内分泌拮抗剂为主的联合用药方案所取代，即联合应用利尿剂、血管紧张素转化酶抑制剂（或 ARB）和 β 受体阻滞剂，为进一步改善症状、控制心率等，地高辛是第 4 个联用的药物。醛固酮受体拮抗剂则可应用于重度心衰患者。

心衰的治疗目标：改善症状、提高生活质量的同时，针对心肌重构的机制，防止和延缓心肌重构的发展，降低心衰的死亡率和住院率。神经内分泌抑制剂如血管紧张素转化酶抑制剂（ACEI）和 β 受体阻滞剂等是基本治疗药物。

**1. 慢性心力衰竭**　慢性心力衰竭的治疗总原则是：病因治疗，去除心衰的基本病因和诱因；调整代偿机制，降低神经－体液－细胞因子活性，防止和延缓心室重构；缓解症状，改善患者的心功能状态。心力衰竭的治疗需要血流动力学药物治疗改善症状，更强调延缓心室重构药物治疗改善预后，推荐长期应用神经激素拮抗剂如 ACEI/ARB、β 受体阻滞剂、醛固酮受体拮抗剂。

**2. 急性心力衰竭**　控制基础病因和矫治引起心衰的诱因，应用静脉和（或）口服降压药物以控制高血压；选择有效抗菌药物控制感染；积极治疗各种影响血流动力学的快速性或缓慢性心律失常；应用硝酸酯类药物改善心肌缺血。糖尿病伴血糖升高者应有效控制血糖水平，又要防止出现低血糖。对血红蛋白低于 60g/L 的严重贫血者，可输注浓缩红细胞悬液或全血。

### （二）用药原则

**1. 采取综合措施，减轻心脏负荷**　减少患者体力活动和精神应激是减轻衰竭心脏负荷的基本措施。严重慢性心衰（CHF）患者应卧床休息，待心功能改善后，适当下床活动，以逐步增强体质。高血压并发CHF患者，使用抗高血压药物有效控制血压，亦是减轻心脏负荷的有效措施。

**2. 限制钠盐摄入**  适当限制日常饮食中钠盐摄入量，是进一步减轻心脏负荷的有效措施。

**3. β受体阻滞剂的应用**  对扩张型心肌病、冠心病心绞痛伴CHF的患者，可在强心、利尿和扩血管药物综合治疗基础上，加用小剂量β受体阻断药，并根据患者的耐受情况及心率、血压的变化调整剂量，以期长期应用。经2~3个月连续用药可获心功能明显改善。急性心肌梗死合并CHF者，亦可按此法应用β受体阻断药治疗。

**4. 利尿药的应用**  CHF出现水肿时，应首选噻嗪类利尿药。重度CHF或伴肾功能不全患者可选用袢利尿药如呋塞米等，以增强利尿效应。利尿排钠的同时，有可能导致血钾水平降低。低钾血症易诱发强心苷类的毒性反应，故应进行血钾水平监测，必要时口服钾盐。噻嗪类利尿药与留钾利尿药如螺内酯合用，可加强利尿作用并预防低钾血症。

**5. ACEI的应用**  上述治疗尚不能有效控制CHF症状时，应加用ACEI，以期进一步降低心脏前后负荷，消除心衰临床症状。而无症状左心功能不全患者，可首选ACEI治疗，能明显推迟和减少此类CHF患者临床症状的发生。

**6. 强心苷类药物的应用**  CHF患者，经前述综合措施治疗，仍不能有效控制临床症状时，可加用强心苷类。此类药物尤适用于CHF伴发心房纤颤的患者。地高辛片剂为最常用制剂，其用法可依心衰严重程度而定。轻度患者可用地高辛维持量逐日给药法；重度患者则可按地高辛速给法用药。

**7. 硝酸酯类血管扩张药的应用**  硝酸酯类以扩张静脉容量血管为主要特征，尤适用于治疗肺循环淤血的左心衰竭患者。

随着对CHF病理生理过程认识的不断提高，现代CHF的药物治疗从观念到临床试验，都取得了长足进步，有望通过综合性药物治疗措施，提高患者生活质量，降低近期死亡率，以期达到进一步改善CHF患者临床预后的目的。

（二）药物分类

**1. 肾素－血管紧张素－醛固酮系统（RAAS）抑制药**  ①ACEI：卡托普利、依那普利、福辛普利等。②ARB：氯沙坦、缬沙坦、替米沙坦等。③醛固酮受体阻断剂：螺内酯、依普利酮。

**2. 利尿剂**  呋塞米、氢氯噻嗪等。

**3. β受体阻断剂**  美托洛尔、比索洛尔等。

**4. 强心苷类药**  地高辛等。

**5. 起搏电流（$I_f$）抑制剂**  依伐布雷定。

**6. 其他治疗慢性心力衰竭的药物**  ①血管扩张药：硝普钠、硝酸异山梨酯等。②β受体激动药：多巴酚丁胺等。③磷酸二酯酶抑制药：米力农等。④钙增敏剂：左西孟旦等。⑤长效钙通道拮抗剂：氨氯地平等。

（三）药物选择

**1. 肾素－血管紧张素－醛固酮系统抑制药**

（1）血管紧张素转化酶抑制药（ACEI）  是治疗心力衰竭最重要的进展之一，其用于治疗心力衰竭的药理作用如下：抑制ACE的活性，组织血管紧张素Ⅰ（AngⅠ）向血管紧张素

Ⅱ（AngⅡ）的转化，降低循环和组织中的AngⅡ和醛固酮水平，扩张血管，降低外周阻力，减轻水钠潴留，增加心排血量，扩张冠状动脉血管，增加缺血心肌的血流灌注。另外可抑制缓激肽的降解，使其水平增高，提高扩血管和保护血管内皮细胞的作用。ACEI对血流动力学的作用包括降低全身血管阻力、平均动脉压、肺楔压、右房压，增加心排血量。降低肾血管阻力，增加肾血流量。抑制心肌及血管壁重构和肥厚的发生，该作用与ACEI干扰AngⅡ致心肌肥厚和促细胞生长作用有关。

ACEI是治疗慢性心力衰竭的首选药物，所有左心室射血分数（LVEF）下降的心力衰竭患者都必须且终身使用，除非禁忌证或不能耐受。ACEI能缓解慢性心力衰竭患者的症状、提高运动耐力、防止和逆转心肌肥大和血管重构、降低病死率、提高生活质量，还能延缓慢性心衰的发生。

ACEI常见的不良反应主要分为两种：①与抑制AngⅡ生成有关，如体位性低血压、肾功能恶化和高血钾症。口服吸收快、生物利用度高的ACEI导致体位性低血压较为多见，如卡托普利。双侧肾血管病患者，ACEI舒张出球小动脉，降低肾灌注压，导致肾功能降低，停药后常可恢复。由于ACEI抑制了AngⅡ的生成，导致醛固酮分泌减少，血钾升高，这在肾功能障碍的患者或同时服用保钾利尿药的患者更多见。②与缓激肽积聚相关，如持续性干咳和血管神经性水肿。无痰干咳可能与ACEI使缓激肽和（或）前列腺素在肺内蓄积有关，是ACEI较常见的不良反应，也是患者被迫停药的主要原因。血管神经性水肿可发生于唇、舌、口等面部，与缓激肽或其代谢产物有关。偶发致命性不良反应如喉头水肿。孕妇及严重肾衰竭者禁用。

注意心衰患者使用ACEI的剂量与品种的选择：①治疗前利尿剂应已维持在最合适剂量。ACEI从小剂量开始使用，逐步增加，直到达到目标剂量。一般每隔3~7天剂量倍增1次，剂量调整快慢取决于每个患者的临床状况。②临床上小剂量应用十分普遍，但认为小剂量维持也同样有效且更好是一种误解，临床研究证实应该尽量将剂量增加到目标剂量或最大耐受量③一旦剂量调整到目标剂量，最大耐受剂量应终生使用。ACEI良好的治疗反应通常要到1~2个月，撤除ACEI有可能导致临床状况，应予以避免。

ACEI类药物如卡托普利与利尿药同用可致严重低血压；与保钾利尿药如螺内酯合用，可增加发生高血钾的危险性；与内源性前列腺素合成抑制剂如吲哚美辛同用，可减弱ACEI的降压效果；与锂同用可能导致锂中毒，但停药后毒性反应即消失，建议服用ACEI时监测锂盐水平。

（2）血管紧张素受体（AT1）拮抗剂　ARB阻断经ACE和非ACE途径产生的AngⅡ与AngⅡ受体Ⅰ型（AT$_1$）结合，理论上其阻断AngⅡ作用更完全，在心衰发生发展中起重要作用。临床试验证明，ARB治疗心衰有效，其效应与ACEI作用基本相当。ARB还可拮抗长期应用ACEI时组织和循环中AngⅡ水平升高的不利影响，即对抗"ACE逃逸"现象。长期应用ACEI（超过1年），血浆AngⅡ升高超过原有水平，防止左室重构和降低NE的作用减弱。由于ARB阻断AngⅡ，长期应用对心率无明显影响，不产生耐受性。ARB适用于治疗血浆肾素活性高，AngⅡ增多所致的心肌肥大以及纤维化的慢性心力衰竭患者。因ARB不抑制ACE，因而在治疗中不产生缓激肽或P物质引起的咳嗽，故在不耐受ACEI的心力衰竭患者，如咳嗽、神经血管性水肿时推荐用ARB。ARB与ACEI相似，可引起低血压、肾功能恶化或高钾血症等。禁用于妊娠及哺乳期妇女，双肾动脉狭窄及严重肝、肾功能不全患者。ARB与保钾利尿剂、补钾剂或含钾的盐代用品合用时，可导致血钾升高。与其他抗高血压药物合用，降压作用增强。目前不主张以ARB代替ACEI广泛用于心力衰竭的治疗。随着AngⅡ受体拮抗药临床观察资料的积累，其在心衰治疗中的地位正逐步提高。

（3）醛固酮受体拮抗剂　醛固酮是内源性的肾上腺激素，其与靶器官胞质内的醛固酮受体结合，形成醛固酮－受体复合物，进而转移至细胞核诱导 DNA 转录、翻译，合成特异性的醛固酮诱导蛋白，调控管腔膜 $Na^+$、$K^+$ 通道以及管周膜 $Na^+$，$K^+$ – ATP 酶的活性，促进 $Na^+$ 的重吸收和 $K^+$ 的分泌。心力衰竭时血中醛固酮水平明显升高、活性增加，大量的醛固酮可显著保钠排钾排镁，引起水肿、心室内充盈压升高以及由于钾、镁的丢失而导致的心律失常和心源性猝死的发生。醛固酮活性增加还可导致交感神经活性增强而副交感神经活性降低，压力感受器敏感性降低，造成心力衰竭患者预后不良。此外，醛固酮还可刺激心肌纤维组织增生，促进胶原蛋白的合成，加重心血管重构和心室功能障碍。长期应用 ACEI 和 ARB 治疗心力衰竭时，血中醛固酮浓度常有所升高，患者出现醛固酮"逃逸现象"，产生多种反应促进慢性心力衰竭恶化。

醛固酮受体拮抗剂的结构与醛固酮相似，通过与醛固酮竞争胞质内受体，抑制醛固酮受体复合物的形成而产生拮抗醛固酮的作用。因此，加用醛固酮拮抗剂如螺内酯、依普利酮可抑制醛固酮所引起的慢性心力衰竭恶化的多种作用，有助于慢性心力衰竭的治疗。醛固酮受体阻断药可使心力衰竭患者和梗死后心力衰竭患者显著获益，还可降低心力衰竭患者心脏性猝死率。其降低心力衰竭患者的心血管死亡率的机制可能与其改善内皮功能，增加 NO 生物活性，抑制醛固酮引起的病理过程以及维持血钾水平，降低心力衰竭患者的心律失常有关。

醛固酮受体拮抗剂可应用于所有伴有症状的心力衰竭患者，并可改善其预后。醛固酮受体阻断药是继 β 受体阻断药后能显著降低心脏性猝死率并能长期使用的又一类药物。由于醛固酮的生成及活化与心力衰竭的严重程度成正比，因此心力衰竭的基本治疗方案也从"黄金搭档"（ACEI + β 受体阻断药）转变为"金三角"（ACEI + β 受体阻断药 + 醛固酮受体阻断药）。但三药合用的风险会有所增加，即三种药物均具有降压作用。ACEI 和醛固酮拮抗剂的不良反应可能相加，如电解质紊乱、血肌酐升高，甚至肾功能损害等。防止不良反应的方法包括密切观察、从小剂量起始，逐渐加量，尤其螺内酯不推荐用大剂量。使用后定期监测血钾和肾功能。虽然非选择性醛固酮拮抗剂螺内酯能降低慢性心力衰竭患者的病死率，但其与性激素相关的副作用，如男性乳房增生症、妇女多毛症等，限制了螺内酯在慢性心力衰竭治疗方面的应用。依普利酮是选择性醛固酮阻断药，对醛固酮受体具有高度选择性，其克服了螺内酯的促孕以及抗雄激素等的副作用，成为治疗慢性心力衰竭安全有效的药物。在接受最佳药物治疗基础上（ACEI/ARB 或 β 受体阻断药），加用依普利酮能降低近期心肌梗死、有心力衰竭症状的左室收缩功能降低患者和糖尿病患者的死亡率。

**2. 利尿剂**　钠盐潴留通常发生在慢性心力衰竭早期，伴有体重增加、外周水肿。利尿剂通过抑制肾小管特定部位的钠盐的重吸收，消除心力衰竭时的水钠潴留，降低颈静脉压，减轻肺淤血、腹水和外周水肿，降低心脏前、后负荷，改善心功能和运动耐量，是慢性心力衰竭传统的基础治疗药物。

利尿药通过促进 $Na^+$、水排泄，减少细胞外液和血容量，通过排钠降低平滑肌细胞内 $Na^+$ 浓度，进而激活 $Na^+$ – $Ca^{2+}$ 交换，使血管平滑肌细胞内 $Ca^{2+}$ 浓度降低，血管壁的张力下降，并使血管平滑肌对去甲肾上腺素等缩血管物质的反应性减弱，外周阻力降低，因而可降低心脏前、后负荷，消除或缓解静脉淤血及其所致的肺水肿和外周水肿，改善心功能，减轻心功能不全症状。

利尿剂是慢性心力衰竭标准治疗中必不可少的组成成分。对伴有水肿有明显充血和淤血的慢性心力衰竭患者尤其适用。利尿剂引起的电解质紊乱较为常见，如低钾血症、低镁血症、低钠血症。低血钾症是心力衰竭时诱发心律失常的常见原因之一，尤其是与强心苷类药物合用更容易发生。在使用时除了配合低盐膳食，必要时应补充钾盐或合用留钾利尿药。长期大量应用利尿药还可引起糖代谢紊乱和高脂血症。合理使用利尿剂是抗心力衰竭治疗中关键的因素之一。使用时应注意：①根据病情合理选用利尿药。常用的利尿剂有袢利尿剂和噻嗪类利尿剂。对于有明显液体潴留或伴有肾功能受损的患者，首选袢利尿剂如呋塞米。对有轻度液体潴留、伴有高血压而肾功能正常的患者可用噻嗪类利尿剂如氢氯噻嗪。无症状或无静脉充血征象，应用利尿剂反而因其激活神经内分泌功能，兴奋 RAAS，加重组织器官血液灌流不足，加重肝、肾功能障碍，导致慢性心力衰竭恶化。②应从小剂量开始（如氢氯噻嗪一次25mg，一日1次；呋塞米一次20mg，一日1次），逐渐增加剂量直至尿量增加，体重每日减轻0.5~1.0kg。一旦病情控制，即可以最小有效量长期维持。在长期维持期间，仍应根据液体潴留情况随时调整剂量。③应用利尿剂可激活内源性神经内分泌系统，特别是交感神经系统和RAAS，增加血浆儿茶酚胺水平，减少肾血流量，加重组织器官灌注的不足，导致慢性心力衰竭恶化。与 ACEI 合用，利尿剂可加强 ACEI 缓解慢性心力衰竭症状的作用，后者可抑制利尿剂引起的神经内分泌激活。

**3. β 受体阻滞剂**　由于 β 受体阻滞剂的负性肌力作用，心力衰竭曾被认为是使用 β 受体拮抗剂的禁忌证。现在的研究发现，心力衰竭时交感神经持续兴奋加重了收缩功能的损伤，这为 β 受体阻滞剂治疗心力衰竭由禁忌到提倡使用奠定了理论基础，也对心力衰竭的治疗产生了重大影响。治疗心力衰竭可以选用的 β 受体阻滞剂有美托洛尔、比索洛尔、卡维地洛。

β 受体阻滞剂可通过抑制交感神经和 RAAS 过度兴奋，扩张血管，减轻心脏前、后负荷，减轻水、钠潴留，上调 $β_1$ 受体，恢复其正常功能。研究表明，长期应用 β 受体阻滞剂（>3个月）可改善心功能、提高左室射血分数，还能延缓或逆转心室重构。此外，其抗心律失常与抗心肌缺血的作用，能减少急性心血管事件发生，显著降低猝死率。临床上结构性心脏病，伴左室射血分数下降的无症状心力衰竭患者均可应用。对于 NYHA 心功能分类 Ⅱ~Ⅲ级、左室射血分数下降、病情稳定的慢性心力衰竭患者需终身服用。尤其适宜基础病因为扩张型心肌病者，可以改善心功能，阻止症状恶化，降低心律失常及猝死的发生。

β 受体阻滞剂应用于慢性心力衰竭治疗时，应注意：①由于 β 受体阻滞剂的目的是改变心力衰竭的进程而不是迅速改善症状，β 受体阻滞剂治疗心力衰竭需要持续 2~3 个月才逐渐产生疗效，所以观察时间应更长。②β 受体阻滞剂初始应用产生抑制心肌收缩力的作用，可能会诱发和加重心力衰竭。为避免这种不良影响，应从小剂量开始给药，然后逐渐增加剂量至患者既能耐受又不致引起心力衰竭。静息心率是评估 β 受体有效阻滞的指标之一，通常心率下降至 55~60 次/分的剂量为 β 受体阻滞剂应用的目标剂量。③首次应用或加量的 24~48 小时内出现的低血压一般不需停药。如低血压伴有低灌注的症状，则应将 β 受体阻滞剂减量或停用。用药期间如引起液体潴留，应加大利尿剂量。如病情恶化，且与 β 受体阻滞剂应用或加量相关，应暂时减量或退回至前一个剂量。④对严重心力衰竭、伴 Ⅱ 度及以上房室传导阻滞、严重心动过缓、活动性哮喘以及反应性呼吸道疾病患者禁用。

**4. 强心苷**　强心苷（Cardiac Glycosides）是一类具有正性肌力作用的苷类化合物。临床实践和研究表明，洋地黄类制剂仍是目前治疗心力衰竭最常用、最有效的药物之一。洋地黄类强心苷不仅可减轻心力衰竭患者的症状，改善患者的生活质量，而且还可降低心力衰竭患者的再住院率，这是儿茶酚胺类和磷酸二酯酶类强心剂所不能比拟的。目前研究认为，强心苷并非只是正性肌力药物，还可通过降低神经内分泌的活性，对心衰起到一定的治疗效果。临床常用的有洋地黄毒苷（Digitoxin）、地高辛（Digoxin）、去乙酰毛花苷（Deslanoside）和毒毛花苷 K（Strophanthin K）。

强心苷增强心肌收缩力的直接作用及调节交感神经系统功能、减慢心率的间接作用以及降低衰竭心脏氧耗量的综合效应，构成其治疗心力衰竭的药理学基础。强心苷对心肌电生理的影响则在其治疗心律失常中发挥重要作用。①增加心肌收缩力和速度。②对心肌电生理特性的影响：降低窦房结自律性，提高浦肯野纤维自律性，减慢房室结传导速度，缩短心房有效不应期，缩短浦肯野纤维有效不应期。③对交感神经功能的影响：交感神经系统反射性张力过强得以减轻，迷走神经张力则相应提高，从而使心率减慢，房室结不应期延长。另有实验表明，强心苷类亦可对交感神经中枢产生直接影响，降低交感神经及肾素－血管紧张素系统活性，从而消除心力衰竭的临床症状。

强心苷的临床应用主要包括以下几个方面：①用于治疗充血性心力衰竭：各种原因引起的充血性心力衰竭，凡有收缩功能障碍伴心率增快者，都可用地高辛，可以缓解症状，通过改善心肌收缩功能，增加搏出量，呈现较好的治疗效果。对于高血压、瓣膜病、先天性心脏病所引起的充血性心力衰竭疗效良好。对继发于严重贫血、甲状腺功能低下及维生素 $B_1$ 缺乏症的充血性心力衰竭则治疗效果较差。对于肺源性心脏病、心肌严重缺血或活动性心肌炎及心肌外机械因素所致心力衰竭疗效也差，且易引起洋地黄中毒。对严重二尖瓣狭窄及缩窄性心包炎，地高辛的疗效很差甚至无效。②用于控制快速型心房颤动，心房扑动的心室率。

任何强心苷制剂的中毒，室性心动过速、心室颤动，梗阻型肥厚性心肌病（若伴心力衰竭或心房颤动仍可考虑）、预激综合征伴心房颤动或扑动患者禁用；患者存在低钾血症、不全性房室传导阻滞、高钙血症、甲状腺功能低下、缺血性心脏病、急性心肌梗死、心肌炎、肾功能损害患者慎用。

强心苷常见的不良反应包括：①心律失常：强心苷中毒可表现为不同类型的心律失常，最常见的为室性期前收缩，约占心脏反应的33%。其次为房室传导阻滞、阵发性或非阵发性交界性心动过速、阵发性房性心动过速伴房室传导阻滞、室性心动过速、窦性停搏等。②胃肠道反应：为强心苷不良反应的早发症状，表现为胃纳不佳或恶心、呕吐（刺激延髓中枢）、腹泻（电解质平衡失调）、下腹痛等。③神经精神症状：头痛、头晕、疲倦、嗜睡等，还可出现视力模糊或"黄视"等中毒症状。④其他：皮疹、荨麻疹等过敏反应。

β 受体拮抗药与强心苷类如地高辛同时使用可导致房室传导阻滞而发生严重心动过缓。奎尼丁与地高辛合用可提高患者地高辛的血药浓度，甚至达到中毒浓度，故两药合用时应减少地高辛用量。有些药物因降低肾对地高辛的清除而提高后者的血药浓度，如胺碘酮、维拉帕米、地尔硫䓬、硝苯地平、吲哚美辛、环孢素、普罗帕酮、卡托普利、阿米洛利、螺内酯等。考来烯胺因减少肠道吸收而降低地高辛的血药浓度。利福平因产生肠道 P－糖蛋白而降低地高辛的血药浓度。红霉素、四环素等可抑制肠道菌群，减少地高辛降解，使其生物利用度增加，血浆地高辛浓度增高40%以上。

临床使用强心苷类应注意以下方面：①可排入乳汁，哺乳期妇女应用要慎重；②新生儿对本品的耐受性不定，其肾清除减少；③老年人、肝肾功能不全、表观分布容积减小或电解质平衡失调者，对本品耐受低，须用较小剂量；④用药期间应注意随访，疑有洋地黄中毒时应作地高辛血药浓度测定。

**5. 窦房结起搏电流特异性抑制药** 伊伐布雷定是近 20 年来继 ARB 之后，唯一一种被临床研究确定可改善心衰预后、降低再住院率的新药。本药是第一个窦房结起搏电流（$I_f$）选择特异性抑制药，通过特异性抑制起搏电流，降低窦房结节律，从而达到减慢心率的作用。其在减慢心率的同时不影响心肌收缩力、左心室收缩功能。2012 欧洲心脏病学会（European society of cardiology，ESC）指南对其用于心衰治疗推荐如下：①应用循证剂量 β 受体阻滞剂后心率仍偏快（≥70 次／分）的患者；②不耐受 β 受体阻滞剂的患者。此外，也可用于慢性稳定性心绞痛的治疗。肝功能损害者禁用。肾功能不全、老年、儿童、青少年慎用。较常见的不良反应是窦性心动过缓（3.2%）和一过性视觉症状（16.4%），如闪光幻视、频闪效应、非特异性视觉模糊等，是因为其抑制视网膜细胞的 $I_f$ 通道所致。

**6. 其他用于治疗心力衰竭的药物**

（1）血管扩张药 此类药物可降低全身血管阻力，降低心室充盈压，从而减轻心脏负荷，可用于急性心力衰竭的早期阶段。主要有硝酸酯类、硝普钠、肼屈嗪等。血管扩张药扩张外周血管，静脉（容量血管）扩张，使回心血量减少，心脏的前负荷降低，进而降低左室舒张末压、肺楔压等，缓解肺部淤血。小动脉（阻力血管）扩张，则降低外周血管阻力，心脏后负荷降低，增加心输出量，心室壁肌张力和心肌耗氧量也都降低，从而改善心功能，增加动脉供血，缓解组织缺血症状。

应用血管扩张药治疗心力衰竭时，收缩压水平是评估此类药物是否适合的重要指标。收缩压 >110mmHg 的患者通常可安全使用；收缩压在 90～110mmHg 的患者应谨慎使用；因此类药物可能增加急性心力衰竭患者的病死率，所以收缩压 <90mmHg 的患者则禁忌使用。此外，还应根据患者血流动力学变化来选用药物，如动脉扩张剂肼屈嗪宜用于后负荷升高，心排出量明显减少而外周阻力升高患者；以扩张静脉为主的硝酸酯类药物主要针对前负荷升高，肺静脉压明显升高，肺淤血症状明显患者；若前、后负荷均升高，心排出量低而肺静脉压高者，则应兼顾用药，可联合应用肼屈嗪和硝酸酯类，使动脉和静脉同时扩张。

硝普钠（Nitroprusside Sodium）能直接扩张动脉及静脉，是一种能同时降低心室灌注压和循环血管阻力的强扩管药。硝普钠扩张小静脉降低左室充盈压，降低心脏前负荷，增加静脉顺应性；扩张动脉，降低外周血管阻力，降低心脏后负荷，增加了主动脉的顺应性，增加心输出量。它起效快，持续时间短。可迅速降低血压和肺楔压，适用于严重心力衰竭以及原有后负荷增加伴肺淤血或肺水肿患者。临床应用硝普钠应从小剂量开始，逐渐增加剂量，根据血压调整合适的维持剂量。由于具有强效降压作用，应逐渐停药，以免发生反跳现象。

硝酸甘油、硝酸异山梨酯在体内转化为 NO，对心力衰竭的血流动力学产生良好效应。主要扩张容量血管，降低静脉回流及左室舒张末压，明显降低肺楔压，减轻肺淤血及呼吸困难等症状。此外，硝酸酯类药物还选择性扩张心外膜下的冠状血管，增加冠脉流量，提高心室收缩及舒张功能。此类药物在不减少每搏输出量和不增加心肌耗氧量下能减轻肺淤血，特别适用于急性冠状动脉综合征伴心力衰竭的患者。长期应用此类药物均可产生耐受性。

肼屈嗪（Hydralazine）选择性扩张小动脉，降低心脏后负荷，增加心输出量，也较明显增加肾血流量。主要用于肾功能不全或对 ACEI 不能耐受的心力衰竭患者。由于其降低血压反射性兴奋交感神经及激活 RAAS，故长期单独应用难以维持疗效。

（2）β 受体激动剂 β 受体激动剂属于非苷类正性肌力药，通过兴奋心肌的 $\beta_1$ 受体激动剂受体以及血管平滑肌上的 $\beta_2$ 受体和多巴胺受体而起作用。心力衰竭时，交感神经处于激活状态，心肌 $\beta_1$ 受体激动剂受体下调，$\beta$ 受体与 $G_s$ 蛋白脱耦联，使其对儿茶酚胺类药物以及 $\beta$ 受体激动药的敏感性降低。故对于心力衰竭，$\beta$ 受体激动药难以发挥作用，不宜作为心力衰竭常规治疗用药。此类药物短期应用于低心输出量综合征，可增加心输出量、改善外周灌注，缓解症状。长期应用时不良反应多，因加快心率、增加心肌耗氧量而对心力衰竭不利，增加死亡风险。正在应用 $\beta$ 受体阻断药的患者不推荐应用此类药物。常用药物有多巴胺（Dopamine）、多巴酚丁胺（Dobutamine）、异波帕明（Ibopamine）等。

（3）磷酸二酯酶抑制药　磷酸二酯酶抑制药（Phosphodiesterase Inhibitor，PDEI）通过抑制磷酸二酯酶Ⅲ（PDEⅢ）的活性，减少细胞内 cAMP 的降解，使心肌细胞内 cAMP 水平升高，通过激活蛋白激酶 A（PKA）使 $Ca^{2+}$ 通道磷酸化，使 $Ca^{2+}$ 内流增加或钙库释放 $Ca^{2+}$ 增多，从而产生正性肌力的作用。此外，在外周脉管系统，cAMP 扩张动、静脉，特别对静脉与肺血管床扩张较明显，使心脏负荷降低，心肌耗氧量下降，是一类正性肌力扩血管药。其代表药有米力农（Milrinone，甲氰吡酮）、依诺昔酮（Enoximone）和维司力农（Vesnarinone）等。

米力农是较早应用于临床的非苷类强心药，具有显著的正性肌力作用和扩张血管作用，使心输出量增加。可作为重症心力衰竭患者短期静脉注射给药，明显改善心脏的收缩和舒张功能，缓解症状，提高运动耐力。常见不良反应低血压和心律失常。米力农不宜长期应用，该药可加快心率，增加心肌耗氧量，降低患者生活质量，甚至缩短寿命。

（4）钙增敏药　钙增敏药（Calcium Sensitizers）能够快速增加心力衰竭患者心输出量，降低充盈压，提高运动耐力，是近年研究发现的用于心力衰竭的新一代药物。本类药物包括：左西孟旦（Levosimendan）、匹莫苯（Pimobendam）、噻唑嗪酮（Thiadizinone）等。钙增敏药可作用于收缩蛋白水平，能增强肌钙蛋白 c（TnC）对 $Ca^{2+}$ 的亲和力，具有钙敏感作用。在不增加细胞内 $Ca^{2+}$ 浓度的情况下，提高心肌收缩蛋白对钙的敏感性，增强心肌收缩力。此作用不仅可避免细胞内 $Ca^{2+}$ 浓度过高所引起的损伤、坏死等不良后果，还可节约部分供 $Ca^{2+}$ 转运所消耗的能量。此外，钙增敏药还可激活 ATP 敏感的钾通道，从而使血管平滑肌细胞超极化，扩张血管，改善心脏的供血供氧，并减轻心脏负荷，降低心肌耗氧量，提高心力衰竭患者的运动耐力。大多数钙增敏药还兼具对 PDEⅢ的抑制作用，可部分抵消钙增敏药的副作用。临床资料显示，左西孟旦在缓解临床症状、改善预后等方面不劣于多巴酚丁胺，有良好的血流动力学效应，适用于心肌收缩功能障碍所致的有症状的低心输出量而不伴有低血压的患者。应用时需监测血压和心电图，避免血压过低和心律失常的发生。

（5）钙通道阻断药　此类药物具有较强的扩张外周动脉的作用，可降低总外周阻力，减轻心脏后负荷，改善心力衰竭的血流动力学障碍。由于具有降压和扩张冠脉的作用，可对抗心肌缺血。钙通道阻断药还可缓解钙超载，从而改善舒张期功能障碍。但短效钙通道阻断药如硝苯地平、地尔硫䓬、维拉帕米等由于其负性肌力以及反射性激活神经内分泌系统的作用，短期应用可导致肺水肿和心源性休克，长期应用可使心功能恶化、死亡危险增加。故心力衰竭患者如伴有严重高血压或心绞痛、其他药物不能控制，可选用长效钙通道阻断药如氨氯地平或非洛地平（Felodipine），二者作用出现较慢，维持时间较长，舒张血管的作用强而负性肌力及反射性神经内分泌作用较弱。此外，氨氯地平尚有抗动脉硬化及抗炎症因子（如 TNF - $\alpha$）等作用。

## 案例解析

**案例6-3解析：**

治疗心衰的药物分两大类：一是缓解症状，改善患者的心功能状态的药物，包括利尿剂，洋地黄类和血管扩张剂；二是调整代偿机制，降低神经-体液-细胞因子活性，防止和延缓心室重构的药物，包括血管紧张素转换酶抑制剂ACEI/ARB，β受体阻滞剂和醛固酮受体拮抗剂。本例患者心衰的症状明显，目前处于临床心衰阶段，出现肺水肿，应常规应用利尿剂、ACEI、β受体阻滞剂。

（1）早期应用利尿剂  利尿剂通过抑制肾小管特定部位钠或氯的重吸收，遏制心衰时钠滞留，减少静脉回流和降低前负荷，从而减轻肺淤血、腹水、外周水肿和体重，提高运动耐量。利尿剂是唯一能充分控制心衰患者液体潴留的药物，是标准治疗的必要组成部分。所有心衰患者有液体潴留的证据或原先有过液体潴留者，均应给予利尿剂。本例患者既往有液体潴留情形，可以应用呋塞米以小剂量口服维持。

（2）ACEI或ARB  对高血压及心血管疾病等具有良好作用的作用于RAAS的一类降压药物。利尿剂的使用可激活内源性神经内分泌系统，特别是RAAS系统和交感神经系统，因此与ACEI及β受体阻滞剂联用。但由于患者在当地医院就诊，肌酐大于300μmol/L，因此，暂停使用ACEI或ARB类药物。

（3）患者目前液体潴留明显，使用β受体阻滞剂符合患者目前治疗要求，治疗初期β受体阻滞剂具有负性肌力作用，长期应用β受体阻滞剂具有改善内源性心肌功能的生物学效应。临床应用从小剂量开始缓慢递增剂量，基本避免了β受体阻滞剂的负性肌力作用。一般应在利尿剂基础上加用，β阻滞剂可用于ACEI之前或之后，对于病情很稳定的患者两者亦可以合用。

目前2014年《中国心力衰竭诊断和治疗指南》指出，相关权威试验评估他汀类治疗慢性心衰的疗效，均为中性结果，不推荐用于心衰治疗，但患者既往血脂存在异常，且既往有冠心病史，他汀类药物适合进行冠心病的二级预防。

## 本 节 小 结

1. 各种原因引起心脏结构和功能损伤，导致心室射血和（或）充盈功能低下，以至于不能满足组织代谢需要的病理生理过程称为心力衰竭。

2. 心力衰竭时心脏的代偿方式包括心率加快、心肌收缩性增加、紧张源性扩张和心室重构。交感-肾上腺髓质系统、肾素-血管紧张素-醛固酮系统和促炎细胞因子系统激活既是心力衰竭时主要的代偿机制，也是推动受损心脏由代偿向失代偿转变的关键途径。心肌收缩相关的结构成分改变、能量代谢异常、兴奋-收缩耦联障碍和心脏各部分舒缩不协调是导致心肌收缩功能障碍的主要机制。

3. 心力衰竭的治疗目标是抑制神经-体液系统的过度激活，防止和延缓心肌重塑的发展。目前明确用于抗慢性心力衰竭的药物有ACEI、ARB、利尿药（如氢氯噻嗪等）、β受体阻滞剂、强心苷（如地高辛等）以及选择性起搏电流 $I_f$ 抑制剂（如伊伐布雷定）等。

# 第四节　心律失常

心律失常（arrhythmias）是由于心肌细胞电活动异常而导致的心动节律和频率的异常。

## 一、病因与发病机制

### （一）病因

临床上心律失常的病因有很多，只要能引起心脏速率和节律改变的因素都可导致心律失常。最常见的导致心律失常的病因有以下五方面。

**1. 各种器质性心脏病**　如先天性心脏病、冠心病、心脏瓣膜病、心肌炎、心包炎、心肌病、心内膜炎等，由于心脏的窦房结和传导系统受病变的侵害，很容易发生心律失常，所以心律失常几乎见于各种类型的心脏病。

**2. 神经、内分泌系统调节紊乱，水、电解质失衡**　心脏的神经和内分泌系统调节紊乱、心脏的离子平衡失调等；除心脏因素外其他各种原因引起的低氧血症介导的心肌乏氧、全身及心脏局部酸碱平衡的调节障碍等。

**3. 药物的影响**　多种药物可引起心律失常，如非保钾利尿药、洋地黄类药物、肾上腺素、去甲肾上腺素、异丙肾上腺素、多巴胺、多巴酚丁胺、氨力农和米力农等。尤其值得注意的是，各种抗心律失常药物通过改变离子通道，或稳定细胞膜，或改变心脏的不应期，或作用于心脏的受体，达到防止或终止心律失常的目的，但同时抗心律失常药物本身也有致心律失常的作用，如果应用不当，也能介导心律失常，甚至死亡。

**4. 全身性或其他系统疾病**　如神经系统疾病、内分泌系统疾病、代谢疾病、创伤、手术、心脏导管检查等都可以引起心律失常的发生。

**5. 其他**　正常人在情绪激动、惊吓、忧郁、饮酒、饮浓咖啡等会发生窦性心动过速或期前收缩。健康的老年人比青年人更容易发生心律失常。

### （二）发病机制

心律失常的发生机制比较复杂，但大多数都与以下两点有关。

**1. 自律性增高、异常自律性与触发活动致冲动形成异常**　具有自律性的心肌细胞由于自主神经系统兴奋改变或其内在的病变使其自律性增高，导致不适当的冲动发放。此外，原来无自律性的心肌细胞如心房、心室肌细胞由于心肌缺血、药物、电解质紊乱、儿茶酚胺增多等均可导致异常自律性的形成。触发活动是由一次正常的动作电位所触发的后除极并触发一次新的动作电位而产生持续性快速性心律失常。

**2. 折返激动、传导障碍致冲动传导异常**　当激动从某处一条径路传出后，又从另外一条径路返回原处，使该处再次发生激动的现象称为折返激动，这是快速心律失常最常见的发生机制。冲动在折返环节内反复循环，产生持续而快速的心律失常。冲动传导至某处心肌，如适逢生理性不应期，也可形成生理性阻滞或干扰现象。传导障碍并非由于生理性不适应期所致者称为病理性传导阻滞。

## 二、临床表现

心律失常的血流动力学改变的临床表现主要取决于心律失常的性质、类型，心功能及对血流动力学影响的程度，如轻度的窦性心动过缓，窦性心律不齐，偶发的房性期前收缩，一度房室传导阻滞等对血流动力学影响甚小，故无明显的临床表现；较严重的心律失常，如病窦综合征，快速心房颤动，阵发性室上性心动过速，持续性室性心动过速等，可引起心悸，胸闷，头晕，低血压，出汗，严重者可出现晕厥，阿－斯综合征，甚至猝死。根据心律失常的类型及临床表现，主要分以下5种。

**1. 冠状动脉供血不足**　各种心律失常均可引起冠状动脉血流量降低，但较少引起心肌缺血。然而，对有冠心病的患者，各种心律失常均可诱发或加重心肌缺血，主要表现为心绞痛，气短，周围血管衰竭，急性心力衰竭，急性心肌梗死等。

**2. 脑动脉供血不足**　不同的心律失常对脑血流量的影响也不同。脑血管正常者，上述血流动力学的障碍不致造成严重后果，倘若脑血管发生病变时，则足以导致脑供血不足，其表现为头晕，乏力，视物模糊，暂时性全盲，甚至于失语、瘫痪、抽搐、昏迷等，一过性或永久性的脑损害表现。

**3. 肾动脉供血不足**　心律失常发生后，肾血流量也发生不同程度的减少，临床表现有少尿，蛋白尿，氮质血症等。

**4. 肠系膜动脉供血不足**　快速型心律失常时，血流量降低，肠系膜动脉痉挛，可产生胃肠道缺血的临床表现，如腹胀，腹痛，腹泻，甚至发生出血，溃疡或麻痹。

**5. 心功能不全**　主要为咳嗽，呼吸困难，倦怠，乏力等。

## 三、药物治疗

### （一）治疗原则

**1. 室上性心律失常的治疗原则和方法**　室上性心律失常（除预激合并快速性心房纤颤或室上速以外）是一种相对危险性较小（与室性心动过速相比较）的快速型心律失常。因此，采用药物治疗要适可而止，以免因药物的致心律失常作用导致患者猝死等严重后果。对于快速型室上性心动过速可诱发急性左心衰或肺水肿、严重低血压或心源性休克的患者，要尽快控制心室率，必要时行同步电复律治疗，亦可试用超速起搏治疗。对反复发作室上性心律失常、药物治疗效果差的患者，应考虑行射频消融术治疗；对反复发作阵发性心房纤颤的患者，还可考虑用人工心脏起搏器。心房纤颤的患者，可考虑行左心房隔离术、走廊术、迷宫术、射频消融术、左房心耳切除术等。

（1）窦性心动过速　去除诱因，一般无需药物治疗，必要时首选β受体阻滞剂，次选维拉帕米或地尔硫草。

（2）房性期前收缩　去除诱因，一般无需药物治疗。药物治疗可选用β受体拮抗剂或维拉帕米。

（3）房性心动过速　去除诱因。药物治疗可选用毛花苷C、β受体阻滞剂、胺碘酮、普罗帕酮、维拉帕米或地尔硫草静脉注射液。对血流动力学不稳定者，可采用直流电复律。洋地黄可与β受体阻滞剂或钙拮抗剂合用。心功能正常、无心肌缺血者，也可选用Ic类或Ia类药物。冠心病患者首选胺碘酮。合并病态窦房结综合征或房室传导功能障碍者，可考虑安置心脏起搏器。特发性房速者，首选射频消融治疗，无效者可用胺碘酮口服。

（4）室上性心动过速　①急性发作处理：刺激迷走神经、经食管快速心房起搏、同步电复律法。药物治疗可选用：维拉帕米、普罗帕酮静脉注射，但有器质性心脏病患者应慎用；亦可试用腺苷或三磷腺苷静脉快速推注；也可静脉注射毛花苷C、地尔硫草或胺碘酮。在用药过程中要进行心电监护，当室上速终止或出现明显的心动过缓及（或）传导阻滞时应立即停止给药。②无器质性心脏病者防止发作可口服普罗帕酮或莫雷西嗪，必要时伴以美托洛尔或比索洛尔。房室折返性心动过速及慢－快型房室交界区折返性心动过速患者，可行射频消融根治。

（5）加速性交界区自主心律　治疗基础疾病。药物治疗可选择 β 受体拮抗剂。如系洋地黄过量所致，应停用洋地黄，并给予钾盐、镁盐、利多卡因、苯妥英钠或 β 受体拮抗剂。

（6）预激综合征合并室上性心动过速　①药物治疗：预激综合征伴窄 QRS 型心动过速，发作时可选用普罗帕酮 35～70mg 稀释后慢注、胺碘酮 150mg 稀释后慢注。预激综合征伴宽 QRS 型心动过速，应避免应用洋地黄、维拉帕米、β 受体阻滞剂，首选普罗帕酮、胺碘酮等药物。②对于伴有严重血流动力学改变的预激综合征合并室上速、心房扑动或心房纤颤，则应立即进行电复律。③导管射频消融治疗。

（7）心房纤颤　心房纤颤的治疗原则是减慢心室率改善症状、转复心律和维持窦性心律、抗凝及防止栓塞并发症。维持窦性心律有助于心室充盈，提高射血分数，减少房室扩大，降低栓塞发生率，减少快速型心律失常心肌病的发生；但心房纤颤经常发作，最终多会转为持续性房颤，故控制房颤时的心室率也很重要，一般维持心室率在 60～80 次/分，同时要给予长期有效的抗凝治疗。

（8）心房扑动　直流电复律是最有效终止心房扑动的方法，通常用 50～100J 便能转复为窦性心律。但已应用大量洋地黄者不宜作电复律。也可选用食道心房调搏、超速抑制的方法转复。对于无器质性心脏病的 I 型心房扑动，可选用导管射频消融术的方法，以达到根治的目的。药物治疗时可应用钙拮抗剂（维拉帕米、地尔硫草）、β 受体拮抗剂（美托洛尔、阿替洛尔、艾司洛尔）、洋地黄制剂（地高辛或毛花苷 C）、普罗帕酮及胺碘酮等。心房扑动合并预激综合征时，不宜使用洋地黄、β 受体阻滞剂或维拉帕米治疗。

**2. 室性心律失常的治疗原则和方法**

（1）良性室性心律失常　通常无需使用抗心律失常药物治疗。主要是解除患者的紧张和恐惧心理，消除顾虑。对影响生活确实需要治疗的首选 β 受体阻滞剂，也可选择普罗帕酮、美西律、莫雷西嗪；不宜选用奎尼丁、索他洛尔、胺碘酮等。

（2）有预后意义的室性心律失常　治疗上除了急性心肌梗死患者（出现室性早搏使用利多卡因治疗）以外，其他患者均不需使用 I 类抗心律失常药物。急性左心衰竭患者出现的心律失常应尽快控制心力衰竭，查找和纠正可能存在的低钾、低镁、洋地黄中毒或其他药物的不良反应等；慢性充血性心力衰竭患者应先使用洋地黄、利尿剂、血管紧张素转化酶抑制剂和 β 受体阻滞剂治疗；经以上处理仍无效时可使用胺碘酮治疗。施行再灌注治疗时出现的室性早搏和非持续性室性心动过速，不必使用抗心律失常药物进行治疗。陈旧性心肌梗死患者出现频发非持续性室速，应在使用硝酸酯、阿司匹林、他汀类调血脂药物、血管紧张素转化酶抑制剂和 β 受体拮抗剂的基础上，使用胺碘酮治疗。

（3）恶性室性心律失常　I 类抗心律失常药物不能改善患者的预后，反而增加患者死亡的风险。II 类抗心律失常药物是减少心肌梗死后和慢性心力衰竭患者猝死和降低总病死率的最有效药物，因而是恶性室性心律失常的预防和治疗的首选药物。III 类抗心律失常药物可作为无条件接受 ICD 治疗的恶性室性心律失常患者的预防和治疗的药物；一般以选用胺碘酮为主，次选索他洛尔；心功能不好的老年患者首选胺碘酮，心功能好的年轻患者可用索他洛尔。IV 类抗心律失常药物可用于左室特发性室速、起源于右室流出道的室速等。先天性 QT 间期延长综合征患者发生的尖端扭转型室速或心室纤颤，治疗首选 β 受体拮抗剂，或与起搏器联合使用。Brugada 综合征的心室纤颤无可靠药物治疗，应使用 ICD 治疗。总的说来，治疗恶性室性心律失常应首选 ICD 治疗，抗心律失常药物的疗效总体评价不高。

**3. 缓慢性心律失常的治疗原则和方法**

（1）房室传导阻滞　治疗原则：应针对不同病因进行治疗，如解除迷走神经张力过高，停用有关药物，纠正电解质失调、急性心肌梗死再灌注治疗等。Ⅰ度房室传导阻滞与Ⅱ度Ⅰ型房室传导阻滞，如无症状无需治疗。药物治疗时可选择：①抗胆碱能药物：如阿托品、山莨菪碱等，可提高房室阻滞者的心率，适用于阻滞位于房室结的患者。②拟肾上腺素类药物：如麻黄碱、异丙肾上腺素，异丙肾上腺素静脉滴注可用于任何部位的重度房室传导阻滞，但用于急性心肌梗死的患者应十分慎重，因其可能导致严重室性心律失常。③糖皮质激素：适用于急性心脏病变，如急性心肌炎、急性心肌梗死所致者。地塞米松 20～80mg/d 静脉滴注，可连续应用5～7日。④碱性药物：如碳酸氢钠或乳酸钠，尤其适用于合并高血钾或酸中毒时。⑤人工心脏起搏器：Ⅱ度Ⅱ型房室传导阻滞多发生在希氏束远端，常为广泛的不可逆病变所致，有晕厥者可考虑应用人工心脏起搏器。Ⅲ度房室传导阻滞，如果心室率过慢伴血流动力学障碍或有晕厥、阿斯综合征者，应行人工心脏起搏器治疗。

（2）病态窦房结综合征　治疗原则：去除病因，对症治疗，改善症状，必要时安装人工心脏起搏器。

**4. 心力衰竭合并心律失常的治疗**

（1）心房颤动　处理原则：①慢性房颤应尽可能复律并维持窦性心律，复律及维持窦性心律药物以胺碘酮为首选，复律后继续胺碘酮维持。②对不宜复律或复律后难以维持窦性心律的患者，必须使心室率降低，并持续抗凝治疗，以尽可能避免脑栓塞的发生。降低心室率首选洋地黄（静脉及口服）。③阵发性房颤治疗药物与上同，包括复律及维持窦性心律、降低心室率等。对频发的阵发性房颤也需抗凝治疗。

（2）对无症状、非持续性室性及室上性心律失常不主张积极抗心律失常药物治疗。持续性室性心动过速、心室颤动、曾经猝死复苏、室上性心动过速伴快速心室率或血流动力学不稳定者，治疗原则与非心力衰竭者相同，包括药物及电机械方法，应尽量避免使用明显具有负性肌力作用的抗心律失常药物。发作终止后，一般需要个体化给予预防性药物。抗心律失常药物的选择上，Ⅰ类药物可增加心力衰竭猝死危险，除急诊短时应用外，通常不宜用。Ⅱ类药物可降低心力衰竭患者的猝死并使总死亡率降低，但这种作用并不直接与心律失常的抑制有关。Ⅲ类药物中已用于心力衰竭心律失常治疗研究的药物有胺碘酮、D‐Sotalol 及 Dofetilide 三种。胺碘酮可抑制心律失常且并不增加死亡危险，并具有潜在的对预后有益作用，因此是心力衰竭心律失常药物治疗中较好的选择。胺碘酮常用剂量为 0.2g，每天 3 次，口服 5～7天；之后 0.2g，每天 2 次，5～7 天；随后用 0.2g，每天 1 次维持。如治疗有效，可试用 0.2g，每天 1 次，每周 5 天，直至减量为 0.2g，隔日 1 次。Ⅳ类抗心律失常药物因其明显的负性肌力作用，一般在心衰伴心律失常患者中不宜选用。

（3）任何心力衰竭合并心律失常者，均应注意寻找和去除各种可能引起心律失常的原因，如心力衰竭未控制，心肌缺血，低钾、低镁血症；药物导致心律失常作用，特别是各种正性肌力药和血管扩张剂。

抗心律失常的治疗策略根据心律失常的性质、类型、危险程度等不同也不尽相同。但基本策略均是首先去除诱因，消除各种能引起心律失常的因素，有心律失常者应避免吸烟、饮酒，不要饮浓茶和咖啡；如果心律失常是药物引起的，要停用该药物。而病因治疗则是根治心律失常的主要方法。病因治疗包括纠正心脏病理改变、调整异常病理生理功能（如冠脉动态狭窄、泵功能不全、自主神经张力改变等），比如甲状腺功能亢进患者引起的窦性心动过速，甲状腺功能恢复正常后窦性心动过速也就得到了矫正；冠心病心肌缺血介导的心律失常，解除了动脉的狭窄，心肌得到正常的血液灌注，心律失常就会随之消失；房室折返或房室结折返性心动过速，阻断了引起折返的多余通道，心动过速就会得以终止；电解质失调引起的心律失常，补充电解质到正常水平后心律失常会得到纠正等。在去除诱因和消除病因的基础上，药物治疗是心律失常的主要治疗方法。由于心律失常的复杂性，药物作用的方式和途径也不一样。一般药物的应用以口服为主，急性发作则采用静脉或气雾用药。外用药物应用较少。由于心律失常机制复杂而多样，许多因素还不很清楚，所以临床用药有一定难度。一般原则应根据心律失常的发生机制，选择作用针对性强，疗效明显而不良反应小的药物。药物治疗缓慢心律失常一般选用增强心肌自律性和（或）加速传导的药物，如拟交感神经药（异丙肾上腺素等）、迷走神经抑制药物（阿托品）或碱化剂（克分子乳酸钠或碳酸氢钠）。治疗快速心律失常则选用减慢传导和延长不应期的药物，如迷走神经兴奋剂（新斯的明、洋地黄制剂）、拟交感神经药间接兴奋迷走神经（甲氧明、去氧肾上腺素）或抗心律失常药物。除了药物治疗手段外，治疗策略中对于一些药物治疗欠佳的心律失常或者危及生命的心律失常可以采用非药物治疗方法。非药物治疗包括机械方法兴奋迷走神经、心脏起搏器、电复律、电除颤、电消融、射频消融和冷冻或激光消融以及手术治疗。反射性兴奋迷走神经的方法有压迫眼球、按摩颈动脉窦、捏鼻用力呼气和屏气等。心脏起搏器多用于治疗缓慢心律失常，以低能量电流按预定频率有规律地刺激心房或心室，维持心脏活动；亦用于治疗折返性快速心律失常和心室颤动，通过程序控制的单个或连续快速电刺激中止折返形成。直流电复律和电除颤分别用于终止异位性快速心律失常发作和心室颤动，用高压直流电短暂经胸壁作用或直接作用于心脏，使正常和异常起搏点同时除极，恢复窦房结的最高起搏点。为了保证安全，利用患者心电图上的 R 波触发放电，避免易惹期除极发生心室颤动的可能，称为同步直流电复律，适用于心房扑动、心房颤动、室性和室上性心动过速的转复。治疗心室扑动和心室颤动时则用非同步直流电除颤。电除颤和电复律疗效迅速、可靠而安全，是快速终止上述快速心律失常的主要治疗方法，但并无预防发作的作用。对严重而顽固的异位性快速心律失常，如反复发作的持续室性心动过速伴显著循环障碍、心源性猝死复苏存活者或预激综合征合并心室率极快的室上性快速心律失常患者，主张经临床电生理测试程序刺激诱发心律失常后，静脉内或口服抗心律失常药，根据药物抑制诱发心律失常的作用，判断其疗效而制定治疗方案。药物治疗无效者，结合临床电生理对心律失常折返途径的定位，考虑经静脉导管电灼、射频、冷冻、激光或选择性酒精注入折返径路所在区心肌的冠脉供血分支或手术等切断折返途径的治疗。

心律失常患者通过抗心律失常治疗后一般要达到以下目的：①减轻或消除症状：多数心律失常的患者有一定的症状，包括心悸、胸闷、心前区不适、无力等症状，甚至因此而影响睡眠、工作、休息及日常生活。及时治疗，对提高患者生活质量极为有效。②维持正常或接近正常的血液循环状态：某些严重的心律失常，如急快速型或极过缓型心律失常，常会诱发心力衰竭，甚至休克，根据病情，采取相应的治疗方法如药物、电除颤、射频消融或安装起搏器等纠正心律失常，便可维持正常或接近正常的血液循环状态。③预防猝死：据统计，心源性猝死患者中 80% ～90% 死于快速型室性心律失常并发室颤，10% ～20% 是缓慢型心律失常和电机械分离。采用适当的抗心律失常治疗方法，预防猝死非常必要。

### （二）药物分类

Vaughan Williams 根据药物的主要作用通道和电生理特点，将抗心律失常药物分为四大类。

**1. Ⅰ类－钠通道阻滞药** 根据对钠通道阻滞程度和阻滞后通道复活时间常数（$\tau_{recovery}$）分为Ⅰa、Ⅰb和Ⅰc三个亚类。

（1）Ia类 适度阻滞 $Na^+$ 通道，降低动作电位0相上升速率，不同程度抑制心肌细胞膜 $K^+$、$Ca^{2+}$ 通透性，延长复极过程，且延长有效不应期更为显著。代表药有奎尼丁、普鲁卡因胺等。

（2）Ⅰb类 轻度阻滞 $Na^+$ 通道，促进 $K^+$ 外流，轻度减慢动作电位0相上升速率，降低自律性，缩短或不影响动作电位时程。代表药有利多卡因、苯妥英钠、美西律等。

（3）Ⅰc类 明显阻滞 $Na^+$ 通道，显著降低动作电位0相上升速率和幅度，减慢传导最为明显。代表药有普罗帕酮、莫雷西嗪、氟卡尼等。

**2. Ⅱ类－β受体阻滞剂** 主要通过降低或阻断交感神经对心脏的作用，抑制4相自动除极速率，延长房室结传导时间。代表药有普萘洛尔、美托洛尔等。

**3. Ⅲ类－延长动作电位时程药** 主要通过延迟复极时间，延长动作电位时程及有效不应期。代表药有胺碘酮、索他洛尔等。

**4. Ⅳ类－钙通道阻滞药** 主要通过阻断慢 $Ca^{2+}$ 通道的开放，抑制慢反应纤维的0相后期除极及2相复极速率，从而减低传导速度及延长有效不应期。代表药有维拉帕米和地尔硫䓬。

除上述抗心律失常药物外，还有一些药物如腺苷等在临床治疗心律失常中亦有重要价值。

### （三）药物选择

**1. Ⅰ类－钠通道阻滞剂**

（1）普鲁卡因胺（Procainamide） 为人工合成的普鲁卡因衍生物。主要用于室性期前收缩及室性心动过速治疗，静脉注射或滴注用于抢救危急病例。对室上性心律失常也有效，但不作为首选药。用药注意：紧急复律时，5分钟内静脉注射0.1g，必要时每隔5～10分钟重复一次，总量不得超过10～15mg/kg。或10～15mg/kg静脉滴注1小时，之后以每小时1.5～2mg/kg维持。注射时应连续监测血压和心电图。口服片剂0.25～0.5mg，每4～6小时一次维持。普鲁卡因胺可通过胎盘屏障在胎儿体内蓄积，孕妇及哺乳期妇女慎用。

（2）利多卡因（Lidocaine） 是目前治疗室性心律失常的首选药物。主要用于室性心律失常，如开胸手术、急性心肌梗死或强心苷中毒所致室性心动过速或室颤。为急性心肌梗死及各种心脏病并发性心律失常的首选药，对室上性心律失常效果较差。紧急复律时，可一次缓慢静脉注射利多卡因负荷量50～100mg，若5～10分钟后无效，可再重复注射50mg，连续重复3次，但静脉注射累积量不宜超过300mg。有效后以1～4mg/min静滴1小时，继以1～3mg/min静脉滴注维持。老年人、心力衰竭、心源性休克、肝血流量减少、肝或肾功能障碍时应减少用量，以0.5～1mg/min静脉滴注。合用普萘洛尔、美托洛尔和西咪替丁可增加利多卡因的血药浓度；合用苯巴比妥可降低利多卡因的血药浓度。

（3）普罗帕酮（Propafenone，心律平） 通过抑制 $Na^+$ 内流而发挥作用。该药抑制0期及舒张期 $Na^+$ 内流作用较强，减慢心房、心室和普肯耶纤维传导。降低浦肯野纤维自律性，延长 APD 和 ERP，但对复极过程影响弱于奎尼丁。该药还有轻度的肾上腺素受体阻断和钙通道阻滞作用。适用于室上性和室性期前收缩，室上性和室性心动过速，伴发心动过速和心房颤动的预激综合征。

**2. Ⅱ类－β受体阻滞剂** 美托洛尔（metoprolol） β受体拮抗药抑制心律失常作用较弱，因可降低急性心肌梗死存活者猝死率，是目前常用的抗心律失常药物。用于室上性快速心律失常、室性心律失常、洋地黄类及儿茶酚胺引起的快速心律失常，对高血压、冠心病和儿茶酚胺增多所致的快速性心律失常有效。美托洛尔能拮抗儿茶酚胺效应，可治疗甲状腺功能亢进引起的心律失常。静脉给药，须监测血压和心电，并有抢救设施。室上性快速型心律失常，开始时以 1~2mg/min 静脉给药，用量可达 5mg，如病情需要，可间隔 5 分钟重复注射，总剂量 10~15mg，静脉注射后 4~6 小时，心律失常已经控制，用口服制剂维持，一日 2~3 次，每次剂量不超过 50mg。

**3. Ⅲ类-延长动作电位时程药**　胺碘酮（amiodarone）：对多种心肌细胞膜钾通道有抑制作用，明显延长 APD 和 ERP。对 $Na^+$ 通道及 $Ca^{2+}$ 通道亦有抑制作用，降低窦房结和浦肯野纤维的自律性、传导性。此外，胺碘酮尚有非竞争性拮抗 α、β 受体作用和扩张血管平滑肌作用，扩张冠状动脉，增加冠脉流量，减少心肌耗氧量。此药抗心律失常作用显著，用于室上性和室性快速型心律失常，将心房扑动、心房颤动和室上性心动过速转复为窦性心律；静脉注射可终止预激综合征合并心房颤动或室性心动过速；用于急性心肌梗死后患者，可预防猝死，降低病死率；预防威胁生命的快速型室性心动过速，尤其对心肌梗死后和合并急性心力衰竭的患者，是最有效的药物之一。

索他洛尔（Sotalol）　具有Ⅱ类、Ⅲ类电生理活性，无心脏选择性，无内在拟交感活性，无膜稳定活性。延长心肌组织动作电位的有效不应期、抑制窦房结及浦肯野纤维异常自律性，延长窦房结、房室结传导时间，延长房室旁路的传导。剂量依赖性 Q-Tc 间期延长，轻度减少心排血量，降低血压。

**4. Ⅳ类-钙通道拮抗剂**　维拉帕米（Verapamil）：此药抑制心肌细胞或血管平滑肌细胞膜上钙通道，使窦房结及房室结传导速度减低，ERP 延长，可终止经房室结折返的心动过速，减慢窦性心律、心房颤动及心房扑动的心室率。对心房、心室及房室旁路传导影响则较小，使心电图 P-R 延长，QRS 及 Q-T 无改变。具有扩张冠状动脉、周围血管及抑制心肌收缩力的作用。是阵发性室上性心动过速首选药物。用于终止折返性室上性心动过速及正常图形的预激综合征合并室上性心动过速的发作，对急性心肌梗死、心肌缺血及强心苷中毒引起的室性期前收缩有效。对转复心房颤动或心房扑动作用差，但可降低心房颤动或心房扑动的心室率。对大部分室性心律失常无效，甚至有害。

**案例解析**

**案例 6-4 解析：**

房颤是最常见的心律失常，而且患病率随着年龄增长。房颤虽不即刻导致生命危险，但可造成程度不同的症状及血流动力学障碍，尤其伴有明显器质性心脏病时可能使心脏功能恶化，出现低血压、休克或心力衰竭加重。在有危险因素的患者中易发生血栓栓塞。房颤根据发作情况分为初发性、阵发性、持续性及永久性。对多种心肌细胞膜钾通道有抑制作用，明显延长 APD 和 ERP。对 $Na^+$ 通道及 $Ca^{2+}$ 通道亦有抑制作用，降低窦房结和浦肯野纤维的自律性、传导性。此外，胺碘酮尚有非竞争性拮抗 α、β 受体作用和扩张血管平滑肌作用，扩张冠状动脉，增加冠脉流量，减少心肌耗氧量。胺碘酮短期用于转律，长期用于控制心室率，预防室上性心律失常的发作。

┌─本 节 小 结─┐

1. 心律失常发生的机制有：自律性升高、早后除极和迟后除极、折返激动，其中折返激动是心律失常发生的主要机制。抗心律失常药作用机制有降低自律性、减少后除极、消除折返。

2. 抗心律失常药物分为四类：①Ⅰ类，钠通道阻滞药；②Ⅱ类，β受体阻断药；③Ⅲ类，延长动作电位时程药；④Ⅳ类，钙通道阻滞药。

3. 其他类：腺苷尚未分类，主要用于迅速终止折返性室上性心律失常。

# 第五节　血脂异常

┃案 例 解 析┃ · · · · · · · · · · · · · · · · · · · · · · · · · · · · · · · · ·

**案例6-5：**

患者男性，55岁，体重75kg，身高1.71m，血压135/89mmHg。近期单位健康体检查出血脂异常，诊断高脂血症，血生化提示：TC 6.98mmol/L，TG 2.67mmol/L，HDL-C 0.91mmol/L，LDL-C 3.88mmol/L。患者使用瑞舒伐他汀钙治疗后，肌痛难以忍受。

**问题：**

应该如何调整药物治疗？

血脂异常（dyslipdemia）是指人体血液中脂质的量和质的异常。高脂血症（hyperlipidemia）是指由于脂肪代谢或运转异常使血浆中一种或几种脂质或脂蛋白高出正常范围。高脂蛋白血症是脑卒中、冠心病、心肌梗死、心脏猝死独立而重要的危险因素。

## 一、病因与发病机制

### （一）脂蛋白的构成和功能

脂蛋白是由蛋白质、胆固醇、甘油三酯和磷脂所组成的球形大分子复合体，核心主要为甘油三酯和胆固醇酯，外层由磷脂、胆固醇、载脂蛋白构成。根据脂蛋白的组成和特征不同，可将血浆脂蛋白分为5大类，即乳糜微粒（CM）、极低密度脂蛋白（VLDL）、中间密度脂蛋白（IDL）、低密度脂蛋白（LDL）和高密度脂蛋白（HDL），这5种脂蛋白的密度依次增加，而颗粒则依次变小。脂蛋白的蛋白部分是一种特殊蛋白，因与脂质结合担负在血浆运转脂类的功能，故称为载脂蛋白（apolipoprotein，Apo），已发现有20多种，每一型又可分若干亚型。载脂蛋白主要功能是稳定血浆脂蛋白结构，作为脂类的运输载体，此外有些脂蛋白还可作为酶的激活剂、作为细胞膜受体的配体等。

**1. 乳糜微粒（CM）**　乳糜微粒是在小肠黏膜细胞中生成的，CM代谢的主要功能是将外源性甘油三酯转运至脂肪、心肌和肌肉等肝外组织而利用，同时将食物中外源性胆固醇转运至肝脏。由于CM颗粒大，不能进入动脉壁内，一般不致动脉粥样硬化，但易诱发胰腺炎。

**2. 极低密度脂蛋白（VLDL）**　VLDL主要在肝脏内生成，VLDL主要成分是肝细胞利用糖和脂肪酸自身合成的甘油三酯，与肝细胞合成的载脂蛋白加上少量磷脂和胆固醇及其酯。VLDL是体内转运内源性甘油三酯的主要方式，其水平升高是冠心病的危险因素。

**3. 低密度脂蛋白（LDL）**　LDL由VLDL转变而来，LDL中主要脂类是胆固醇及其酯，LDL代谢的功能是将肝脏合成的内源性胆固醇运到肝外组织，保证组织细胞对胆固醇的需求。血浆LDL水平升高与心血管疾病患病率和病死率升高有关，尤其因其颗粒小，更容易进入动脉壁，沉积于动脉内膜，或容易储留于动脉壁细胞外基质，因而在动脉粥样硬化形成中起重要作用。

**4. 高密度脂蛋白（HDL）**　HDL在肝脏和小肠中生成。HDL中的载脂蛋白含量很多，包括ApoA、ApoC、ApoD和ApoE等，脂类以磷脂为主。HDL的主要功能是将肝外组织细胞中的胆固醇转运出来，然后被肝脏分解代谢，这一过程称为胆固醇的逆转运，这样可以防止胆固醇在血中聚积，防止动脉粥样硬化，被认为是抗动脉粥样硬化因子。最近还发现HDL具有抗LDL氧化，促进损伤内皮细胞的修复，稳定前列环素的作用。

### （二）高脂蛋白血症分类

**1. 按表型分类**　目前国际上通用的是以Fredrickson作为基础经WHO修订的分类系统，根据各种血浆脂蛋白升高的程度不同分为Ⅰ、Ⅱa、Ⅱb、Ⅲ、Ⅳ、Ⅴ六型，此种分型未包括血清HDL异常，也没有涉及低脂蛋白血症，更没有提及载脂蛋白和脂代谢中有关一些酶异常的疾病，称为表型分类。

**2. 按简易分型分类**　表型分类法有助于高脂蛋白血症的诊断和治疗，但较繁琐，在临床治疗血脂代谢紊乱时，为了指导治疗，有人提出了高脂蛋白血症的简易分型方法。

（1）单纯性高胆固醇血症（Ⅱa型）　空腹血清胆固醇增高，甘油三酯正常或略偏高。

（2）单纯性高甘油三酯血症（Ⅳ型）　空腹时血清甘油三酯含量增高，胆固醇含量正常，或略偏高。

（3）混合型高脂蛋白血症（Ⅱb、Ⅱ型）　空腹血清胆固醇和甘油三酯含量均有增高。血清甘油三酯含量很高时，血清混浊呈淘米水样或呈牛奶样颜色。

**3. 按是否继发于全身性疾病分类**　按是否继发于全身性疾病分为原发性和继发性高脂蛋白血症。继发性高脂蛋白血症指由某些疾病引起的血脂代谢异常，治疗和控制这些疾病后可使异常的血脂得以纠正。常见的疾病有：甲亢、糖尿病、痛风、慢性肾病和肾病综合征、阻塞性肝胆疾病、肝糖原贮存病、胰腺炎、酒精中毒、特发性高钙血症、多发性骨髓瘤、巨球蛋白血症、系统性红斑狼疮、神经性厌食及某些药物等。在排除继发性后，可诊断为原发性高脂蛋白血症，是由于先天遗传基因缺陷或后天的饮食习惯及生活方式和其他环境因素等所引起的血脂异常。已知部分原发性高脂蛋白血症由先天性基因缺陷所致，如LDL受体基因缺陷引起家族性高胆固醇血症，部分原发性病因未明。

**4. 基因分类**　随着分子生物学技术的发展，发现一部分高脂蛋白血症患者存在单一或多个遗传基因的缺陷，多具有家族聚集性，有明显的遗传倾向，临床上称之为家族性高脂蛋白血症，例如家族性高胆固醇血症、家族性高甘油三酯血症、家族性异常β脂蛋白血症。

## 二、临床表现

高脂蛋白血症的临床表现主要是脂质在真皮内沉积所引起的黄色瘤和脂质在血管内皮沉积所引起的动脉硬化。尽管高脂蛋白血症可引起黄色瘤，但其发生率并不很高；而动脉粥样硬化的发生和发展又是一种缓慢渐进的过程。因此在通常情况下，多数患者并无明显症状和异常体征。不少人是由于其他原因进行血液生化检验时才发现有血浆脂蛋白水平升高。血脂代谢异常早期不一定出现临床症状和体征，但后期可出现一些临床表现：① 各种皮肤黄色瘤：血清 TC 升高者可有皮肤扁平或肌腱处黄瘤。由于血清 CM 和 VLDL 残粒增加所致掌纹黄色瘤，在 Ⅲ 型高脂蛋白血症多见。结节性黄色瘤可见于血清 VLDL 长期升高的患者。② 跟腱增粗：由于长期血清 TC 升高沉积于跟腱上，足部侧位 X 光片可见跟腱影增粗至 9mm 以上。③ 老年环（又称角膜环）：40 岁以前出现者提示有长期血清 LDL 升高。④ 血清 CM 或 TG 升高可有腹痛及胰腺炎的反复发作，肝脾肿大。⑤ 长期血清 TG 升高患者往往伴有肥胖尤其是中心型肥胖。⑥ 严重 CM 血症患者的血清 TG 可高达 1000 ~ 2000 mg /dl 以上，可出现脂性视网膜病变，眼底检查可见视网膜动脉与静脉呈鲑鱼网样粉红色或称"番茄酱"样改变。

## 三、药物治疗

### （一）治疗原则

脂代谢紊乱，尤其是总胆固醇、甘油三酯、LDL 及 VLDL 升高，HDL 降低，与冠心病和其他动脉粥样硬化的患病率和病死率密切相关，应坚持长期综合治疗。强调以饮食及运动锻炼为基础，根据病情、危险因素及血脂水平决定是否或何时开始药物治疗。对继发性高脂蛋白血症应积极治疗原发病。

**1. 控制目标**　控制的目标是降低血浆胆固醇和甘油三酯，尤其是对胆固醇的控制。高脂蛋白血症治疗的目的旨在通过降低血脂水平，以进一步降低冠心病的患病率以及心血管事件的发生率。

**2. 饮食治疗**　无论哪一型高脂蛋白血症，饮食治疗是首要的基本治疗措施，应长期坚持。饮食控制作为一项独立的治疗方案，需要经过 3 ~ 6 个月才能判断其疗效。饮食治疗的目的是降低血浆胆固醇，保持均衡营养。基本原则是低热量、低胆固醇、低脂、低糖及高纤维素，即 "四低一高" 的饮食结构。

**3. 增强体力活动**　加强体力劳动和体育锻炼不仅能减轻体重，调节体内异常血脂，也可降低血压及减少患糖尿病的危险性。

**4. 药物治疗**　发现血脂异常后，首先应进行饮食调整、改善生活方式以及对上述影响因素加以控制。通过上述方法仍不能控制的血脂异常患者应加用药物治疗，在使用降脂药物的同时，仍应坚持健康的生活方式和饮食控制，并定期检查肝、肾功能。采取降脂措施以后，一定要定期监测血脂水平，并根据血脂水平适当调整降脂药物的剂量和种类。经调整生活方式、控制饮食和降脂药物治疗后，血脂水平仍然控制不理想者，可进一步考虑采用血液净化治疗或外科手术治疗。

**5. 其他疗法**

（1）外科治疗　对于少数病例如纯合子型家族性高胆固醇血症患者，在常规治疗方法，或对药物不能耐受时，可考虑选择外科治疗。临床上已经开展且有一定疗效的手术有回肠末端切除术、门腔静脉分流吻合术和肝移植术。

（2）血浆净化疗法　这类方法是先将患者血液抽出，从血浆中分离某些成分并将其弃去（去除高浓度的脂蛋白），再输入新的血浆或代用品，故又称为血浆置换。适用于难治性高胆固醇血症患者。主要有免疫吸附法和肝素沉淀法。

（3）基因治疗　通过利用特定的重组 DNA，在基因水平治疗遗传性疾病。如可将正常基因导入靶细胞并使之表达，以治疗内源性基因所致的异常；或用同源重组方法，用外源性正常基因代替突变的基因或序列；或将某种特殊功能的基因加入特定的靶细胞中，以对抗异常基因引起的病理状态；也可以利用反义核酸技术降低变异基因的表达。基因治疗还未成熟，有待进一步深入研究和发展。

> **知识拓展**
>
> 　　2007 年由中华医学会心血管病学分会、糖尿病学分会、内分泌学分会、检验分会和卫生部心血管病防治中心血脂异常防治委员会共同起草《中国成人血脂异常防治指南》，将作为多学科专家根据目前循证医学的证据而达成的共识来指导我国血脂异常的防治工作。
>
> 　　2014 年 9 月 15 日，美国国家脂质协会（National Lipid Association，NLA）发布了《以患者为中心的血脂异常管理建议》，指南的执行摘要发表于《Journal of Clinical Lipidology》。
>
> 　　Lipid modification：Cardiovascular risk assessment of blood lipids for the primary and secondary prevention of cardiovascular disease（NICE clinical guideline CG181）

### （二）用药原则

临床上常根据血脂异常的病因以及类别，根据调脂药物的作用机制、不良反应等因素进行调脂药物的选择。除了这些简单原则外，还应该考虑到患者的具体情况，有些血脂异常的患者，在调整饮食和生活方式的基础上，用一种调脂药物仍然不能达到理想的疗效，可能需要联合用药。选择联合用药时，应谨慎，尤其是要关注不良反应。例如，他汀类药物和贝特类药物联合应用时，尤其是在剂量较大时，肝功能异常以及肌溶解症的发生率明显增加，应密切关注。总的说来，应尽量避免联合用药。必须用时，应剂量小、并密切关注相关不良反应的症状，定期监测肝功能、CK 等主要的指标。饮食治疗和体内体力活动坚持 3~6 个月后，异常的血脂仍达不到理想水平时，或已患冠心病（CHD）或其他动脉粥样硬化（AS）性疾病者，无 CHD 但已具有 2 个或以上冠心病危险因素者，或已施行冠状动脉腔内成形术或冠状动脉旁路移植术后的患者，应考虑应用调节血脂的药物治疗。高脂蛋白血症治疗用于冠心病的预防时，若对象为临床上未发现冠心病或其他部位动脉粥样硬化者，属一级预防。这些对象在一般治疗后，以下血脂水平应考虑采用调血脂药治疗：① 无冠心病危险因子者：TC > 6.24mmol/L（240mg/dl）；LDL-C > 4.16 mmol/L（160mg/dl）。② 有冠心病危险因子者：TC > 5.72 mmol/L（220mg/dl）；LDL-C > 3.64 mmol/L（140mg/dl）。若对象为发生冠心病或其他部位动脉粥样硬化者属二级预防。以下血脂水平应考虑调脂药治疗：TC > 5.20 mmol/L（200mg/dl）；LDL-C > 3.12 mmol/L（120mg/dl）。

### （三）药物分类

目前临床上使用的血脂调节剂主要有五大类。① 胆汁酸螯合剂：考来烯胺（Cholestyramine），考来替泊（Colestipol）。② 烟酸类：烟酸（Nicotinic Acid）、烟酸肌醇（Inositol Nicotinate）、阿昔莫司（Acipimox）。③ 苯氧芳酸类：苯扎贝特（Benzafibrate）、吉非贝齐（Gemfibrozil）、非诺贝特（Fenofibrate）、环丙贝特（Ciprofibrate）、益多酯（Etofylline Clofibrate）、氯贝丁酯（Clofibrate）。④ 普罗布考（Probucol）。⑤ HMG-CoA（3-羟基-3-甲基戊二酰辅酶A）还原酶抑制剂：洛伐他丁（Lovastatin，美降之），辛伐他丁（Simvastatin），普伐他丁（Pravastatin）、氟伐他丁（Fluvastatin）。上述血脂调节剂的主要作用有：① 阻止脂质或胆酸从肠道的吸收，促进排泄；② 抑制体内脂质的合成或加速降解代谢；③ 增强脂质代谢中有关酶或受体的活性。

### （四）药物选择

**1. 降低血清 TC 的药物**

（1）胆汁酸螯合剂　这是一类阴离子碱性树脂，口服不吸收，在肠内与胆汁酸形成螯合物经粪便排出，可使胆汁酸从粪便排出量增加，因此阻断了胆汁酸的肠肝循环，使胆汁酸不能反复吸收利用，促使更多的胆固醇转化为胆汁酸，不断排出体外，从而有效地降低了循环中的胆固醇。由于胆固醇浓度降低，增加了肝细胞表面 LDL 受体的数目，摄取更多的 LDL 进行分解代谢，使血浆中的 LDL-CH 水平降低。这类药物可使血清 TC 降低 20%~30%，HDL-C 也有不等程度的升高，适合于除纯合子家族性高胆固醇症以外的任何类型的高胆固醇血症患者。

制剂：考来烯胺，每次 4~5g，2~4 次/日。有不良反应者可从小剂量开始。主要副作用有味道欠佳、便秘及腹胀，可干扰叶酸、地高辛、华法林、苯氧芳酸类调脂药物、脂溶性维生素及普罗布考等从肠道的吸收，个别患者可引起严重腹痛。此外，该药可增加 VLDL 的分泌，导致血清 TG 升高。考来替泊，每次 10g，2 次/日。疗效和副作用与考来烯胺相似。

各种树脂类降脂药不得与降糖药阿卡波糖或降脂药氟法他汀同时使用，否则可影响前两种药物吸收。必须同时使用时，在医生指导下，延长两类药用药间隔。与造影剂碘香酸同时使用可影响后者功能，忌同时使用。

（2）普罗布考　可能通过改变脂蛋白结构而不依赖于 LDL 受体，易于被细胞摄取；可通过减少 LDL-C（约 5%~15%）和 HDL-C（可达 25%）而降低血清 TC 达 27%。该药适用于高胆固醇血症（也可用于 LDL 受体缺乏的纯合子型）患者。2 次/日，每次 0.5g。副作用可有腹泻、消化不良及恶心，长期服用可出现心电图 Q-T 间期延长，也能降低血清 HDL-C 水平。

丙丁脂降脂药不得与特非那定、阿司咪唑同时使用，否则有可能引起心电图 Q-T 间期延长和诱发室性心律失常。

（3）弹性酶（Elastase）　由胰脏提取或由微生物发酵制得，系一种溶解弹性蛋白的酶。能影响脂质代谢，阻止胆固醇在体内合成并促使其转化成胆汁酸，因而降低血清胆固醇。试验证明，该药除降血 TC、LDL 及升高 HDL-CH 外，尚能有效地抑制脂蛋白（a）（LPa）在血液中的浓度，还发现其有降低全血黏度及抑制血小板聚集作用。国外有报道且国内有临床试验证明，弹性酶能降低糖尿病肾病患者肾脏微量蛋白的排泄，因而对治疗目前尚无有效药物的糖尿病肾病有一定疗效。此外，本品有抗脂肪肝及加强子宫收缩等作用。临床用于脂质代谢紊乱、动脉粥样硬化及脂肪肝的防治。作用较弱，副作用较少，3 次/日，每次 300U。

**2. 主要降低血清 TC，兼降低血清 TG 药物**

（1）HMG-CoA 还原酶抑制剂（他汀类）　是近 20 年来发展起来的一类新型调血脂药，

该类药物针对病因，疗效显著，毒副作用少，耐受性好，受到广泛的重视和好评。临床上常用的剂型有洛伐他丁、普伐他丁片、辛伐他丁、氟伐他丁片。主要通过对体内胆固醇合成早期限速酶 HMG – CoA 还原酶的竞争性抑制作用，使胆固醇合成减少，同时增加了 LDL 受体数目和增强其活性，加速 LDL 的摄取和排出。本类药物适用于除纯合子型以外的血清 TC 升高患者，可降低血清 TC 18% ~ 34%、LDL – C 19% ~ 44%、TG 7% ~ 31%，升高血清 HDL – C 4% ~ 15%。不良反应与禁忌证：偶有恶心、胃肠功能紊乱、失眠、肌肉触痛、乏力及皮疹，少数患者可有 ALT 升高（0.1% ~ 1.5%）和肌炎（血清 CK 升高约 0.1% ~ 0.2%）。

他汀类降脂药与贝特类降脂药同时使用，有可能引起伴有急剧肾功能恶化的横纹肌溶解症；与烟酸制剂或免疫抑制剂合用也有同样危险，特别是与环孢素同时使用更为危险；需要在肝脏依赖细胞色素 P450 3A4 代谢的辛伐他汀，如与对细胞色素 P450 3A4 作用极强的抗真菌药（益康唑、咪康唑等）、红霉素、克拉红霉素等同时使用，可阻碍他汀类药物代谢，有引起横纹肌溶解的危险。

**3. 主要降低血清 TG，兼降 TC 的药物**

（1）苯氧芳酸衍生物（贝特类及其衍生物，纤维酸衍生物） 该类药物降低血 TG，主要是由于增加蛋白激酶的活性，加速富含 TG 的 VLDL 的降解和移除；抑制脂肪组织的分解，减少肝脏对游离脂肪酸的摄取，减少 VLDL 的合成和分泌。降低胆固醇作用，主要是由于抑制细胞内胆固醇的合成，增加 LDL 受体的数量，加速 LDL 进入肝细胞。适用于血清 TG 升高的高脂蛋白血症患者，可降低血清 TG 22% ~ 60%、TC 6% ~ 15%、LDL – C 5% ~ 25%，升高 HDL – C 10% ~ 30%。氯贝丁酯因临床证实可使胆结石患病率和非冠心病死亡率明显增加而被淘汰，但其衍生物副作用较少，主要有苯扎贝特 0.2g，3 次/日，吉非贝齐 0.6g，2 次/日，非诺贝特 0.1g，3 次/日，益多酯 0.25g，2 ~ 3 次/日。副作用以胃肠道反应为主，如中上腹不适、恶心及食欲下降，一过性 ALT 升高，华法林作用增强，大肌群疼痛，偶见阳痿和血清 CK 升高，也可诱发胆结石形成。吉非贝齐与 HMg – CoA 还原酶抑制剂合用时，肌病的发病率增加。

肾功能障碍者不能同时使用贝特类降脂药与他汀类降脂药，若贝特类降脂药与抗凝血药华法林和磺脲类降糖药同时使用，可使后两者在血中游离型药物浓度增高，导致其作用增强，引起副作用。

（2）烟酸及衍生物 能抑制脂肪组织的脂解作用并降低血浆中游离脂肪酸浓度，可阻碍肝脏利用 CoA 合成胆固醇及减少 VLDL 的合成，也可促进胆固醇随胆汁的排出，激活 LPL 活性而加速 CM 的降解代谢，适合于各种类型的血脂异常者。烟酸：每次 0.1 ~ 2g，3 次/日，可降低血清 TC 10%、TG 26%、LDL – C 20% ~ 35%，并升高 HDL – C 10% ~ 20%，调节血脂作用呈剂量依赖性。副作用有面部潮红、皮肤瘙痒和胃部不适。从小剂量开始给药，饭后，用餐时少喝菜汤及服药时少饮水等措施可减轻副作用。皮肤潮红也可服小剂量阿司匹林对抗。少见的有血尿酸升高及痛风发作、皮疹，糖耐量异常、消化性溃疡、药物性肝炎、黑棘皮病等。阿昔莫司 2 ~ 3 次/日，每次 0.25g。作用与烟酸相似，它也可降低血糖 15% 左右而副作用轻，故多用于血清 TG 升高和 HDL – C 低下的糖尿病患者。烟酸肌醇口服后在体内分解成烟酸和肌醇而发挥作用。有温和的周围血管扩张作用，并有溶解血栓、抗凝、抗脂肪肝、降低毛细血管脆性等作用。用于治疗高脂蛋白血症、冠心病。各种末梢血管障碍性疾病。口服：每次 0.2 ~ 0.6g，每日 3 次，连服 1 ~ 3 个月。有轻度恶心、出汗、瘙痒等不良反应。

（3）泛硫乙胺（Pantetheine） 可加速肝内脂肪酸的 β 氧化，加速血清 TG 分解代谢；增强脂质代谢中酶的活性，减少血清 TC 向血管壁的沉积，抑制血小板聚集以缓解 AS 的发生和发展。3 次／日，每次 0.2g，可降低血清 TG 24%～30%、TC 5%～15%，升高 HDL－C 的作用尚有争议。副作用有腹泻、食欲不振、腹胀等。

**4. 降低血清 TG 的药物** Omega－3（ω－3）脂肪酸系海洋鱼油制剂，含有大量 20 碳 5 烯酸（EPA）和 22 碳 6 烯酸（DHA）。通过抑制肝内脂质、蛋白质和 TG 合成，促进脂肪酸的氧化而降低血清 TG 水平。此类制剂极易氧化成致 AS 的有害物质，故在制作工艺中必须加抗氧化剂。目前副作用仅发现服后有暂时性鱼腥味，余未见异常。

## 案例解析

**案例 6－5 解析：**

分析：患者属于混合型血脂异常，但 TG 升高不多，所以以治疗 LDL－C 和 TC 为主。因此选择他汀类药物进行治疗是合适的，但患者使用后出现了肌痛的不良反应。可以改用隔日疗法，如肌痛还不能耐受，可以换另一种他汀，并在治疗期间复查肝功和血脂。如耐受但不能达标，可以加用依折麦布联合治疗。

## 本节小结

1. 血脂异常是指人体血液中脂质的量和质的异常。高脂血症是指由于脂肪代谢或运转异常使血浆中一种或几种脂质或脂蛋白高出正常范围。可表现为高胆固醇血症、高甘油三酯血症，或两者兼有。

2. 应坚持长期综合治疗，强调以饮食及运动锻炼为基础，饮食控制无效时考虑药物治疗，在服用降脂药物期间也应注意饮食控制，以增强药物的疗效，对继发性高脂蛋白血症应积极治疗原发病。

3. 根据血脂异常的病因以及类别，根据调脂药物的作用机制、不良反应等因素进行调脂药物的选择。此外还应该考虑到患者的具体情况，在调整饮食和生活方式的基础上，用一种调脂药物仍然不能达到理想的疗效，需要联合用药。选择联合用药时，应谨慎尤其是要关注不良反应。

4. 目前临床上使用的血脂调节剂主要有五大类：① 胆汁酸螯合剂；② 烟酸类；③ 苯氧芳酸类；④ 普罗布考；⑤ HMG－CoA 还原酶抑制剂。

思考题

1. 简述 ACEI 类药物的临床应用与不良反应。

2. 简述小剂量阿司匹林抗血栓的机制。

3. 简述 β 受体阻断药应用于慢性心力衰竭的注意事项。

4. 简述抗心律失常药物的致心律失常作用的防治。

5. 目前临床使用的血脂调节剂有几类，请举例说明每类代表药物的特点？

6. 治疗高脂蛋白血症的用药原则？

7. 高脂蛋白血症按表型如何分类，每类有何特点？

（杨 勇 边 原）

# 第七章　呼吸系统常见疾病的药物治疗

## 学习导引

### 知识要求

1. **掌握**　急性上呼吸道感染、肺炎、支气管哮喘、慢性阻塞性肺疾病、肺结核的治疗药物选用。

2. **熟悉**　急性上呼吸道感染、肺炎、支气管哮喘、慢性阻塞性肺疾病、肺结核的治疗原则。

3. **了解**　急性上呼吸道感染、肺炎、支气管哮喘、慢性阻塞性肺疾病、肺结核的病因及临床表现。

### 能力要求

1. 熟练掌握急性上呼吸道感染、肺炎、支气管哮喘、慢性阻塞性肺疾病、肺结核疾病治疗药物相关的药学知识，与临床知识相结合，实现融会贯通、学以致用，具备发现问题、分析问题及解决问题的能力。

2. 学会应用相关治疗药物为急性上呼吸道感染、肺炎、支气管哮喘、慢性阻塞性肺疾病、肺结核患者制定合理的用药方案。

## 第一节　急性上呼吸道感染

### 案例解析

**案例 7-1：**

患者杨××，男，40 岁。患者 2 天前因受凉出现发热，伴畏寒、头痛、鼻塞、四肢关节酸痛、食欲不振。无咳嗽、咳痰、咽痛，无腹痛、腹泻。入院查体：体温 38.3℃，脉搏 90 次/分，呼吸 22 次/分，血压 109/71mmHg，查体合作，一般情况可，眼睑结膜无充血水肿，口唇及全身皮肤黏膜无发绀，胸廓对称，双肺叩诊清音，双肺呼吸音清，未闻及干湿啰音，心腹查体正常。实验室检查：血常规正常，胸部 X 片示两肺未见明显异常。临床诊断：感冒。

**问题：**

针对该患者如何制定治疗方案？

急性上呼吸道感染（acute respiratory tract infection）是指病毒或细菌引起的鼻腔、咽或喉部急性炎症。主要包括普通感冒、急性咽峡炎、急性喉炎、咽结膜热、细菌性咽－扁桃体炎等。主要病原菌为病毒，但在病毒感染的基础上亦常继发细菌或其他病原微生物感染，少数由细菌直接感染所致。患者没有年龄、性别和地区差异，全年皆可发病，以冬、春季节多发，可通过含有飞沫的病毒传播，具有一定的传染性，有时会引起严重并发症。

## 一、病因和发病机制

引起急性上呼吸道感染绝大多数病原体为病毒，常见的病毒有鼻病毒、冠状病毒、呼吸道合胞病毒、流感病毒、副流感病毒、腺病毒、埃可病毒、柯萨奇病毒等，在病毒感染的基础上亦可继发溶血性链球菌、肺炎链球菌、流感嗜血杆菌、卡他莫拉菌等细菌的感染，偶亦可为支原体感染等。当有淋雨、受凉、过度疲劳时，可使机体抵抗力下降，呼吸道局部防御功能降低，可造成原已存在鼻、咽等部位或从外界侵入的病毒或细菌可在局部迅速繁殖引起本病，特别是老幼体弱或有慢性呼吸道疾病者更易患此病。

## 二、临床表现

根据病因和病变范围的不同，临床表现可有不同类型。

**1. 普通感冒** 俗称"伤风"，是急性上呼吸道感染中最常见的类型，多由鼻病毒引起，其次为冠状病毒、副流感病毒、呼吸道合胞病毒、柯萨奇病毒等引起，起病较急，潜伏期1～3天不等，最常见的症状为鼻塞、流鼻涕、打喷嚏，2～3天后鼻涕变稠，常伴咽痛、流泪、味觉减退、呼吸不畅等。一般无发热及全身症状，或仅有低热、轻度畏寒、头痛。体检可见鼻腔黏膜充血、水肿、有分泌物，咽部轻度充血。感冒多为自限性疾病，预后良好，如无并发症，一般5～7天可痊愈。

**2. 急性咽峡炎和喉炎** 多由鼻病毒、腺病毒、流感病毒、副流感病毒等引起。急性咽峡炎临床特征为咽部发痒或灼热感，咳嗽少见，咽痛不明显。当吞咽疼痛时，常提示有链球菌感染。急性喉炎临床特征为声嘶、讲话困难、咳嗽时疼痛，可伴有发热。体检可见咽部、喉部水肿、充血，局部淋巴结轻度肿大和触痛，有时可闻及喉部的喘鸣音。

**3. 咽结膜热** 多由腺病毒、柯萨奇病毒引起。临床表现有高热、咽痛、畏光、眼痒流泪。常发生于夏季，通过游泳传播，儿童多见，病程4～6天。体检可见咽及结膜明显充血。

**4. 细菌性咽－扁桃体炎** 细菌性咽－扁桃体炎是临床上较常见由细菌所引起的上呼吸道感染，病原菌以A组溶血性链球菌最常见（5%～20%），少数可为C和G组链球菌，偶可为白喉棒状杆菌、溶血不动杆菌、肺炎支原体感染。起病急，明显咽痛、畏寒、发热、体温可达39℃以上。体检可见咽部充血，扁桃体增大充血，颌下淋巴结肿大、压痛，肺部无异常体征。

## 三、药物治疗

### （一）治疗原则

轻度无并发症急性上呼吸道感染无须进行特殊治疗，主要是以对症治疗为主，注意休息，多饮水，避免受凉和劳累，可自行恢复。有头痛、发热症状时可使用非甾体抗炎药，有鼻痒、流鼻涕、打喷嚏时可使用抗组胺药物，有咳嗽咳痰时可使用止咳祛痰药，提示细菌感染者，给予抗菌治疗，对确诊或者高度疑似流感病毒感染者，应在发病初期（48小时以内）给予抗病毒治疗，并应对于流感确诊者及时进行隔离治疗。

### （二）药物分类

**1. 非甾体抗炎药物**　通过抑制合成前列腺素所需的环氧酶，产生解热、镇痛、抗炎作用，用于缓解头痛、发热等症状，如对乙酰氨基酚、吲哚美辛、布洛芬等。

**2. 抗组胺药物**　组胺作用于 $H_1$ 受体，可引起毛细血管扩张，导致血管通透性增加，产生局部红肿、痒感。抗组胺药物可阻断组胺 $H_1$ 受体，对抗组胺等炎症介质的作用，减轻鼻痒、流鼻涕、打喷嚏、眼鼻刺激等症状，如氯苯那敏、氯雷他定、西替利嗪等。

**3. 减充血药物**　可收缩局部血管，减轻鼻塞等症状。可使用盐酸伪麻黄碱，也可用1%麻黄碱滴鼻。

**4. 止咳祛痰药物**　止咳药分为外周性镇咳药物和中枢性镇咳药物。凡能通过抑制咳嗽反射弧中感受器、传入神经、传出神经中任何一个环节而发挥镇咳作用者，都归为外周性镇咳药物，如那可丁、苯丙哌林等；中枢性镇咳药可选择性的抑制延髓咳嗽中枢而发挥镇咳作用，如右美沙芬、喷托维林、可待因等。祛痰药能改变痰中黏性成分，降低痰的黏度，使痰易于咳出，如氨溴索、溴己新、乙酰半胱氨酸等。

**5. 抗病毒药物**　主要针对流感患者早期使用，常用的抗病毒药物主要有金刚乙胺、奥司他韦等。

### （三）药物选择

**1. 对症治疗**　急性上呼吸道感染主要是以对症治疗为主。①对于发热、头痛、肌肉酸痛等症状可选用解热镇痛药，如对乙酰氨基酚成人每次0.3~0.6g，每日3~4次，一日量不得超过2g；吲哚美辛每次25~50mg，每日2~3次；布洛芬每次0.15~0.2g，每日1~3次；②对于鼻痒、打喷嚏、流泪、流涕等症状可选抗组胺药物，如氯苯那敏每次2~4mg，每日1~3次；氯雷他定片每次10mg，每天1次；③对于鼻塞等症状可选择黏膜减充血药物，常用伪麻黄碱每次30~60mg，每日1~3次；④对于咳嗽可以选择镇咳药，如右美沙芬成人每次15~30mg，每日3~4次；喷托维林每次25mg，每日3~4次；⑤对于咳痰可以选择祛痰药，如溴己新成人每次4~8mg，每日3次；氨溴索每次15~30mg，每日3次。此外，对症治疗有多种复方制剂，如复方盐酸伪麻黄碱缓释胶囊、美敏伪麻溶液、复方氨酚烷胺片、氨酚伪麻胶囊等，多含有解热镇痛药（如对乙酰氨基酚）、鼻黏膜血管收缩剂（如伪麻黄碱）、止咳剂（如右美沙芬）及抗过敏剂（如氯苯那敏）等。

选用对症治疗药物需注意以下问题：①非甾体抗炎药物可引起恶心、呕吐、腹痛、腹泻、头晕等药物不良反应，尽量避免大剂量长期使用，使用期间不得饮酒和含有酒精的饮料，对于活动性消化性溃疡和近期胃肠道出血者，肝功能不全者，肾功能不全者，严重高血压和充血性心力衰竭患者，妊娠和哺乳期妇女应慎用或禁用该类药物。小儿感冒忌用阿司匹林，以防 Reye 综合征；②抗组胺药物氯苯那敏与镇咳药右美沙芬因有嗜睡、困倦的不良反应，服用期间不得驾驶机、车、船、从事高空作业、机械作业及操作精密仪器。有高血压、心脏病、脑血管病患者须慎用伪麻黄碱等肾上腺素能类药；③镇咳药物右美沙芬过量可引起支气管痉挛，呼吸抑制，对于哮喘患者、肝肾功能不全患者应慎用。对于痰液较多的咳嗽应以祛痰为主，止咳为辅，不应单用镇咳药物，避免痰液阻塞呼吸道，引起气急、窒息。

**2. 抗病毒治疗** 上呼吸道常见病毒感染迄今无特效抗病毒药物。金刚乙胺为合成的抗病毒药，主要对 A 型流感病毒具有活性，作用机制尚不完全清楚，可能是通过抑制病毒脱壳，从而在病毒复制的早期环节起作用，成人每次 100mg，每日 2 次，疗程 3~5 天；奥司他韦为神经氨酸酶抑制剂，通过抑制甲型和乙型流感病毒的神经氨酸酶活性阻止病毒复制，主要用于甲型和乙型流感的预防和治疗，成人每次 75mg，每日 2 次，疗程 5 天。金刚乙胺常见不良反应为失眠、头痛、头晕、恶心、呕吐、厌食、口干、腹痛等。奥司他韦常见不良反应为呕吐、腹痛、失眠、眩晕，在服用磷酸奥司他韦后 48 小时内不应使用减毒活流感疫苗，在使用减毒活流感疫苗两周内不应服用磷酸奥司他韦，因为磷酸奥司他韦作为抗病毒药物可能会抑制活疫苗病毒的复制。

**3. 抗菌治疗** 普通感冒无需使用抗菌药物，有咳脓痰或流脓涕、白细胞增高等细菌感染证据时，应及时使用抗生素。初始治疗主要覆盖 β-溶血性链球菌、肺炎链球菌、流感嗜血杆菌和卡他莫拉菌等，经验性选用青霉素、阿莫西林、阿莫西林克拉维酸、第一、二代头孢菌素（头孢唑啉、头孢呋辛）、大环内酯类（红霉素、阿奇霉素）、喹诺酮类（左氧氟沙星），一般为口服用药。使用抗菌药物治疗时应注意患者是否有青霉素过敏史，既往有青霉素过敏的患者应慎用头孢菌素类抗菌药物，既往有青霉素过敏性休克的患者，最好选用大环内酯类及喹诺酮类抗菌药物，不宜选用头孢菌素类抗菌药物。

**案例解析**

**案例 7-1 分析：**

根据患者的症状、体征及实验室检查诊断为感冒。感冒是急性上呼吸道感染中最常见的类型，多由鼻病毒引起，其次为冠状病毒、副流感病毒、呼吸道合胞病毒、柯萨奇病毒等引起，多为自限性疾病，一般只需对症治疗，若患者有咳脓痰或流脓涕、血象增高时要考虑合并细菌感染，需要抗菌药物治疗。针对该患者，考虑为病毒感染，暂时不考虑细菌感染，治疗上应给予对症治疗，建议：复方盐酸伪麻黄碱缓释胶囊，每次 1 粒，每日 2 次，口服，并交代患者注意休息，多饮水，避免受凉。

**本 节 小 结**

1. 本节主要包括急性上呼吸道感染病因、发病机制、临床表现、药物治疗的内容。

2. 急性上呼吸道感染主要是以对症治疗为主，抗病毒药物主要用于流感病毒引起的感染，急性上呼吸道感染病程多为自限性，一般不需要使用抗菌药物，继发细菌感染时，应经验性给予抗菌药物治疗。治疗药物选择应根据患者的症状、药物的药理作用、不良反应、患者自身情况等综合评估，制定优化的给药方案。

## 第二节　肺　炎

**案例解析**

**案例 7 - 2：**

患者李×，男，38 岁，因咳嗽、咯痰、发热 3 天入院。患者 3 天前受凉后出现咳嗽、咳痰、发热，咳嗽呈阵发性，夜间为甚，活动后加重，痰为黄色脓痰，量多，不易咯出。入院查体：体温 38.2℃，脉搏 88 次/分，呼吸 20 次/分，血压 126/90mmHg。口唇及全身皮肤黏膜无发绀，全身浅表淋巴结未扪及肿大，双肺呼吸音稍粗，右下肺可闻及少量湿性啰音，双肺未闻及干啰音。实验室检查：血常规示 WBC $12.48 \times 10^9$/L，N% 85.5%。胸部 X 线示：右下肺片状渗出影，考虑感染。患者无基础疾病，无药物过敏史。临床诊断：右下肺肺炎。

**问题：**

针对该患者如何制定药物治疗方案？

肺炎（pneumonia）是指终末气道、肺泡和肺间质的炎症，可由病原微生物、理化因素、免疫损伤、过敏及药物所致。细菌性肺炎是最常见的肺炎，也是最常见的感染性疾病之一，在儿童和老年人群中多见。

### 一、病因和发病机制

正常的呼吸道免疫防御机制（支气管内黏液 - 纤毛运载系统、肺泡巨噬细胞等细胞防御的完整性等）使气管隆凸以下的呼吸道保持无菌，当病原体数量多、毒力强和（或）宿主呼吸道局部和（或）全身免疫防御系统损害时，即可引起肺炎，肺炎的发病取决于病原体和宿主两方面的因素。

**1. 病原体侵入下呼吸道**

（1）空气吸入　大多数肺部病原体来源于口咽部菌群，患者在咳嗽、打喷嚏、说话时口鼻溅出带有病原体的飞沫，播散到空气中，经呼吸进入呼吸道中可引起感染。

（2）血行播散和直接蔓延　肺外其他部位感染的病灶，通过血液播散和直接蔓延侵入肺部引起感染。

（3）上呼吸道定植菌的误吸　正常时支气管黏液 - 纤毛系统能有效地清除吸入气道内的细菌，当上呼吸道有机会致病菌和其他病原体大量繁殖，再加上患者昏迷、气管插管、休克等因素，易使病原体进入下呼吸道引起肺炎。

**2. 宿主防御功能障碍**　任何原因造成全身免疫功能和呼吸道局部防御功能受损都是发生肺炎的高危因素，如上呼吸道感染、疲劳、醉酒、气管插管，使用免疫抑制剂、糖皮质激素、细胞毒性药物等易发生肺炎。

## 二、临床表现和分类

### （一）临床表现

肺炎症状表现为新近出现的咳嗽、咳痰或原有呼吸道疾病症状加重，并出现脓性痰，伴或不伴胸痛，发热，呼吸困难。体格检查可有肺实变体征和（或）闻及湿性啰音，心率增快、呼吸急促、发绀，严重时可有呼吸衰竭，若发生类肺炎性胸腔积液时，可见胸腔积液的体征。白细胞数增高，胸部 X 线检查显示片状、斑片状浸润性阴影或间质性改变，伴或不伴胸腔积液。需要指出的是医院获得性肺炎的临床表现、实验室及影像学检查往往特异性低，如粒细胞缺乏、严重脱水患者并发医院获得性肺炎时 X 线检查可以呈阴性，卡氏肺孢子虫肺炎有 10% ~20% 患者 X 线检查完全正常。

### （二）分类

肺炎的分类方式有很多种，通常按解剖、病因、患病环境加以分类，见表 7 - 1。

表 7 - 1　解剖分类

| 分类 | 特点 | 常见病原菌 | X 线征象 |
| --- | --- | --- | --- |
| 大叶性肺炎 | 炎症沿肺泡间孔向其他肺泡扩散，致使肺段或肺叶发生炎症，支气管一般不受累 | 肺炎链球菌 | X 线显示肺叶或肺段片状分布阴影，伴或不伴有空洞 |
| 小叶性肺炎 | 炎症随气管、支气管入侵，引起细支气管、终末细支气管及肺泡炎症 | 肺炎链球菌、葡萄球菌、病毒、肺炎支原体、军团菌 | X 线显示沿肺纹理分布的不规则斑片状阴影 |
| 间质性肺炎 | 炎症主要侵犯肺间质，累及支气管壁和支气管周围组织 | 细菌、支原体、衣原体、病毒 | X 线显示一侧或双侧肺下部不规则阴影，可呈磨玻璃状、网格状，其间可有小片肺不张阴影 |

**2. 病因分类**

（1）细菌性肺炎　如肺炎链球菌、金黄色葡萄球菌、甲型溶血性链球菌、嗜血流感杆菌、肺炎克雷伯菌、铜绿假单胞菌、大肠埃希菌等所致的肺炎。

（2）真菌性肺炎　如念珠菌、隐球菌、曲霉菌、肺孢子菌等所致的肺炎。肺孢子菌肺炎是机会性感染疾病，是获得性免疫缺陷综合征（AIDS）患者最常见的直接致死原因。

（3）病毒性肺炎　病毒性肺炎是由上呼吸道病毒感染向下蔓延所致的肺部炎症，大多发生于冬春季节，暴发或散发流行。常见病毒为甲、乙型流感病毒、腺病毒、副流感病毒、呼吸道合胞病毒和冠状病毒等。

（4）非典型病原体肺炎　由嗜肺军团菌、肺炎支原体和肺炎衣原体等感染引起。

（5）其他病原体所致肺炎　如立克次体、弓形体、寄生虫（如肺包虫、肺吸虫）等。

（6）理化因素所致肺炎　如放射性损伤引起的放射性肺炎、胃酸吸入引起的化学性肺炎等。

**3. 患病环境分类**　由于细菌学检查阳性率低，培养结果滞后，病因分类在临床上应用较为困难。因此，为便于指导临床经验性治疗，目前主要基于病原体流行病学调查的资料，按肺炎获得环境分为社区获得性肺炎和医院获得性肺炎两类。

（1）社区获得性肺炎（community acquired pneumonia，CAP）　是指在医院外罹患的感染

性肺实质（含肺泡壁，即广义上的肺间质）炎症，包括具有明确潜伏期的病原体感染而在入院后平均潜伏期内发病的肺炎。最常见感染的病原体为肺炎链球菌，其次为金黄色葡萄球菌等。

（2）医院获得性肺炎（hospital acquired pneumonia，HAP） 亦称医院内肺炎（nosocomical pneumonia，NP），是指患者入院时不存在、也不处感染潜伏期，而于入院 48 小时后在医院（包括老年护理院、康复院）内发生的肺炎。我国 HAP 发病率 1.3% ~ 3.4%，是第一位的医院内感染（占 29.5%）。HAP 在病原学、流行病学和临床诊治上与 CAP 有显著不同。

## 三、药物治疗

### （一）治疗原则

肺炎治疗最主要的原则是抗感染治疗，同时应对患者的病情进行评估，给予止咳、化痰、平喘等对症支持治疗，并积极防治并发症。①抗感染治疗：可先根据患者的本地区流行病学资料并结合患者的临床表现、年龄、病情的严重程度、肝肾功能状态等因素综合分析，经验性选择恰当的药物，同时应在经验性治疗前留取诊断标本，一旦确定病原体，应参考体外药敏试验结果，选用敏感的抗菌药物进行特异性病原学治疗。②支持治疗：高热患者宜用物理降温，降温效果不理想的情况下，可慎用退热药物，同时应注意补充水分；咳嗽频繁时，可给予止咳药如可待因、右美沙芬；痰液黏稠时，可给予祛痰药物如溴己新、氨溴索等；有缺氧症状时给予氧疗；烦躁不安、失眠者，可酌情应用地西泮或水合氯醛等。

### （二）药物分类

肺炎的治疗药物以抗菌药物为主。常用抗菌药物有：

**1. β 内酰胺类** 通过抑制细菌细胞壁的合成发挥抗菌作用，属繁殖期杀菌剂，包括青霉素类、头孢菌素类、碳青霉烯类抗生素。不同品种对革兰阴性菌、革兰阳性菌的作用有差异。

**2. 大环内酯类** 主要通过抑制细菌蛋白质合成发挥抗菌作用，包括红霉素、阿奇霉素等。这些抗生素对革兰阳性菌作用较强，对肺炎支原体、肺炎衣原体、嗜肺军团菌等非典型病原体亦有抑制作用。

**3. 喹诺酮类** 为化学合成抗菌药物，通过抑制细菌 DNA 复制、修复以及染色体的分离、转录等发挥杀菌作用，包括左氧氟沙星、环丙沙星、莫西沙星等。抗菌谱广，对需氧革兰阳性菌和革兰阴性菌均有很好的抗菌作用，同时对厌氧菌、支原体、衣原体、军团菌有较好的抗菌活性。

**4. 氨基糖苷类** 与细菌体内核糖体 30S 亚基结合影响蛋白质合成而呈杀菌作用，包括链霉素、阿米卡星、庆大霉素等。主要对革兰阴性杆菌有效，部分品种对肠杆菌科细菌和铜绿假单胞菌等有作用。

**5. 四环素类** 与细菌核糖体 30S 亚单位特异性结合，从而抑制肽链延长和蛋白质合成，包括四环素、多西环素和米诺环素等，是广谱抗菌药物，对多种革兰阳性和阴性菌、立克次体属、支原体属和螺旋体等均有效。

**6. 糖肽类** 通过抑制细菌转肽酶，阻止细菌肽聚糖的形成，导致细菌细胞溶解，从而具有抗菌作用。包括万古霉素、去甲万古霉素、替考拉宁，用于耐药革兰阳性菌，尤其耐甲氧西林金黄色葡萄球菌（MRSA）等引起的感染。

#### （三）药物选择

**1. 经验性治疗**

（1）社区获得性肺炎 应根据有无基础疾病、年龄、是否需住院，以及病情轻重选择相应的方案，见表7-2。

表7-2 社区获得性肺炎经验性治疗参考方案

| 不同人群 | 常见病原体 | 初始治疗抗生素的选择 |
| --- | --- | --- |
| 青壮年、无基础病 | 肺炎链球菌、肺炎支原体，流感嗜血杆菌、肺炎衣原体等 | ①青霉素类（青霉素、阿莫西林等）；②多西环素（强力霉素）；③大环内酯类；④第一、二代头孢菌素；⑤呼吸喹诺酮类（如左氧氟沙星、莫西沙星等） |
| 老年人或有基础病 | 肺炎链球菌、流感嗜血杆菌、需氧革兰阴性杆菌、金葡菌、卡他莫拉菌等 | ①第二代头孢菌素（头孢呋辛、头孢丙烯、头孢克洛等）或联合大环内酯类；②β内酰胺类/β内酰胺酶抑制剂（如阿莫西林/克拉维酸、氨苄西林/舒巴坦）单用或联合大环内酯类；③呼吸喹诺酮类 |
| 需住院治疗但不需收住ICU | 肺炎链球菌、流感嗜血杆菌、混合感染（包括厌氧菌）需氧革兰阴性杆菌、金葡菌、肺炎支原肺炎、衣原体、呼吸道病毒等 | ①静脉注射第二代头孢菌素单用或联合大环内酯类；②静脉注射呼吸喹诺酮类；③静脉注射β-内酰胺类/β-内酰胺酶抑制剂单用或联合大环内酯类；④头孢噻肟、头孢曲松单用或联用注射大环内酯类 |
| 需入住ICU的重症患者 | | |
| A组：无铜绿假单胞菌感染危险 | 肺炎链球菌、需氧革兰阴性杆菌、嗜肺军团菌、肺炎支原体、流感嗜血杆菌、金葡菌等 | ①头孢曲松或头孢噻肟联合静脉注射大环内酯类；②静脉注射呼吸喹诺酮类联合氨基糖苷类；③静脉注射β-内酰胺类/β-内酰胺酶抑制剂联合静脉注射大环内酯类；④厄他培南联合静脉注射大环内酯类 |
| B组：有铜绿假单胞菌感染危险因素 | A组常见病原体＋铜绿假单胞菌 | ①具有抗铜绿假单胞菌的β-内酰抗生素（如头孢他啶、头孢吡肟、哌拉西林/他唑巴坦、头孢哌酮/舒巴坦、亚胺培南、美罗培南等）联合大环内酯类，必要时还可联合应用氨基糖苷类；②具有抗铜绿假单胞菌的β-内酰胺类抗生素联合静脉注射喹诺酮类；静脉注射环丙沙星或左氧氟沙星联合氨基糖苷类 |

因我国各地自然环境及社会经济发展存在很大差异，CAP病原体流行病学分布和抗生素耐药率并不一致，需要进一步研究和积累资料，表7-2的治疗建议仅是原则性的，须结合具体情况进行选择。需注意近年来由于我国肺炎链球菌对大环内酯类抗菌药物耐药普遍在60%以上，故对该菌所致的肺炎不宜单独使用大环内酯类抗菌药物治疗，但大环内酯类对非典型病原菌仍有良好疗效。初始抗菌药物治疗后48～72小时应对病情进行评价，若病情明显改善，则不一定考虑痰病原学检查结果，可维持原治疗方案；若72小时后症状无改善或一度改善又恶化，视为治疗无效，需重新评估，对有关资料进行分析并进行相应检查，必要时采用侵袭性检查技术，明确诊断并调整治疗方案。

（2）医院获得性肺炎 多数医院获得性肺炎为细菌感染引起，混合感染亦较常见。初始经验治疗需要考虑患者是否存在多重耐药（MDR）病原菌感染的危险。推荐初始经验性治疗方案见表7-3。

表 7 - 3　医院获得性肺炎经验性治疗参考方案

| 不同人群 | 常见病原体 | 初始治疗抗生素的选择 |
| --- | --- | --- |
| 早发性 HAP（入院 ≤ 4 天） | 肺炎链球菌、流感嗜血杆菌、甲氧西林敏感的金黄色葡萄球菌、需氧革兰阴性菌等 | 头孢曲松、头孢噻肟、左氧氟沙星、莫西沙星、环丙沙星、氨苄西林/舒巴坦、阿莫西林克拉维酸 |
| 晚发性 HAP（入院 > 4 天）有 MDR 危险因素 | 上述病原菌 + 铜绿假单胞菌、产超广谱 β - 内酰胺酶（ES-BL）的肠杆菌、不动杆菌、耐甲氧西林金黄色葡萄球菌（MASA）等 | 推荐联合治疗：头孢类（头孢他啶、头孢吡肟）、碳青霉烯类（亚胺培南、美罗培南）、β - 内酰胺类/β - 内酰胺酶抑制剂（哌拉西林/他唑巴坦、头孢哌酮钠/舒巴坦钠）联合氟喹诺酮类（环丙沙星或左氧氟沙星）或联合氨基糖苷类（阿米卡星、庆大霉素、妥布霉素），怀疑 MRSA 感染的联合万古霉素、去甲万古霉素、替考拉宁或利奈唑胺 |

　　近期曾接受抗菌药治疗的患者，在选择经验用药时，应使用与此前不同种类的抗菌药物，因近期使用过的抗菌药可能使病原菌对同类药物耐药，致使经验治疗失败。经验性治疗需要使用合理剂量，以保证最大疗效。若经上述经验性治疗后，临床好转，继续原方案治疗，若经治疗 3 天以上无好转或恶化，应进一步检查治疗无效的原因并根据细菌培养及药敏试验结果，重新选择治疗药物。

　　**2. 抗病原微生物治疗**

　　（1）肺炎链球菌　若为青霉素敏感菌株，青霉素为首选，次选阿莫西林、头孢克洛、头孢呋辛等，剂量及用药途径视病情轻重及有无并发症而定，对青霉素过敏者可用头孢菌素类、呼吸喹诺酮类替代。若为青霉素耐药菌株感染者，可用万古霉素、替考拉宁或利奈唑胺。

　　（2）葡萄球菌　常见为金黄色葡萄球菌和表皮葡萄球菌。应早期清除原发病灶，同时选用敏感抗菌药物。对甲氧西林敏感金黄色葡萄球菌（MSSA）可选苯唑西林、氯唑西林、头孢唑啉。对甲氧西林耐药金黄色葡萄球菌（MRSA）可选万古霉素、去甲万古霉素、替考拉宁、利奈唑胺。

　　（3）肠杆菌科　如大肠杆菌、克雷伯杆菌、肠杆菌属等，可根据体外药敏试验选用第三代头孢菌素、β - 内酰胺类/β - 内酰胺酶抑制剂、亚胺培南、美罗培南、氟喹诺酮类等药物。

　　（4）铜绿假单胞菌　首选有抗铜绿假单胞菌活性的青霉素类如哌拉西林，也可选用有抗铜绿假单胞菌活性的头孢菌素（头孢他啶、头孢哌酮/舒巴坦钠）、碳青霉烯类、氨基苷类抗生素及氟喹诺酮类抗菌药。

　　（5）军团菌　首选药物为大环内酯类红霉素、阿奇霉素或联合利福平，此外，也可选氟喹诺酮类、多西环素、克拉霉素等。

　　（6）肺炎支原体　首选药物为大环内酯类红霉素、阿奇霉素，对大环内酯不敏感者可选用呼吸喹诺酮类，如左氧氟沙星、莫西沙星，也可选择四环素类药物。治疗须持续 2~3 周，以免复发。

　　（7）肺炎衣原体　首选药物为多西环素及红霉素口服，也可选用罗红霉素、克拉霉素、阿奇霉素，氧氟沙星等氟喹诺酮类药物，疗程 2~3 周。

　　（8）病毒性肺炎　以对症治疗为主，须卧床休息，居室保持空气流通，注意消毒隔离，预防交叉感染。保持呼吸道通畅，及时清除上呼吸道分泌物，给予足量维生素，多饮水，酌情静脉输液和吸氧。使用较为有效的抗病毒药物，利巴韦林具有广谱抗病毒作用，对呼吸道合胞病毒、腺病毒、副流感病毒和流感病毒感染有效；阿昔洛韦对疱疹病毒药物、水痘病毒感染有效；更昔洛韦主要用于巨细胞病毒感染；奥司他韦对甲、乙型流感病毒均有很好作用，耐药率发生低；阿糖腺苷具有广谱的抗病毒作用，多用于治疗免疫缺陷患者的疱疹病毒与水痘病毒感染；金刚烷胺多用于流感病毒感染。

（9）肺真菌病肺念珠菌病可选用氟康唑、伊曲康唑、伏立康唑，亦可选用棘白菌素类抗真菌药物如卡泊芬净、米卡芬净，疗程可为 2 周；肺曲霉菌病首选伏立康唑，还可选用两性霉素 B、两性霉素 B 脂质体以及卡泊芬净和米卡芬净，疗程 3 个月或更长；肺隐球菌病治疗上可选氟康唑、伊曲康唑、两性霉素 B 等，疗程 3～12 个月，具体用药方案应根据患者病情而定。

成人呼吸系统感染常用抗菌药物用法用量及不良反应见表 7 - 4。

**表 7 - 4　成人呼吸系统感染常用抗菌药物用法用量及不良反应**

| 药物 | 正常用法用量 | 不良反应 |
|---|---|---|
| 青霉素类 | | |
| 青霉素 G | 肌内注射：每日 80 万～200 万 U，分 3～4 次给药<br>静脉滴注：每日 200 万～2000 万 U，分 2～4 次给药 | 1. 过敏反应：较常见，包括荨麻疹等各类皮疹、白细胞减少、间质性肾炎、哮喘发作和血清病型反应等，过敏性休克偶见。用药前应进行青霉素皮试 |
| 青霉素 V | 口服给药：每次 0.236～0.472g，每 6 小时 1 次 | 2. 胃肠道症状：恶心、腹泻、呕吐、胃胀、有时可见口炎和舌炎 |
| 氨苄西林 | 口服给药：每次 0.25～0.75g，每日 4 次，静脉滴注每日 4～8g，分 2～4 次给药。肌内注射：每日 2～4g，分 4 次给药 | 3. 肝功能异常：轻者为一过性转氨酶升高，重者可发生胆汁淤积性肝炎 |
| 阿莫西林 | 口服给药：每次 0.5g，每 6～8 小时 1 次，每日剂量不超过 4g | 4. 青霉素脑病：大剂量静滴或鞘内给药可导致抽搐、肌肉阵挛、昏迷及严重精神症状，多见于婴儿、老年人和肾功能不全患者 |
| 阿莫西林/克拉维酸 | 静脉滴注：每次 1.2g，每日 3～4 次<br>口服给药：每次 0.375～0.625g，每 8 小时 1 次 | 5. 二重感染：可出现耐青霉素金葡菌、革兰阴性杆菌或念珠菌二重感染 |
| 哌拉西林 | 静脉滴注：每日 8g，分 2 次给药 | |
| 哌拉西林/他唑巴坦 | 静脉滴注：每次 3.375g，每 6 小时 1 次 | |
| 头孢菌素类 | | |
| 头孢氨苄 | 口服给药：每次 0.25～0.5g，每日 4 次，最高剂量每日 4g | 1. 过敏反应：皮疹、药物热等过敏反应，偶可发生过敏性休克 |
| 头孢唑啉 | 静脉滴注：每次 0.5～1g，每日 2～4 次 | 2. 胃肠道症状：恶心、呕吐、腹泻和腹部不适较为多见 |
| 头孢拉定 | 口服给药：每次 0.25～0.5g，每 6 小时 1 次，每日最高剂量 4g<br>静脉滴注：每次 0.5～1.0g，每 6 小时 1 次，每日最高剂量 8g | 3. 血液系统影响：表现为白细胞、血小板减少及嗜酸性粒细胞增多等 |
| 头孢克洛 | 口服给药：每次 0.25g，每日 3 次 | 4. 神经系统反应：头痛、眩晕 |
| 头孢呋辛 | 口服给药：每次 0.25～0.5g，每日 2 次<br>静脉滴注：每次 0.75～1.5g，每 8 小时 1 次 | 5. 凝血功能障碍：头孢菌素可引起凝血时间延长，出血倾向，与头孢菌素影响肠道维生素 K 合成和血小板功能障碍有关 |
| 头孢呋辛酯 | 口服给药：每次 0.25g，每日 2 次 | 6. 偶可发生一过性碱性磷酸酶、血清氨基转移酶轻度升高、暂时性血胆红素、血尿素氮和肌酐升高等 |
| 头孢唑肟 | 静脉滴注：每次 1～2g，每 8～12 小时 1 次 | |
| 头孢他啶 | 静脉滴注：每日 4～6g，分 2～3 次给药 | |
| 头孢曲松 | 静脉滴注：每次 1～2g，每日 1 次 | 7. 二重感染：长期使用可导致念珠菌，胃肠菌群失调 |
| 头孢噻肟 | 静脉滴注：每日 2～6g，分 2～3 次给药 | 8. 注射局部反应，如静脉炎，注射部位疼痛和炎症 |
| 头孢哌酮 | 静脉滴注：每次 1～2g，每 12 小时 1 次给药 | |
| 头孢哌酮/舒巴坦（1:1） | 静脉滴注：每日 2～4g，分 2～3 次给药 | |
| 头孢吡肟 | 静脉滴注：每次 1～2g，每 12 小时 1 次 | |

| 药物 | 正常用法用量 | 不良反应 |
|---|---|---|
| **其他 β－内酰胺类** | | |
| 头孢西丁 | 静脉滴注：每次 1～2g，每 6～8 小时 1 次 | 1. 过敏反应：皮疹、发热、嗜酸性粒细胞增多 |
| 拉氧头孢 | 静脉滴注：每日 1～2g，分 2 次给药 | |
| 氨曲南 | 静脉滴注：每次 0.5～2g，每 8～12 小时 1 次给药 | 2. 胃肠道症状：恶心、呕吐、腹泻、腹痛、稀便 |
| 亚胺培南/西司他丁 | 静脉滴注：每日 1～2g（以亚胺培南剂量计），分 3～4 次给药 | 3. 其他：亚胺培南/西司他丁可引起中枢神经系统不良反应，如精神障碍、癫痫发作等 |
| 美罗培南 | 静脉滴注：每次 0.5～1g，每 8 小时 1 次 | |
| **大环内酯类** | | |
| 红霉素 | 口服给药：每日 1.6g，分 2～4 次给药 | 1. 过敏反应：药疹、皮炎、过敏性休克 |
| 罗红霉素 | 口服给药：每次 0.15g，每日 2 次或每次 0.3g，每日 1 次 | 2. 胃肠道症状：恶心、呕吐、腹泻、腹痛 |
| 阿奇霉素 | 口服给药：第 1 日，0.5g 顿服，第 2～5 日，每日 0.25g 顿服；或每日 0.5g 顿服，连服 3 日<br>静脉滴注：每次 0.5g，每日 1 次 | 3. 血液系统：可引起急性溶血性贫血、白细胞减少<br>4. 其他：肝毒性、心脏毒性等 |
| **氨基糖苷类** | | |
| 庆大霉素 | 口服给药：每日 0.24～0.64g，分 4 次给药<br>静脉滴注：每次 80mg（1mg＝1000U）每日 2～3 次 | 1. 肾毒性：临床主要表现为蛋白尿、管型尿、红细胞尿等，严重者致氮质血症，肾功能减退 |
| 阿米卡星 | 静脉滴注：每 12 小时 7.5mg/kg，或每 24 小时 15mg/kg | 2. 耳毒性：可引起听力减退、耳鸣或耳部饱满感等耳毒性反应，影响前庭功能时可发生步履不稳、眩晕<br>3. 过敏反应：皮疹、过敏性紫癜、血管神经性水肿、过敏性休克 |
| 妥布霉素 | 静脉滴注：每次 1～1.7mg/kg，每 8 小时 1 次 | 4. 其他：神经肌肉阻断作用、造血毒性反应等 |
| **氟喹诺酮类** | | |
| 氧氟沙星 | 口服给药或静脉滴注：每次 0.2～0.3g，每日 2 次 | 1. 胃肠道反应：腹部不适或疼痛、腹泻、恶心或呕吐 |
| 左氧氟沙星 | 口服给药：每次 0.25g 或 0.5g 或 0.75g，每 24 小时 1 次；或每次口服给药或静脉滴注：每日 0.4～0.6g，每日 1 次 | 2. 中枢神经系统反应：可有头昏、头痛、嗜睡或失眠<br>3. 过敏反应：皮疹、皮肤瘙痒、<br>4. 少数患者可发生肌肉疼痛、无力、关节肿痛、心悸等 |
| 环丙沙星 | 口服给药：每日 0.5～1.5g，分 2～3 次给药<br>静脉滴注：每次 0.1～0.2g，每 12 小时 1 次 | 5. 严重可见神志改变、抽搐、癫痫发作、光敏性皮炎、血糖异常、肝功能损害等 |
| 莫西沙星 | 口服或静脉滴注：每次 0.4g，每日 1 次 | |

续表

| 药物 | 正常用法用量 | 不良反应 |
|---|---|---|
| 其他 | | |
| 多西环素 | 口服给药：第一日 100mg，每 12 小时 1 次，继以 100～200mg，一日 1 次，或 50～100mg，每 12 小时 1 次给药<br>静脉滴注：第一天，给药 200mg，一次或两次静脉滴注；以后根据感染的程度每日给药 100～200mg，200mg 分一次或两次静脉滴注 | 1. 胃肠道反应：常见恶心、呕吐、腹痛、腹泻、舌炎、口腔炎等<br>2. 影响骨、牙的生长，孕妇、哺乳的妇女、幼儿等慎用或禁用<br>3. 其他：光敏反应、二重感染、肝损伤等 |
| 克林霉素 | 口服给药：每次 0.15～0.3g，每日 4 次<br>静脉滴注：每日 0.6～1.2g，分 2～4 次给药；严重感染：每日 1.2～2.4g，分 2～4 次给药 | 1. 胃肠道反应：包括恶心、呕吐、腹痛、腹泻等<br>2. 过敏反应：可见皮疹、瘙痒等<br>3. 血液系统：可引起白细胞减少、血小板减少、中性粒细胞减低等 |
| 万古霉素 | 静脉滴注：每日 2g，可分为每 6 小时 0.5g 或每 12 小时 1g | 1. 过敏反应，尤其快速静脉滴注时刻引起红人综合征、过敏性休克等<br>2. 肾毒性、听力减退 |
| 替考拉宁 | 静脉滴注：头三剂 0.4g，每 12 小时给一次，维持 0.4g，每日 1 次 | |
| 抗真菌药 | | |
| 氟康唑 | 口服给药：首次剂量 0.4g，以后每次 0.2g，每日 1 次<br>静脉滴注：同口服给药 | 1. 常见消化道反应，表现为恶心、呕吐、腹痛、腹泻、胀气。<br>2. 过敏反应：如皮疹、剥脱性皮炎<br>3. 少数患者可见头痛、失眠等 |
| 伊曲康唑 | 口服给药：每次 0.1～0.2g，每日 1～2 次<br>静脉滴注：第 1～2 日，每次 0.2g，每日 2 次，维持每次 0.2g，每日 1 次 | |
| 伏立康唑 | 口服给药：每次 0.4g，每日 2 次（第一个 24 小时），维持每次 0.2g，每日 2 次<br>静脉给药：每次 6mg/kg，每日 2 次（第一个 24 小时），维持每次 4mg/kg，每日 2 次 | 1. 常见：视觉障碍、皮疹、肝功能增高等<br>2. 少见：发热、恶心、呕吐、腹泻、头痛等 |
| 两性霉素 B | 静脉滴注：起始剂量 1～5mg 或 0.02～0.1mg/kg，以后每日或隔日增加 5mg，至 0.75～1mg/kg | 1. 可见寒战、高热、严重头痛、恶心、呕吐<br>2. 低血钾症<br>3. 肝肾毒性、血液系统毒性反应 |
| 米卡芬净 | 静脉滴注：每次 50mg 或 100mg，每日 1～2 次 | |
| 卡泊芬净 | 静脉滴注：首日给予单次 70mg 的负荷剂量，之后每日给予 50mg 的维持剂量 | 1. 胃肠道反应：较常见，表现为恶心、呕吐、腹痛<br>2. 其他：皮疹、瘙痒、面部肿胀、静脉炎等 |

**3. 治疗药物的相互作用**　抗感染治疗过程中各种抗菌药物之间，抗菌药物与其他药物之间均可能发生药物相互作用，应特别引起重视。

（1）大环内酯类的红霉素、罗红霉素，氟喹诺酮类的环丙沙星、氧氟沙星、左氧氟沙星，克林霉素可使氨茶碱等药物的血药浓度升高，易出现中毒反应。

（2）氨基苷类药物具有耳肾毒性，当与万古霉素、多黏菌素、两性霉素 B、第一代头孢菌素（头孢噻吩、头孢唑林）及袢利尿剂（如呋塞米、依他尼酸等）合用时可加重耳肾毒性。氨基糖苷类、多黏菌素类与挥发性麻醉剂、神经肌肉阻滞剂（箭毒）、高剂量镁盐合用易发生肌肉麻痹性呼吸抑制。

（3）抗真菌药物氟康唑、伊曲康唑等可使苯妥英钠、茶碱、环孢素血药浓度升高，合用时应监测血药浓度；与华法林等双香豆素类抗凝药合用时，可增强双香豆素类抗凝药的抗凝作用，致凝血酶原时间延长，故应监测凝血酶原时间并谨慎使用。两性霉素 B 与糖皮质激素合用时可加重低血钾；两性霉素 B 可增强潜在的洋地黄毒性反应，两者同用时应经常监测血钾浓度和心脏功能；与氨基糖苷类、抗肿瘤药、卷曲霉素、多黏菌素类、万古霉素合用时肾毒性增强。

（4）抗病毒药物阿昔洛韦与齐多夫定合用可引起肾毒性，表现为深度昏睡和疲劳，与干扰素或甲氨蝶呤合用，可能引起精神异常，与肾毒性药物合用可加重肾毒性。

## 案例解析

**案例 7-2 分析：**

患者肺部感染明确，诊断明确，根据患病环境分类，属于社区获得性肺炎，治疗应以抗感染为主。患者无基础病，为青壮年，考虑可能感染的病原菌为肺炎链球菌、肺炎支原体，流感嗜血杆菌、肺炎衣原体等，抗感染治疗方案可以选择：①青霉素类（青霉素、阿莫西林等）；②多西环素（强力霉素）；③大环内酯类；④第一、二代头孢菌素；⑤呼吸喹诺酮类（如左氧氟沙星、莫西沙星等）。此外，患者痰为黄脓痰，不易咯出，应给予祛痰药物，因痰量多，不宜用强力止咳药物，以免痰液阻塞气道引起呼吸困难。建议患者的治疗方案为：①左氧氟沙星注射液，每次 500mg，每日 1 次，静脉滴注；②氨溴索片，每次 30mg。每日 3 次，口服。

## 本 节 小 结

1. 本节主要包括肺炎的病因、发病机制、临床表现、分类、药物治疗的内容。

2. 肺炎最主要的治疗是抗感染治疗，在未确定感染的病原菌之前，可根据患者本地区流行病学资料、患者的临床表现、年龄、病情的严重程度、肝肾功能状态等因素综合分析，经验性选择恰当的药物，待确定病原体后，应参考体外药敏试验结果，选用高效抗菌药物进行特异性病原学治疗。此外，给予止咳、化痰、平喘等对症支持治疗，并积极防治并发症。

## 第三节  支气管哮喘

**案例解析**

**案例7-3：**

患者朱××，女，55岁，"反复咳嗽、喘息12年，再发加重5天"入院。患者既往诊断为"支气管哮喘"。5天前患者受凉后出现鼻塞、咳嗽、咳痰、喘息，咳嗽为阵发性，咳中等量白色黏痰，偶有少许黄色黏痰，咳嗽剧烈时出现喘息、胸闷，自行使用"沙丁胺醇气雾剂、沙美特罗替卡松粉吸入剂"吸入后效果不佳，为求进一步诊治入院。查体：体温36.6℃，脉搏88次/分，呼吸25次/分，血压125/85mmHg，双肺可闻及散在哮鸣音及少量湿性啰音。血常规：WBC $11.75 \times 10^9$/L，N% 80.5%。血气分析 $FiO_2$ 21%，pH 7.433，$PO_2$ 48mmHg，$PCO_2$ 34.3mmHg，BE $-1.0$mmol/L，$SO_2$ 78%。患者无其他基础疾病，对花粉过敏。临床诊断：①支气管哮喘急性发作（重度）；②Ⅰ型呼吸衰竭。

**问题：**

针对该患者如何制定药物治疗方案？

支气管哮喘（bronchial asthma）简称哮喘，是由多种细胞（如嗜酸性粒细胞、肥大细胞、T淋巴细胞、中性粒细胞、气道上皮细胞）和细胞组分参与的气道慢性炎症性疾病。这种慢性炎症导致气道反应性增加，通常出现广泛多变的可逆性气流受限，表现为反复发作性支气管广泛阻塞引起的呼气性呼吸困难，伴有哮鸣音，并引起反复发作性喘息、气急、胸闷或咳嗽等症状，常在夜间和（或）清晨发作、加剧，多数患者可自行缓解或经治疗缓解。患病率儿童高于青壮年，发达国家高于发展中国家，城市高于农村。

### 一、病因和发病机制

哮喘的病因十分复杂，主要与宿主因素（遗传因素）和环境因素有关。支气管哮喘存在家族聚集现象，亲缘关系越近，发病率越高。目前哮喘的相关基因尚未完全明确，但有研究表明存在与气道高反应性、IgE调节和特应性相关的基因，这些基因在哮喘的发病中起着重要作用。环境中的某些因素也可能是哮喘的激发因素，如吸入特异性或非特异性物质如植物花粉、真菌孢子、屋尘、螨、动物毛屑及排泄物、工业粉尘、油漆、染料等；细菌、病毒等引起的呼吸道感染；某些药物如阿司匹林、吲哚美辛、普萘洛尔、普罗帕酮、青霉素、磺胺类药物等；气候变化、运动、情绪波动等。

哮喘的发病机制比较复杂，尚未完全阐明。目前认为与变态反应、神经因素、气道炎症反应、气道高反应性及其相互作用关系密切。某些环境因素外源性变应原作用于遗传易感个体，通过T细胞（主要是$CD4^+$T辅助细胞）调控的免疫介质释放（细胞因子如IL-4、IL-5、IL-10、IL-13等，炎症介质如组胺、白三烯、前列腺素等）机制作用于气道产生炎症及气道高反应性；同时气道结构细胞特别是气道上皮细胞与上皮下基质及免疫细胞的相互作用，以及神经调节的异常均加重了气道高反应性，也直接或间接加重了气道炎症，在环境因素的进一步作用下，使炎症加重，表现为气道黏膜下组织水肿、微血管通透性增加、支气管平滑肌痉挛、气道分泌物增加等病理改变，从而发生哮喘。

## 二、临床表现和分期

### （一）临床表现

**1. 症状** 典型的哮喘表现为反复发作喘息、气急、胸闷或咳嗽，多与接触变应原、冷空气、物理、化学性刺激以及病毒性上呼吸道感染、运动等有关。如不及时处理，胸闷进一步加重，并出现以呼气为主的呼吸困难伴喘鸣。患者被迫取坐位或端坐呼吸，发作持续几十分钟至数小时，可自行或经治疗缓解。有些患者发作时只有咳嗽症状，称为咳嗽变异型哮喘，有些患者表现为运动时出现胸闷、咳嗽和呼吸困难，称为运动性哮喘。

**2. 体征** 哮喘轻度发作时两肺可闻及散在哮鸣音。中重度发作者，可出现胸廓饱满，两肺叩诊过清音。重度者可有口唇、四肢末端发绀、极度呼吸困难、心动过速、此时气道阻塞严重，肺部哮鸣音反而减弱甚至消失，称为"沉默肺"。

### （二）哮喘的分期及控制水平分级

**1. 急性发作期** 指喘息、气促、咳嗽、胸闷等症状突然发生，或原有症状急剧加重，常有呼吸困难，其程度轻重不一，病情加重，可在数小时或数天内出现，偶尔可在数分钟内即危及生命，故应对病情做出正确评估，以便给予及时有效的紧急治疗。急性发作时严重程度可分为轻度、中度、重度和危重4级，见表7-5。

**2. 慢性持续期** 哮喘患者即使没有发作，在相当长的时间内也不同频度和不同程度地出现喘息、咳嗽、胸闷等症状。可根据白天、夜间哮喘症状出现的频率和肺功能检查结果，将慢性持续期哮喘病情严重程度分为间歇性、轻度持续、中度持续和重度持续4级，但这种分级方法在日常工作中已少采用，主要用于临床研究，见表7-6。目前应用最广泛的评估方法为哮喘控制水平，见表7-7。

**3. 临床缓解期** 无明显症状及体征，经过治疗或未经治疗肺功能一般恢复到急性发作前水平，并维持3个月以上。

**表7-5 哮喘急性发作时病情严重程度分级**

| 临床特点 | 轻度 | 中度 | 重度 | 危重 |
|---|---|---|---|---|
| 气短 | 步行，上楼时 | 稍事活动 | 休息时 | |
| 体位 | 可平卧 | 喜坐位 | 端坐呼吸 | |
| 讲话方式 | 连续成句 | 单词 | 单字 | 不能讲话 |
| 精神状态 | 可有焦虑，尚安静 | 时有焦虑或烦躁 | 常有焦虑，烦恼 | 嗜睡或意识模糊 |
| 出汗 | 无 | 有 | 大汗淋漓 | |
| 呼吸频率 | 轻度增加 | 增加 | >30次/分 | |
| 辅助呼吸肌活动及三凹征 | 常无 | 可有 | 常有 | 胸腹矛盾运动 |
| 哮鸣音 | 散在，呼吸末期 | 响亮、弥漫 | 响亮，弥漫 | 减弱乃至无 |

续表

| 临床特点 | 轻度 | 中度 | 重度 | 危重 |
|---|---|---|---|---|
| 脉率（次/分） | < 100 | 100～120 | > 120 | 脉率变慢或不规则 |
| 奇脉 | 无，< 10mmHg | 可有，10～25 mmHg | 常有 > 25mmHg | 无 |
| 最初支气管舒张剂治疗后 PEF 占预计值或个人最佳值% | > 80% | 60%－80% | < 60% 或 < 100L/min 或作用持续时间 < 2h | |
| $PaO_2$（吸空气，mmHg） | 正常 | ≧ 60 | < 60 | < 60 |
| $PaCO_2$（mmHg） | < 45 | ≦ 45 | > 45 | > 45 |
| $SaO_2$（吸空气,%） | > 95 | 91～95 | ≦ 90 | ≦ 90 |
| pH 值 | | | | 降低 |

注：PEF：呼气流量峰值；只要符合某一严重程度的某些指标，而不是满足全部指标，即可提示为该级别的急性发作

**表 7－6　哮喘慢性持续期病情严重程度的分级**

| 分级 | 临床特点 |
|---|---|
| 间歇状态（第1级） | 症状 < 每周1次；短暂出现；夜间哮喘症状≤每月2次；$FEV_1$占预计值% ≥80% 或 PEF≥80%个人最佳值，PEF 或 $FEV_1$变异率 <20% |
| 轻度持续（第2级） | 症状≥每周1次，但 < 每日1次；可能影响活动和睡眠；夜间哮喘症状 > 每月2次，但 < 每日1次；$FEV_1$占预计值% ≥80% 或 PEF≥80%个人最佳值，PEF 或 $FEV_1$变异率20%～30% |
| 中度持续（第3级） | 每日有症状；影响活动和睡眠；夜间哮喘症状≥每周1次；$FEV_1$占预计值%60%～79% 或 PEF60%～79%个人最佳值，PEF 或 $FEV_1$变异率 >30% |
| 重度持续（第4级） | 每日有症状；频繁出现；经常出现夜间哮喘症状；体力活动受限；$FEV_1$占预计值% <60% 或 PEF <60%个人最佳值，PEF 或 $FEV_1$变异率 >30% |

$FEV_1$：第一秒用力呼气容积

**表7－7　哮喘控制水平的分级**

| 指标 | 完全控制（满足以下所有条件） | 部分控制（在任何一周内出现以下1～2项特征） | 未控制 |
|---|---|---|---|
| 白天症状 | 无（或≤2次/周） | > 2 次/周 | |
| 活动受限 | 无 | 有 | |
| 夜间症状/憋醒 | 无 | 有 | 出现≥3 项部分控制特征 |
| 需要使用缓解药的次数 | 无（或≤2次/周） | > 2 次/周 | |
| 肺功能（PEF 或 $FEV_1$） | 正常或≥正常预计值/本人最佳值的80% | <正常预计值（或本人最佳值）的80% | |
| 急性发作 | 无 | ≥每年1次 | 在任何1周内出现1次 |

# 三、药物治疗

## （一）治疗原则

哮喘是一种对患者及其家庭和社会都有明显影响的慢性疾病，虽然哮喘目前尚不能根治，

但长期规范化治疗可使大多数患者达到良好或完全的临床控制。哮喘治疗与预防的目标：① 达到并维持症状的控制；②维持正常活动，包括运动能力；③维持肺功能水平尽量接近正常； ④预防哮喘急性加重；⑤避免因哮喘药物治疗导致的不良反应；⑥预防哮喘导致的死亡。

## （二）药物分类

哮喘治疗的药物可以分为控制药物和缓解药物。控制药物是指需要长期每天使用的药物， 主要通过抗炎作用使哮喘维持临床控制，亦称抗炎药。缓解药物是指按需使用的药物，主要 通过迅速解除支气管痉挛从而缓解哮喘症状，亦称解痉平喘药。各类药物介绍见表7-8。

**表7-8　哮喘治疗药物分类**

| 控制药物 | 缓解药物 |
| --- | --- |
| 吸入糖皮质激素（ICS） | 速效吸入 $\beta_2$ 受体激动剂（SABA） |
| 白三烯调节剂 | 短效吸入性抗胆碱药物（SAMA） |
| 长效 $\beta_2$ 受体激动剂（LABA，须与吸入激素联合应用，如 ICS/LABA） | 短效茶碱 |
| 缓释茶碱 | 短效口服 $\beta_2$ 受体激动剂 |
| 色苷酸钠 | 全身用激素 |
| 抗 IgE 抗体 | |

**1. 糖皮质激素**　简称激素，是目前控制哮喘气道炎症和控制发作最有效的一线药物。激素通过作用于气道炎症形成过程中的诸多环节有效抑制气道炎症。给药途径包括吸入、口服和静脉用药。吸入：常用丙酸氟替卡松、布地奈德，由于局部抗炎作用强，全身不良反应少，是目前哮喘长期治疗的首选药物；口服：常用泼尼松、泼尼松龙，用于中度哮喘发作、慢性持续哮喘吸入大剂量吸入激素联合治疗无效的患者和作为静脉应用激素治疗后的序贯治疗；静脉：常用琥珀酸氢化可的松、甲泼尼龙，地塞米松因在体内半衰期较长、不良反应较多，宜慎用，对于重度或严重哮喘发作时应及早静脉给予激素。

**2. $\beta_2$受体激动剂**　通过激动气道的 $\beta_2$ 肾上腺素受体，激活腺苷酸环化酶，减少肥大细胞和嗜碱粒细胞脱颗粒和介质的释放，降低微血管的通透性，从而起到舒张支气管、缓解哮喘症状的作用。此类药物较多，可分为短效即 SABA（维持4~6小时）和长效即 LABA（维持10~12 小时），后者又可分为速效（数分钟起效）和缓慢起效（30 分钟起效）两种。SABA 是解除气道痉挛治疗哮喘急性发作的首选药物，常用药物有沙丁胺醇、特布他林；LABA 与 ICS 联合是目前最常用的哮喘控制性药物，目前在我国临床使用的吸入型 LABA 有 2 种，包括沙美特罗和福莫特罗，福莫特罗因起效迅速，可按需用于哮喘急性发作时的治疗。不推荐长期单独使用 LABA，可在医生指导下与吸入激素联合使用，目前常用的 ICS 加 LABA 的联合制剂有沙美特罗替卡松粉吸入剂，布地奈德福莫特罗粉吸入剂。

**3. 茶碱类药物**　通过抑制磷酸二酯酶，能使 cAMP（环腺苷酸）失活减少，提高 cAMP 水平，拮抗腺苷受体，增强膈肌等呼吸肌肌力等，从而舒张支气管平滑肌，发挥平喘作用。常用药物有氨茶碱、缓释茶碱和多索茶碱。

**4. 白三烯调节剂**　通过调节白三烯的生物活性而发挥抗炎作用，是除吸入激素外，唯一可单独应用的长期控制药，可作为轻度哮喘的替代治疗药物和中重度哮喘的联合治疗用药。常用药物有孟鲁司特钠和扎鲁司特。

**5. 抗胆碱药物**　可阻断节后迷走神经通路，降低迷走神经张力而舒张支气管，其舒张支

气管的作用比 $\beta_2$ 受体激动剂弱，起效也较慢，但长期应用不易产生耐药。分为 SAMA（维持 4 ~6h））和 LAMA（维持 24 h），SAMA 如异丙托溴铵，主要用于哮喘急性发作的治疗，多与 $\beta_2$ 受体激动剂联合应用，LAMA 如噻托溴铵主要用于哮喘的长期治疗。

**6. 抗 IgE 抗体（Omalizumab）** 是重组抗 IgE 人源化单克隆抗体，具有阻断游离 IgE 与 IgE 效应细胞表面受体结合的作用，可应用于血清 IgE 水平增高的哮喘患者。目前它主要用于经过吸入糖皮质激素和 LABA 联合治疗后症状仍未控制的严重哮喘患者。但因该药临床使用的时间尚短，其远期疗效与安全性有待进一步观察。价格昂贵也使其临床应用受到限制。

### （三）药物选择

**1. 急性发作期** 用药急性发作期治疗的目的在于尽快缓解症状、解除气流受限和低氧血症，恢复肺功能，同时还需要制定长期治疗方案以预防再次急性发作。

（1）哮喘轻度发作 重复吸入速效 $\beta_2$ 受体激动剂，第 1 小时每 20min 吸入 1 ~2 喷，随后根据治疗反应，调整为每 3 ~4 小时 1 ~2 喷，如果对吸入性 $\beta_2$ 受体激动剂反应良好（呼吸困难显著缓解，PEF 占预计值 >80% 或个人最佳值，且疗效维持 3 ~4 小时），通常不需要使用其他的药物。如果效果不佳时可加缓释茶碱片（每次 0.2 ~0.4g，每日 2 次）或氨茶碱片（每次 0.1 ~0.2g，每日 3 次），或加用短效抗胆碱药物。使用 $\beta_2$ 受体激动剂应注意心悸、骨骼肌震颤、低钾血症等不良反应，高血压、冠状动脉供血不足、糖尿病患者慎用；使用茶碱应注意由于茶碱代谢个体差异性大，治疗窗窄，可引起恶心、呕吐、失眠、心律失常，严重可致呼吸、心跳停止的不良反应，有条件的应在使用期间监测其血药浓度，对于老人、幼儿、心、肝、肾功能损害的患者更需慎用。使用短效抗胆碱药物异丙托溴铵时，应注意有闭角型青光眼倾向、前列腺增生或膀胱颈梗阻的患者应慎用。

（2）哮喘中度发作 除氧疗外，可按需联合吸入 $\beta_2$ 受体激动剂、糖皮质激素、抗胆碱药物（如异丙托溴铵），初始治疗时连续雾化给药，随后根据需要间断给药，也可联合静脉滴注茶碱类，如氨茶碱每次 0.25 ~0.5g，一日 0.5 ~1g，缓慢滴注。如果治疗效果欠佳，可尽早口服激素（泼尼松龙 30 ~50mg 或等效的其他激素，每日单次给药）。

（3）哮喘重度或危重度发作 应采用多种药物联合治疗，除了联合吸入 $\beta_2$ 受体激动剂、糖皮质激素、抗胆碱药物以外，可静脉用茶碱类药物，并尽早静脉用糖皮质激素。静脉及时给予琥珀酸氢化可的松（100 ~400mg/d）或甲泼尼龙（80 ~160mg/d）。无激素依赖倾向者，可在短期（3 ~5 日）内停药；有激素依赖倾向者应延长给药时间，控制哮喘症状后改为口服给药，并逐步减少激素用量。长时间全身使用激素副作用多，可发生感染扩散、骨质疏松、精神异常、糖尿病、消化性溃疡胃出血及穿孔、高血压及库欣综合征等，应注意监护。

其他治疗措施：如并发有肺部感染，应根据细菌培养及药敏试验选择有效抗生素控制肺部感染；给予氧疗，纠正缺氧；纠正水、电解质紊乱及酸碱失衡；若痰多黏稠而不易咳出或有严重缺氧及 $CO_2$ 潴留者，应及时行气管插管吸出痰液，必要时行机械通气。

**2. 慢性持续期** 治疗慢性持续期的治疗应以患者的病情严重程度为基础，根据其控制水平类别选择适当的治疗方案。为每个初诊患者制定哮喘防治计划，定期随访、监测，改善患者的依从性，并根据患者病情变化及时修订治疗方案。哮喘患者长期治疗方案分为 5 级，见表 7 -9。

表 7-9　哮喘长期治疗方案

| 第 1 级 | 第 2 级 | 第 3 级 | 第 4 级 | 第 5 级 |
|---|---|---|---|---|
| | 哮喘教育、环境控制 | | | |
| | 按需使用短效 $\beta_2$ 受体激动剂 | | | |
| | 以下选用 1 种 | 以下选用 1 种 | 以下加用 1 种或 1 种以上 | 以下加用 1 种或 2 种 |
| 按需使用短效 $\beta_2$ 受体激动剂 | 低剂量的 ICS | 低剂量的 ICS 加 LABA | 中高剂量的 ICS 加 LABA | 口服最小剂量的糖皮质激素 |
| | 白三烯调节剂 | 中高剂量的 ICS | 白三烯调节剂 | 抗 IgE 治疗 |
| | | 低剂量的 ICS 加白三烯调节剂 | 缓释茶碱 | |
| | | 低剂量的 ICS 加缓释茶碱 | | |

注：低剂量 ICS 指每日吸入布地奈德（或等效其他 ICS）200～400μg，中等剂量为＞400～800μg，高剂量为＞800～1600μg

对以往未经规范治疗的初诊哮喘患者可选择第 2 级治疗方案，如果初始评估哮喘患者处于严重未控制，应直接选择第 3 级治疗方案。从第 2 级到第 5 级的治疗方案中都有不同的哮喘控制药物可供选择。而在每一级中都应按需使用缓解药物，以迅速缓解哮喘症状。

如果使用该分级治疗方案不能够使哮喘得到控制，治疗方案应该升级直至达到哮喘控制为止。当哮喘控制并维持至少 3 个月后，治疗方案可考虑降级。建议减量方案：①单独使用中至高剂量 ICS 的患者，将吸入激素剂量减少 50%；②单独使用低剂量 ICS 的患者，可改为每日 1 次用药；③联合吸入 ICS 和 LABA 的患者，先将 ICS 剂量减少约 50%，继续联合使用 LABA 治疗。当达到低剂量联合治疗时，可选择改为每日 1 次联合用药或停用 LABA，单用 ICS 治疗。若患者使用最低剂量控制药物达到哮喘控制 1 年，并且哮喘症状不再发作，可考虑停用药物治疗。上述减量方案为建议方案，具体方案应结合患者病情个体化。需注意长期吸入激素的不良反应主要是白念珠菌性口腔炎、声音嘶哑等，故应交代患者在吸入激素后及时用水漱口，漱去咽部的残留药物，可有效地预防这些局部不良反应。

**3. 治疗药物的相互作用**

（1）$\beta_2$ 受体激动剂与茶碱类药物合用时，支气管舒张作用增强，同时也可能增加不良反应。

（2）某些抗菌药物，如大环内酯类的红霉素、罗红霉素，喹诺酮类的环丙沙星、左氧氟沙星，克林霉素等可降低茶碱的清除率，提高其血药浓度；苯巴比妥、利福平可诱导肝药酶，可使茶碱血清浓度降低，茶碱与苯妥英钠合用时，两者血药浓度均降低，注意合用时适当调整剂量，并监测血药浓度。

（3）糖皮质激素和两性霉素 B、黄嘌呤或 $\beta_2$ 受体激动剂同时使用会增加低钾血症的风险，注意监测血钾。

**案例解析**

### 案例 7-3 分析：

哮喘急性发作期治疗的目的在于尽快缓解症状、解除气流受限和低氧血症，恢复肺功能。针对该患者可采用多种药物联合治疗，如联合吸入 $\beta_2$ 受体激动剂、糖皮质激素、抗胆碱药物，必要时可静脉用茶碱类药物，尽早静脉用糖皮质激素。哮喘治疗一般不用抗菌药物，但感染作为哮喘发作时的诱因或并发症时需要联合抗感染治疗。该患者有咳嗽、咯黄黏痰，血常规示白细胞及中性粒细胞高，有感染的依据，有使用抗菌药物的指征。建议患者的治疗方案为：①5% 葡萄糖注射液 100ml + 甲泼尼龙琥珀酸钠注射液 40mg，每日 1 次，静脉滴注；②氨溴索片，每次 30mg。每日 3 次，口服；③0.9% 氯化钠注射液 100ml + 头孢呋辛针 1.5g，每日 2 次，静脉滴注；④0.9% 氯化钠注射液 2ml + 沙丁胺醇溶液 0.4ml + 布地奈德混悬液 1mg，每日 3 次，雾化吸入；⑤患者伴有I型呼吸衰竭，应给予鼻导管或面罩吸氧，持续低流量吸氧，以保持血氧饱和度 ≥90%，$PO_2 > 60mmHg$ 为目标。

## ┌ 本 节 小 结 ┐

1. 本节主要包括支气管哮喘的病因、发病机制、临床表现、分期、药物治疗的内容。

2. 目前哮喘不能根治，但长期规范化治疗可使大多数患者达到良好或完全控制，药物是治疗哮喘的主要手段。哮喘治疗的药物包括控制药物和缓解药物。哮喘急性发作期治疗主要是应尽快缓解症状、解除气流受限和低氧血症，恢复肺功能，根据急性发作时病情严重程度选择用药方案，同时注意预防呼吸道感染，维持水、电解质以及酸碱平衡。慢性持续期的治疗分为 5 级，患者应以病情严重程度为基础，结合其控制水平类别选择适当的初始治疗方案，并根据控制情况降级治疗。

# 第四节　慢性阻塞性肺疾病

**案例解析**

### 案例 7-4：

患者，张××，男，71 岁，因反复咳嗽、咳痰 20 余年，气促 10 余年，再发加重 1 周入院。入院查体：体温 36.8℃，脉搏 82 次/分，呼吸 20 次/分，血压 130/89mmHg。一般情况尚可，皮肤巩膜无黄染，浅表淋巴结未触及，气管居中，颈静脉无充盈，口唇及肢端稍发绀（未吸氧下），咽无充血，双侧扁桃体不肿大。肺气肿征（+），双肺叩诊呈过清音，双肺呼吸音弱，双下肺可闻及少量细湿啰音，无哮鸣音，心腹查体无异常。血气分析：$FiO_2$ 21%，pH 7.413，$PO_2$ 31mmHg，$PCO_2$ 37.7mmHg，$HCO_3^-$ 25mmol/L，BE 2mmol/L，$SaO_2$ 84%。血常规示：WBC $13.7 \times 10^9$/L，N% 82.5%。胸部 CT 示：双肺纹理增多，其内见多发斑片状影，边界模糊，以左肺下叶明显。既往肺功能：$FEV_1/FVC$ 54.5%，$FEV_1$ 占预计值% 43%。

临床诊断：①慢性阻塞性肺疾病急性加重期；②Ⅰ型呼吸衰竭。

**问题：**

针对该患者如何制定治疗方案？

慢性阻塞性肺病（chronic obstructive pulmonary disease，COPD）是一种以持续气流受限为特征的可以预防和治疗的疾病，其气流受限多呈进行性发展，与气道和肺组织对香烟烟雾等有害气体或有害颗粒的异常慢性炎症反应有关。COPD 主要累及肺脏，但也可引起全身（或称肺外）的不良效应。

COPD 是一种严重危害人类健康的常见病、多发病，并造成了巨大的社会和经济负担。据"全球疾病负担研究项目"估计，2020 年 COPD 将位居全球死亡原因的第三位，近期对我国 7 个地区 20245 名成年人进行调查，40 岁以上人群中 COPD 的患病率高达 8.2%。据世界银行和世界卫生组织的资料表明，预计至 2020 年，COPD 将位居世界疾病经济负担的第五位。

## 一、病因和发病机制

### （一）病因

COPD 病因尚未完全弄清，一般认为与长期反复理化刺激或感染有关，少数与过敏及遗传因素有关。

**1. 吸烟**　吸烟是 COPD 最重要的环境发病因素。烟草中的焦油、尼古丁等化学物质可损伤气道上皮细胞和纤毛运动，使纤毛清除功能下降、黏液分泌增多、支气管平滑肌收缩、破坏肺弹力纤维等。

**2. 空气污染**　大气中的有害气体氯、二氧化氮、二氧化硫等，对支气管黏膜有刺激和细胞毒性作用，为细菌入侵创造条件。

**3. 职业粉尘和化学物质**　当职业性粉尘（二氧化硅、煤尘、棉尘）及化学物质（烟雾、过敏原、工业废气和室内空气污染等）的浓度过大或接触时间过久，均可引起 COPD。

**4. 感染呼吸道**　感染是 COPD 发病和加剧的重要因素之一，常见感染病原体为细菌、病毒及非典型病原体。

**5. 其他因素**　机体某些内在因素，如遗传性 $\alpha_1$ - 抗胰蛋白酶缺乏、气道高反应、自主神经功能失调、内分泌功能减退、免疫功能紊乱等都可能与 COPD 的发生、发展有关。

### （二）发病机制

COPD 的发病机制尚未完全明了。目前普遍认为 COPD 是以气道、肺实质和肺血管的慢性炎症为特征，在肺的不同部位有肺泡巨噬细胞、T 淋巴细胞（尤其是 $CD_8^+$ T 淋巴细胞）和中性粒细胞增加，部分患者有嗜酸性粒细胞增多。激活的炎症细胞释放多种介质，包括白三烯 $B_4$（$LTB_4$）、白细胞介素 8（IL - 8）、肿瘤坏死因子 $\alpha$（TNF - $\alpha$）等，这些介质能破坏肺的结构和（或）促进中性粒细胞炎症反应。除炎症机制外，蛋白酶 - 抗蛋白酶失衡机制、氧化应激机制、自主神经系统功能紊乱（如胆碱能神经受体分布异常）、营养不良等也在 COPD 发病中起重要作用。

## 二、临床表现和分期

### （一）临床表现

**1. 症状** 慢性阻塞性肺疾病多缓慢起病，病程较长。

（1）慢性咳嗽 通常为首发症状，初起咳嗽呈间歇性，早晨较重，以后早晚或整日均有咳嗽。

（2）咳痰 一般为白色黏液或浆液性泡沫痰，清晨排痰较多，合并感染时痰量增多，常有脓性痰。

（3）气短或呼吸困难 这是 COPD 的标志性症状，是使患者焦虑不安的主要原因。早期仅于劳力时出现，之后逐渐加重，以致日常活动甚至休息时也感气短。

（4）喘息和胸闷 部分患者特别是重度患者或急性加重时有喘息。

（5）全身性症状 晚期患者可能会发生全身性症状，如体重下降、食欲减退、外周肌肉萎缩和功能障碍、精神抑郁和（或）焦虑等。

**2. 体征** COPD 早期体征无异常。随疾病进展，常有以下体征。

（1）视诊 胸廓前后径增大、剑突下胸骨下角（腹上角）增宽（桶状胸）。部分患者呼吸变浅，频率增快，重症可见胸腹矛盾运动，低氧血症者可出现黏膜及皮肤发绀，伴右心衰竭者可见下肢水肿、肝脏增大。

（2）触诊 双侧语颤减弱。

（3）叩诊 肺部过清音，心浊音界缩小，肺下界和肝浊音界下降。

（4）听诊 两肺呼吸音可减低，呼气相延长，平静呼吸时可闻干性啰音，两肺底或其他肺野可闻湿啰音。

### （二）分期

根据 COPD 病程可分为急性加重期和稳定期。慢性阻塞性肺疾病急性加重期（AE-COPD）是指患者在短期内咳嗽、气短和或喘息加重，痰量增多呈脓性或黏液脓性，可伴发热等症状明显加重的表现。稳定期是指患者咳嗽、咳痰、气短、喘息等症状稳定或轻微。

目前多主张对 COPD 采用综合指标体系（包括患者的临床症状、急性加重风险、肺功能异常的严重程度及并发症情况）进行病情严重程度的评估，以指导治疗。

**1. 症状评估** 可采用改良版英国医学研究委员会呼吸问卷（breathlessness measurement using the modified British Medical Research Council，mMRC）进行评估，mMRC 问卷对呼吸困难的严重程度进行评估，见表 7-10，或采用慢阻肺患者自我评估测试（COPD assessment test，CAT）问卷进行评估，见表 7-11。

表 7-10 改良版英国医学研究委员会呼吸问卷（mMRC 问卷）

| mMRC 分级 | 呼吸困难严重程度 |
| --- | --- |
| 0 级 | 剧烈活动时感到呼吸困难 |
| 1 级 | 平地快步行走或步行爬小坡时出现气短 |
| 2 级 | 由于气短，平地行走时比同龄人慢或者需要停下来休息 |
| 3 级 | 平地行走 100 米左右或数分钟后需要停下来喘气 |
| 4 级 | 因严重呼吸困难以至于不能离开家，或在穿衣脱衣时出现呼吸困难 |

表 7 –11　COPD 患者自我评估测试问卷（分）

| 从不咳嗽 | 0　1　2　3　4　5 | 总是在咳嗽 |
| 一点痰也没有 | 0　1　2　3　4　5 | 有很多很多痰 |
| 没有任何胸闷的感觉 | 0　1　2　3　4　5 | 有很严重的胸闷感觉 |
| 爬坡或上 1 层楼梯时没有气喘的感觉 | 0　1　2　3　4　5 | 爬坡或上 1 层楼梯时感觉严重喘不过气来 |
| 在家里能够做任何事情 | 0　1　2　3　4　5 | 在家里做任何事情都受影响 |
| 尽管有肺部疾病，但对外出很有信心 | 0　1　2　3　4　5 | 由于有肺部疾病，对离开家一点信心都没有 |
| 睡眠非常好 | 0　1　2　3　4　5 | 由于有肺部疾病，睡眠相当差 |
| 精力旺盛 | 0　1　2　3　4　5 | 一点精力都没有 |

**2. 肺功能评估**　在吸入支气管舒张剂后，根据气流受限的严重程度将肺功能分为 4 级，见表 7 – 12。

表 7 – 12　气流受限严重程度的肺功能分级

| 肺功能分级 | 特征 |
| --- | --- |
| Ⅰ级（轻度） | $FEV_1/FVC < 70\%$，$FEV_1 \geq 80\%$ 预计值 |
| Ⅱ级（中度） | $FEV_1/FVC < 70\%$，$50\% \leq FEV_1 < 80\%$ 预计值 |
| Ⅲ级（重度） | $FEV_1/FVC < 70\%$，$30\% \leq FEV_1 < 50\%$ 预计值 |
| Ⅳ级（极重度） | $FEV_1/FVC < 70\%$，$FEV_1 < 30\%$ 预计值 |

注：$FEV_1$，第 1 秒用力呼吸容积；FVC，用力肺活量。

**3. 急性加重风险评估**　上一年发生 2 次或 2 次以上急性加重史者，或上一年因急性加重住院 1 次，预示以后频繁发生急性加重的风险大。

**4. 综合评估**　根据症状、肺功能以及急性加重风险进行综合评估，以改善慢阻肺的疾病管理，见表 7 – 13。目前临床上采用 mMRC 分级或 CAT 评分作为症状评估方法，mMRC 分级 ≥2 级或 CAT 评分 ≥10 分表明症状较重，通常选用 1 种方法即可。临床上评估 COPD 急性加重风险也有 2 种方法：①常用的是应用气流受限分级的肺功能评估法，气流受限分级 Ⅲ 或 Ⅳ 级表明具有高风险；②根据患者急性加重的病史进行判断，在过去 1 年中急性加重次数 ≥2 次或上一年因急性加重住院 ≥1 次，表明具有高风险。当肺功能评估得出的风险分类与急性加重史获得的结果不一致时，应以评估得到的风险最高结果为准，即就高不就低。

表 7-13　COPD 的综合评估

| 患者综合评估分组 | 特征 | 肺功能分级（级） | 急性加重（次/年） | mMRC分级（级） | CAT 评分（分） |
|---|---|---|---|---|---|
| A 组 | 低风险，症状少 | I ~ II | <2 | <2 | <10 |
| B 组 | 低风险，症状多 | I ~ II | <2 | ≥2 | ≥10 |
| C 组 | 高风险，症状少 | III ~ IV | ≥2 | <2 | <10 |
| D 组 | 高风险，症状多 | III ~ IV | ≥2 | ≥2 | ≥10 |

## 三、药物治疗

### （一）治疗原则

COPD 稳定期的治疗目标是减轻患者当前症状和降低未来风险，减轻当前症状包括缓解患者症状、改善运动耐量和改善健康状况，降低未来风险包括防止疾病进展、预防和治疗急性加重和降低病死率。采取非药物治疗主要是教育和督促患者戒烟，避免或防止吸入粉尘、烟雾及有害气体，接种流感和肺炎疫苗等，药物治疗应根据疾病的严重程度，逐步增加治疗，如果没有出现明显的药物不良反应或病情的恶化，应在同一水平维持长期的规律治疗，根据患者对治疗的反应及时调整治疗方案。

COPD 急性发作期的治疗目标是减轻急性加重的临床表现，预防再次急性加重的发生。治疗主要是控制感染、祛痰止咳、解痉平喘、改善缺氧，积极处理并发症等。

### （二）药物分类

**1. 支气管舒张剂**　支气管舒张剂可松弛支气管平滑肌、扩张支气管、缓解气流受限，是控制 COPD 症状的主要治疗药物。主要的支气管舒张剂有 $\beta_2$ 受体激动剂（沙丁胺醇、特布他林等）、抗胆碱药物（异丙托溴铵、噻托溴铵）及甲基黄嘌呤类（氨茶碱、多索茶碱等）。支气管舒张剂时应根据药物的作用及患者的治疗反应选用，多首选吸入治疗。选用不同作用机制与作用时间的药物联合可增强支气管舒张作用、减少不良反应。

**2. 糖皮质激素**　对 $FEV_1$ < 50% 预计值（III级和IV级）并且有临床症状以及反复加重的 COPD 患者，在稳定期可长期规律的吸入糖皮质激素以减少急性加重频率，改善生活质量。因联合吸入糖皮质激素和 $\beta_2$ 受体激动剂，比各自单用效果好，目前常用的复合制剂有布地奈德福莫特罗粉吸入剂、沙美特罗替卡松粉吸入剂。COPD 急性加重期的患者可口服或静滴激素，如泼尼松、甲泼尼龙等。

**3. 祛痰药**　COPD 患者痰不易咳出时，可促使继发感染，并影响气道通畅，应用祛痰药有利于气道引流通畅，改善通气。常用的有氯化铵、氨溴索、乙酰半胱氨酸等。

**4. 疫苗流感疫苗**　可降低 COPD 患者的严重程度和病死率，可每年给予 1 次（秋季）或 2 次（秋、冬）。它含有灭活的或活的、无活性病毒，应每年根据预测的病毒种类制备。肺炎球菌疫苗含有 23 种肺炎球菌荚膜多糖，已在 COPD 患者中应用，但尚缺乏有力的临床观察资料。

### （三）药物选择

**1. 急性加重期用药**

（1）抗菌药物　AECOPD 多由感染因素引起，常见细菌感染，其次病毒感染。目前不推荐应用抗病毒药物治疗，经验性抗感染治疗应综合考虑患者病情的严重程度（包括急性加重期症状、基础肺功能情况）、急性加重的频率、年龄、合并症、是否存在铜绿假单胞菌感染的危险因素以及当地病原菌的构成和耐药情况进行治疗，见表 7-14。推荐治疗的疗程 5 ~ 10

天，特殊情况可适当延长。

表 7-14 慢性阻塞性肺疾病住院患者初始经验性应用抗生素的参考表

| 组别 | 抗生素 |
|---|---|
| 无铜绿假单胞菌感染危险因素（病情较轻） | 青霉素、β-内酰胺/酶抑制剂（阿莫西林/克拉维酸）、大环内酯类（阿奇霉素、克拉霉素、罗红霉素等）、第 1 代或第 2 代头孢菌素（头孢呋辛、头孢克洛）等 |
| 无铜绿假单胞菌感染危险因素（病情较重） | β-内酰胺/酶抑制剂、第二代头孢菌素（头孢呋辛）、氟喹诺酮类（左氧氟沙星、莫西沙星）、第三代头孢菌素（头孢曲松、头孢噻肟）等 |
| 有铜绿假单胞菌感染危险因素 | 第三代头孢菌素（头孢他啶）、头孢哌酮/舒巴坦、哌拉西林/他唑巴坦、亚胺培南、美罗培南等，也可联合用氨基糖苷类、氟喹诺酮类（环丙沙星）等 |

注：以下 4 点提示铜绿假单胞菌感染危险因素，如出现以下 4 项中的 1 项，应考虑铜绿假单胞菌感染可能：①近期住院史；②经常（>4 次/年）或近期（近 3 个月内）抗菌药物应用史；③病情严重（$FEV_1$ 占预计值% <30%）；④应用口服糖皮质激素（近 2 周服用泼尼松 >10mg/d）。

（2）支气管舒张剂　AECOPD 患者的支气管舒张剂优先选择短效 $\beta_2$ 受体激动剂，若效果不显著，建议加用短效抗胆碱药物，如沙丁胺醇气雾剂每次 100~200μg（一日不超过 4 次），异丙托溴铵气雾剂每次 40~80μg，每日 3~4 次。对于较为严重的 AECOPD 患者，可考虑静脉滴注茶碱类药物，如多索茶碱 0.2g，每 12 小时 1 次，或氨茶碱每次 0.25~0.5g，每日不超过 1g，注意监测茶碱血药浓度。

（3）糖皮质激素　AECOPD 患者应用糖皮质激素可促进病情缓解和肺功能恢复，宜在应用支气管舒张剂基础上，口服或静脉滴注糖皮质激素，建议口服泼尼松 30~40mg/d，连续 7~10 日后逐渐减量停药。也可以静脉给予甲泼尼龙 40mg，每天 1 次，3~5 日后改为口服。延长给药时间不能增加疗效，反而会使不良反应增加。

（4）祛痰药　可酌情选用祛痰药物，溴己新 8~16mg，每日 3 次，口服；盐酸氨溴索 30mg，每日 3 次，口服；复方甘草合剂 10ml，每日 3 次，口服。除刺激性干咳外，一般不宜单独用止咳药物，以防痰液不能排出而加重病情。

（5）低流量吸氧　患者氧疗后易达到满意的氧合水平（$PaO_2$ > 60mmHg 或 $SaO_2$ > 90%）。但吸入氧浓度不宜过高，需注意可能发生潜在的 $CO_2$ 潴留及呼吸性酸中毒，一般吸氧浓度为 28%~30%。给氧途径包括鼻导管或文丘里（Venturi）面罩。

（6）其他　注意维持液体和电解质平衡；注意营养治疗，对不能进食者需经胃肠补充要素饮食或给予静脉高营养；注意痰液引流，积极排痰治疗（如刺激咳嗽、叩击胸部、体位引流等方法）；识别及治疗伴随疾病（冠状动脉粥样硬化性心脏病、糖尿病、高血压等）及并发症（休克、弥漫性血管内凝血和上消化道出血等）。

**2. 稳定期用药**

（1）支气管舒张剂　COPD 稳定期 A 组患者可根据症状按需使用短效支气管舒张剂 $\beta_2$ 受体激动剂和抗胆碱药物，如沙丁胺醇气雾剂每次 100~200μg，每日 3~4 次，异丙托溴铵气雾剂每次 40~80μg，每日 3~4 次。COPD 稳定期 B 组患者可规律使用一种或多种长效支气管扩张剂，如噻托溴铵 18μg，每日 1 次。茶碱类药物因为治疗窗窄，临床上应用受到一定限制，若无条件应用 $\beta_2$ 受体激动剂和抗胆碱药物，可选用多索茶碱片每次 0.2~0.4g，每日 2 次或茶碱缓释片每次 0.1~0.2g，每日 2 次。

（2）糖皮质激素　COPD稳定期C组和D组患者，可规律吸入糖皮质激素与β₂受体激动剂的联合制剂，如沙美特罗替卡松粉吸入剂50/250～50/500μg，每日吸入2次；或布地奈德福莫特罗粉吸入剂200/4.5～400/4.5μg，每日吸入2次。长期吸入用药注意口咽部念珠菌感染，每次用药后注意漱口。需注意慢阻肺稳定期长期规律应用吸入激素的治疗不能阻止其$FEV_1$的降低趋势，但能改善症状和肺功能，提高生命质量，减少急性加重的频率，不建议COPD患者长期口服激素或单一吸入激素治疗。

（3）祛痰药　痰不易咳出者可应用。常用药物有盐酸氨溴索30mg，每日3次。

（4）流感疫苗流感疫苗　可降低患者的严重程度和病死率，可每年接种1次（秋季）或2次（秋、冬季），肺炎球菌疫苗虽已用于慢阻肺患者，但尚缺乏有力的临床观察资料，还有待研究。

（5）长期家庭氧疗　极重度慢阻肺患者可应用长期家庭氧疗，一般经鼻导管吸入氧气，流量1.0～2.0L/min，每日吸氧持续时间>15小时。

**3. 治疗药物的相互作用**

（1）β₂受体激动剂沙丁胺醇与单胺氧化酶抑制剂或三环类抗抑郁药合用时可增加心血管系统的不良反应，应慎用；噻嗪类利尿药能引起心电图的改变和低钾血症，β₂受体激动剂可使上述急症恶化，需谨慎使用。

（2）氨溴索避免与可待因、右美沙芬等中枢性强效镇咳药物合用，以防止稀化的痰液堵塞气管。

## 案例解析

**案例7-4分析：**

慢性阻塞性肺疾病急性发作期的治疗主要是控制感染、祛痰止咳、解痉平喘、改善缺氧，积极处理并发症。针对该患者既往肺功能提示肺功能分级为Ⅲ级，基础肺功能差，此次入院血气分析提示有Ⅰ型呼吸衰竭，应该给予吸氧纠正呼衰，改善肺功能；患者症状、体征、血常规、肺部CT提示有肺部感染应给予抗菌药物抗感染治疗，咳痰应给予祛痰药物治疗，气促应给予支气管舒张剂以缓解气促症状；此外，COPD急性加重期可使用全身糖皮质激素以缩短恢复时间，改善肺功能和低氧血症，降低治疗失败的风险。建议患者的治疗方案为：①0.9%氯化钠注射液100ml＋甲泼尼龙琥珀酸钠注射液40mg，每日1次，静脉滴注；②0.9%氯化钠注射液100ml＋盐酸氨溴索针30mg，每日2次，静脉滴注；③0.9%氯化钠注射液100ml＋头孢曲松针2g，每日1次，静脉滴注；④0.9%氯化钠注射液2ml＋复方异丙托溴铵溶液2.5ml＋布地奈德混悬液1mg，每日3次，雾化吸入；⑤患者伴有Ⅰ型呼吸衰竭，应给予鼻导管或面罩吸氧，持续低流量1.0～2.0L/min吸氧，以保持血氧饱和度≥90%，$PO_2$>60mmHg为目标。

## 本节小结

1. 本节主要包括慢性阻塞性肺疾病的病因、发病机制、临床表现、分期、药物治疗的内容。

2. 慢性阻塞性肺疾病急性加重期的治疗药物主要是以支气管舒张剂、糖皮质激素、祛痰药及抗菌药物为主，可根据患者病情严重程度单用或联合应用不同类别支气管舒张剂，可口服或静滴糖皮质激素，可评估患者是否有铜绿假单胞菌感染的风险经验性选用抗菌药物，根据病原体检查结果转为目标性治疗。

3. 慢性阻塞性肺疾病稳定期的治疗主要根据综合评估患者的情况，根据不同分组制定具体的用药方案，长期用药，应注意关注不良反应，此外，还应对患者进行教育和稳定期管理，防止疾病进展。

# 第五节  肺结核

## 案例解析

**案例 7-5：**

患者李××，男，23 岁。患者因"右胸痛 10 余天，咳嗽、咳痰、发热 3 天"入院。既往体健。入院查体：体温 37.9℃，脉搏 90 次/分，呼吸 20 次/分，血压 126/76mmHg。一般情况可，胸廓无畸形，双侧对称，右下肺叩诊为浊音，余肺叩诊为清音，右下肺呼吸音弱，双肺未闻及干、湿性啰音。入院后实验室检查：WBC $9.48 \times 10^9$/L，N% 64.8%，胸部 X 线示右下肺感染可疑，右侧胸腔中等量积液，PPD 试验（+），痰涂片及培养均阴性，结合患者症状、体征及完善相关实验室检查后临床诊断：①右下肺继发型结核，涂阴，初治；②右侧结核性渗出性胸膜炎。

**问题：**

针对该患者如何制定治疗方案？

肺结核（pulmonary  tuberculosis）是由结核分枝杆菌引起的慢性肺部感染性疾病，其他脏器的结核菌感染均称肺外结核，例如胸膜、淋巴结、腹部、泌尿生殖道、皮肤、关节和骨骼、脑膜等。据 2010 年我国第五次结核病流行病学抽样调查显示，结核病年发病例 100 万，发病率 78/10 万；全国现有活动性肺结核患者 499 万，患病率 459/10 万；涂阳肺结核患者 72 万，患病率 66/10 万；菌阳肺结核患者 129 万，患病率 119/10 万，每年新发 MDR-TB 约 10 万人，结核病年死亡人数 5.4 万。

## 一、病因和发病机制

### （一）病因

**1. 结核杆菌**  结核病的病原菌为结核分枝杆菌，包括人型、牛型、非洲型和鼠型 4 类，人肺结核的致病菌 90% 以上为人型结核分枝杆菌。结核分枝杆菌是细长、稍弯曲、两端圆形的杆菌，抗酸染色呈红色，可抵抗盐酸、酒精的脱色作用，故称为抗酸杆菌。结核分枝杆菌对干燥、冷、酸、碱等抵抗力强，在干燥的环境可存活数月和数年，在阴湿处能生存 5 个月以上。但在阳光曝晒下 2~7 小时或经紫外线照射 30 分钟才能死亡。最简单的灭菌方法是直接焚毁带有结核分枝杆菌的痰纸。

**2. 感染途径**　结核病在人群中的传染源主要是排菌的肺结核患者。飞沫传播是肺结核最重要的传播途径，其次是消化道，泌尿生殖道和皮肤黏膜感染较少。排菌患者通过咳嗽、打喷嚏、大声说话等方式把含有结核分枝杆菌的微滴排到空气中而传播。

**3. 易感人群**　自然抵抗力降低是结核病易感的重要因素，包括居住环境拥挤、营养不良、慢性疾病（如糖尿病、癌症等）患者、免疫抑制剂使用者、老年人、婴幼儿、HIV 感染者等，都是结核病的易感人群。

### （二）发病机制

结核菌感染后是否发病，取决于机体反应性、入侵结核分枝杆菌的数量、毒力以及接触的密切程度和时间长短。当人体首次吸入含有结核分枝杆菌的微滴后，如果细菌的毒力较强或未及时被肺泡巨噬细胞吞噬杀灭，结核分枝杆菌能够存活下来，则在肺泡巨噬细胞内外生长繁殖，使肺组织出现炎性病变，称为原发灶。原发病灶中的结核分枝杆菌沿着肺内引流淋巴管达到肺门淋巴结，引起淋巴结肿大，原发病灶继续扩大，可直接或经血流播散到邻近组织器官，发生结核病。

## 二、临床表现和分类

### （一）临床表现

**1. 症状**　咳嗽、咳痰 2 周以上或咯血是肺结核常见的可疑症状，发热为最常见的症状。多数起病缓慢，部分患者早期无明显症状，随着病变进展，可表现为咳嗽、咳痰、咯血、盗汗、疲乏、胸痛、间断或持续午后低热、食欲减退和体重减轻等。女性患者可伴有月经失调或闭经，儿童可表现为发育迟缓等。

**2. 体征**　取决于病变性质和位置。病变范围小时，可以没有任何体征，当渗出病变范围较大或干酪样坏死时，则可以有肺实变体征，如触觉语颤增强、叩诊浊音、听诊闻及支气管呼吸音和细湿啰音。当肺结核合并结核性胸膜炎时，早期患侧可闻及胸膜摩擦音，随着胸腔积液的增加，患侧胸廓饱满，肋间隙增宽，气管向健侧移位，患者叩诊呈浊音至实音，听诊呼吸音减弱至消失。当积液吸收后，若有胸膜增厚、粘连，则气管向患侧移位，患者胸廓塌陷、叩诊浊音、听诊呼吸音减弱并可闻及湿啰音。

### （二）分类

根据我国实施的结核病分类标准将肺结核分为以下五类。

**1. 原发型肺结核**　指初次感染即发病的肺结核，典型病变包括肺部原发灶、引流淋巴管和肺门或纵隔淋巴结的结核性炎症，三者联合称为原发综合征。

**2. 血行播散型肺结核**　包括急性血行播散型肺结核（急性粟粒型肺结核）及亚急性、慢性血行播散型肺结核。

**3. 继发型肺结核**　继发型肺结核包括浸润性肺结核、纤维空洞性肺结核和干酪样肺炎等，是肺结核中的一个主要类型。

**4. 结核性胸膜炎**　包括结核性干性胸膜炎、结核性渗出性胸膜炎、结核性脓胸等。

**5. 其他**　肺外结核按部位和脏器部位命名，如骨关节结核、肾结核、肠结核等。

### 三、药物治疗

#### （一）治疗原则

抗结核药物化学治疗（简称化疗）是结核病治疗最重要的手段，但高效化疗药物并不能替代机体免疫力在治愈中的作用，故近来有人主张在化疗的同时辅以免疫治疗并加强营养，以提高疗效及减少复发。

结核病化疗的原则是早期、联用、适量、规律、全程。①早期：早期化疗有利于迅速发挥早期杀菌作用，促使病变吸收和减少传染性。②联用：选择多种抗结核药联合治疗，可起协同增效和对耐药菌起交叉杀灭作用，防止或延缓耐药性。③适量：避免因剂量过大或不足，产生毒副作用和耐药性的弊端，应用能发挥最大疗效而不良反应最小的治疗剂量，保证疗效。④规律：严格按照化疗方案，有计划、不间断定期用药，以避免耐药和化疗失败。⑤全程：按规定完成疗程，避免过早停药造成治疗失败或复发。

#### （二）药物分类

**1. 第一线药物**　抗结核药物中异烟肼、链霉素、利福平、吡嗪酰胺、乙胺丁醇等疗效好而副作用少，是治疗各种结核病的首选药。

**2. 第二线药物**　对氨基水杨酸钠、卡那霉素、阿米卡星、卷曲霉素、环丝氨酸、乙硫异烟胺、氧氟沙星、左氧氟沙星、对氨基水杨酸等疗效较差，副作用大，不适宜长期用药，多用于对第一线药物出现耐药的复治患者。

多数药物通过抑制结核杆菌的生物合成起抗结核作用。异烟肼的抗菌作用可能与抑制敏感细菌分枝菌酸的合成而使细胞壁破裂有关。利福平与依赖于 DNA 的 RNA 多聚酶的 β 亚单位牢固结合，抑制细菌 RNA 的合成，防止该酶与 DNA 连接，从而阻断 RNA 转录过程。乙胺丁醇作用机制尚未完全阐明，可能与渗入分枝杆菌体内干扰 RNA 的合成，从而抑制细菌的繁殖有关。吡嗪酰胺渗透入吞噬细胞后可进入结核杆菌菌体内，菌体内的酰胺酶使其脱去酰胺基，转化为吡嗪酸而发挥抗菌作用。近年来发现氟喹诺酮类药物，如氧氟沙星、左氧氟沙星等亦有不同程度的抗结核作用，作用机制是抑制 DNA 旋转酶（拓扑异构酶Ⅱ），阻止 DNA 的复制、转录而杀菌。

#### （三）药物选择

**1. 常用抗结核药物**

（1）异烟肼（Isoniazid）　异烟肼对巨噬细胞内外的结核分枝杆菌均具有杀菌作用，杀菌力强，适用于各型结核病的治疗，包括结核性脑膜炎以及其他分枝杆菌感染，常与其他抗结核药联合。异烟肼可引起周围神经炎，服药期间患者出现轻度手脚发麻、头晕者可服用维生素 $B_1$ 或 $B_6$，严重者应立即停药。有精神病、癫痫病史者、严重肾功能损害者应慎用。妊娠期患者必须充分权衡利弊后决定是否采用，哺乳期患者用药期间应停止哺乳。服用异烟肼时饮酒，易诱发的肝脏毒性反应，应避免饮含酒精饮料。

（2）利福平（Rifampicin）　利福平为脂溶性，故易进入细胞内杀灭其中的敏感细菌，对革兰阳性、阴性菌和结核分枝杆菌等均有抗菌活性。利福平单独用于治疗结核病时可能迅速产生细菌耐药性，故必须与其他抗结核药物合用。与其他抗结核药联合用于各种结核病的初治与复治，包括结核性脑膜炎的治疗。需注意利福平及其代谢产物为橘红色，服药后大小便、眼泪等可能为橘红色，服药期间不宜饮酒。肝病患者、有黄疸史和酒精中毒者慎用，此药对动物有致畸作用，妊娠期患者应充分权衡利弊后决定是否采用，妊娠早期患者应避免使用，哺乳期患者用药期间应停止哺乳。

（3）乙胺丁醇（Ethambutol） 乙胺丁醇为合成抑菌抗结核药，该药可渗入到分枝杆菌体内干扰 RNA 的合成，从而抑制细菌的繁殖，与其他抗结核病药联合治疗结核分枝杆菌所致的各型肺结核和肺外结核。该药的主要不良反应是球后视神经炎，尤其在疗程长、每日剂量超过 15mg/kg 的患者中发生率较高。用药前和用药期间应每日检查视野、视力、红绿鉴别力等，一旦出现视力障碍或下降，应立即停药。痛风、孕妇慎用，哺乳期患者用药期间应停止哺乳。

（4）吡嗪酰胺（Pyrazinamide） 主要杀灭细胞内酸性环境中的结核分枝杆菌，与其他抗结核药如链霉素、异烟肼、利福平及乙胺丁醇联合用于初治肺结核的强化期，起到协同杀菌的作用。因可引起光敏反应或日光性皮炎，服药期间应避免曝晒日光。糖尿病、痛风、严重肝功能减退者、孕妇慎用，哺乳期患者用药期间应停止哺乳。

（5）链霉素（Streptomycin） 链霉素是一种氨基糖苷类抗生素，对结核分枝杆菌有强大的抗菌作用，适用于各系统的各种结核病。儿童、孕妇、老年人、听力障碍、肾功能不全者应慎用，有条件者应监测血药浓度。

常用抗结核药物成人剂量及不良反应，见表 7 – 15。

表 7 – 15　常用抗结核药物成人剂量及不良反应

| 药名 | 成人每日剂量（g） | 间隔疗法一日量（g） | 主要不良反应 |
| --- | --- | --- | --- |
| 异烟肼（INH，H） | 0.3 | 0.6 | 周围神经炎、肝损害 |
| 利福平（RFP，R） | 0.45 ~ 0.6 | 0.6 | 肝功能损害、过敏反应、胃肠道反应 |
| 吡嗪酰胺（PZA，Z） | 1.5 | 1.5 ~ 2.0 | 高尿酸血症、肝功能损害、关节痛 |
| 乙胺丁醇（EMB，E） | 0.75 ~ 1.0 | 1.0 ~ 1.25 | 视神经炎、感觉异常 |
| 链霉素（SM，S） | 0.75 | 0.75 | 听力障碍、眩晕、肾功能损害 |

**2. 化疗方案**　结核病最重要的是选择化疗方法及制订化疗方案，应根据患者病情轻重、痰菌检查情况、细菌耐药情况、初治或复治、化疗方案的疗效、不良反应、治疗费用、患者接受性和药源供应等因素，进行全面考虑。整个治疗方案分为强化和巩固两个阶段。

（1）初治肺结核　初治指有下列情况之一：①尚未开始抗结核治疗患者；②正进行标准化疗方案未满疗程患者；③不规则化疗未满 1 个月。

初治涂阳和涂阴治疗方案：

①2HRZE/4HR

强化期：异烟肼、利福平、吡嗪酰胺、乙胺丁醇每日 1 次，共 2 个月。巩固期：异烟肼、利福平每日 1 次，共 4 个月。

②$2H_3R_3Z_3E_3/4H_3R_3$

强化期：异烟肼、利福平、吡嗪酰胺、乙胺丁醇隔日 1 次，共 2 个月。

巩固期：异烟肼、利福平隔日 1 次，共 4 个月。

（2）复治肺结核　复治指有下列情况之一：①初治失败的患者；②规则用药满疗程后痰

菌又复阳患者；③不规则化疗超过 1 个月的患者；④慢性排菌患者。

复治涂阳肺结核治疗方案：

①2HRZES/6HRE

强化期：异烟肼、利福平、吡嗪酰胺、乙胺丁醇、链霉素每日 1 次，共 2 个月。

巩固期：异烟肼、利福平、乙胺丁醇每日 1 次，共 6 个月。

②$2H_3R_3Z_3E_3S_3/6H_3R_3E_3$

强化期：异烟肼、利福平、吡嗪酰胺、链霉素、乙胺丁醇隔日 1 次，共 2 个月。

巩固期：异烟肼、利福平、乙胺丁醇隔日 1 次，共 6 个月。

（3）结核性胸膜炎　结核性胸膜炎推荐化疗方案：

①2HRZE/10HRE

强化期：异烟肼、利福平、吡嗪酰胺、乙胺丁醇每日 1 次，共 2 个月。

巩固期：异烟肼、利福平、乙胺丁醇每日 1 次，共 10 个月。

②$2H_3R_3Z_3E_3/10H_3R_3E_3$

强化期：异烟肼、利福平、吡嗪酰胺、乙胺丁醇隔日 1 次，共 2 个月。

巩固期：异烟肼、利福平、乙胺丁醇隔日 1 次，共 10 个月。

（4）耐药肺结核　耐药肺结核是指排出菌至少对异烟肼和利福平耐药，主要来源于复治失败或复发的病例。耐药肺结核的治疗药物选择最好根据药物敏感性检测结果，详细了解患者用药史，治疗方案至少应包含四种药物，且要有确定的药效，或几乎确定的药效，不使用可能出现交叉耐药的药物，以患者的既往治疗史以及异烟肼、利福平、二线注射剂和氟喹诺酮类药物的药敏试验结果为基础，制定个体化治疗方案。在耐多药结核病治疗中，强化期由注射剂的治疗时间来定义。常规使用 6 个月，总治疗期为 20 个月或更长。

**3. 治疗药物的相互作用**

（1）异烟肼与乙硫异烟胺、吡嗪酰胺、利福平等其他抗结核病药物合用时，可增加异烟肼的肝毒性，用药期间应密切观察有无肝炎的前驱症状，并定期监测肝功能；异烟肼可抑制卡马西平的代谢，使其血药浓度增高，引起毒性反应。

（2）利福平可诱导肝微粒体酶活性，当与肾上腺皮质激素、抗凝药、氨茶碱、茶碱、氯霉素、环孢素、维拉帕米、口服降糖药、洋地黄苷类等合用时，可使上述药物的药效减弱，注意合用时适当调整剂量。

（3）乙胺丁醇与神经毒性药物合用时，可增强该药的神经毒性，如视神经炎和周围神经炎。

（4）吡嗪酰胺与别嘌醇、秋水仙碱、丙磺舒合用，可增加血尿酸浓度而降低上述药物对痛风的疗效，合用时应调整剂量；与环孢素合用时，可能会降低环孢素血药浓度，注意监测并根据血药浓度调整剂量。

（5）链霉素与万古霉素、呋塞米、顺铂等合用，可能增加肾毒性与耳毒性；与头孢唑啉、头孢噻吩合用肾毒性增加；与神经肌肉阻滞剂合用可加重神经肌肉阻滞作用，导致肌肉软弱、呼吸抑制。

**案例解析**

**案例 7 - 5 分析：**

抗结核药物化学治疗是结核病治疗最重要的手段，《中国结核病防治规划实施工作指南》推荐结核性胸膜炎推荐的化疗方案为 2HRZE/10HRE 或 $2H_3R_3Z_3E_3/10H_3R_3E_3$，初发初治肺结核患者若能坚持规律全程的标准化疗方案，一般绝大部分患者能治愈，建议该患者引流胸水，并给予标准抗结核化疗方案：强化期 2 个月，异烟肼、利福平、吡嗪酰胺、乙胺丁醇；巩固期 10 个月，异烟肼、利福平、乙胺丁醇。用法用量：异烟肼片每次 0.3g，每日 1 次，口服；利福平胶囊每次 0.45g，每日 1 次，口服；吡嗪酰胺片每次 0.5g，每日 3 次，口服；乙胺丁醇片每次 0.75g，每日 1 次，口服。化疗期间严密观察疗效和药物不良反应，定期复查肝肾功能，定期做视力、眼底等检查，不适随诊。

## 本 节 小 结

1. 本节主要包括肺结核疾病的病因、发病机制、临床表现、分类、药物治疗的内容。

2. 结核病化疗的原则是早期、联用、适量、规律、全程。化疗方案的制定应根据患者病情轻重、痰菌检查情况、细菌耐药情况、初治或复治、化疗方案的疗效、不良反应、治疗费用、患者接受性和药源供应等因素综合考虑。

**思考题**

1. 试述急性上呼吸道感染的治疗原则？

2. 试述社区获得性肺炎及医院获得性肺炎的经验性治疗原则？

3. 试述哮喘慢性持续期的长期治疗方案？

4. 试述慢性阻塞性肺疾病急性加重期的药物治疗原则？

5. 试述慢性阻塞性肺疾病稳定期的药物治疗原则？

6. 试述肺结核的治疗原则？

（何　瑾）

# 第八章　消化系统常见疾病的药物治疗

## 案例解析

**案例 8-1：**

患者，李×，男，50 岁，公司经理。间断性上腹疼痛 3 年，加重一周入院，伴腹胀、反酸、嗳气；无呕吐，呕血、黑便，自服"三九胃泰"不见好转。体格检查：皮肤黏膜无苍白、黄染，浅表淋巴结不大，腹部无包块，上腹部压痛（+），无腹肌紧张，反跳痛（-），肝脾肋下未及，肠鸣音正常。胃镜检查提示：胃小弯处溃疡，幽门螺杆菌检测（+）。血常规：正常。便常规：未见异常。初步诊断：胃小弯溃疡。

问题：该患者的治疗原则是什么？如何选择用药？

# 第一节　消化性溃疡

消化性溃疡（peptic ulcer，PU）是指胃肠道黏膜被胃酸和胃蛋白酶等自身消化而发生的溃疡，其深度达到或穿透黏膜肌层。好发于胃、十二指肠，可见于食管下段、小肠、胃肠吻合口及其附近肠袢，也见于异位胃黏膜，如：Meckel 憩室等。95% 的消化性溃疡发生于胃、十二指肠，故通常所说的消化性溃疡多指胃溃疡（gastric ulcer，GU）和十二指肠溃疡（duodenal ulcer，DU）。消化性溃疡呈世界性分布，约 10% 的人曾在一生的某一时间患过此病，十二指肠溃疡和胃溃疡之比约为 3∶1，DU 好发于青壮年，GU 的发病年龄较迟，平均较 DU 晚 10 年。

## 一、病因与发病机制

消化性溃疡的病因和发病机制尚未完全阐明。目前认为主要与黏膜的损伤因素和保护因素失衡有关；胃溃疡以保护因素减弱为主，十二指肠溃疡以损伤因素增强为主。

### （一）损伤因素增强

**1. 胃酸/胃蛋白酶分泌增加**　消化性溃疡的最终形成与胃酸－胃蛋白酶自身消化密切相关，胃蛋白酶活性呈 pH 依赖性，pH ＞4 时失去活性。在无酸的情况下罕有溃疡发生，抑制胃酸分泌的药物能促进溃疡愈合。

**2. 幽门螺旋杆菌感染**　幽门螺旋杆菌（*Helicobacter pylori*，Hp）感染是消化性溃疡的主要病因，Hp 致溃疡的因素主要与其细菌产物、细菌的黏附性、环境因素和免疫因素有关。

**3. 服用非甾体抗炎药**　长期服用非甾体抗炎药（non－steroidal anti－inflammatory drug，NSAID）可诱发消化性溃疡，发生率约 20%。其损伤机制包括：①直接损伤胃黏膜；②抑制环氧合酶（COX－1）活性，减少内源性前列腺素的合成和分泌。

### （二）保护因素减弱

胃、十二指肠保护因素主要包括黏液/碳酸氢盐屏障、黏膜屏障、黏膜血流、上皮再生能力以及前列腺素等，上述因素可中和胃酸、阻滞 $H^+$ 逆弥散、提供营养、促进黏膜上皮更新修复。胃溃疡发生常与各种原因导致保护因素减弱有关。

### （三）其他因素

除上述因素在 PU 发病中起着重要作用外，其他如胃十二指肠运动异常、应激、精神心理因素和疾病因素均可通过影响损伤因素和保护因素之间的平衡导致消化性溃疡。此外，吸烟、饮酒、饮食、药物、遗传等因素均参与消化性溃疡的发生、发展。

## 二、临床表现

本病临床表现不一，部分患者可无症状或症状轻，或以出血、穿孔等并发症作为首发症状。多数消化性溃疡有以下特点：①慢性过程，反复发作，病史可达几年或十几年；②发作呈周期性，缓解期与发作期相互交替；③发作时上腹痛呈节律性。

### （一）疼痛

上腹疼痛是最常见的症状，多位于中上腹，疼痛性质多呈钝痛、灼痛或饥饿样痛，一般较轻可耐受，持续性剧痛提示溃疡穿透或穿孔。消化性溃疡的节律性疼痛与进食有一定关系：GU 疼痛发生于餐后 1 小时左右，再经 2 小时左右胃排空后缓解，其规律为进食－舒适－疼痛

–舒适；DU 疼痛常于餐间或夜间饥饿时明显，疼痛具有周期性，与季节有一定关系，多在秋冬和冬春之交发病。

### （二）其他症状

患者可伴有上腹饱胀、反酸、嗳气、恶心、呕吐、食欲缺乏等消化不良症状，尤其是老年人常无上腹部疼痛等典型症状，而是以上消化道出血或急性穿孔就诊。病程较长的患者因影响摄食和消化功能出现体重减轻，或因慢性失血而有贫血。

## 三、药物治疗

### （一）治疗原则

生活要有规律，工作劳逸结合，避免过度劳累和精神紧张。饮食原则是强调进餐要定时，避免辛辣、浓茶等刺激性食物和饮料。服用非甾体类药物者，应立即停用，以消除病因。活动期患者需增加休息，严重者应住院卧床休息，有紧张、焦虑、失眠等症状者，可短期给予镇静剂。

消化性溃疡药物治疗目标为：缓解症状、促进溃疡愈合、根除 Hp、预防溃疡复发和防治并发症。

### （二）药物分类

**1. 抗酸剂** 既可以中和胃酸，也可以抑制蛋白酶活力，减弱胃液消化作用。主要有碳酸氢钠、氧化镁、氢氧化铝、铝碳酸镁等。若用片剂，应在咽下前嚼碎。

**2. 抑酸剂** ①组胺 $H_2$ 受体拮抗药（histamine type – 2 receptor antagonist，$H_2RA$），目前在临床广泛应用的有第一代产品西咪替丁（Cimetidine），第二代的雷尼替丁（Ranitidine），第三代的法莫替丁（Famotidine）、尼扎替丁（Nizatidine）、罗沙替丁（Roxatidine）等。②质子泵抑制剂（proton pump inhibitor，PPI）包括奥美拉唑（Omeprazole）、兰索拉唑（Lansoprazole）、泮托拉唑（Pantaprozole）、雷贝拉唑（Rabeprazole）和埃索美拉唑（Esomeprazole）等。③抗胆碱能药物，其代表药物为哌仓西平（Pirenzepine），此外还包括有甲溴阿托品，甲溴东莨菪碱等。④促胃泌素受体拮抗剂，代表药物为丙谷胺（Proglumide），是一种异谷氨酸的衍生物。

**3. 胃黏膜保护剂** ①硫糖铝（Sucralfate），是硫酸蔗糖和氢氧化铝的复合物，具有局部的抗溃疡作用，无抗酸作用。②前列腺素衍生物，主要包括米索前列醇、利奥前列素、罗沙前列醇等。③铋剂，是一种组成不定的含铋复合物，在水中高度溶解，在酸性溶媒中沉淀。临床常用枸橼酸铋钾（Bismuth Potassium Citrate）、枸橼酸铋（Bismuth Citrate）等。

**4. 治疗幽门螺旋杆菌感染的药物** 目前常用的抗 Hp 感染的药物有阿莫西林、克拉霉素、四环素、甲硝唑（或替硝唑）、呋喃唑酮等。

**5. 促胃肠动力药** 此类药可加速胃排空，减少促胃泌素分泌，减轻胃酸对胃黏膜的损害，可用于消化性溃疡伴消化不良或胃潴留患者。常用的药物有甲氧氯普胺（Metoclopramide）、多潘立酮（Domperidone）、莫沙必利（Mosapride）等。

### （三）药物选择

**1. 活动期溃疡的治疗**

（1）抑制胃酸分泌 抑酸治疗是缓解消化性溃疡症状、促进溃疡愈合的最主要措施。胃内酸度与溃疡愈合程度存在直接关系，治疗消化性溃疡时，若一天中胃液 $pH \geq 3$ 的时间维持

18～20小时，几乎可使所有的消化性溃疡在4周内愈合。PPI由于抑酸作用强、疗效确切、使用方便、安全性高，目前已作为活动期消化性溃疡治疗的首选药物，尤其是疼痛严重、合并出血或其他治疗失败的患者应首先应用PPI。PPI治疗十二指肠溃疡的疗程一般为2～4周，胃溃疡为4～8周，以溃疡是否愈合为标准。临床也可用组胺$H_2$受体拮抗药替代PPI用于活动期消化性溃疡的一线治疗。组胺$H_2$受体拮抗药治疗十二指肠溃疡的疗程一般为4～6周，胃溃疡为6～8周。

①质子泵抑制剂：质子泵（proton pump）也称酸泵（acid pump），是一种氢离子ATP酶（$H^+$，$K^+$ – ATP酶），可将壁细胞内的$H^+$泵出至胃腔，同时将细胞外的$K^+$泵入壁细胞内。因此，质子泵是各种原因所致壁细胞泌酸的共同的最终环节。质子泵抑制药物到达壁细胞内的酸性环境（分泌小管腔、小管泡腔），代谢成次磺酰胺类化合物后，可抑制$H^+$，$K^+$ – ATP酶，具有强大的抑制胃酸分泌作用。PPI抑制胃酸分泌效果较组胺$H_2$受体拮抗药更强，作用持久，能更快地促进溃疡愈合，不易产生耐药性，是目前治疗消化性溃疡最常用的药物。

兰索拉唑并不直接作用于质子泵，而是在壁细胞微管的酸性环境中，形成活性亚磺酰胺代谢物，对质子泵有明显抑制泌酸作用。泮托拉唑为新一代的苯达唑类质子泵抑制剂，吸收后浓集在壁细胞微管内，在胃壁细胞的酸性环境被活化为次次磺胺，再特异性地与质子泵亚单位的半胱氨酸上的巯基以共价键结合，使其丧失泌酸功能，能有效抑制基础、夜间及24小时胃酸分泌。

使用标准剂量的PPI（奥美拉唑20mg/d、兰索拉唑30mg/d、泮托拉唑40mg/d、雷贝拉唑10mg/d和埃索美拉唑20mg/d）治疗2～4周，十二指肠溃疡愈合率可达80%～100%；治疗4～8周，胃溃疡愈合率达70%～90%。同样疗程下，应用PPI治疗较组胺$H_2$受体拮抗药治疗溃疡的愈合率提高10%～25%；对组胺$H_2$受体拮抗药无效的消化性溃疡患者，PPI治疗8周治愈率超过90%，12周可达99%。

奥美拉唑对细胞色素P450有抑制作用，与地西泮、双香豆素、苯妥英钠等合用时需注意调整上述药物剂量；不良反应较少，偶见轻度恶心、腹痛、皮疹和肌肉疼痛等，老年患者用药不需调整剂量。兰索拉唑和泮托拉唑的疗效和不良反应发生率与奥美拉唑相当。雷贝拉唑、埃索美拉唑等新一代PPI起效更快，能迅速缓解症状，24小时持续抑酸，抑酸效果更好更彻底。主要不良反应为乏力、恶心、腹泻、头痛、头晕和皮疹，发生率0.7%～2.2%。

②组胺$H_2$受体拮抗药：可以选择性竞争结合壁细胞上的$H_2$受体，使组胺不能与$H_2$受体结合，从而抑制食物、咖啡因、组胺及胃泌素引起的胃酸分泌。目前临床应用组胺$H_2$受体拮抗药常规剂量分别为：西咪替丁800mg，1次/天，临睡前服用；或400mg，2次/天，早餐时及临睡前服用；或200mg，3次/天，进餐时服用；400mg，临睡前服用。肾功能不全者，应根据肌酐清除率调整用量：肌酐清除率0～15ml/min者400mg/d；肌酐清除率15～30ml/min者600mg/d；肌酐清除率30～50ml/min者800mg/d。雷尼替丁150mg，2次/天或临睡前服用300mg，肌酐清除率<50ml/min者，剂量减半。法莫替丁20mg，2次/天，早餐和晚餐后服用，或40mg，临睡前服用。尼扎替丁300mg，1次/天，临睡前服用。研究表明，4种组胺$H_2$受体拮抗药疗效相当，分次给药和临睡前单剂给药疗效并无差异，组胺$H_2$受体拮抗药治疗4周和8周，十二指肠溃疡的愈合率分别为70%～80%和87%～94%。

表 8 – 1 几种组胺 $H_2$ 受体拮抗药的比较

| 药名 | 生物利用度（％） | 血浆峰值时间（小时） | 半衰期（小时） | 维持时间（小时） | 相对抑酸活力 | 剂量 | 对肝药酶抑制 |
|------|------|------|------|------|------|------|------|
| 西咪替丁 | 60～70 | 0.75～1.5 | 2 | 5 | 1.0 | 800mg, qd, qn；400mg, bid, 早餐时及 qn； | + |
| 雷尼替丁 | 50～60 | 1～2 | 2～3 | 8～12 | 5.0 | 200mg, tid, 进餐时服用；400mg, qn；150mg, bid 或 qn | +／- |
| 法莫替丁 | 43 | 1～3.5 | 2.5～4 | 12 | 40.0 | 20mg, bid, 早餐和晚餐后；40mg, qn | - |
| 尼扎替丁 | 90 | 1～3 | 2 | 8 | 5.0 | 300mg, qd, qn | - |

西咪替丁常见的不良反应有腹泻、腹胀、口干、血清转氨酶轻度升高等。氢氧化铝与西咪替丁等组胺 $H_2$ 受体拮抗药同服，对解除十二指肠溃疡疼痛症状有效，但可减低西咪替丁等的吸收，故不提倡两药在 1 小时内同用。由于硫糖铝需经胃酸水解后才能发挥作用，而西咪替丁抑制胃酸分泌，二者合用可能使硫糖铝疗效降低。

③其他药物：抗胆碱能药物和促胃液素受体拮抗药可分别通过竞争性阻断壁细胞上的乙酰胆碱受体和促胃液素受体而减少胃酸分泌。抗胆碱能代表药物哌仑西平，抑酸作用比组胺 $H_2$ 受体拮抗药稍弱，可使空腹和进餐刺激的胃酸分泌分别减少 50％ 和 30％。促胃液素受体拮抗药代表药物丙谷胺除抑制胃酸分泌外，还可解除平滑肌痉挛，促进胃黏膜上皮再生。这两类药物由于疗效相对不佳，临床很少单独使用。

（2）保护胃黏膜 由于胃溃疡患者多数胃酸分泌正常，而黏膜屏障功能下降，因此胃溃疡单用抑酸剂治疗疗效不如十二指肠溃疡，可考虑抑酸剂和胃黏膜保护剂联合应用。

①硫糖铝：在酸性环境下可形成不溶性胶体，且能与溃疡处炎症渗出蛋白质结合，在溃疡面形成一层薄膜，阻止胃酸及胃蛋白酶侵袭，促进溃疡愈合。常用剂量为 1g, 4 次/天，口嚼成糊状后温开水吞服，餐前 1 小时服用。硫糖铝不被吸收，故不良反应少，主要为便秘，发生率为 3％～4％，偶见口干、恶心、腹泻等。

②铋剂：特别适合于合并 Hp 感染的消化性溃疡患者。铋剂中以枸橼酸铋钾最为常用，对胃黏膜有较强的保护作用，作用机制与硫糖铝相似，并能通过包裹 Hp 菌体，干扰 Hp 代谢，发挥杀菌作用。常用方法为：240mg, 2 次/天，早、晚餐前 30 分钟服用；或 120mg, 4 次/天，三餐前及临睡前 30 分钟服用，疗程 4～8 周。枸橼酸铋钾不良反应少且轻，少数可见便秘、服药期间舌苔及大便呈灰黑色，停药后即自行消失。

③前列腺素衍生物：米索前列醇副作用较多，不宜常规应用。目前主要作为二线用药，对于防治 NSAIDs 导致的溃疡有一定价值。用法：200μg, 4 次/天，餐前及临睡前服用，疗程 4～8 周，孕妇及心脑血管疾病者禁用。

（3）抗酸剂 抗酸剂为碱性物质，口服后直接中和胃酸而达到降低胃酸的目的，主要用于症状严重患者的早期联合治疗，可迅速控制疼痛症状。传统抗酸剂包括碳酸氢钠、氧化镁、氢氧化铝、碳酸钙等。由于传统抗酸剂有便秘、腹泻或酸碱平衡紊乱等副作用，临床应用已明显减少。新一代抗酸剂铝碳酸镁兼具抗酸剂和黏膜保护剂的优点，其网状晶格结构可在损伤或溃疡表面形成保护层，持续阻止胆酸及胃蛋白酶的损伤，刺激内源性前列腺素合成，迅速缓解溃疡症状，并可提高溃疡愈合质量。常用剂量为：1g，3次/天，疗程6~8周。促进溃疡愈合的疗效与组胺$H_2$受体拮抗药相当，无明显副作用。

**2. 抗幽门螺旋杆菌治疗** 无论消化性溃疡初发还是复发、活动与否，有无并发症，Hp阳性的消化性溃疡患者均需抗Hp治疗。根除Hp可使多数Hp相关性消化性溃疡患者完全治愈。由于迄今尚无单一药物能有效根除Hp，所以必须采用联合用药方案。

目前临床常用根除Hp感染的一线方案大体上可分为以PPI为基础的方案和以铋剂为基础的方案两大类，在PPI或铋剂基础上加用两个抗生素联合组成三联方案，抗生素可选择阿莫西林、克拉霉素、四环素、甲硝唑（或替硝唑）等，国内用呋喃唑酮代替甲硝唑，也取得较好疗效。常用的根除Hp方案有：

（1）含PPI的根除Hp方案 ①PPI（标准剂量）+克拉霉素（0.5g）+阿莫西林（1.0g），2次/天；②PPI（标准剂量）+克拉霉素（0.5g）+甲硝唑（0.4g），2次/天；③PPI（标准剂量）+阿莫西林（1.0g）+甲硝唑（0.4g），2次/天；④PPI（标准剂量）+阿莫西林（1.0g）+呋喃唑酮（0.1g），2次/天。

标准剂量的PPI，包括埃索美拉唑20mg、雷贝拉唑10mg、兰索拉唑30mg和奥美拉唑20mg。Hp根除率为80%~98%，报道不一。含PPI的根除Hp方案疗程为7~14天。7天和14天方案均有效，但14天方案可将根除率提高12%。考虑到经济因素，可使用组胺$H_2$受体拮抗药替代PPI，但疗效有所下降。

（2）含铋剂的根除Hp方案 ①铋剂（标准剂量）+呋喃唑酮（0.1g）+克拉霉素（0.5g），2次/天；②铋剂（标准剂量）+甲硝唑（0.4g）+克拉霉素（0.5g），2次/天；③铋剂（标准剂量）+甲硝唑（0.4g）+四环素（0.5g），2次/天。

标准剂量的铋剂，包括枸橼酸铋钾220mg或240mg、果胶铋240mg。含铋剂的根除Hp方案疗程为14天。Hp根除率78%~90%。尽管目前甲硝唑、克拉霉素耐药菌株有所增长，含铋剂的根除Hp方案仍能取得较满意的疗效。

根除Hp感染的二线治疗方案主要为含PPI、铋剂和两个抗生素的四联疗法，疗程7~14天。该方案可在一定程度上克服甲硝唑和克拉霉素耐药的影响，并可能防止继发耐药，故也有学者推荐作为一线方案使用。此外，含四环素、左氧氟沙星、利福平等的方案都可用于根治Hp感染的二线治疗。

根除Hp感染疗效判断：用于明确Hp是否被根除的复查，应在根除治疗结束至少4周后进行。任何早于这一时间的复查只能检出感染的暂时性清除，在其后的几个月内Hp感染仍可能复发。可选用非侵入性的尿素呼气试验或粪便抗原检查。如临床疾病有必要进行内镜复查，也可用胃黏膜活检标本检测Hp，此时应同时取胃窦、胃体黏膜检测。

随着抗Hp感染药物的广泛使用，克拉霉素、甲硝唑等耐药菌株呈现逐年增多趋势，使Hp根除率有所下降。为避免耐药菌株产生，提高Hp根除疗效，应注意严格掌握Hp根除的适应证；选用正规、有效的治疗方案；联合用药，避免使用单一抗生素或抗菌药；对根除治疗失败的患者，再次治疗前应先做药物敏感试验；对一线治疗失败者，改用补救疗法时，尽量避免使用克拉霉素。

**3. 维持治疗** 维持治疗曾是预防消化性溃疡复发的主要措施之一。但随着对根除Hp治疗的重视，维持治疗的地位明显下降。对于Hp阴性或根除Hp后仍反复发作、伴出血或穿孔等严重并发症的消化性溃疡、重度吸烟或伴随其他疾病必须长期服用NSAIDs或抗凝药物的消化性溃疡患者应给予维持治疗。目前维持治疗常用药物为组胺 $H_2$ 受体拮抗药或 PPI。方案为标准剂量的半量睡前服用，即：西咪替丁 400mg/d，临睡前；雷尼替丁 150mg/d，临睡前；或法莫替丁 20mg/d，临睡前。奥美拉唑 10 ~ 20mg/d，维持治疗。疗程根据病情需要确定，可长达半年至一年。

**案例解析**

**案例 8 – 1 解析：**

1. 病情分析：①胃镜检查提示胃小弯溃疡；②幽门螺杆菌检测为阳性；③无并发症。

2. 治疗原则：由于患者从未系统规范治疗过所患疾病，对于消化性溃疡治疗遵循以下原则：保护胃黏膜、抑酸、抗幽门螺杆菌治疗，防止复发。

（1）一般治疗：戒烟酒、注意休息、改善睡眠、少食用刺激性食物、避免精神紧张，情绪焦虑、减轻工作压力。

（2）药物治疗：奥美拉唑（20mg）/兰索拉唑（30mg）/泮托拉唑（40mg）+ 克拉霉素（0.5g）+ 阿莫西林（1.0g）（以上选一种，2 次/天、口服）。

（3）连续服用 10 天，停用抗生素，继续服用 PPI 类药物，4 ~ 6 周。

**本节小结**

1. 消化性溃疡是指胃肠道黏膜被胃酸和胃蛋白酶等自身消化而发生的溃疡，好发于胃、十二指肠。

2. 消化性溃疡治疗原则包括消除病因，控制症状，促进愈合，预防复发。目前临床上使用的治疗药物主要有：抗酸剂、抑酸剂（质子泵抑制剂、组胺 $H_2$ 受体拮抗药等）、胃黏膜保护剂和治疗 Hp 感染的药物。

3. 根除 Hp 感染的一线方案主要为以 PPI 为基础的方案和以铋剂为基础的方案两大类。

# 第二节　胃　炎

胃炎（gastritis）是胃黏膜对胃内各种刺激因素的炎症反应，生理性炎症是胃黏膜屏障的组成部分之一，但当炎症使胃黏膜屏障及胃腺结构受损，则可出现中上腹疼痛、消化不良、上消化道出血甚至癌变。根据常见的病理生理和临床表现，胃炎分为急性胃炎（acute gastritis）、慢性胃炎（chronic gastritis）和特殊类型胃炎。

急性胃炎也称糜烂性胃炎、出血性胃炎、急性胃黏膜病变。在胃镜下可见胃黏膜糜烂和出血。组织学上以胃黏膜急性炎症多见；但也有急性胃炎伴轻，或不伴炎症细胞浸润，仅以上皮和微血管的异常改变为主，称之为胃病（gastropathy）。

慢性胃炎胃黏膜呈非糜烂的炎症表现，如黏膜色泽不均、颗粒状增殖及黏膜皱襞异常等；组织学以显著炎症细胞浸润、上皮异常增殖、胃腺萎缩及瘢痕形成等为特点。病变轻者不需治疗，当有上皮增殖异常、胃腺萎缩时应积极治疗。

## 一、病因与发病机制

急性胃炎是由于过强的损害因素直接削弱了胃黏膜防御机制的某一或多种成分，即损伤因子和防御因子之间的平衡遭到破坏而导致的。引起急性胃炎的病因较多，目前已知的有以下几种：①药物，非甾体类抗炎药（NSAIDs）是引起急性胃炎最常见的药物，如阿司匹林、吲哚美辛，此外还有抗肿瘤药、洋地黄、氯化钾等；②十二指－胃反流、放射性或机械性引起的胃黏膜受损；③胃黏膜血液循环障碍，多见于老年患者，与动脉硬化、供血不足有关；④食物变质、粗糙和不良的饮食习惯；⑤应激因素、感染因素、化学物质的误服和过量的酒精也可引起急性胃炎。目前认为幽门螺旋杆菌感染是慢性胃炎主要的病因，机械性、温度、化学性、放射性、核生物性因子反复损伤胃黏膜可造成炎症持续不愈。由于部分患者的幽门括约肌功能不全而造成十二指肠内容物大量反流，减弱胃黏膜的屏障功能，使胃黏膜遭到消化液的作用，产生炎症、糜烂和出血等。另外慢性胃炎的病因还包括自身免疫因素、年龄、胃黏膜营养因子缺乏等。

## 二、临床表现

急性胃炎常有上腹痛、胀满、恶心、呕吐和食欲不振等；重症可有呕血、黑便、脱水、酸中毒或休克；轻症患者常无症状，仅在胃镜检查时发现。门静脉高压性胃病有门静脉高压或慢性肝病的症状和体征。

慢性胃炎进展缓慢，常反复发作，中年以上群体好发病，并有随年龄增长而发病率增加的趋势。大多数患者无明显症状，可表现为上腹不适、饱胀、钝痛、烧灼痛等，也可呈食欲不振、嗳气、泛酸、恶心等消化不良症状。体征不明显，有时上腹有轻压痛。恶性贫血者常有全身衰弱，伴厌食、体重减轻、贫血，但消化道症状较少见。

## 三、药物治疗

### （一）治疗原则

**1. 急性胃炎治疗** 包括去除病因，停用致病的药物，给予一般支持疗法；保护胃黏膜；合理饮食；对症治疗，纠正其引起病理的生理紊乱；一般不用抗生素，但由细菌引起，特别是伴有腹泻者，可口服小檗碱、吡哌酸、庆大霉素等。

**2. 慢性胃炎治疗** 大多成人胃黏膜均有非活动性、轻度慢性浅表性胃炎，可被视为生理性黏膜免疫反应，不需药物治疗。如慢性胃炎波及黏膜全层或呈活动性，出现癌前状态如肠上皮化生、假幽门腺化生、萎缩及不典型增生可给予短期或长期间歇治疗。

（1）消除和避免引起胃炎的有害因素 如戒除烟酒、避免服用对胃有刺激性的食物及药物等。

（2）根除幽门螺杆菌 根除幽门螺杆菌适用于下列幽门螺杆菌感染的慢性胃炎患者：①有明显异常的慢性胃炎（胃黏膜有糜烂、中至重度萎缩及肠化生、异型增生）；②有胃癌家族史；③伴糜烂性十二指肠炎；④消化不良症状经常规治疗疗效差者，对其他患者则可视具体情况而定。

（3）对症治疗 可用消化性溃疡章节介绍的药物适度抑制或中和胃酸，缓解症状，保护胃黏膜；恶性贫血患者需终生维生素 $B_{12}$ 治疗。

## （二）药物分类

主要包括抗 Hp 感染的药物和对症治疗药，如止吐药甲氧氯普胺（Metoclopramide）、解痉药山莨菪碱及止泻药地芬诺酯等。

## （三）药物选择

**1. 止吐药**  甲氧氯普胺为多巴胺 2（$D_2$）受体拮抗剂，同时还具有 5 - 羟色胺 4（5 - $HT_4$）受体激动效应，对 5 - $HT_3$ 受体有轻度抑制作用。可作用于延髓催吐化学感受区（CTZ）中多巴胺受体而提高 CTZ 的阈值，具有强大的中枢性镇吐作用。适用于急、慢性胃炎、胃下垂伴胃动力减退、功能性消化不良、各种原因引起的恶心呕吐等。5 ~ 10 mg，3 次/天。禁用于：嗜铬细胞瘤、癫痫、进行放疗或化疗的乳腺癌患者；胃肠道活动增强可导致危险的患者，如机械性肠梗阻、胃肠出血等。甲氧鲁普胺可通过血脑屏障导致精神和神经症状，如焦虑、烦躁和失眠，重者可出现锥体外系症状，一旦出现需立即停药。甲氧氯普胺与乙醇或中枢抑制药等同时并用，镇静作用均增强；与抗胆碱能药物和麻醉止痛药物合用有拮抗作用。

**2. 解痉药**  山莨菪碱为胆碱 M 受体阻断剂，能解除胃肠道平滑肌痉挛，发挥止痛作用。腹痛时可给予山莨菪碱 10 mg。本品毒性小，一般不良反应有口干、面红、轻度扩瞳、视近物模糊等，个别患者有心率加快及排尿困难等，多在 1 ~ 3 小时内消失。对肝、肾等实质性脏器损害小。长期使用产生蓄积中毒的情况较少。脑出血急性期及青光眼患者禁用。

**3. 止腹泻**  地芬诺酯为哌替啶衍生物，可直接作用于肠平滑肌，通过抑制肠黏膜感受器，消除局部黏膜的蠕动反射而减弱肠蠕动，同时可增加肠的节段性收缩，使肠内容物通过延迟，有利于肠内水分的吸收，显示较强的止泻作用。大剂量有镇静作用，产生欣快感。地芬诺酯 2.5 ~ 5 mg，3 ~ 4 次/天。由于地芬诺酯本身具有中枢神经系统抑制作用，故不宜与巴比妥类、阿片类、水合氯醛或其他中枢抑制药合用；与呋喃妥因合用，可使后者的吸收加倍。胃炎引起的腹泻一般不使用抗菌药物，但由细菌引起，特别是伴有腹泻者，可口服小檗碱、诺氟沙星、庆大霉素等。

**4. 消除幽门螺旋杆菌感染的药物**  Hp 感染与慢性胃炎尤其是活动性胃炎的关系密切，Hp 对多种抗菌药物敏感，包括甲硝唑、呋喃唑酮、阿莫西林等。单一用药容易引起 Hp 耐药。常用的联合方案有：1 种 PPI + 2 种抗 Hp 感染药或 1 种铋剂 + 2 种抗 Hp 感染药，疗程 7 ~ 14 天。具体见本章第一节消化性溃疡。

**5. 其他**  缺铁性贫血者可补充铁剂，有恶性贫血者需终身使用维生素 $B_{12}$。有些研究发现慢性萎缩性胃炎患者血清中微量元素锌、硒等含量降低，可适当补充。

---

## ┌ 本 节 小 结 ┐

1. 胃炎包括急性胃炎和慢性胃炎。急性胃炎是指各种原因引起的胃黏膜急性炎症，其病变深度大多局限于黏膜层。慢性胃炎是指各种原因引起的胃黏膜慢性炎症。

2. 急慢性胃炎治疗以去除病因和对症治疗为主。包括消除和避免引起胃炎的有害因素如戒除烟酒、避免服用对胃有刺激性的食物及药物等。对幽门螺旋杆菌相关性慢性胃炎需进行根除 Hp 的治疗。对症治疗可用消化性溃疡章节介绍的药物适度抑制或中和胃酸，缓解症状，保护胃黏膜；慢性胃炎伴恶性贫血患者需终生 $B_{12}$ 注射治疗。

# 第三节　炎症性肠病

**案例 8-2：**

患者女，53 岁，2 年前无明显诱因出现腹痛、腹泻，多为黏液便，偶带血，3~4 次/天。病初服用"诺氟沙星、泻立停"症状可缓解，后再服用上述药物效果则不佳，大便每天 10 余次。当地医院肠镜检查提示：溃疡性结肠炎（左半结肠型），活检病理证实溃疡性结肠炎。给予口服柳氮磺吡啶片剂、泼尼松 40mg/d 等治疗。当泼尼松减至 15mg/d 时上述症状再次加重，于当地医院按溃疡性结肠炎给予巴柳氮钠胶囊治疗 2 周，排解脓血便 4~5 次/日，腹痛明显。肠镜检查：溃疡性结肠炎（左半结肠），血常规正常，血沉 28mm/h。查体：体重 50kg，左下腹压痛（+），其余体征（-）。

诊断：激素依赖型溃疡性结肠炎（慢性复发型、中度、左半结肠、活动期）。

问题：如何评价给药方案？

炎症性肠病（inflammatory bowel disease，IBD）是一种病因尚不十分清楚的慢性非特异性肠道炎症性疾病，包括溃疡性结肠炎（ulcerative colitis，UC）和克罗恩病（Crohn disease，CD）。溃疡性结肠炎是发生于结肠的一种弥漫性、连续性、浅表且局限于黏膜层的炎症，常见于直肠和乙状结肠。克罗恩病为一种慢性肉芽肿性炎症，多见于末端回肠和邻近结肠，但从口腔至肛门各消化道均可受累，呈阶段性或跳跃式分布。这两种疾病在病因、发病机制、流行病学等方面均有一些共同点，两者是同一疾病的不同亚类，组织损伤的基本病理过程相似，但可能由于致病因素不同，导致其组织损伤的表现不同。

炎症性肠病的发病率有明显的地域及种族差异，以北美、北欧最高，亚洲较低。我国尚无流行病学的研究报道，但溃疡性结肠炎病情较轻，较北美少见；克罗恩病相对较少见，发病的高峰年龄为 15~25 岁，男女发病率无明显差异，亦可见于儿童或老年。

## 一、病因与发病机制

### （一）免疫反应

由于本病常并发关节炎、结节性红斑等自身免疫性疾病，用肾上腺皮质激素或其他免疫抑制药物治疗有一定疗效。许多患者血清中可检测出自身抗体和循环免疫复合物，阳性率达 60%~85%，提示该病可能与自身免疫有关。其发病机制可能为：回肠末端及结肠的细菌产物慢性刺激黏膜免疫系统，引起肠道免疫炎症反应过度亢进，使黏膜细胞破损，内毒素容易吸收，局部炎症细胞浸润，细胞因子释放，从而形成炎症和溃疡。

### （二）遗传因素

以下证据表明遗传因素在炎症性肠病的发病中起一定的作用。发病的种族差异如白人 > 黑人 > 黄种人；宗教差异如犹太人 > 非犹太人；近亲 > 远亲；同卵双生 > 异卵双生（克罗恩病＞溃疡性结肠炎）；父母同患病者子女发病率增加。

### （三）感染

由于炎性肠病的临床表现与很多肠道感染性疾病相似，因而认为本病可能与感染有关，但至今尚未找到一种特异的、单纯的微生物感染因子与炎症性肠病有明确的关系或可引起该病。

### （四）环境因素

高糖饮食、人造奶油、长期口服泻药等诱因可能参与致病。可以肯定的是吸烟与克罗恩病恶化有关，相反吸烟对溃疡性结肠炎可能有保护作用。

### （五）精神因素

大脑皮质活动障碍使肠道运动功能亢进，肠血管平滑肌痉挛，组织缺血，毛细血管通透性增加导致结肠黏膜炎症、糜烂和溃疡。

炎性肠病的发生在于炎性递质和保护因素的失衡。近年来研究表明，肠黏膜细胞、炎症介质及免疫反应异常都是炎症性肠病发病机制中的关键因素。某些遗传易感的个体，由于感染因子、毒素等启动因子作用，导致了黏膜免疫紊乱而引起组织损伤并发生疾病。

一般来说，无论是溃疡性结肠炎还是克罗恩病，免疫调节失衡均起主要作用，感染在克罗恩病中的作用可能较在溃疡性结肠炎中为大。

## 二、临床表现

### （一）症状和体征

#### 1. 消化系统表现

（1）腹泻　是炎症性肠病的常见症状，轻者每日 2～4 次，严重者可达 10 次以上。可为软便、糊状便、稀水样便、黏液便或血便等；病变在左半结肠，尤其是直肠乙状结肠多有黏液脓血便及里急后重感。有黏液血便往往表示疾病有活动。

（2）腹痛　溃疡性结肠炎腹痛多在左下腹或下腹部，而克罗恩病多在脐周或右下腹，常为隐痛或阵发性痉挛性绞痛，多为间歇性发作。便后疼痛可缓解，严重者腹痛持续存在。

（3）腹部包块　约 1/3 的克罗恩病患者出现腹块，以右下腹和脐周多见，多因粘连而较固定。肠粘连、肠壁和肠系膜增厚、肠系膜淋巴结肿大、内瘘形成和腹内脓肿均可引起腹部包块，易与腹腔结核和肿瘤等相混淆。

（4）瘘管形成　是克罗恩病临床特征之一，可为内瘘或外瘘，而溃疡性结肠炎则罕有瘘管形成。

#### 2. 全身表现

（1）发热　约 1/3 患者可有中等程度热或低热，呈间歇性；急性重症者或伴有化脓性并发症时，可出现高热、畏寒等毒血症状。

（2）营养及代谢障碍　因肠道吸收障碍和消耗过多，常有体重减轻，电解质紊乱，低蛋白血症，贫血等症状。

（3）肠外表现　皮肤和黏膜表现以坏疽性脓皮病、结节性红斑为常见。黏膜病变主要位于口腔，包括阿弗他溃疡、牙龈炎、口面部肉芽肿病、肉芽肿性腮腺炎等，其中以阿弗他溃疡最常见。循环系统表现包括血栓形成、血栓栓塞性病变、心肌炎、心内膜炎等。

### （二）分型

根据病变范围，溃疡性结肠炎可分为：直肠炎、左半结肠炎以及广泛性结肠炎。根据病情活动性分型可分为：初发型、急性爆发型、慢性复发型、慢性持续型；根据症状和实验室检查，溃疡性结肠炎可分为：活动期和缓解期，活动期的疾病严重程度分轻、中、重度。轻度：最常见，起病缓慢，大便每日 4 次以下，便血轻或无，无发热、脉搏增快或贫血，血沉正常。重度：起病急骤，腹泻每日 6 次以上，明显黏液血便，体温 > 37.8℃，脉搏 > 90 次/分，血红蛋白 < 105g/L，血沉 > 30mm/h。中度介于轻、重度之间。

克罗恩病病变范围参考影像学和内镜检查结果确定，可发生在小肠、结肠、回结肠及其他部位；根据病情严重度可分为轻度、中度及重度。轻度指无全身症状、无腹部压痛、无包块及梗阻者；重度指有明显腹痛、腹泻、全身症状及并发症者；中度介于两者之间。

临床分型对指导治疗和判断预后有一定意义，轻型一般死亡率为零，中型对皮质激素或柳氮磺胺吡啶治疗效果好，重型内科治疗效果不好，死亡率较高。

## 三、药物治疗

### （一）治疗原则

炎性肠病的治疗目标在于控制急性炎症的发作，缓解或消除症状，预防复发，防止并发症发生，改善患者的生活质量。

**1. 一般治疗**　急性发作期或病情严重时均应卧床休息，病情较轻的患者也应适当休息，注意劳逸结合；精神过度紧张者可适当给予镇静剂。所有的克罗恩病患者必须强调戒烟。食用富含营养、少渣、易消化的食物，避免食用牛奶和乳制品。注意多种维生素、叶酸和矿物质的补充，同时要纠正低蛋白血症，必要时禁食给予静脉高营养。

**2. 对症治疗**　腹泻等可采用乳酸菌素、双八面蒙脱石（Dioctahedral Smectite）等治疗，一般不用复方地芬诺酯（Compound Diphenoxylate）等止泻药，对于长期腹泻和严重病例应适当补充水和电解质；腹痛可用阿托品、匹维溴铵（Pinaverium Bromide），中毒性巨结肠不宜用阿托品；尽量避免用麻醉剂止痛。对有明显贫血的患者则应输血。

由于炎性肠病的病因未明，目前药物治疗仍主要是调节免疫和阻断炎症反应进行。治疗前，应对病情进行综合评估，包括病变累及范围、部位，病程长短，疾病严重程度及全身情况，根据病情制定个体化、综合化的治疗方案。

### （二）药物分类

**1. 氨基水杨酸制剂**　临床上常用的有柳氮磺胺吡啶和 5 - 氨基水杨酸（5 - ASA）。

**2. 肾上腺皮质激素**　包括氢化可的松和地塞米松等。适用于对氨基水杨酸制剂疗效不佳的轻、中型患者，尤其对重症和暴发型溃疡性结肠炎和克罗恩病病情活动性强时应作为首选药物。

**3. 免疫抑制剂**　常用药物有硫唑嘌呤（AZA）、6 - 巯基嘌呤（6 - MP）、甲氨蝶呤和环孢素。免疫抑制剂主要用于克罗恩病的治疗，也用于顽固性即用水杨酸制剂和肾上腺皮质激素无效的溃疡性结肠炎的治疗。

**4. 生物制剂**　适用于对传统药物如皮质激素、免疫抑制剂治疗无效的顽固性克罗恩病。英夫利昔（Infliximab）、阿达木（Adalimumab）和赛妥珠（Certolizumab）是抗肿瘤坏死因子（TNF - α）的单克隆抗体，多用于常规保守治疗无效的中、重度溃疡性结肠炎和克罗恩病以及有活动性瘘管形成的克罗恩病患者。

**5. 抗菌药物**　主要用于重症或有中毒性巨结肠的溃疡性结肠炎或克罗恩病，特别有高热及腹膜刺激征时。甲硝唑和环丙沙星是最常用的一线治疗抗菌药物，其他可选用的抗菌药物有氨基糖苷类、第三代头孢菌素类和喹诺酮类。

**6. 微生态制剂**　考虑到肠道菌群失调和肠腔内抗原刺激是炎症性肠病触发和复发的重要原因，应用微生态制剂改善肠道微环境，恢复机体正常菌群，下调免疫反应，可以达到控制肠道炎症及维持缓解的目的。

### （三）药物选择

对于炎性肠病治疗方案的选择主要取决于病变的范围及病情的严重程度。无论是急性发作期还是缓解期的维持治疗，溃疡性结肠炎和克罗恩病均有一定的差异。

**1. 溃疡性结肠炎的治疗**

（1）诱导缓解　临床上常用的有柳氮磺胺吡啶和5-氨基水杨酸（5-ASA）。柳氮磺胺吡啶（Sulfasalazine，SASP）口服后被结肠内细菌裂解为5-氨基水杨酸（5-ASA）和磺胺吡啶（SP），前者被认为是产生疗效的主要有效成分，其可与肠壁结缔组织络合后较长时间停留在肠壁组织中起到抗菌消炎和免疫抑制作用。后者有弱的抗菌作用，磺胺吡啶及其代谢产物可大部分被吸收，经肝脏代谢，由肾脏排出。SASP适用于轻、中型患者或重型经糖皮质激素治疗已有缓解者。

①轻度溃疡性结肠炎　选用SASP，3~4g/d，也可选用相当剂量的5-ASA制剂，如美沙拉嗪1g，4次/天。对氨基水杨酸制剂治疗无效者，特别是病变较广泛者，可改用口服激素。5-ASA新型制剂疗效与SASP相近，不良反应与SASP类似，但发生率和严重程度明显降低。柳氮磺吡啶长期使用可引起恶心、呕吐、皮疹、白细胞减少等不良反应。柳氮磺吡啶与抗凝药、苯妥英钠、甲氨蝶呤等联用时，作用延长，毒性增加，要注意调整用量；与洋地黄苷类或叶酸联用时，后者的吸收减少，血药浓度降低，因此须随时观察洋地黄苷类的作用与疗效。

②中度溃疡性结肠炎　可用上述剂量5-ASA制剂治疗。反应不佳者尤其是病变较广泛者，应及时改用糖皮质激素，常用泼尼松30~40mg/d，分次口服，用药10~14天，病情稳定后逐渐减量至停用。

③重度溃疡性结肠炎　一开始应使用较大剂量的激素，具有抗炎、抗毒、抗休克和免疫抑制等多种药理作用，尚未使用过口服糖皮质激素者可口服泼尼松40~66mg/d，观察7~14天。已使用过口服激素者，静脉滴注甲基泼尼松龙每日48mg，或氢化可的松300~400mg/d，疗程一般10~14天，病情控制后改为口服泼尼松40mg/d，而后逐渐减量至停药，疗程半年。如大剂量激素治疗7~10天无效，可考虑使用环孢素[2~4mg/(kg·d)]，持续静脉滴注。环孢素为新型的T淋巴细胞调节剂，能特异性地抑制辅助T淋巴细胞的活性，亦能抑制单核、吞噬细胞所分泌的白细胞介素-1。在明显抑制宿主细胞免疫的同时，对体液免疫亦有抑制作用，持续静脉滴注，用药期间严密监测血药浓度，维持血药浓度于每毫升300~400ng水平。环孢素较常见不良反应有胃肠道反应；牙龈增生伴出血、疼痛；约1/3用药者有肾毒性，可出现血清肌酐、尿素氮增高。环孢素与吲哚美辛等非甾体消炎镇痛药合用时，可使发生肾功能衰竭的危险性增加；与肾上腺皮质激素、硫唑嘌呤等免疫抑制剂合用时，可能会增加引起感染和淋巴增生性疾病的危险性。也可选用英夫利昔治疗，可与多种免疫反应细胞中TNF-α结合，抑制炎症反应，促进炎性细胞凋亡，发挥抗炎作用。一般在第0、2、6周每次静脉注射5~10mg/kg，此后每8周注射1次。常见不良反应有：输液反应、诱发和加重感染、诱发自身免疫、增加恶性肿瘤风险、脱髓鞘疾病和神经系统疾病、心功能衰竭等。因此英夫利昔禁用于活动性感染、结核病、中重度充血性心功能衰竭、脱髓鞘疾病及恶性肿瘤患者。

④激素依赖型溃疡性结肠炎　是指激素开始治疗3个月内用量减少至相当于泼尼松10mg/d时疾病经常活动或激素停用3个月内复发的病例。对于慢性活动性或激素依赖型溃疡性结肠

炎患者，免疫抑制剂往往有效，常用药物有硫唑嘌呤（AZA）、6-巯基嘌呤（6-MP）。长期治疗有效率约60%~70%；AZA和6-MP可交替使用，开始剂量为50mg/d，逐渐增至最大量［AZA 2.5mg/（kg·d），6-MP 1.5~2mg/（kg·d）］；该类药物发挥作用的时间在3~6周，最大作用在3个月，治疗时间一般不超过1~2年；加用后可逐渐减少皮质激素的用量至停药。硫唑嘌呤不良反应可表现为血小板减少、恶心、呕吐、皮疹等，且有强力致畸作用，可致畸胎，孕妇禁用。当别嘌呤醇，氧嘌呤醇和（或）硫嘌呤醇与6-巯基嘌呤或硫唑嘌呤联用时，6-巯基唑嘌呤和硫唑嘌呤的剂量应减至原剂量的1/4。

总之，轻、中度溃疡性结肠炎患者选用SASP或5-ASA治疗，如有磺胺过敏或SASP有毒副作用者则应选用5-ASA；疗效不佳者改为口服糖皮质激素。位于左半结肠患者，可给予5-ASA或激素灌肠治疗，病变广泛累及全结肠亦可一开始给予口服激素治疗；重症患者常先静脉使用激素后改口服，足量治疗7~10天症状无改善需考虑环孢素静滴或手术治疗。激素疗效不佳或激素依赖的慢性持续型患者，加用免疫抑制剂如AZA或英夫利昔治疗；病史超过10年者，癌变机会较多，因而倾向于手术治疗。溃疡合并穿孔、癌变是手术指征。

（2）维持缓解　除初次轻度发作或病变局限，且经初始治疗获得完全缓解的患者外，推荐所有患者接受维持治疗，尤其是左半结肠或广泛性溃疡性结肠炎和一年复发一次以上的远段结肠炎患者。缓解期患者以SASP或5-ASA制剂维持治疗为主，用原诱导缓解剂量的全量或半量。口服SASP 2g/d对维持缓解有效，但其副作用较大；推荐美沙拉嗪1~2g/d作为一线维持治疗；局部美沙拉嗪1g/d可用于远段结肠炎患者。口服联合局部应用美沙拉嗪优于单一治疗。激素不推荐用于维持治疗。

维持治疗时间尚无定论。2012年中华医学会消化病学分会炎症性肠病学组推荐氨基水杨酸制剂维持治疗的疗程为3~5年或更长。对硫嘌呤类药物及英夫利昔维持治疗的疗程未有共识，视患者具体情况而定。英国胃肠病学会炎症性肠病组推荐所有患者终生维持治疗，因为维持治疗可降低结直肠癌的危险性，对不愿服药且已缓解两年的远段结肠炎患者可以停药。

**2. 克罗恩病的治疗**　克罗恩病的治疗目标是诱导缓解和维持治疗，防止并发症，改善生存质量。

（1）活动期的治疗　轻度克罗恩病的发病部位在结肠时，可以用SASP 4~6g/d或5-ASA制剂4g/d，分3~4次服用。病变局限在回肠末段、回盲部或升结肠者，可选肾上腺皮质激素类的布地奈德治疗。对上述治疗无效的轻度活动性克罗恩病患者按中度处理。

糖皮质激素为中度克罗恩病的首选治疗药物，常用泼尼松40~60mg/d，分次口服，10~14天，病情稳定后逐渐减量至停用。当激素无效或激素依赖时加用硫嘌呤类药物或甲氨蝶呤，有研究证明这类免疫抑制剂对诱导活动性克罗恩病缓解与激素有协同作用，但起效慢（硫唑嘌呤用药12~16周后达最大疗效），因此其作用主要是在激素诱导症状缓解后，继续维持撤离激素的缓解。甲氨蝶呤的不良反应包括恶心、呕吐、白细胞和血小板减少，脱发、皮疹；大剂量应用时，可出现血尿、蛋白尿、氮质血症甚至尿毒症。

重度克罗恩病应口服泼尼松0.75mg/（kg·d）进行治疗，临床症状缓解后逐渐减量直至停药。可在激素治疗无效时使用英夫利昔诱导缓解有效，单剂量静脉注射英夫利昔5mg/kg，到第4周时，临床有效率为81%。合并感染者应给予广谱抗菌药物或环丙沙星和（或）甲硝唑。

所有重症患者均应考虑营养支持治疗，可选择要素饮食作为辅助治疗，严重营养缺乏者应采用全胃肠外营养（TPN），有脱水表现者应补充水和电解质，如有贫血或活动性出血应输血治疗。有肠梗阻者应予肠道休息及胃肠外营养支持，并根据临床过程及物理检查做出判断

（炎性狭窄、纤维缩窄或粘连所致），根据不同的病因进行相应治疗，必要时可考虑手术治疗。

慢性活动型或激素依赖型克罗恩病，如不能立即手术，应考虑免疫抑制剂治疗，AZA 或 6－MP 往往是一线选择药物，特别适用于有瘘管的患者，其中以肛瘘、腹壁瘘效果最佳，对克罗恩病手术患者早期使用可预防术后复发。加用此类药物后可逐渐减少皮质激素的用量至停药；一般 3~6 周起效，然后以治疗剂量 ［AZA 1.5~2.5mg/（kg·d），6－MP 0.75~1.5mg/（kg·d）］ 长期维持治疗，一般不超过 1~2 年；用药期间注意监测血常规和肝功能，转氨酶轻度升高，可减量继续用药；出现严重黄疸，立即停药。甲氨蝶呤 25mg/w，肌注，8 周后改为 10~15mg/w，口服；或环孢素 5~7.5mg/（kg·d），口服；疗程都为 1 年，对慢性活动性病变有效。也可选用英夫利昔，一般在第 0、2、6 周每次静脉注射 5~10mg/kg，此后每 8 周注射 1 次；若无效，可增加至 10mg/kg，每 4 周注射 1 次，若仍无效，则建议换药。

（2）维持治疗　不推荐激素用于维持治疗。主张使用 5－ASA 或免疫抑制剂维持治疗。5－ASA 副作用小，但疗效有限。AZA 是激素诱导缓解后用于维持缓解最常用的药物，能有效维持撤离激素的临床缓解或在维持症状缓解下减少激素用量。AZA 每天 1.5~2.5mg/kg 可有效维持缓解，不能耐受者可试换用 6－MP；AZA 和 6－MP 无效或不耐受时，可肌肉注射 MTX（15~25mg/w）。对初始治疗 12 周有应答的患者，用英夫利昔 5~10mg/kg，每 8 周注射 1 次，可用至 44 周，维持缓解有效，但价格昂贵。

（3）特殊类型克罗恩病治疗　口腔病变常与肠道病变共存，针对肠道病变进行治疗有效。含氢化可的松或硫糖铝的凝胶局部用药可取得较好疗效。病变累及胃、十二指肠的患者，可用质子泵抑制剂、组胺 $H_2$ 受体拮抗药、硫糖铝等能使症状部分或完全缓解。泼尼松 40~60mg/d，可用于大多数中至重度患者，治疗反应常出现于用药 2 周内。AZA 或 6－MP 可用于激素无效或依赖患者。肛周出现急性化脓性感染、肛周或直肠旁脓肿时，应进行外科引流，也可根据情况加用挂线治疗，非化脓性慢性瘘管应以抗菌药、免疫抑制剂或英夫利昔等内科治疗为主。

克罗恩病在我国发病率远低于溃疡性结肠炎，两者在治疗上有不少相似之处，但克罗恩病较溃疡性结肠炎难以缓解，并发症较多，在治疗上免疫抑制剂的应用及手术机会较溃疡性结肠炎多。在治疗过程中应根据患者个体对药物治疗的反应及药物的耐受情况，及时调整合适的治疗方案。

### 案例解析

**案例 8－2 解析：**

该患者已有柳氮磺吡啶和激素的用药史，激素减量后复发，提示可能已经产生激素抵抗或依赖，再次给予泼尼松未能取得更好的疗效；对于既往使用过激素的患者，应使用糖皮质激素（GCS）静脉给药，快速诱导缓解；本患者出现激素依赖，可能需要硫唑嘌呤（AZA）2~4mg/d 维持治疗。

给药方案：氢化可的松注射液 300mg　qd　ivgtt。

硫唑嘌呤片 100mg（50kg×2mg/kg）qd

患者经氢化可的松全身给药 7 日后患者脓血便情况得到控制，AZA 维持治疗症状控制良好。

## ┌本 节 小 结┐

1. 炎症性肠病主要包括溃疡性结肠炎和克罗恩病。

2. 炎症性肠病的确切病因和发病机制尚不清楚，肠黏膜细胞、炎症介质及免疫反应异常都是炎症性肠病发病机制中的关键因素。

3. 药物治疗主要是通过调节免疫反应和阻断炎症反应进行的。常用的药物有氨基水杨酸制剂、肾上腺皮质激素、免疫抑制剂、生物制剂、抗生素和微生物制剂等。

# 第四节　肝硬化

## 案例解析

**案例 8－3**

患者男性，63 岁，因腹胀、尿少、腹泻 3 天入院。患者既往有乙肝病史 15 年，确诊乙肝后肝硬化 10 年，发现腹水 2 年。既往无肾病史。体格检查：神志清楚，精神差，面色灰暗，皮肤巩膜黄染，全腹软，腹部膨隆，腹壁静脉曲张，可见蜘蛛痣和肝掌，肝肋下未及，脾肋下 2cm，质中，无压痛，腹部移动性浊音（＋＋），双下肢中度浮肿。辅助检查：白蛋白 23g/L，球蛋白 41g/L，总胆红素 271μmol/L，直接胆红素181.3μmol/L，电解质、肾功能正常。腹部 B 超示：肝硬化，大量腹水。

问题：针对肝硬化的腹水如何选择用药治疗？

肝硬化（hepatic cirrhosis）是由一种或多种原因引起的、以肝组织弥漫性纤维化、假小叶和再生结节为组织学特征的进行性慢性肝病。早期无明显症状，后期因肝脏变形硬化、肝小叶结构和血液循环途径显著改变，临床以门静脉高压和肝功能减退为特征，常并发上消化道出血、肝性脑病、继发感染等而死亡。欧美以酒精性肝硬化为主，我国以病毒性肝炎引起的肝硬化多见，其次为血吸虫病肝纤维化，酒精性肝硬化亦逐年增加。研究证实，2 种病因先后或同时作用于肝脏更易产生肝硬化，如血吸虫病或长期大量饮酒者合并乙型病毒性肝炎等。

## 一、病因与发病机制

在我国以病毒性肝炎所致的肝硬化为最多见。肝硬化的发病机制主要包括病毒性肝炎、乙醇中毒、胆汁淤积、循环障碍、工业毒物和药物（如四氯化碳、砷、异烟肼等）、代谢障碍、营养障碍、寄生虫感染以及一些原因不明的隐源性肝硬化。上述病因导致肝小叶纤维支架塌陷，纤维束和纤维间隔包绕再生结节或将残留肝小叶重新分割，改建成为假小叶，造成肝内血循环紊乱，血管床缩小、闭塞或扭曲，血管受压，出现交通吻合支等，形成门静脉高压症，促进肝硬化病变进一步发展。

## 二、临床表现

肝硬化的起病和病程发展一般较缓慢，可隐伏十年以上。也有少数患者 3～6 个月便可发展成肝硬化。其临床表现可分为肝功能代偿期与失代偿期。

### （一）代偿期

大部分患者无症状或症状较轻，常缺乏特异性，以疲倦、乏力、恶心、腹部胀气、食欲减退及消化不良为主。多呈间歇性，常于劳累、精神紧张或伴有其他疾病时出现，休息及服用助消化药可缓解。肝脏是否肿大取决于不同类型的肝硬化，脾脏因门静脉高压常有轻、中度肿大。肝功能检查结果可正常或轻度异常。

### （二）失代偿期

症状较明显，主要为肝功能减退和门静脉高压所致的临床表现。

**1. 肝功能减退**

（1）消化吸收不良　食欲减退、恶心、厌食、腹胀，进食后加重，荤食后易泻，多与门静脉高压时胃肠道淤血水肿、消化吸收障碍和肠道菌群失调等有关。

（2）营养不良　一般情况较差，消瘦乏力，精神不振，面色灰暗黝黑，皮肤干枯或水肿，亦可因衰弱卧床。

（3）黄疸　皮肤、巩膜黄染，尿色深，肝功能衰竭时，黄疸持续加重，多系肝细胞性黄疸。

（4）出血和贫血　常有鼻衄、牙龈出血、皮肤瘀斑和消化道出血等，与肝合成凝血因子减少、脾功能亢进和毛细血管脆性增加有关。

（5）内分泌失调　肝脏是多种激素转化、降解的重要器官，但激素并不是简单被动地在肝内被代谢降解，其本身或代谢产物均参与肝脏疾病的发生、发展过程。如男性患者常有性欲减退、睾丸萎缩及乳房发育等；女性患者有月经不调、闭经、不孕；醛固酮增多使钠重吸收增加；抗利尿激素增多使水的吸收增加，引起尿量减少和浮肿等。

（6）不规则低热　肝脏对致热因子等灭活降低，还可由继发性感染所致。

（7）低蛋白血症　患者常有下肢水肿及腹水。

**2. 门静脉高压**

（1）腹水　是肝功能减退和门静脉高压的共同结果，是肝硬化失代偿期最突出的临床表现。腹水出现时常有腹胀，大量腹水使腹部膨隆、状如蛙腹，甚至促进脐疝等腹疝形成。大量腹水可使横膈抬高或运动受限，患者出现呼吸困难和心悸。

（2）门－腔侧支循环开放　持续门静脉高压，机体代偿性脾功能亢进，出现肝内、外分流。肝内分流是纤维隔中的门静脉与肝静脉之间形成的交通支，使门静脉血液绕过肝小叶，通过交通支进入肝静脉；肝外分流主要与肝外门静脉的血管新生有关，也可使平时闭合的门－腔静脉系统间的交通支重新开放，与腔静脉系统间形成侧支循环，使部分门静脉血流由此进入腔静脉，回流入心脏。

（3）脾功能亢进及脾大　脾大是肝硬化门静脉高压较早出现的体征。脾脏大小、活动度、质地与病程病因相关。如大结节性肝硬化者比小结节性肝硬化者脾大明显，血吸虫性肝硬化者比酒精性肝硬化者脾大更为突出。

### （三）并发症

肝硬化往往因并发症而死亡。主要并发症包括上消化道出血、肝性脑病、感染、肝肾综合征、电解质和酸碱平衡紊乱、肝肺综合征、原发性肝癌等。其中上消化道出血为本病最常见的并发症。肝性脑病是肝硬化最常见的死亡原因。

## 三、药物治疗

### （一）治疗原则

本病尚无特效治疗，现有的治疗方法尚不能逆转已发生的肝硬化，对于失代偿期患者，治疗旨在延缓肝功能失代偿、预防肝细胞肝癌；对于失代偿期患者，以改善肝功能、治疗并发症、延缓或减少对肝移植需求为目标。

**1. 保护或改善肝功能**

（1）去除或减轻病因　对 HBV 肝硬化失代偿者，无论 ALT 水平如何，当 HBV DNA 阳性时，均应给予抗 HBV 治疗；抗 HVC 治疗适用于肝功能代偿的肝硬化。

（2）慎用损伤肝脏的药物　避免不必要、疗效不明确的药物，减轻肝脏代谢负担。

（3）维护肠内营养　肝硬化时若碳水化合物供能不足，机体将消耗蛋白质供能，加重肝脏代谢负担。肠内营养是机体获得能量的最好方式，对于肝功能的维护、防止肠源性感染十分重要。只要肠道尚可，鼓励肠内营养，减少肠外营养。

（4）保护肝细胞　保护肝细胞药虽有一定药理学基础，但普遍缺乏循证医学证据，过多使用可加重肝脏负担。

**2. 门静脉高压症状及其并发症治疗**　可采用限制钠水摄入、利尿、排放腹水加输注白蛋白、经颈静脉肝内门腔分流术等措施。

**3. 其他并发症治疗**　如对胆石症、感染、门静脉血栓形成、肝肾综合征、肝肺综合征等的治疗。

**4. 手术**　包括治疗门静脉高压的各种分流、断流及限流术。肝移植是对终末期肝硬化治疗的最佳选择，掌握手术时机及尽可能充分做好术前准备可提高手术存活率。

**5. 患者教育**　包括休息、严格禁酒、不服用疗效不确切的药物、了解自己肝硬化的病因，坚持服用针对病因的药物等。

### （二）药物分类

目前临床上常用的药物有：①控制炎症和抗纤维化药：秋水仙碱。②保护肝细胞药：水飞蓟宾，葡醛内酯（肝泰乐），维丙胺，肌苷。③利尿剂：螺内酯，呋塞米。④促进氨代谢的药：支链氨基酸，乳果糖，谷氨酸，精氨酸。⑤收缩血管药：特利加压素。⑥抗菌药：头孢曲松钠，新霉素，甲硝唑。⑦抑酸剂：奥美拉唑。⑧降低门静脉压力药物：普萘洛尔。⑨扩容药物：右旋糖酐。⑩生长抑素类似物：奥曲肽。

### （三）药物选择

**1. 补充各种维生素**　维生素 C、E 及 B 族维生素有改善肝细胞代谢，防止脂肪性变和保护肝细胞的作用，亦可服用酵母片。酌情补充维生素 K、$B_{12}$ 和叶酸。

**2. 保护肝细胞的药物**

（1）葡醛内酯　进入机体后可与含有羟基或羧基的毒物结合，形成低毒或无毒结合物由尿排出，有保护肝脏及解毒作用。另外，葡萄糖醛酸可使肝糖原含量增加，脂肪储量减少。葡醛内酯 $0.1 \sim 0.2g$，3 次/天，儿童减半。肌注或静注 $0.1 \sim 0.2g$，$1 \sim 2$ 次/天。

（2）维丙胺　为维生素 C 的衍生物，对肝细胞有解毒和保护作用，能降低 ALT，促进肝细胞功能恢复。此外，还有降血脂作用。维丙胺口服 $50 \sim 75mg$，3 次/天，肌注 $80 \sim 160mg$，1 次/天，$15 \sim 30$ 天为 1 个疗程。主要不良反应偶有恶心、头晕及血压下降。用药期间应注意血压变化，低血压者禁用。

（3）秋水仙碱　控制炎症和抗纤维化作用主要是通过以下环节：①和中性粒细胞微管蛋白的亚单位结合而改变细胞膜功能，包括抑制中性白细胞的趋化、黏附和吞噬作用；②抑制局部细胞产生白介素 $-6$ 等；③抑制磷脂酶 $A_2$，减少单核细胞和中性白细胞释放前列腺素和白三烯。秋水仙碱 $1mg$，2 次/天，每周服药 5 天。秋水仙碱有剧毒，常见不良反应有恶心、呕吐、腹泻、腹痛，胃肠反应是严重中毒的前驱症状，症状出现时即行停药，肾脏损害可见血尿、少尿、对骨髓有直接抑制作用、引起粒细胞缺乏、再生障碍性贫血。秋水仙碱可导致可逆性的维生素 $B_{12}$ 吸收不良和中枢神经系统抑制药增效。

**3. 腹水的药物治疗**　腹水治疗的基本措施包括限制水钠的摄入，每日进水量约 1000ml 左右，如有显著低钠血症，则应限制在 500ml 以内。钠应限制在每日 $10 \sim 20mmol$（相当氯化钠 $0.6 \sim 1.2g$）。利尿剂使用原则为联合、间歇、交替用药。剂量不宜过大，利尿速度不宜过猛，以免诱发肝性昏迷及肝肾综合征等严重副作用。

利尿剂有保钾与排钾利尿剂两种，螺内酯结构与醛固酮相似，为醛固酮的竞争性抑制剂，作用于远曲小管和集合管，阻断 $Na^+ - K^+$ 和 $Na^+ - H^+$ 交换，结果 $Na^+$、$Cl^-$ 和水排泄增多，$K^+$、$Mg^{2+}$ 和 $H^+$ 排泄减少，对 $Ca^{2+}$ 和 $P^{3-}$ 的作用不定。由于仅作用于远曲小管和集合管，对肾小管其他各段无作用，故利尿作用较弱。螺内酯与肾上腺皮质激素、吲哚美辛、甘珀酸钠或甘草类制剂合用能降低其利尿作用；而多巴胺可加强其利尿作用。原则上应先用保钾利尿剂螺内酯 $20mg$，3 次/天，$3 \sim 5$ 天后若利尿不显著可加至 $40mg$，3 次/天；或用氨苯喋啶 $50mg$，3 次/天。以上治疗效果不好时，应加用排钾利尿剂呋塞米 $20 \sim 40mg$，3 次/天；或氢氯噻嗪 $25 \sim 50mg$，3 次/天。利尿时应注意补钾。对无肢体水肿的腹水患者，因利尿体重下降每日不宜超过 300g，或每周不超过 2kg 左右。在联合用药时，利尿作用逐渐减弱，可停用数日，以期恢复血容量，然后再继续使用或换用另一组利尿剂。在利尿治疗过程中，应观察水、电解质及酸碱平衡，并及时予以补充纠正。每周定期、小量、多次静脉输注新鲜血液、血浆或蛋白对促进腹水的消退，均有很大的帮助。

**4. 并发症的药物治疗**

（1）上消化道出血的治疗

①质子泵抑制剂：上消化道出血的治疗除输血补液外，还应使用抗酸剂抑制胃酸分泌，如奥美拉唑为胃壁细胞质子泵抑制剂，能特异性地抑制壁细胞顶端膜构成的分泌性微管和胞质内的管状泡上的 $H^+$，$K^+ - ATP$ 酶，从而有效地抑制胃酸的分泌。由于 $H^+$，$K^+ - ATP$ 酶是壁细胞泌酸的最后一个过程，故抑酸能力强大。奥美拉唑每次 $40mg$，2 次/天，可静脉推注或滴注。

②奥曲肽：奥曲肽是由 8 个氨基酸组成的环形多肽，具有与天然生长抑素类似的作用，但作用较强且持久，半衰期较天然抑素长 30 倍。可抑制胃肠蠕动，减少内脏血流量

和降低门脉压力，减少肠道过度分泌，并可增强肠道对水和 $Na^+$ 的吸收。奥曲肽首剂 50μg 静推，而后以 25μg/h 的速度持续静滴，或每隔 6~8 小时静推 100μg，总量达 400 ~600μg/d，最大时总量可达 1200μg/d。奥曲肽皮下注射后 30 分钟可达峰值浓度，血浆半衰期为 90~120 分钟，静脉注射半衰期稍短。不良反应与生长抑素类似，注射局部可出现红肿、疼痛、针刺或烧灼感。

③普萘洛尔：可使心搏次数减少、心脏排血量减低，从而使内脏血流量减少、门脉压下降，每日 10~30mg，3~4 次/天。应用普萘洛尔可有头昏、心率过慢（<50 次/分钟）、支气管痉挛等不良反应。普萘洛尔与利血平或单胺氧化酶抑制剂合用，可导致低血压、心动过缓、晕厥；与洋地黄合用，可发生房室传导阻滞而使心率减慢，需严密观察；与钙拮抗剂合用，特别是静脉注射维拉帕米，要十分警惕对心肌和传导系统的抑制。

④右旋糖酐：为血容量扩充剂，静注后能提高血浆胶体渗透压，吸收血管外水分进入体循环而增加血容量，升高和维持血压。此外，还具有渗透性利尿作用。低分子右旋糖酐用量视病情而定，成人常用量一次 250~500ml，24 小时内不超过 1000~1500ml。右旋糖酐使用时少数患者可出现恶心、呕吐、哮喘，过敏体质者用前应做皮试。右旋糖酐与肝素合用时，有协同作用而增加出血可能。

⑤特利加压素：可使内脏血管收缩，减少门静脉血流，从而降低门静脉压力，有助于止血，低剂量使用有增加肾血流，改善肾功能的作用。用于止血时，首剂 2mg（用生理盐水稀释）静脉缓慢注射（超过 1 分钟），维持剂量为每 4 小时静脉缓慢注射 1~2mg 延续 24~48 小时，直至出血控制。建议出血停止后仍维持治疗 1~2 天，以防止再出血。其他胃肠道出血：对疑为上消化道出血的患者进行早期治疗时使用，可每 4~6 小时静脉缓慢注射 1mg，连续用药，直至出血控制。治疗肝肾综合征时每 8~12 小时静脉缓慢注射 1mg（也可将 1mg 溶于 500ml 糖水中静脉滴注），连续使用直至肾功能改善。特利加压素主要不良反应可见腹绞痛、头痛、短时间脸部苍白、动脉血压增高等。

（2）肝性脑病的治疗

①支链氨基酸：静滴 250~500ml，1~2 次/天，每次每分钟不宜超过 40 滴，一般 10 天为 1 个疗程。乳果糖口服 10~15g，2~4 次/天。支链氨基酸由缬氨酸、亮氨酸及异亮氨酸组成，能竞争性抑制芳香氨基酸透过血脑屏障，从而改善肝昏迷的症状，使肝昏迷患者苏醒，提高存活率。此外，还能提高血浆蛋白含量，降低血浆中非蛋白氮和尿素氮含量，有利于肝细胞再生及肝功能恢复。根据病情及患者对导泻作用的耐受情况酌情调整服用剂量。一般每天 2~4 次糊状大便为宜。

②谷氨酸：静滴后与血中过多的氨结合成为无害的谷氨酰胺，由尿排出，可减轻肝昏迷症状。谷氨酸还参与脑蛋白质代谢与糖代谢，促进氧化过程，改善中枢神经系统功能。谷氨酸使用前可先注射 3~5g 维生素 C，静滴每次 11.5g，用 5%~10% 的葡萄糖注射液 250~500ml 稀释后缓慢滴注，每天用量不超过 23g。谷氨酸不宜与碱性药物合用。

③精氨酸：通过参与鸟氨酸循环，促进体内尿素的生成，从而降低血氨水平。精氨酸静滴 10~20g，1 次/天，以 5%~10% 的葡萄糖注射液 500~1000ml 稀释，缓慢滴注（一般在 4 小时以上）。

④新霉素：为氨基糖苷类抗生素，能抑制肠道内细菌生长，减少氨的形成而降低血氨。

新霉素成人口服 0.5~1g，4 次/天。新霉素有 1%~3% 可被肠道吸收，长期应用仍有可能引起肾功能和听力损害。

⑤门冬氨酸钾镁 1~2g，1 次/天，用 10 倍容量的 5%~10% 葡萄糖注射液稀释后缓慢滴注。

（3）感染的治疗　常用抗生素有氨苄西林、头孢菌素类、喹诺酮类等，选择 2~3 种联合应用。左氧氟沙星 0.2g，2 次/天，较重感染剂量可增至 0.4g，2 次/天。头孢他啶 4~6g/d，分 2~3 次静脉滴注或静脉注射，可酌情增量至 0.15~0.2g/（kg·d），分 3 次静脉滴注或静脉注射，疗程 7~14 日。由于喹诺酮类耐药菌株逐渐增多，且在急性曲张静脉出血时不宜口服药物治疗，近年来多提倡采用三代头孢类药物静脉给药替代喹诺酮类口服。头孢曲松钠常用量肌内或静脉给药，1~2g/24h 或 0.5~1g/12h，最高剂量 4g/d，疗程 7~14 日。头孢曲松钠应用期间饮酒或服含酒精药物时，在个别患者可出现双硫仑样反应，故在应用期间和以后数天内，应避免饮酒和服含酒精的药物。

（4）肝肾综合征的治疗　可酌情使用低分子右旋糖酐和特利加压素。特利加压素的用法为静脉缓慢注射 1mg/（8~12）h（也可将 1mg 溶于 500ml 糖水中静脉滴注），连续使用直至肾功能改善，同时还可以使用利尿剂和白蛋白。

## 案例解析

**案例 8-3 解析：**

腹水治疗的基本措施包括限制水钠的摄入。利尿剂的使用原则为联合、间歇、交替用药。联合使用保钾及排钾利尿剂，即螺内酯联合呋塞米，剂量比为 100mg：40mg。一般开始使用螺内酯 60mg/d + 呋塞米 20mg/d，逐渐增加至 120mg/d + 呋塞米 40mg/d。利尿效果不满意时，应酌情配合静脉输注白蛋白。利尿时应注意补钾，利尿速度不宜过快，以免诱发肝性脑病、肝肾综合征等。

## 本 节 小 结

1. 肝硬化是一种常见的慢性肝脏病，其特征为肝组织弥漫性纤维化和再生结节生成，进而导致假小叶的形成。欧美以乙醇性肝硬化为主，我国以肝炎病毒性肝硬化多见，其次为血吸虫病肝纤维化，乙醇性肝硬化亦逐年增加。

2. 肝硬化尚无特效治疗，关键在于早期诊断，针对病因和加强一般治疗，使病情缓解及延长其代偿期。对肝功能代偿者主要是对症治疗、改善肝功能及并发症治疗，并给予积极的支持治疗，防止并发症。失代偿期应加支持治疗，特别注意维持水、电解质和酸碱平衡，尤其注意钾盐的补充。

# 第五节 胰腺炎

**案例 8 - 4：**

患者男，25 岁，因食用冷冻食物后出现上腹部疼痛不适，呈持续性胀痛，因疼痛可以忍受，未进行任何治疗。随后 3 天，患者反复出现上腹部疼痛不适，腹部 B 超检查，未见明显异常，血淀粉酶 3114U/L，尿淀粉酶提示 6325U/L，经抗炎补液（具体不详）等对症治疗，疼痛缓解。但进食后再次出现上腹疼，因疼痛难忍，再次就诊，B 超检查提示：胆总管上段轻度扩张，血淀粉酶：878U/L，尿淀粉酶提示 13128U/L，急诊科以"腹痛待查，急性胰腺炎"收住。自发病以来，患者食欲可，精神可，体重无明显下降，大、小便正常。采用氨曲南抗感染治疗。

**问题：**

抗菌药物选择氨曲南是否合理？

腺炎包括急性胰腺炎（acute pancreatitis，AP）和慢性胰腺炎（chronic pancreatitis，CP）。急性胰腺炎是多种病因导致胰酶组织自身消化所致的胰腺、水肿、出血及坏死等炎症反应。临床上以急性腹痛及血淀粉酶或脂肪酶升高为特点。慢性胰腺炎是指各种原因所致的胰腺局部、节段性或弥漫性的慢性进展性炎症，导致胰腺组织和（或）胰腺功能的不可逆损伤。临床表现为反复发作性或持续性腹痛、腹泻或脂肪泻、消瘦、黄疸、腹部包块和糖尿病。

大多数西方国家的慢性胰腺炎与嗜酒有关；我国以胆道疾病为主，男女比例大约为1.86:1；经济发达地区患者数量较多，经济欠发达地区相对较低。

## 一、病因与发病机制

胆石症、胆道感染等胆道疾病是急性胰腺炎的主要病因，其中胆石症最为常见。由于在解剖上大约 70% ~80% 的胰管与胆总管汇合成共同通道开口于十二指肠壶腹部，一旦结石嵌顿在壶腹部，将会导致胰腺炎与上行胆管炎。另外，胆道炎症时细菌毒素、游离胆酸、非结合胆红素等，也可能扩散到胰腺，激活胰酶，引起急性胰腺炎。其他病因还包括暴饮暴食、乙醇、药物（因素）、内分泌与代谢障碍、手术与创伤、血管性疾病与遗传因素等。

慢性胰腺炎的发病通常需要一个急性胰腺炎的前哨事件来启动炎症过程，此后，多种病因或危险因素维持炎症反应，导致进行性的纤维化。一些变异性胰腺炎可在不需要急性胰腺炎启动的条件下，促进特发性和酒精性慢性胰腺炎的发生。胆道系统疾病仍然是我国慢性胰腺炎的常见原因之一，各种胆系疾病及胰液流出受阻，引起复发性胰腺炎。其他病因还包括慢性酒精中毒、代谢障碍、遗传因素、免疫因素等。慢性胰腺炎的多数致病因素既可独立致病，又可共同作用，加快病情发生发展。

## 二、临床表现

腹痛为急性胰腺炎的主要症状，多位于中左上腹、甚至全腹，部分患者腹痛向背部放射。

常在饮酒或饱餐后发生，较剧烈，不能为一般胃肠解痉药缓解。患病初可伴有恶心、呕吐、轻度发热。重症胰腺炎患者在上述症状基础上，出现烦躁不安、皮肤苍白、湿冷、血压下降、休克等。患者可有轻重不等的脱水、低血钾和代谢性碱中毒。轻症急性胰腺炎患者腹部体征较轻，可有腹胀和肠鸣音减少。重症急性胰腺炎患者上腹或全腹压痛明显，并有腹肌紧张，反跳痛。肠鸣音减弱或消失，可出现移动性浊音，伴麻痹性肠梗阻且有明显腹胀，腹水多呈血性，其中淀粉酶明显升高。常并发局部胰腺脓肿、胰瘘左侧门静脉高压。

慢性胰腺炎也以腹痛为主要症状，呈反复性发作，初为间歇性，后可转为持续性上腹痛，平卧时加重，前倾坐位、弯腰、侧卧蜷曲时疼痛减轻。患者可出现胰腺内、外分泌功能不全的表现，如食欲减退、腹胀、腹泻、厌食油腻、乏力等，大便次数频繁、量多，色淡，有恶臭，半数患者发生糖尿病。急性发作时，血、尿淀粉酶可一过性增高。B 型超声和 CT 检查可见胰腺增大或缩小，部分病例可发现有钙化灶，结石或囊肿等异常现象。

### 三、药物治疗

#### （一）治疗原则

**1. 急性胰腺炎治疗的两大任务** ①寻找并去除病因；②控制炎症。具体包括监护、禁食、胃肠减压、减少胰酶分泌、预防和抗感染、对症治疗和营养支持等。

**2. 慢性胰腺炎治疗目标** 消除病因，控制症状，改善胰腺功能，治疗并发症和提高生活质量等。

（1）腹痛的治疗 腹痛是慢性胰腺炎最常见的症状，也是患者就诊的原因。治疗方法包括药物治疗、内镜治疗和手术治疗。

（2）胰腺外分泌功能不全治疗 采用高活性、肠溶性胰酶替代治疗并辅助饮食疗法。

（3）胰腺内分泌功能不全治疗 如患者合并糖尿病，给予胰岛素治疗。

（4）自身免疫性胰腺炎治疗 糖皮质激素是治疗自身免疫性胰腺炎的有效方法，多数患者治疗后病情可以控制。

（5）外科治疗 慢性胰腺炎手术指征：①内科或内镜处理不能缓解的疼痛；②胰管结石、胰管狭窄伴胰管梗阻；③发生胆道梗阻、十二指肠梗阻、门静脉高压和胰腺腹水或囊肿等并发症；④不能排除癌变者。

（6）患者教育 慢性胰腺炎患者须禁烟酒，避免过量高脂、高蛋白饮食。长期腹泻患者注意补充脂溶性维生素及维生素 $B_{12}$、叶酸，适当补充各种微量元素。

#### （二）药物分类

目前临床上常用的药物有：①减少胰液分泌的药物：生长抑素及生长抑素类似物奥曲肽。②抑制胰酶活性的药物：抑肽酶，氟尿嘧啶，加贝酯。③抗菌药物：美罗培南。④胰酶制剂：为多种酶的混合物，主要含胰蛋白酶、胰淀粉酶和胰脂肪酶等，在中性或弱碱性条件下活性较强。⑤胰岛素。

#### （三）药物选择

**1. 急性胰腺炎的治疗**

（1）减少胰酶分泌 生长抑素具有抑制胰液和胰酶分泌，抑制胰酶合成的作用。奥曲肽为一种人工合成的八肽环状化合物，具有与天然内源性生长抑素类似的作用，作用较强且持久，半衰期较天然抑素长 30 倍。对胃酸、胰酶和胰高血糖素的分泌有抑制作用，保护胰腺实质细胞膜。生长抑素 250~500μg/h，或奥曲肽 25~50μg/h，持续静脉滴注，持续 3~7 天。虽疗效尚未最后确定但目前国内学者多推荐尽早使用。

（2）抑制胰酶活性　仅用于重症胰腺炎早期，但疗效尚有待于证实。

①抑肽酶（Aprotinin）：可抗胰血管舒缓素，抑制缓激肽原转变为缓激肽，尚可抑制蛋白酶、糜蛋白酶和血清素，每日 20 万~50 万 U，分 2 次溶于葡萄糖液静脉滴注。抑肽酶的不良反应有：少数患者可出现过敏反应，如胃肠道不适、恶心、呕吐、发热、皮疹、心动过速等，较少见的有凝血机制障碍、过敏性休克、血栓性静脉炎等。

②氟尿嘧啶：可抑制 DNA 和 RNA 合成，减少胰液分泌，对磷脂酶 $A_2$ 和胰蛋白酶有抑制作用，每日 500mg，加入 5% 葡萄糖液 500ml 中静滴。氟尿嘧啶主要不良反应包括恶心、食欲减退或呕吐、周围血白细胞减少。用药期间应严格检查血象，严重者出现血性腹泻或便血，应立即停药，否则可致生命危险。

③加贝酯：是一种非肽类蛋白酶的抑制剂，可抑制胰蛋白酶、激肽释放酶、纤维蛋白溶酶、凝血酶等蛋白酶的活性，从而抑制这些酶所造成的病理生理变化。加贝酯（FOY，gabexate）根据病情，开始 100~300mg/d 溶于 500~1500ml 葡萄糖盐水，以 2.5mg/（kg·h）速度静滴，2~3 日后病情好转，可逐渐减量。加贝酯主要不良反应包括滴注本药后可能出现注射血管局部疼痛，皮肤发红等刺激症状及轻度浅表静脉炎，偶有皮疹、颜面潮红及过敏症状。

（3）重症胰腺炎常规使用抗生素，有预防胰腺坏死合并感染的作用。抗生素选用应考虑：对肠道移位细菌（大肠埃希菌、假单胞菌、金葡菌等）敏感的抗生素；对胰腺有较好渗透性的抗生素：如美罗培南或喹诺酮类；合并应用对厌氧菌有效的药物，如甲硝唑。

①美罗培南：通过其共价键与参与细胞壁合成的青霉素结合蛋白（PBPs）结合，从而抑制细菌细胞壁的合成。美罗培南对革兰阳性菌、革兰阴性菌均敏感，尤其对革兰阴性菌有很强的抗菌活性。美罗培南成人常规剂量：500~1000mg/8h；合并腹腔感染和敏感菌引起的腹膜炎，1000mg/8h。美罗培南主要不良反应包括皮疹、药热、恶心等症状。美罗培南与丙磺舒联合用药可降低前者的血浆清除率，同时延长其半衰期。

②左旋氧氟沙星：常规 0.2g，2 次/天，较重感染：剂量可增至 0.4g，2 次/天。

③甲硝唑：治疗厌氧菌感染，静脉给药首次按体重 15mg/kg（70kg 成人为 1g），维持量按体重 7.5mg/kg，每 6~8 小时静脉滴注一次。

④头孢菌素：头孢他啶 4~6g，2~3 次/天，静脉滴注或静脉注射，对于某些危及生命的感染可酌情增量至 0.15~0.2g/（kg·d），分 3 次静脉滴注或静脉注射。

**2. 慢性胰腺炎的治疗**

（1）胰酶制剂替代治疗　常用量口服，0.3~1g，1.5~3g/d。胰酶制剂在酸性条件下易被破坏，服时不可咀嚼，不宜与酸性药物同服，与等量碳酸氢钠同时服用，可增加疗效。

（2）并发糖尿病时胰岛素治疗　皮下注射一般每日 3 次，餐前 15~30 分钟注射，必要时睡前加注一次小量。剂量根据病情、血糖、尿糖由小剂量（视体重等因素每次 2~4U）开始，根据血糖监测结果，逐步调整。胰岛素主要不良反应有低血糖反应，重者可有意识障碍，胰岛素抵抗，注射部位脂肪萎缩、脂肪增生，眼屈光失调以及过敏反应。非甾体消炎镇痛药可增强胰岛素降血糖作用；氯喹、奎尼丁等可延缓胰岛素的降解，从而加强其降血糖作用；血管紧张素酶抑制剂、溴隐亭、茶碱等可通过不同方式致血糖降低，胰岛素与上述药物合用时应适当减量。

（3）抑酸治疗　雷尼替丁口服，350mg，2 次/天，饭前服，疗程不宜超过 6 周。

**案例解析**

**案例 8 - 4 解析：**

胰腺感染的致病菌主要为革兰阴性菌和厌氧菌等肠道常驻菌。胰腺炎抗生素应用应遵循：抗菌谱为革兰阴性菌和厌氧菌为主、脂溶性强、有效通过血胰屏障等 3 大原则。氨曲南属单环 β - 内酰胺类抗生素，对大多数需氧革兰阴性菌具有高度的抗菌活性，对厌氧菌作用弱。氨基甙类抗生素和青霉素衍生物不能很好透入胰腺组织内，临床很少将这两类药物作为急性胰腺炎感染的首选抗菌药物，因此抗感染治疗采用氨曲南欠合理。

**本节小结**

1. 胰腺炎包括急性胰腺炎和慢性胰腺炎。急性胰腺炎是多种病因导致胰酶在胰腺内被激活后引起的胰腺组织自身消化、水肿、出血、坏死的化学性炎症反应。慢性胰腺炎是指各种原因所致的胰腺慢性进展性炎症。

2. 急性胰腺炎的治疗以去除病因和控制感染为主。慢性胰腺炎治疗目标为消除病因，控制症状，改善胰腺功能，治疗并发症和提高生活质量等。

3. 常用的治疗药物有：①减少胰液分泌的药物：生长抑素及生长抑素类似物奥曲肽。②抑制胰酶活性的药物：抑肽酶，氟尿嘧啶，加贝酯。③抗菌药物：美罗培南。④胰酶制剂：为多种酶的混合物，主要含胰蛋白酶、胰淀粉酶和胰脂肪酶等，在中性或弱碱性条件下活性较强。⑤胰岛素。

# 第六节　肠易激综合征

肠易激综合征（irritable bowel syndrome，IBS）是一种以腹痛、腹部不适伴排便习惯改变为特征而无器质性病变的常见的功能性肠病。肠易激综合征被国际专家组定义为一种慢性或反复性发作的胃肠功能紊乱性疾病，但无法解释其各种胃肠道综合征的特异性形态学及生化改变。

临床上，根据排便特点和粪便的性状可分为腹泻型、便秘型和混合型。在欧美国家成人患病率为 10% ~ 20%，我国为 10% 左右，患者以中青年居多，男女比例约 1 : 2。

## 一、病因与发病机制

IBS 发病机制尚不清楚，目前认为是多种因素作用的结果。

### （一）心理因素

IBS 患者的精神异常发生率高，可有焦虑、敌意、悲伤、抑郁和睡眠习惯紊乱，心理因素可造成胃肠道动力或感觉功能异常。

### （二）感染

有 10% ~ 30% 的 IBS 患者在出现症状前曾患细菌性痢疾等肠道感染性疾病。肠道感染引起的黏膜炎症反应、通透性增加、局部免疫激活与发病有关。

### （三）饮食因素

33%～66%患者出现食物不能耐受，以碳水化合物不耐受为主。原因可能是由于肠道菌群失调而影响食物的肠内代谢，或者因为食物产气影响胃肠动力、少数患者伴食物过敏。

### （四）胃肠动力异常

结肠电生理研究显示，腹痛、便秘为主的 IBS 患者以 3 次/分的慢波频率明显增加，腹泻型 IBS 高幅收缩波明显增加。对各种生理性和非生理性刺激的动力学反应增强，并呈反复发作过程。

### （五）内脏感觉功能异常

IBS 患者存在内脏高敏感性，可影响整个消化道，以直肠敏感性增加最为显著。IBS 患者对胃肠道充盈扩张、肠平滑肌收缩等生理现象敏感性增强，易产生腹胀腹痛。

### （六）家庭和遗传因素

部分 IBS 患者有家族性发病倾向，同卵双生患者双方的发病率明显高于异卵双生患者。

### （七）自主神经功能异常

腹泻型 IBS 患者迷走神经活性增高，便秘型迷走神经张力降低，IBS 患者对自主神经伤害性刺激反应异常。

## 二、临床表现

IBS 临床表现并无特异性，慢性起病，反复发作。精神、饮食、寒冷等因素可诱使症状复发或加重。

（1）腹痛　是 IBS 的主要症状，伴有大便次数或形状的异常，腹痛多于排便后缓解，部分患者易在进食后出现，腹痛可发生于腹部任何部位，局限性或弥漫性，疼痛性质多样。

（2）腹泻　①持续性或间歇性腹泻，粪量少，呈糊状，含大量黏液；②禁食72小时后症状消失；③夜间不出现，有别于器质性疾病；④部分患者可因进食诱发；⑤患者可有腹泻与便秘交替现象。

（3）便秘　排便困难，大便干结，量少，可带较多黏液，便秘可间断或与腹泻相交替，常伴排便不尽感。

（4）腹胀　白天较重，尤其在午后，夜间睡眠后减轻。

近半数患者有胃灼热、恶心、呕吐等上胃肠道症状，背痛、头痛、心悸、尿频、尿急、性功能障碍等。胃肠外表现较器质性肠病显著多见，部分患者尚有不同程度的心理精神异常表现，如焦虑、抑郁、紧张等。

## 三、药物治疗

### （一）治疗原则

IBS 的治疗目是消除患者顾虑，改善症状，提高生活质量。治疗策略是积极寻找并去除促发因素和对症治疗，强调综合治疗和个体化治疗原则。

**1. 轻度症状患者**　首先使患者认识 IBS 仅为一种胃肠功能紊乱性疾病，可能的病因是精神因素或不适当的饮食成分。详细研究患者的饮食成分与 IBS 之间的关系，避免敏感食物，减少产气食物，根据胃肠动力变化特点改善饮食结构。

**2. 中度症状患者** 由于临床表现各异，治疗应个体化。寻找触发症状的可能的精神、行为因素。使患者认识 IBS 为慢性疾病，需多种药物联合使用。常用的药物有促胃肠动力药、止泻药、解痉药、抗抑郁药等。

**3. 重度症状患者** 患者具有显著日常功能不全，疼痛呈持续性，抑郁、焦虑或行为紊乱，患者否认心理状态是疾病的影响因素，坚持寻找病因和持续不必要的诊断及治疗。对于此类患者的治疗以神经系统调节为主，单纯作用于肠道的药物一般无效，并辅以心理治疗。

### （二）药物分类

**1. 胃肠解痉药** 适用于腹痛型 IBS，常用药物有硝苯地平、匹维溴铵。

**2. 止泻药** 适用于腹泻型 IBS，常用药物有洛哌丁胺、蒙脱石散。

**3. 泻药** 适用于便秘型 IBS，常用药物有纤维素、乳果糖等。

**4. $5-HT_3$ 受体拮抗剂** 适用于腹泻型 IBS，常用药物有阿洛司琼等。

**5. $5-HT_4$ 受体激动剂** 适用于便秘型 IBS，常用药物有西沙必利、莫沙必利、替加色罗等。

**6. 肠道菌群调节药** 适用于伴菌群失调者，常用药物有双歧杆菌乳剂等活菌制剂。

**7. 抗抑郁药** 常用三环类药物，如阿米替林、盐酸丙米嗪。

### （三）药物选择

**1. 腹痛型 IBS 的治疗** 药物通过抗胆碱能通路使平滑肌松弛，用于治疗腹痛型 IBS，除常规使用阿托品外，可用钙通道阻滞药维拉帕米或硝苯地平 10mg 舌下含化或口服，3 次/天，以减轻腹痛和排便次数。匹维溴胺为选择性作用于胃肠道平滑肌的钙通道阻滞剂，副作用少，50mg，3 次/天。

**2. 腹泻型 IBS 的治疗** 洛哌丁胺、阿片样物质激动剂能透过中枢神经系统，是治疗腹泻型 IBS 的较好药物。洛哌丁胺是一种改善腹泻症状和一些患者整体状态有效的药物，"需要时用药"的方法优于长期给药（如需要时口服 2~4mg，>4 次/天），且应激性给药尤其有效。洛哌丁胺是人工合成的外周阿片肽受体激动剂，通过抑制肠壁环肌和纵肌收缩、增强肠道水分和离子吸收、增强肛门括约肌静息压力从而减慢胃肠传输时间。洛哌丁胺止泻效果好，适用于腹泻症状较重者，但不宜长期使用。由于地芬诺酯和阿托品会增加胆碱能药物的不良反应，所以通常被认为是二线药物。而考来烯胺用于治疗难治性腹泻型 IBS，但此药的药物相互作用较多，在联合使用该药治疗腹泻型 IBS 时对危险性应进行充分评估。

阿洛司琼是强效 $5-HT_3$ 受体拮抗剂，能减慢结肠运转时间，增加肠腔内钠吸收并减少小肠分泌，便秘是其最常见的不良反应。起始剂量为第 1 个月 1mg/d，4 周后若耐受良好但未很好控制 IBS 症状，则剂量可加至 2mg/d。若患者有便秘、肠梗阻或缺血性结肠炎、炎症性肠病或血栓疾病病史，则禁用阿洛司琼。若患者出现便秘、缺血性结肠炎症状，如新发或腹痛加重、大便带血，则应立即停药。若 2mg/d 给药治疗 1 个月后患者的 IBS 症状未缓解，则应停药。因为服用阿洛司琼风险大，所以只有患腹泻型 IBS 6 个月以上且对标准治疗方法无效者才可考虑应用。

**3. 便秘型 IBS 的治疗** 大便干硬时可服液状石蜡 20mg，3 次/天；或服用蓖麻油 10~20ml，3 次/天；或番泻叶 5~10g 泡水饮服；亦可用开塞露、甘油栓塞入肛门。对于便秘时间长，但大便不干硬者，可用胃肠动力药如多潘立酮（吗丁啉）10mg，3 次/天。替加色罗是高度选择性 5－HT$_4$ 受体部分激动剂，可调节胃肠蠕动，加速小肠和结肠传输，降低结肠的敏感性，对便秘有确定疗效，其副作用主要为腹痛、腹泻，症状较轻。由于替加色罗还未在男性患者中研究，故不推荐用于男性患者的治疗。替加色罗禁用于严重肝损伤、胆囊功能异常或有肠梗阻患者，因食物可降低替加色罗生物利用度，应空腹服用。

**4. IBS 患者如为黏液便**　可用吲哚美辛 25mg，3 次/天，以抑制前列腺素合成，减少黏液分泌。

**5. 伴菌群失调者**　可用促菌生 2.5g，2 次/天；或双歧杆菌乳剂，每次 50ml。

**6. 对精神紧张、失眠较严重的神经功能症患者**　地西泮 2.5mg，3 次/天或 5mg 每晚口服，亦可选用巴比妥等；抑郁症适当用些阿米替林、盐酸丙米嗪；并可用调节自主神经功能的谷纤维素 20～50mg，3 次/天。阿米替林等药物抗胆碱能副作用较大，剂量需细心调整，使其临床应用受到一定限制。

## 本 节 小 结

1. 肠易激综合征（IBS）是一种常见的以腹痛、腹部不适伴排便习惯改变为特征的功能性肠病。腹泻、便秘和腹胀是 IBS 常见症状。

2. 目前，仍然缺乏一种药物对 IBS 的治疗完全有效，还未形成理想的、有效的治疗方案。在治疗时应依据患者症状的严重程度、症状类型及发作频率，遵循个体化的治疗原则，采取综合性治疗措施。综合治疗应包括精神心理行为干预治疗、饮食调整及药物治疗。药物治疗的方法及对药物的选择应因人而异，对症处理。

1. 质子泵抑制剂有哪些？其药物治疗机制是什么？

2. 根除幽门螺杆菌感染的治疗方案有哪些？

3. 请到消化内科住院病房调查一位慢性胃炎患者的病史，根据所学理论知识，为其制定合适的治疗方案，并评价其效果。

4. 对于溃疡性结肠炎如何选择用药？

5. 简述治疗肝性脑性药物的使用？

6. 减少胰液分泌和抑制胰酶活性的药物有哪些？作用机制是什么？

7. 对于不同类型的肠易激综合征如何选择用药？

（张　磊）

# 第九章 血液和造血系统常见疾病的药物治疗

**学习导引**

**知识要求**

1. **掌握** 治疗各类贫血、紫癜和白血病的常用治疗药物及用药原则。
2. **熟悉** 各类贫血、紫癜和白血病的临床表现和治疗原则。
3. **了解** 各类贫血、紫癜和白血病的病因与发病机制。

**能力要求**

1. 熟练掌握各类贫血、紫癜和白血病治疗药物相关选用的技能。
2. 学会应用相关治疗药物的特点为贫血、紫癜和白血病患者制定治疗方案。

## 第一节 贫 血

**案例解析**

案例 9 - 1：

患者，女性，33 岁，因面色苍白、头晕、乏力 1 年余，加重伴活动后心慌半个月来诊。既往体健，无药物过敏史。月经初潮 15 岁，7 天/28 天，末次月经半月前，近 2 年月经量多，半年来更明显。查体贫血貌。实验室检查：血红蛋白 59g/L，红细胞 $3.1 \times 10^{12}/L$，平均红细胞容积 72fl，平均红细胞血红蛋白量 26pg，平均血红蛋白浓度 31%，白细胞 $6.4 \times 10^9/L$，血小板 $265 \times 10^9/L$，网织红细胞 1.5%，血清铁 7μmol/L。临床诊断：①缺铁性贫血，月经过多所致；②月经过多原因待查。

**问题：**

如何治疗该患者的贫血？

贫血（anemia）是指单位容积血液中血红蛋白浓度、血细胞比容及红细胞数量等指标低于正常值下限。其中以血红蛋白浓度为主要指标。

### 一、疾病分型与病因

根据红细胞的形态特点及病因，贫血分为：缺铁性贫血、巨幼细胞贫血、再生障碍性贫血和溶血性贫血。缺铁性贫血（iron deficiency anemia）指缺铁引起的小细胞低色素性贫血及相关的缺铁异常。巨幼细胞贫血（megaloblastic anemia）指叶酸、维生素 $B_{12}$ 缺乏或某些药物影响核苷酸代谢导致 DNA 合成障碍所致的大细胞贫血。恶性贫血（pernicious anemia）是由于胃黏膜壁细胞分泌的内因子缺乏引起维生素 $B_{12}$ 吸收不良所致的一种特殊类型的巨幼细胞贫血。再生障碍性贫血（aplastic anemia）指原发性骨髓造血功能衰竭综合征，表现为骨髓造血功能低下，全血细胞减少及贫血、出血、感染。溶血性贫血（hemolytic anemia）是由于红细胞破坏速率增加（寿命缩短），骨髓造血失代偿而发生的贫血。

#### （一）缺铁性贫血

缺铁性贫血的病因：①铁摄入不足，多见于婴幼儿、青少年、妊娠及哺乳期妇女等需铁量较大的人群；②吸收障碍，如胃大部切除术后、长期不明原因腹泻、慢性肠炎、Crohn病等导致铁吸收障碍；③丢失过多，见于各种慢性失血，如月经过多、咯血、慢性胃肠道失血等。

严重缺铁时血红蛋白合成减少，血液携氧能力降低，引起全身组织器官缺氧性损害。缺铁时各种重要含铁酶或含铁蛋白质的活性明显降低，如细胞色素 C、细胞色素氧化酶、琥珀酸脱氢酶和肌红蛋白等，导致许多组织和器官发生细胞呼吸障碍、代谢及功能紊乱。

#### （二）巨幼细胞贫血

叶酸缺乏多由于：①摄入减少或需要量增加：食物烹调过度、偏食、营养不良导致摄入不足；婴幼儿、青少年、妊娠及哺乳期妇女等人群需要量增加。②吸收障碍：叶酸主要在空肠近端被吸收，小肠炎症及慢性腹泻等疾病可影响叶酸吸收。③利用障碍：某些药物如甲氨蝶呤、苯妥英钠可干扰叶酸代谢和利用。

维生素 $B_{12}$ 缺乏多由于：①摄入减少或需要量增加：偏食、营养不良导致摄入不足；少儿及哺乳期妇女等人群需要量增加。②吸收障碍：萎缩性胃炎、胃大部切除术等胃部疾病导致内因子缺乏；回肠切除、广泛炎症、吸收不良等肠道疾病可减少维生素 $B_{12}$ 吸收。

叶酸和维生素 $B_{12}$ 是合成核苷酸所需的物质，当两者缺一或同时缺乏时，骨髓幼红细胞内DNA 合成受阻，细胞核成熟异常，细胞分裂速度减慢，核浆发育不平衡，镜下可见红细胞形态巨大、畸形且染色质疏松，故称之为巨幼细胞贫血。

维生素 $B_{12}$ 缺乏时可改变神经鞘膜功能，引起神经系统病变。

#### （三）再生障碍性贫血

发病原因未明确，可能与下列因素有关：①药物：某些抗菌药（如氯霉素、磺胺类等）、解热镇痛抗炎药及抗肿瘤药与本病发生有关。②化学毒物：苯及其衍生物可抑制骨髓造血功能。③病毒感染：病毒性肝炎、微小病毒感染。④电离辐射：X 线、放射性核素辐射等对增殖力旺盛的造血组织伤害明显，引起骨髓抑制。

造血组织中多能干细胞或造血微环境受到上述因素破坏时，多能干细胞的分化、增殖将发生障碍，各系祖细胞生成障碍，不仅红细胞生成减少，而且出现外周血中包括白细胞和血小板在内的全血细胞减少。

## 二、临床表现

### （一）缺铁性贫血

除缺铁原发病表现外，常见乏力、易倦、头昏，头痛、心悸、气促等贫血表现，伴苍白、心率加快。组织缺铁表现为精神行为异常，如烦躁、易怒、注意力不集中、异食癖；体力、耐力下降；易感染；儿童生长发育迟缓、智力低下；毛发干枯脱落；皮肤干燥；指（趾）甲脆薄易裂、指甲扁平及匙状甲等。

### （二）巨幼细胞贫血

起病缓慢，常有面色苍白、乏力、头晕、心悸等贫血症状。重者全血细胞减少，反复感染和出血。口腔黏膜、舌乳头萎缩，舌面呈"牛肉样舌"，可伴舌痛。胃肠道黏膜萎缩可引起食欲不振、恶心、腹胀、腹泻或便秘。维生素 $B_{12}$ 缺乏者神经系统症状可出现在贫血之前，表现为对称性远端肢体麻木、深感觉障碍、步态不稳、共济失调等。叶酸缺乏者有易怒、妄想等精神症状，维生素 $B_{12}$ 缺乏者有抑郁、失眠、记忆力下降、谵妄、幻觉、妄想、精神错乱、人格变态等精神症状。

### （三）再生障碍性贫血

急性再生障碍性贫血起病急、进展快、病情重。贫血症状进行性加重，常以出血和感染发热为首起及主要表现。慢性再生障碍性贫血起病缓慢，以贫血为首起和主要表现；感染和出血的程度较轻，容易控制。

## 三、药物治疗

### （一）治疗原则

**1. 一般治疗**

（1）要去除引起贫血的病因，治疗基础疾病：①营养不足引起的贫血，应改善饮食；②月经过多引起缺铁性贫血，应调理月经；③老年人发生巨幼细胞贫血可能存在肿瘤基础疾病，特别是胃癌和结肠癌；④去除可能引起再障的各种因素。

（2）严重贫血时应卧床休息，避免晕厥摔伤。出现组织脏器明显缺氧时，可考虑输血或输注红细胞悬液。

（3）再生障碍性贫血患者要预防、控制感染和出血。

**2. 药物治疗**

（1）缺铁性贫血　在明确诊断、查明病因并纠正病因的同时，患者应给予铁剂治疗。铁剂应用的基本原则：尽量采用口服铁剂，注意吸收和胃肠道反应。若去除病因后，铁剂治疗仍无效，应关注铁剂服用和吸收情况，或者关注慢性感染或叶酸等其他造血原料缺乏情况。待血象恢复正常后，仍需继续服用 3～6 个月，补足铁贮备量，防止复发。

（2）巨幼细胞贫血　未作骨髓检查前，不应给予叶酸或维生素 $B_{12}$ 治疗。因为治疗后 24 小时骨髓细胞的巨型变就可消失，影响诊断。明确是叶酸和维生素 $B_{12}$ 何种缺乏，若无法明确，亦可同时应用叶酸和维生素 $B_{12}$。

（3）再生障碍性贫血　轻型再生障碍性贫血首选雄激素治疗，治疗 3～6 个月显效，总疗程不短于 2 年。重型再生障碍性贫血无骨髓移植或造血干细胞移植条件时，以免疫抑制治疗和促造血治疗为主。

### （二）药物分类

**1. 铁剂**　口服制剂包括硫酸亚铁（Ferrous Sulfate）、枸橼酸铁胺（Ferric Ammonium Citrate）和富马酸亚铁（Ferrous Fumarate）等；注射剂包括右旋糖酐铁（Iron Dextran）、山梨醇铁（Iron Sorbitex）和蔗糖铁（Iron Sucrose）等。

**2. 叶酸**　Folic Acid。

**3. 维生素 $B_{12}$ 类药物**　维生素 $B_{12}$（Vitamin $B_{12}$）、甲钴胺（Mecobalamin）、腺苷钴胺（Cobamamide）、羟钴胺（Hydroxocobalamin）等。

**4. 雄激素类**　口服制剂主要有司坦唑醇（Stanozolol）、达那唑（Danazol）、十一酸睾酮（Testosterone Undecanoate）等；注射剂主要有丙酸睾酮（Testosterone Propionate）、十一酸睾酮等。

**5. 免疫抑制剂**　主要有抗胸腺细胞球蛋白（Antithymocyte Globulin，ATG）、抗淋巴细胞球蛋白（Antilymphocyte Globulin，ALG）和环孢素（Cyclosporin）。

**6. 造血细胞生长因子**　常用人粒细胞集落刺激因子（Human Granulocyte Colony – stimulating Factor，G – CSF）、人粒细胞 – 巨噬细胞集落刺激因子（Human Granulocyte Macrophage Colony – stimulating Factor，GM – CSF）、促红细胞生成素（Human Erythropoietin，EPO）。

### （三）药物选择

**1. 铁剂**　铁进入红细胞内的线粒体，与原卟啉结合形成血红素。后者又与珠蛋白结合，进而形成血红蛋白。铁还参与线粒体的电子传递、儿茶酚胺代谢及 DNA 合成。临床主要用于治疗缺铁性贫血，使患者的贮铁量、血红蛋白恢复正常。硫酸亚铁，吸收良好，价格低，最常用，成人每次 0.3～0.6g，儿童每次 0.1～0.3g，每日 3 次。10% 枸橼酸铁胺溶液，成人每次 10～20ml，每日 3 次，儿童 1～2ml（kg·d）。富马酸亚铁，成人每次 0.2g，每日 3 次。铁剂治疗 4～5 天症状逐渐改善，2 周血红蛋白浓度上升，2 个月左右恢复正常，应持续至血红蛋白恢复正常后 4～6 个月。进食谷类、乳类和茶等会抑制铁剂的吸收。鱼、肉类、维生素 C 有助于铁剂吸收。铁剂与四环素类、考来烯胺、胰酶、鞣酸蛋白、浓茶等合用时，吸收减少。口服铁剂可引起胃肠道刺激症状，如恶心、呕吐、上腹痛等，餐后服或小剂量递增可减轻反应；铁与肠腔内硫化氢结合生成硫化铁，导致黑便、便秘。长期大剂量服用可引起慢性铁中毒。若口服铁剂不能耐受或吸收障碍，可用右旋糖酐铁肌肉注射。注射用铁的总需量计算公式：（需要达到的血红蛋白浓度 - 患者的血红蛋白浓度）×0.33×患者体重（kg）。但注射用铁剂易出现继发性铁质沉积，引起荨麻疹、发热等过敏反应，故极少采用。

**2. 叶酸**　叶酸吸收后在体内被还原成四氢叶酸，四氢叶酸类辅酶是一碳单位的传递体，参与氨基酸、嘧啶和嘌呤的合成，确保 DNA 正常合成。用于治疗叶酸缺乏所致的巨幼细胞贫血。成人每次 5～10mg，每日 3 次，儿童 5～15mg/d，用至贫血症状完全消失。由二氢叶酸还原酶抑制药，如甲氨蝶呤、甲氧苄啶等所致的巨幼细胞贫血，叶酸无效，必须用亚叶酸钙治疗。对维生素 $B_{12}$ 缺乏所致的恶性贫血，叶酸可纠正异常血象，但不能改善神经损害症状。如大剂量使用叶酸，可加剧维生素 $B_{12}$ 缺乏，加重神经损害，故禁单用叶酸治疗恶性贫血。叶酸不良反应较少，长期服用可能出现恶心、厌食、腹胀等胃肠道反应，大剂量时可出现黄色尿，罕见过敏反应。大剂量叶酸能对抗苯妥英钠、苯巴比妥和扑米酮的抗癫痫作用。甲氨蝶呤、甲氧苄啶等能对抗叶酸的治疗作用。长期应用避孕药、类固醇、镇痛药的患者应增加叶酸用量。

**3. 维生素 $B_{12}$**　水溶性 B 族维生素在体内有两种形式，血液内主要为甲钴胺，肝内以腺苷钴胺为主，均由羟钴胺合成而来。甲钴胺是半胱氨酸转成蛋氨酸的辅酶，参与 DNA 合成。腺苷钴胺以辅酶形式参与三羧酸循环，影响神经髓鞘中脂蛋白合成代谢。成人肌内注射维生素 $B_{12}$，每次 0.5mg，每周 2 次，无吸收障碍者可口服维生素 $B_{12}$，每次 0.5mg，每日 1 次，直至血象恢复正常。若有神经系统表现，治疗维持半年到一年。治疗恶性贫血，需终生维持用药。腺苷钴胺、羟钴胺给药方法类似。营养性维生素缺乏和维生素 $B_{12}$ 吸收正常者口服给药。恶性贫血或肠道吸收不良引起的缺乏，应注射给药。肌注偶见皮疹、腹泻、高尿酸血症，少见过敏性休克。氨基糖苷类抗生素、氯霉素、对氨基水杨酸、苯巴比妥、苯妥英钠、慢性酒精中毒等可减少维生素 $B_{12}$ 吸收。痛风患者慎用，心脏病患者避免肌注维生素 $B_{12}$。

**4. 雄激素类药物**　具有刺激红细胞生成的作用，主要用于治疗再生障碍性贫血和肾性贫血等。口服制剂主要有司坦唑醇、达那唑、十一酸睾酮等，注射剂主要有丙酸睾酮、十一酸睾酮等。司坦唑醇，每次 2mg，每日 3 次；达那唑，每次 0.2g，每日 3 次；十一酸睾酮，每次 40～80mg，每日 3 次，或 100mg/d，肌注。常见不良反应有男性化体征和肝功能损害，注射剂易产生疼痛及局部肿块。

**5. 免疫抑制剂**　主要有抗胸腺细胞球蛋白（ATG）、抗淋巴细胞球蛋白（ALG），抑制 T（胸腺依赖）淋巴细胞的功能，尤其选择性灭活对造血干细胞有抑制作用的淋巴细胞。用于治疗中至重度再生障碍性贫血，减轻肾移植同种移植排斥反应。马 ALG 10～15mg/（kg·d），兔 ATG 3～5mg/（kg·d），连用 5 天。主要不良反应有过敏反应，如发热、皮疹等。用药过程中用糖皮质激素防治过敏反应。环孢素抑制 T 细胞介导的细胞免疫，用于治疗再生障碍性贫血，可与 ALG/ATG 组成强化免疫抑制方案；还广泛用于抑制器官移植排异反应和其他药物治疗无效的难治性自身免疫性疾病。主要不良反应为肾毒性、肝毒性、神经系统毒性等。CD3 单克隆抗体、环磷酰胺、麦考酚吗乙酯和甲泼尼龙等也可用于治疗再生障碍性贫血。

**6. 造血细胞生长因子**　G - CSF 和 GM - CSF 主要刺激粒细胞集落形成单位，调节分化成熟，促使成熟中性粒细胞释放入血，增加其趋化性和吞噬功能。GM - CSF 还能增加单核嗜酸性粒细胞的数量。可用于治疗再生障碍性贫血、骨髓移植、化疗后中性粒细胞缺乏、骨髓增生异常综合征等多种血液系统疾病。剂量 2～5μg/（kg·d），皮下注射或静脉滴注。不良反应常见发热、关节痛等感冒样症状。EPO 能刺激红系祖细胞增殖和分化，促使网织红细胞释放入血，稳定红细胞膜，改善血小板功能。临床用于治疗慢性肾功能不全所致贫血、再生障碍性贫血使用免疫抑制治疗后。剂量 5～100U/（kg·d），维持 3 个月以上为宜。主要不良反应是升高血压，偶见头痛、低热、关节痛等。

> **案例解析**

**案例 9 - 1 解析：**

　　首先查明月经过多的病因并纠正病因，并给予铁剂治疗。可口服硫酸亚铁、枸橼酸铁胺或富马酸亚铁等。也可注射给予右旋糖酐铁、山梨醇铁或蔗糖铁等。

①缺铁性贫血指缺铁引起的小细胞低色素性贫血及相关的缺铁异常。常由于铁摄入不足、需求增加、吸收障碍和丢失过多所致。除原发病表现外，有贫血和组织缺铁表现。铁剂治疗有效。②巨幼细胞贫血指叶酸、维生素 $B_{12}$ 缺乏或某些药物影响核苷酸代谢导致 DNA 合成障碍所致的大细胞贫血。常由于叶酸、维生素 $B_{12}$ 摄入不足、需求增加、利用障碍所致。叶酸或维生素 $B_{12}$ 治疗有效。③再生障碍性贫血指原发性骨髓造血功能衰竭综合征，表现为骨髓造血功能低下，全血细胞减少、贫血、出血、感染。治疗药物包括雄激素类药物、免疫抑制剂和造血细胞生长因子。

# 第二节 紫 癜

## 案例解析

**案例 9-2：**

患者，男性，15 岁，皮肤出现出血点 3 天，逐日增多，鼻衄、牙龈出血、尿血 1 天，10 天前曾患感冒。体格检查：皮肤散在大小不等出血点及瘀斑，以下肢为著，鼻腔有血痂，口腔黏膜有血疱。辅助检查：Hb 130g/L，RBC $4.3 \times 10^{12}$/L，WBC $11 \times 10^9$/L，中性杆状 2%，中性分叶 58%，淋巴 40%，PLT $20 \times 10^9$/L。束臂试验阳性，出血时间延长，血块回缩不良，凝血酶原消耗不良，凝血时间正常。骨髓象增生活跃，粒红比为 2:1，粒系及红系细胞各阶段比例及形态均正常。巨核细胞增多，以幼稚巨核增多为主，血小板罕见。诊断：急性特发性血小板减少性紫癜。

**问题：**

如何选择治疗药物？

紫癜性疾病占出血性疾病总数的 1/3，以血液溢于皮肤、黏膜之下，出现瘀点瘀斑，压之不褪色为其临床特征，常伴鼻衄、齿衄、呕血、便血、尿血，是小儿常见的出血性疾病之一。本节主要介绍过敏性紫癜和特发性血小板减少性紫癜。

## 过敏性紫癜

过敏性紫癜（allergic purpura）是一种常见的血管变态反应性疾病，因为机体对某些致敏物质发生变态反应，导致毛细血管脆性及通透性增加，血液外渗，产生紫癜、黏膜及某些器官出血。可同时伴发血管神经性水肿、荨麻疹等其他过敏表现。儿童和青少年多见。

## 一、病因与发病机制

### （一）病因

过敏性紫癜致敏因素较多。主要与下列因素有关：①感染，包括细菌（β溶血性链球菌引起的呼吸道感染多见）、病毒（麻疹、风疹、水痘等发疹性病毒感染）及寄生虫感染；②食物中动物异性蛋白，如鱼、虾、蛋、奶等；③药物，包括青霉素及头孢菌素类抗生素、解热镇痛药、磺胺类、阿托品、异烟肼及噻嗪类利尿药等；④其他，如尘埃、花粉、接种疫苗、虫咬及寒冷刺激等。

### （二）发病机制

过敏性紫癜发生机制主要是由于抗原与抗体结合形成免疫复合物在血管壁沉积，激活补体，导致毛细血管和小血管壁及其周围产生炎症，使血管壁通透性增高。常见于皮肤、黏膜小动脉及毛细血管，还可累及肠道、关节腔及肾等部位小血管。

## 二、临床表现

过敏性紫癜发病前 1~3 周可有发热、乏力、全身不适及上呼吸道感染等前驱症状，然后出现典型症状。最常见类型是单纯型过敏性紫癜，表现为皮肤紫癜，局限于四肢，尤其是双下肢和臀部。紫癜对称分布，成批出现，容易复发。可同时伴皮肤水肿、荨麻疹。皮肤紫癜伴有腹痛、腹泻、便血，甚至胃肠道出血者称为腹型过敏性紫癜；伴有关节肿胀、疼痛及功能障碍称为关节型过敏性紫癜；伴血尿、蛋白尿、肾损害者称为肾型过敏性紫癜；皮肤紫癜合并上述两种以上临床表现称为混合型过敏性紫癜。

## 三、药物治疗

### （一）治疗原则

**1. 一般治疗**　消除致病因素，如防治感染，清除局部病灶，避免可能致敏的食物和药物，治疗原发疾病。

**2. 药物治疗**　肾上腺皮质激素对皮肤型、腹型、关节型紫癜的治疗效果好，但对肾病变多数无效。肾上腺皮质激素治疗效果不佳或伴发肾炎者可加用免疫抑制剂。同时服用抗组胺类药物，控制变态反应症状，也可使用止血药，减少皮下出血。腹痛较重者可口服或皮下注射阿托品、山莨菪碱。关节痛可酌情使用止痛药。呕吐严重者可用止吐药。伴发呕血、血便者，可用奥美拉唑等对症治疗。

### （二）药物分类

**1. 肾上腺皮质激素**　常用制剂有泼尼松、甲泼尼龙、地塞米松和氢化可的松等。

**2. 抗组胺药**　主要为 $H_1$ 受体拮抗药，异丙嗪（Promethazine）、氯苯那敏（Chlorphenamine）、阿司咪唑（Astemizole）、西替利嗪（Cetirizine）。

**3. 改善血管通透性药物**　维生素 C（Vitamin C）、酚磺乙胺（Etamsylate）、卡巴克络（Carbazochrome）、曲克芦丁（Troxerutin）等。

**4. 免疫抑制剂**　硫唑嘌呤（Azathioprine）、环孢素（Cyclosporin）、环磷酰胺（Cyclophosphamide）。

### （三）药物选择

**1. 肾上腺皮质激素** 具有抗炎和抗过敏的作用，能抑制抗原抗体反应，抑制炎性渗出和水肿，改善血管通透性。常用泼尼松，30mg/d，顿服或分次口服。重症者可静滴氢化可的松100~200 mg/d，或地塞米松10~20mg/d。症状减轻后逐渐减量至停药。

**2. 抗组胺药** 过敏性紫癜的临床症状大多与激动 $H_1$ 受体有关。但Ⅰ型变态反应的致敏介质除组胺外，还有缓激肽和5-羟色胺等，所以单用 $H_1$ 受体拮抗药疗效有一定限度，单用常不能完全控制症状。盐酸异丙嗪，每次25mg，每日3次；氯苯那敏，每次4mg，每日2~3次；阿司咪唑，每次3mg，每日1次；西替利嗪，每次10mg，每日1次。盐酸异丙嗪、氯苯那敏有镇静、嗜睡等中枢抑制作用，阿斯咪唑、西替利嗪中枢抑制作用不明显，但剂量过大能引起致死性心律失常。

**3. 改善血管通透性药物** 能增加毛细血管损伤的抵抗力、降低毛细血管的通透性及脆性。酚磺乙胺，每次0.25~0.5g，每日2次，肌肉注射；卡巴克络，每次5~10mg，每日2~3次，肌肉注射；静脉滴注大剂量维生素C也利于紫癜的改善。

**4. 免疫抑制剂** 对肾病型或症状较重、激素治疗效果差、病情迁延不愈或反复发作者可考虑使用免疫抑制剂，常与激素合用。环磷酰胺，每次50mg，每日2次；硫唑嘌呤，每次50mg，每日2~3次，能抑制淋巴细胞，尤其是T淋巴细胞增殖。

**5. 抗凝疗法** 适用于肾型患者，静脉滴注肝素钠100~200U/（kg·d）或皮下注射低分子量肝素，4周后改口服华法林4~15mg/d，2周后改用维持量2~5mg/d，维持治疗2~3个月。

## 特发性血小板减少性紫癜

特发性血小板减少性紫癜（idiopathic thrombocytopenic purpura，ITP），又称原发性免疫性血小板减少症（immune thrombocytopenia），是一种多机制共同参与的获得性自身免疫性综合病征。特点是患者对自身血小板抗原的免疫失耐受，产生体液免疫和细胞免疫介导的血小板破坏和生成受抑，伴或不伴皮肤黏膜出血的临床表现。

### 一、病因与发病机制

ITP的病因迄今未明，急性型病前多有病毒感染史，以上呼吸道感染、风疹、麻疹、水痘居多，也可在疫苗接种后。感染与紫癜间的潜伏期多在1~3周内，提示血小板减少与对原发感染的免疫反应间有关。慢性型患者中超半数可测出血清和血小板表面有抗血小板膜糖蛋白特异性自身抗体。自身抗体致敏的血小板被单核巨噬细胞系统过度破坏，而且自身抗体还可损伤巨核细胞或抑制巨核细胞释放血小板，造成血小板生成不足。

### 二、临床表现

临床上可分为急性及慢性两种。急性型见于10岁以下儿童，主要为皮肤、黏膜出血，往往较严重，皮肤出血呈大小不等的瘀点，分布不均，以四肢为多。黏膜出血有鼻衄、牙龈出血、口腔舌黏膜血泡。可有消化道和泌尿道出血，眼结膜下出血，视网膜出血，脊髓或颅内出血。慢性型起病隐袭，多见于20~50岁，女性为男性的3~4倍。患者可有持续性出血或反复发作，瘀点及瘀斑可发生在任何部位的皮肤与黏膜，但以四肢远端较多。可表现为局部的出血倾向，如反复鼻衄或月经过多，消化道及泌尿道出血。

外伤后也可出现深部血肿。

## 三、药物治疗

### （一）治疗原则

**1. 一般治疗**　血小板计数高于 $30 \times 10^9 / L$，无明显出血倾向和风险，可嘱临床观察暂不进行药物治疗。严重出血者应注意休息。

**2. 药物治疗**　口服糖皮质激素和静脉输注丙种球蛋白是一线治疗方法。其他药物治疗，如免疫抑制剂、促血小板生成药、单克隆抗体是二线治疗方法。

**3. 糖皮质激素治疗**　无效、激素维持量 > 30 mg/d 或有激素使用禁忌证的患者可考虑脾切除。

### （二）药物分类

1. 糖皮质激素　常用制剂有泼尼松、地塞米松。

2. 免疫球蛋白　丙种球蛋白（γ – globulin）。

3. 促血小板生成药　重组人血小板生成素（Recombinant Human Thrombopoietin，rhTPO）、TPO 拟肽罗米司亭（Romiplostim）、非肽类 TPO 类似物艾曲波帕（Eltrombopag）。

4. 免疫抑制剂　硫唑嘌呤、环孢素、环磷酰胺。

5. 抗 CD20 单克隆抗体。

### （三）药物选择

**1. 糖皮质激素**　作为首选药，近期有效率约为 80%。作用机制：减少自身抗体生成及减轻抗原抗体反应；抑制单核 – 吞噬细胞系统对血小板的破坏；改善毛细血管通透性；刺激骨髓造血及血小板向外周血释放等。常用泼尼松，1mg/（kg·d），分次或顿服，待血小板升至正常或接近正常后，1 个月内快速减至维持量 5 ~ 10mg/d，无效者 4 周停药。也可口服大剂量地塞米松，10mg/d，连服 4 天，无效者可半月后重复一次。

**2. 丙种球蛋白**　主要用于急症 ITP、不能耐受糖皮质激素、合并妊娠或分娩的患者。常用剂量 400mg/（kg·d），静脉输注，连用 5 天，或 1g/（kg·d），静脉输注，连用 2 天。

**3. 促血小板生成药**　重组人血小板生成素（rhTPO）、TPO 拟肽罗米司亭、非肽类 TPO 类似物艾曲波帕。用于糖皮质激素治疗无效或难治性 ITP 患者，耐受性良好，副作用轻微，但骨髓纤维化、中和性抗体的产生及血栓形成的风险待进一步观察。

**4. 免疫抑制剂**　主要用于难治性 ITP。环孢素，250 ~ 500mg/d，口服，维持量 50 ~ 100mg/d，可持续半年以上。还可用硫唑嘌呤、环磷酰胺等其他免疫抑制剂。

**5. 抗 CD20 单克隆抗体**　抗 CD20 人鼠嵌合抗体，能有效清除体内 B 淋巴细胞，减少自身抗体生成。$375mg/m^2$，每周 1 次，静脉注射，连用 4 周，应用于治疗难治性 ITP。

**案例解析**

**案例 9 - 2 解析：**

　　口服糖皮质激素和静脉输注丙种球蛋白是一线治疗方法。其他药物治疗，如免疫抑制剂、促血小板生成药、单克隆抗体是二线治疗方法。

## 本节小结

1. 过敏性紫癜是一种侵犯皮肤和其他器官细小动脉和毛细血管的过敏性血管炎，常伴腹痛、关节痛和肾损害。治疗药物包括肾上腺皮质激素、抗组胺药、改善血管通透性药物、免疫抑制剂及止痛、止吐等对症治疗药物。

2. 特发性血小板减少性紫癜是一种原因不明的获得性出血性疾病，以血小板减少、骨髓巨核细胞正常或增多为特征。糖皮质激素和输注丙种球蛋白是一线治疗药物，免疫抑制剂、促血小板生成药和抗 CD20 单克隆抗体是二线治疗药物。

# 第三节　白血病

## 案例解析

**案例 9-3：**

患者，女，48 岁，腹胀、乏力 3 个月。3 天前出现感冒、发热，到院就诊。体格检查：胸骨压痛（＋），脾巨大。辅助检查：Hb 86g/L；WBC $66.5 \times 10^9$/L，原粒 1%，早幼粒 2%，中幼粒 9%，晚幼粒 9%，杆状核 14%，分叶核 57%，嗜酸粒细胞 4%，嗜碱粒细胞 4%；PLT $425 \times 10^9$/L。骨髓象增生极度活跃，粒：红为 23:1，原粒 0.01，早幼粒 0.01，中幼粒 0.18，晚幼粒 0.16，杆状 0.28，分叶 0.24，嗜酸分叶 0.05，嗜碱细胞 0.02，中、晚幼红 0.04，淋巴 0.01，巨核细胞可见 8 个。中性粒细胞碱性磷酸酶积分为 0 分（正常对照 120 分），Ph 染色体阳性。诊断：慢性粒细胞白血病慢性期。

**问题：**

1. 该病的整个病程常可分为几期？
2. 当前治疗该病的首选药物？使该病取得痊愈的唯一有希望的疗法是什么？

白血病（leukemia）是一类造血干祖细胞的恶性克隆性疾病，其特点是骨髓和其他造血组织中，白血病细胞大量增生累积，浸润其他器官，导致正常造血功能的抑制和衰竭。

## 一、疾病分型与病因

根据白血病细胞的分化成熟程度和自然病程，白血病可分为急性和慢性两大类。急性白血病（acute leukemia，AL）的细胞分化停滞在较早阶段，多为原始细胞和早期幼稚细胞，病情发展迅速，自然病程仅数月。慢性白血病（chronic leukemia，CL）的细胞，分化停滞在较晚阶段，多为较成熟幼稚细胞和成熟细胞，病情发展缓慢，自然病程为数年。其次，根据主要受累的细胞系列，AL 分为急性淋巴细胞白血病（acute lymphocytic leukemia，ALL）和急性髓系白血病（acute myelogenous leukemia，AML）。CL 分为慢性淋巴细胞白血病（chronic lymphocytic leukemia，CLL），慢性髓系白血病（chronic myelogenous leukemia，CML）及幼淋巴细胞白血病、多毛细胞白血病等少见类型的白血病。

ALL 可分为三型：①L$_1$ 型：原始和幼稚淋巴细胞明显增生，比例增高，以小淋巴细胞为主；染色质较粗，结构较一致，核仁少。②L$_2$型：原始和幼稚淋巴细胞明显增生，比例增高，淋巴细胞大小不一，以大细胞为主；染色质较疏松，核仁较清楚，一个或多个。②L$_3$型：原始和幼稚淋巴细胞明显增生，比例增高，细胞大小较一致，以大细胞为主；染色质呈均匀细点状，核仁一个或多个。

AML 分成 M$_0$ 至 M$_7$ 8 个亚型，分别为 M$_0$（急性髓系白血病微分化型）、M$_1$（急性粒细胞白血病未分化型）、M$_2$（急性粒细胞白血病部分分化型）、M$_3$（急性早幼粒细胞白血病）、M$_4$（急性粒－单核细胞白血病）、M$_5$（急性单核细胞白血病）、M$_6$（急性红白血病）、M$_7$（急性巨核细胞白血病）。

白血病病因尚未明了，一般认为与下列因素有关：①遗传因素，如大多数急性白血病患者有染色体异常。家族性白血病约占白血病的 0.7%。②物理因素，包括 X 射线、γ 射线等电离辐射，大面积和大剂量照射能抑制骨髓，降低机体免疫能力，导致 DNA 突变、断裂和重组，引起白血病的发生。③化学因素，长期接触苯及含苯的有机溶剂，长期应用烷化剂、拓扑异构酶 II 抑制剂和乙双吗啉、乙亚胺等细胞毒类药物能增加白血病的发病率。④生物因素，主要是病毒感染和免疫功能异常。成人 T 细胞白血病/淋巴瘤可由人类 T 淋巴细胞病毒 I 型所致。部分免疫功能异常患者白血病危险度也会增加。⑤其他血液病，某些血液病最终可能发展为白血病，如淋巴瘤、骨髓增生异常综合征、多发性骨髓瘤、真性红细胞增多症等。

## 二、临床表现

### （一）急性白血病

AL 是造血干细胞的恶性克隆性疾病，发病时骨髓中异常的原始细胞和幼稚细胞（白血病细胞）大量增殖，浸润肝、脾、淋巴结等脏器和组织，抑制正常造血。主要表现为贫血、出血、浸润和感染等征象。部分 AL 患者以突然高热、严重出血或骨关节痛等表现急骤起病，另一部分患者则以贫血为主要表现缓慢发病。

**1. 白血病细胞增殖浸润症状**　①淋巴结、肝和脾肿大，肿大的程度以 ALL 更明显；②骨关节痛，常有胸骨下段局部压痛，可出现骨骼和关节痛，儿童多见；③神经系统浸润，中枢神经系统是白血病最常见的髓外浸润部位。表现为头痛、头晕、呕吐、甚至抽搐、昏迷；④口腔和皮肤损害，由于白血病细胞浸润引起牙龈增生、肿胀，皮肤可出现蓝灰色斑丘疹，局部皮肤隆起、变硬，呈紫蓝色结节；⑤白血病细胞还可浸润其他组织和器官，如眼、睾丸、心、肺、消化道等。

**2. 正常骨髓造血功能受抑制的表现**　①贫血，半数患者就诊时已有重度贫血，部分患者因病程短，可无贫血。②出血，出血部位可遍及全身，以皮肤、牙龈、鼻出血最常见，女性月经过多也较常见。M$_3$ 和 M$_5$ 亚型出血更严重，尤其是 M$_3$ 患者，易并发弥散性血管内凝血和颅内出血而死亡。③发热，半数患者以发热为早期表现，但高热的主要原因是感染，感染可发生在各个部位，其中以咽峡炎、牙龈炎、口腔炎、肛周炎最常见。

### （二）慢性白血病

CML 病程进展缓慢，分为慢性期、加速期和急变期。慢性期一般持续 1～4 年，患者有乏力、低热、多汗或盗汗、体重减轻等代谢亢进症状。脾脏肿大是最显著的体征。部分患者有胸骨中下段压痛。白细胞显著增高时，可有眼底充血及出血。当白细胞极度增高时（如 > 200 × $10^9$/L）可发生 "白细胞淤滞症"，表现为呼吸窘迫、头晕、言语不清、中枢神经系统出血等。加速期可维持几个月到数年，常有发热、虚弱、进行性体重下降、骨骼疼痛，逐渐出现贫血和出血。脾持续或进行性肿大。原有治疗药物无效。急变期为 CML 的终末期，临床与 AL 类似。急性变预后极差，往往数月内死亡。

CLL 起病缓慢，多无自觉症状。许多患者在常规体检或因其他疾病就诊时才被发现。有症状者早期可出现乏力、疲倦，而后出现食欲减退、消瘦、盗汗、低热等。表浅淋巴结呈对称性轻至中度肿大。半数以上患者脾大，肝常呈轻至中度大。晚期患者出现贫血、血小板和粒细胞减少，免疫功能低下易并发感染。

## 三、药物治疗

### （一）治疗原则

白血病的主要治疗措施为化学治疗、放射治疗、骨髓移植和支持疗法等多种，治疗方法的改进和发展，已使白血病患者的完全缓解率、生存期及五年无病存活率有较大提高。

**1. 化学治疗**　化学治疗的目的是减少并最终彻底杀灭异常增殖的白血病细胞，以恢复骨髓造血功能，达到病情完全缓解，并延长患者生存期目的。白血病治疗可分为两个阶段：诱导缓解和缓解后治疗（巩固强化和维持治疗）。诱导缓解阶段是选择数种作用机制不同的药物联合应用，以期达到完全缓解。缓解后治疗阶段，一般于第一次取得完全缓解之后 2 周开始，包括间歇应用原诱导缓解方案或采用更为强化的方案以杀灭残余的白血病细胞。

化疗治疗急性白血病的原则为：①早期，及时尽快进行化疗是因为早期白血病细胞克隆越小，浸润越轻，化疗效果越明显；②联合，联合用药可以提高疗效，减少副作用，尽量避免损伤重要组织器官；③充分，充分的化疗时间和剂量才能发挥药物杀灭白血病细胞作用，一般每个疗程持续 7～10 天；④间歇，当一疗程结束后，应间歇 2～3 周进行第二疗程。适当间歇有利于正常造血，并使更多白血病细胞进入增殖周期，更易被药物杀灭。

**2. 支持疗法**　支持疗法是成功治疗急性白血病的重要环节。包括以下几点：①防治感染；②促进免疫功能和造血功能恢复；③防治化疗并发症，如肿瘤溶解综合征、高尿酸血症等；④控制出血；⑤维持营养；⑥积极心理治疗。

### （二）药物分类

**1. 影响核酸生物合成的药物（抗代谢药）**　它们的化学结构与叶酸、嘌呤、嘧啶等相似，能特异性干扰核酸代谢而阻止细胞分裂和繁殖，主要作用于 S 期细胞。根据药物主要干扰的生化步骤或所抑制的靶酶不同，可分为：①抗嘌呤药：巯嘌呤（6－Mercaptopurine，6－MP）。②抗嘧啶药：氟尿嘧啶（5－Fluorouracil，5－FU）。③抗叶酸药：二氢叶酸还原酶抑制剂－甲氨蝶呤（Methotrexate，MTX）。④核苷酸还原酶抑制剂：羟基脲（Hydroxyurea，HU）。⑤DNA 多聚酶抑制剂：阿糖胞苷（Cytarabine，Ara－C）。

巯嘌呤经酶催化成硫代肌苷酸，抑制肌苷酸转变腺苷酸和鸟苷酸，干扰嘌呤代谢，主要用于 AL 的治疗。甲氨蝶呤通过竞争性地抑制二氢叶酸还原酶，阻止二氢叶酸还原为四氢叶酸，使脱氧胸苷酸合成受阻而影响 DNA 合成，是治疗 ALL 的重要药物。羟基脲抑制核苷酸还原酶，阻止胞苷酸转变为脱氧胞苷酸而抑制 DNA 合成，用于 CML 的治疗。阿糖胞苷在体内转化为二或三磷酸胞苷，抑制 DNA 多聚酶，阻止 DNA 合成，也可掺入 DNA 中，干扰 DNA 复制，使细胞死亡，主要用于 AML 或单核细胞白血病的治疗。

**2. 影响 DNA 结构和功能的药物** ①烷化剂：氮芥（Nitrogen Mustard）、环磷酰胺（Cyclophosphamide，CTX）、白消安（Busulfan）、苯丁酸氮芥（Chlorambucil，CLB）等具有烷化基团，能与 DNA、RNA 或蛋白质中亲核基团起烷化作用，引起 DNA 结构和功能损害，甚至细胞死亡。CTX 可用于淋巴瘤的治疗，白消安主要用于 CML 的治疗，苯丁酸氮芥则主要用于治疗 CLL。② 抗生素类：博来霉素（Bleomycin）和丝裂霉素（Mitomycin）等与 DNA 双链交叉联接，抑制 DNA 复制，也能使部分 DNA 链断裂。③铂类化合物：顺铂（Cisplatin）和卡铂（Carboplatin）与 DNA 链上碱基形成链内或链间交叉联接，抑制 DNA 合成。④DNA 嵌入剂：柔红霉素（Daunorubicin，DNR）、多柔比星（Doxorubicin，ADM）等可嵌入 DNA 双螺旋中，阻止 DNA 复制，RNA 转录和蛋白质合成。DNR 主要用于 ALL 和 AML 的治疗。

**3. 抑制蛋白质合成和功能的药物** ①抑制有丝分裂影响微管蛋白装配的药物：长春新碱（Vincristine，VCR）、长春碱（Vinblastine，VLB）、依托泊苷（Etoposide，VP-16）、紫杉醇（Paclitaxel）及秋水仙碱（Colchicine）等。VLB 主要用于儿童 ALL 的治疗，VP-16 用于 AML 的治疗。②干扰核糖体功能，阻止蛋白质合成的药物：三尖杉碱（Harringtonine）、高三尖杉酯碱（Homoharringtonine）。③影响氨基酸供应并阻止蛋白质合成的药物：淋巴细胞白血病细胞依赖于外源性门冬酰胺才能生存，左旋门冬酰胺酶（L-asparaginase，L-ASP）可水解门冬酰胺，使肿瘤细胞缺乏门冬酰胺，阻止细胞蛋白质合成，主要用于治疗淋巴系统的恶性肿瘤。

**4. 诱导细胞分化和凋亡药物** 维 A 酸（Retinoids）是肿瘤细胞诱导分化剂，能诱导白血病细胞分化成熟，用于治疗早幼粒细胞白血病。三氧化二砷（Arsenic Trioxide）是肿瘤细胞凋亡促进剂，用于治疗急性早幼粒细胞白血病。

**5. 调节体内激素平衡的药物** 主要有肾上腺皮质激素、雄激素、雌激素、他莫昔芬（Tamoxifen）等。肾上腺皮质激素通过影响脂肪酸代谢导致淋巴细胞溶解，用于治疗急性白血病和恶性淋巴瘤。

**6. 其他药物** ①细胞因子：白细胞介素（Interleukin，IL）、肿瘤坏死因子（Tumor Necrosis Factor，TNF）、干扰素（Interferon，IFN），用来保护骨髓和肠道免于放疗和化疗的毒性。②酪氨酸激酶抑制剂：伊马替尼（Imatinib）、尼洛替尼（Nilotinib），作为 ATP 竞争性抑制剂，阻滞酪氨酸激酶的磷酸化，抑制 Bcr-Abl 表达，从而阻止细胞的增殖和肿瘤形成，用于治疗 CML。③单克隆抗体药：利妥昔单抗和阿伦单抗。

### （三）药物选择

**1. ALL 药物选择**

（1）诱导缓解治疗　VP 方案是 ALL 治疗的标准方案，即长春新碱和泼尼松，但多在半年内复发，需在 VP 方案的基础上应用多药联合及大剂量化疗药进行诱导缓解治疗。VDLP 方案是目前 ALL 常采用的诱导方案，包括柔红霉素（DNR）、长春新碱（VCR）、L-门冬酰胺酶（L-ASP）、泼尼松（P），28 日为 1 个疗程。DNR 易导致心脏毒性。VCR 的主要毒副作用是末梢神经炎和便秘。L-ASP 的主要副作用是肝功能损害、胰腺炎和过敏反应等。在 DVLP 基础上可加用环磷酰胺（CTX）或阿糖胞苷（Ara-C）。化疗方案见表 9-1。

表 9 -1　ALL 化疗方案

| 方案 | 药物 | 剂量 | 用法 | 疗程 |
|---|---|---|---|---|
| VP | 长春新碱 | 1.4mg/m² | 静注，每周 1 次 | 连续用药 4 周 |
| | 泼尼松 | 40～60mg/m² | 口服，每日分次口服 | |
| VDP | 长春新碱 | 1.4mg/m² | 静注，每周 1 次 | 连续用药 4 周 |
| | 柔红霉素 | 30～45mg/m² | 静滴，每周 1～2 次 | |
| | 泼尼松 | 40～60mg/m² | 口服，每日分次口服 | |
| VLP | 长春新碱 | 1.4mg/m² | 静注，每周 1 次 | 连续用药 4 周 |
| | L－门冬酰胺酶 | 4000～6000U/m² | 静滴，每日 1 次，10 天 | |
| | 泼尼松 | 40～60mg/m² | 口服，每日分次口服 | |
| VDLP | 长春新碱 | 1.4mg/m² | 静注，第 1、8、15、22 日 | 连续用药4周，间歇2周 |
| | 柔红霉素 | 30～45mg/m² | 静滴，第 1、2、3、15、16、17 日 | |
| | L－门冬酰胺酶 | 4000～6000U/m² | 静滴，第 19～28 日，酌情加减 | |
| | 泼尼松 | 40～60mg/m² | 口服，第 1～14 日，第 15～22 天逐渐减量 | |
| VAP | 长春新碱 | 1.4mg/m² | 静注，每周 1 次 | 连续用药 4 周 |
| | 多柔比星 | 40～60mg/m² | 静注，第 1～2 天，每日 1 次 | |
| | 泼尼松 | 40～60mg/m² | 口服，每日分次口服 | |
| CVAP | 环磷酰胺 | 400～600mg/m² | 静注，第 1、5 日 | 用药7天，间歇2周 |
| | 长春新碱 | 1.4mg/m² | 静注，第 1 日 | |
| | 阿糖胞苷 | 100～150mg/m² | 静滴，第 1～7 日 | |
| | 泼尼松 | 30～40mg/m² | 口服，第 1～7 日 | |
| VP16＋Ara－C | 依托泊苷 | 100mg/m² | 静滴，第 1～3 日 | 用药5～7天，间歇3周 |
| | 阿糖胞苷 | 100～200mg/m² | 静滴，第 1～7 日 | |
| MVLD | 甲氨蝶呤 | 50～100mg/m² | 静注，第 1 日 | 每疗程 10 天，至少 5 个疗程 |
| | 长春新碱 | 1～2mg/m² | 静注，第 2 日 | |
| | L－门冬酰胺酶 | 20000U/m² | 静滴，第 2 日 | |
| | 地塞米松 | 6.75mg/m² | 口服，第 1～10 日 | |

（2）巩固强化治疗　完全缓解时体内仍有白血病细胞的微小残留病灶，因此缓解后必须进行强化巩固治疗。继续使用原诱导缓解方案称为巩固治疗，将原方案剂量加大，或选用更强烈的新方案称为强化治疗。目前多采用间歇重复原诱导方案，定期给予其他强化方案的治疗方法。巩固强化治疗一般分为 6 个疗程。第 1、4 疗程用原诱导方案；第 2、5 疗程用 VP16 ＋ Ara － C 方案；第 3、6 疗程用大剂量甲氨蝶呤 1～1.5g/m²，第 1 日静脉滴注维持 24 小时，停药后 12 小时使用亚叶酸钙（6～9mg/m²）肌内注射，每 6 小时 1 次，共 8 次。

（3）维持治疗　强化巩固后的患者必须维持治疗，在强化治疗的间歇期可考虑每月选用 6 － MP，75 mg/（m²·d），连用 7 天，间歇 3 天；MTX，10mg/（m²·d），连用 7 天，间歇 9 天；CTX，100mg/（m²·d），连用 7 天，间歇 3 天，交替进行维持治疗，有助于延长缓解期。

## 2. AML 药物选择

（1）诱导缓解治疗　DA 方案是目前公认的标准诱导缓解方案，包括蒽环类抗生素和阿糖胞苷，疗效较为肯定，平均缓解率约 55% ~ 80%。HOAP 方案平均缓解率约 60%，HA 方案缓解率可接近 DA 方案。其他方案大多以 DA 为基础变化而来。化疗方案见表 9 - 2。

表 9 - 2　AML 化疗方案

| 方案 | 药物 | 剂量 | 用法 | 疗程 |
|---|---|---|---|---|
| DA | 柔红霉素 | 30 ~ 45mg/m² | 静滴，第 1 ~ 3 日 | 用药 7 天间歇 3 周 |
| | 阿糖胞苷 | 100 ~ 200mg/m² | 静滴，第 1 ~ 7 日 | |
| IDA | 依达比星 | 10 ~ 12mg/m² | 静滴，第 1 ~ 3 日 | 用药 7 天间歇 3 周 |
| | 阿糖胞苷 | 100 ~ 200mg/m² | 静滴，第 1 ~ 7 日 | |
| DAT | 柔红霉素 | 30 ~ 45mg/m² | 静滴，第 1 ~ 3 日 | 用药 7 天间歇 3 周 |
| | 阿糖胞苷 | 100 ~ 200mg/m² | 静滴，第 1 ~ 7 日 | |
| | 硫鸟嘌呤 | 100 ~ 200mg/m² | 口服，第 1 ~ 7 日 | |
| DAE | 柔红霉素 | 40 ~ 45mg/m² | 静滴，第 1 ~ 3 日 | 用药 7 天间歇 3 周 |
| | 阿糖胞苷 | 100mg/m² | 静滴，第 1 ~ 7 日 | |
| | 依托泊苷 | 75 mg/m² | 静滴，第 1 ~ 7 日 | |
| HA | 三尖杉碱 | 2 ~ 4mg/m² | 静滴，第 1 ~ 7 日 | 用药 7 天间歇 3 周 |
| | 阿糖胞苷 | 100 ~ 200mg/m² | 静滴，第 1 ~ 7 日 | |
| HOAP | 三尖杉碱 | 2 ~ 4mg/m² | 静滴，第 1 ~ 3 日 | 用药 7 天间歇 3 周 |
| | 长春新碱 | 1.4mg/m² | 静注，第 1 日 | |
| | 阿糖胞苷 | 100 ~ 150mg/m² | 静滴，第 1 ~ 7 日 | |
| | 泼尼松 | 40 ~ 60mg/m² | 口服，第 1 ~ 7 日 | |
| Mit + VP - 16 | 米托蒽醌 | 10mg/m² | 静滴，第 1 ~ 7 日 | 用药 7 天间歇 3 周 |
| | 依托泊苷 | 100mg/m² | 静滴，第 1 ~ 7 日 | |
| ATRA | 维 A 酸 | 40mg/m² | 口服 | 用药至完全缓解 |

（2）巩固强化治疗　①原诱导方案继续进行 4 ~ 6 个疗程；②单独使用中等剂量阿糖胞苷，也可合用柔红霉素、米托蒽醌等；③用与原诱导方案无交叉耐药的新方案（如 Mit + VP - 16），每 1 ~ 2 个月化疗一次，共 1 ~ 2 年。

（3）诱导分化治疗　ATRA 可诱导分化治疗 $M_3$，30 ~ 60mg/d，口服，直至完全缓解。然后按普通 AML 进行缓解后强化巩固治疗，并间以 ATRA 维持治疗，4 年无病生存率可达 70%。ATRA 较为安全，其副作用主要有：①皮肤黏膜干燥、头痛、恶心、食欲不振、骨关节疼痛及肝功能改变；②少数患者由于白细胞增高而发生白细胞淤滞；③引起维 A 酸综合征，主要表现为发热、呼吸困难、体重增加、胸腔积液、下肢水肿等；④也可出现肾功能不全、低血压等表现。

**3. CLL 药物选择**　CLL 早期一般不需化疗，中后期临床表现较为明显，需给予积极治疗。

（1）烷化剂　苯丁酸氮芥（CLB）是 CLL 的一线治疗药物。目前多用于年龄较大、不能耐受其他化疗药物或有并发症的患者及维持治疗。有连续和间断两种用药方法。连续用药剂量 4~8mg/（m²·d），口服，连用 4~8 周，根据血象调整用药剂量。间断用药总量 0.4~0.8mg/kg，1 天或分 4 天口服，根据骨髓恢复情况，每 2~4 周重复 1 次。环磷酰胺，50~100mg/d，口服，疗效与 CLB 相似。苯达莫司汀（Bendamustine）有烷化剂作用和抗代谢功能，单药应用治疗初治或复发难治性患者。烷化剂能抑制骨髓，引起恶心、呕吐、胃肠道反应和脱发。

（2）嘌呤类似物　能抑制腺苷脱氨酶，包括氟达拉滨（Fludarabine）、喷司他丁（Pentostatin）和氯脱氧腺苷（Chlorodeoxyadenosine），其中氟达拉滨应用最广泛。氟达拉滨，25~30mg/（m²·d），静脉滴注，3 天或 5 天为一个疗程，每隔 4 周重复一疗程。喷司他丁，4mg/（m²·d），静脉滴注，每 1~2 周 1 次，连用 5 次。氯脱氧腺苷，0.1mg/（kg·d），静脉滴注，7 天为一个疗程，每隔 4 周重复一疗程。嘌呤类似物既可单用，也可与烷化剂、单克隆抗体联合应用，能延长初治 CLL 的无进展生存期，也可用于难治复发 CLL 的治疗。不良反应包括骨髓抑制、胃肠道反应、发热、寒战、感染、手足麻木和视觉障碍等。

（3）糖皮质激素　能减少淋巴细胞对骨髓的浸润，主要用于治疗合并自身免疫性血细胞减少的患者。常用药物是泼尼松，每次 60~80mg，隔日 1 次或每周 1 次，口服。单用易发生机会性感染，常与苯丁酸氮芥合用。长期应用易引起医源性皮质功能亢进症。

（4）不包含嘌呤类似物的联合化疗　使用 COP（环磷酰胺、长春新碱、泼尼松）、CHOP（环磷酰胺、多柔比星、长春新碱、泼尼松）等化疗方案对初治 CLL 有效，但对延长患者生存期而言，并不优于苯丁酸氮芥。

（5）单克隆抗体　是以 CLL 细胞上特异性表达的分子或蛋白为靶点，有特异作用的一类治疗药物，包括利妥昔单抗（抗 CD20 抗体）和阿伦单抗（抗 CD52 抗体），能清除血液、骨髓和脾脏等处的 CLL 细胞，但长期应用抑制免疫相当严重。利妥昔单抗能增强嘌呤类似物的抗肿瘤活性，可联合应用。

**4. CML 药物选择**

（1）分子靶向药酪氨酸激酶抑制剂　甲磺酸伊马替尼（Imatinib Mesylate，IM）是第一代酪氨酸激酶抑制剂（TKI），能有效抑制 Bcr-Abl 阳性细胞的增殖，是当前 CML 首选的化疗药物。慢性期口服 400mg/d，疾病进展期增加至 600~800mg/d。8 年无事件生存率达 81%，总体生存率可达 85%。耐受性良好，不良反应轻，服药后可发生白细胞、血小板减少和贫血血液学毒性，及恶心、呕吐、腹泻、水肿、关节痛等非血液学毒性。随意减、停药容易引起继发性耐药。

（2）干扰素（Interferon-α，IFN-α）　IFN-α 是分子靶向药物出现之前的首选药物，目前用于不适合 TKI 和异基因造血干细胞移植的患者。常用剂量 300~500U/（m²·d），皮下或肌内注射，每周 3~7 次，坚持使用数月至 2 年不等，推荐和小剂量阿糖胞苷合用。有效者 10 年生存率可达 70%，约 50% 的有效者可获得长期生存。主要不良反应包括流感症状、体重下降、血细胞减少和肝功能异常等。

（3）羟基脲（HU）　抑制核苷酸还原酶而抑制 DNA 合成，起效快，但停药后易反复。目前单用 HU 限于高龄、TKI 和 IFN-α 均不耐受、具有并发症的患者以及用于高白细胞淤滞期的降白细胞处理。常用剂量为 3g/d，分 2 次口服，待白细胞降至 $20 \times 10^9$/L 左右时，剂量减半，降至 $10 \times 10^9$/L 时，改为 0.5~1g/d 小剂量维持治疗。单用 HU 的中位生存期为 56 个月。

（4）其他药物　包括白消安、高三尖杉酯碱、砷剂等。

案例解析

**案例 9-3 解析：**

1. 病程可分为：慢性期、加速期和急变期。

2. 治疗：①首选药物酪氨酸激酶抑制剂，如甲磺酸伊马替尼；②异基因骨髓移植是取得痊愈的唯一有希望的疗法。

## 本节小结

白血病是一类造血干细胞恶性克隆性疾病。临床可见不同程度的贫血、出血、感染发热以及肝、脾、淋巴结肿大和骨骼疼痛。药物选用：①VDLP 方案（柔红霉素、长春新碱、L-门冬酰胺酶、泼尼松）是目前 ALL 常采用的诱导方案。②DA 方案（蒽环类抗生素和阿糖胞苷）是目前公认的 AML 标准诱导缓解方案。③ALL 和 AML 缓解后仍需要巩固强化治疗。④烷化剂、嘌呤类似物、糖皮质激素、单克隆抗体等用于治疗 CLL。⑤CML 化疗药物：分子靶向药酪氨酸激酶抑制剂、干扰素、羟基脲、白消安、高三尖杉酯碱、砷剂等用于治疗 CML。

思考题

1. 试比较缺铁性贫血与巨幼细胞贫血的病因。

2. 再生障碍性贫血的临床表现及常用治疗药物。

3. 试述过敏性紫癜和特发性血小板减少性紫癜常用治疗药物。

4. 慢性粒细胞白血病的临床表现及常用治疗药物。

（鞠传霞）

# 第十章 内分泌紊乱及代谢性疾病的药物治疗

## 学习导引

**知识要求**

1. **掌握** 甲状腺功能亢进疾病、肾上腺疾病、糖尿病、痛风、骨质疏松的治疗药物选用。

2. **熟悉** 甲状腺功能亢进疾病、肾上腺疾病、糖尿病、痛风、骨质疏松的选药原则。

3. **了解** 甲状腺功能亢进疾病、肾上腺疾病、糖尿病、痛风、骨质疏松的病因及临床表现。

**能力要求**

1. 熟练掌握甲状腺功能亢进疾病、肾上腺疾病、糖尿病、痛风、骨质疏松的药物治疗的技能；

2. 学会应用抗甲状腺功能亢进疾病药物、抗肾上腺疾病药物、抗糖尿病药物、抗痛风药物、抗骨质疏松药物解决患者相关疾病个体化药物治疗问题。

## 第一节 甲状腺功能亢进疾病

### 案例解析

**案例 10-1：**

患者，女，36岁，因怕热、多汗、心悸、食欲亢进、消瘦无力、体重减轻来院诊治。体格检查：体温36.9℃，脉率98次/分，眼球突出，睑裂增宽，双侧甲状腺弥漫性对称性肿大。基础代谢率 +57%（正常范围：-10% ~ +15%）。实验室检查：$T_3$、$T_4$水平升高，甲状腺摄$^{131}$I率增高。诊断：甲状腺功能亢进。

**问题：**

1. 常见的治疗甲状腺功能亢进的药物有哪些？

2. 丙硫氧嘧啶治疗甲亢时应如何用药？

甲状腺激素是维持机体正常代谢，促进生长发育所必需的激素。甲状腺激素包括三碘甲状原氨酸（$T_3$）和四碘甲状原氨酸（$T_4$），分泌过多或过少均可引起疾病。由于血液循环中甲状腺激素过多而引起的以神经、循环、消化等系统兴奋性增高和代谢亢进为特征的综合征称为甲状腺功能亢进。其中毒性弥漫性甲状腺肿（Graves disease，GD）最为常见。

## 一、病因与发病机制

由于甲状腺腺体本身功能亢进，甲状腺激素合成与分泌增加所致的甲状腺毒症称为甲状腺功能亢进症，简称甲亢。GD 约占全部甲亢的 90%，以中青年女性最多见，男女比例为 1:（4~6）。

毒性弥漫性甲状腺肿病因与发病机制尚未完全阐明，可能与以下因素有关：①遗传因素，患者及其家属发生其他自身免疫性疾病者较多见；②自身免疫，患者血清中可检测出甲状腺刺激性抗体（thyroid stimulating antibody，TSAb）和甲状腺刺激阻断性抗体（Thyroid stimulating blocking antibodies，TSBAb），TSAb 和 TSBAb 的相互作用导致自身免疫性甲状腺疾病（包括 GD）的各种病理生理变化；③环境因素，感染、创伤、过度劳累、碘摄入过多等应激刺激可作为诱因。GD 的眼征患者中约 2/3 血清中可检出突眼性免疫球蛋白，可能与免疫机制有一定关联。

## 二、临床表现

**1. 甲状腺** GD 最常见的症状是甲状腺肿大。甲状腺肿大多呈弥漫性、对称性蝶形肿大，质地柔软，血管丰富，可触及震颤和血管杂音。

**2. 心血管** 神经血管兴奋性增强，如心动过速、心脏杂音，严重者可有心脏扩大，心房纤颤、心力衰竭等表现。

**3. 眼** 表现为突眼、眼裂增大、瞬眼滞后、双眼聚合能力欠佳、轻度巩膜出血、惊恐眼神等。甲亢控制后能自行恢复。

**4. 局部黏液性水肿** 仅发生在严重甲亢患者，常发生在胫前，也称胫前黏液性水肿。早期局部瘙痒，而后变得坚实，显微镜下可见黏蛋白样透明质酸沉淀，肥大细胞、吞噬细胞及成纤维细胞浸润。

**5. 甲状腺危象** 可引起昏迷甚至危及生命。

**6. 其他** ①基础代谢增加，表现为多汗、怕热、食欲亢进、体重下降等；②神经兴奋性增高，表现为多动、多言、易激动、情绪不稳定等症状。

## 三、药物治疗

### （一）治疗原则

一般治疗主要包括消除患者心理负担，避免情绪波动；饮食宜低碘、高蛋白、高维生素等；对症治疗，如失眠可使用镇静催眠药物，交感神经兴奋症状可使用 β 受体阻断剂等。甲亢的药物治疗以硫脲类药物为主，治疗分为三期：初治期、减量期和维持期；对于长期治疗无效，或对药物过敏，不宜手术治疗（或手术后复发）的 25 岁以上中度甲亢病例可采用同位素（$^{131}I$）治疗；对于长期治疗无效的中重度甲亢，以及结节性甲状腺肿伴功能亢进者、伴有压迫症状者、胸骨后甲状腺肿伴甲亢者等可采用手术疗法，如甲状腺次全切除手术。具体应根据患者具体情况选择合适的治疗方法。

### （二）药物分类

目前治疗甲状腺功能亢进的药物主要有：①硫脲类，如丙硫氧嘧啶等；②碘和碘化物，如碘化钾等；③放射性碘，如 $^{131}I$ 等；④β受体阻断剂，如普萘洛尔等；⑤其他，锂制剂、地塞米松、甲状腺制剂也用于甲亢的治疗。

### （三）药物选择

**1. 硫脲类药物**  硫脲类药物可分为两类：硫氧嘧啶类，如甲硫氧嘧啶（Methylthiouracil，MTU）、丙硫氧嘧啶（Propylthiouracil，PTU）；咪唑类，如甲巯咪唑（Thiamazole，他巴唑）、卡比马唑（Carbimazole，甲亢平）。

硫脲类药物主要通过抑制甲状腺过氧化物酶，进而抑制酪氨酸的碘化及偶联，减少甲状腺激素的合成。对于已经合成的甲状腺激素无对抗作用，所以起效缓慢，2～3 周症状才能改善，3～4 周存储的 $T_4$ 水平下降，1～2 个月基础代谢才能恢复正常。丙硫氧嘧啶能迅速控制血清中的 $T_3$，在重症甲亢、甲状腺危象时可作为首选。硫脲类药物还可减少肌肉组织的 β 受体数目，减弱 β 受体介导的糖代谢，另外对免疫球蛋白的生成还具有一定的抑制作用，可起到一定的对因治疗作用。

硫脲类药物可用于轻症和不宜手术、放射性碘治疗的患者，如儿童、青少年、术后复发、中重度老年患者或兼有心、肝、肾、出血性疾病患者。初治阶段，初始计量为 300～450mg/d（6～10 岁儿童为 50～150mg/d，10 岁以上 150～300mg/d），分 3 次服用，大约 1～2 个月甲状腺功能恢复正常。减药阶段，当 $T_3$、$T_4$ 接近正常，患者症状显著减轻，可根据患者具体病情每 2～4 周递减 1 次，逐步过渡至维持阶段，一般需要 2～3 个月时间。维持阶段，丙硫氧嘧啶成人维持量为 50～100mg/d（儿童 25～75mg/d），维持 1～1.5 年，疗效不稳定者可延长至 2～3 年或更长。

硫脲类药物（如丙硫氧嘧啶、甲巯咪唑等）均可引起白细胞减少症，故在用药期间必须定期检查血象。甲巯咪唑可引起胰岛素自身免疫综合征，多在治疗后 2～3 个月发生。丙硫氧嘧啶在体内的代谢产物具有肝毒性，应注意监测患者肝功能，丙硫氧嘧啶还可引起中性粒细胞胞浆抗体相关性血管炎，停药后缓解，但严重病例需要大剂量糖皮质激素治疗。

**2. 碘化物和碘**  常用的有碘化钾和复方碘溶液。小剂量的碘用于治疗单纯性甲状腺肿，大剂量的碘可抑制甲状腺激素释放所必需的谷胱甘肽还原酶，减少还原性谷胱甘肽，使 $T_3$、$T_4$ 不能和甲状腺球蛋白解离，而抑制甲状腺激素的释放。另外，大剂量碘还可抑制氧化酶，阻断酪氨酸的碘化，直接抑制甲状腺合成。其抗甲状腺作用起效快而强，用药 1～2 天显效，10～15 天达最大效应。大剂量的碘还可抑制腺体增生，使腺体缩小变硬，减少血管出血，便于手术。但不宜长期用药，否则抑制碘的摄取，失去抑制激素合成的作用，而引起甲亢的复发。小剂量的碘主要用于防治单纯性甲状腺肿；大剂量的碘可用于甲亢手术前的准备：一般手术前先服用硫脲类药物，使患者症状消失，甲状腺功能恢复正常，在手术前 2 周开始服用大剂量碘或碘化物，以便于手术减少出血。在甲状腺危象的治疗中可用大剂量的碘剂抑制甲状腺激素的释放，但不宜长时间使用，一般在两周内逐渐停用。

**3. 放射性碘**  放射性碘主要包括 $^{123}I$、$^{125}I$、$^{131}I$，其中 $^{131}I$ 最常用。甲状腺具有高度的聚碘能力，$^{131}$I吸收后主要集中在甲状腺。$^{131}$I衰变时可放出两种射线，β射线（99%）和γ射线（1%）。β射线在组织内的射程仅2mm，其辐射作用仅限于甲状腺组织，可引起甲状腺上皮组织的破坏，降低甲状腺功能。γ射线射程较长，可在体外检测，主要用于甲状腺摄碘功能的测定。放射性碘的常见不良反应为引起甲状腺功能低下，一旦出现可补充甲状腺激素对抗；卵巢同样对放射性碘具有浓集作用，20岁以下、妊娠或哺乳期患者不宜使用。

$^{131}$I主要用于硫脲类药物无效或过敏者以及不宜手术或手术后复发者。在甲状腺摄碘功能试验中，可使用小剂量的$^{131}$I，在服药后的1，2，24小时（或2，4，24小时）分别测定甲状腺的放射性，计算摄碘率。

**4. β受体阻断剂** β受体阻断剂如普萘洛尔等，主要通过阻断β受体改善甲亢患者交感神经活动增强的症状，抑制外周$T_4$向$T_3$的转变使甲亢患者症状减轻，为有价值的辅助治疗药物。β受体阻断剂单用时作用有限，与硫脲类药物合用时作用迅速，对患者交感神经活动增强的表现，如心率加快、心收缩力增强等有显著效果。

## 案例解析

**案例10-1解析：**

1. 常见的治疗甲状腺功能亢进的药物有哪些？

答：治疗甲状腺功能亢进的药物主要有：①硫脲类，如丙硫氧嘧啶等；②碘和碘化物，如碘化钾等；③放射性碘，如$^{131}$I等；④β受体阻断剂，如普萘洛尔等；⑤其他，锂制剂、地塞米松、甲状腺制剂也用于甲亢的治疗。

2. 丙硫氧嘧啶治疗甲亢时应如何用药？

答：丙硫氧嘧啶治疗甲亢主要分为三个阶段：初治阶段，初始计量为300~450mg/d（6~10岁儿童为50~150mg/d，10岁以上150~300mg/d），分3次服用，大约1~2个月甲状腺功能恢复正常。减药阶段，当$T_3$、$T_4$接近正常，患者症状显著减轻，可根据患者具体病情每2~4周递减1次，逐步过渡至维持阶段，一般需要2~3个月时间。维持阶段，丙硫氧嘧啶成人维持量为50~100mg/d（儿童25~75mg/d），维持1~1.5年，疗效不稳定者可延长至2~3年或更长。

## 本节小结

1. 甲状腺功能亢进是由于血液循环中甲状腺激素过多而引起的以神经、循环、消化等系统兴奋性增高和代谢亢进为特征的综合征，毒性弥漫性甲状腺肿最为常见。

2. 甲状腺功能亢进的临床症状主要表现为：甲状腺肿大、神经血管兴奋性增强、眼球突出、消化系统症状等。

3. 治疗甲状腺功能亢进的药物主要有：①硫脲类，如丙硫氧嘧啶等；②碘和碘化物，如碘化钾等；③放射性碘，如$^{131}$I等；④β受体阻断剂，如普萘洛尔等；⑤其他，锂制剂、地塞米松、甲状腺制剂也用于甲亢的治疗。

4. 甲状腺功能亢进的治疗原则为：一般治疗主要包括消除患者心理负担，避免情绪波动；

饮食宜低碘、高蛋白、高维生素等；对症治疗，如失眠可使用镇静催眠药物，交感神经兴奋症状可使用 β 受体阻断剂等。甲亢的药物治疗以硫脲类药物为主，治疗分为三期：处治期、减量期和维持期；对于长期治疗无效，或对药物过敏，不宜手术治疗（或手术后复发）的 25 岁以上中度甲亢病例可采用同位素（¹³¹I）治疗；对于长期治疗无效的中重度甲亢，以及结节性甲状腺肿伴功能亢进者、伴有压迫症状者、胸骨后甲状腺肿伴甲亢者等可采用手术疗法，如甲状腺次全切除手术。具体应根据患者具体情况选择合适的治疗方法。

# 第二节　肾上腺疾病

## 案例解析

**案例 10 - 2：**

患儿，女，5 岁，因无明显诱因出现乏力、懒动、食欲减退就诊。患者体形消瘦、齿龈与手指发黑。实验室检查：血压 70/45 mmHg，血钾 6.6 mmol/L，血钠 131 mmol/L，血糖 4.65 mmol/L，血皮质醇 24.85 nmol/L，血浆促肾上腺皮质激素（8 AM）204.60 nmol/L；CT 显示右侧肾上腺 11mm×7mm，左侧肾上腺 8mm×12mm；结核菌素（PPD）试验 48 小时硬结 18mm×18mm。诊断：艾迪生病。

**问题：**

1. 艾迪生病的发病原因是什么？
2. 艾迪生病如何进行替代治疗？

## 皮质醇增多症

皮质醇增多症也称库欣综合征，是由于肾上腺皮质分泌过量的糖皮质类固醇所致蛋白质、碳水化合物及脂肪等代谢紊乱。本征是由多种病因引起的以高皮质醇血症为特征的临床综合征，主要表现为满月脸、多血质外貌、向心性肥胖，痤疮，紫纹、高血压，继发性糖尿病和骨质疏松等。

### 一、病因与发病机制

皮质醇增多症可分为促肾上腺激素（adrenocorticotropic hormone，ACTH）依赖性和 ACTH 非依赖性。发病原因主要为：①医源性皮质醇增多症，由于长期大量使用糖皮质激素造成；②垂体性双侧肾上腺皮质增生（库欣综合征），由于垂体分泌 ACTH 过多引起肾上腺皮质增生；③异位 ACTH 综合征、异位 CRH 综合征，指垂体外病变引起的双侧肾上腺皮质增生，如支气管肺癌（尤其是燕麦细胞癌）、甲状腺癌、胸腺癌、鼻咽癌及起源于神经嵴组织的肿瘤有时可分泌一种类似 ACTH 的物质，具有类似 ACTH 的生物效应；④原发性肾上腺皮质病变，指肾上腺皮质肿瘤。

## 二、临床表现

### 1. 物质代谢紊乱

（1）脂肪代谢障碍　主要表现为向心性肥胖。

（2）蛋白质代谢障碍　表现为负氮平衡，皮肤变薄，皮下毛细血管壁变薄而颜面发红，呈多血质，在腹部、腰、腋窝、股、腘窝等处可出现紫纹；病程久者肌肉萎缩、骨质疏松。

（3）糖代谢障碍　表现为空腹血糖升高和糖耐量试验呈糖尿病曲线，少数病例出现临床糖尿病症状和糖尿，称类固醇性糖尿病。

（4）水盐代谢紊乱　表现为血钠增高，血钾降低。

### 2. 其他方面

（1）高血压　与皮质醇促进血管紧张素原的形成和盐皮质激素引起水、钠潴留有关。

（2）抗感染能力减弱　患者易患化脓性细菌、真菌和某些病毒感染；伤口感染不易愈合。

（3）造血系统功能增强　引发患者红细胞及血红蛋白含量增高，白细胞及中性粒细胞增多，淋巴细胞及嗜酸性细胞减少。

（4）性功能障碍　男性出现阳痿，女性则有闭经、月经紊乱或减少。

（5）其他　浮肿，肝功能损害，消化道溃疡加重或出血，精神失常等表现。

## 三、药物治疗

### （一）治疗原则

库欣综合征治疗的关键在于控制垂体分泌过多ACTH，包括手术切除垂体腺瘤，放疗以及药物抑制ACTH的分泌。经蝶窦切除垂体腺瘤为近年治疗垂体性库欣综合征的首选方法。对于垂体大腺瘤者，宜做开颅手术切除腺瘤。如手术切除不彻底或不能切除者，可作垂体放射治疗。异位ACTH综合征主要治疗原发肿瘤。肾上腺腺瘤者，手术切除可获根治，术后应使用适量皮质激素替代。

### （二）药物选择

药物治疗库欣综合征副作用大，疗效不肯定。主要适用于无法切除的肾上腺皮质腺癌病例。赛庚啶、利血平、溴隐亭等可减少垂体ACTH的分泌，可用于治疗库欣病，但疗效较差，仅可作为辅助用药，也可酌情使用抑制肾上腺皮质激素合成的药物。

米托坦（Mitotane）结构与杀虫药DDT和DDD相似，可使肾上腺皮质萎缩和坏死。给予本品后可使体内肾上腺皮质激素及其代谢产物水平迅速下降，主要用于无法手术的、功能性和非功能性肾上腺皮质癌、肾上腺皮质增生以及肿瘤所致的皮质醇增多症。因作用持久，被称为"药物性肾上腺切除"。但有严重的胃肠道和神经系统的副作用，并可导致急性肾上腺皮质功能不足。治疗剂量4～12g/d，从小剂量开始渐增到维持量，并根据患者忍受力和皮质功能情况调节。

氨鲁米特（Aminoglutethimide）为肾上腺皮质激素抑制药和抗肿瘤药。对胆固醇转变为孕烯醇酮的裂解酶系具有抑制作用，从而阻断肾上腺皮质激素的合成。对皮质激素合成和代谢的其他转变过程也有一定抑制作用。在外周组织中，它能通过阻断芳香化酶而抑制雌激素的生成，从而减少雌激素对乳腺癌的促进作用，起到抑制肿瘤生长的效果。垂体后叶分泌的ACTH能对抗氨鲁米特抑制肾上腺皮质激素合成的作用，所以使用本品的同时应合用氢化可的松。

美替拉酮（Metyrapone）可抑制 11β－羟化酶活性，减少皮质醇的产生。由于负反馈作用，服用本品后 ACTH 分泌增多，导致肾上腺皮质中皮质醇前体 11－去氧皮质醇的合成和释放增加，使尿中 17－生酮类固醇排泄增加，11－去氧皮质酮和脱氢异雄酮也增多。临床用于治疗肾上腺皮质肿瘤和产生 ACTH 的肿瘤所引起的氢化可的松过多症，但作用暂时，只能起缓解症状的作用。还可用于垂体释放 ACTH 功能试验。

<h2 align="center">原发性肾上腺皮质功能减退症</h2>

肾上腺皮质功能减退症按病因可分为原发性和继发性，原发性肾上腺皮质功能减退症中最常见的是艾迪生（Addison）病。慢性肾上腺皮质功能减退症多见于成年人，结核性者男多于女，自身免疫异常所致的特发性者女多于男。临床表现主要为衰弱无力、皮肤黏膜色素沉着、体重减轻、低血压、食欲减退、恶心、呕吐、水电解质代谢紊乱及神经系统损害等症状。

### 一、病因与发病机制

艾迪生病又称原发性慢性肾上腺皮质功能减退症。发病原因：①肾上腺结核：肾上腺结核病变多发生在结核病感染的后期，结核分枝杆菌血行播散至肾上腺，使肾上腺严重破坏，累及皮质及髓质。一般在初次感染 5～10 年后发病。②自身免疫反应性肾上腺功能减退：为艾迪生病的重要病因，多数患者血清中可检出抗肾上腺皮质的抗体，患者肾上腺皮质呈广泛的透明样变性，并伴有大量淋巴细胞、浆细胞及单核细胞浸润，但肾上腺髓质变化不大。③其他因素：肾上腺次全切除手术，肾上腺静脉血栓栓塞，恶性肿瘤如转移至肾上腺，恶性淋巴瘤，白血病的浸润，全身性真菌、梅毒感染或淀粉样变性均可引起肾上腺皮质功能减退。

### 二、临床表现

**1. 乏力** 为本病早期出现的重要症状，表现为晨轻晚重，应激时更加明显。随病情进展，乏力程度逐渐加重。

**2. 色素沉着** 为本病突出体征，色素沉着为全身性，并以暴露及经常受摩擦的部位为显著如面部、手背、掌纹、乳晕、指（趾）甲，牙龈，口腔黏膜、舌、瘢痕及束腰带的部位最为明显。

**3. 心血管症状** 易发生头晕、直立性低血压，甚至一过性晕厥。出现心音低钝，心脏缩小，心电图可显示低电压、窦性心动过缓等。

**4. 消化系统症状** 患者食欲不振，体重明显下降，喜吃咸食。严重者可有恶心、呕吐、腹痛或腹泻等。

**5. 肾上腺危象** 因感染、创伤和手术等应激情况可发生肾上腺危象，表现为脱水、血压下降、体位性低血压、虚脱、厌食、呕吐、精神不振、嗜睡乃至昏迷。

### 三、药物治疗

#### （一）治疗原则

原发性肾上腺皮质功能减退症为慢性病，应终身使用肾上腺皮质激素做替代治疗，通过测定患者血电解质（如血钠）、血压、体重等调整给药剂量。

#### （二）药物选择

**1. 替代治疗** ①糖皮质激素常用可的松、氢化可的松、泼尼松等，其中氢化可的松最符合生理性，应为首选。根据患者具体情况确定合适生理剂量，模仿糖皮质激素分泌规律，上午 8 时给总剂量 2/3，下午 2 时给总剂量的 1/3。氢化可的松早上服 15～20 mg，下午 5～6 点服 5～10 mg，或泼尼松早上 5 mg，下午 2.5 mg。②盐皮质激素，大部分患者在钠盐摄入量充分及氢化可的松治疗下可获得满意效果。但仍有部分患者有头晕、乏力、血压低等，需服用盐皮质激素。

**2. 病因治疗** 如有活动性结核病应积极抗结核治疗；有肾上腺自身免疫疾病亦做相应治疗；肾上腺病变为恶性肿瘤转移所致，则寻找原发病灶、进行相应治疗。

**3. 肾上腺危象** 当艾迪生病患者在感染、外伤、手术或其他应激状况下，可出现肾上腺危象，严重者可危及患者生命，需立即进行抢救治疗。①应纠正脱水，可用 0.9% 生理盐水5% 葡萄糖盐水，最初 2～3 小时补充 1000～2000 ml，以后视病情而定，直到患者血压、脱水、低血糖完全纠正；②补充糖皮质激素，氢化可的松加入液中静脉滴注，根据病情最初 24 小时使用总量达 400 mg，第 2～3 天减至 300 mg，如病情改善，能进食者可改为口服，并逐渐恢复到平时替代量；③积极控制感染及其他代谢紊乱。

## 案例解析

**案例 10 - 2 解析：**

1. 艾迪生病的发病原因是什么？

答：艾迪生病的发病原因为：①肾上腺结核；②自身免疫反应；③其他因素如肾上腺次全切除手术，肾上腺静脉血栓栓塞等。

2. 艾迪生病如何进行替代治疗？

答：艾迪生病替代治疗如下：①糖皮质激素常用可的松、氢化可的松、泼尼松等，其中氢化可的松最符合生理性，应为首选。根据患者具体情况确定合适生理剂量，模仿糖皮质激素分泌规律，上午 8 时给总剂量 2/3，下午 2 时给总剂量的 1/3。氢化可的松早上服 15～20 mg，下午 5～6 点服 5～10 mg，或泼尼松早上 5 mg，下午 2.5 mg。②盐皮质激素，大部分患者在钠盐摄入量充分及氢化可的松治疗下可获得满意效果。但仍有部分患者有头晕、乏力、血压低等，需服用盐皮质激素。

## 本 节 小 结

1. 皮质醇增多症也称库欣综合征，是由于肾上腺皮质分泌过量的糖皮质类固醇所致蛋白质、碳水化合物及脂肪等代谢紊乱。发病原因主要为：①医源性皮质醇增多症；②垂体性双侧肾上腺皮质增生（库欣综合征）；③异位 ACTH 综合征、异位 CRH 综合征；④原发性肾上腺皮质病变。库欣综合征治疗的关键在于控制垂体分泌过多 ACTH，包括手术切除垂体腺瘤，放疗以及药物抑制 ACTH 的分泌。米托坦可使肾上腺皮质萎缩和坏死，主要用于无法手术的、功能性和非功能性肾上腺皮质癌、肾上腺皮质增生以及肿瘤所致的皮质醇增多症。氨鲁米特为肾上腺皮质激素抑制药和抗肿瘤药。美替拉酮可抑制 $11\beta$ - 羟化酶活性，减少皮质醇的产生用于治疗肾上腺皮质肿瘤和产生 ACTH 的肿瘤所引起的氢化可的松过多症，还可用于垂体释放 ACTH 功能试验。

2. 原发性肾上腺皮质功能减退症中最常见的是艾迪生病。主要由肾上腺结核、自身免疫性反应、肾上腺次全切除手术、梅毒感染或淀粉样变性等原因引起。主要变现为乏力、色素沉着、食欲不振、眩晕等。应终身使用肾上腺皮质激素做替代治疗。

# 第三节 糖尿病

## 案例解析

**案例 10 - 3：**

患者，女性，55 岁，体重 80kg，因出现尿急、尿频、尿痛等症状入院。体格检查：体温 36.8℃，脉搏 89 次/分，呼吸 20 次/分，血压 120/80mmHg。实验室检查：空腹血糖 7.5mmol/L，糖化血红蛋白 8.5%。诊断：糖尿病和尿路感染。

**问题：**

1. 患者可能属于那种类型的糖尿病？治疗原则是什么？

2. 该患者如何选药？

糖尿病（diabetes mellitus）为常见的内分泌系统疾病，是由多种因素所引起的以血糖升高为主要特征的代谢紊乱性疾病。患者血糖长期升高可引起心、脑、肾、血管、眼、神经等器官出现慢性病变，是致死、致残的主要原因。目前糖尿病尚无根治的方法，主要通过控制血糖、防止并发症出现以提高患者生活质量、延长生存时间。

## 一、疾病分型与病因

糖尿病主要分为四种。

**1. 1 型糖尿病（胰岛素依赖型糖尿病，insulin - dependent diabetes mellitus，IDDM）** 1 型糖尿病多发于儿童、青少年，起病急，主要表现为胰岛 B 细胞被严重破坏，导致胰岛素分泌绝对不足而引起血糖升高。引起胰岛 B 细胞破坏的原因可能与自身免疫、环境因素（如病毒感染、有毒化学物质等）等有关，并有一定遗传倾向。1 型糖尿病的治疗目前以胰岛素为主。

**2. 2 型糖尿病（非胰岛素依赖型糖尿病，non - insulin - dependent diabetes mellitus，NIDDM）** 2 型糖尿病多发于 40 岁以上人群，起病隐匿，症状不典型，约占糖尿病患者数的 90% 以上，有较明显的遗传倾向。2 型糖尿病又可分为肥胖型和非肥胖型两种。肥胖型糖尿病患者发病原因主要与胰岛素抵抗（insulin resistance，IR）有关，伴有胰岛素分泌的相对不足；非肥胖型糖尿病患者发病原因主要与胰岛素分泌相对不足有关，同时伴有胰岛素抵抗。2 型糖尿病通常采用饮食疗法与运动疗法治疗，当以上方法不能有效控制血糖时可采用口服降糖药物治疗，当 2 型糖尿病患者处于应激状态（感染、手术等）或口服降糖药无效时可采用胰岛素治疗（表 10 - 1）。

**3. 特异型糖尿病** 包括由于胰岛 B 细胞功能基因异常、胰岛素受体基因异常、内分泌疾病、胰腺疾病、药物或化学制剂、感染等原因引起的糖尿病以及非常见型免疫调节糖尿病、其他遗传病伴糖尿病等。

**4. 妊娠糖尿病**　妇女妊娠期体内抗胰岛素物质增多，可导致患者出现糖耐量受损的现象，甚至出现糖尿病称为妊娠期糖尿病，一般分娩后血糖可恢复正常，但少数患者可发展为终身糖尿病。

**表 10 - 1　1 型糖尿病与 2 型糖尿病的比较**

| 类型 | 1 型糖尿病 | 2 型糖尿病 |
| --- | --- | --- |
| 发病年龄 | 青少年发病 | 成年发病 |
| 起病方式 | 急剧 | 缓慢 |
| 症状 | 典型 | 不典型 |
| 急性并发症 | 常见酮症酸中毒 | 常见高渗性昏迷 |
| 慢性并发症 | 常见微血管病变 | 常见大血管病变 |
| 胰岛素与 C 肽 | 缺乏 | 不足或延迟 |
| 自身抗体 | 多阳性 | 多阴性 |
| 胰岛素治疗 | 依赖胰岛素 | 不依赖胰岛素 |
| 治疗反应 | 对胰岛素敏感 | 有时对胰岛素抵抗 |

## 二、临床表现

人正常空腹血糖范围为 4.4 ~ 6.1 mmol/L，餐后 2 小时血糖 <7.8 mmol/L。糖尿病的诊断标准为空腹血糖≥7 mmol/L 或餐后 2 小时血糖≥11.1 mmol/L。空腹血糖在 6.1 ~ 7.0 mmol/L 时被称为空腹血糖调节受损；餐后 2 小时血糖在 7.8 ~ 11.1 mmol/L 时被称为糖耐量降低，这两者也被称为糖尿病前期。当患者血糖持续升高，超出肾脏对葡萄糖的再吸收能力范围时，原尿中葡萄糖也会随之升高，尿糖升高可导致原尿的渗透压升高，而出现渗透性的利尿，所以糖尿病患者可表现出三多一少（饮食量增加、饮水量增加、尿量增加、体重减轻）的症状。1 型糖尿病患者症状典型，2 型糖尿病患者症状大多不典型，甚至没有任何症状，常因出现糖尿病并发症就诊时发现血糖升高。当患者血糖持续升高时可出现糖尿病的并发症。

**1. 急性并发症**

（1）糖尿病酮症酸中毒　酮症酸中毒是由于患者体内胰岛素严重缺乏或升糖激素不适当升高而引起的以高血糖、高酮血症及代谢性酸中毒为主要表现的严重急性并发症。由于胰岛素缺乏，葡萄糖利用降低，脂肪与蛋白质分解速度加快，中间产物酮体（乙酰乙酸、β - 羟基丁酸钠、丙酮）产生过多。当血浆中酮体浓度超过 2.0 mmol/L 时被称为酮血症，随病情恶化可引起酮症酸中毒，甚至昏迷。

（2）糖尿病高渗性昏迷　由于患者体内血糖极度升高，通过渗透性脱水引起电解质丢失及血容量不足，导致患者肾、脑组织脱水，进行性意识改变以至昏迷，死亡率可达 40% ~ 70%。该病起病缓慢，一至两周后逐渐进入昏迷状态。患者血糖极高但没有明显的酮症酸中毒。

（3）糖尿病乳酸性酸中毒　由于患者体内胰岛素缺乏，不能将乳酸有效地转化为丙酮酸，故在基础状态下常有轻度的高乳酸血症。服用双胍类药物如苯乙双胍可引起乳酸性酸中毒，糖尿病酮症酸中毒也会引起血乳酸增高。

（4）低血糖　血糖低于 2.8 mmol/L 即为低血糖，发生低血糖的最常见原因为胰岛素或口服降血糖药使用不当所引起。患者主要表现为饥饿感、出汗、眩晕、甚至意识模糊、昏迷、癫痫发作等，严重者可引起死亡。

**2. 慢性并发症**

（1）大血管病变　患者动脉粥样硬化患病率较高，病程进展快，可引起冠心病、缺血性和出血性脑血管疾病、肾动脉硬化或狭窄、肢体动脉硬化等。

（2）微血管病变　主要表现在视网膜、肾、神经和肌肉组织，可引起糖尿病肾病、糖尿病视网膜病、周围神经病变、糖尿病足等。糖尿病肾病是一严重的糖尿病并发症，也是导致终末期肾功能衰竭的一个重要原因。糖尿病眼部并发症以糖尿病性视网膜病变最为常见，严重者可引起失明。糖尿病神经系统并发症与糖尿病肾病、糖尿病视网膜病变并称为"三联病症"，血糖控制越差，病程越长，越容易引起神经系统病变。

## 三、药物治疗与选择

### （一）治疗原则

糖尿病的治疗关键在于控制血糖减少并发症的出现。1 型糖尿病患者以胰岛素治疗为主；2 型糖尿病患者首先采用饮食干预、体育锻炼和控制体重等方法来控制血糖，当采用以上方法不能有效控制血糖时可采用药物治疗。治疗的目的在于减轻症状并将并发症的风险降到最低。糖尿病现代治疗的 5 个要点是：饮食控制、运动疗法、血糖监测、药物治疗和糖尿病教育。

### （二）胰岛素

**1. 胰岛素分类**

（1）超短效胰岛素　主要有赖脯胰岛素（Insulin Lispro）和门冬胰岛素（Insulin Aspart）。赖脯胰岛素是将人胰岛素的 B28 和 B29 位的脯氨酸和赖氨酸的顺序转换；门冬胰岛素是将人胰岛素 B28 位的脯氨酸由门冬氨酸代替。超短效胰岛素与常规胰岛素相比，起效迅速，维持时间短，用药时间灵活，餐前或餐后立即给药均可达常规胰岛素（餐前 30 min 给药）效果。

（2）短效胰岛素　主要有胰岛素。胰岛素又被称为可溶性胰岛素，主要有动物来源和重组人胰岛素两种，不仅可以皮下注射给药还可用于静脉给药。

（3）中效胰岛素　常见的为低精蛋白锌胰岛素（Isophane Insulin），本品中所含的鱼精蛋白锌与胰岛素分离缓慢，所以胰岛素吸收速度缓慢，维持时间较长。

（4）长效胰岛素　常见的为精蛋白锌胰岛素（Protamine Zinc Insulin），与低精蛋白锌胰岛素相比，其中所含的鱼精蛋白锌较多，所以吸收速度更慢，维持时间更长。

（5）超长效胰岛素　主要有甘精胰岛素（Insulin Glargine）和地特胰岛素（Insulin Detemir）。甘精胰岛素是将人胰岛素 A21 位的门冬酰胺用甘氨酸代替，B30 位的苏氨酸后再加两个精氨酸；地特胰岛素是将人胰岛素 B30 位的氨基酸去掉，病症 B30 位链接 14 – C 脂肪酸链，添加一定的锌离子。

（6）预混胰岛素　及按一定比例将短效胰岛素与中长效胰岛素混合，如优泌林 30R 等。

**2. 药理作用**

（1）对代谢的影响　对于糖代谢，胰岛素可促进葡萄糖在细胞膜的主动转运，促进葡萄糖进入细胞，加速葡萄糖的氧化降解，增加糖原的合成，抑制糖原的分解，减少糖异生。对于脂肪代谢，胰岛素可增加脂肪酸的转运，促进脂肪的合成并抑制其分解，减少游离脂肪酸和酮体的生成。对于蛋白质代谢，胰岛素可促进蛋白质合成，抑制蛋白质分解。

（2）降低血钾　促进 $K^+$ 内流，增加细胞内 $K^+$ 浓度，降低血钾水平。

（3）促生长作用　胰岛素结构与胰岛素样生长因子相似，胰岛素可与其受体结合而发挥促细胞生长作用。

**3. 适应证**

（1）1型糖尿病　胰岛素为目前唯一治疗药物，患者需终身使用。在胰岛素的制剂中长效与超长效胰岛素能长时间维持体内胰岛素水平，能够较好的模拟患者胰岛素基础分泌；短效与超短效胰岛素在餐前或餐后即刻给药可模拟进食时生理性的胰岛素释放。

（2）2型糖尿病　当饮食控制、体育锻炼或口服降血糖药不能有效控制血糖时可采用胰岛素治疗。当糖尿病患者合并高热、感染、创伤、手术等应激刺激时，体内抗胰岛素物质增多，可短暂使用胰岛素治疗。当患者出现糖尿病酮症酸中毒、糖尿病高渗性昏迷等急性并发症时，可大剂量的使用胰岛素进行治疗。

（3）其他　胰岛素可与葡萄糖、氯化钾合用纠正细胞内缺钾，用于防治心肌梗死时的心律失常。还可与辅酶A、ATP等组成复方制剂，用于肝硬化、胰腺炎等的辅助治疗。

**4. 不良反应**

（1）低血糖反应　为常见不良反应，多因胰岛素过量、给药后未及时进餐、运动过量等引起，患者变现为饥饿感、心悸出汗、头晕，甚至出现惊厥、癫痫、昏迷、死亡。轻度低血糖可立即进食，严重者应静脉注射50%的葡萄糖。

（2）变态反应　胰岛素制剂具有一定的抗原性，可引起过敏。一般比较轻微，主要表现为瘙痒、荨麻疹、血管神经性水肿，偶可引起过敏性休克。高纯度胰岛素或人胰岛素变态反应发生率低。

（3）胰岛素耐受　也称胰岛素抵抗，可分为慢性耐受和急性耐受。急性耐受常见于感染、创伤、手术、情绪激动等应激状态以及酮症酸中毒等，加大胰岛素用量，消除诱因后可使症状缓解。慢性耐受与患者肥胖、慢性疾病、胰岛素抗体产生有关，通过处理相关慢性疾病、控制体重、使用高纯度或人胰岛素可减少慢性耐受的发生。

### （三）口服降血糖药物

糖尿病患者中大多数为2型糖尿病患者，口服降血糖药为主要的治疗手段。目前临床使用的口服降血糖药主要有：①磺酰脲类药物；②双胍类药物；③α-葡萄糖苷酶抑制剂；④胰岛素增敏药；⑤非磺酰脲类促胰岛素分泌药；⑥其他类，如胰高血糖素样肽-1受体激动剂、二肽基肽酶-4抑制剂等。2型糖尿病药物治疗的首选药是二甲双胍，如没有禁忌证应一直保留在糖尿病治疗方案中。

**1. 磺酰脲类药物**　磺酰脲类药物为促胰岛素分泌药，是治疗2型糖尿病最常用的药物之一。第一代磺酰脲类药物，如甲苯磺丁脲（Tolbutamide，D860）、氯磺丙脲（Chlorpropamide，P-607）；第二代药物有格列本脲（Glibenclamide，优降糖）、格列吡嗪（Glipizide，美吡达）、格列喹酮（Gliquidone，糖适平）；第三代药物有格列齐特（Gliclazide，达美康）等。

磺酰脲类药物可直接作用于胰岛B细胞，刺激内源性胰岛素释放，增加胰岛素与靶组织的结合能力，降低血清糖原水平，而引起血糖降低，对正常人和糖尿病人均有降血糖作用。第三代磺酰脲类药物还可抑制血小板的黏附和聚集，改善微循环，对预防或减轻糖尿病微血管并发症有一定作用。磺酰脲类药物主要用于单用饮食控制无效的胰岛功能尚存的2型糖尿病患者；部分药物如氯磺丙脲等还具有一定的抗利尿作用，可用于尿崩症的治疗。本类药物不良反应常见胃肠道反应，如恶心、腹泻、胃肠不适等，减量或连续用药会减轻；老年人及肝、肾功能不良者易发生严重持久性的低血糖，造成不可逆的脑损伤，使用过程中应注意；大剂量的氯磺丙脲还可引起眩晕、嗜睡、共济失调、精神错乱等中枢反应；少数患者有白细胞减少、血小板减少、黄疸及肝损伤，需定期检查血象和肝功能。

对于消瘦型的 2 型糖尿病患者可选择本类药物。对于空腹血糖较高的患者宜选择长效的格列美脲、格列齐特；餐后血糖升高者宜选择短效的格列吡嗪、格列喹酮。轻度的肾功能不良，可选择格列喹酮；严重肾功能不良时应选择胰岛素治疗。

**2. 双胍类药物**　双胍类药物主要有苯乙双胍（Phenformine，降糖灵）和二甲双胍（Methormine，甲福明）。苯乙双胍导致乳酸酸血症的风险较大，已很少使用。目前临床上使用的双胍类药物主要为二甲双胍。

双胍类药物降血糖作用不依赖胰岛 B 细胞的功能，可能的机制为减慢葡萄糖在肠道的吸收，促进组织对葡萄糖的利用，减少肝细胞糖异生，降低血中胰高血糖素等。双胍类药物可改善血脂代谢，降低血脂水平，还可减轻体重，对正常人几乎无降血糖作用。双胍类药物的不良反应常见胃肠道反应，变现为厌食、恶心、胃肠刺激等，减量或停药后会消失；双胍类药物较少引起低血糖反应，但长期应用可导致叶酸和维生素 $B_{12}$ 缺乏；苯乙双胍可引起酮血症和乳酸血症，而二甲双胍发生率低，临床应用广泛。

二甲双胍是 2 型糖尿病患者的一线治疗药物，尤其适用于肥胖且伴胰岛素抵抗者。单独应用二甲双胍不会导致低血糖，但当二甲双胍与胰岛素等其他降血糖药物合用时可增加低血糖发生的危险。

**3. α-葡萄糖苷酶抑制剂**　国内上市的 α-葡萄糖苷酶抑制剂有阿卡波糖（Acarbose）、伏格列波糖（Voglibose）、米格列醇（Miglitol）。α-葡萄糖苷酶抑制剂可竞争性抑制小肠的 α-葡萄糖苷酶，使淀粉等碳水化合物水解速度减慢，从而延缓葡萄糖的吸收，降低餐后血糖峰值。α-葡萄糖苷酶抑制剂常见的不良反应为胃肠道不良反应，如腹胀、排气等，可通过减慢增加剂量和饮食控制而减轻反应程度。

α-葡萄糖苷酶抑制剂主要用于降低餐后血糖峰值，对于主食淀粉摄入量很少的患者疗效不佳。单独使用本类药物一般不会发生低血糖反应，合用其他降糖药者如出现低血糖，食用蔗糖、淀粉等纠正低血糖效果差，治疗时需直接补充葡萄糖。

**4. 胰岛素增敏剂**　胰岛素增敏剂（TZD）多为噻唑烷二酮的衍化物，主要有罗格列酮（Rosiglitazone）、吡格列酮（Pioglitazone）等。其作用机制与竞争性激活过氧化物酶增殖活化受体-γ（$PPAR_\gamma$），调节胰岛素反应性基因的转录有关。胰岛素增敏剂通过增加脂肪与骨骼肌组织对胰岛素的敏感性，提高细胞对葡萄糖的利用，纠正脂质代谢紊乱，而发挥降低血糖的作用。常见的不良反应有贫血、血红蛋白降低等；还可引起体重增加和水肿；罕见肝功能异常报告，治疗时应定期检查肝功能；由于可使骨折和心力衰竭风险增加，Ⅲ级和Ⅳ级心力衰竭者、活动性肝病者、严重骨质疏松或骨折史的患者禁用本品。

临床用于 2 型糖尿病，尤其是有胰岛素抵抗者。也可与磺酰脲类或双胍类药物合用治疗单用时血糖控制不佳者。

**5. 非磺酰脲类促胰岛素分泌药**　非磺酰脲类促胰岛素分泌药有瑞格列奈（Repaglinide）、那格列奈（Nateglinide）和米格列奈（Mitiglinide）。为苯甲酸类衍生物，也是通过刺激胰岛素分泌而发挥作用。与磺酰脲类药物相比，具有吸收快、起效快和作用时间短的特点，可有效模拟生理性胰岛素分泌，因此又被称为"餐时血糖调节剂"。常用于对磺酰脲类药物过敏或老年性糖尿病患者。常见的不良反应有低血糖反应、体重增加、呼吸道感染、咳嗽等，严重肝、肾功能不全者禁用。

**6. 其他类**

（1）胰高血糖素样肽-1受体激动剂　胰高血糖素样肽-1（GLP-1）是一种由肠道L细胞分泌的肠促胰素。GLP-1以葡萄糖依赖方式作用于胰岛β细胞，使胰岛素合成分泌增加，并强烈抑制α细胞的胰高血糖素分泌。艾塞那肽（Exenatide）是近年获准上市的一种长效GLP-1激动剂，其适应证是采用二甲双胍、磺酰脲类，或联合治疗达不到目标血糖水平的患者。

（2）二肽基肽酶-4抑制剂　二肽基肽酶-4（DPP-4）可参与胰高血糖素样肽-1、葡萄糖依赖性胰岛素释放多肽等的降解。二肽基肽酶-4抑制剂通过抑制DPP-4减少GLP-1的降解，而发挥降血糖作用。对磺脲类药物失效的患者仍有显著的降糖作用。代表药有西格列汀（Sitagliptin）、阿格列汀（Alogliptin）等。

**知识拓展**

Canagliflozin：首个获得（2013年）美国FDA批准的钠-葡萄糖协同转运蛋白2（Sodium-glucose co-transporter-2，SGLT2）抑制剂药物，通过抑制肾脏对葡萄糖的重吸收，增加其排泄，进而降低糖尿病患者已升高的血糖水平，用于改善2型糖尿病成人患者的血糖控制，但不宜用于1型糖尿病患者、糖尿病酮症酸中毒患者、严重肾损伤、终末期肾脏病患者或透析患者。

依帕司他（Epalrestat），20世纪90年代在日本和欧洲上市的醛糖还原酶抑制剂（aldose reductase inhibitor，ARIs），但至今仍没有获得美国FDA的许可。依帕司他可以有效预防并且改善糖尿病并发的末梢神经障碍、震动感觉异常和心搏异常等症状。

匹马吉定（氨基胍）可抑制终末糖基化产物（advanced glycosylation end products，AGEs）形成及阻断AGEs之间的交联作用。目前匹马吉定在美国已进入Ⅲ期临床实验阶段，可使1型糖尿病患者尿蛋白排泄减少，肾小球滤过率下降，用于糖尿病肾病的治疗。

**案例解析**

**案例10-3解析：**

糖尿病常见有1型糖尿病、2型糖尿病等。1型糖尿病常见青少年发病急，糖尿病症状典型；2型糖尿病起病隐匿，多见于40岁以上人群，糖尿病症状不典型。该患者可能属于2型糖尿病，其治疗原则是：关键在于控制血糖减少并发症的出现，首先采用饮食干预、体育锻炼和控制体重等方法来控制血糖（饮食控制、运动疗法、血糖监测、药物治疗和糖尿病教育），当采用以上方法不能有效控制血糖时可采用药物治疗（口服降糖药，胰岛素）。

该患者可能属于2型糖尿病，建议作糖耐量等实验确诊后，在饮食控制、运动锻炼的基础上首先采用双胍类口服降糖治疗。

## 本节小结

1. 糖尿病主要分为四种：1型糖尿病、2型糖尿病、特异型糖尿病、妊娠期糖尿病。

2. 糖尿病的并发症主要分为急性并发症和慢性并发症，急性并发症主要有酮症酸中毒、高渗性昏迷等，慢性并发症主要表现为大血管病变和微血管病变。

3. 口服降血糖药物主要有：①磺酰脲类药物；②双胍类药物；③α-葡萄糖苷酶抑制剂；④胰岛素增敏药；⑤非磺酰脲类促胰岛素分泌药；⑥其他类，如胰高血糖素样肽-1受体激动剂、二肽基肽酶-4抑制剂等。

4. 糖尿病的治疗原则为：饮食干预、体育锻炼和体重控制是血糖控制的基石，药物治疗时应根据患者的特点合理选择药物：1型糖尿病可选择胰岛素治疗（双胍类降糖药等可配伍使用）；2型肥胖型糖尿病可选择二甲双胍，消瘦型患者可选择磺酰脲类药物，单纯餐后高血糖可选择α-葡萄糖苷酶抑制剂；糖尿病合并轻度肾病患者可使用格列喹酮，老年患者可使用α-葡萄糖苷酶抑制剂。

## 第四节 痛 风

### 案例解析

**案例10-4：**

患者，男性，47岁，83kg，172cm。与5天前饮酒后踝关节持续性疼痛，局部灼热红肿，伴活动障碍。于社区门诊抗生素治疗4天，缓解不明显，转上级医院治疗。查体：大致正常。辅助检查：血尿酸650 μmol/L，其他无明显异常。诊断：痛风。

**问题：**

1. 哪些药物可用于痛风发作期的治疗？

2. 该患者如何选药？

痛风是嘌呤代谢障碍引起的代谢性疾病。人体内核酸氧化分解和外源性摄入等产生的嘌呤增加后，会在肝脏进一步产生大量尿酸。尿酸的合成增加或排出减少，造成高尿酸血症。血尿酸浓度过高时，尿酸以钠盐形式沉积在关节滑膜、滑囊、软骨及其他组织中，引起组织异物炎性反应，即痛风。约有5%~18.8%的高尿酸血症患者最终发展为痛风。

### 一、疾病分型与病因

痛风可分为原发性和继发性两类。由于先天性嘌呤代谢紊乱和（或）尿酸排泄障碍所引起的痛风，称为原发性痛风；继发于肾脏疾病或某些药物所致尿酸排泄减少、骨髓增生性疾病及肿瘤化疗所致尿酸生成增多等原因导致的痛风，称为继发性高尿酸血症或痛风。

**1. 原发性痛风** 原发性痛风占绝大多数（约90%），有一定的家族遗传倾向。在原发性痛风的病因中，约10%由于尿酸生成过多引起。尿酸生成过多的原因主要是嘌呤代谢酶的缺陷。导致嘌呤合成增加和严重高尿酸尿的两个遗传性酶缺陷是次黄嘌呤鸟嘌呤磷酸核糖转移酶（HGPRT）缺乏和磷酸核糖焦磷酸盐（PRPP）合成酶活性亢进。约90%的原发性高尿酸血症者，肾功能正常，但尿酸排泄减少。具体发病机制不清楚，可能为多基因遗传性疾病。目前发现了4个尿酸盐转运蛋白（离子通道）参与了人近曲小管对尿酸盐的转运，任何一个转运蛋白基因表达或功能障碍都会引起尿酸排泄减少。

**2. 继发性痛风** 继发性痛风是继发于其他疾病过程中的一种临床表现，也可因某些药物所致。

（1）肾脏疾病 包括由慢性肾小球肾炎、肾盂肾炎、多囊肾、铅中毒、高血压晚期等疾病引起的肾小球滤过功能减退，使得尿酸排泄减少，导致血尿酸浓度升高。慢性铅中毒可造成肾小管损害而使尿酸的排泄减少。

（2）代谢性疾病 在糖尿病酸中毒、乳酸性酸中毒及酒精性酮症等情况下，可产生过多的 $\beta$ - 羟丁酸、游离脂肪酸、乳酸等有机酸，从而肾小管排泄尿酸，出现一过性的高尿酸血症，但一般不会引起急性关节炎的发作。先天性代谢疾病中糖原累积病 I 型由于葡萄糖 - 6 - 磷酸酶的缺陷，使磷酸戊糖途径代偿性增强，导致 PRPP 产生增多，并可同时伴有尿酸排泄减少，引起高尿酸血症。

（3）骨髓增生性疾病 如白血病、多发性骨髓瘤、淋巴瘤、红细胞增多症、溶血性贫血、癌症等可导致细胞的增殖加速，使核酸转换增加，造成尿酸产生增多。

（4）恶性肿瘤 在肿瘤的化疗和（或）放疗后引起机体细胞大量破坏，核酸转换也增加，导致尿酸产生增多。

（5）药物 噻嗪类利尿药、呋塞米、乙胺丁醇、吡嗪酰胺、小剂量阿司匹林、烟酸等，均可竞争性抑制肾小管排泄尿酸而引起高尿酸血症。另外，肾移植患者长期服用免疫抑制剂也可发生高尿酸血症，可能与免疫抑制剂抑制肾小管排泄尿酸有关。

## 二、临床表现

痛风多见于中年男性约占全部病例的95%，女性仅占5%，主要是绝经后女性。痛风发生有年轻化趋势。痛风的自然病程可分为四期，即无症状高尿酸血症期、急性期、间歇期、慢性期。临床表现如下：

**1. 急性痛风性关节炎** 多数患者发作前无明显征兆，或仅有疲乏、全身不适和关节刺痛等。典型发作常于深夜因关节痛而惊醒，疼痛进行性加剧，在 12 小时左右达高峰，呈撕裂样、刀割样或咬噬样，难以忍受。受累关节及周围组织红、肿、热、痛和功能受限。多于数天或 2 周内自行缓解。首次发作多侵犯单关节，常见发生在第一跖趾关节，其次为足背、足跟、踝、膝、腕和肘等关节，肩、髋、脊柱和颞颌等关节少受累，可同时累及多个关节，表现为多关节炎。部分患者可有发热、寒战、头痛、心悸和恶心等全身症状，可伴白细胞计数升高、红细胞沉降率增快和C - 反应蛋白增高等。

**2. 间歇发作期** 痛风发作持续数天至数周后可自行缓解，一般无明显后遗症状，或遗留局部皮肤色素沉着、脱屑及刺痒等，以后进入无症状的间歇期，历时数月、数年或十余年后复发，多数患者 1 年内复发，越发越频，受累关节越来越多，症状持续时间越来越长。受累关节一般从下肢向上肢、从远端小关节向大关节发展，出现指、腕和肘等关节受累，少数患者可影响到肩、髋、骶髂、胸锁或脊柱关节，也可累及关节周围滑囊、肌腱和腱鞘等部位，症状趋于不典型。少数患者无间歇期，初次发病后呈慢性关节炎表现。

**3. 慢性痛风石病变期** 皮下痛风石和慢性痛风石性关节炎是长期显著的高尿酸血症，大量单钠尿酸盐晶体沉积于皮下、关节滑膜、软骨、骨质及关节周围软组织的结果。皮下痛风石发生的典型部位是耳郭，也常见于反复发作的关节周围及鹰嘴、跟腱和髌骨滑囊等部位。外观为皮下隆起的大小不一的黄白色赘生物，皮肤表面菲薄，破溃后排出白色粉状或糊状物，经久不愈。皮下痛风石常与慢性痛风石性关节炎并存。关节内大量沉积的痛风石可造成关节骨质破坏、关节周围组织纤维化和继发退行性改变等。临床表现为持续关节肿痛、压痛、畸形及功能障碍。慢性期症状相对缓和，但也可有急性发作。

**4. 肾脏病变**

（1）慢性尿酸盐肾病 尿酸盐晶体沉积于肾间质，导致慢性肾小管—间质性肾炎。临床表现为尿浓缩功能下降，出现夜尿增多、低比重尿、小分子蛋白尿、白细胞尿、轻度血尿及管型尿等。晚期可致肾小球滤过功能下降，出现肾功能不全。

（2）尿酸性尿路结石 尿中尿酸浓度增高呈过饱和状态，在泌尿系统沉积并形成结石。在痛风患者中的发生率在20%以上，且可能出现于痛风关节炎发生之前。结石较小者呈砂砾状随尿排出，可无症状；较大者可阻塞尿路，引起肾绞痛、血尿、排尿困难、泌尿系感染、肾盂扩张和积水等。

（3）急性尿酸性肾病 血及尿中尿酸水平急骤升高，大量尿酸结晶沉积于肾小管、集合管等处，造成急性尿路梗阻。临床表现为少尿、无尿，急性肾功能衰竭；尿中可见大量尿酸晶体。多由恶性肿瘤及其放化疗（即肿瘤溶解综合征）等继发原因引起。

## 三、药物治疗

### （一）治疗原则

痛风总体的治疗原则是：限制食物嘌呤摄入量；增加碱性食物的摄入；充足的水分摄入以保障尿量充沛；保持理想体重；有效的药物治疗；定期的健康检查。药物治疗的目的为：纠正高尿酸血症，使血尿酸浓度经常保持在正常范围内；缩短与中止痛风性关节炎的急性发作，最大限度地减少复发次数，防止慢性痛风性关节炎的形成与关节损害；防止痛风性肾病的发生与泌尿系统尿酸结石的形成，以保持良好的肾脏功能。痛风急性关节炎期可选择秋水仙碱、非甾体类抗炎药（阿司匹林除外）、糖皮质激素等缓解症状；痛风间歇期和慢性痛风可采用排尿酸药物（苯溴马隆、丙磺舒等）和抑制尿酸生成药物（别嘌醇、非布索坦）治疗。

### （二）药物分类

治疗痛风的药物主要分为以下几类：①非甾体类抗炎药；②秋水仙碱；③糖皮质激素；④抑制尿酸合成的药物，如别嘌醇；⑤促进尿酸排泄的药物，如丙磺舒、磺吡酮、苯溴马隆等；⑥碱性药物，如碳酸氢钠等。

### （三）药物选择

**1. 急性关节炎期的药物治疗**

（1）秋水仙碱（colchicine） 对控制痛风性关节炎具有显著性疗效，可作为首选。秋水仙碱的作用机制为：①抑制粒细胞浸润和白细胞趋化；②抑制磷脂酶 $A_2$，减少单核细胞和中性粒细胞释放前列腺素和白三烯；③抑制局部细胞产生 IL-6 等。秋水仙碱主要用于痛风的急性期、痛风关节炎急性发作和预防。一般于服药后 6~12 小时症状减轻，24~48 小时约 90%

以上的患者可得到缓解。常规剂量为每小时 0.5mg 或每 2 小时给 1mg 口服，直至症状缓解或出现腹泻等胃肠道副作用或虽用至最大剂量 6mg 而病情尚无改善时，则应停用。静脉注射秋水仙碱能迅速奏效，胃肠道副作用少。此外，秋水仙碱除可引起胃肠道反应外，尚可导致骨髓抑制、肝细胞损害、脱发、精神抑郁、上行性麻痹、呼吸抑制等。因此，原有骨髓抑制及有肝、肾功能损害患者剂量应减半，并密切观察。血白细胞减少者禁用。

（2）非甾体类抗炎药　对不能耐受秋水仙碱的患者尤为适用。此类药物与秋水仙碱合用可增强止痛效果，但应在餐后服用，以减轻胃肠道反应。常用的药物有吲哚美辛、吡罗昔康（炎痛喜康）、萘普生、布洛芬、保泰松和羟布宗等。其中以吲哚美辛应用最广，可作为急性期的基本用药，或在秋水仙碱疗效不好时作为替代药。本类药物一般在开始治疗时给予接近最大剂量，以达最大程度地控制急性症状，然后，在症状缓解时逐渐减量。①吲哚美辛：开始剂量为 50mg，每 6 小时 1 次，症状减轻后逐渐减至 25mg，2～3 次/天。此药有胃肠道刺激、水钠潴留、头晕、皮疹等不良作用，活动性消化性溃疡患者禁用。②布洛芬：常用剂量为 0.2～0.4g，2～3 次/天，通常 2～3 天内可控制症状，该药副作用较小，偶可引起胃肠道反应及肝转氨酶升高，应加以注意。③保泰松或羟布宗：初始剂量为 0.2～0.4g，以后每 4～6 小时 0.1g。症状好转后减为 0.1g，3 次/天。该药可引起胃炎及水钠潴留，偶有白细胞及血小板减少。有活动性溃疡病及心功能不全者忌用。④吡罗昔康（炎痛喜康）：作用时间长，20mg/d，一次顿服。偶有胃肠道反应。长期用药应注意周围血白细胞数和肝、肾功能。⑤萘普生：抗炎镇痛作用较强，而胃肠道反应较轻，口服 0.25g，2～3 次/天。

（3）糖皮质激素　对急性关节炎的发作具有迅速缓解作用，但停药后容易复发，且长期应用易致糖尿病、高血压等并发症，故不宜长期应用。仅对用秋水仙碱、非甾体类抗炎药治疗无效、不能耐受或有禁忌证者，可考虑短期使用。一般用泼尼松（强的松）片 10mg，3 次/天。症状缓解后逐渐减量，以免复发。

**2. 间歇及慢性关节炎期的药物治疗**　间歇期和慢性期主要目的是降低尿酸，促进尿酸盐溶解排出，防止关节炎急性发作、防止痛风石形成及减轻肾脏损害。

（1）抑制尿酸合成的药物　别嘌呤醇（Allopurinol）：为黄嘌呤氧化酶抑制剂，它可抑制黄嘌呤氧化酶，使次黄嘌呤和黄嘌呤不能氧化为尿酸。因而可迅速降低血尿酸浓度，减少痛风石及尿酸性结石的形成。若合用促进尿酸排泄的药物，可加快血尿酸水平的下降，并动员沉积在组织中的尿酸盐，溶解痛风石。别嘌醇通常在痛风发作控制 2 周开始服用，用药初期可能会因血尿酸转移性增多而诱发急性关节炎发作，此时可加用秋水仙碱治疗。常用剂量为 100mg，2～4 次/天。病情需要时可增至 200mg，3 次/天。直至血尿酸浓度降至 360μmol/L 后，逐渐减量。少数患者使用本药可发生过敏综合征，表现为发热、过敏性皮疹、腹痛、腹泻、白细胞和血小板减少等。一般经停药和对症治疗均可恢复。伴有肾功能损害的患者，使用剂量应酌情减少并密切观察。此外，老年患者使用此药也应谨慎。

（2）促进尿酸排泄的药物

①丙磺舒（Probenecid）：可抑制近曲小管对尿酸的重吸收，使尿酸排出增加。在治疗初期会加重痛风发作，故不宜用于痛风发作的急性期。初始剂量为 0.25g，2 次/天，2 周后逐渐增至 0.5g，3 次/天。最大剂量不应超过 2g/d。约有 5% 的患者可发生皮疹、发热、胃肠道反应等副作用。本品与磺胺药有交叉过敏反应，禁用于对磺胺药过敏的患者。

②苯溴马隆（Benzbromarone）：具有较强的利尿酸作用。适用于长期治疗原发性和继发性高尿酸血症、尿酸性肾病及慢性痛风，作用时间长，安全有效，服药后 24 小时可使血中尿酸

下降 1/3。本品为片剂,初始剂量每次 25~50mg,每日 1 次,早餐后服,1 周后增至每次 100mg。副作用轻微,少有皮疹、发热和胃肠道反应。

这两类药物均无抗炎、止痛作用,通常依据患者的肾功能及 24 小时尿尿酸排泄量进行选择。如果肾功能正常、24 小时尿尿酸排泄量小于 3.75mmol 者,可选用促进尿酸排泄的药物;如肾功能减退、24 小时尿尿酸排泄量大于 3.75mmol 者,则应应用抑制尿酸合成的药物。

**3. 并发急性肾衰竭的药物治疗** 由尿酸性肾病所致痛风者,应立即给予乙酰唑胺 500mg,其后为 250mg,3 次/天。同时,静脉补充足够的水分,适量滴注 1.25% 碳酸氢钠。为增加尿量,可静注呋塞米 40~100mg。此外,应尽早给予别嘌醇,初始剂量为 8mg/(kg·d),3~4 天减为 100~300mg/d。血尿素氮和肌酐升高显著者,可行血液透析或腹膜透析。肾盂或输尿管尿酸性结石所致尿路梗阻也可引起急性肾衰竭,除使用别嘌醇和碱化尿液外,可先行经皮肾造口术,以缓解尿路梗阻,待病情稳定后再去除尿路结石。

## 案例解析

**案例 10-4 解析:**

痛风是嘌呤代谢障碍引起的代谢性疾病。人体内核酸氧化分解和外源性摄入等产生的嘌呤增加后,会在肝脏进一步产生大量尿酸。尿酸的合成增加或排出减少,造成高尿酸血症。血尿酸浓度过高时,尿酸以钠盐形式沉积在关节滑膜、滑囊、软骨及其他组织中,引起组织异物炎性反应,即痛风。

处在急性关节炎期的患者一定要早用药,以免贻误最佳的治疗时机,而且不宜过早停药,以免病情复发。痛风急性关节炎期的药物主要有秋水仙碱、非甾体类抗炎药(阿司匹林除外)、糖皮质激素。该患者为痛风急性发作,建议首选秋水仙素控制症状,若不能耐受者可用吡罗昔康。

## 本节小结

1. 痛风是嘌呤代谢障碍引起的代谢性疾病。患者体内尿酸的合成增加或排出减少,造成高尿酸血症。痛风可分为原发性和继发性两类。

2. 痛风的自然病程可分为四期,即无症状高尿酸血症期、急性期、间歇期、慢性期。

3. 痛风总体的治疗原则是:限制食物嘌呤摄入量;增加碱性食物的摄入;充足的水分摄入以保障尿量充沛;保持理想体重;有效的药物治疗;定期的健康检查。

4. 痛风急性关节炎期的药物主要有秋水仙碱、非甾体类抗炎药(阿司匹林除外)、糖皮质激素。间歇及慢性关节炎期的药物主要有抑制尿酸合成药(别嘌醇等)、促进尿酸排泄的药物(苯溴马隆、丙磺舒等)。

## 第五节  骨质疏松

**案例 10 - 5：**

患者，女性，60 岁，58kg。绝经年龄 50 岁。因腰背痛加重入院。既往病史：慢性胰腺炎、慢性腹泻 3 年；3 年前因摔倒至右尺骨骨折。骨密度检查：$L_{1-4}$ 椎体 T 值 - 2.7SD，BMD 749 mg/cm$^2$；股骨颈值 - 2.2 SD，BMP 602 mg/cm$^2$。诊断：骨质疏松。

**问题：**

1. 骨质疏松治疗的常用药物有哪些？
2. 妇女绝经后骨质疏松的治疗方案是什么？

骨质疏松症是一种多因素所致的慢性疾病，其特征是骨量下降和骨的微细结构破坏。该病女性多于男性，常见于绝经后妇女和老年人。目前全球骨质疏松人数超过 2 亿人，患者骨折的危险性大为增加，即使是轻微的创伤或无外伤的情况下也容易发生骨折。

### 一、疾病分型与病因

骨质疏松症是一种以骨量低下，骨组织微结构破坏为特征的综合征，患者骨脆性增加，易发生骨折。骨质疏松症多发于老年人和绝经后的妇女。骨质疏松症可分为原发性骨质疏松症、继发性骨质疏松症和特发性骨质疏松症。原发性骨质疏松症分为 Ⅰ 型和 Ⅱ 型。Ⅰ 型骨质疏松症（女性绝经后骨质疏松症）多发于 50～70 岁女性；Ⅱ 型骨质疏松症（老年性骨质疏松症）多发于 70 岁以上人群，男、女发生率相近。继发性骨质疏松症多由内分泌系统疾病、骨骼系统疾病、药物原因等引起。特发性骨质疏松症主要发生在青少年，病因不明。

骨质疏松症的风险因素有：高龄、绝经后女性、低体重、少动、膳食中钙和（或）维生素 D 缺乏、烟、酒、碳酸饮料、咖啡、药物因素（抗癫痫药、糖皮质激素、肝素、质子泵抑制剂等）。

### 二、临床表现

原发性骨质疏松主要表现为胸、背、腰、膝等部位的疼痛。初期表现为开始活动时出现腰背痛，此后逐渐发展为持续性疼痛，负荷增加时疼痛加剧，严重时患者起坐、翻身及行走困难；脊柱变形，因为骨质疏松可引起骨强度减弱，易出现椎体缩短、变形，身体姿势出现原背或凹原背，下肢肌肉痉挛，指甲变软等。病理性骨折，特点为日常活动或轻度外伤可引起骨折，骨折部位相对比较固定，常见胸椎、腰椎压缩性骨折，髋部、桡骨与尺骨远端、肱骨近端易发生骨折。原发性骨质疏松 Ⅰ 型和 Ⅱ 型特点见表 10 - 2。

**表 10 – 2　Ⅰ 型与 Ⅱ 型骨质疏松的特点**

| | Ⅰ 型骨质疏松 | Ⅱ 型骨质疏松 |
| --- | --- | --- |
| 年龄 | 50 ~ 70 岁 | 70 岁以上 |
| 性别 | 1:6（男:女） | 1:2（男:女） |
| 骨量丢失 | 主要为松质骨 | 松质骨、皮质骨 |
| 骨丢失率 | 早期加速 | 较缓慢 |
| 骨矿化不良 | 基本无 | 常伴有 |

## 三、药物治疗

### （一）治疗原则

骨质疏松关键在于预防，应教育患者保持健康的生活习惯、合理膳食、适度运动、避免外伤和跌倒、摄入足量的钙阻止骨吸收加速，防止骨组织的穿孔性变化。骨质疏松患者一旦发生骨小梁断裂，任何治疗均不能使其复原。戒烟、少饮咖啡和碳酸饮料有助于骨质疏松的恢复，补充雌激素，提高钙摄入量，应用骨吸收抑制剂可降低骨丢失率。

### （二）药物分类

骨质疏松的治疗一般采用联合方案，治疗骨质疏松的药物主要有：①促进骨矿化剂：钙制剂（如葡萄糖酸钙等）、维生素 D（如骨化三醇等）。②骨吸收抑制剂：双膦酸盐类（如阿伦磷酸盐等）、雌激素（如雌二醇等）、雌激素受体调节剂（如雷洛昔芬等）、降钙素（如鲑鱼降钙素等）。③骨形成促进剂：氟化物（如氟化钠等）、甲状旁腺激素（如特立帕肽等）。

### （三）药物选择

Ⅰ 型（妇女绝经后骨质疏松）常采用激素替代疗法（HRT）：钙制剂 + 维生素 D + 雌激素或雌激素受体调节剂。绝经期雌激素分泌减少，是骨丢失的重要原因，但是长期使用雌激素或导致子宫内膜癌发生率增加。联合使用孕激素可减少雌激素所致的子宫内膜细胞分裂，所以雌激素替代疗法当患者长期口服雌激素时，每月应加服孕激素 10 ~ 14 日；Ⅱ 型骨质疏松（老年性骨质疏松）较为公认的治疗方案为钙制剂 + 维生素 D + 骨吸收抑制剂（常用阿伦磷酸钠）的三联药物治疗。

**1. 钙剂与维生素 D**　钙制剂主要分为矿物钙（如葡萄糖酸钙、碳酸钙等）、有机钙（如乳酸钙、枸橼酸钙等）、天然生物钙等。钙是骨骼正常生长的物质基础。机体 99% 的钙存在与骨骼和牙齿。补充钙剂为骨质疏松治疗的基础措施。钙剂常与维生素 D 合用以增加小肠对钙的吸收。

维生素 D 常见骨化三醇和阿法骨化醇。维生素 D 能促进小肠对钙、磷的吸收，提高血钙、血鳞水平，并维持其正常浓度。婴幼儿缺乏维生素 D 时体内钙、磷不能在骨组织内沉积，引起骨组织生长障碍，可引起佝偻病。成年人维生素 D 缺乏可引起骨软化症或成人佝偻病。骨化三醇由维生素 $D_3$ 转化而来，其可恢复肠道对钙离子的正常吸收，调节骨矿化，刺激骨骼中成骨细胞活性。骨化三醇还可减轻骨质疏松患者的骨与肌肉疼痛。阿法骨化醇作用类似于骨化三醇，可增加机体对钙的吸收，抑制骨吸收，促进胶原和骨基质蛋白合成，调节肌肉钙代谢。补钙时宜同时使用维生素 D，维生素 D + 钙剂是骨质疏松的基础治疗方案。维生素 D 的安全域较窄，连续大量使用可引起中毒，表现为衰弱、厌食、乏力、恶心、呕吐、体重下降、心律失常等。骨化三醇可引起高钙血症，建议在服药后第 4 周、第 3 个月、第 6 个月检测血钙和血肌酐浓度，以后每 6 个月检测一次。

**2. 双膦酸盐类** 常见依替膦酸二钠（第一代）、帕米膦酸二钠（第二代）、阿仑膦酸钠（第三代）。双膦酸盐类为常用的骨吸收抑制剂，其作用机制为：具有直接抑制破骨细胞形成和骨吸收作用；与骨基质理化结合，能长期滞留于骨内，直接干扰骨骼的吸收；抑制骨细胞介导的细胞因子，如白介素 - 6、肿瘤坏死因子的产生。间歇使用双膦酸盐制剂能诱发骨质持续的增长，逆转骨质疏松。

（1）依替膦酸二钠（Etidronate Disodium）于 20 世纪 80 年代初上市，小剂量 [5 mg/（kg·d）] 时抑制骨吸收，大剂量时 [20 mg/（kg·d）] 抑制骨形成。另外，依替膦酸二钠可抑制植入骨的吸收，对非肿瘤性卵巢切除性骨质疏松、绝经后骨质疏松有明显抑制作用，同时对局部肿瘤侵入或循环中的体液因子所致的骨吸收也有明显抑制作用。

（2）帕米膦酸二钠（Pamidronate Disodium）为第二代双膦酸盐药物，与第一代药物相比，其优点为作用更持久和抑制新骨形成的作用极低。其抑制骨吸收作用比依替膦酸二钠强 100 倍，比氯屈膦酸二钠强 10 倍。帕米膦酸二钠可长期滞留于骨组织中，半衰期最长可达 300 天。

（3）阿仑膦酸钠（Alendronate）为第三代双膦酸盐类药物，是第一个被 FDA 批准用来预防和治疗绝经后骨质疏松的双膦酸盐。其抗骨吸收作用较依替膦酸二钠强 1000 倍，并且没有骨矿化抑制作用。使用本品能减缓骨质疏松进程，维持骨密度，使患者脊椎的骨量增加，患者椎骨变形、身高缩短、骨折发生率等均明显改善。阿仑膦酸钠在骨的半衰期可达 10 年以上。

依替膦酸二钠大量服用可影响骨矿化，故建议间歇周期加钙方案，每日口服 400 mg，服药 2 周，停药 13 周，15 周为一疗程，同时服用钙剂。阿仑膦酸钠预防剂量为 5 mg/d（或每周 35 mg），治疗剂量为 10 mg/d（或每周 70 mg），如果单独应用治疗无效可与雷洛昔芬或 HRT 合用。

常见的不良反应为腹痛、腹泻、便秘、消化不良、腹部不适等胃肠道不良反应。少数患者可发生腐蚀性食管炎，建议早晨空腹给药，用足量水送服，保持坐姿或立位，服后 30min 内不宜进食和卧床，为避免消化道不良反应最好采用静脉方式给药。

**3. 雌激素与雌激素受体调节剂** 雌激素制剂的主要成分主要为雌二醇或雌三醇。雌激素有促进骨质致密作用，绝经后妇女由于体内雌激素减少，破骨细胞活性增加，骨丢失加速。雌激素通过抑制破骨性细胞相关因子（IL-1、IL-6 等）分泌而抑制骨吸收；直接作用于成骨细胞及雌激素受体，促进骨形成；促进钙的吸收及肾小管对钙的重吸收；抑制骨细胞对甲状旁腺激素的反应性；促进降钙素的分泌而发挥抗骨质疏松作用。对于妇女绝经后骨质疏松，一般认为雌激素替代疗法为首选治疗方法。雌激素替代疗法中由于雌激素有增加子宫内膜癌发生的风险，故常用雌激素合用孕激素用于有完整子宫的患者；雌激素合用雄激素用于不需要保护子宫内膜的患者；雌激素合用孕激素和雄激素也适用于有完整子宫的患者；对于已切除子宫者，可单用雌激素。

雌激素受体调节剂主要有雷洛昔芬（Raloxifene）和依普黄酮（Ipriflavone）。雷洛昔芬对雌激素作用的组织有选择性的拮抗或激动作用，对下丘脑、子宫、乳腺表现为拮抗作用，对骨骼和部分胆固醇代谢（降低总胆固醇和低密度脂蛋白）为激动作用。依普黄酮在体内不具有雌激素对生殖系统的影响，却具有雌激素样抗骨质疏松作用。其发挥作用主要通过促进成骨细胞增殖促进骨胶原合成和骨基质的矿化，增加骨量；减少破骨细胞前体细胞的增殖和分化，抑制破骨细胞活性；通过雌激素样作用增加降钙素分泌，间接产生抗骨吸收作用。雌激素受体调节剂可能增加静脉血栓栓塞事件的危险性，于开始治疗前4个月发生血栓事件的危险性最大，有或既往有血栓、静脉血栓栓塞性疾病者禁用。绝经期超过2年以上的妇女可应用。

**4. 其他药物** 降钙素是参与钙及骨质代谢的一种多肽类激素。目前临床常用的为鲑鱼降钙素和鳗鱼降钙素。降钙素可直接抑制破骨细胞活性，阻止钙由骨的释放；抑制肾小管对钙和磷的重吸收；抑制肠道转运钙，可引起血钙降低。对于骨质疏松所引起的疼痛有明显的镇痛作用，是中度以上骨痛的首选药物。降钙素主要用于高转换型骨质疏松，对于已经确诊的绝经后骨质疏松，不能（不愿）接受雌激素治疗，骨痛明显的患者也可使用本类药物。

氟化物常用氟化钠等。氟可特异型的作用于骨原细胞，促进骨合成代谢；作用于骨质细胞和未分化的成骨细胞，促进胰岛素样生长因子、转录生长因子 – β 等的合成，刺激成骨细胞的活性，刺激骨生长。另外氟还可稳定骨盐的晶体结构，抑制骨吸收。适用于各类骨质疏松的治疗，尤其适用于骨矿密度低于骨折阈值、中轴骨骨矿密度丢失明显患者。

甲状旁腺激素是由甲状旁腺分泌的多肽。其可增加肾小管对钙的重吸收，刺激肾脏产生 $1，25 – (OH)_2D_3$，促进肠对钙的吸收，阻止成骨细胞凋亡。甲状旁腺激素可增加中轴骨、小梁骨骨量，促进骨松质形成，但不增加皮质骨骨量。

---

**案例解析**

**案例 10 – 5 解析：**

1. 原发性骨质疏松有哪几种类型？

骨质疏松症多发于老年人和绝经后的妇女。原发性骨质疏松症分为 I 型（女性绝经后骨质疏松症）和 II 型（老年性骨质疏松症）。

2. 妇女绝经后骨质疏松的治疗方案是什么？

I 型（妇女绝经后骨质疏松）常采用激素替代疗法（HRT）：钙制剂 + 维生素 D + 雌激素或雌激素受体调节剂。联合使用孕激素可减少雌激素所致的子宫内膜细胞分裂，使雌激素不良反应降低。

---

**本 节 小 结**

1. 骨质疏松症多发于老年人和绝经后的妇女。原发性骨质疏松症分为 I 型（女性绝经后骨质疏松症）和 II 型（老年性骨质疏松症）。

2. 原发性骨质疏松主要表现为胸、背、腰、膝等部位的疼痛。严重时患者可出现行动困难、脊柱变形、自发性骨折等症状。

3. 骨质疏松的治疗一般采用联合方案，治疗骨质疏松的药物主要有：①促进骨矿化剂：钙制剂（如葡萄糖酸钙等）、维生素 D（如骨化三醇等）。②骨吸收抑制剂：双膦酸盐类（如阿伦膦酸盐等）、雌激素（如雌二醇等）、雌激素受体调节剂（如雷洛昔芬等）、降钙素（如鲑鱼降钙素等）。③骨形成促进剂：氟化物（如氟化钠等）、甲状旁腺（如特立帕肽等）。

4. Ⅰ型（妇女绝经后骨质疏松）常采用激素替代疗法（HRT）：钙制剂＋维生素D＋雌激素或雌激素受体调节剂。Ⅱ型骨质疏松（老年性骨质疏松）较为公认的治疗方案为钙制剂＋维生素D＋骨吸收抑制剂（常用阿仑磷酸钠）的三联药物治疗。

**思考题**

1. 治疗甲状腺功能亢进症的药物分类及治疗原则。

2. 皮质醇增多症的治疗原则。

3. 原发性肾上腺皮质功能减退症的替代疗法。

4. 胰岛素的分类及临床应用。

5. 口服降血糖药物的分类。

6. 痛风急性期的药物选择。

7. Ⅰ型、Ⅱ型骨质疏松的一般治疗方案。

（王琳琳　张跃文）

# 第十一章　泌尿生殖系统常见疾病的药物治疗

## 学习导引

**知识要求**

1. **掌握**　肾小球肾炎、肾病综合征、肾功能衰竭、良性前列腺增生症和勃起功能障碍的药物治疗原则和方法。

2. **熟悉**　肾小球肾炎、肾病综合征、肾功能衰竭、良性前列腺增生症和勃起功能障碍常用治疗药物的特点。

3. **了解**　肾小球肾炎、肾病综合征、肾功能衰竭、良性前列腺增生症和勃起功能障碍的病因、发病机制和临床表现特点。

**能力要求**

1. 熟练掌握泌尿生殖系统常见疾病治疗药物相关选用的技能。

2. 学会应用相关治疗药物的特点为泌尿生殖系统常见病患者制定治疗方案。

## 第一节　肾小球肾炎

### 案例解析

**案例 11 - 1:**

男孩，12 岁，水肿、少尿 3 天，头痛 3 小时，抽搐 1 次入院。患儿 3 天前眼睑水肿，随之颜面及双下肢也见水肿。尿量明显减少，尿次亦少，尿色呈浓茶水样。3 小时前头痛，持续性胀痛。呕吐 1 次，呕吐物为胃内容，非喷射状。随之突然抽搐，意识丧失，持续约 2~3 分钟。既往常患"感冒"、"扁桃体炎"等，没有头痛、抽搐病史。体格检查：双侧颌下淋巴结可触及，约蚕豆大小，活动好，有触痛；颜面水肿；双侧扁桃体Ⅱ度大；双下肢可见水肿，指压痕不显。辅助检查：尿常规红细胞 20 个/HP，蛋白（＋＋），颗粒管型 1~3 个/HP。初步诊断：急性肾小球肾炎，高血压脑病。

**问题:**

1. 患儿抽搐的原因及治疗药物?

2. 急性肾小球肾炎的药物治疗原则?

# 急性肾小球肾炎

急性肾小球肾炎（acute glomerulonephritis），简称急性肾炎，病因多种，急性起病，以血尿、蛋白尿、水肿、高血压、一过性少尿和氮质血症等为主要临床表现。多种病原微生物如细菌、病毒、寄生虫等均可致病，其中以链球菌感染后的急性肾小球肾炎最常见。

## 一、病因与发病机制

### （一）病因

**1. 致病菌**  以 β 溶血性链球菌 A 组 12 型和 49 型最多见。

**2. 致病抗原**  目前较明确的致病抗原有内链素、肾炎株伴随蛋白、链球菌神经氨酸酶、带正电荷的链球菌体外成分等。

**3. 宿主的易感性**  链球菌感染后的急性肾小球肾炎与遗传易感性有关。

### （二）发病机制

链球菌感染机体后，致病抗原诱发机体产生抗体，循环中可溶性抗原抗体复合物，沉积于肾小球基底膜，激活补体，引起组织损伤。或种植于肾小球的抗原与循环中的特异抗体相结合形成原位免疫复合物而致病。本病患者血清中含有激活并消耗补体的物质，补体异常活化导致肾小球内皮及系膜细胞增生，并吸引中性粒细胞及单核细胞浸润，导致肾脏病变。自身免疫反应也可能参与了发病机制。

## 二、临床表现

本病多见于儿童，多继发于咽部及皮肤的溶血性链球菌感染后，潜伏期一般 10 天。起病较急，轻者呈亚临床型（仅有尿常规和血清补体异常），典型者呈急性肾炎综合征表现，重者呈少尿性急性肾衰。典型者具有以下表现。

**1. 尿液改变**  几乎所有患者都有血尿，其中肉眼血尿大约占 30%。可伴有轻、中度蛋白尿，约 20% 患者可呈大量蛋白尿。

**2. 水肿**  见于 80% 的病例，轻重不等。轻者仅晨起眼睑、颜面水肿或伴有双下肢水肿，重者延及全身。

**3. 高血压**  约 80% 患者出现一过性轻、中度高血压，主要与水、钠潴留有关。

**4. 肾功能损害**  主要表现为肾小球滤过功能损害。部分患者起病早期由于肾小球滤过率降低，尿量减少，甚至少尿（< 400ml/d），易并发一过性氮质血症。多数患者经利尿后恢复正常，仅少数患者发展成急性肾衰。

**5. 急性心力衰竭**  常发生于起病 1~2 周内，起病缓急、轻重不一，严重的水、钠潴留和高血压是其重要的诱发因素。

**6. 高血压脑病**  多发生于起病后 1~2 周内，起病较急。主要由于高血压时脑血管痉挛致脑缺血水肿，也有由脑出血所致者。

### 三、药物治疗

#### （一）治疗原则

**1. 一般治疗**　急性期患者应卧床休息，直至肉眼血尿消失，水肿消退及血压恢复正常，可下床短时间活动，症状体征完全消失后则逐渐增加活动量。急性期原则上给予低盐饮食，尤其水肿及高血压时。肾功能不全时可考虑适当限制蛋白质的摄入。明显少尿者应注意控制液体入量。

**2. 药物治疗**　①对症治疗，主要为利尿、降压；②救治危重并发症，特别是急性心力衰竭、高血压脑病和急性肾衰；③消除致病抗原，包括应用抗溶血性链球菌感染的抗生素和清除体内相关的慢性感染灶。

**3. 透析治疗**　当发生少尿性急性肾衰或严重水、钠潴留引起急性左心衰竭时，应及时给予透析治疗。

#### （二）药物分类

**1. 利尿药**　①噻嗪类利尿剂：氢氯噻嗪（Hydrochlorothiazide）。②袢利尿剂：呋塞米（Furosemide）、布美他尼（Bumetanide）。

**2. 降压药**　①血管紧张素转化酶抑制剂（Angiotensin Converting Enzyme Inhibitors，ACEI）：卡托普利（Captopril）、依那普利（Enalapril）、贝那普利（Benazepril）。②血管紧张素Ⅱ受体拮抗剂（Angiotensin Ⅱ Receptor Antagonist，ARB）：氯沙坦（Losartan）、缬沙坦（Valsartan）。③直接舒扩血管药：二氮嗪（Diazoxide）、硝普钠（Sodium Nitroprusside）。④α受体阻断药：酚妥拉明（Phentolamine）。

#### （三）药物选择

**1. 利尿消肿**　轻度、中度水肿无需治疗，经限制钠盐摄入和卧床休息即可消退。无效者，应根据水肿程度选用不同利尿药。

（1）噻嗪类利尿剂　作用于髓袢升枝粗段皮质部和远曲小管近端，通过抑制钠和氯的重吸收，增加钾的排泄而利尿。常用药氢氯噻嗪，每次 25～50mg，每日 1～2 次。长期应用能引起低钾血症、低钠血症、高尿酸血症、高血糖和高血脂。

（2）袢利尿剂　作用于髓袢升枝粗段的髓质部和皮质部，强力抑制钠、钾、氯的重吸收。常用药呋塞米 20～120mg/d；布美他尼，每次 0.5～1mg，每日 1～3 次，或每次 0.5～1mg，静脉注射。长期应用可引起体位性低血压、低钾血症、低钠血症、低氯性碱中毒及高尿酸血症。此外还有耳毒性，表现为耳鸣、听力下降、暂时性耳聋。

**2. 高血压治疗**　轻度高血压通过加强水、盐控制及使用利尿剂，即可达到控制血压的目的。必要时可加用血管紧张素转化酶抑制剂（ACEI）或血管紧张素Ⅱ受体拮抗剂（ARB）。

**3. 高血压脑病治疗**　快速降压为主，可选择二氮嗪扩张血管，300mg 静脉注射，在 0.5～3 小时内可再注射 1 次，1 日总量不超过 1200mg。也可用硝普钠 50mg 溶于 5%～10% 葡萄糖液 250ml 中静脉滴注，速度为每分钟 0.5μg/kg，随血压调整剂量。硝普钠久用或过量可引起硫氰酸盐中毒反应。

**4. 急性心力衰竭治疗**　主要措施为利尿、降压，必要时可应用酚妥拉明静脉缓慢注射或静脉滴注，每次 5～10mg，或硝普钠静脉滴注，以减轻心脏前后负荷。

**5. 清除感染灶**　以往主张，发病初有链球菌感染者，使用常规剂量青霉素（过敏者可选用大环内酯类抗生素）治疗 10 ~ 14 天，肌注青霉素，每次 40 万 ~ 80 万 U，每日 2 次，但其必要性现有争议。反复发作的慢性扁桃体炎在病情稳定后可考虑做扁桃体摘除术。

# 慢性肾小球肾炎

慢性肾小球肾炎（chronic glomerulonephritis），简称慢性肾炎，由多种不同病因、不同病理类型组成的一组原发性肾小球疾病，其病程长，病情迁延，进展缓慢，可有不同程度的肾功能减退，最终将发展为慢性肾衰竭。临床以蛋白尿、血尿、水肿、高血压为基本表现。

## 一、病因与发病机制

### （一）病因

慢性肾炎的病因、发病机制和病理类型不尽相同。可由急性肾炎发展而来，但大多数慢性肾炎患者的病因不清楚，起病即属慢性肾炎，与急性肾炎无关。慢性肾炎的常见病理类型有系膜增生性肾炎、系膜毛细血管性肾炎、膜性肾病及局灶性节段性肾小球硬化等。

### （二）发病机制

起始因素多为免疫介导炎症。免疫复合物可以是循环内可溶性免疫复合物沉积于肾小球，或由抗原（肾小球自身抗原或外源性种植抗原）与抗体在肾小球原位形成免疫复合物，从而激活补体，引起组织损伤。也可不通过免疫复合物而由沉积于肾小球局部的细菌毒素、代谢产物等通过"旁路系统"激活补体，从而引起一系列的炎症反应，导致肾小球肾炎。此外，非免疫介导的肾脏损害在慢性肾炎的发生、发展中也起着相当重要的作用，这些因素包括高血压、高脂血症、慢性肾小管间质损害、血流动力学改变介导的肾小球硬化以及肾小球系膜的超负荷状态。

## 二、临床表现

早期患者有乏力、疲倦、腰部酸痛、纳差，水肿可有可无。实验室检查为轻度尿异常，尿蛋白 1 ~ 3g/d，尿沉渣镜检红细胞增多，可见管型。肾功能正常或轻度受损，这种状况可持续数年，甚至数十年。部分慢性肾炎患者除上述一般表现外，血压持续性中等以上程度升高，严重者眼底出血、渗出、视盘水肿。部分慢性肾炎患者因感染、劳累、使用肾毒性药物后，病情急骤恶化，出现大量蛋白尿、血尿、明显水肿、高血压及肾功能恶化。经适当处理后，病情可一定程度缓解，但也可能进入不可逆的慢性肾衰竭。

## 三、药物治疗

### （一）治疗原则

**1. 一般治疗**　肾功能不全患者应限制食物中蛋白及磷的摄入，应采用优质低蛋白饮食，约为 0.5 ~ 0.8g/（kg·d），适当辅以复方 α - 酮酸。感染、劳累、水电解质和酸碱平衡紊乱、妊娠及肾毒性药物（如氨基糖苷类药物、造影剂、含马兜铃酸的中药等），均能损伤肾脏，应予以避免。

**2. 药物治疗**

（1）高血压和蛋白尿是加速肾小球硬化、促进肾功能恶化的重要因素。积极控制高血压、减少尿蛋白可以防止肾功能减退或使已受损的肾功能有所改善。控制血压的治疗原则：①如尿蛋白＜1g/d，血压应控制在130/80 mmHg以下；如尿蛋白≥1g/d，血压应控制在125/75 mmHg以下；②优先选择具有保护肾脏，能延缓肾功能恶化的降压药；③平稳降压，防止肾血流骤降。

（2）抗凝血和血小板解聚药对于减轻肾组织损伤和稳定肾小球功能有良好的作用。

（3）一般不主张积极应用糖皮质激素和细胞毒类药物。病理类型较轻，肾功能正常或轻度受损，尿蛋白较多，无禁忌证者可试用。

### （二）药物分类

**1. 降压药** 血管紧张素转化酶抑制剂（ACEI）、血管紧张素Ⅱ受体拮抗剂（ARB）、钙通道阻滞剂、利尿剂、β受体阻滞剂及α$_1$受体阻滞剂。ACEI、ARB已成为治疗肾性高血压的一线药物。

**2. 抗凝、抗血小板聚集药和纤维蛋白溶解药** ①抗凝血药：肝素（Heparin）、华法林（Warfarin）。②抗血小板聚集药：双嘧达莫（Dipyridamole）、阿司匹林（Aspirin）、噻氯匹定（Ticlopidine）。③纤维蛋白溶解药：尿激酶（Urokinase）、链激酶（Streptokinase）、阿替普酶（Alteplase）。

**3. 降尿酸药** 别嘌呤醇（Allopurinol）。

### （三）药物选择

**1. 降压药**

（1）血管紧张素转换酶抑制剂（ACEI） 抑制血管紧张素转化酶，减少血管紧张素Ⅱ生成和缓激肽降解，扩血管降压；扩张肾小球出球小动脉，降低肾小球内的高压力、高灌注和高滤过；减少蛋白尿、减轻肾小球硬化及肾间质纤维化，延缓肾脏损害。一般宜首选长效ACEI，如贝那普利（Benazepril）、培哚普利（Perindopril）、福辛普利（Fosinopril）等。贝那普利，起始剂量每次25～30mg，每日1次，以后视病情逐渐增至40mg，每日1次。培哚普利，起始剂量2mg/d，此后按患者血压反应调节剂量。较常见不良反应有头痛、头晕、乏力、咳嗽、恶心、失眠、体位性低血压、面部及唇部肿胀、肌痛、咽炎等；少见不良反应有尿素氮、血清肌酐及血钾升高。使用该类药物时，应严密监测血清肌酐和血钾浓度。

（2）血管紧张素Ⅱ受体拮抗剂（ARB） 通过阻断血管紧张素Ⅱ受体拮抗其作用而降压。降压作用平稳、疗效好、作用时间长、患者耐受性好，具有与ACEI类相似的保护肾脏作用。常用的药物有氯沙坦（Losartan），每次25～50mg，每日1次；缬沙坦（Valsartan），每次80mg，每日1次；替米沙坦（Telmisartan），每次40～80mg，每日1次。因不影响缓激肽系统，不引起咳嗽。副作用有高血钾、罕见血管神经性水肿。

（3）钙通道阻滞剂 通过阻滞钙离子通道，扩张血管，降低血压；还可改善肾小球内血流动力学，降低氧耗，抗血小板聚集，保护肾功能。倾向于应用长效或控释制剂，常用非洛地平（Felodipine），每次5～10mg，每日1次；氨氯地平（Amlodipine），每次5～10mg，每日1～2次。可有水肿、头痛、眩晕、恶心、乏力、腹痛等不良反应。一般较轻，能为患者耐受。

（4）利尿剂 对有明显水钠潴留的患者可使用利尿剂，ACEI药物效果不理想也可加用利尿剂。肾功能减退患者可用吲达帕胺，每次2.5mg，每日1次，有利尿和钙拮抗作用。肾功能良好的患者可选用噻嗪类利尿剂氢氯噻嗪，每次6.5～12.5mg，每日2～3次，容易引起电解质紊乱、高凝、高血脂和高血糖等副作用。如果肾功能差、水肿严重或噻嗪类药物疗效差时，应改用袢利尿剂呋塞米，每次20mg，每日2～3次。

（5）β受体阻滞剂 能减慢心率，减弱心肌收缩力，降低心排出量，降低血浆肾素活性，对肾素依赖性高血压疗效较好。美托洛尔，每次25mg，每日2~3次；阿替洛尔，每次25mg，每日1~2次；普萘洛尔，每次50~10mg，每日3~4次。常见不良反应有眩晕、心率过慢、支气管痉挛、呼吸困难、充血性心力衰竭、精神抑郁等。

（6）$\alpha_1$受体阻滞剂 阻断血管平滑肌$\alpha_1$受体，扩张小动脉和小静脉而降压。哌唑嗪，每次0.5mg，逐渐增量至1~2mg，每日3次。常见不良反应为首次服药易发生头昏、心悸和直立性低血压，故首剂量减半，睡前服。

**2. 抗凝、抗血小板聚集药和纤维蛋白溶解药** 肾小球毛细血管内凝血和纤溶障碍是肾小球肾炎不可逆病变形成的决定因素之一。抗凝能改善毛细血管内凝血状态，降低蛋白尿。

（1）抗凝血药 低分子量肝素如达肝素钠（Dalteparin Sodium），每次5000U，每日1次，皮下注射；依诺肝素钠（Enoxaparin Sodium），每次4000U，每日1次，皮下注射。主要不良反应有自发性出血，表现为各种黏膜出血、关节腔积血和伤口出血等，还能引起血小板减少症。华法林，起始剂量5~20mg/d，次日维持剂量2.5~7.5mg/d。主要不良反应是出血，还可引起肝肾损害。

（2）抗血小板聚集药 双嘧达莫，300~400mg/d，分3~4次口服；阿司匹林，75~100mg/d；噻氯匹定，每次250mg，每日1~2次。与肝素、双香豆素类抗凝药、溶栓药等合用时可引起出血倾向。

（3）纤维蛋白溶解药 对顽固性和难治性肾静脉血栓形成者，可经肾动、静脉插管技术注射尿激酶20万U治疗静脉血栓形成。

**3. 降尿酸药** 高尿酸血症时，尿酸盐或尿酸结晶可沉积于肾小管，加重肾脏损害。合并高尿酸血症的患者应增加尿量和碱化尿液，选用抑制尿酸生成的药物，不宜选用促进尿酸排泄的药物。别嘌呤醇是尿酸合成抑制药，使用别嘌呤醇降低血尿酸可改善肾功能。剂量宜小，每日0.1~0.6g，分2~3次口服，用药时间要短，减药要快。

## 案例解析

案例 11-1 解析：

1. 抽搐是高血压脑病的表现，可静脉给予二氮嗪、酚妥拉明或硝普钠，快速降压。

2. ①对症治疗，主要为利尿、降压。②救治危重并发症：高血压脑病。

## 本节小结

肾小球肾炎包括急性肾小球肾炎和慢性肾小球肾炎。①急性肾小球肾炎多由病原微生物感染致病，以血尿、蛋白尿、水肿、高血压、一过性少尿和氮质血症等为主要临床表现。急性期患者应注意休息、低盐饮食。药物治疗以利尿、降压对症治疗、救治危重并发症、消除致病抗原为主。必要时予以透析治疗。②慢性肾小球肾炎，临床以蛋白尿、血尿、水肿、高血压为基本表现。可采用下列综合治疗措施：限制食物中蛋白及磷入量；积极控制高血压和减少尿蛋白；应用抗凝、纤溶及抗血小板解聚药物；避免加重肾脏损害的因素。

# 第二节 肾病综合征

**案例解析**

**案例 11-2：**

患者，女，18岁。1个月前，无明显诱因出现眼睑水肿，并逐渐延及双下肢，上腹胀，食欲差。近1周，发热、咽痛、咳嗽，水肿加重，尿量减少，24小时尿量1000ml左右。体格检查：颜面高度水肿，咽充血，扁桃体无肿大，右下肺细小水泡音，双下肢重度水肿。辅助检查：尿蛋白（++++），镜下 WBC 0~1个/Hp，24小时尿蛋白定量6.8g；血甘油三酯1.98mmol/L，胆固醇8.26mmol/L，高密度脂蛋白2.06mmol/L；血浆总蛋白41g/L，白蛋白22g/L；补体 $C_3$ 1.22g/L；血尿素氮4.6mmol/L，肌酐98μmol/L。诊断为：原发性肾病综合征。

**问题：**

治疗该病的首选药物、用药原则和剂量？

肾病综合征（nephrotic syndrome）是多种病因引起的，以肾小球基膜通透性增加伴肾小球滤过率降低等肾小球病变为主的一组综合征。临床特征：①大量蛋白尿，超过3.5g/d；②低蛋白血症，血浆白蛋白小于30g/L；③水肿；④高脂血症。其中①②两项是诊断的必备条件。

## 一、疾病分型与病因

肾病综合征分为原发性和继发性，由多种不同病理类型的肾小球疾病引起。肾病综合征的分类及常见病因见表11-1。

**表11-1 肾病综合征的分类及常见病因**

| | 原发性 | 继发性 |
|---|---|---|
| 儿童 | 微小病变型 | 过敏性紫癜肾炎<br>乙型肝炎病毒相关性肾炎<br>系统性红斑狼疮肾炎 |
| 青少年 | 系膜增生性肾小球肾炎<br>微小病变型肾病<br>局灶阶段性肾小球硬化<br>系膜毛细管性肾小球肾炎 | 系统性红斑狼疮肾炎<br>过敏性紫癜肾炎<br>乙型肝炎病毒相关性肾炎 |
| 中老年 | 膜性肾病 | 糖尿病肾病<br>肾淀粉样变性<br>骨髓瘤性肾病<br>淋巴瘤或实体肿瘤性肾病 |

## 二、临床表现

①大量蛋白尿，超过3.5g/d。②低蛋白血症，血浆白蛋白小于30g/L。③水肿，典型病例

为高度体位性水肿，并常伴浆膜腔积液。④高脂血症，脂质增高的持续时间及严重程度与病程及复发频率明显相关。⑤常出现以下并发症：营养不良、感染、肾小管功能减退、急性肾功能衰竭、高凝状态和血栓形成、加速发展心血管系统疾病等。

## 三、药物治疗

### （一）治疗原则

**1. 一般治疗** 凡有严重水肿、低蛋白血症者应卧床休息，并保持适度床上及床边活动，以防血栓。保证充分热量，一般为 $125.6 \sim 146.5 kJ/$ （$kg \cdot d$）。每日摄入 $0.8 \sim 1.0 g/kg$ 的优质蛋白。水肿时应低盐饮食（ $< 3g/d$ ）。

**2. 药物治疗** 本病主要靠药物治疗，患者对药物的反应会影响其预后。药物治疗的目的：控制或消除临床表现，减少或消除蛋白尿，减轻或恢复肾脏病理改变，维持或恢复肾功能，防治急、慢性并发症。药物治疗的主要方法是抑制免疫与炎症反应，首选糖皮质激素与细胞毒药物，治疗无效者可选用环孢素等二线药物。

### （二）药物分类

**1. 免疫抑制剂** ①糖皮质激素。②细胞毒类药物：环磷酰胺。③钙调神经蛋白抑制剂：环孢素和他克莫司（Tacrolimus，FK506）。④麦考酚吗乙酯（Mycophenolatemofetil）。⑤雷公藤总苷。

**2. 利尿剂** ①噻嗪类利尿剂：氢氯噻嗪。②袢利尿剂：呋塞米、布美他尼。③保钾利尿剂：氨苯蝶啶（Triamterene）、螺内酯（Spironolactone）。④渗透性利尿：右旋糖酐 40（Dextran 40）。

**3. 抗凝血、抗血小板聚药和纤维蛋白溶解药** ①抗凝血药：肝素、华法林。②抗血小板聚集药：双嘧达莫、阿司匹林、噻氯匹定。③纤维蛋白溶解药：尿激酶、链激酶、阿替普酶。

**4. 调节血脂药** ①他汀类药物：洛伐他汀（Lovastatin）、辛伐他汀（Simvastatin）、普伐他汀（Pravastatin）。②苯氧乙酸类：非诺贝特（Fenofibrate）、吉非贝齐（Gemfibrozil）。③胆酸螯合剂：考来烯胺（Colestyramine）。

### （三）药物选择

**1. 原发病治疗**

（1）激素疗法 糖皮质激素是治疗肾病综合征的主要药物。根据患者对糖皮质激素的反应，可将其分为"激素敏感型"（用药 8 ~ 12 周内病情缓解）、"激素依赖型"（激素减量到一定程度即复发）和"激素抵抗型"（激素治疗无效）三类，其各自的进一步治疗有所区别。糖皮质激素通过抑制炎症免疫反应，抑制醛固酮和抗利尿激素的分泌，影响肾小球基底膜通透性等综合作用发挥利尿、消除尿蛋白的疗效。目前较公认的常规方案是：①治疗阶段：泼尼松 1mg/（$kg \cdot d$），口服 8 周，必要时可延长至 12 周。②减量阶段：每 2 ~ 3 周减原用量的 10%，减至 20 mg/d 时病情易复发，应更加缓慢减量。③维持阶段：以 10 mg/d 最小有效剂量再维持 6 个月左右。遵循"初量足、减量慢、维持长"的原则。长期使用激素不良反应较多，如痤疮、向心性肥胖、高血压、糖尿病、感染、骨质疏松、无菌性股骨头坏死和消化性溃疡等。

（2）细胞毒类药物 可用于"激素依赖型"或"激素抵抗型"的患者，协同激素治疗。若无激素禁忌，一般不作为首选或单独治疗用药。环磷酰胺是国内最常用的细胞毒类药物，常用量 2mg/（kg·d），分 1~2 次口服，在体内被肝细胞微粒体羟化代谢，其代谢产物具有较强的免疫抑制作用。主要不良反应包括骨髓抑制、中毒性肝损害、抑制性腺、可逆性脱发和出血性膀胱炎等。

（3）钙调神经蛋白抑制剂　常用环孢素和他克莫司。环孢素选择抑制辅助性 T 细胞及细胞毒效应 T 细胞，作为二线药物用于治疗激素和细胞毒药物无效的难治性肾病综合征。环孢素常用量 3~5mg/（kg·d），分两次空腹口服，服药 2~3 个月后缓慢减量，疗程至少一年。不良反应有肝肾毒性、高血压、多毛症、牙龈增生、神经系统毒性等。他克莫司起始治疗剂量 0.05mg/（kg·d），血药浓度保持在 5~8ng/ml，疗程为 6 个月至 1 年，肾毒性小于环孢素。

（4）麦考酚吗乙酯　在体内代谢为霉酚酸，后者是次黄嘌呤单核苷酸脱氢酶抑制剂，抑制鸟嘌呤核苷酸的从头合成途径，选择性地抑制 T、B 淋巴细胞增殖和抗体的形成。常用量 1.5~2g/d，分 2 次口服，共用 3~6 个月，然后减量维持 6 个月。广泛用于肾移植后排斥反应，对部分难治性肾病综合征也有效。不良反应包括胃肠道反应、骨髓抑制和感染。

（5）雷公藤总苷　能抑制免疫，抑制肾小球系膜细胞增生，改善肾小球滤过膜通透性，降低尿蛋白，可配合激素应用。每次 10~20mg，每日 3 次。主要不良反应包括胃肠道反应、性腺抑制、肝功能损害及外周血白细胞减少等，个别有急性中毒。

**2. 对症治疗**

（1）利尿消肿治疗　利尿治疗原则不宜过猛，以免造成血容量不足，加重血液高黏滞倾向，诱发血栓和栓塞并发症。

①噻嗪类利尿剂和袢利尿剂：见本章第一节急性肾小球肾炎的利尿治疗。

②保钾利尿剂：与醛固酮竞争远曲小管、集合管的醛固酮受体，排钠保钾，适用于低钾血症患者。常用药氨苯蝶啶，每次 50mg，每日 3 次；螺内酯 20mg，每日 3 次。常见不良反应包括高钾血症和胃肠道反应等。

③渗透性利尿：主要通过提高血浆渗透压，使组织水分向血浆转移。此外通过稀释血液，增加肾小球滤过率，提高肾小管腔液渗透压，产生利尿作用。常用右旋糖酐 40，250~500ml/1~2d，静脉滴注。

（2）减少尿蛋白

①血管紧张素转换酶抑制剂或血管紧张素 Ⅱ 受体拮抗剂　除有效控制高血压外，还可通过降低肾小球内压，直接影响肾小球基底膜对大分子的通透性，有不依赖于降低全身血压而减少尿蛋白作用。卡托普利，每次 25~50mg，每日 3 次；依那普利，每次 5~10mg，每日 1 次。

②水杨酸类：吲哚美辛，每次 12.5~50mg，每日 3 次，1 周内见效，但停药后作用消失。

（3）抗凝疗法　高凝状态是肾病综合征的难治原因之一。当血浆白蛋白 < 20~25g/L，提示存在高凝状态，即开始预防性抗凝治疗。主要措施为抗血小板治疗、抗凝治疗和溶栓治疗。见本章第一节慢性肾小球肾炎的抗凝治疗。

（4）降脂治疗　存在高脂血症的肾病综合征患者发生心血管疾病的风险增加，可考虑给予选择降胆固醇为主的他汀类降脂药物，或降甘油三酯为主的苯氧乙酸类药物。

①他汀类药物：羟甲戊二酸单酰辅酶 A 还原酶抑制剂，目前认为他汀类药物是比较合理、安全的一类药物。洛伐他汀，20mg/d，晚餐时顿服；辛伐他汀，40mg/d；普伐他汀，10~20mg/d。

②苯氧乙酸类：非诺贝特，每次 100mg，每日 3 次；吉非贝齐，每次 600mg，每日 2 次。

③可并用胆酸螯合剂（考来烯胺等阴离子交换树脂）提高降血脂的疗效。

**案例解析**

**案例 11-2 解析：**

首选药物是糖皮质激素。遵循"初量足、减量慢、维持长"的原则。治疗阶段：泼尼松 1mg/（kg·d），口服 8 周，必要时可延长至 12 周。减量阶段：每 2~3 周减原用量的 10%，减至 20mg/d 时病情易复发，应更加缓慢减量。维持阶段：以 10mg/d 最小有效剂量再维持 6 个月左右。

**本 节 小 结**

肾病综合征以肾小球基膜通透性增加伴肾小球滤过率降低等肾小球病变为主的一组综合征，其临床特征：大量蛋白尿、低蛋白血症、水肿、高脂血症。以药物治疗为主，包括免疫抑制剂、利尿剂、凝血药和调节血脂药。

# 第三节　肾功能衰竭

**案例解析**

**案例 11-3：**

患儿，女，10 月，因呕吐、腹泻伴发热 10 天，无尿 3 天入院。10 天前曾因呕吐、腹泻伴发热口服头孢拉啶、头孢氨苄及肌注地塞米松治疗。颜面及双眼睑水肿，血尿素氮 34.91mmol/L，血肌酐 785.32μmol/L，血钾 8.7mmol/L，二氧化碳结合力 5.9 3mmol/L，诊断"急性肾功能衰竭"。住院后，严格限制液体入量，控制感染，并积极用碳酸氢钠、高张糖加胰岛素、葡萄糖酸钙静注，呋塞米利尿，使用小剂量多巴胺。上述保守治疗后一直无尿并持续高钾血症，给予透析治疗。

**问题：**

1. 选用碳酸氢钠、高张糖加胰岛素、葡萄糖酸钙静注的目的是什么？
2. 使用小剂量多巴胺的目的是什么？

## 急性肾损伤

急性肾损伤（acute kidney injury，AKI），以往称为急性肾衰竭（acute renal failure，ARF）是由各种原因引起的肾功能快速下降而出现的临床综合征。目前仍无特异治疗，死亡率高，是肾脏病中的危急重症。

## 一、病因与发病机制

### （一）病因

AKI 按病因可分为肾前性、肾性和肾后性三种。

肾前性 AKI 最常见，由肾灌注血流量不足所致，常见病因包括有效血容量减少、心输出量减少、全身血管扩张、肾动脉阻力增加等。

肾性 AKI 由各种肾实质病变或病因未能及时去除的肾前性 AKI 发展所致。肾性 AKI 按照损伤部位可分为肾小管性、间质性、血管性及小球性，其中肾小管性 AKI 最常见（acute tubular necrosis，ATN）。ATN 的常见病因是肾缺血或肾毒性物质（内源性毒素血红蛋白、肌红蛋白等和外源性毒素抗生素、生物毒素等）损伤肾小管上皮细胞，引起 ATN。

肾后性 AKI 源于肾以下尿路梗阻，常见因素为输尿管阻塞、膀胱及尿道阻塞。

### （二）发病机制

在肾前性 AKI 早期，肾脏血流自我调节机制通过扩张入球小动脉和收缩出球小动脉，维持肾小球滤过率和肾血流量。当血压过低，超过肾脏自我调节能力，就可导致肾小球滤过率下降。若肾灌注量减少能在 6 小时内得到纠正，则肾功能可迅速恢复。如果持续低灌注量，肾小管上皮细胞损伤明显，进而发展为 ATN。

肾性 AKI 发病机制仍未完全阐明，目前认为主要涉及肾小管、血管和炎症因子等方面。肾缺血、肾毒素等可引起肾小管上皮脱落和损伤，导致肾小管阻塞，管内压增加，肾小球滤过率下降。肾小管严重受损又导致肾小球滤过液反渗，通过受损的上皮或小管基底膜漏出，使肾间质水肿和肾实质进一步损伤。肾缺血通过血管作用引起肾自主调节功能损害、血管舒缩功能紊乱、血管内皮损伤和炎症反应。内皮损伤和炎症反应可引起血管收缩因子生成过多，而血管舒张因子合成减少，进一步引起肾血流量减少，肾小球滤过率下降。肾缺血也可通过肾小管细胞产生炎症介质使内皮细胞受损，受损的内皮细胞表达上调 P 选择素和细胞间黏附分子 -1，使白细胞黏附及移行增加，炎症反应导致肾组织的进一步损伤，肾小球滤过率下降。

肾后性 AKI 尿路发生梗阻时，梗阻上方的尿路压力升高，使肾小管和肾小球囊内压升高，肾实质受压，肾小球滤过率急剧下降甚至中断。

## 二、临床表现

典型 ATN 临床表现分为以下三期。

### （一）少尿期

一般持续 7~14 日，以少尿（尿量 < 400ml/24h）或无尿（尿量 < 100ml/24h）为主要表现。但也有些患者尿量在 400ml/24h 以上，称非少尿型 AKI。主要临床表现有：①代谢性酸中毒：因为肾排酸能力降低，同时合并高分解代谢状态，酸性产物明显增多。②电解质紊乱：可出现高钾血症、低钠血症、高磷血症和低钙血症。③尿毒症症状：由于少尿使各种毒素不能排出体外，造成其在体内蓄积，引起全身症状。患者表现为食欲缺乏、恶心、呕吐、腹胀和腹泻等消化系统症状；呼吸困难、咳嗽、憋气、胸闷、肺水肿或肺内感染等呼吸系统症状；高血压、心力衰竭、心律失常、心肌病变等循环系统症状；贫血和凝血机制障碍等血液系统症状；意识障碍、躁动、谵妄、抽搐、昏迷等尿毒症脑病症状。④感染：毒性物质潴留导致

机体免疫功能降低、进食减少、营养不良，极易合并泌尿系统和呼吸系统感染。

### （二）多尿期

进行性尿量增多是肾功能开始恢复的一个标志。每日尿量增至 400ml 以上时提示进入多尿期，每日尿量达 2.5L 称多尿。

### （三）恢复期

肾小管细胞再生、修复，直至肾小管完整性恢复。肾小球滤过率逐渐恢复。但肾小管上皮细胞功能完全恢复仍需半年到 1 年的时间。

## 三、药物治疗

### （一）治疗原则

1. AKI 的治疗原则是积极治疗原发病，纠正可逆性致病因素，避免引起有效血容量不足或过多。

2. 目前透析是治疗 AKI 最有效和可靠的方法。

3. 药物治疗主要用于对症和支持治疗，以缩短病程、降低病死率为目的。

### （二）药物分类

**1. 扩容药**　常用 0.9% 氯化钠注射液。

**2. 利尿剂**　①渗透性利尿剂：甘露醇。②袢利尿剂：呋塞米。

**3. 血管扩张剂**　①β 受体激动剂：多巴胺。②钙通道阻滞剂：硝苯地平、维拉帕米。

**4. 纠正酸中毒药物**　碳酸氢钠。

**5. 纠正高血钾药物**　葡萄糖酸钙、胰岛素、口服阳离子交换树脂等。

### （三）药物选择

**1. 早期治疗**　尽早纠正可逆病因，对于各种严重外伤、急性失血、心力衰竭等都应进行相关治疗，包括输血，等渗盐水扩容，处理血容量不足、休克和感染等。存在尿路梗阻时，应及时去除梗阻。停用影响肾灌注或肾毒性的药物。

**2. 初发期治疗**　如能及时妥善治疗，多数在 1 ~ 3 天内肾功能好转。

（1）补充血容量　除肾小球疾病和血管炎所致 ARF 外，几乎所有的 ARF 早期均应补充血容量，以增加肾血流量和肾小球滤过率。常用 0.9% 氯化钠注射液。

（2）利尿剂

①甘露醇：可提高血浆渗透压，增加血容量，提高肾小球滤过率，产生利尿作用；减轻肾间质水肿，解除小动脉痉挛，改善肾缺血。治疗急性少尿、预防急性肾功能衰竭。20% 甘露醇，100ml，静滴，必要时 4 ~ 6 小时重复 1 次。

②呋塞米：增加肾皮质血流量，抑制肾小管上皮细胞的离子转运，减少对 ATP 及氧的需求，有助于防治肾脏缺血性损伤。在上述剂量甘露醇的基础上可加呋塞米 200mg，静滴。如尿量仍不增加，提示患者已为急性肾功能衰竭，利尿剂无效，不应再用。

（3）血管扩张剂

①多巴胺：小剂量 1 ~ 5μg/（kg·min），静滴，扩张肾血管，增加肾血流量，以增加尿量，并能直接作用于肾小管，干扰醛固酮的合成和释放，产生排钠利尿作用。仅用于少尿且对呋塞米有抵抗的患者。仅在发生肾衰的最初数小时内有效，超过 24 小时无效。

②钙通道阻滞剂：能阻止钙内流，维持细胞内外钾与钠的平衡；抑制管 - 球反馈机制，使入球小动脉收缩减轻，扩张肾血管，增加肾血流量；还可使细胞内钙量减少，保护肾小球

细胞，阻止其坏死。主要用于造影剂、移植和环孢素引起的 ARF。

**3. 少尿期治疗**

（1）维持体液平衡 少尿期患者应严格控制液体的摄入量，每日液体摄入量为前 1 日的尿量再加 500ml 计算。测定体重也可判断液体的平衡情况，成人每日体重应减少 0.25～0.5kg 为宜，发热者只要体重不增加即可增加进液量。

（2）高钾血症 高钾血症是少尿期的主要死亡原因，透析是最有效的方法。血钾应控制在 6mmol/L 以下，当血钾＞6.5mmol/L 或心电图出现 T 波高尖等高血钾图形时应进行紧急处理。药物治疗可采用：①伴代谢性酸中毒者可给予 5% 碳酸氢钠溶液 250ml 静滴；②10% 葡萄糖酸钙 10～20ml 稀释后静脉注射，能拮抗钾对心脏的毒性作用；③25% 葡糖糖溶液 500ml 加胰岛素 10～20 U 静滴，能促进糖原合成，促进钾进入细胞内；④口服阳离子交换树脂（多用钙型树脂），15～20g 加入 25% 山梨醇溶液 100ml，每日 3～4 次，吸附钾离子。

（3）代谢性酸中毒 轻度的代谢性酸中毒无需治疗。严重酸中毒，当血浆实际碳酸氢根低于 15mmol/L，应给予 5% 碳酸氢钠 100～250ml 静脉滴注。

（4）营养治疗 补充营养可维持机体的营养平衡和正常代谢，有利于损伤的肾细胞修复和再生。AKI 患者每日所需能量是 1.3 倍基础能耗量，即 147kJ/（kg·d），蛋白质摄入量为 0.8g/（kg·d），对接受透析、营养不良或高分解代谢的患者适当增加蛋白摄入量。

（5）高血压及心力衰竭的治疗 高血压可用降压药米诺地尔、哌唑嗪等。因水钠潴留致心脏前负荷增加而致心力衰竭，应以扩张静脉减轻前负荷为佳。透析疗法可短时间内清除大量水分，应尽早施行。

（6）抗感染治疗 感染是急性 AKI 最常见的合并症，也是其主要的死亡原因之一。抗生素的选择应根据感染菌株合理选用，应避免使用肾毒性强的药物，还应根据肾功能情况调整用药剂量和给药时间。

（7）透析治疗 少尿或无尿（＞48 小时）、严重高钾血症（＞6.5mmol/L）、代谢性酸中毒（pH＜7.15）、合并肾功能不全、有肺水肿和脑水肿先兆者、严重的尿毒症状者都是透析治疗指征。AKI 透析疗法可选择腹膜透析、间歇性血液透析或连续性肾脏替代治疗。

**4. 多尿期治疗** 多尿开始时，肾小球滤过率尚未恢复，肾小管的浓缩功能较差，治疗仍以维持水、电解质和酸碱平衡，控制氮质血症和预防各种并发症为主。多尿期后期，尿量持续增多（＞2000ml/d），伴随电解质紊乱，可用去氧皮质酮，每次 3mg，每日 1 次，肌注；或氢氯噻嗪，每次 25～50mg，每日 3 次。

**5. 恢复期治疗** 一般无需特殊治疗，定期检查肾功能，避免使用肾毒性药物。

# 慢性肾功能衰竭

慢性肾功能衰竭（chronic renal failure，CRF）是各种原因造成慢性进行性肾损害，致使肾单位严重毁损，不能维持基本功能，以代谢产物潴留，水、电解质及酸碱代谢失衡和全身各系统受累为主要表现的一种临床综合征，是各种慢性肾脏病持续进展的共同转归。

## 一、病因与发病机制

### （一）病因

导致慢性肾功能衰竭的主要病因有原发性与继发性肾小球肾炎、糖尿病肾病、高血压肾小动脉硬化、肾小管间质疾病（慢性肾盂肾炎、慢性间质性肾炎、梗阻性肾病等）、遗传性肾病（遗传性肾炎、多囊肾）及长期服用解热镇痛药及接触重金属等。

**（二）发病机制**

目前慢性肾衰竭进行性恶化的机制尚未完全清楚，有下述主要学说。

**1. 健存肾单位学说** 肾实质疾病导致相当数量肾单位破坏，余下的健存肾单位发生代偿，肾小球滤过功能和肾小管处理滤液的功能增加，但随着肾实质疾病的破坏，健存肾单位越来越少，不能达到人体代谢的最低要求时，就发生肾衰竭。

**2. 矫枉失衡学说** 当发生肾功能衰竭时，除残存肾单位对机体内许多代谢物质的排泄进行代偿性调节外，机体还会通过改变水盐、酸碱、三大物质代谢等，以期达到新平衡，而这些调节又会导致一系列病理生理变化，机体产生新的失衡，这种失衡是机体产生进行性损害或某些临床症状的病理基础。

**3. 肾小球高压和代偿性肥大学说** 残余的肾单位代偿地发生肾小球毛细血管的高灌注、高压力和高滤过。肾小球高压使小动脉壁增厚和毛细血管壁张力增高，引起内皮细胞损害、系膜细胞和基质增生，促使残余肾小球代偿性肥大，继而发生硬化，形成恶性循环，肾功能损害进行性加重。

**4. 肾小管高代谢学说** 慢肾衰时，健存肾单位的肾小管呈代偿性高代谢状态，氧自由基产生增多，引起肾小管损害、间质炎症及纤维化，以至肾单位功能丧失。

**5. 其他** ①在肾小球内"三高"情况下，肾组织内血管紧张素Ⅱ水平增高，转化生长因子β等生长因子表达增加，导致细胞外基质增多，而造成肾小球硬化；②过多蛋白从肾小球滤出，会引起肾小球高滤过，而且近曲小管细胞通过胞饮作用将蛋白吸收后可引起肾小管和间质的损害，导致肾单位功能丧失；③低密度脂蛋白可刺激系膜细胞增生，继而发生肾小球硬化，促使肾功能恶化。

## 二、临床表现

**1. 水、电解质紊乱和酸碱平衡失调**

（1）酸碱平衡失调 以代谢性酸中毒最常见。

（2）水、钠代谢紊乱 主要为水钠潴留引起水肿、高血压、心力衰竭、肺水肿。

（3）钙磷代谢紊乱 表现为钙缺乏和磷增多。钙缺乏主要与钙摄入不足、活性维生素 D 缺乏、高磷血症、代谢酸中毒等因素有关，明显钙缺乏时可引起低钙血症。肾功能障碍使磷的排泄减少，血磷逐渐增高。

（4）镁代谢紊乱 肾小球滤过率降低，镁排泄减少，引起轻度血镁升高。

**2. 蛋白质、糖类、脂类和维生素代谢紊乱** 表现为蛋白质代谢产物蓄积（氮质血症）、糖耐量降低、低血糖症、高脂血症、血清维生素 A、$B_6$ 水平增高和叶酸缺乏。

**3. 全身各系统中毒症状**

（1）消化系统症状 出现较早，主要表现有食欲不振、恶心、呕吐、腹泻、胃肠道出血、口臭等。

（2）心血管病变 可有高血压、左心室肥厚、心力衰竭、尿毒症性心肌病、心包病变、血管钙化和动脉粥样硬化等，是常见的并发症和主要死因。

（3）呼吸系统症状 可出现气促、气短、呼吸困难、肺水肿、胸腔积液症状。

（4）血液系统症状 由于肾分泌促红细胞生成素减少，多数患者出现轻、中度贫血，称为肾性贫血。晚期患者由于血小板功能降低，有出血倾向，表现为皮肤瘀斑、胃肠道出血、脑出血等。

（5）神经系统症状　早期可有疲乏、失眠，注意力不集中，而后出现性格改变、抑郁、记忆力和判断力降低。周围神经病变以感觉神经障碍为主，常见的是肢端袜套样分布的感觉丧失。

（6）内分泌功能紊乱　表现为：①肾脏自身内分泌功能紊乱：如 1，25 －（OH)$_2$D$_3$ 不足、肾内肾素 – 血管紧张素 Ⅱ 过多。②下丘脑 – 垂体内分泌功能紊乱：泌乳素、促黄体生成素等水平增高。③外周内分泌腺功能紊乱（如血 PTH 升高）、糖耐量异常、胰岛素抵抗和性腺功能减退等。

（7）骨骼病变　由于钙、磷等矿物质代谢及内分泌功能紊乱，慢性肾衰竭可出现骨矿化和代谢异常，包括高转化性骨病、低转化性骨病（包括骨软化症和骨再生不良）和混合型骨病。

## 三、药物治疗

### （一）治疗原则

**1. 病因治疗**　积极治疗原发疾病，消除诱发肾功能急剧恶化的危险因素。

**2. 营养治疗**　限制蛋白质的摄入量，减少含氮代谢产物生成，减轻症状和并发症。推荐蛋白摄入量 0.6 ~ 0.8g/（kg·d）。在低蛋白饮食的基础上，可同时补充适量 0.1 ~ 0.2g/（kg·d）的必需氨基酸和（或）氨基酸的前体 α – 酮酸。注意摄入足量的热量，一般为 125.6 ~ 146.5kJ/（kg·d）。根据病情调整水钠、钾和磷的摄入量、补充维生素和叶酸等营养素。

**3. 药物治疗**　一般肾功能不全氮质血症期常以药物治疗为主，以改善症状，延缓肾脏病进展。

**4. 肾脏替代治疗**　当出现高钾血症、急性左心衰竭及严重代谢性酸中毒等，采用肾脏替代治疗。尿毒症期也应以替代治疗（血液透析、腹膜透析和肾脏移植）为主，药物治疗为辅。

### （二）药物分类

**1. 营养支持药**　复方氨基酸（Compound Amino Acid）、复方 α – 酮酸（Compound α – Ketoacid）。

**2. 抗贫血药**　促红细胞生成素、铁剂、叶酸、维生素 B$_{12}$ 类药物。

**3. 钙调节药**　活性维生素 D、碳酸钙、葡萄糖酸钙等。

**4. 清除肠道毒物吸附剂**　氧化淀粉（Oxystarch）、活性炭制剂（Activated Carbon）等。

### （三）药物选择

**1. 营养支持药**　①复方氨基酸，用于急性和慢性肾功能不全患者的肠道外支持；大手术、外伤或脓毒血症引起的严重肾衰竭及急性和慢性肾衰竭。250 ~ 500ml/d，静脉缓慢滴注，每分钟不超过 15 滴。氨基酸代谢紊乱、心功能不全、严重肝功能损害、水肿、低血钠和低血钾的患者禁用。②复方 α – 酮酸，酮酸在体内可转变为相应的必需氨基酸。配合低蛋白饮食，预防和治疗因慢性肾功能不全引起蛋白质代谢失调造成的损害。成人每次 4 ~ 8 片，每日 3 次。可引起高钙血症、个别出现上中腹饱满的不良反应。氨基酸代谢紊乱和高钙血症患者禁用本药。

**2. 纠正水、电解质紊乱和酸碱平衡失调**

（1）水、钠平衡失调　钠盐摄入应随肾小球滤过率下降而相应减少。低钠血症应限制水分，高钠血症则应输入水分。

（2）酸中毒　口服给予碳酸氢钠，轻者 1.5 ~ 3.0g/d，中、重度者 3 ~ 15g/d，必要时可静脉输入。纠正酸中毒时应注意补钙，避免发生低血钙性抽搐。

（3）高钾血症　限制从饮食摄钾、停止使用含钾药物和避免输血。高钾血症紧急处理：①因钙可拮抗钾对心肌的毒性，首选 10% 葡萄糖酸钙 20ml 缓慢静脉注射；②5% 碳酸氢钠 100ml 静脉注射；③25% 葡萄糖 500ml 加胰岛素 15U 静滴；④透析。

（4）低钙及高磷血症　当肾小球滤过率 <40ml/min 时，血钙开始降低，常规口服葡萄糖酸钙或碳酸钙。当发生低钙抽搐时，静脉注射 10% 葡萄糖酸钙 10 ~ 20ml。注意纠正低钙血症时，应先控制血磷。如限制饮食中磷的摄入，仍不能将血磷和甲状旁腺激素水平控制在目标范围，口服磷结合剂对降低血磷水平有效，包括碳酸钙、葡萄糖酸钙、醋酸钙、司维拉姆、碳酸镧和氢氧化铝凝胶等。钙离子能在肠道与磷结合，促进其排出体外，从而改善高磷血症。碳酸钙，每次 0.5 ~ 2g，每日 3 次，餐中服用效果好，可引起嗳气、便秘的不良反应。尿钙、血钙浓度过高和肾功能失调的患者禁用碳酸钙。司维拉姆、碳酸镧是新型不含钙的磷结合剂，能有效降低血磷水平但不增加血钙水平。

**3. 高血压和心力衰竭的治疗**　严格控制血压是干预慢性肾脏疾病进展的最重要措施。除限制水、钠摄入外，轻度肾功能不全者可选用噻嗪类利尿剂，中、重度者可选用袢利尿剂，无效者可加用肾素血管紧张素转换酶抑制剂、血管紧张素受体拮抗剂、β 受体阻滞剂、钙通道阻滞剂等。降压不宜过快，以免肾血流量迅速减少导致肾功能急剧恶化。心力衰竭的治疗方法与一般心力衰竭治疗相同。疗效不满意时，采用透析超滤。

**4. 继发性甲状腺功能亢进及肾性骨病的治疗**　临床上凡有低钙血症、继发性甲状旁腺功能亢进及肾性骨营养不良三者之一出现，可补充钙剂或使用活性维生素 D 制剂。口服活性维生素 D，能促进钙吸收，抑制甲状旁腺激素的分泌，包括骨化三醇 [1, 25 - (OH)$_2$D$_3$, Calcitriol]、阿法骨化醇（Alfacalcidol）、帕立骨化醇（Paricalcitol）等。骨化三醇 0.25μg/d，连服 2 ~ 4 周，如血钙和症状无改善，将用量增加至 0.5μg/d。

**5. 肾性贫血的治疗**　排除失血、造血原料缺乏等因素，促红细胞生成素（EPO）适用于血红蛋白 < 100g/L 的肾性贫血患者。开始用量每周 80 ~ 120U/kg，分 2 ~ 3 次，皮下或静脉注射，并根据患者血红蛋白水平及其升高速率调整剂量。接受 EPO 治疗的患者，均应补充铁剂达到并维持铁状态的目标值。对有巨幼细胞贫血的患者应注意补充叶酸、维生素 B$_{12}$ 及其他营养物质。

**6. 口服吸附疗法**　氧化淀粉、活性炭制剂等吸附剂与胃肠道内尿素结合，增加尿毒症毒素的排出，降低血尿素。主要用于透析前患者，能辅助减轻氮质血症。氧化淀粉，每次 5 ~ 10g，每日 3 ~ 4 次。同时需注意并发营养不良，加重电解质、酸碱平衡紊乱的可能。

**7. 积极防治感染**　宜选用肾毒性小的抗菌药，并根据肾小球滤过率调整抗菌药剂量。

## 案例解析

**案例 11 - 3 解析：**

1. 碳酸氢钠、高张糖加胰岛素、葡萄糖酸钙静注能纠正代谢性酸中毒及高钾血症。

2. 小剂量多巴胺能扩张肾血管，改善微循环，增加肾脏血流量。

## 本节小结

肾功能衰竭包括急性肾损伤和慢性肾功能衰竭。①急性肾损伤按病因可分为肾前性、肾性和肾后性三种。表现为氮质血症、水电解质和酸碱平衡以及全身各系统症状，可伴有少尿或无尿。治疗原则：去除病因、维持内环境稳定、营养支持、处理并发症和透析治疗等。常用药物包括：扩容药、利尿剂、血管扩张剂、纠正酸中毒药物、纠正高血钾药物。②慢性肾功能衰竭是指各种原因造成的慢性进行性肾实质损害，致使肾脏明显萎缩，不能维持其基本功能，临床出现以代谢产物潴留，水、电解质、酸碱平衡失调，全身各系统受累为主要表现的临床综合征，治疗方法主要包括病因治疗、药物治疗、肾脏替代治疗。主要治疗药物包括营养支持药、抗贫血药、钙调节药、清除肠道毒物吸附剂。

## 第四节 良性前列腺增生症

### 案例解析

**案例 11 - 4：**

王某，男，66 岁，自诉近 2 月排尿困难，有时有排尿等待现象，白天排尿次数较前明显增多，夜尿 3 ~ 4 次。该患者主观症状评分：IPSS 18，QOL 4。尿常规：阴性。经腹前列腺 B 超：前列腺大小约 5.4cm × 5.1cm × 4.2cm，残余尿 20ml。前列腺特异抗原：2.151ng/ml。诊断为"良性前列腺增生症"。开始服用非那雄胺，每次 5mg，每日 1次；盐酸坦索罗辛，每次 0.2mg，每日 1 次。服药一年后复查，各项实验室检查指标和临床症状明显改善。

**问题：**

非那雄胺和坦索罗辛治疗良性前列腺增生症的机制？

良性前列腺增生症（benign prostatic hyperplasia，BPH），又称良性前列腺肥大（benign prostatic hypertrophy），是尿道周围前列腺的良性腺瘤样增生，导致不同程度的膀胱流出道梗阻。良性 BPH 是中老年男性的常见病之一，发病率随年龄递增。

### 一、病因与发病机制

BPH 的病因和发病机制至今仍未能完全阐明。可能与随着年龄增长引起的激素改变有关，其中以雄性激素，主要是睾酮，对前列腺的作用最为重要。睾酮在 5α - 还原酶作用下转化为其活性形式二氢睾酮，二氢睾酮与雄激素受体结合后，发挥直接刺激前列腺增生的作用。因此 5α - 还原酶抑制剂或雄激素受体阻断剂，可抑制前列腺的增生，缩小其体积。

除上述雄性激素的主导作用，也有其他激素（雌激素、催乳素、胰岛素等）的协同作用和各种生长因子（上皮生长因子、成纤维细胞生长因子、胰岛素样生长因子、转化生长因子等）的参与，均通过不同或相似的途径，引起前列腺增生肥大。遗传、吸烟、喝酒、肥胖、性生活、高血压及糖尿病等也能影响前列腺的增生。

## 二、临床表现

良性前列腺增生分为组织学前列腺增生和前列腺增生症。前者仅由病理检查发现，但不具有临床症状表现。后者的主要特点是前列腺体积增大，膀胱出口梗阻和相应的临床症状。

**1. 膀胱刺激症状** 包括尿频、尿急、夜间增多、紧迫性尿失禁。尿频是前列腺增生患者最早出现的临床症状。有 50% ~80% 患者尚有尿急或紧迫性尿失禁。若伴有膀胱结石或感染时，尿频、尿急更加明显，且伴有尿痛。

**2. 梗阻症状** 前列腺继续增大使尿道阻力增加，出现膀胱出口梗阻，当膀胱难以代偿时，便会出现排尿踌躇、尿线变细、尿流断续、终末滴沥、排尿时间延长、排空不全、尿潴留和充溢性尿失禁等。

**3. 其他临床症状**

（1）血尿 60 岁以上的老年前列腺增生症大多可出现不同程度的肉眼血尿，通常为发病始或终末性血尿。

（2）泌尿系统感染症状 前列腺增生充血、梗阻极易造成泌尿系统感染。发生膀胱炎时，可出现尿痛，同时尿急、尿频、排尿困难等症状加重。梗阻加重尿潴留，造成上尿路积水，输尿管反流可继发上尿路感染，出现发热、腰痛、全身中毒症状，肾功能也将受到进一步的损害。

（3）结石 前列腺增生症合并膀胱结石的发病率可达 10% 以上，膀胱结石可引起会阴部疼痛，排尿时剧痛，尿流突然中断，易导致感染，加速结石生长。

（4）逼尿肌代偿不全症状 随着梗阻进一步加重，发展成膀胱壁广泛的结构和功能损害，逼尿肌大部分被细胞外基质代替。部分病人并发膀胱憩室，更加重膀胱排空不全，排尿困难症状加重。

（5）急性尿潴留 膀胱突然胀满致剧烈疼痛。

（6）肾功能损害 前列腺增生症的下尿路梗阻或尿潴留，无察觉或不以为然并未得到及时合理的治疗，造成上尿路梗阻，发生上行性肾积水及肾功能不全。

（7）其他 由于前列腺增生可造成尿道阻力增加，长期排尿困难导致腹压增高，可发生腹股沟斜疝、脱肛或内痔。

## 三、药物治疗

### （一）治疗原则

1. 目前认为 BPH 的治疗首先是采用药物治疗，但药物治疗只能缓解症状，不能根治BPH。前列腺增大所致的静力性梗阻和前列腺平滑肌张力增加所致的动力性梗阻共同导致膀胱流出道梗阻。药物治疗的目的一方面通过消除雄激素对前列腺的作用，减少膀胱出口梗阻的静力因素；另一方面通过缓解交感神经递质对前列腺平滑肌的兴奋作用，使之松弛，减轻膀胱出口的动力因素。

2. 药物保守治疗效果不佳或无效，考虑手术治疗。

### （二）药物分类

**1. α 肾上腺素受体阻断剂** ①非选择性 α 受体阻断剂：酚苄明（Phenoxybenzamine）。②选择性 $α_1$ 受体阻断剂：哌唑嗪（Prazosin）、特拉唑嗪（Terazosin）、阿夫唑嗪（Alfuzosin）、多沙唑嗪（Doxazosin）。③选择性 $\alpha_{1A}$ 受体阻断剂：坦索罗辛（Tamsulosin）。

**2. 5α－还原酶抑制剂** 非那雄胺（Finasteride）、依立雄胺（Epristeride）。

**3. 雄激素受体阻断药** 氟他胺（Flutamide）。

**4. 植物类药** ①花粉制剂：阿魏酰 γ－丁二胺/植物生长素、前列康等。②植物提取物制剂：非洲臀果木提取物和伯泌松等。

### （三）药物选择

**1. α肾上腺素受体阻断剂** α受体阻断剂治疗 BPH 的主要作用机制是通过阻断膀胱颈、前列腺包膜及基质平滑肌中的 α受体，使膀胱颈部和前列腺内平滑肌松弛，使后尿道压力降低，排尿阻力下降，解除膀胱出口梗阻的动力性因素，改善梗阻症状。

（1）非选择性α受体阻断剂 与 $\alpha_1$ 和 $\alpha_2$ 受体都有高度的亲和力，临床可用于 BPH 引起的非机械性梗阻所致的排尿困难，如尿频、尿急、尿线细、尿滴沥等症状，服药后症状在 12～72 小时内得到改善。酚苄明，每次 10mg，每日 1 次，临睡前口服。不良反应有体位性低血压、逆行射精、性功能减退或阳痿等，严重者可有心率加速、心律失常和心绞痛。

（2）选择性 $\alpha_1$ 受体阻断剂 阻断 $\alpha_1$ 受体，松弛血管平滑肌，产生降压效应，也能松弛膀胱颈、前列腺及尿道平滑肌，降低前列腺尿道阻力。哌唑嗪，开始每次 0.5mg，每日 3 次，逐渐增加至每次 1～2mg，每日 3 次。不良反应有恶心、头晕、嗜睡、心悸、体位性低血压及逆行射精等。严重心脏病，精神病患者慎用。特拉唑嗪，适用于轻、中度高血压及 BPH。为避免首剂现象，首剂 1mg 睡前服，一周后可增加为 2 mg/d，常用维持剂量 2～10 mg/d。不良反应轻微，首剂现象发生率为 1%，常见头晕、头痛、嗜睡、乏力、鼻塞、面红、恶心、口麻、胃肠道反应和外周组织水肿，罕见阳痿、疲倦和抑郁。阿夫唑嗪，每次 2.5mg，每日 3 次，与特拉唑嗪相比对血压的影响小，适用于轻、中度高血压和 BPH，尤其梗阻症状明显者。多沙唑嗪，4mg/d，每日 1 次，睡前服。

（3）$\alpha_{1A}$ 受体阻断剂 前列腺平滑肌组织中以 $\alpha_{1A}$ 受体为主。$\alpha_{1A}$ 受体阻断剂可以超选择性地阻断膀胱颈、前列腺腺体及被膜的平滑肌 $\alpha_{1A}$ 受体，降低平滑肌张力，减少下尿路阻力，改善排尿状态，以达到治疗 BPH 的目的。坦索罗辛，每次 0.2mg，每日 1 次，饭后口服，根据年龄及症状的不同，可适当减量。不良反应发生率低，对血压一般无影响，偶见头晕、血压下降、心率加快、恶心呕吐、胃部不适、鼻塞、水肿、吞咽困难等症状，罕见过敏者，出现皮疹时应停止服药。

**2. 5α－还原酶抑制剂** 阻断睾酮代谢成二氢睾酮，降低血液和前列腺内二氢睾酮的水平，有效缩小前列腺体积，改善排尿困难症状，延缓疾病的临床进展。适用于前列腺体积较大的患者。常用药物有非那雄胺，5mg/d，睡前服；依立雄胺，每次 5mg，每日 1～2 次。药物起效慢，需连续服用数月后才能发挥满意疗效。不良反应主要是性欲减退、阳痿和射精障碍等。针对前列腺体积增大、有下尿路症状、临床进展危险较大的 BPH 患者，α受体阻断剂和 5α－还原酶抑制剂联合治疗能提供最佳的早期症状控制和长期有效性。

**3. 雄激素受体阻断药** 氟他胺活性代谢产物 2－羟基氟他胺能在靶组织内与雄激素受体结合，阻断二氢睾酮与雄激素受体结合，从而起到抗雄激素作用。除抗雄激素作用外，氟他胺无任何激素的作用。用于治疗前列腺癌或 BPH，每次 250mg，每日 3 次，饭后口服。最主要不良反应为男子乳房女性化和胃肠道不适，其他可有失眠、疲劳、肝功能异常、性功能减退、瘙痒等。

**4. 植物类药物**

（1）阿魏酰 γ－丁二胺/植物生长素 主要成分是水溶性花粉提取物 P5 和脂溶性花粉提取物 EA10，特异性阻断双氢睾酮与雄激素受体结合，并阻断受体作为转录因子发挥作用，抑制前列腺增生。适用于治疗 BPH、慢性非细菌性前列腺炎及前列腺痛。每次 1 片，每日 2 次，每片含花粉提取物 P5 70mg，花粉提取物 EA10 4mg，患者对此药高度耐受。

（2）非洲臀果木提取物　通过抑制成纤维细胞的增生，抑制前列腺中纤维组织的增生，同时能抑制膀胱壁纤维化，改善膀胱壁弹性，保护膀胱功能。用于良性前列腺增生引起的排尿障碍。每次 50mg，每日 2 次，少数有轻微胃肠道不适。

**案例解析**

案例 11 - 4 解析：

①非那雄胺可阻断睾酮代谢成活性二氢睾酮，减少血液和前列腺内二氢睾酮的水平，能有效缩小前列腺体积，改善排尿困难症状，能延缓疾病的临床进展；②坦索罗辛选择性地阻断膀胱颈，前列腺腺体及被膜的平滑肌 $\alpha_{1A}$ 受体，降低平滑肌张力，减少下尿路阻力，改善排尿状态；③非那雄胺和坦索罗辛联合治疗能提供最佳的早期症状控制和长期有效性。

**本节小结**

良性前列腺增生症是尿道周围前列腺的良性腺瘤样增生，导致不同程度的膀胱流出道梗阻，主要表现为膀胱刺激和梗阻等症状。首选药物治疗控制症状，包括 α 肾上腺素受体阻断剂、5α - 还原酶抑制剂、雄激素受体阻断药、植物类药。药物保守治疗效果不佳或无效，考虑手术治疗。

## 第五节　勃起功能障碍

**案例解析**

案例 11 - 5：

赵某，男性，65 岁，外伤后阴茎勃起困难、会阴不适 28 年。患者于 28 年前遭遇事故，当时出现阴囊血肿、骨盆骨折等全身多发伤。伤后出现阴茎勃起困难、阴囊不适。院外多次以"前列腺炎"诊治，无明显效果。口服西地那非治疗半年，效果不佳。体检：阴茎 9.5cm/8.5 cm（长度、周径）。夜间勃起监测：夜间无明显有效阴茎勃起。阴茎彩色多普勒：左侧阴茎动脉血流差。诊断为"外伤性器质性阴茎勃起功能障碍"。治疗方法：阴茎假体植入术。

问题：

1. 西地那非适合治疗哪种类型的勃起功能障碍？

2. 治疗勃起功能障碍的方法有哪些？

勃起功能障碍（erectile dysfunction，ED）是指阴茎持续不能达到和（或）维持足够的勃起以获得满意的性生活，既往称为阳痿。

## 一、疾病分型与病因

ED 的病因复杂，其确切的发病机制目前尚不十分清楚。根据 ED 发生的原因，可分为器质性、功能性和混合性三大类。

**1. 器质性 ED** 机体某个器官或系统发生病理性改变而导致的 ED。包括：

（1）血管性原因 包括任何可能导致阴茎海绵体动脉血流减少的疾病，如动脉粥样硬化、动脉损伤、动脉狭窄、阴部动脉分流及心功能异常等，或有碍静脉回流闭合机制的阴茎白膜、阴茎海绵窦内平滑肌减少所致的阴茎静脉漏。

（2）神经性原因 中枢、外周神经疾病或损伤均可以导致 ED。

（3）手术与外伤 大血管手术、前列腺癌根治术、腹会阴直肠癌根治术等手术及骨盆骨折、腰椎压缩性骨折或骑跨伤，可以引起阴茎勃起有关的血管和神经损伤，导致 ED。

（4）内分泌疾病、慢性病 如糖尿病、心血管疾病、前列腺增生、抑郁症等与 ED 有着密切关系。

（5）阴茎本身疾病 如阴茎弯曲畸形、阴茎硬结症、严重包茎和包皮龟头炎。

**2. 功能性 ED** 没有上述器质性病变，多是由紧张、压力、抑郁、焦虑和夫妻感情不和等精神心理因素所造成的 ED。长期服用某些药物（如利尿剂、镇静催眠药、降压药、抗抑郁药、抗胆碱药、激素类药等）也可以引起 ED。

**3. 混合性 ED** 指精神心理因素和器质性病因共同导致的 ED。此外，由于器质性 ED 未得到及时的治疗，患者心理压力加重，害怕性交失败，使 ED 治疗更加趋向复杂。

## 二、临床表现

ED 的临床表现不尽相同，有的是在夜间或晨起勃起坚硬；有的在条件反射时能勃起、但在性交时不能勃起，或勃起不坚硬；有的在性交时虽能勃起，但勃起不坚，或能入阴道但不能完成正常性交。

## 三、药物治疗

### （一）治疗原则

**1. 性心理治疗** 由于多数 ED 患者存在心理性因素，所以心理治疗是十分必要的，最好夫妻双方共同参与性心理治疗。性感集中训练是目前心理性 ED 最重要的治疗方法，适用于几乎所有性功能障碍的治疗。

**2. 药物治疗** 药物治疗 ED 有不同的给药途径：①口服药物是 ED 治疗中最简单、最容易接受的一线治疗方法；②海绵体注射疗法；③经尿道给药；④经阴茎皮肤给药。

**3. 真空缩窄装置** 真空缩窄装置可用于任何原因所致的 ED，是治疗 ED 的二线方法。

**4. 外科治疗** 经其他各种治疗无效的 ED 患者，需要手术加以解决，外科疗法包括假体植入、血管重建及静脉结扎。

### （二）药物分类

**1. 口服治疗药物** ①作用于外周的 5 型磷酸二酯酶抑制剂：西地那非（Sildenafil，Viagra）、他达拉非（Tadalafil）、伐地那非（Vardenafil）等。②α肾上腺素受体阻断剂：酚妥拉明（Phentolamine）、育亨宾（Yohimbine）、哌唑嗪（Prazosin）、莫西赛利（Moxislyte）。③多巴胺受体激动药物：阿扑吗啡（Apomorphine）。④5-羟色胺拮抗剂：曲唑酮（Trazodone）。⑤激素类药物：十一酸睾酮（Testosterone Undecanoate）。

**2. 海绵体内注射药物** 酚妥拉明、前列腺素 $E_1$（Prostaglandin E，$PGE_1$）、莫西赛利等。

**3. 经尿道给药 $PGE_1$。**

**4. 经阴茎皮肤给药** 硝酸甘油（Nitroglycerine）、米诺地尔（Minoxidil）、$PGE_1$等。

### （三）药物选择

**1.5 型磷酸二酯酶抑制剂** 正常人阴茎勃起的生理机制涉及性刺激过程中体内一氧化氮的释放。一氧化氮激活阴茎海绵体平滑肌细胞内鸟苷酸环化酶，导致 cGMP 水平升高，使得海绵体内平滑肌松弛，海绵窦扩张，血液流入而使阴茎勃起。5 型磷酸二酯酶抑制剂通过抑制降解 cGMP 的 5 型磷酸二酯酶活性而增高细胞内 cGMP 浓度，导致平滑肌松弛，使阴茎海绵体内动脉血流增加，产生勃起。该类药物是目前治疗 ED 的首选药物，总有效率超过70%，包括西地那非、他达拉非、伐地那非等。

西地那非是由美国 FDA 批准用于治疗 ED 的第 1 个口服药物，临床用于治疗器质性或功能性 ED，如服用药物（如利尿剂、镇静催眠药、降压药、抗抑郁药、抗胆碱药、激素类药等）或疾病（如糖尿病、心血管疾病、抑郁症等）导致的 ED，也可用于治疗肺动脉高压。推荐剂量为每次 50mg，在性活动前约 1 小时服用，也可在性活动前 0.5~4 小时内服用，基于药效和耐受性，剂量可增加至每次 100mg（最大推荐剂量）或降低至每次 25mg，每日仅限服用 1 次。发生率大于 2% 的不良反应有流感症状、呼吸道感染、关节痛、背痛、消化不良和视觉异常；发生率小于 2% 的不良反应涉及系统较多。上市后报道的不良反应有：①心血管系统：有发生心肌梗死、心源性猝死、心力衰竭、心律失常、低血压、脑出血、一过性局部缺血性休克和高血压等不良反应事件报道。②泌尿生殖系统：可出现尿道感染、勃起时间延长、异常勃起、异常射精、血尿等。③中枢神经系统：可出现头痛、眩晕、共济失调、神经痛、焦虑等。④特殊感觉：视物色淡、视物模糊及复视、短暂视觉丧失或视力下降、眼内压增高、视网膜血管病变或出血、玻璃体剥离、黄斑周围水肿等。对本药过敏者、正在使用硝酸酯类药物的患者禁用。伐地那非，推荐剂量每次 20mg，起效时间快，15 至 30 分钟之内见效。他达拉非，推荐剂量为每次 10mg，在进行性生活之前服用，如果服用 10mg 效果不显著，可以服用 20mg，可至少在性生活前 30 分钟服用。伐地那非和他达拉非不良反应与西地那非相似。

**2. 治疗 ED 的其他药物** 见表 11-2。

表 11-2 治疗 ED 的其他药物

| 分类 | 药物 | 药物作用机制 | 用法和剂量 | 不良反应及注意事项 |
| --- | --- | --- | --- | --- |
| α肾上腺素受体阻断剂 | 酚妥拉明 | 非选择性 α-受体阻断剂，抑制肾上腺素和去甲肾上腺素的作用，舒张阴茎动脉血管，使海绵体血流量增加，促进或增强勃起功能 | 口服，每次 40mg，每日 1 次，性交前 30 分钟服用。海绵体注射，5~10mg，常与 $PGE_1$ 合用 | 常见的不良反应有低血压、心动过速或心律失常、鼻塞、恶心、呕吐等。严重动脉硬化、心脏器质性损害及肾功能不全者禁用 |

| 分类 | 药物 | 药物作用机制 | 用法和剂量 | 不良反应及注意事项 |
|------|------|-------------|-----------|-------------------|
| α 肾上腺素受体阻断剂 | 育亨宾 | 能选择性地阻断突触前的 $\alpha_2$ 受体，使海绵体神经末梢释放较多的去甲肾上腺素，减少阴茎静脉回流，利于充血勃起 | 口服，每次 6mg，每日 3 次，10 周为 1 疗程 | 不良反应有恶心、呕吐、皮肤潮红，偶有心悸、失眠、眩晕等 |
| | 哌唑嗪 | $\alpha_1$ 肾上腺素受体阻断剂，抑制交感神经的作用，使阴茎勃起 | 口服，首剂 0.5mg，无不适反应增至每次 1mg，每日 3 次，2 个月为 1 疗程 | 不良反应有直立性低血压、眩晕、晕厥和心悸等 |
| | 莫西赛利 | 选择性 $\alpha_1$ 肾上腺素受体阻断剂，通过阻滞交感神经系统的作用而促使勃起，并使生理性勃起过程自然地继续下去 | 口服，每次 30mg，每日 3 次。海绵体注射，每次 10mg | 最常见的不良反应为恶心、呕吐、腹泻、腹痛、头痛、眩晕、阴茎疼痛、转氨酶升高等 |
| 多巴胺受体激动药物 | 阿扑吗啡 | $DA_2$ 受体激动剂，与下丘脑内 DA 受体结合，通过脑中控制性欲的下丘脑室旁核，把下丘脑的电脉冲传至脊髓促使血液流往阴茎。亦可激活 NOS，使 NO 合成增加，血液流动增加，导致阴茎勃起 | 口服，每次 2～6mg | 主要不良反应有恶心、嗜睡、疲乏、低血压和头晕等 |
| 5-羟色胺拮抗剂 | 曲唑酮 | 作用于中枢 5-HT 受体，抑制 5-HT 的摄取，亦可抑制胆碱和肾上腺素能神经而引起勃起 | 必要时服用，每次 50mg | 副作用大，可引起嗜睡、恶心、排尿困难和异常勃起。过量中毒可导致惊厥、呼吸停止 |
| 调节内分泌功能的药物 | 十一酸睾酮（安雄） | 睾酮衍生物，具有显著的雄激素活性，主要用于原发性或继发性性腺功能低下引起的性欲减退、内分泌性 ED，但对血管性或神经性 ED 没有明显效果 | 口服，开始剂量按每日 120～160mg，用药 2 周后，每日 40～120mg，早晚两次饭后服 | 不良反应包括引起水钠潴留、升高血红蛋白、刺激前列腺增长、改变性欲等 |
| 平滑肌松弛药 | 前列腺素 $E_1$ | $PGE_1$ 抑制血管交感神经末梢释放去甲肾上腺素，使血管平滑肌舒张，降低海绵体的阻力，增加动脉血流量；另外，$PGE_1$ 还能与阴茎海绵体的 $PGE_1$ 受体结合，激活腺苷酸环化酶，使 ATP 转化为 cAMP，降低细胞内 $Ca^{2+}$ 浓度，使阴茎海绵体平滑肌松弛，阴茎勃起 | 经尿道给药，每次 250～1000μg，每天给药不宜超过 2 次。海绵体注射，初始剂量为 2.5μg，给药间隔在 5～10 秒之间。如病人仅有部分反应，可将剂量增加到 5μg，然后根据勃起的反应可再增加 5～10μg | 主要不良反应为阴茎疼痛、尿道疼、阴茎红斑、头晕、晕厥、低血压等。不适用于服用感冒药或抗过敏药患者 |

续表

| 分类 | 药物 | 药物作用机理 | 用法和剂量 | 不良反应及注意事项 |
|------|------|-------------|-----------|------------------|
| 平滑肌松弛药 | 硝酸甘油 | 经皮吸收后与阴茎内血管平滑肌细胞上的硝酸酯受体结合，促进 NO 生成，激活鸟苷酸环化酶，增加细胞内 cGMP 含量，使阴茎海绵体平滑肌松弛 | 外用 1% 软膏；0.5% ～1% 胶冻 | 心脏病患者不宜使用 |
| | 米诺地尔 | 钾通道开放药，能松弛血管平滑肌，扩张血管，有助于阴茎勃起，用于脊髓损伤所致的 ED | 外用 | |

**案例解析**

**案例 11 – 5 解析：**

1. 西地那非用于治疗器质性或功能性 ED，如服用药物或疾病导致的 ED。
2. ①性心理治疗；②药物治疗；③真空缩窄装置；④海绵体注射疗法；⑤外科治疗。

**本 节 小 结**

勃起功能障碍是指阴茎持续不能达到和（或）维持足够的勃起以获得满意的性生活，分为器质性、功能性和混合性三类。治疗方法包括性心理治疗、药物治疗、真空缩窄装置和外科治疗。药物治疗有不同给药途径：口服给药、海绵体注射疗法、经尿道给药、经阴茎皮肤给药。口服治疗药物包括：5 型磷酸二酯酶抑制剂、肾上腺素受体阻断剂、多巴胺受体激动药物、5 – 羟色胺拮抗剂和激素类药物。

**思考题**

1. 简述血管紧张素转换酶抑制剂治疗慢性肾小球肾炎的机制，并列举治疗药物。
2. 试述肾病综合征中高脂血症的治疗方案。
3. 试述慢性疗功能衰竭高钾血症的常用治疗措施。
4. 常用的治疗良性前列腺增生症药物分哪几类？代表药物有哪些？
5. 简述西地那非治疗勃起功能障碍的作用机制及不良反应。

（鞠传霞）

# 第十二章　免疫系统常见疾病的药物治疗

## 第一节　风湿性关节炎

### 案例解析

**案例 12 – 1：**

患者男，53 岁。因急性胆囊炎病后引起双手指关节肿痛，伴晨僵，渐及双肩双膝、双踝肿痛，双侧腹股沟疼痛，曾在某医院风湿科住院治疗半个月，病情无明显变化，后又服用类固醇类药物，仍无效。抗 "O" 阴性，类风湿因子阳性，C – 蛋白反应阳性，血沉 120mm/h，腰部 X 片征示腰椎边缘骨质增生，椎间隙未见明显狭窄，$L_5 \sim S_1$ 椎孔未闭合，骶椎腰化，隐性骶裂。临床诊断：风湿性关节炎（中期）、颈椎病、腰椎增生。

**问题：**

1. 临床有哪些药物可以用来治疗风湿性关节炎？

2. 该患者的治疗用药如何选择？如何制定用药策略？

风湿性关节炎（rheumatic arthritis）是一种常见的急性或慢性结缔组织炎症，临床以关节和肌肉游走性酸楚、疼痛为特征，属变态反应性疾病，是风湿热的主要表现之一，多以急性发热及关节疼痛起病，可反复发作并累及心脏。

## 一、病因与发病机制

### （一）病因

**1. 链球菌感染和免疫反应学说**　风湿热的病因迄今尚未完全阐明，但目前公认风湿热是由于 A 组乙型链球菌咽部感染后，产生的自身免疫性疾病。

**2. 病毒感染学说**　近年来有关学者对病毒感染学说较为关注，认为风湿热可能与感染柯萨奇 B3、B4 病毒有关。

**3. 遗传因素**　最近发现风湿热患者中存在有遗传标记，应用一种含有 883 B 细胞同种抗原的血清，大约 72% 风湿热患者呈阳性反应。

**4. 免疫功能**　免疫功能状态的变化可能也参与风湿热的发生。

### （二）发病机制

虽然风湿热的发病机制迄今尚未完全阐明，但目前公认风湿热是由于 A 组乙型链球菌咽部感染后，产生的自身免疫性疾病。人体组织和链球菌的某些结构有交叉抗原性，因此机体会将链球菌误认为是"自体"，不产生正常免疫反应将其清除；一旦机体免疫功能发生改变，链球菌进入人体可产生相应抗体。该类抗体不仅与链球菌有关抗原发生反应，同时也可作用于自身心肌、心瓣膜、神经组织及结缔组织的有关抗原，产生自身免疫反应，导致相应组织损伤，引起风湿热的发生。另外，在风湿热的发生发展过程中，细胞免疫机制也起重要作用，已证实风湿热病灶以 T 淋巴细胞浸润为主。风湿热患者血循环中有淋巴细胞反应增强以及一系列细胞免疫反应标记物激活，如白介素（IL-1、IL-2）、肿瘤坏死因子-γ（TNF-γ）增高，自然杀伤细胞（NK）和单核细胞毒性增高，T 淋巴细胞对链球菌抗原反应加强等，均表明细胞免疫在风湿热发病过程中起重要作用。

关于风湿热的发病机制还包括病毒感染学说、遗传学说、免疫功能变化学说、营养不良学说、微量元素学说（已发现缺锌与风湿热的免疫病理学机制有密切关系）、内分泌障碍等。总之，风湿热的发病机制比较复杂，还在进一步探索中。

## 二、临床表现

**1. 关节疼痛**　关节疼痛是风湿病最常见的症状，全身关节都有可能发生疼痛，但是肢体和躯干部位的疼痛有可能引起内脏和神经系统的病变。

**2. 肌肉疼痛**　肌肉也会出现疼痛症状，而且还可能出现肌无力、肌源性损害、肌酶升高等。

**3. 不规律性发热**　风湿出现之前会出现不规则的发热现象，但不会出现寒战现象，用抗菌药治疗无效。

**4. 皮肤黏膜症状**　出现皮疹、口腔溃疡、皮肤溃疡、网状青紫、眼部症状等。

**5. 雷诺征**　患者指端遇冷或情绪变化时会发白，然后转变成紫色，最后转变成红色并伴有麻木、疼痛和严重的皮肤溃疡。

**6. 自身抗体血液指标异常**　抗 ds-DNA 抗体、抗 ENA 抗体、抗血小板抗体、抗核抗体、类风湿因子等指标异常。

## 三、药物治疗

### （一）治疗原则

患者发病初期有发热和明显的关节肿痛，应注意卧床休息，加强营养，补充足够的液体和多种维生素，保持精神愉快，保证充分的睡眠时间。药物和非药物治疗结合可用于缓解疼痛、控制炎症、延缓或防止关节损伤，并促进关节功能的全面恢复。对于风湿性关节炎患者来说，早期诊断和尽早合理、联合用药很重要。在疾病早期应使用强效药物，同时药物的联合使用可改善长期治疗效果。为清除链球菌感染的影响，发病初期主张并用青霉素80万单位，每日2～3次，疗程10～14天，肌注。

### （二）药物分类

**1. 青霉素类抗生素**　在急性风湿性关节炎或慢性风湿性关节炎急性发作时，可以使用青霉素以控制链球菌感染。临床一般采用长效青霉素，对青霉素过敏者，可改用红霉素或乙酰螺旋霉素。

**2. 非甾体抗炎药**　非甾体抗炎药可抑制前列腺素的合成而迅速产生抗炎止痛作用，对解除疼痛有较好效果，但不能改变疾病的病程。临床上常用的有阿司匹林、吲哚美辛、布洛芬、双氯芬酸、萘丁美酮、美洛昔康、塞来昔布等。

**3. 肾上腺皮质激素**　肾上腺皮质激素是抗炎、抗过敏药物，可明显改善风湿性关节炎的愈后，但不能根治疾病。但其众多的副作用随剂量加大及疗程延长而增加，因此在应用时要衡量它的疗效和副作用而慎重选用。

### （三）药物选择

**1. 青霉素类抗生素**　青霉素的抗菌作用机制为影响细菌细胞壁的合成。经典的 Park 学说认为青霉素与细菌细胞壁黏肽合成过程中所必需的转肽酶结合，使黏肽不能合成，导致细菌死亡。对由 A 组 β - 溶血性链球菌引起的咽炎、猩红热、化脓性关节炎、肺炎、产褥热及败血症等感染，青霉素 G 有较好疗效，为首选药物。过敏反应为青霉素类的主要不良反应，包括过敏性休克、血清病、皮疹、接触性皮炎等。值得注意的是尽管青霉素皮肤试验阴性，仍然会有程度不同的过敏反应，甚至有死亡的病例出现。用药前应询问患者有无过敏史，对24小时未应用过青霉素者，应做皮内敏感试验，试验结果阳性者，应禁用。对青霉素或其他青霉素类药物过敏者、有过敏性疾患及过敏状态者，应禁用。青霉素不可与同类抗生素联用，因为它们的抗菌谱和抗菌机制大部分相似，联用效果并不相加，反而合并用药加重肾损害，还会引起呼吸困难或呼吸停止；青霉素类与四环素、氯霉素、大环内酯类等抑菌药呈拮抗作用，因为青霉素是繁殖期杀菌药，在抑菌药作用下，细菌繁殖受阻抑，可能会使青霉素类药物作用发挥不充分；青霉素不可与氨基糖苷类混合输液，因为青霉素的 β - 内酰胺可使庆大霉素产生灭活作用。

**2. 非甾体抗炎药**

（1）阿司匹林　阿司匹林抗风湿作用机制，除解热、镇痛外，主要在于抗炎作用。镇痛作用主要是通过抑制前列腺素及其他能使痛觉对机械性或化学性刺激敏感的物质（如缓激肽、组胺）的合成而产生的，属于外周性镇痛药。抗炎作用的确切机制尚不明确，可能通过抑制前列腺素或其他能引起炎性反应的物质（如组胺）的合成而起作用。解热作用可能通过作用于下视丘体温调节中枢引起外周血管扩张，皮肤血流加速，出汗，使散热加快而起作用。阿司匹林为治疗急性风湿热的首选药物，但不能去除风湿的基本病理改变，也不能预防心脏损害及其他并发症。如果已有明显心肌炎，一般都主张先用肾上腺皮质激素，在风湿症状控制以后，停用激素之前，加用阿司匹林治疗，可减少停用激素后引起的反跳现象。口服阿司匹林对胃黏膜有刺激作用，12岁以下儿童服用阿司匹林有发生瑞氏综合征的危险。用于治疗风湿病时（长期大量），可引起慢性水杨酸盐中毒。禁用该药的情况包括：不能耐受阿司匹林或其他非甾体类抗炎药、严重肝病、有胃肠道出血或消化性溃疡史，消化道、泌尿生殖系统或其他有出血可能、花粉症、鼻息肉、已服用促尿酸排泄药或抗凝药患者、孕妇、哺乳期妇女及婴儿。用于治疗关节炎时，剂量应逐渐增加，直到症状缓解，达有效血药浓度后开始减量。阿司匹林不与其他甾体抗炎药同时服用，以免增加不良反应。糖皮质激素可促进水杨酸盐的排泄，阿司匹林与激素长期合用，当激素减量或停药时可出现水杨酸反应、甚至有增加胃肠溃疡和出血的危险。

（2）吲哚美辛　吲哚美辛作用机制与阿司匹林类似。可用于急、慢性风湿性关节炎、痛风性关节炎，因不能控制疾病过程的进展，故需同时应用皮质激素类或其他能使疾病过程改善的药物。同时由于吲哚美辛的毒副反应较大，治疗上一般不作首选用药，仅在其他非甾体类抗炎药无效时才考虑应用。不良反应包括胃肠道反应、中枢神经系统反应、皮肤及过敏反应等。对吲哚美辛或其他非甾体类抗炎药过敏者、孕妇、哺乳期妇女、溃疡病、震颤麻痹、精神病、癫痫、支气管哮喘患者禁用；肝、肾功能不全时应慎用或禁用；过敏性鼻炎或哮喘患者忌用。吲哚美辛与乙醇或其他消炎药（皮质激素及非甾体抗炎药）合用时，消化道溃疡的发生率增加；与阿司匹林或其他水杨酸盐并用时，疗效并不加强，而胃肠道不良反应明显增多；与乙酰氨基酚长期合用，可增加肾毒性。与皮质激素合用，可增加胃溃疡出血。

（3）布洛芬　布洛芬具有较强的抗炎、抗风湿及解热镇痛作用，通过抑制前列腺素的合成，阻断炎症介质的释放而起作用。特点为对血象及肾功能无明显影响，胃肠道刺激性小，体内无药物蓄积。用于风湿性关节炎，其消炎、镇痛、解热作用与阿司匹林、保泰松相似，比对乙酰氨基酚好，且对胃肠道的不良反应较轻，易为患者接受。布洛芬抗炎作用与阿司匹林等效，临床用于风湿性及类风湿性关节炎。因布洛芬对胃肠道的不良反应比阿司匹林少，故适用于对阿司匹林不耐受的患者。不良反应包括恶心、呕吐、胃烧灼感或消化不良、胃痛或不适感（胃肠道刺激或溃疡形成）、头晕、过敏性皮疹等。阿司匹林或其他非甾体抗炎药过敏者，对布洛芬可有交叉过敏反应；孕妇及哺乳期妇女，哮喘、鼻息肉综合征及血管水肿患者，活动期消化性溃疡或有溃疡合并出血和穿孔者禁用。与其他非甾体类抗炎药同用时增加胃肠道不良反应，并有导致溃疡的危险；长期与对乙酰氨基酚同用可增加对肾脏的毒性；与阿司匹林或其他水杨酸类药物同用时，药效不增强，而胃肠道不良反应及出血倾向发生率增高。

**3. 肾上腺皮质激素**

（1）泼尼松　泼尼松具有抗炎及抗过敏作用，能抑制结缔组织的增生，降低毛细血管壁和细胞膜的通透性，减少炎性渗出，并能抑制组胺及其他毒性物质的形成与释放。水、钠潴留及排钾作用比氢化可的松小，抗炎及抗过敏作用增强。临床可用于治疗风湿病。不良反应包括静脉迅速给予大剂量可能发生全身性的过敏反应；长程用药可引起医源性库欣综合征面容和体态；出现失眠、欣快、激动、幻觉等精神症状；并发感染；下丘脑－垂体－肾上腺轴受到抑制；停药后综合征等。禁忌证包括严重的精神病史；活动性胃、十二指肠溃疡；新近胃肠吻合术后；较重的骨质疏松；明显的糖尿病；严重的高血压；未能用抗菌药物控制的病毒、细菌、真菌感染；肝功能不全者。长期应用本药的患者，在手术时及术后 3～4 日内常须酌增用量，防止皮质功能不足。一般外科患者应尽量不用，以免影响伤口愈合。本品抑制免疫反应，不可与疫苗同用；与免疫抑制药合用会导致溃疡及出血发生率增加；与吲哚美辛合用更易发生溃疡病。与环孢素合用，泼尼松的代谢受抑制。

（2）氢化可的松　氢化可的松的抗炎作用为可的松的 1.25 倍，在药理剂量时对感染性和非感染性炎症均有抑制作用。氢化可的松可增加血管的紧张性，减轻充血，降低毛细血管的通透性，因此减轻渗出、水肿；通过抑制炎症细胞在炎症部位的聚集，抑制吞噬细胞的功能，稳定溶酶体膜，阻止补体参与炎症反应以及炎症化学中介物（如前列腺素、血栓素、白三烯）的合成与释放，从而缓解红、肿、热、痛等症状。临床可用于风湿性发热、关节炎等。不良反应和禁忌证与泼尼松类似。儿童或少年患者长期使用本品必须密切观察，患儿发生骨质疏松症、股骨头缺血性坏死、青光眼、白内障的危险性都增加；老年患者用本品易发生高血压、骨质疏松；非肾上腺皮质功能减退患者接受药理剂量本品后易发生感染。与非甾体抗炎药合用可增加抗炎效应，但可能加剧致溃疡作用；与免疫抑制剂合用，可增加感染的风险。

（3）地塞米松　地塞米松是一种人工合成的长效糖皮质激素，是泼尼松龙的氟化衍生物，具有抗炎和免疫抑制作用，其抗炎、抗毒和抗过敏作用比泼尼松更为显著，但其水钠潴留作用和促进排钾作用较轻微，对垂体－肾上腺皮质的抑制作用较强。临床主要用于过敏性反应与自身免疫性炎症性疾病。地塞米松引起水钠潴留的不良反应较少，但较大量服用，易引起糖尿病、医源性库欣综合征症状及精神症状。此外，地塞米松对下丘脑－垂体－肾上腺轴功能的抑制作用较强。静脉注射地塞米松磷酸钠可引起肛门生殖区的感觉异常和激惹。其余参见氢化可的松的相关内容。禁忌证包括对肾上腺素皮质激素类药物过敏者；严重的精神病史；活动性胃、十二指肠溃疡；新近胃肠吻合术后；较重的骨质疏松；明显的糖尿病；严重的高血压；未能用抗菌药物控制的病毒、细菌、真菌感染；全身性真菌感染；血栓性静脉炎；活动性肺结核等。长期大量使用可有皮质醇增多症表现，必须观察血糖、血压及有无精神症状。制酸药可降低地塞米松的吸收；氯鲁米特能抑制肾上腺皮质功能，加速地塞米松的代谢，使其半衰期缩短 2 倍。

## 案例解析

**案例 12－1 解析：**

药物治疗和非药物治疗结合可用于缓解疼痛、控制炎症、延缓或者防止关节损伤，并促进关节功能的全面恢复。对于风湿性关节炎患者来说，药物治疗是很重要的，但如果处于恢复期，可能不需要使用药物。关节疼痛和炎症治疗：有三类药物可有助于风湿性关节炎症状的缓解，不过这些药物不能影响关节炎发展的全过程。止痛药：对乙酰氨基酚和处方止痛药可以缓解疼痛，但是对炎症几乎没有或者根本就没有作用。在关节炎复发时使用止痛药可能对患者有所帮助。抗炎药物：非类固醇类抗炎药物（NSAIDs）如布洛芬、萘普生和阿司匹林可缓解炎症并减轻疼痛，但是这些药物都会对胃产生副作用（包括危险的胃出血），长期使用尤其如此。类固醇类药物：泼尼松和相关的类固醇类药物可通过抑制免疫系统而缓解炎症。这类药物能迅速有效缓解炎症，但不能改变疾病的发展进程。长时间使用可产生很多副作用，所以通常小剂量给予，而且给予时间应尽可能地短。

# 第二节 类风湿性关节炎

**案例解析**

**案例 12 −2：**

患者男，58 岁。自述反复多关节肿痛 12 年，关节畸形 5 年。入院查体：体温 36.5℃，脉搏 88 次/分，呼吸 20 次/分，血压 140/90mmHg。实验室检查示：血沉 40mm/h，C −反应蛋白 3.6mg/dl，类风湿因子 84.4IU/ml，AKA 阳性，抗 CCP 抗体 194RU/ml，抗 MCV 抗体 592U/ml。ANA1:40 阳性，ANA 谱阴性。影像学检查示：X 线检查提示双侧腕关节骨质疏松，关节间隙变窄，关节面欠光整；B 超检查提示：双肘关节腔积液，滑膜增厚；双膝关节腔积液，滑膜增厚，骨表面欠光滑，左侧腘窝囊肿。临床诊断：类风湿性关节炎，骨质疏松。

**问题：**

1. 类风湿性关节炎治疗药物的分类？至少各举一例？
2. 结合该患者的病情，如何进行药物治疗？

类风湿性关节炎（rheumatoid arthritis，RA）是一种病因未明的以关节滑膜炎为特征的慢性全身性自身免疫性疾病。其特征是手、足小关节的多关节、对称性、侵袭性关节炎症，经常伴有关节外器官受累及血清类风湿因子阳性，可导致关节畸形及功能丧失。

## 一、病因与发病机制

### （一）病因

RA 的病因尚未完全明确。许多研究提示 RA 是一个与环境、细菌、病毒、遗传、性激素及神经精神状态等因素密切相关的疾病。

**1. 细菌因素**　实验研究表明 A 组链球菌可能为 RA 发病的一个持续的刺激原，A 组链球菌长期存在于体内成为持续的抗原，刺激机体产生抗体，发生免疫病理损伤而致病。

**2. 病毒因素**　研究表明，EB 病毒感染所致的关节炎与 RA 不同，RA 患者对 EB 病毒比正常人有强烈的反应性。在 RA 患者血清和滑膜液中出现持续高滴度的抗 EB 病毒 −胞膜抗原抗体，但到目前为止在 RA 患者血清中一直未发现 EB 病毒核抗原或壳体抗原抗体。

**3. 遗传因素**　本病在某些家族中发病率较高，在人群调查中发现人类白细胞抗原（human leukocyte antigen，HLA）−DR4 与类风湿因子（RF）阳性有关。研究发现 HLA −DW4 也与 RA 的发病有关，本病患者中 70% HLA −DW4 阳性，因此遗传可能在发病中起重要作用。

**4. 性激素**　研究调查表明 RA 发病率男女之比为 1:（2~4），妊娠期病情减轻，服避孕药的女性发病减少。动物模型显示 LEW/n 雌鼠对关节炎的敏感性高，而雄鼠发病率低，雄鼠经阉割或用 β −雌二醇处理后，其发生关节炎的情况与雌鼠一样，说明性激素在 RA 发病中起一定作用。

**5. 其他因素** 另外，寒冷、潮湿、营养不良、疲劳、创伤、精神因素等，也常为本病的诱发因素，但多数患者病前无明显诱因可查。

### （二）发病机制

RA 发病机制尚未完全明确，目前普遍认为 RA 是一种自身免疫性疾病。具有 HLA－DR4 和 DW4 型抗原者，对外界环境条件、细菌、病毒、神经精神及内分泌因素的刺激具有较高的敏感性，当机体被侵袭时，改变了 HLA 的抗原决定簇，使具有 HLA 的有核细胞成为免疫抑制的靶子。由于 HLA 基因产生可携带 T 细胞抗原受体和免疫相关抗原的特性，当外界刺激因子被巨噬细胞识别时，便导致 T 细胞激活及一系列免疫介质的释放，因而发生免疫反应。

细胞间的相互作用使 B 细胞和浆细胞过度激活从而产生大量免疫球蛋白和 RF，导致免疫复合物的形成，并沉积在滑膜组织上，同时激活补体，产生多种过敏毒素。局部由巨噬细胞、单核细胞产生的因子如 IL－1、TNF－α 和白三烯，能刺激多形核白细胞进入滑膜。局部前列腺素 $E_2$ 的扩血管作用也能促进炎症细胞进入炎症部位，吞噬免疫复合物，释放溶酶体，包括中性蛋白酶和胶原酶，破坏胶原弹性纤维，使滑膜表面及关节软骨受损。RF 还可见于浸润滑膜的浆细胞，增生的淋巴滤泡及滑膜细胞内，同时也能见到 IgG－RF 复合物，故即使感染因素不存在，仍能不断产生 RF，使病变反应发展成慢性炎症。

## 二、临床表现

**1. 晨僵** 早晨起床时关节不灵活的主观感觉，是关节炎症的一种非特异表现，其持续时间与炎症的严重程度成正比。

**2. 关节受累的表现** ①多关节受累：呈对称性多关节炎（常≥5 个关节）。易受累的关节有手、足、腕、踝、颞颌关节等，其他还可有肘、肩、颈椎、髋、膝关节等。②关节畸形：手的畸形有尺侧偏斜、梭形肿胀、钮孔花样畸形、天鹅颈样畸形等。足的畸形有跖骨头向下半脱位引起的外翻畸形、仰趾畸形、跖趾关节半脱位、弯曲呈锤状趾。③其他：可有正中神经/胫后神经受压引起的腕管／跗管综合征，膝关节腔积液挤入关节后侧形成腘窝囊肿，颈椎受累（第 2、3 颈椎多见）可有颈部疼痛、颈部无力及难以保持正常位置，寰枢关节半脱位，相应还有脊髓受压及椎基底动脉供血不足的表现。

**3. 关节外表现** ①一般表现：可有发热、类风湿结节、类风湿血管炎及淋巴结肿大。②心脏受累：可有心包炎、心包积液、心外膜、心肌及瓣膜的结节、心肌炎、冠状动脉炎、主动脉炎、传导障碍等表现。③呼吸系统受累：可有胸膜炎、胸腔积液、肺动脉炎、间质性肺疾病、结节性肺病等。④肾脏表现：主要有原发性肾小球及肾小管间质性肾炎、肾脏淀粉样变和继发于药物治疗的肾损害。⑤神经系统：除周围神经受压迫的症状外，还可诱发神经疾病、脊髓病、外周神经病、继发于血管炎的缺血性神经病及药物引起的神经系统病变。⑥贫血：是 RA 常见的关节外表现，属于慢性疾病性贫血，常为轻至中度。⑦消化系统：可因 RA 血管炎、并发症或药物治疗所致。⑧眼：幼年患者可有葡萄膜炎，成人可有巩膜炎，可能由血管炎所致。还可有干燥性结膜角膜炎、巩膜软化、巩膜软化穿孔、角膜溶解等。

**4. 其他** 还可见 Felty 综合征（类风湿关节炎、脾肿大和白细胞减少三联征），缓解性血清阴性、对称性滑膜炎（伴凹陷性水肿综合征），成人 Still 病（高热、关节炎、皮疹等急性发作与缓解交替出现）和老年发病的 RA（以手足水肿、腕管和跗管综合征及多肌痛为突出表现）。

### 三、药物治疗

#### （一）治疗原则

RA 治疗的主要目的在于减轻关节炎症反应，抑制病变发展及不可逆骨质破坏，尽可能保护关节和肌肉的功能，最终达到病情完全缓解或疾病活动度低的目标。其治疗原则主要包括：

**1. 患者教育**　使患者正确认识疾病，树立信心和耐心，积极配合医生治疗。

**2. 早期治疗**　在 RA 不能被根治的情况下，治疗时机非常重要。早期积极、合理使用抗风湿药是减少致残的关键。

**3. 联合用药**　一般对单用一种抗风湿药疗效不好，或进展性、预后不良和难治性 RA 患者可采用机制不同的抗风湿药联合用药，从不同环节发挥治疗作用，效果优于单一药物。

**4. 方案个体化**　每例 RA 患者的临床表现、病情程度和对药物的反应等都不尽相同，因此为保证最佳治疗效果，为患者提供个体化治疗方案非常必要。

**5. 功能活动**　功能锻炼是 RA 患者关节功能得以恢复及维持的重要方法。对无明显关节肿痛，但伴有可逆性关节活动受限的患者，应鼓励其进行正规的功能锻炼。在有条件的医院，应在风湿病专科及康复专科医师的指导下进行功能活动。

#### （二）药物分类

治疗药物主要包括非甾体类抗炎药、慢作用抗风湿药、糖皮质激素、生物制剂及植物药等。

**1. 非甾体抗炎药（NSAIDS）**　又被称为一线抗风湿药，是 RA 治疗中最常用的药物，适用于活动期等各个时期的患者。常用的药物包括双氯芬酸、美洛昔康、萘丁美酮、塞来昔布等。

**2. 慢作用抗风湿药（DMARDS）**　又被称为二线抗风湿药，起效缓慢但作用持久，可减缓关节的侵蚀和破坏。常用的有甲氨蝶呤、柳氮磺吡啶、羟氯喹、来氟米特、青霉胺、金制剂等。

**3. 糖皮质激素**　糖皮质激素是最强的抗炎药物，可有效减轻炎症，缓解病情，但被认为是 RA 治疗中的"双刃剑"。

**4. 生物制剂**　目前在 RA 的治疗上，已有几种生物制剂被 FDA 批准上市，在难治性 RA 的治疗中发挥了重要作用。主要有：①TNF – α 拮抗剂：包括阿达木单抗、依那西普、英夫利昔单抗。②IL – 1 受体拮抗剂。③IL – 6 受体拮抗剂。

**5. 植物药**　目前用于 RA 的植物药有雷公藤、白芍总苷、青藤碱等。

#### （三）药物选择

**1. 非甾体抗炎药（NSAIDS）**　非甾体抗炎药主要通过抑制环氧化酶使前列腺素生成受抑制而起作用，从而发挥消炎、止痛、缓解症状的效果，但并不能阻止疾病的发展。因此，在应用非甾体抗炎药的同时应加入慢作用抗风湿药（DMARDS），以达到既能很快控制患者症状和减轻患者痛苦，又能控制病变进展的目的。本类药物因体内代谢途径不同，彼此可发生相互作用，故不主张联合应用，并应注意个体化。

**2. 慢作用抗风湿药**

（1）甲氨蝶呤　甲氨蝶呤是二氢叶酸还原酶抑制剂，有免疫抑制和抗炎作用，能降低血沉，改善骨侵蚀。临床可用于 RA 等自身免疫性疾病。不良反应主要有骨髓抑制、皮疹、脱发、恶心、呕吐、肝肾功能损害、肺炎、骨质疏松等。妊娠早期可致畸胎。部分有月经延迟、生殖功能减退。本品的致突变性，致畸和致癌性较烷化剂轻，对生殖功能的影响较烷化剂类抗癌药小，但亦可导致闭经和精子减少或缺乏，尤其是在长期应用较大剂量后，一般多不严重，有时呈不可逆性。对本品高度过敏的患者禁用；服药期禁怀孕及哺乳；全身极度衰竭、恶病质或并发感染及心、肺、肝、肾功能不全时，禁用本品。乙醇和其他对肝脏有损害的药物，与本品同用可增加肝脏的毒性；氨苯蝶啶、乙胺嘧啶等药物均有抗叶酸作用，与本品同用可增加其毒副作用；本品可增加抗血凝作用，甚至引起肝脏凝血因子的缺少或（和）血小板减少症，因此与其他抗凝药同用时应谨慎。

（2）柳氮磺吡啶 柳氮磺吡啶是水杨酸与磺胺吡啶的偶氮化合物，具有抗菌、抗风湿和免疫抑制的作用。在肠道内被该处细菌分解为磺胺吡啶和 5 - 氨基水杨酸。其抗风湿作用可能是通过磺胺吡啶抑制肠道中的某些抗原性物质而产生的，从而抑制类风湿关节炎的免疫过程。临床可用于 RA 的治疗。柳氮磺吡啶最值得注意的不良反应是对造血系统的抑制，可发生血小板减少（严重者可引起出血倾向）和白细胞减少（严重者可发生感染）；亦可使叶酸吸收减少，导致巨幼细胞贫血；对于缺乏 6 - 磷酸葡萄糖脱氢酶的患者，血细胞溶解的倾向较严重。禁忌证主要包括对柳氮磺吡啶及其代谢产物、磺胺类药物或水杨酸过敏；血小板、粒细胞减少症；肠道或尿路阻塞；6 - 磷酸葡萄糖脱氢酶缺乏；血紫质病；严重肝肾功能不全；2 岁以下小儿及妊娠妇女。治疗过程中应注意检查血象、尿中有无磺胺结晶，长期服用可出现尿路结石，需定期进行直肠镜检查；出现皮肤症状和血液紊乱时立即停止给药；用药期间应补充足够的水分。与尿碱化药伍用时，可增加磺胺在尿液中的溶解度，促使其排出；与抗凝药、口服降糖药、苯妥英钠、硫喷妥类、甲氨蝶呤等伍用时，作用延长，毒性增加，要注意调整用量；与洋地黄苷类或叶酸伍用时，后者的吸收减少，血药浓度降低，因此须随时观察洋地黄苷类的作用与疗效；与丙磺舒伍用，会降低肾小管磺胺排泄量，致血中磺胺浓度上升，作用时间延长，容易中毒；与新霉素伍用，新霉素会抑制肠道菌群，影响本品在肠内分解，作用降低。

（3）羟氯喹 羟氯喹具有稳定溶酶体膜，抑制白细胞趋化，抑制 IL - 1 的生成，抑制 RA 滑膜破坏的作用。临床可用于治疗 RA 等系统性疾病。本品可致角膜和视网膜变性，视野缩小，视敏度降低等，但程度比氯喹轻。皮肤方面可致脱发、白发、色素沉着、红斑、丘疹等；精神神经方面可引起精神病、癫痫大发作、耳鸣、耳聋、头痛、情感紊乱等；胃肠道不适和恶心较常见；对胎儿眼睛和内耳有毒性；偶有骨髓抑制和白细胞减少，6 - 磷酸葡萄糖脱氢酶缺乏的患者可引起溶血。孕妇，色素性视网膜炎、重症肌无力和 6 - 磷酸葡萄糖脱氢酶缺乏症患者禁用。治疗前应进行肝肾功能检测，并进行眼科检查，以后每隔 6 ~ 12 个月进行 1 次眼科检查，每年检查肝肾功能，若肝肾有损害时应减小剂量。抗酸药可降低羟氯喹的生物利用度，所以这两种药的给药时间应间隔至少 4 小时，且西咪替丁能抑制羟氯喹的代谢而使药物水平升高；在使用羟氯喹时，血浆中的地高辛水平可能会增高，应监测地高辛的血浆浓度。

（4）来氟米特 来氟米特为具有抗增殖活性的异噁唑类免疫抑制药。体内外试验表明本品具有抗炎作用，可改善成人 RA 病情。但本品因肝毒性大，已在多国被禁用。主要不良反应包括：血液系统，白细胞、血小板增多或全血细胞减少；中枢神经系统，头痛、头晕；心血管系统，高血压、胸痛；胃肠道，恶心、腹泻、腹痛；肝脏，一过性丙氨酸氨基转移酶（ALT）和天冬氨酸氨基转移酶（AST）升高；皮肤，常见皮疹，罕见多形性红斑、Stevens-Johnson 综合征；肌肉骨骼系统，骨痛、肌肉疼痛、肌肉痉挛；其他，泌尿系统感染、呼吸道感染、脱发、体重减轻、发热等。对本品或其代谢产物过敏者禁用；孕妇禁用；严重肝功能不全者禁用；有免疫缺陷、骨髓增生不良、感染未控制者不宜使用；年龄小于 18 岁者不宜使用；服药初期应定期检查 ALT 和白细胞计数；准备生育的男性应考虑中断服药；活动性胃肠道疾病患者慎用；肾功能不全者慎用；明确的乙肝或丙肝血清学指标阳性者慎用。考来烯胺或活性炭可与本品代谢产物结合，使 M1 浓度降低；与其他有肝毒性药物合用可增加不良反应；M1 可使血浆游离甲苯磺丁脲、游离双氯芬酸和布洛芬浓度升高；利福平可抑制肝细胞色素 P450，使本品代谢加快，代谢产物 M1 峰浓度升高。

（5）青霉胺　青霉胺为青霉素的降解产物，是含有巯基的氨基酸药物，能使血浆中巨球蛋白的二硫键断裂发生解聚，类风湿因子滴度下降，抑制淋巴细胞转化，使抗体生成减少，稳定溶酶体酶，抑制单胺氧化酶及其相应酶的活性。临床可用于治疗 RA 等免疫性疾病。本品与青霉素有交叉过敏反应，可先用小剂量脱敏；不良反应轻微，偶有皮疹、味觉障碍、白细胞和血小板减少、蛋白尿、头痛、咽痛、乏力、恶心、腹痛、腹泻等反应；长期服用，可引起视神经炎；对肾脏有刺激作用，可出现蛋白尿及肾病综合征。对本品过敏者、哺乳者、肾功能不全者禁用；对青霉素类过敏者、再生障碍性贫血者、粒细胞缺乏症者、肌无力、红斑狼疮者禁用。严重皮肤、肝脏、血液病者慎用；用药前需做皮试。青霉胺可加重抗疟药、免疫抑制剂、金制剂、保泰松对造血系统和肾脏的不良反应；与铁剂合用可使青霉胺吸收减少，故宜在服铁剂前 2 小时口服，避免降低青霉胺疗效；青霉胺是维生素 $B_6$ 的拮抗剂，故应用青霉胺时应提前给予维生素 $B_6$ 每天 30~60mg，以防止青霉胺的肝毒性反应；与胃肠道消化药物合用，可降低青霉胺的吸收，应间隔 2 小时服药。

（6）金制剂　金制剂具有广泛的抗炎、抗免疫反应作用。临床观察表明，金制剂可抑制滑膜的炎症反应，减少免疫球蛋白生成，改善临床症状，有效抑制或缓解 RA 的自然病程，有效率为 20%~80%。患者的关节疼痛、晨僵、血沉、血清类风湿因子、C-反应蛋白都有好转。但疗效出现慢，疗程长，出现副作用也需在停药后较长时间才能恢复。金制剂的不良反应发生率达 30%~50%，多发生在服药开始后的 3 个月内，3 个月后则明显减少。最常见的不良反应是腹泻和皮疹，发生后停药可自缓。治疗期间应注意患者口腔黏膜是否出现异常，口中有无金属异味感。每 1~3 周应进行一次全面的血、尿常规检查，并定期查肝、肾功能。出现明显的嗜酸性粒细胞增多、白细胞及血小板减少、贫血、血尿或蛋白尿等现象应停止金制剂治疗。

**3. 糖皮质激素**　糖皮质激素不作为治疗 RA 的首选药物。但在下述四种情况下可选用激素：①伴随类风湿性血管炎，包括多发性单神经炎、虹膜炎等。②过渡治疗，重症类风湿性关节炎患者，可采用小量激素快速缓解病情，一旦病情得以控制，应减少或缓慢停用激素。③经正规 DMARDS 治疗无效的患者可加用小剂量激素。④局部应用，如关节腔内注射可有效缓解关节炎症。总的原则为短期小剂量（10mg/d 以下）应用。

## 案例解析

**案例 12-2 解析：**

患者处于类风湿性关节炎（RA）的急性期，肿胀、疼痛明显，根据类风湿性关节炎治疗原则，应当联合用药。①非甾体抗炎药（NSAIDS）：是改善关节炎症状的常用药，但不能控制病情的进展，应与抗风湿药同服。常用药物：双氯芬酸钠，美洛昔康，塞来昔布等。用药期间应当严密监测患者有无胃肠道以及心血管的副反应；②慢作用抗风湿药（DMARDS）：RA 一经确诊，都应早期应用 DMARDS 药物。常用药物：甲氨蝶呤 MTX（首选），来氟米特，羟氯喹，柳氮磺吡啶，环孢素，硫唑嘌呤等。药物的选择和应用要根据患者病情而定，可单用也可采用两种及以上药物联合使用。③糖皮质激素（GC）：有强大的抗炎作用，能迅速缓解关节肿痛症状和全身炎症，GC 治疗 RA 的原则是小剂量，短疗程。使用 GC 必须同时应用 DMARDS，常用药物：泼尼松，甲泼尼龙等。

# 第三节　系统性红斑狼疮

## 案例解析

**案例 12-3：**

患者女，35 岁。因关节疼痛近 2 年、眼睑浮肿 16 个月、干咳 1 个月、发热入院。皮肤黏膜未见皮疹出血点，浅表淋巴结不大，双瞳孔等大，光反射存在。心律齐，未闻及病理杂音；双肺呼吸音对等，未闻及干湿啰音；四肢近端肌肉压痛，肌力 Ⅱ～Ⅲ级，远端肌力 Ⅴ级。实验室检查：红细胞沉降率 98 mm/h。补体 C3 409 mg/L。抗核抗体（ANA）1∶640（+），均质型。抗双链 DNA（dsDNA）抗体（+）。抗 Sm、RNP、rRNP 及类风湿因子（RF）、抗中性粒细胞胞浆抗体（ANCA）、抗心磷脂抗体（ACL）均阴性。临床诊断：系统性红斑狼疮（重型，活动期）。

**问题：**

1. 临床治疗系统性红斑狼疮的药物分类有哪些？
2. 该患者该如何制定用药策略？

系统性红斑狼疮（systemic lupus erythematosus，SLE）是一种累及多系统、多器官并出现多种自身抗体的器官非特异性自身免疫性疾病。由于体内产生大量致病性自身抗体和免疫复合物而造成组织损伤，临床上可出现各个脏器和系统损伤的表现，如皮肤、关节，浆膜、心脏、肾脏、血液系统、中枢神经系统等，其功能紊乱的广泛程度也几乎覆盖了整个免疫系统。

## 一、病因与发病机制

### （一）病因

本病病因迄今尚未肯定，大量研究显示遗传、感染、内分泌、免疫异常和一些环境因素等都与本病的发病有关。

**1. 遗传背景** 红斑狼疮的患病率在不同种族中有差异。HLA 分型显示 SLE 患者与 HLA－B8，DR2、DR3 相关；近年来发现纯合子 C2 基因缺乏，及 DQ 高频率与 SLE 密切相关。以上研究提示 SLE 有遗传倾向性。

**2. 内分泌因素** 本病女性显著多于男性，且多在生育期发病，故认为雌激素与本病发生有关。

**3. 感染** 许多研究提示本病可能与慢病毒（C 型 RNA 病毒）感染有关。

**4. 免疫异常** 研究发现 SLE 患者 IL－1（促进 B 细胞增殖、介导 B 细胞自发的产生 IgG）、IL－2、IL－10（在 B 细胞异常活化中起重要作用）等多种细胞因子分泌异常，这些细胞因子网络动态平衡失调引起异常的免疫应答，同时也参与局部的致病性作用。

**5. 环境因素** 本病的发生与日光中的紫外线相关。另外某些半抗原类药物（青霉素，头孢菌素，链霉素，磺胺类，保泰松，金制剂等）和引起狼疮样综合征的药物（肼屈嗪，氯丙嗪，苯妥英钠，普鲁卡因胺，异烟肼等）都能引发 SLE 的临床症状。

### （二）发病机制

在各种刺激因素的作用下，机体 T 细胞减少、B 细胞过度增生，产生大量的自身抗体，并与体内相应的自身抗原结合形成免疫复合物，沉积在皮肤、关节、小血管、肾小球等部位。在补体的参与下，引起急慢性炎症和组织坏死（如狼疮肾炎），或抗体直接与组织细胞抗原作用，引起细胞破坏（如淋巴细胞、红细胞及血小板壁的特异性抗原与相应的自身抗体结合，分别引起淋巴细胞减少症、溶血性贫血和血小板减少症），从而导致机体的多系统损害。

## 二、临床表现

**1. 一般症状** 常出现疲乏无力、发热和体重下降。

**2. 皮肤和黏膜** 表现多样，大体可分为特异性和非特异性两类。①特异性皮损，有蝶形红斑、盘状红斑、亚急性皮肤红斑狼疮。②非特异性皮损，有光过敏、口腔溃疡、脱发、色素改变（沉着或脱失）、皮肤血管炎（紫癜）、网状青斑、荨麻疹样皮疹、雷诺现象，少有狼疮脂膜炎或深部狼疮及大疱性红斑狼疮。

**3. 骨骼和肌肉** 表现有关节痛、关节炎、关节畸形、肌痛、肌无力、无血管性骨坏死、骨质疏松。

**4. 心脏** 可有心包炎，心肌炎主要表现为充血性心力衰竭，心瓣膜病变；冠状动脉炎少见，主要表现为胸痛、心电图异常和心肌酶升高。

**5. 呼吸系统** 胸膜炎、胸腔积液、肺减缩综合征；肺间质病变见于 10% ～20% 的患者，其中 1% ～10% 表现为急性狼疮肺炎，0% ～9% 表现为慢性肺间质浸润性病变，肺栓塞、肺出血和肺动脉高压也可发生。

**6. 肾** 临床表现为肾炎或肾病综合征。肾炎时尿内出现红细胞、白细胞和蛋白尿。肾病综合征表现有全身水肿，伴随程度不等的胸腔、腹腔和心包积液，出现大量蛋白尿，人血白蛋白降低，白球蛋白比例倒置和高脂血症。肾功能检测早期正常，逐渐发展，后期可出现尿毒症。

**7. 神经系统** 可有抽搐、精神异常、器质性脑综合征，其他可有无菌性脑膜炎，脑血管意外，横贯性脊髓炎和狼疮样硬化，以及外周神经病变。

**8. 血液系统** 可有贫血、血小板减少、白细胞计数减少、淋巴结肿大和脾大。

**9. 消化系统** 可有纳差、恶心、呕吐、腹泻、腹水、肝大、肝功异常及胰腺炎。

## 三、药物治疗

### （一）治疗原则

SLE 的治疗原则：用药应个体化。迄今为止，SLE 的治疗尚无固定模式，治疗方案的选定要因人、因何脏器损害、因病变程度而定。SLE 治疗的目的主要是维持器官功能，防止脏器损伤，或使脏器的损伤减轻到最小限度，同时预防或延缓活动期的发生。

对于无主要器官受累的轻度 SLE，常用非甾体抗炎药、抗疟药、糖皮质激素治疗。对于中重度 SLE，大部分临床专家认为应先给予一段时间的强化免疫抑制剂诱导治疗，通过抑制免疫反应来终止损伤，恢复脏器功能，缓解病情；再进行长期的低强度维持治疗，采用副作用小、使用方便的药物来巩固疗效，预防复发。

### （二）药物分类

**1. 非甾体类抗炎药** 包括阿司匹林、吲哚美辛、布洛芬等。

**2. 抗疟药** 包括氯喹或羟氯喹。

**3. 糖皮质激素** 根据病情选用不同的剂量和剂型。

**4. 免疫抑制剂** 包括环磷酰胺、硫唑嘌呤、甲氨蝶呤、环孢素等。

### （三）药物选择

**1. 非甾体类抗炎药** 本类药物常用于治疗轻症的 SLE，适用于有低热、关节症状、皮疹、心包炎及胸膜炎的患者。副作用较多，有些副作用易与 SLE 表现相混淆，但有的损害是可逆的。

**2. 抗疟药** 主要是羟氯喹，用于控制全身症状，对皮疹、低热、关节炎、轻度心包炎和胸膜炎、轻度贫血和白细胞计数减少及合并干燥综合征者有效。有预防患者病情严重发作的长期效应。非随机研究表明，羟氯喹对控制病情活动，减少累积损伤和降低血清总胆固醇水平有益。一般耐受性较好，主要副作用是心脏传导障碍和眼毒性。有眼炎者慎用。治疗应定期进行心电图和眼科检查。

**3. 糖皮质激素** 糖皮质激素是治疗 SLE 的主要药物，尤其在其他药物疗效不佳或机体重要器官（如心，脑，肾等）受损的情况下更为首选，主要适用于急性活动期患者，特别是急性暴发性狼疮，急性狼疮性肾炎，急性中枢神经系统狼疮及合并急性自身免疫性贫血和血小板减少性紫癜，糖皮质激素应用的剂量和方法必须根据患者的具体情况进行确定，通常有以下用法。

（1）冲击疗法 一般选用甲泼尼龙（甲基泼尼松龙）1g，加入液体中静脉滴注，30～60分钟内滴完（但有人认为仍以在 3 小时内滴完为妥），1 次/天，连续 3～5 天，可在第 2 周甚至第 3 周重复使用，疗程结束后给予泼尼松（强的松）每天 60mg 口服，临床主要适用于急性暴发性系统性红斑狼疮或狼疮性肾炎近期内肾功能恶化，血肌酐明显增高，以及有中枢神经系统狼疮尤其是并发癫痫大发作，昏迷和器质性脑病综合征的患者。

（2）大剂量疗法　口服法一般选用泼尼松每天 60～100mg 或按每天每千克体重 1～1.5mg，待病情稳定后逐渐减量，主要用于累及重要脏器或系统的时候，如弥漫增殖型肾炎，常规治疗不见好转；局灶性脑组织损害，抗惊厥治疗无效的癫痫；急性溶血性贫血；血小板显著减少；皮肤、视网膜、胃肠道症状严重的血管炎，狼疮性肺炎及严重的心脏损害等。

（3）中剂量长程疗法　多选用中效制剂如泼尼松，泼尼松龙，一般不宜用地塞米松，倍他米松等长效制剂，泼尼松用量一般在 20～60mg/d 之间，临床主要用于冲击和大剂量治疗病情得到控制后的减药阶段或疾病处于一般活动期的患者，此阶段的治疗多处在激素应用剂量由大到小的减量阶段，用药时间越长，撤药速度应越慢，疗程多在半年至一年以上或更久，关于激素的给药时间，一般每天晨起 1 次服用总量，这样比较符合生理周期，从而减少对肾上腺皮质的抑制，当发热明显，或口服剂量较大时，可将每天总量分 3 次（每 6～8 小时 1 次）服用。

（4）小剂量维持疗法　一般选用泼尼松 15mg/d 以内，或以 5～7.5mg/d 的最小剂量维持，通常采用每天晨起一次给药或间天给药的方式，临床主要用于疾病稳定期的长期维持治疗。

本品的不良反应有类库欣征、高血压、糖尿病、抵抗力低下并发的各种感染、应激性溃疡、骨质疏松及儿童生长发育迟缓或停滞等。

**4. 免疫抑制剂**　一般需与糖皮质激素合用，远期疗效优于单用糖皮质激素，但需达到一定的累积量。

（1）**环磷酰胺**　环磷酰胺是最常用的烷化剂类抗肿瘤药，具有显著的免疫抑制作用，可用于 RA、SLE 等自身免疫疾病的治疗。对肾炎、肺出血、中枢神经系统血管炎和自身免疫性溶血性贫血有效。不良反应包括骨髓抑制、肝脏损害、消化道反应、脱发、口腔炎、膀胱炎等。少数患者有头昏、烦躁、癫痫等神经症状。孕妇禁用；肝病患者，有痛风、感染、肾功能损害、肿瘤细胞浸润骨髓、泌尿系结石病史以及接受过化疗或放射治疗的患者慎用。应用本药应鼓励患者多饮水，必要时可输液，保证足够的输入量和尿量，大剂量环磷酰胺宜同时给予美司钠，以预防和减少尿路并发症；用药期间应监测血象、尿常规、肝肾功能；本药配成溶液后不稳定，应于 2～3 小时内输入体内。环磷酰胺可使血清中假胆碱酯酶减少，使血清尿酸水平增高，因此，与抗痛风药如秋水仙碱、别嘌呤醇、丙磺舒等同用时，应调整抗痛风药的剂量。此外也会加强琥珀胆碱的神经肌肉阻滞作用，使呼吸暂停延长。环磷酰胺可抑制胆碱酯酶的活性，从而延长可卡因的作用并增加毒性。大剂量巴比妥类、皮质激素类药物可影响环磷酰胺的代谢，同时应用会增加环磷酰胺的急性毒性。

（2）**硫唑嘌呤**　硫唑嘌呤是 6-巯基嘌呤的咪唑衍生物，主要通过抑制 T-淋巴细胞而发挥免疫抑制作用。广泛用于 SLE 等自身免疫性疾病。不良反应有消化道不适、骨髓抑制、肝脏损害、感染及过敏反应等。对本药及 6-巯基嘌呤过敏者、孕妇及哺乳期妇女、肝功能受损者、曾用烷化剂者禁用。本品有诱发肿瘤和致畸的可能，用于脏器移植者可发生继发性感染，用药期间应 1 周检查血常规 1 次。由于其不良反应较多且严重，除异体移植外其他上述疾病的治疗不作首选药物，通常是在单用皮质激素不能控制的情况下才使用。与别嘌醇、巯嘌呤醇合用，可竞争性抑制本品代谢，预防其代谢物 6-硫尿酸形成的高尿酸血症；与多柔比星合用，可增强本品的肝毒性；与氯霉素、氯喹合用，可使骨髓毒性增加；与复方新诺明合用，增强本品骨髓抑制；与华法林合用，能降低后者的抗凝作用；与泼尼松合用，可改善毛细血管功能并减轻免疫抑制药的副作用；与减毒活疫苗合用，对免疫抑制患者可能发生致命性、全身性疾病。

（3）环孢素　环孢素是目前最有效的免疫抑制剂，其抗排异机制可能是对 T 辅助淋巴细胞有选择性抑制作用。临床主要用于其他药物治疗无效的 SLE 患者。不良反应包括肝肾毒性、神经系统反应、胃肠道反应、心血管反应、血液系统反应、呼吸系统反应、内分泌系统反应、皮肤反应。对本品或聚氧乙基化蓖麻油过敏的患者（输注用浓缩液含后者），1 岁以下婴儿以及肾功不全、未控制的高血压及感染、肿瘤患者、病毒感染患者禁用。本品主要在肝内代谢灭活，凡能影响肝药酶活性的药物都可影响本品的代谢。在使用本品前，如果用免疫抑制剂如环磷酰胺、硫唑嘌呤等可导致患者整体免疫力下降而易发生感染。长期合用泼尼松等激素也可诱发高血压、糖尿病、溃疡及骨质疏松等不良反应，且可使本品毒性增加。

### 案例解析

**案例 12 - 3 解析：**

对于重型系统性红斑狼疮患者的治疗可分为急性期和巩固期。在急性期需用药迅速控制病情，防止或延缓内脏损伤，在巩固期防止病情反跳。推荐糖皮质激素（泼尼松）＋免疫抑制剂（环磷酰胺）联合治疗：泼尼松的剂量为 1～1.5mg/（kg·d），环磷酰胺的大剂量冲击疗法剂量为 0.5～1.0g/m² 体表面积，加入生理盐水 250ml 中静脉滴注，每 3～4 周 1 次。待病情稳定后，泼尼松可以开始减量，以每 1～2 周减 10% 为宜，减至 0.5mg/（kg·d）后应按病情适当延长减量间隔时间，维持量尽可能小于 10mg；环磷酰胺可替换为硫唑嘌呤、吗替麦考酚酯等药物进行巩固维持治疗，维持 1～2 年。

# 第四节　系统性硬化病

### 案例解析

**案例 12 - 4：**

患者女，25 岁，主诉双上肢皮肤肿胀、紧绷两年，加重 1 月。专科检查：双上肢、面部、颈前皮肤肿胀、紧绷，双手指尖皮肤有破溃，指垫部分消失，四肢关节无肿胀压痛。实验室检查：ANA1 1280 阳性，抗 nRNP/Sm 抗体＋＋，抗 SCL - 70＋＋＋；IgG 2270mg/dl，补体 C3 8.05mg/dl，血沉 5mm/h。影像学检查：胸部 CT 示双下肺部分间质少许炎性病变；心脏超声示肺动脉收缩压约 28mmHg。临床诊断：系统性硬化病。

**问题：**

1. 系统性硬化病的治疗措施包括哪几方面，逐一简要说明。

2. 患者长期使用泼尼松 30mg/d，如何预防糖皮质激素诱导的骨质疏松（GIOP），要注意哪些问题，预防 GIOP 常用药物常见的不良反应是什么，如何处理？

系统性硬化病（systemic sclerosis，SSc）是一种自身免疫性弥漫性结缔组织病，也称硬皮病。突出的特征是皮肤发硬，以手、足皮肤硬化最常见，严重时可出现全身皮肤僵硬。除皮肤外，SSc 还会引起内脏疾病，最常见的是吞咽困难、食管反流、肺间质纤维化、心包积液及肾功能不全等。肺间质纤维化、肾功能衰竭是本病重要的致死原因。根据患者皮肤受累情况，SSc 可分为：局限性硬化症（皮肤改变局限于肢体远端如手指、前臂、下肢远端、颜面），弥漫性硬皮病（对称性的四肢、面部皮肤改变），无皮肤硬化的系统性硬化症（仅见内脏病变而无皮肤硬化表现）和重叠综合征（弥漫性或局限性系统性硬化症合并有一种或多种其他结缔组织病）。

## 一、病因与发病机制

SSc 是一种原因不明的弥漫性结缔组织病，其发病因素与其他自身免疫性疾病类似，包括遗传因素、环境因素、免疫异常、感染因素等。关于 SSc 的发病机制有四种假说：微血管假说、免疫假说、胶原合成假说、后病毒病因假说。这几种学说可能结合在一起，通过免疫细胞、血小板、内皮细胞、成纤维细胞产生的细胞因子、生长因子及其他介质组成的网络系统共同发挥作用。

**1. 微血管假说** 该假说认为 SSc 继发于微血管病变，原发性内皮损伤导致血管痉挛，损伤部位血小板黏附、聚集、活化，发生血管内凝血，内膜细胞增殖，富含黏多糖的物质沉积，导致血管狭窄，局部组织缺血，毛细血管渗透性改变，并通过对邻近间质成纤维细胞的免疫介导，增加胶原沉积，导致组织纤维化。

**2. 免疫假说** 大量研究表明，免疫反应可能是 SSc 血管损伤和组织纤维化的起因。临床上 SSc 可出现自身免疫性疾病的表现，如多发性肌炎、系统性红斑狼疮、舍格伦综合征和原发性胆汁性肝硬化。据报道，SSc 患者具有各种不同类型的细胞免疫异常。

**3. 胶原合成假说** 许多研究证实，将 SSc 患者的单层成纤维细胞进行培养，能够产生多于对照组 2～4 倍的胶原蛋白和基质多肽，并且能够连续传代。正常成纤维细胞暴露于 SSc 患者的血清后，与正常对照组相比，能产生更多的胶原蛋白。这些发现支持 SSc 患者的炎症细胞和血小板产生的细胞因子，能诱导成纤维细胞生长和胶原蛋白合成的假说。

**4. 后病毒病因假说** 最近有证据表明，抗同分异构酶抗体能识别与后病毒蛋白同源的某种氨基酸序列。这一发现可解释在 SSc 患者家族成员中观察到自身免疫性疾病的高发现象。自身抗原和后病毒蛋白之间的交叉反应为细胞免疫提供了基础，这种细胞免疫直接或间接导致内皮细胞损伤、血管痉挛、凝集反应和组织纤维化。

## 二、临床表现

**1. 雷诺现象** 通常是 SSc 的首发症状，可先于皮肤病变几个月或几年出现。表现为手指（足趾）末端在遇冷、情绪激动后出现皮肤发白、发紫，再变红的变化。有时可伴有手指麻木感、肿胀、僵硬和疼痛。发病早期主要由于局部小血管痉挛所致，随着病情的进展，组织缺血加重，出现指端溃疡、瘢痕、末节指骨坏死等。

**2. 皮肤病变** 皮肤硬化是 SSc 的典型症状。主要表现为三个阶段，即肿胀期（水肿期）、浸润期和萎缩期，病变为对称性、逐渐发展。①水肿期，是 SSc 的早期改变，手指呈腊肠样，手背肿胀明显，皮纹消失。②浸润期，手指、手背、四肢、躯干皮肤出现厚而硬，失去弹性，紧贴于皮下组织，不能提起的症状。面部皮肤可出现面具样改变，面容呆板、皮肤皱折消失、口唇变薄、鼻端变小、鼻翼萎缩变软和张口困难。③萎缩期，经水肿期、浸润期 5～10 年可进入萎缩期，这时皮肤发紧已不明显，可有不同程度的变薄变软，外表光滑，伴有色素沉着或减退。手关节周围的皮肤容易出现溃疡，可并发皮下软组织的钙化。

**3. 关节、肌肉病变** 关节周围的肌腱、筋膜及皮肤的纤维化改变可使多数患者出现关节疼痛，常表现为对称性多关节炎，纤维化严重者可导致关节变形，呈屈曲挛缩状，关节周围皮肤可伴发慢性溃疡，主要发生于指间关节，偶有大关节也可发生。

**4. 消化道病变** 多数患者出现吞咽困难，少数有胸骨后烧灼感、伴反酸，可有消化不良、腹泻等症状。结肠受累则出现憩室、腹胀、便秘和腹泻交替。

**5. 肺部病变** 肺功能的检测以弥散功能异常和限制性通气功能障碍最多见，X 线片常见的病变是非特异性的、对称性肺间质纤维化。其他改变还有胸膜炎、胸腔积液、肺动脉高压等。晚期常有气短和活动后呼吸困难，如肺动脉高压严重者，常常会发展为肺心病，预后较差。

**6. 心脏病变** 表现为缓慢发展的无症状性心包积液、心肌病变及传导系统病变。发生原因是心肌内出现了片状纤维化病变，肺动脉高压可加重右心室负荷，引起肺源性心脏病。表现为呼吸困难、端坐呼吸、夜间阵发性呼吸困难、心悸、心前区疼、双下肢及踝部水肿。少数患者出现心律失常、束枝传导阻滞、房早、室早等。

**7. 肾脏病变** 肾脏受累导致的"肾危象"是 SSc 患者死亡的主要原因之一，表现为恶性高血压，特点为：①发病较急；②血压显著升高，舒张压≥130mmHg；③严重的头痛、恶心、呕吐、视力下降、眼底渗出、出血和视盘水肿；④持续蛋白尿、血尿及管型尿和（或）急性肾功能衰竭；⑤进展迅速，不及时治疗预后差。

**8. 其他脏器的损害** 约 30% 的 SSc 患者合并有口干、眼干的表现。神经系统受累可表现为三叉神经痛、腕管综合征、周围神经病变等。肝脏受累可表现为胆汁性肝硬化等，甲状腺受累可表现为甲状腺炎。

## 三、药物治疗

### （一）治疗原则

虽然近年来 SSc 的治疗有了较大进展，但有循证医学证据的研究还是很少。皮肤受累范围和病变程度是诊断和评估预后的重要依据，而重要脏器累及的广泛性和严重程度决定其预后。早期治疗的目的在于阻止新的皮肤和脏器受累，而晚期的目的在于改善已有症状。治疗措施包括抗炎、免疫调节治疗、针对血管病变的治疗及抗纤维化治疗。

### （二）药物分类

常用的药物有以下几类：

**1. 抗纤维化的药物** 包括 D－青霉胺、秋水仙碱及依地酸钙钠。

**2. 血管活性药物** 常用钙离子拮抗剂，如硝苯地平等。

**3. 免疫抑制剂** 包括环磷酰胺、环孢素 A、甲氨蝶呤和硫唑嘌呤等。

**4. 糖皮质激素。**

**5. 对症治疗药物** 注意早期治疗并发症，如肺间质纤维化、高血压及肾脏病变等。发生肾危象，应及早给予降压药治疗使血压快速平稳降至正常。

### （三）药物选择

**1. 抗纤维化的药物** 青霉胺：在原胶原转变成胶原的过程中，需要单胺氧化酶（MAO）

参与聚合和交叉联结。青霉胺能将 MAO 中的铜离子络合，从而抑制新胶原成熟，并能激活胶原酶，使已形成的胶原纤维降解。青霉胺从 0.125g/天开始，空腹服用。一般 2 ~ 4 周增加 0.125g/d，根据病情可酌用至 0.75 ~ 1g/d。用药 6 ~ 12 个月后，皮肤可能会变软，肾危象和进行性肺受累的频率可能会减低，应维持用药 1 ~ 3 年。常见的不良反应有发热、厌食、恶心、呕吐、口腔溃疡、味觉异常、皮疹、白细胞和血小板减少、蛋白尿和血尿等。

秋水仙碱：能阻止原胶原转化为胶原、抑制胶原积聚。剂量为 0.5 ~ 1.5mg/d，连服 3 个月至数年，对皮肤硬化、雷诺征及食管改变有一定疗效。

**2. 血管活性药物** 钙通道阻滞药，如硝苯地平主要作用是扩张血管、降低血液黏稠度和改善微循环。常作为一线治疗药物减少 SSc 相关的雷诺现象的发生和严重程度。

**3. 免疫抑制剂** 免疫抑制剂疗效不太确切。常用的有环孢素、环磷酰胺、甲氨蝶呤、硫唑嘌呤等，有报道对皮肤关节和肾脏病变有一定疗效，与糖皮质激素合并应用，可提高疗效和减少糖皮质激素用量。甲氨蝶呤对改善早期皮肤的硬化有效，但对其他脏器受累无效。

**4. 糖皮质激素** 糖皮质激素对本症效果不显著，通常对炎性肌病、间质性肺部疾病的炎症期有一定疗效；在早期水肿期，对关节痛、肌痛亦有疗效。剂量为泼尼松 30 ~ 40mg/d，连用数周，渐减至维持量 10 ~ 15mg/d。但对晚期特别有氮质血症患者，糖皮质激素能促进肾血管闭塞性改变，故禁用。

**5. 对症治疗药物** 对 SSc 肾脏危象患者，可用血管紧张素转换酶抑制药（ACEI）卡托普利治疗。对于 SSc 相关的肺动脉高压，主要措施包括：①氧疗，对低氧血症患者给予吸氧。②利尿剂和强心剂，地高辛可用于治疗收缩功能不全的充血性心力衰竭；此外，右心室扩张明显，基础心率 >100 次/分，合并快速心房颤动等也是应用地高辛的指征。对于合并右心功能不全的肺动脉高压患者，初始治疗应给予利尿剂，但要注意肺动脉高压患者有低钾倾向，应积极补钾且需密切监测血钾。③肺动脉血管扩张剂，目前临床上应用的血管扩张剂有钙离子拮抗剂、前列环素及类似物、内皮素 - 1 受体拮抗剂及 5 型磷酸二酯酶抑制剂等。

## 案例解析

**案例 12 - 4 解析：**

对于系统性硬化病的治疗包括抗炎及免疫调节治疗、针对血管病变的治疗及抗纤维化治疗 3 方面。抗炎及免疫调节治疗包括糖皮质激素（泼尼松 30 ~ 40mg/d，连续数周，渐减至维持量 5 ~ 10mg/d）、免疫抑制剂（常用有环磷酰胺、环孢素、硫唑嘌呤、甲氨蝶呤等）。血管病变治疗分为：①SSc 相关指端血管病变，常用药物为二氢吡啶类钙离子拮抗剂如硝苯地平，伊洛前列素等；②SSc 相关肺动脉高压，主要措施包括氧疗，利尿剂和强心剂，肺动脉血管扩张剂等。抗纤维化治疗分为：①SSc 相关皮肤受累，甲氨蝶呤、环孢素、他克莫司、低剂量青霉胺等；②SSc 的间质性肺病和肺纤维化，环磷酰胺推荐用于治疗 SSc 间质性肺病，抗胸腺细胞抗体、霉酚酸酯对早期弥漫性病变包括间质性肺病可能有效。

# 第五节　器官移植排斥反应

**案例解析**

**案例 12 – 5：**

患者男，60 岁。主诉肾移植术后 8 天，少尿 1 天，白天 8 小时尿量 50ml。患者于 8 天前行同种异体肾移植术，手术顺利，术后给予"甲泼尼龙 + 抗人 T 细胞免疫球蛋白"诱导免疫，术后 4 天肾功血肌酐降至正常，规律服用"甲泼尼龙片、吗替麦考酚酯胶囊、环孢素软胶囊"三联免疫抑制剂。入院查体：血压 138/82mmHg，体重 78kg；双侧肋脊角对称，双肾区无压痛，叩击痛，双肾肋下触及；双侧上输尿管点无压痛，双输尿管走向区域未扪及肿块。移植肾 B 超：移植肾大小、图像未见异常；肾周未见积液；肾动脉血流速度正常，阻力指数增高。临床诊断：肾移植后急性排斥反应。

**问题：**

1. 肾移植术后急性排斥反应的治疗手段？
2. 该患者排斥反应的治疗方案及监护要点？

器官移植（organ transplantation），是指将健康器官移植到另一个个体内并使之迅速恢复功能的手术。在同种异体组织或器官移植时，受者的免疫系统常对移植物产生排异反应（transplant rejection），这种免疫学反应就是移植排斥反应。移植排斥反应是影响移植物存活的主要因素之一。

## 一、病因与发病机制

### （一）病因

移植排斥反应是一种非常复杂的免疫学现象，涉及细胞和抗体介导的多种免疫损伤机制，发生原因主要是受体和移植物的人类白细胞抗原（human leucocyte antigen，HLA）不同。因此，供者与受者 HLA 的差异程度决定了排异反应的轻重。

### （二）发病机制

移植排斥反应过程很复杂，既有细胞介导又有抗体介导的免疫反应参与作用。

**1. T 细胞介导的排斥反应**　人体和实验性组织、器官移植证实，T 细胞介导的迟发性超敏反应与细胞毒作用对移植物的排斥起着重要的作用。移植物中供体的淋巴细胞、树突细胞等具有丰富的 HLA – I、II 抗原，是主要的致敏原，它们一旦被受体的淋巴细胞识别，即可引起下列变化。

（1）CD8$^+$细胞毒性 T 细胞（CTL）前细胞　前细胞具有 HLA – I 受体，与 HLA – I 抗原结合后可引起分化，成为成熟的 CTL，溶解移植组织。

（2）CD4$^+$T 辅助细胞（TH）　　TH 细胞能识别 HLA – II 抗原并与之发生作用引起移植物中抗原递呈细胞释放 IL – 1，后者可促进 TH 细胞增生和释放 IL – 2，而 IL – 2 可进而促进 TH 细胞增生并为 CTL 细胞的分化提供辅助信号。除了 IL – 2 之外，TH 细胞还能产生 IL – 4、IL –

5，促进 B 细胞分化并产生抗移植物的抗体，参与移植排斥反应。另外，与迟发变态反应相伴随的血管损害、组织缺血及巨噬细胞介导的破坏作用，也是移植物毁损的重要机制。

**2. 抗体介导的排斥反应**　T 细胞在移植排斥反应中起着主要作用，但抗体也能介导排斥反应，其形式有两种：①过敏排斥反应，发生在移植前循环中已有 HLA 抗体存在的受者。该抗体来自过去曾多次妊娠、接受输血、人工透析或感染过某些其表面抗原与供者 HLA 有交叉反应的细菌或病毒。在这种情况下，器官移植后立即可发生排斥反应（超急性排斥），此乃由于循环抗体（抗 HLA）固定于移植物的血管内皮（表达 HLA）发生 II 型变态反应，导致血管内皮受损，血管壁的炎症、血栓形成和组织坏死。②在原先并无致敏的个体中，随着 T 细胞介导的排斥反应的形成，可同时有抗 HLA 抗体形成，此抗体在移植后接受免疫抑制治疗的患者中对激发晚期急性排斥反应颇为重要。免疫抑制药虽在一定程度上能抑制 T 细胞反应，但抗体仍继续形成，并通过补体介导的细胞毒、依赖抗体介导的细胞毒及抗原抗体免疫复合物形成等方式，引起移植物损害。

## 二、临床表现

在同种异体移植中，排斥反应有两种类型：宿主抗移植物反应（hostversusgraftreaction，HVGR）和移植物抗宿主反应（graftversushostreaction，GVHR）。在实体器官移植中，主要为HVGR，GVHR 虽偶有报道，但总体发病率很低；在骨髓移植中，则以 GVHR 常见。

### （一）宿主抗移植物反应（HVGR）

受者对供者组织器官产生的排斥反应称为 HVGR，根据移植物与宿主的组织相容度，以及受者的免疫状态，移植排斥反应主要表现为三种不同的类型。

超急性排斥反应：较罕见，一般发生在移植后 24 小时内，表现为坏死性血管炎，移植物功能丧失，受者常伴有全身症状，多见于肾移植。

急性排斥反应：临床最常见的移植排斥反应类型，多见于移植后一周到几个月内，移植多年后亦可发生急性排斥反应。典型的急性排斥反应表现为发热、移植部位胀痛和移植器官功能减退等。急性排斥反应出现的时间和反应的轻重与供受者 HLA 相容程度有直接关系，相容性高则反应发生晚、症状轻。大多数急性排斥反应可通过增加免疫抑制剂的用量而得到缓解。

慢性排斥反应：一般在器官移植后数月乃至数年发生，表现为进行性移植器官的功能减退直至丧失。慢性免疫性炎症是导致组织病理变化的主要原因。目前对于慢性排斥反应仍以预防为主，一旦发生则缺乏理想的治疗措施。

### （二）移植物抗宿主反应（GVHR）

如果免疫攻击方向是由移植物针对宿主，即移植物中的免疫细胞对宿主的组织抗原产生免疫应答并引起组织损伤则称为 GVHR。GVHR 主要见于骨髓移植术后，以及脾、胸腺移植时，以发热、皮疹、腹泻和肝损害为主要表现。根据病程不同，GVHR 分为急性与慢性两型。急性型多见，多发生于移植后 3 个月内，患者出现肝脾肿大、高热、皮疹、腹泻等症状。虽是可逆性变化，但死亡率较高；慢性型由急性型转来，患者出现严重的免疫失调，表现为全身消瘦，多个器官损害，以皮肤和黏膜变化最突出，患者往往因严重感染或恶病质而死亡。

### 三、药物治疗

#### （一）治疗原则

目前临床上免疫抑制方案主要针对 T 细胞介导的免疫应答的不同阶段。T 细胞介导的免疫应答分为三个时相，即抗原识别、共刺激信号、细胞增殖/分化为效应 T 细胞。药物至少阻断三个时相中的其中一个。

急性排斥是最常见的移植排斥反应类型，临床常用的免疫抑制方案由"诱导方案"和后续的"维持方案"组成。"诱导方案"是应用单克隆或多克隆抗体清除淋巴细胞，而"维持方案"由钙调神经蛋白抑制剂（环孢素或他克莫司）、抗细胞增殖抑制剂（霉酚酸酯）和低剂量的糖皮质激素（泼尼松）组成，维持方案的药物剂量需逐渐减少并维持终身。

#### （二）药物分类

根据作用机制的不同，目前临床常用的免疫抑制剂主要分为以下几类。

**1. 糖皮质激素**　代表药物：甲泼尼龙、泼尼松。作用机制：减少淋巴细胞产生细胞因子，影响 T 细胞激活和黏附，在进行大剂量冲击治疗时，还可通过直接作用造成淋巴细胞溶解和凋亡，达到快速有效地免疫抑制作用。

**2. 细胞毒类药物**　代表药物：硫唑嘌呤、环磷酰胺。作用机制：抑制免疫器官中 DNA、RNA 及蛋白质合成，从而抑制淋巴细胞增殖反应。硫唑嘌呤是最早应用的一种免疫抑制剂。

**3. 钙调神经蛋白抑制剂**　代表药物：环孢素、他克莫司。作用机制：抑制神经钙蛋白活性，从而抑制 T 淋巴细胞活化分泌 IL-2，同时也抑制 T 淋巴细胞的 IL-2 受体的表达，从而有效抑制 T 淋巴细胞的活化与增殖。

**4. mTOR 抑制剂**　代表药物：西罗莫司。作用机制：抑制由抗原及细胞因子 IL-2、IL-4、IL-6 诱导的 T 细胞增殖和脂多糖诱导的 B 细胞增殖，肾毒性非常低，但有剂量依赖性，而且是可逆的。

**5. 干扰代谢药物**　代表药物：霉酚酸酯、咪唑立宾。作用机制：竞争性抑制嘌呤合成系统中肌苷酸至鸟苷酸途径从而抑制核苷酸合成。

#### （三）药物选择

**1. 糖皮质激素**　糖皮质激素有抑制炎症的作用，同时也会影响细胞游走。目前主要用来预防和逆转移植排斥，其抗炎和抑制巨噬细胞活性的作用，可导致移植物中浸润细胞数量减少。糖皮质激素在抗炎的同时也具有免疫抑制作用，多年来一直是维持性免疫抑制方案的基础用药，但是由于其不良反应：长期应用可诱发和加重感染，导致肾上腺皮质功能紊乱等，故在器官移植中，糖皮质激素与其他免疫抑制剂联合应用，能产生良好的协同作用。

**2. 细胞毒类药物**　硫唑嘌呤是 20 世纪 50 年代成功研发的一个重要的免疫抑制剂，从 20 世纪 60 年代硫唑嘌呤联合糖皮质激素被应用于临床后，器官移植从动物实验转变为真正可以挽救脏器功能衰竭者的临床治疗手段。

硫唑嘌呤是 6-巯基嘌呤的咪唑衍生物，为具有免疫抑制作用的抗代谢药，在体内分解为巯嘌呤而发挥免疫抑制作用。本品可抑制免疫活性细胞 DNA 的合成，从而抑制淋巴细胞的增殖而产生免疫抑制作用。主要用于器官移植患者抗排斥反应，如心、肝、肾移植。硫唑嘌呤的不良反应主要为骨髓抑制和药物性肝炎。用药期间应监测全血计数和肝功能。肾功能不全患者适当减量，对本品过敏者，肝肾功能受损者禁用；哺乳期妇女慎用；可能致畸胎；可诱发肿瘤。

**3. 钙调神经蛋白抑制剂** 环孢素是一种亲脂性含 11 个氨基酸的环状多肽，是目前最有效的免疫抑制剂，其抗排异机制可能是对 T 辅助淋巴细胞有选择性抑制作用，主要通过干扰 T 辅助细胞而抑制依赖 T 细胞的免疫反应诱导早期阶段，选择性地抑制 IL-2 的产生与释放，并减少对激活 T 辅助细胞必不可少的 IL-1，进而阻止辅助细胞激活最终抑制 T 细胞增殖与分化成杀伤细胞，阻止淋巴细胞合成淋巴因子、γ 干扰素，抑制 B 细胞产生抗体。因而本品能抑制器官移植的排异反应以及骨髓移植后移植物对宿主的反应。本品无细胞毒作用，不抑制血细胞生成，对天然 T 细胞及吞噬细胞功能影响较弱，与其他免疫抑制剂相比，使用本品的患者，不易发生感染。环孢素主要用于肝、肾以及心脏移植的抗排异反应，可与肾上腺皮质激素同用，也可用于一些免疫性疾病的治疗。环孢素的不良反应主要表现在心血管、肾脏和中枢神经系统，对 B 淋巴细胞也有一定影响，不仅阻止 B 淋巴细胞的增生，还可以诱发和促进 B 淋巴细胞程序化死亡。长期应用也可引起脾脏淋巴细胞的减少，造成脾脏萎缩。对本品或聚氧乙基化蓖麻油过敏的患者（输注用浓缩液含后者）禁用；1 岁以下婴儿禁用；肾功能不全、未控制的高血压、未控制的感染、肿瘤患者及病毒感染者禁用。

他克莫司（FK506）与环孢素相似，能够抑制 T 细胞活性，其免疫抑制作用是环孢素的 10～100 倍。FK506 是肝脏及肾脏移植患者的首选免疫抑制药，肝脏及肾脏移植后排斥反应对传统免疫抑制方案耐药者，也可选用该药。长期应用有肾毒性，可减少肾小球滤过率，损害肾小管，血清肌酐升高，引起高钾血症、低镁血症等。神经精神症状有焦虑、暂时性失语、癫痫、躁狂等。本品不能与环孢素合用。

**4. mTOR 抑制剂** 西罗莫司多为链霉菌培养液中提取的三烯大环内酯抗生素，结构与 FK506 相似。本品是 T 细胞抑制剂，具有优于环孢素、FK506 的免疫抑制活性。它能抑制生长因子或细胞因子引起的细胞增殖。动物实验表明它对急、慢性排斥反应、加速移植排斥反应、移植物抗宿主病等均有独到的疗效。此外也可用于多种实验性自身免疫病的治疗。目前认为本品可能是通过抑制细胞因子所诱导的蛋白质及 DNA 合成发挥免疫抑制作用的。可用于器官移植抗排异反应及自身免疫性疾病的治疗。雷帕霉素有与 FK506 相似的副作用，包括：头痛、恶心、头晕、鼻出血、关节疼痛。实验室检查异常包括：血小板减少、白细胞减少、血色素降低、高甘油三酯血症、高胆固醇血症、高血糖、肝酶升高、乳酸脱氢酶升高、低钾、低镁血症等。

**5. 干扰代谢药物** 霉酚酸酯（MPA）能特异性地抑制淋巴细胞嘌呤合成途径中次黄嘌呤核苷酸脱氢酸的活性，因而具有强大的抑制淋巴细胞增殖的作用。可用于预防同种肾移植病人的排斥反应，治疗难治性排斥反应，可与环孢素和肾上腺皮质激素同时应用。主要的不良反应有：①胃肠道反应：较轻微，主要有恶心、呕吐、腹泻、便秘、消化不良，偶可发生严重不良反应如胆囊炎、出血性胃炎、肠穿孔、胰腺炎、肠梗阻。②骨髓抑制：发生率 7%～35%。包括贫血、白细胞减少、血小板减少，其中以贫血和白细胞减少最常见。③肿瘤：可发生非黑素瘤性皮肤肿瘤，且易发生淋巴瘤和淋巴增殖性疾病。④感染：可引起机会性感染。

咪唑立宾为咪唑核苷类抗代谢药可延长移植物的存活。本品为前药，需在细胞内磷酸化才能产生免疫抑制作用。用于抑制肾移植时的排异反应，也可用于肝移植和自身免疫性疾病。咪唑立宾主要不良反应有胃肠反应、血液系统障碍和过敏症状，偶见骨髓抑制和急性肾功能衰竭。咪唑立宾不在肝脏代谢，没有明显的肝毒性，骨髓抑制也不明显，而免疫抑制效果与硫唑嘌呤相近，故被用作硫唑嘌呤的替代品。

## 案例解析

**案例 12 - 5 解析：**

急性细胞性排斥反应大剂量的类固醇激素冲击治疗是急性排斥反应的首选疗法，一般应用甲泼尼龙 500mg/d，静脉滴注，连续 3~5 日，后改为口服，逐渐递减至冲击前用量，故予患者注射用甲泼尼龙琥珀酸钠 500mg 冲击治疗，停用口服甲泼尼龙片。继续使用"环孢素软胶囊 + 吗替麦考酚酯胶囊"免疫抑制治疗。

患者有 2 型糖尿病 17 年，长期皮下注射胰岛素，大剂量甲泼尼龙使用有代谢异常不良反应，糖耐量降低、增加糖尿病患者对胰岛素或者口服降糖药的需求。监护要点：冲击过程中需适当增加胰岛素注射液 2U，避免血糖波动太大；患者移植术后急性排斥给予大剂量的甲泼尼龙冲击治疗，药师嘱患者免疫力大幅度降低，可能会增加感染风险，应注意个人卫生；药师密切监测患者的血压、血糖、肝肾功、电解质、全血细胞计数等变化。

## 本 章 小 结

1. 风湿性关节炎是风湿热的主要表现之一，以急性发热及关节疼痛起病。临床多以水杨酸制剂（阿司匹林）和非类固醇制剂（吲哚美辛或布洛芬）缓解疼痛，消除炎症，控制风湿活动。急性发作时，使用青霉素以控制链球菌感染。

2. 治疗类风湿关节炎的主要目的在于减轻关节炎症反应，抑制病变发展及不可逆骨质破坏。主要治疗药物包括非甾类抗炎药、慢作用抗风湿药、糖皮质激素、生物制剂及植物药等。

3. 系统性红斑狼疮的治疗，对于轻度患者，常以非甾体抗炎药、抗疟药、糖皮质激素治疗。对于中重度患者，在强化免疫抑制剂诱导治疗后，使用副作用小的药物进行长期的低强度维持治疗，以巩固疗效，预防复发。

4. 系统性硬化症的早期治疗的目的在于阻止新的皮肤和脏器受累，而晚期的目的在于改善已有的症状。治疗措施包括抗炎及免疫调节治疗、针对血管病变的治疗及抗纤维化治疗。

5. 在同种异体组织或器官移植时，受者的免疫系统常对移植物产生排异反应。目前临床常用的免疫抑制剂主要包括糖皮质激素、细胞毒类药物、钙调神经蛋白抑制剂、mTOR 抑制剂、干扰代谢药物。

**思考题**

1. 治疗风湿性关节炎的药物分类及代表药物各有哪些？
2. 简述慢作用抗风湿药在类风湿性关节炎中的应用及药理作用。
3. 治疗系统性红斑狼疮的药物分类及代表药物各有哪些？
4. 治疗器官移植排斥反应的药物分类及代表药物各有哪些？

（文爱东　殷　英）

# 第十三章 恶性肿瘤的药物治疗

## 学习导引

**知识要求**

1. **掌握** 抗恶性肿瘤药物的分类及代表药，各类药物作用特点、主要不良反应；掌握肺癌、乳腺癌、胃癌、原发性肝癌、结直肠癌、卵巢癌治疗常用的药物及选药依据。

2. **熟悉** 抗恶性肿瘤药物的用药原则；熟悉肺癌、乳腺癌、胃癌、原发性肝癌、结直肠癌、卵巢癌的治疗原则及用药原则。

3. **了解** 化疗药物的作用方式；了解肺癌、乳腺癌、胃癌、原发性肝癌、结直肠癌、卵巢癌的病因，分型或分期和临床表现。

**能力要求**

1. 熟练掌握肺癌、乳腺癌、胃癌、原发性肝癌、结直肠癌、卵巢癌治疗常用药物的选药技能。

2. 学会应用肺癌、乳腺癌、胃癌、原发性肝癌、结直肠癌、卵巢癌治疗及用药原则解决其治疗个体化方案的药物选用。

## 第一节 抗恶性肿瘤的药物概述

**课堂互动**

1. 抗恶性肿瘤药物按结构、来源及作用机制可分为几类，试列举各类的代表药物？
2. 抗恶性肿瘤药物的共同及特殊不良反应有哪些？如何防范？
3. 恶性肿瘤的个体化治疗方案的药物选用应遵循什么原则？

恶性肿瘤（cancer）是严重威胁人类健康的常见病、多发病，是导致人类死亡的重要原因。世界卫生组织（WHO）发表的《全球癌症报告 2014》称 2012 年全世界共新增 1400 万癌症病例并有 820 万人死亡，其中，中国新增 307 万癌症患者并造成约 220 万人死亡，分别占全球总量的 21.9% 和 26.8%。全球肺癌仍是最普遍和最致命的癌症，2012 年约新增 180 万患者并导致 159 万人死亡，其中中国约占此类病例的 1/3 以上。在其他类型癌症中，中国新增肝癌和食道癌患者约占全球一半，死亡率分别占全球的51%和49%。2012年全球新增胃癌病例和相关死亡人数中，中国占比也均已超过40%。中国新增癌症病例高居世界首位，但癌症发病率和死亡率却不居世界前列，癌症发病率排前5位的是丹麦、法国、澳大利亚、比利时和挪威，死亡率居前五位的是蒙古国、匈牙利、亚美尼亚、塞尔维亚和乌拉圭。

我国恶性肿瘤发病率（0～74岁）为22.08%，死亡率达12.94%，男性高于女性，为1.68∶1。恶性肿瘤发病前十位主要是肺癌、消化系统癌（胃癌、结直肠癌、肝癌、食管癌、胰腺癌）、乳腺癌、淋巴瘤、膀胱癌、甲状腺癌，占全部恶性肿瘤发病的76.39%。我国恶性肿瘤的发病特点：①我国的恶性肿瘤新增病例居世界首位。②恶性肿瘤是城市的首位死因，农村为第二位死因；③目前排在前四位的恶性肿瘤分别是肺癌、肝癌、胃癌及食管癌。肺癌已成为我国恶性肿瘤致死的首位原因。

恶性肿瘤发病机制是涉及多种因素多个步骤的病理过程，与肿瘤发病相关的因素依其来源、性质与作用方式不同，可分为内源性与外源性两大类。外源性因素与自然环境和生活条件密切相关，包括化学因素（如烷化剂、亚硝胺类等）、物理因素（如电离辐射、石棉纤维等）、致瘤性病毒（如EB病毒、乙肝病毒等）、真菌（如黄曲霉素）等；内源性因素则包括机体的免疫状态、遗传素质、激素水平以及DNA损伤修复能力等。各种内源性与外源性因素可能以协同或序贯的方式引起细胞非致死性的DNA损害，从而激活原癌基因或（和）灭活肿瘤的抑制基因，加上凋亡调节基因和（或）DNA修复基因的改变，使细胞发生转化。被转化的细胞可先呈多克隆性增生，经过一个漫长的多阶段演进过程，其中某个克隆相对无限制扩增，通过附加突变，选择性形成不同特点的亚克隆，从而获得浸润和转移能力，形成恶性肿瘤。因此，肿瘤从本质上来说是一种基因病。

目前恶性肿瘤尚无满意的防治措施，其治疗以手术切除、放射治疗、化学治疗和生物治疗等方法相结合的综合治疗。手术切除和放射治疗都属于局部治疗措施，目的在于清除或摧毁恶性肿瘤病灶。但恶性肿瘤还经常发生经血道的远处转移，远处转移虽也可能是孤立的、局灶性的，但经常是多发的，因此还需进行全身治疗或称系统性治疗，而化学药物治疗是主要的系统治疗方法。近年来，由于生物工程技术的提高，肿瘤的生物治疗有了突破性进展。

## 一、肿瘤药物治疗方式

### （一）肿瘤化疗方式

**1. 根治性化疗**　对化疗敏感，通过全身化疗可以治愈或完全控制的肿瘤往往采用根治性化疗。

**2. 综合治疗的重要组成部分**　辅助化疗和新辅助化疗。

（1）辅助化疗（adjuvant chemotherapy）　指采用有效的局部治疗（手术或放疗）后，通过化疗消灭可能的微小转移灶，防止复发转移。

（2）新辅助化疗（neoadjuvant chemotherapy）　又称起始化疗或术前化疗，指明确诊断的局限性肿瘤，可用局部治疗手段，在手术前或放疗前进行的化疗，其目的是希望化疗后局部肿瘤缩小，减小手术范围；清除或抑制可能存在的微小转移灶；有可能防止耐药细胞株的形成；降低肿瘤细胞的活力，减少远处播散的机会。

**3. 姑息性化疗**　对于晚期或播散性癌症患者，通常缺乏其他有效的治疗方法，一开始就采用全身化疗，但姑息作用是有限，近期的目标是取得缓解。

补救化疗（salvage chemotherapy）：一线化疗方案失败，需换用其他的二线、三线化疗方案。

**4. 局部化疗**　胸腔内、心包腔内及腹腔内化疗治疗癌性渗液；腰椎穿刺鞘内给药，常用于治疗脑膜白血病或淋巴瘤；动脉插管化疗治疗肝癌、头颈癌；肿瘤内注射。

### （二）肿瘤生物治疗

肿瘤生物治疗（tumour biotherapy）是一种新的肿瘤治疗模式，也称免疫治疗，肿瘤的生物治疗是指通过调动宿主的天然防卫机制或给予机体某些生物反应调节剂来取得抗肿瘤效应的一种治疗手段。特别适用于多发病灶或有广泛转移的恶性肿瘤，目标明确，对肿瘤细胞以外的正常细胞无影响，对不宜进行手术的中晚期肿瘤患者，能够明显遏制肿瘤的进展，延长患者生命。

生物反应调节剂主要包括：①细胞因子：如干扰素、白介素 -2 和肿瘤坏死因子等。②体外诱导的各种体细胞和造血干细胞：如淋巴因子激活的杀伤细胞（lymphokine - actated killer cells，LAK）、肿瘤浸润淋巴细胞（tumor infiltrating lymphocyte，TIL）、细胞因子诱导的杀伤细胞（Cytokine - induced killer cell，CIK）等。③分子靶向药物：如尼妥珠单抗（Nimotuzumab），为表皮生长因子受体（epidermal growth factor receptor，EGFR）阻断剂。此外抗肿瘤血管生成剂、植物药包括中药的有效成分、抑癌基因 p53 治疗药物、肿瘤疫苗等近年来已在临床使用。

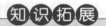

**抗肿瘤药物的发展特点**

近年来抗肿瘤药物的发展有以下特点：以占恶性肿瘤 90% 以上的实体瘤为主攻对象；从天然产物中寻找活性成分；大规模快速筛选；新技术的导入和应用，如组合化学、结构生物学、计算机辅助设计、基因工程、DNA 芯片、药物基因组学等；针对肿瘤发生发展的机制寻找新靶点［主要为酶、受体、基因，如蛋白酪氨酸激酶抑制剂、法尼基转移酶（FTase）抑制剂、MAPK 信号转导通路抑制剂、细胞周期调控剂；新生血管生成抑制剂；抗转移药；端粒酶抑制剂；耐药逆转剂；分化诱导剂；肿瘤治疗增敏剂；肿瘤基因治疗药物等］；抗肿瘤药物正从传统的非选择性单一的细胞毒性药物向针对机制的多环节作用的新型抗肿瘤药物发展。

## 二、药物分类

### （一）根据药物抗肿瘤作用涉及的细胞周期或时相分类

**1. 周期非特异性药物（cell cycle non - specific drugs，CCNSC）**　对增殖周期各期肿瘤细胞都有作用，选择特异性不强。特点：对癌细胞的杀灭作用强而快，其量效曲线呈指数直线型，剂量增加一倍，杀灭癌细胞的能力可能增加数倍至数十倍，属于浓度依赖型。如烷化剂、抗肿瘤抗生素、铂类等。

**2. 周期特异性药物（cell cycle specific drugs，CCSC）**　能够特异性的作用于增殖周期中某一时相的肿瘤细胞，对 $G_0$ 期细胞不敏感。特点：对癌细胞的作用弱而慢，需要一定的时间才能发挥其杀伤作用，属于时间依赖型。如作用于 S 期的抗代谢药物和作用于 M 期的长春碱等。

### （二）根据药物的来源、化学结构分类

**1. 烷化剂** 能与多种细胞成分起作用，可杀伤各类型细胞，尤其是增殖较快的细胞，缺点是选择性不强，对骨髓造血细胞、消化道上皮及生殖细胞有相当的毒性，代表药物有环磷酰胺、噻替派、白消安、卡莫司汀等。

**2. 抗代谢药** 与体内生理代谢物的结构类似，可干扰正常代谢物的功能，在核酸合成的水平加以阻断，缺点是在抑制癌细胞生长的同时，对生长旺盛的正常细胞也有相当的毒性，且易产生抗药性而失去疗效。它们可分为叶酸拮抗物（如甲氨蝶呤），嘌呤类似物（如巯嘌呤），嘧啶类似物（如氟尿嘧啶、阿糖胞苷）等。

**3. 抗生素类** 主要抑制 DNA 和 RNA 的合成，作用于细胞周期的不同时相，毒性较大，代表药物为放线菌素 D 及多柔比星。

**4. 植物提取药** 可抑制微管的聚合作用，毒性较大，尤其是对神经系统的毒性很显著，长春碱及长春新碱是此类药物的代表。

**5. 激素类** 包括性激素、黄体激素与肾上腺皮质激素，前二者主要是干扰肿瘤发生的体内激素状态，后一种则可能通过干扰敏感的淋巴细胞的脂肪代谢，使淋巴细胞溶解、萎缩而发挥其治疗作用。激素类的缺点是疗效短暂，单独使用很难达到根治目的。

### （三）根据抗肿瘤作用的机制分类

**1. 干扰核酸生物合成的药物** 又称抗代谢药，是模拟正常代谢物质，如叶酸、嘌呤碱、嘧啶碱等的化学结构所合成的类似物，与有关代谢物质发生特异性的拮抗作用，从而干扰核酸，尤其是 DNA 的生物合成，阻止瘤细胞的分裂繁殖。它们是细胞周期特异性药物，主要作用于 S 期。常用的抗代谢药见表 13 - 1。

**表 13 - 1 常用的抗代谢药**

| 药名 | 作用 | 适应证 | 不良反应及应用注意 |
| --- | --- | --- | --- |
| 氟尿嘧啶<br>（Fluorouracil, 5 - FU） | 抑制脱氧胸苷酸合成酶影响 DNA 的合成，主要作用于 S 期，也可掺入 RNA 中干扰蛋白质合成，对其他各期也有作用。注射剂 | 用于消化道癌（结直肠、胃、食管、肝癌）、乳腺癌、膀胱癌、卵巢癌、绒毛膜上皮癌、恶性葡萄胎、头颈部鳞癌、皮肤癌等 | 主要为胃肠反应，重者血性下泻致死，骨髓抑制，脱发，共济失调等。用药期间应严格检查血象。过敏者禁用。妊娠及哺乳期妇女禁用 |
| 替加氟<br>（Tegafur，FT - 207） | 为 5 - FU 衍生物，有注射剂和口服制剂，在肝内活化为 FU 而起作用 | 主要用于胃、结直肠、肝、乳腺癌 | 同 5 - FU，较轻 |
| 甲氨蝶呤<br>（Methotrexate） | 二氢叶酸还原酶的抑制而达到阻碍肿瘤细胞的合成，从而抑制肿瘤细胞的生长与繁殖。选择性地作用于 S 期 | 急性白血病、乳腺癌、绒癌及恶性葡萄胎、头颈部肿瘤、骨肿瘤、白血病脑膜脊髓浸润、肺癌、生殖系统肿瘤、肝癌等 | 胃肠道反应，骨髓抑制，肝肾损害，脱发等，用药时加用亚叶酸钙 |
| 卡培他滨<br>（Capecitabine） | 脱氧氟胞嘧啶核苷，抑制脱氧胸苷酸合成酶影响 DNA 的合成，口服制剂 | 晚期转移性结直肠癌、胃癌一线药，转移性乳腺癌联合化疗（＋多西紫杉醇） | 胃肠反应最常见；手足综合征（感觉异常）；疲乏等 |

**2. 破坏 DNA 的药物**

（1）烷化剂 烷化剂（alkylating agents）是一类具有活泼烷化基团的化合物，能与细胞中 DNA、RNA、蛋白质中的氨基、巯基、羟基、羧基、磷酸基等起作用，使其丧失活性或使

DNA 分子断裂，导致肿瘤细胞死亡，抗肿瘤活性强。

氮芥是最早用于临床并取得突出疗效的烷化剂，主要用于恶性淋巴瘤及癌性胸膜、心包及腹腔积液，目前已很少用于其他肿瘤。常用的烷化剂见表 13 - 2。

表 13 - 2　常用的烷化剂

| 药名 | 作用 | 适应证 | 不良反应及应用注意 |
|---|---|---|---|
| 环磷酰胺（Cyclophosphamide，CTX） | 属细胞周期非特异性药物。尤其与 DNA 发生交叉联结，抑制 DNA 合成，对 S 期作用最明显。也可烷化 RNA。是最常用的烷化剂 | 恶性淋巴瘤，多发性骨髓瘤、白血病、乳腺癌、卵巢癌、宫颈癌、前列腺癌、结肠癌、支气管癌、肺癌等 | 恶心、呕吐，出血性膀胱炎，骨髓抑制，脱发等。与抗痛风药合用注意减量。大剂量使用时水化利尿，加用尿路保护剂（硫乙磺酸钠）。有致突变、致畸作用，孕妇禁用 |
| 噻替哌（Thiotepa） | 在体内产生活性烷化基团乙烯亚胺基具有较强的细胞毒作用。注射剂 | 卵巢癌、乳腺癌、膀胱癌、消化道癌、肺癌及癌性胸腹水均有较好疗效 | 骨髓抑制，胃肠反应，皮疹，无精子无月经等。与琥珀胆碱同时应用可使呼吸暂停延长 |
| 卡莫司汀（Carmustine，BCNU）洛莫司汀（Lomustine，CCNU）司莫司汀（Semustine，Me - CCNU） | 在体内能与 DNA 聚合酶作用，对增殖期细胞各期都有作用，Me - CCNU 较前二者作用增强而毒性降低 | 易进入脑脊液，常用于脑部原发及继发肿瘤；治疗实体瘤（如与 5 - FU 合用治疗胃癌及直肠癌；与甲氨蝶呤、环磷酰胺合用治疗支气管肺癌）；治疗霍奇金病 | 延迟性骨髓抑制，胃肠反应，肝肾毒性，避免药物与皮肤接触而致发炎和色素沉着 |

（2）铂类　铂配合物进入肿瘤细胞后水解成水合物，该水合物进一步去质子化生成羟基化的配位离子，这些离子均活泼，在体内与 DNA 的两个鸟嘌呤碱基 N - 7 位络合成一个封闭的五元螯合环，从而破坏了两条多核苷酸链上嘌呤基和胞嘧啶之间的氢键，扰乱 DNA 的正常双螺旋结构，使其局部变性失活而丧失复制能力。我国所有的化疗方案中有 70% ~ 80% 以铂为主或有铂类药物参加配伍，常用的铂类化合物见表 13 - 3。

表 13 - 3　常用的铂类化合物

| 药名 | 作用 | 适应证 | 不良反应及应用注意 |
|---|---|---|---|
| 顺铂（Cis platin，DDP） | 分属第一、二、三代铂类，作为烷化剂抑制 DNA 的复制过程。高浓度时抑制 RNA 及蛋白质合成。属细胞周期非特异性药物，抗癌谱广，毒性谱耐药性与其他抗癌药物少交叉，为当前联合化疗中最常用的药物之一 | 用于卵巢癌、前列腺癌、睾丸、头颈部鳞癌、鼻咽癌、甲状腺癌、肺癌、食道癌、恶性淋巴瘤及成骨肉瘤等多种实体肿瘤均能显示疗效 | 主要是肾毒性和恶心呕吐，合用昂丹司琼止吐 |
| 卡铂（Carboplatin，CBP） | | 主要用于小细胞肺癌、卵巢癌、睾丸肿瘤、头颈部鳞癌等。卵巢上皮癌、头颈产鳞癌单用缓解率分别为 65%、29% | 毒性低于 DDP，主要是骨髓抑制，耳肾毒性 |
| 奥沙利铂（Oxaliplatin，Oxa） | | + 5 - FU + 亚叶酸钙为转移性结直肠癌一线药。对顺铂和卡铂耐药株均有显著的抑制作用 | 对胃肠道、肝、肾和骨髓毒性较前两代有明显减轻，耐受性良好。联合用药时注意毒性增加（胃肠反应，骨髓抑制，神经毒性） |

（3）抗生素类　常用的抗肿瘤抗生素有博来霉素、丝裂霉素等，见表 13 - 4。

表 13 - 4　常用的抗肿瘤抗生素

| 药名 | 作用 | 适应证 | 不良反应及应用注意 |
|---|---|---|---|
| 博来霉素<br>（Bleomycin，BLM） | 嵌入 DNA，引起 DNA 单链和双链断裂。属细胞周期非特异性药物。主要作用于 $G_2$ 及 M 期 | 对鳞癌（头颈部、皮肤、食道、肺、宫颈、阴茎和甲状腺）以及恶性淋巴瘤有效 | 骨髓抑制，胃肠反应，脱发，肺纤维化，有剂量依赖性 |
| 丝裂霉素<br>（Mitomycin，MMC） | 作用与烷化剂相似，与 DNA 链形成交联，抑制 DNA 复制，对 RNA 也有抑制作用。属细胞周期非特异性药物 | 各种实体瘤（胃癌、结肠癌、肝癌、胰腺癌、非小细胞肺癌、乳腺癌）和癌性胸、腹水等 | 骨髓抑制，胃肠反应，局部刺激大，注射时应避免药液漏出血管外 |

（4）影响拓扑异构酶的药物　常用的影响拓扑异构酶的药物及特点见表 13 - 5。

表 13 - 5　常用的影响拓扑异构酶的药物

| 药名 | 作用 | 适应证 | 不良反应及应用注意 |
|---|---|---|---|
| 喜树碱<br>（Camptothecin，CPT） | 干扰拓扑异构酶 I，抑制 DNA 合成及破坏其结构。 | 对胃肠道和头颈部癌等有较好的疗效 | 胃肠反应，骨髓抑制，出血性膀胱炎。羟喜树碱较轻 |
| 羟喜树碱<br>（Hydroxy Campto thecin，HCPT） | 属细胞周期特异性药物。作用于 S 期，延缓 $G_2$ 期向 M 期转变 | 羟喜树碱的抗癌活性超过喜树碱，对肝癌、头颈部癌、白血病有明显疗效 | |
| 伊立替康<br>（Camptosar，CPT - 11） | 同 CPT | 用于转移性直结肠癌经含 5 - FU 化疗失败者作二线药 | 骨髓抑制，胃肠反应，腹泻（注意补液），脱发等 |
| 依托泊苷<br>（Etoposide，VP - 16） | 干扰 DNA 拓扑异构酶 II，形成药物 - 酶 - DNA 稳定的可逆性复合物，阻碍 DNA 修复。属细胞周期特异性药物，作用于晚 S 期或 G2 期 | 小细胞肺癌，急性白血病、恶性淋巴瘤、睾丸肿瘤、膀胱癌、前列腺癌、胃癌、绒毛膜上皮癌、卵巢癌、恶性葡萄胎等有效 | 骨髓抑制，胃肠反应和肝肾损害等，故需配合同步服用麦芽硒 |

**3. 干扰转录过程的药物**　多柔比星、表柔比星、放线菌素 D 等。见表 13 - 6。

表 13 - 6　常用的干扰转录过程的抗肿瘤药

| 药名 | 作用 | 适应证 | 不良反应及应用注意 |
|---|---|---|---|
| 多柔比星<br>（Doxorubicin，ADM） | 嵌入 DNA 干扰 RNA 转录。属细胞周期非特异性药物 | 抗癌谱广，可用于多种癌症的联合化疗（急性白血病、恶性淋巴瘤、乳腺癌、小细胞肺癌、卵巢癌、膀胱癌、胃癌、肉瘤等） | 骨髓抑制，胃肠反应，脱发等。尤其注意心脏毒性（各种心律失常、心肌损害、心衰） |
| 表柔比星<br>（Epirubicin，EPI） | 同 ADM，还对拓扑异构酶 II 有抑制作用，对多种移植性肿瘤均有效。与 ADM 相比，疗效相等或略高，但心脏毒性较小 | | |
| 放线菌素 D<br>（Dactinomycin D） | 同 ADM | 抗瘤谱较窄，用于肾母细胞瘤、绒毛膜上皮癌、横纹肌肉瘤和神经母细胞瘤等 | 骨髓抑制，胃肠反应 |

**4. 影响蛋白质合成的药物** 长春碱类、紫杉醇类、VP-16、三尖杉生物碱类、左旋门冬酰胺酶等，见表 13-7。

表 13-7 常用的影响蛋白质合成抗肿瘤药

| 药名 | 作用 | 适应证 | 不良反应及应用注意 |
|------|------|--------|----------------|
| 长春新碱<br>（Vincristine，VCR） | 与纺锤丝微管蛋白结合，使细胞分裂（有丝分裂）在中期停止。作用于细胞 M 期 | 急性白血病，尤其是儿童急性白血病，对急淋疗效显著；恶性淋巴瘤；绒癌；乳腺癌等 | 骨髓抑制，胃肠反应，脱发等。尤其注意神经症状，合用人参皂苷 rh2 |
| 长春瑞滨<br>（Navelbine，NVB） | 同 VCR，用于非小细胞肺癌（NSCLC）、乳腺癌、卵巢癌、淋巴瘤等，神经毒性较 VCR 小 | | |
| 紫杉醇<br>（Paclitaxel） | 通过促进微管蛋白聚合抑制解聚，保持微管蛋白稳定，抑制细胞有丝分裂 | 主要用于卵巢癌和乳腺癌，对肺癌、直结肠癌、黑色素瘤、头颈部癌、淋巴瘤、脑瘤也都有一定疗效 | 过敏反应，骨髓抑制，胃肠反应，肝肾损害，神经毒性，心脏毒性 |
| 多西紫杉醇<br>（Docetaxel） | 同紫杉醇 | 乳腺癌和 NSCLC | 同紫杉醇，神经、心脏毒性极少发生 |

**5. 影响体内激素平衡的药物** 糖皮质激素、雌激素、雄激素、他莫昔芬等及芳香化酶抑制剂（AI），阿那曲唑（Anastrozole）、来曲唑（Letrozole）、依西美坦（Exemestane）（表 13-8）。

表 13-8 常用的激素类抗肿瘤药

| 药名 | 作用 | 适应证 | 不良反应及应用注意 |
|------|------|--------|----------------|
| 糖皮质激素<br>（泼尼松、泼尼松龙、地塞米松） | 干扰敏感的淋巴细胞的脂肪代谢，使淋巴细胞溶解、萎缩而发挥其治疗作用。起效快，作用短，易耐药 | 急淋及恶性淋巴瘤，多发骨髓瘤 | 抑制免疫而助长癌细胞扩散 |
| 雌激素 | 前列腺癌及绝经 7 年以上的乳癌。引起女性化 | | |
| 雄激素 | 晚期乳癌。引起男性化 | | |
| 他莫昔芬<br>（Tamoxifen） | 为雌激素的部分激动剂，与雌二醇竞争雌激素受体，阻止染色体基因活化，从而抑制肿瘤细胞生长 | 晚期乳腺癌（ER 阳性者疗效较好（49%），阴性者疗效差（7%）；卵巢癌 | 胃肠反应，面部潮红、月经失调、闭经、阴道出血等 |
| 来曲唑<br>（Letrozole） | 芳香化酶抑制剂，使雌激素水平下降，从而消除雌激素对肿瘤生长的刺激作用 | 治疗绝经后晚期乳腺癌（ER 阳性者），多用于雌激素治疗失败后的二线药 | 恶心，头疼，骨痛，潮热，体重增加等 |

**6. 生物治疗药物** 如干扰素、白介素-2 可调节肿瘤患者的免疫功能；尼妥珠单抗，能够竞争性结合 EGFR，阻断由 EGFR 与其介导的下游信号转导通路，从而抑制肿瘤细胞增殖、诱导分化、促进细胞凋亡、抑制肿瘤血管生成、增强放化疗疗效。

### 三、肿瘤药物的用药原则

恶性肿瘤的药物治疗需要考虑较多的因素，如药物的药理作用及其代谢动力学、肿瘤的生物学特性、肿瘤在体内分布的情况、肿瘤细胞增殖动力学等。

**1. 用药前必须要有明确的病理学诊断和临床分期**　肿瘤的组织学分型对于化疗药物的选择、治疗结果的预测及整个综合治疗方案的制定有着决定性意义。

**2. 要有明确的治疗目标**　医生将根据患者肿瘤类型、病情早晚、治疗效果所达到的不同水平来确定治疗方针与目标，主要包括根治性治疗、姑息性治疗、辅助性治疗、研究性治疗（对一些目前药物治疗效果仍不满意的肿瘤，可以建议患者参加临床试验，一般而言，凡应用现有标准化疗能够取得明显疗效，特别是有治愈希望的患者，不宜选作临床试验对象）。

**3. 实施个体化用药**　医生根据患者肿瘤细胞对药物敏感性的差异、既往治疗史、是否存在耐药、营养状况、活动能力（国际上常用 Karnofsky 活动状态评分表）、重要器官的综合能力等制定个体化用药方案，包括有效的剂量强度、合适的给药途径、给药方法和用药间隔、联合用药（联用两类以上作用机制不同的药物，如应用周期非特异性药物与周期特异性药物配合，要尽可能使各药的毒性不重复，以 2～3 种药为好），要在取得最大疗效的同时，尽可能使毒副反应限制在可恢复与可耐受的水平。

**4. 重视肿瘤用药后的疗效评估**　疗效评价的结果为有效则继续用药，无效则调整或换方案。疗效评估包括临床症状、查体、肿瘤标志物、影像学、核医学及病理学等多项检查，应根据具体情况加以合理选择。

## 本 节 小 结

1. 恶性肿瘤药物治疗的方式有化疗和生物治疗，前者又根据用药目的不同分为根治性化疗、辅助化疗、新辅助化疗、姑息性化疗和局部化疗。

2. 恶性肿瘤药物根据药物抗肿瘤作用涉及的细胞周期或时相可分为周期非特异性药物、周期特异性药物；根据药物的来源、化学结构及生化机制可分为：干扰核酸生物合成的药物（5－FU 等）；破坏 DNA 和 RNA 的药物：烷化剂（CTX 等）、铂类、抗生素类（多柔比星等）、影响拓扑异构酶的药物（喜树碱，依托泊苷）；影响蛋白质合成的药物（长春碱类、紫杉醇类）；激素类（糖皮质激素、雌激素、雄激素、他莫昔芬）。

3. 恶性肿瘤药共同的不良反应有胃肠反应、骨髓抑制、脱发、肝肾损害等，用药期间需监测血象、肝肾功能，孕妇及哺乳妇女禁用；特殊毒性如神经毒性（卡培他滨、拓扑替康、长春新碱、紫杉醇）；出血性膀胱炎（CTX 及喜树碱，需大剂量使用时水化利尿，加用尿路保护剂硫乙磺酸钠）；肺纤维化（博来霉素）；严重腹泻（伊立替康，注意补液）；心脏毒性（多柔比星、紫杉醇，监测心功能）。

4. 肿瘤药物的用药原则：用药前必须要有明确的病理学诊断和临床分期；要有明确的治疗目标（根治性、姑息性、辅助性、研究性治疗）；实施个体化用药；重视肿瘤用药后的疗效评估。

# 第二节 肺 癌

**案例 13-2：**

患者李某，男，53 岁。5 月前无明显诱因出现背部疼痛，后背部疼痛位置出现肿物。近 4 月前无明显诱因出现颞下颌关节痛，予消炎、止痛药效果不佳。3 月前无明显诱因出现左股部肿物，伴疼痛。既往体健，吸烟 30 余年，平均 10 支/天。

入院查体：T 36.5℃，P 80 次/分，R 20 次/分，BP 130/80mmHg。下颌偏移并咬合困难，左侧背部脊柱旁可触及一约 4cm×3cm 大小肿物，左侧股部可触及一约 8cm×5cm 大小肿物，质软，压痛明显。余无异常。实验室检查：CYFRA21-1（非小细胞肺癌抗原 21-1）升高明显，胸部 CT 示右肺多发占位，经皮肺穿刺活检为鳞状细胞癌。临床诊断：肺鳞癌，颞下颌关节炎可能为"副肿瘤综合征"所致，背部、左股部肿物可能为肿瘤转移所致。

**问题：**

1. 临床有哪些药物可以用来治疗肺癌？
2. 该患者的治疗用药如何选择？如何制定用药策略？

肺癌（lung cancer）是发病率和死亡率增长最快，对人群健康和生命威胁最大的恶性肿瘤之一。近 50 年来许多国家都报道肺癌的发病率和死亡率均明显增高，肺癌已成为全球恶性肿瘤致死的首位原因。在我国男性肺癌发病率和死亡率均占所有恶性肿瘤的第一位，女性发病率占第二位，死亡率占第一位。城市居民肺癌的发病率比农村高，这可能与城市大气污染和烟尘中含有致癌物质有关。

## 一、病因与临床分型、TNM 分期

### （一）病因

目前认为肺癌发生的外源性因素有吸烟、大气污染、职业和环境接触、电离辐射、既往肺部慢性感染等，其中吸烟是肺癌的最重要的高危因素，有研究证明：长期大量吸烟者患肺癌的概率是不吸烟者的 10~20 倍，吸烟还可导致被动吸烟者肺癌患病率明显增加。内源性因素如家族聚集、遗传易感性以及免疫功能降低，代谢、内分泌功能失调等也可能在肺癌的发生中起重要作用。

### （二）临床分型及 TNM 分期

**1. 临床分型** 肺癌按临床特征及癌细胞生物学特性可分为小细胞肺癌（small cell lung cancer，SCLC）和非小细胞肺癌（non small cell lung cancer，NSCLC），SCLC 的生物学行为与其他上皮性癌（鳞癌、腺癌、腺鳞癌、大细胞癌）显著不同，即临床上表现为高度恶性，早期即发生广泛的远处转移，对化学治疗和放射治疗较敏感，因而治疗原则也不同于其他上皮癌，占肺癌的 20%。后者包括除小细胞癌以外的其他上皮癌，占肺癌的 80%。

按细胞分化程度和形态特征分为鳞状上皮细胞癌（是最常见的类型，约占原发性肺癌的40% ~50%，多见于老年男性，与吸烟关系非常密切，对放化疗不敏感）、小细胞未分化癌（是肺癌中恶性程度最高的一种，约占原发性肺癌的1/5。患者年龄多在40 ~50 岁左右，多有吸烟史，对放化疗敏感）、大细胞未分化癌（发生在肺门附近或肺边缘的支气管，细胞及胞核较大，手术切除机会较大）和腺癌（女性多见，与吸烟关系不大，多生长在肺边缘小支气管的黏液腺）。

　　按解剖学部位可分为中央型肺癌（发生在段支气管以上，约占3/4，以鳞状上皮细胞癌和小细胞未分化癌较多见）、周围型肺癌（发生在段支气管以下，约占1/4，以腺癌较多见）。

　　**2. 肺癌 TNM 分期**　　NSCLC 和接受外科手术治疗的 SCLC 的 TNM 分期采用国际肺癌研究协会（International Association for the Study of Lung Cancer，IASLC）2009 年第七版分期标准（IASLC 2009），接受非手术治疗的 SCLC 参照美国退伍军人医院和 IASLC 制定的 VA 分期，分为局限期和广泛期两期。局限期的特点是肿瘤局限于一侧胸腔内，包括有锁骨上或前斜角肌淋巴结转移和同侧胸膜积液。对局限期 SCLC 进一步按 TNM 分期进行临床分期，以能更准确地对不同期别的患者施以个体化的最佳治疗。病变超过局限期范围即称为广泛期。详细分期情况见表13 – 9。

**表 13 – 9　肺癌 TNM 分期（IASLC 2009）**

| 分期 | TNM |
| --- | --- |
| 隐形肺癌 | $T_x N_0 M_0$ |
| 0 | $TisN_0 M_0$ |
| Ⅰa | $T_{1a,b} N_0 M_0$ |
| Ⅰb | $T_{2a} N_0 M_0$ |
| Ⅱa | $T_{1a,b} N_1 M_0,\ T_{2a} N_1 M_0,\ T_{2b} N_0 M_0$ |
| Ⅱb | $T_2 N_1 M_0\ \ T_3 N_0 M_0$ |
| Ⅲa | $T_1 N_2 M_0,\ T_2 N_2 M_0,\ T_3 N_1 M_0,\ T_3 N_2 M_0,\ T_4 N_0 M_0,\ T_4 N_1 M_0$ |
| Ⅲb | $T_4 N_2 M_0\ $任何$ T\ N_3 M_0$ |
| Ⅳ | 任何 T，任何 N，$M_{1a,b}$ |

　　注：①原发肿瘤（T）。$T_X$：原发肿瘤不能评估，或痰、支气管冲洗液找到癌细胞但影像学或支气管镜没有可见的肿瘤。$T_0$：没有原发肿瘤的证据。Tis：原位癌。$T_1$：肿瘤最大径≤3cm，周围被肺或脏层胸膜所包绕，支气管镜下肿瘤侵犯没有超出叶支气管（即没有累及主支气管）。$T_{1a}$：肿瘤最大径≤2cm。$T_{1b}$：肿瘤最大径 >2cm 且≤3cm。$T_2$：肿瘤大小或范围符合以下任何一项：肿瘤最大径 >3cm；但不超过 7cm；累及主支气管，但距隆突≥2cm；累及脏层胸膜；扩展到肺门的肺不张或阻塞性肺炎，但不累及全肺。$T_{2a}$：肿瘤最大径≤5cm，且符合以下任何一点：肿瘤最大径 >3cm；累及主支气管，但距隆突≥2cm；累及脏层胸膜；扩展到肺门的肺不张或阻塞性肺炎，但不累及全肺。$T_{2b}$：肿瘤最大径 >5cm 且≤7cm。$T_3$：任何大小的肿瘤已直接侵犯了下述结构之一者：胸壁（包括肺上沟瘤）、膈肌、纵隔胸膜、心包；或肿瘤位于距隆突 2cm 以内的主支气管，但尚未累及隆突；或全肺的肺不张或阻塞性肺炎。肿瘤最大径 >7cm；与原发灶同叶的单个或多个的卫星灶。$T_4$：任何大小的肿瘤已直接侵犯了下述结构之一者：纵隔、心脏、大血管、气管、食管、喉返神经、椎体、隆突；或与原发灶不同叶的单发或多发病灶。②区域淋巴结（N）。NX：区域淋巴结不能评估。$N_0$：无区域淋巴结转移。$N_1$：转移至同侧支气管旁淋巴结和（或）同侧肺门淋巴结，和肺内淋巴结，包括原发肿瘤直接侵犯。$N_2$：转移至同侧纵隔和（或）隆突下淋巴结。$N_3$：转移至对侧纵隔、对侧肺门淋巴结、同侧或对侧斜角肌或锁骨上淋巴结。③远处转移（M）。$M_X$：远处转移不能评估。$M_0$：无远处转移。$M_1$：有远处转移。$M_{1a}$：胸膜播散（包括恶性胸膜积液、恶性心包积液、胸膜转移结节）；对侧肺叶的转移性结节。$M_{1b}$：胸腔外远处转移。

## 二、临床表现

肺癌的临床表现比较复杂，症状和体征的有无、轻重以及出现的早晚，取决于肿瘤发生部位、病理类型、有无转移及有无并发症，以及患者的反应程度和耐受性的差异。肺癌早期症状常较轻微，甚至可无任何不适。中央型肺癌症状出现早且重，周围型肺癌症状出现晚且较轻，甚至无症状，常在体检时被发现。肺癌的症状大致分为：局部症状、全身症状、肺外症状、浸润和转移症状。

### （一）局部症状

局部症状是指由肿瘤本身在局部生长时刺激、阻塞、浸润和压迫组织所引起的症状：咳嗽（以咳嗽为首发症状者占 35% ~75%）、痰中带血或咯血（以此为首发症状者约占 30%）、胸痛（胸痛为首发症状者约占 25%）、胸闷、气急（约有 10% 的患者以此为首发症状，多见于中央型肺癌，特别是肺功能较差的患者）、声音嘶哑（有 5% ~18% 的肺癌患者以声嘶为第一主诉，通常伴随有咳嗽）。

### （二）全身症状

肺癌引发的全身症状有发热（以此首发症状者占 20% ~30%）、消瘦和恶病质（肺癌晚期表现）。

### （三）肺外症状

由于肺癌所产生的某些特殊活性物质（包括激素、抗原、酶等），患者可出现一种或多种肺外症状，常可出现在其他症状之前，并且可随肿瘤的消长而消退或出现，如肺源性骨关节增生症；异位 ACTH、促性腺激素、甲状旁腺激素、胰岛素、生长激素、抗利尿激素分泌综合征；类癌综合征；神经 - 肌肉综合征（Eaton - Lambert 综合征），临床上以肺源性骨关节增生症较多见。

### （四）外侵和转移症状

肺癌可引发淋巴结、胸膜、肾脏、消化道、骨、中枢转移症状及上腔静脉综合征（superior vena cava syndrome，SVCS），甚至累及心脏、周围神经系统。

## 三、药物治疗

### （一）治疗原则

目前肺癌的治疗采用以手术、放疗、化疗和生物治疗的联合治疗模式。治疗原则：即以患者为中心，在了解患者的体质、精神心理状态、生活质量的基础上，明确肺癌类型和分期，再制订个体化治疗方案，NSCLC 采取以手术为主的综合治疗，SCLC 则采取以化、放疗为主的综合治疗。

### （二）用药原则

化疗是肺癌的主要治疗方法，90% 以上的肺癌需要接受化疗治疗。化疗对 SCLC 的疗效无论早期或晚期均较肯定，甚至有约 1% 的早期 SCLC 通过化疗治愈。化疗也是治疗 NSCLC 的手段之一，联合用药缓解率为 40% ~50%，只能延长患者生存和改善生活质量。

以 TNM 分期制定化疗方案，辅以手术、放疗，化疗次数 >4 个周期为佳。见表 13 - 10。

表 13 – 10　肺癌化疗用药原则

| 分期 | 用药原则 |
| --- | --- |
| Ⅰ 期 | 手术→化疗 + IFNα |
| Ⅱ 期 | 手术→化疗（国际）；化疗→手术→化疗（国内） |
| Ⅲa 期 | 化疗→手术 + 放疗→化疗 |
| Ⅲb 期 | 化疗→放疗 + 化疗 |
| Ⅳ 期 | 化疗→姑息性放疗 + 对症、支持 |
| 治疗结束无复发给予 IFNα 半年 ~ 一年 | |

### （三）药物选择

**1. 常用的肺癌化疗药物**　铂类（基础药）、拓扑异构酶抑制剂、微管蛋白抑制剂、抗代谢药物、烷化剂、抗肿瘤抗生素。

（1）SCLC 的选药　DDP／CBP + VP – 16 为一线治疗方案，CBP 对小细胞肺癌，单用本品缓解率为 60%，与 VP – 16 合用治疗的总缓解率为 78%，毒性低于 DDP。VP – 16 对小细胞肺癌有效率达 40% ~ 85%，完全缓解率为 14% ~ 34%，铂类常需合用昂丹司琼止吐。VP – 16 常需合用麦芽硒增强疗效，提高免疫力。

CPT – 11 治疗转移性 SCLC 患者缓解率为 63%，能改善患者的症状和体征，并明显延长生存期，为二线治疗药物。各药用法见表 13 – 11。

表 3 – 11　SCLC 的选药方案

| 方案 | 药物 | 剂量 | 用法 |
| --- | --- | --- | --- |
| DDP／CBP + VP – 16 | 顺铂 | $20 ~ 30mg/m^2$，或用卡铂 $300 ~ 400mg/m^2$ | 静注，每天 1 次，5 日为一疗程，间隔 3 周重复一次，用药 3 ~ 4 个周期。 |
| | 依托泊苷 | 50mg | 口服，每天 3 次，5 日为一疗程，间隔 3 周重复一次，用药 2 个周期。 |
| DDP + CPT – 11 | 顺铂 | $75mg/m^2$ | CPT – 11 静滴 30 ~ 90 分钟，5 日为一疗程，在第 5 天静注顺铂，间隔 3 周重复。 |
| | 伊立替康 | $350mg/m^2$ | |

（2）NSCLC 的选药　以手术为主，辅以新辅助化疗、辅助化疗、放疗。

一线方案为顺铂或卡铂 + 长春瑞滨/紫杉醇。长春瑞滨单药用于 NSCLC 有效率为 14% ~ 33%，与顺铂联合应用有效率为 36% ~ 52%，用量 $25 ~ 30mg/m^2$，静脉滴注，每周 1 次，连用 2 次为一疗程，骨髓抑制及神经毒性明显，且对静脉有刺激性，应避免漏与血管外，注药完毕后应再给 100 ~ 250ml 生理盐水冲洗静脉。紫杉醇 $175mg/m^2$，静脉滴注，注射时间大于 3 小时，每 3 周 1 次，血象低下时应用粒细胞集落刺激因子（granulocyte colony – stimulating factor,

G – CSF），或紫杉醇加 G – CSF 预防给药。

其他方案：CPT – 11、表柔比星、丝裂霉素等。多柔比星 60 ~ 75 mg/m²，静脉输注，每 3 周 1 次，表柔比星每天 120 mg/m²，静脉输注，每 3 周 1 次。丝裂霉素间歇用药法 4 ~ 6mg/m²，静脉注射，每周 1 ~ 2 次。在使用多柔比星和表柔比星治疗前，需要进行心脏功能的评估，而且在整个治疗期间需要监测心脏功能，丝裂霉素用药期间应密切随访血常规及血小板、血尿素氮、肌酐，本品局部刺激严重，不可作肌内或皮下注射，一旦发生外漏，应立即停止注射，以 1% 普鲁卡因注射液局部封闭。丝裂霉素有延迟性及累积性骨髓抑制，一般较大剂量应用时两疗程之间间隔应超过 6 周。

**2. 生物治疗药**　干扰素对化放疗起增敏作用，用法 2 × 10⁶U，每周 3 次，治疗结束无复发可给予 IFNα 半年 ~ 一年；造血干细胞移植 + 大剂量化疗，可明显提高化疗敏感患者的有效率；EGFR 抑制剂尼妥珠单抗用于 Ⅳ 期肺癌患者的三线用药（EGFR 突变阳性者可作一线用药），具有选择性高，安全性好的优点，临床研究证实，对患者疾病控制率高，生存获益显著，不良反应轻微，具有很高的临床应用价值。用法 400mg，静脉滴注，每周 1 次，主要不良反应为皮肤反应（包括皮疹、痤疮、皮肤干燥和瘙痒）。

## 案例解析

**案例 13 – 2 解析：**

临床 DDP/CBP、VP – 16、长春瑞滨、紫杉醇、CPT – 11、表柔比星、丝裂霉素、干扰素，尼妥珠单抗可用于肺癌治疗，其中，铂类是治疗肺癌的基础药。

该患者肺鳞癌为 NSCLC，原发灶为多发且有转移灶为 Ⅳ 肺癌，治疗原则应为化疗 – 姑息性放疗 + 对症、支持，可采用的一线化疗方案为 DDP／CBP + 长春瑞滨/紫杉醇，同时给予对症支持治疗。建议基因检测，若 EGFR 突变阳性者可选用尼妥珠单抗。

## ─本 节 小 结─

1. 肺癌治疗原则：NSCLC 采取以手术为主的综合治疗，SCLC 则采取以化、放疗为主的综合治疗，以 TNM 分期 – 制定化疗方案 – 辅以手术、放疗，化疗次数 >4 个周期为佳。Ⅰ期 – 手术 – 化疗 + IFNα；Ⅱ期 – 化疗 – 手术 – 化疗；Ⅲa 期 – 化疗 – 手术 + 放疗 – 化疗；Ⅲb 期 – 化疗 – 放疗 + 化疗；Ⅳ期 – 化疗 – 姑息性放疗 + 对症、支持；治疗结束无复发给予 IFNα 半年 ~ 一年。

2. SCLC 的选药：一线方案为 DDP／CBP + VP – 16，VP – 16 口服疗效较静脉注射为好，铂类常需合用昂丹司琼止吐。VP – 16 常需合用麦芽硒增强疗效，提高免疫力。二线方案为 CPT – 11 + DDP。

3. NSCLC 的选药：DDP／CBP + 长春瑞滨/紫杉醇为一线方案。其他化疗药：CPT – 11、表柔比星、丝裂霉素等。

4. 肺癌的三线用药：干扰素，尼妥珠单抗（EGFR 突变阳性者可作一线用药）。

# 第三节 乳腺癌

**案例解析**

**案例 13 – 3：**

患者张××，女，40 岁。无痛性右侧乳房肿块 5 天就诊，入院查体：右侧乳房外上象限乳晕边触及 3cm×3cm 的肿块，质硬，表面不光滑，边界欠清，活动度差，无触痛。右腋下可触及一枚肿大淋巴结，大小约 1.5cm×1.0cm，质硬，界清，活动度尚可。实验室检查：浸润性导管癌，C – erb – B2（–），ER、PR（+++），Ki – 67（30%），P53（+）。临床诊断：乳腺浸润性导管癌（$T_2N_1M_0$）。

**问题：**

1. 临床有哪些化疗药物常用于乳腺癌的治疗？

2. 该患者的治疗用药如何选择？如何制定用药策略？

乳腺癌（breast carcinoma）是发生在乳腺腺上皮组织的恶性肿瘤，其中女性占 99%，男性仅占 1%。全球乳腺癌发病率自 20 世纪 70 年代末开始一直呈上升趋势，已成为当前社会的重大公共卫生问题，但自 20 世纪 90 年代全球乳腺癌死亡率呈现出下降趋势，究其原因，一是乳腺癌筛查工作的开展，使早期病例的比例增加；二是乳腺癌综合治疗的开展，提高了疗效。乳腺癌已成为疗效最佳的实体肿瘤之一。

## 一、病因与疾病分型

**1. 病因** 乳腺癌的发病机制是由多因素构成，危险因素包括持续暴露于雌激素的时间、未育和晚育、既往乳腺组织学异常、家族史和基因易感性（现已知的有 BRCA – 1、BRCA – 2，还有 p53、PTEN 等，遗传性乳腺癌占全部乳腺癌的 5%～10%。）和其他环境因素包括高脂饮食、乙醇摄入、吸烟、缺乏锻炼等。乳腺癌发病多在 50～54 岁之间，55 岁以后逐渐下降。

**2. 乳腺癌分型** 国内采用的乳腺癌病理分型如下。

（1）非浸润性癌 包括导管内癌（癌细胞未突破导管壁基底膜）、小叶原位癌（癌细胞未突破末梢乳管或腺泡基底膜）及乳头湿疹样乳腺癌（除外伴发浸润性癌者）。此类乳腺癌属早期，预后较好。

（2）早期浸润性癌 包括早期浸润性导管癌（癌细胞突破管壁基底膜者，开始向间质浸润）、早期浸润性小叶癌（癌细胞突破末梢乳管或腺泡基底膜，开始向间质浸润，但仍局限于小叶内）。此型仍属早期，预后较好。

（3）浸润性特殊性癌 包括乳头状癌、髓样癌（伴大量淋巴细胞浸润）、小管癌（高分化腺癌）、腺样囊性癌、黏液腺癌、大汗腺癌、鳞状细胞癌等，分化较高，预后好。

（4）浸润性非特殊癌 包括浸润性小叶癌、浸润性导管癌、硬癌、髓样癌（无大量淋巴细胞浸润）、单纯癌、腺癌等。分化较低，预后较上述类型差，是乳腺癌中最常见的类型，占 80%，判断预后需结合疾病分期等因素。

（5）其他罕见癌。

## 二、临床表现

早期乳腺癌往往不具备典型的症状和体征，不易引起重视，常通过体检或乳腺癌筛查发现。乳腺癌的典型体征有：①乳腺肿块：常为患者就诊的首发状态，一般多为单发，质地坚硬，增大较快，可活动。②皮肤橘皮样改变、乳头内陷。③乳头溢乳：可为血性或浆液性，此时可涂片做细胞学检查。④区域淋巴结转移：常见腋窝和锁骨上淋巴结肿大，质硬、融合或固定。⑤血行转移：多见于肺、肝、骨和脑等转移，并出现相应的临床表现。⑥炎性乳腺癌表现：炎性乳腺癌表现为乳房皮肤呈炎症样改变，由局部可扩大到全乳房，皮肤颜色浅红或深红色，同时伴有皮肤水肿、增厚、表面温度升高等。

## 三、药物治疗

随着对乳腺癌生物学行为认识的不断深入，以及治疗理念的转变与更新，乳腺癌的治疗进入了综合治疗时代，形成了乳腺癌局部治疗（手术治疗、放射治疗）与全身治疗（细胞毒化疗、内分泌治疗、生物治疗）并重的治疗模式。各种治疗手段的选择要依据肿瘤组织学特征、原发肿瘤的临床和病理学特征、腋窝淋巴结状况、肿瘤雌激素/孕激素受体水平（estrogen receptor，ER；progesterone receptor，PR）和人类表皮生长因子受体 2（human epidermal growth factor receptor，HER－2）状态、有无可检测到的转移病灶、并发症情况、患者年龄以及绝经状态等。

### （一）治疗原则

依据乳腺癌 TNM 分期（分期标准参见本章第二节）采取不同治疗方案。

**1. I 期**　手术治疗为主，目前趋向保乳手术加放射治疗。对具有高危复发倾向的患者可考虑术后辅助化疗。

**2. Ⅱ期**　先手术治疗，术后再根据病理和临床情况进行辅助化疗。对肿块较大、有保乳倾向的患者，可考虑新辅助化疗。对部分肿块大、淋巴结转移数目多的病例可作选择性放疗。

**3. Ⅲ期**　新辅助化疗后再做手术治疗，术后再根据临床和病理情况做放疗、化疗。

以上各期患者，如果 ER、PR 受体阳性，应该在化疗、放疗结束后给予内分泌治疗。

**4. Ⅳ期**　以内科治疗为主的综合治疗。

### （二）用药原则

**1. 化学药物治疗**　作为乳腺癌综合治疗中不可或缺的一部分，全身化疗的目的在于根除体内残余的肿瘤细胞以提高外科手术的治愈率。

（1）术后辅助化疗　①原发肿瘤直径大于 1cm；②存在腋窝淋巴结转移；③不伴有严重内脏器质性病变；④非妊娠期。以上四类患者乳腺癌术后辅助化疗明显提高乳腺癌患者的无病生存率（disease free survival，DFS）和总生存率（overall survival，OS）。

（2）新辅助化疗　①不可手术的局部晚期乳腺癌和炎性乳腺癌；②临床Ⅱ A、Ⅱ B 期或 $T_3N_1M_0$ 期的保乳患者应考虑行术前新辅助化疗。

（3）姑息性化疗　复发或转移性乳腺癌患者行姑息性化疗。

**2. 内分泌治疗**　乳腺癌的病因与体内雌激素水平有关。对 ER 和（或）PR 阳性（占全部乳癌患者的 20%～30%）、晚期转移乳腺癌患者，应首先考虑内分泌治疗，其有效率为 50%～60%，而 ER 和（或）PR 阴性者细胞分化较差，且术后易复发，药物有效率低于 10%。内分泌治疗在术后辅助化疗结束后开始。

**3. 生物治疗** 适用于转移乳腺癌患者。

## （三）药物分类

用于乳腺癌治疗的药物有三类，一类是化疗药物，常用的有环磷酰胺、多柔比星、紫杉醇、顺铂、氟尿嘧啶、卡铂、长春地辛等；二类是内分泌治疗药物如他莫昔芬、阿来曲唑等；三类是生物治疗药物如曲妥珠单抗等。

## （四）药物选择

**1. 化疗药物** 乳腺癌常用的化疗药有多柔比星（ADR）、表柔比星（EADR），治疗有效率达 50%；紫杉醇，多西紫杉醇；环磷酰胺（CTX）常作为联合化疗的药物之一，治疗有效率在 20% ~50%；卡铂治疗有效率在 20% ~50%；5 - FU。

**2. 内分泌治疗药** 用于乳腺癌的内分泌治疗药物有抗雌激素药物他莫昔芬（TAM），芳香化酶抑制剂（Aromatizing Enzyme Inhibitor, AI）阿来曲唑（Anastrozole）。他莫昔芬对 ER 阳性患者疗效较好（有效率49%），阴性患者疗效差（有效率7%），10 mg 每次，每天2次，口服，适用于绝经前/后乳癌患者选用。阿来曲唑1 mg 每次，每天1次，口服，适用于经他莫昔芬及其他抗雌激素疗法仍不能控制的绝经后妇女的晚期乳腺癌。

**3. 分子靶向药物** 用于乳腺癌的分子靶向药物曲妥珠单抗（Trastuzumab），是 HER - 2 单克隆抗体，阻止 HER 引起的癌细胞生长，还可刺激身体自身的免疫细胞摧毁癌细胞。适用于治疗 HER - 2 过度表达的转移性乳腺癌，作为单一药物治疗已接受过 1 个或多个化疗方案的转移性乳腺癌；与紫杉类药物合用治疗未接受过化疗的转移性乳腺癌。初次负荷剂量：4 mg/kg，90 分钟内静脉输入。维持剂量：建议每周用量为 2 mg/kg。输注本药约40%患者会出现寒战和/或发热等症候群，也可有肝肾毒性、腹泻等不良反应。对曲妥珠单抗或其他成分过敏的患者禁用，不用于孕期哺乳期妇女。

**4. 常用的化疗方案**

（1）HER - 2 阴性患者

**一线化疗方案**

AC→紫杉醇方案：ADR 60 mg/m²、CTX 600 mg/m²，静脉输注，第 1 天，14 天为一周期，共 4 个周期；序贯紫杉醇 175 mg/m²，3 小时内静脉输入，第 1 天，14 天为一周期，共 4 个周期。

TC 方案：多西紫杉醇 75 mg/m²，静脉输注，第 1 天，CTX 600 mg/m²，静脉输注，第 1 天，21 天为一周期，共 4 个周期。

**二线化疗方案**

FAC 方案：5 - FU 500 mg/m²，静脉输注，第 1 天、第 8 天，ADR 50 mg/m² 静脉输注，第 1 天，CTX 500 mg/m²，静脉输注，第 1 天，21 天为一周期，共 6 个周期。

CAF 方案：CTX 100 mg/m²，口服，第 1 天至第 14 天，ADR 30 mg/m² 静脉输注，第 1 天，5 - FU 500 mg/m²，静脉输注，第 1 天、第 8 天，28 天为一周期，共 6 个周期。

FEC 方案：5 - FU 600 mg/m²，静脉输注，第 1 天，EADR 90 mg/m² 静脉输注，第 1 天，CTX 600 mg/m²，静脉输注，第 1 天，21 天为一周期，共 3 个周期。

TAC 方案：多西紫杉醇 75 mg/m²，静脉输注，第 1 天，ADR 50 mg/m² 静脉输注，第 1 天，CTX 500 mg/m²，静脉输注，第 1 天，21 天为一周期，共 6 个周期。

（2）HER - 2 阳性患者

**一线化疗方案**

AC→紫杉醇 + 曲妥珠单抗方案：ADR 60 mg/m²、CTX 600 mg/m²，静脉输注，第 1 天，21 天为一周期，共 4 个周期；序贯紫杉醇 80 mg/m²，1 小时内静脉输注，第 1 天，以后每周一次，共 12 周；曲妥珠单抗 4 mg/kg，静脉输注，第 1 天，与紫杉醇同用，以后 2 mg/kg，静脉输注，每周一次，共 1 年。在 3、6、9 月监测心功能。

TCH 方案：多西紫杉醇 75 mg/m²，静脉输注，第 1 天，卡铂 AUC = 6，静脉输注，第 1 天，21 天为一周期，共 6 个周期，曲妥珠单抗 4 mg/kg，静脉输注，第 1 天，随后 2 mg/kg，静脉输注，每周一次，共 17 周，随后 6 mg/kg，静脉输注，每 21 天一次，共 1 年，在 3、6、9 月监测心功能。

**二线化疗方案**

AC→多西紫杉醇 + 曲妥珠单抗方案（多西紫杉醇 100 mg/m²，静脉输注，第 1 天，21 天为一周期，共 4 个周期）。

## 案例解析

**案例 13 - 3 解析：**

临床常用的乳腺癌化疗药物有 CTX、ADR/EADR、紫杉醇/多西紫杉醇、DDP/CBP、5 - FU 等。

该患者为乳腺癌 II 期（T₂N₁M₀），治疗原则是新辅助化疗（肿块较大、有保乳倾向的患者） - 手术 - 辅助化疗，一线方案可选 ADR + CTX→紫杉醇方案，6 个周期，二线方案 FEC（5 - FU + EADR + CTX）、TAC（多西紫杉醇 + ADR + CTX），注意心脏毒性监测。该患者为 40 岁绝经前妇女且 ER 和 PR（+ + +）需加用他莫昔芬。建议行 HER - 2 检测，阳性者加曲妥珠单抗。

## 本 节 小 结

1. 乳腺癌治疗原则：I 期 - 手术 - 放疗 - 化疗（高危患者）；II 期 - 新辅助化疗（肿块较大、有保乳倾向的患者） - 手术 - 辅助化疗 - 放疗（部分肿块大、淋巴结转移数目多的患者）；III 期 - 新辅助化疗 - 手术 - 放疗、化疗。根据 ER/PR 阳性加用他莫昔芬，IV 期以内科综合治疗为主。

2. HER - 2 阴性患者的选药：一线方案为 CTX + ADR→紫杉醇、多西紫杉醇 + CTX。二线方案为 CTX + ADR/EADR + 5 - FU、多西紫杉醇 + CTX + ADR。

3. HER - 2 阳性患者的选药：一线方案为：CTX + ADR→紫杉醇 + 曲妥珠单抗、多西紫杉醇 + 卡铂 + 曲妥珠单抗。二线方案为 CTX + ADR→多西紫杉醇 + 曲妥珠单抗。

4. ER/PR 阳性患者在以上化疗方案的基础上加用他莫昔芬。

## 第四节 胃 癌

**案例 13 - 4：**

徐某，男，50 岁。2001 年 3 月接受了根治性胃大部切除术，病理报告：腺癌 II ~ III 级、累及全层，2/20 个淋巴结见转移，术后分期 IIIa 期 $T_3N_1M_0$。术后接受 8 个疗程的辅助化疗，化疗方案：Taxol + 5 - Fu/CF（Taxol 85mg/m$^2$，静脉输注，第 1 天，CF 400 mg/m$^2$，静脉输注，第 1 天，5 - Fu 0.5g，静脉输注，第 1 天，5 - Fu 3.0g/m$^2$，静脉输注，46 小时）8 个疗程，每 2 周重复。2002 年 12 月（术后 21 个月）因腹部隐痛就诊，CA19 - 9 >5000 ng/L，PET - CT 示肝右叶包膜下软组织局限性增厚和脐上结节状软组织影，且呈现高代谢，考虑胃癌术后腹腔转移。

**问题：**

1. 患者第一次胃大部切除术后进行的化疗方案最可能出现的特殊不良反应是什么？如何防治？

2. 该患者此次就诊的治疗用药如何选择？如何制定用药策略？

胃癌（gastric carcinoma）是全世界及我国最常见的恶性肿瘤之一，胃癌发病有明显的地域性差别，在我国的西北与东部沿海地区胃癌发病率比南方地区明显为高。好发年龄在 50 岁以上，男女发病率之比为 2:1。胃癌可发生于胃的任何部位，半数以上发生于胃窦部、胃小弯及前后壁，其次在贲门部，胃体区相对较少。胃癌的预后与胃癌的病理分期、部位、组织类型、生物学行为以及治疗措施有关。

### 一、病因及疾病分型

**1. 病因** 胃癌发病与地域环境及饮食生活因素（我国的西北与东部沿海地区胃癌发病率比南方地区明显为高，长期食用熏烤、盐腌食品的人群中胃远端癌发病率高，吸烟者的胃癌发病危险较不吸烟者高 50%。）、幽门螺杆菌感染、癌前病变（胃息肉、慢性萎缩性胃炎及胃部分切除后的残胃）、遗传和基因（胃癌患者有血缘关系的亲属其胃癌发病率较对照组高 4 倍）。胃癌的癌变是一个多因素、多步骤、多阶段发展过程，涉及癌基因、抑癌基因、凋亡相关基因与转移相关基因等的改变，而基因改变的形式也是多种多样的。

**2. 胃癌分型**

（1）按照胃癌侵犯胃壁的深浅，分为早期胃癌与进展期胃癌。①早期胃癌：癌组织限于黏膜层和黏膜下层，无论有否淋巴结转移，称为早期胃癌。其分型简化为三型：隆起型、平坦型、凹陷型。据统计我国早期胃癌凹陷型最多，浅表局限型次之，隆起型最少。②进展期胃癌：癌组织浸润达肌层或浆膜层称为进展期胃癌，也称为中、晚期胃癌，一般把癌组织浸润肌层称为中期，超肌层称为晚期胃癌。其大体分型为九型：结节蕈伞型、盘状伞型、局部溃疡型、浸润溃疡型、局部浸润型、弥漫浸润型、表面扩散型、混合型、多发癌。

（2）组织学分型，是以癌的组织结构、细胞形状和分化程度为依据，主要分为普通类型和特殊类型。①普通类型：乳头状腺癌、管状腺癌、低分化腺癌、黏液腺癌、印戒细胞癌。②特殊类型：腺鳞癌、鳞癌、类癌、未分化癌、胃溃疡癌变。③Lauren 分型：根据细胞形态与组织化学，把组织学类型分为肠型、弥漫型两型。研究表明：肠型分化程度较高，多见于老年人，恶性程度低，预后较好；而弥漫型恰恰相反。

## 二、临床表现

早期胃癌多数患者无明显症状，少数人有恶心、呕吐或是类似溃疡病的上消化道症状。疼痛与体重减轻是进展期胃癌最常见的临床症状。患者常有较为明确的上消化道症状，如上腹不适、进食后饱胀，随着病情进展上腹疼痛加重，食欲下降、乏力。根据肿瘤的部位不同，也有其特殊表现。贲门胃底癌可有胸骨后疼痛和进行性吞咽困难；幽门附近的胃癌有幽门梗阻表现；肿瘤破坏血管后可有呕血、黑便等消化道出血症状。腹部持续疼痛常提示肿瘤扩展超出胃壁，如锁骨上淋巴结肿大、腹水、黄疸、腹部包块、直肠前凹扪及肿块等。晚期胃癌病人常可出现贫血、消瘦、营养不良甚至恶病质等表现。

胃癌的扩散和转移有以下途径：①直接浸润：贲门胃底癌易侵及食管下端，胃窦癌可向十二指肠浸润。分化差浸润性生长的胃癌突破浆膜后，易扩散至网膜、结肠、肝、胰腺等邻近器官。②血行转移：发生在晚期，癌细胞进入门静脉或体循环向身体其他部位播散，形成转移灶。常见转移的器官有肝、肺、胰、骨骼等处，以肝转移为多。③腹膜种植转移：当胃癌组织浸润至浆膜外后，肿瘤细胞脱落并种植在腹膜和脏器浆膜上，形成转移结节。直肠前凹的转移癌，直肠指检可以发现。女性患者胃癌可发生卵巢转移性肿瘤。④淋巴转移：是胃癌的主要转移途径，进展期胃癌的淋巴转移率高达 70% 左右，早期胃癌也可有淋巴转移。胃癌的淋巴结转移率和癌灶的浸润深度呈正相关。胃癌的淋巴结转移通常是循序逐步渐进，但也可发生跳跃式淋巴转移，即第一站无转移而第二站有转移。终末期胃癌可经胸导管向左锁骨上淋巴结转移，或经肝圆韧带转移至脐部。

## 三、药物治疗

### （一）治疗原则

胃癌的治疗以手术为主，化疗为辅（术前新辅助化疗，术后辅助化疗），放疗较少使用。依据胃癌 TNM 分期（分期标准参见本章第二节）采用不同的治疗方案，I 期胃癌可视为早期癌，以根治性手术切除为主，一般不主张辅助化疗；II 期胃癌可视为中期，根治性手术切除为主，术后常规辅以化疗、生物治疗；III 期胃癌已是进展期，手术以扩大根治性切除为主，术后更应强调化疗、放疗、中西医结合疗法等综合性疗法；IV 期胃癌属晚期，多数病例已不能切除原发或转移灶，以非手术治疗为主。

介入治疗：早期胃癌患者如有全身性疾病不宜作手术切除者可采用内镜治疗术，此外通过内镜应用激光、微波及注射无水乙醇等亦可取得根治效果。进展期胃癌不能进行手术者亦可通过内镜局部注射免疫增强剂（如 OK – 432）及抗癌药物。

### （二）用药原则

胃癌的化学药物治疗用于根治性手术的术前、术中和术后，延长生存期。晚期胃癌患者采用适量化疗，能减缓肿瘤的发展速度，改善症状，有一定的近期效果。早期胃癌根治术后原则上不必辅助化疗，有下列情况者应行辅助化疗：病理类型恶性程度高；癌灶面积大于5cm；多发癌灶；年龄低于40岁。进展期胃癌根治术后、姑息手术后、根治术后复发者需要化疗。免疫、分子靶向治疗可能在胃癌的治疗中发挥作用。

### （三）药物分类

用于胃癌治疗的药物有二类，一类是化疗药物：5 – FU、DDP 为基础药，新一代对胃癌治疗有效的药物如替加氟（FT – 207）、卡培他滨、紫杉醇、多西紫杉醇、卡铂、奥沙利铂、伊立替康（CPT – 11）、依托泊苷（VP – 16）等。二类是生物治疗药物：曲妥珠单抗。

### （四）药物选择

**1. 围手术期化疗（术前 3 个周期和术后 3 个周期）**

（1）优选方案

PF 方案：紫杉醇 $135 \sim 175 mg/m^2$，3 小时内静脉输注，卡铂 $200 \sim 400 mg/m^2$，静脉输注，每 $3 \sim 4$ 周给药 1 次；$2 \sim 4$ 次为一疗程。

CF 方案：DDP $75 mg/m^2$，静脉输注，第 1 天，5 – FU $750 mg/m^2$，快速静脉输注，第 1 天～第 5 天，治疗 21 天为 1 个周期；或 DDP $75 mg/m^2$，静脉输注，第 1 天，卡培他滨 $2500 mg/m^2$，口服，连用两周为 1 个周期；或 5 – FU $750 mg/m^2$，快速静脉输注，第 1 天～第 5 天，奥沙利铂 $85 mg/m^2$，静脉输注，每 2 周重复 1 次。接受卡培他滨治疗者近半数会诱发腹泻，严重腹泻者应严密监测并给予补液治疗。当苯妥英钠及香豆素类药物与卡培他滨合用时，可能需要减量。奥沙利铂与氯化钠和碱性溶液（特别是 5 – FU）之间存在配伍禁忌，本品不要与上述制剂混合或通过同一条静脉同时给药。

ECF 方案：表柔比星 $50 mg/m^2$，静脉输注，第 1 天，DDP $60 mg/m^2$，静脉输注，第 1 天，5 – FU $200 mg/m^2$ 静脉输注，治疗 21 天 1 个周期，用 6 个周期。

（2）其他方案　伊立替康 + 顺铂；紫杉醇 + 5 – FU/卡培他滨。

**2. 转移性或者局部晚期癌症的化疗（不包括局部治疗）**

（1）优选方案

FOLFIRI 方案：伊立替康 $180 mg/m^2$，静脉输注，第 1 天，甲酰四氢叶酸 $400 mg/m^2$，静脉输注，第 1 天，5 – FU $400 mg/m^2$，快速静脉输注，第 1 天；5 – FU $1200 mg/m^2$，在治疗第 1 天和第 2 天持续静脉滴注，以上治疗 14 天为 1 个周期。

DCF 方案：多西紫杉醇 $75 mg/m^2$，静脉输注，第 1 天，DDP $75 mg/m^2$，静脉输注，第 1 天，5 – FU $750 mg/m^2$，快速静脉输注，第 1 天～第 5 天。治疗 21 天为 1 个周期。

FOLFOX 方案：奥沙利铂 $130 mg/m^2$，静脉输注，第 1 天，甲酰四氢叶酸 $200 mg/m^2$，静脉输注，第 1 天～第 5 天，5 – FU $500 mg/m^2$，快速静脉输注，第 1 天～第 5 天。治疗 21 天为 1 个周期。

（2）二线方案

单药治疗方案：多西紫杉醇 $75 \sim 100 mg/m^2$，静脉输注，第 1 天，21 天为 1 个周期。伊立替康 $250 \sim 350 mg/m^2$，静脉输注，第 1 天，21 天为 1 个周期。

联合治疗方案：伊立替康和顺铂；伊立替康和氟尿嘧啶/卡培他滨；多西紫杉醇和伊立替康。

3. 对于转移性腺癌，如果 HER - 2 过度表达，可以在化疗基础上添加曲妥珠单抗，首选与 DDP 和 5 - FU 联合（1 级），其次与其他药物联合（2B 级），用量 4 mg/kg，静脉输注，第 1 天，随后 2 mg/kg，静脉输注，每周一次，共 17 周，随后 6 mg/kg，静脉输注，每 21 天一次，共 1 年，在第 3、6、9 月监测心功能。曲妥珠单抗不推荐与蒽环类药物（如多柔比星）联合。

## 案例解析

**案例 13 - 4 解析：**

第一次手术后化疗方案（紫杉醇 + 5 - FU + CF）最有可能出现的特殊不良反应是周围神经毒性和心血管毒性，因为紫杉醇周围神经病变（麻木和感觉异常）发生率为 62%，严重的神经毒性发生率为 6%，心血管毒性引起肌肉关节疼痛发生率为 55%。给药期间同服烟酰胺、维生素 $B_6$、维生素 $B_1$ 可预防神经毒性。

此次就诊建议的处理方案：剖腹探察，若有可能尽量行减瘤术，再行腹腔灌注化疗 + 全身姑息性化疗。腹腔灌注化疗建议选用 5 - Fu 20mg、CDDP 50 ~ 100mg、MMC10 ~ 20mg 加入 2000ml 生理盐水中作为灌洗液；全身姑息性化疗推荐一线方案 FOLFIRI（CPT - 11 + CF + 5 - FU）、DCF（多西紫杉醇 + DDP + 5 - FU）、FOLFOX（Oxa + CF + 5 - FU），若疗效差，二线方案为 CPT - 11 + DDP/5 - FU/多西紫杉醇。建议作 HER - 2 检测，若 HER - 2 阳性患者加用曲妥珠单抗。化疗期间可考虑合用人参皂苷 Rh2，改善患者全身状态，以提高患者对化疗药物的耐受。

## 本 节 小 结

1. 胃癌治疗原则：以手术为主，化疗为辅，放疗较少使用。Ⅰ 期以根治性手术切除为主；Ⅱ 期根治性手术为主，术后常规辅以化疗、生物治疗；Ⅲ 期以扩大根治性手术为主，术后更应强调化疗、放疗、中西医结合疗法等综合性疗法；Ⅳ 期以非手术治疗为主。

2. 围手术期的选药：一线方案为 PF（紫杉醇 + 卡铂）、CF（DDP/奥沙利铂 + 5 - FU/卡培他滨）、ECF（EADR + DDP + 5 - FU）。

3. 转移性/局部晚期胃癌的选药：一线方案为 FOLFIRI（CPT - 11 + CF + 5 - FU）、DCF（多西紫杉醇 + DDP + 5 - FU）、FOLFOX（Oxa + CF + 5 - FU），二线方案为 CPT - 11 + DDP/5 - FU/多西紫杉醇。

4. HER - 2 阳性患者 FC + 曲妥珠单抗。

## 第五节 原发性肝癌

**案例解析**

**案例 13 - 5：**

李某，男，44 岁。主诉右上腹疼半年，加重伴上腹部包块一月。既往有乙型肝炎病史多年，家族史中无遗传性疾病及类似疾病史。查体：T36.7℃、P78 次/分，R18 次/分，Bp110/70mmHg，全身皮肤无黄染，巩膜轻度黄染，双锁骨上窝未及肿大淋巴结，心肺（一）。腹平软，右上腹饱满，无腹壁静脉曲张，右上腹压痛，无肌紧张，肝脏肿大肋下 5cm，边缘钝，质韧，有触痛，脾未及，Murphy 征（一），腹叩鼓音，无移动性浊音，肝上界叩诊在第 5 肋间，肝区叩痛，听诊肠鸣音 8 次/分，肛门指诊未及异常。辅助检查：GGT 64 IU/L，A - FP 880ng/ml，CEA 24mg/ml。B 超：肝右叶实质性占位性病变，8cm×6cm，肝内外胆管不扩张。增强 CT：肝右叶见一软组织密度影，大小约7.8 cm×8.2 cm×7.8cm。诊断：原发性肝癌。

**问题：**

1. 肝癌治疗的方法有哪些？
2. 该患者此次就诊如何制定用药策略？

原发性肝癌（primary hepatic carcinoma，PHC）是我国常见的恶性肿瘤之一，高发于东南沿海地区。我国肝癌患者的中位年龄为 40～50 岁，男性比女性多见。死亡率高，我国每年死于肝癌约 11 万人，占全世界肝癌死亡人数的 45%。近年来 PHC 的治疗效果并无明显进步，而疗效的提高主要得益于血清甲胎蛋白（AFP）检测结合超声显像对高危人群的监测，使肝癌在亚临床阶段即可得以诊断，早期切除的远期效果尤为显著，加之积极综合治疗，已使肝癌的五年生存率有了显著提高。但对大多数中晚期肝癌来说，如何提高疗效仍然为各国的难题。

### 一、病因及分型

**1. 病因** 原发性肝癌的病因和发病机制尚未确定。乙型、丙型肝炎病毒及寄生虫感染、肝硬化、黄曲霉素 $B_1$、饮用被致癌物或毒素的污染的水、低硒等可能和肝癌发生有关。此外肝癌还具有家族聚集性。

**2. 分型** 按形态学分为：①块状型：癌肿直径 5cm 及以上，其中 10cm 的为巨块型，其中可分为单块型（单个癌块边界清楚或不规则，包膜完整和不完整），多块型（由多个单块或融合块癌肿形成），融合块型（相邻癌肿融合成块，直径 >5cm，周围肝组织中常散在的卫星癌结节）。②结节型：癌结节一般 <5cm，又可分为单结节（单个癌结节边界清楚有包膜，周边常见小的卫星结节），多结节（分散于肝脏各处，边界清楚或不清楚），融合结节（边界不规则，周围卫星结节散在）。③弥漫型：癌结节小，呈弥漫分布，与肝硬化易混淆。④小癌型：单个癌结节直径 <3cm 者，或相邻两个癌结节直径之和 <3cm 者，小癌边界清楚，有包膜。纤维板层型肝癌是近年发现的另一种特殊类型肝癌。其特点有：①多见于青年；②少见 HBV 感染背景；③少伴肝硬化；④AFP 常阴性；⑤肿瘤为单个，手术切除率高；⑥生长缓慢，预后

较好。

按病理组织学分为肝细胞癌（约占90%，大多伴有肝硬化）、胆管细胞癌［约占7%、女性多见、合并肝硬化的较少、甲胎蛋白（AFP）试验为阴性］、二者混合型（最少见，约占3%）。

临床分期：①Ⅰ期：无明显的肝癌症状与体征者。②Ⅱ期：介于Ⅰ期与Ⅲ期之间者。③Ⅲ期：有黄疸、腹水、远处转移或恶病质之一者。

## 二、临床表现

**1. 肝区疼痛** 半数以上患者肝区疼痛为首发症状，多为持续性钝痛、刺痛或胀痛。主要是由于肿瘤迅速生长，使肝包膜张力增加所致。位于肝右叶顶部的癌肿累及横膈，则疼痛可牵涉至右肩背部。当肝癌结节发生坏死、破裂，可引起腹腔内出血，出现腹膜刺激征等急腹症表现。

**2. 全身和消化道症状** 主要表现为乏力、消瘦、食欲减退、腹胀等。部分患者可伴有恶心、呕吐、发热、腹泻等症状。晚期则出现贫血、黄疸、腹水、下肢水肿、皮下出血及恶病质等。

**3. 肝肿大** 为中晚期的最常见体征，肝肿大呈进行性，质地坚硬，边缘不规则，表面凹凸不平呈大小结节或巨块。

**4. 肝癌转移症状** 肝癌转移途径包括肝内散播、血行转移、淋巴转移。肝癌如发生肺、骨、脑等处转移，可产生相应症状。少数患者可有低血糖症、红细胞增多症、高血钙和高胆固醇血症等特殊表现。原发性肝癌的并发症主要有肝性昏迷、上消化道出血、癌肿破裂出血及继发感染。

## 三、药物治疗

### （一）治疗原则

早诊断、早治疗。根据肝癌的不同阶段酌情进行个体化综合治疗，是提高疗效的关键，手术是治疗肝癌的首选，也是最有效的方法；对病变不可切除的患者和局限病灶或者有轻微肝外转移的局限病灶，建议局部治疗（包括消融、动脉直接治疗和外部放疗）、晚期不能手术和局部治疗者，或肝外转移的肝癌患者建议全身系统化疗、支持治疗。

### （二）药物选择

**1. 局部治疗**

（1）肝动脉化疗栓塞（transarterial chemotherapy embolization，TACE） 经肝动脉灌注化疗药物是目前治疗肝癌的重要方法。正常肝组织的血供主要来自门静脉，而肝癌组织的血供主要为肝动脉。因此，可进行栓塞治疗，即切断肝动脉血供使肿瘤坏死，而对正常肝组织影响较小。主要应用对象为不能切除的非晚期肝癌，而肝功能正常者。方法为先注入化疗药物，如EADM 80~100mg（或CDDP100mg），MMC 20mg，5-FU 1000mg，CF100mg，然后再注入栓塞剂，如碘化油20ml或明胶海绵等。一般情况每月1次，3次为一疗程。新近发展起来的肝动脉栓塞联合经皮穿刺瘤体内注射无水酒精疗法也是治疗中，晚期肝癌安全、有效的综合治疗方法。

（2）局部消融治疗 局部射频或微波、无水酒精消融（直径≤5cm的单发肿瘤，直径≤3cm的3个以内的多发结节，无血管、胆管及远处转移的早期患者）。

（3）经动脉放射栓塞（transarterial radio embolization，TARE） TARE是一种对肿瘤相关

毛细管床发射高剂量辐射而达治疗目的的较新栓塞方法。该法通过导管给予嵌入可发射β射线的钇－90微球，因辐射渗透有限，从而减少了正常肝组织对射线的暴露。有较多文献报道放射栓塞对于中期或者晚期肝细胞癌（HCC）是一种有效的治疗手段，与TACE相比，HCC患者在接受TARE治疗后生存时间无明显差异，但是疾病进展时间延长，放射毒性减小。

**2. 全身化疗药物**　肝癌易耐药，对化疗不敏感。目前主要用于因有门静脉癌栓或有远处转移的患者，有时也用于手术后的辅助化疗。目前以5－FU为主，500mg，静脉输注，隔日一次，7.6～10g为一疗程。其他药物有多柔比星、噻替哌、丝裂霉素、氟尿嘧啶核苷及口服替加氟等。顺铂20 mg，静滴，5天为一疗程，可增加肿瘤对放疗的敏感性，与博来霉素合用可提高疗效。

**3. 生物治疗**　肝癌的生物治疗涉及免疫治疗（细胞因子、过继性细胞免疫、单克隆抗体、肿瘤疫苗）、基因治疗、干细胞治疗等多个方面。目前常用的有干扰素、IL－2、淋巴细胞激活杀伤细胞、肿瘤浸润淋巴细胞等，可与化疗联合应用。

## 案例解析

**案例13－5解析：**

早期肝癌首选手术治疗；对病变不可切除的患者和局限病灶或者有轻微肝外转移的局限病灶，建议局部治疗（包括消融、动脉直接治疗和外部放疗）、晚期不能手术和局部治疗者，或肝外转移肝癌患者建议全身系统化疗、支持治疗。

该患者此次就诊，建议进一步检查，如果无重要脏器功能障碍，能耐受手术，首选外科手术切除，若无法手术切除且肝功能正常，可先行TACE［如EADM 80～100mg（或CDDP100mg），MMC 20mg，5－FU 1000mg，CF100mg，然后再注入栓塞剂，如碘化油20ml或明胶海绵等］。根据情况确定是否再次介入或联合放疗、消融等其他治疗手段。

## 本节小结

1. 肝癌的治疗原则：早诊断、早治疗。早期肝癌首选手术治疗；对病变不可切除的患者和局限病灶或者有轻微肝外转移的局限病灶，建议局部治疗（包括消融、动脉直接治疗和外部放疗）、晚期不能手术和局部治疗者，或肝外转移的肝癌患者建议全身系统化疗、支持治疗。

2. 肝癌局部治疗方法：TACE、消融、TARE。

3. 肝癌全身化疗药物：以5－FU为主，其他药物有多柔比星、噻替哌、丝裂霉素、氟尿嘧啶核苷及口服替加氟等。

4. 肝癌生物治疗：干扰素等。

第六节 结直肠癌

**案例 13 - 6：**

洪某，女，58 岁。主诉 2012 年 1 月出现腹部胀痛，以左中腹部较重，为阵发性绞痛，疼痛时可触及腊肠样肿物，腹痛缓解时肿物较前缩小，肠镜检查提示：距肛门 42～32cm 见环肠腔隆起型肿物，取病理回报：结肠中分化腺癌，1 月 19 日在全麻下行左半结肠癌根治术、胃部分切除术术中探查肿物位于脾曲，大小 12 cm×10cm，侵及全层，肿瘤与胃大弯部分癌侵，于癌侵处切断部分胃大弯，术中见肿瘤与胰腺下缘粘连，术中左结肠动静脉根部及结肠中动脉根部未见肿大淋巴结，术后病理：结肠溃疡型低分化腺癌，少部分为印戒细胞癌，肿物侵及肠外脂肪及神经，未见脉管癌栓，肠系膜淋巴结转移 1/19，Ki67 （ + ）50%，C－erbB－2 （ － ），CK20 （ － ），NSE （ + ），CgA（ － ）。诊断：结肠溃疡型低分化腺癌术后。

**问题：**

1. 结肠癌治疗的方法有哪些？

2. 该患者结肠溃疡型低分化腺癌术后如何制定用药策略？

目前全球结直肠癌（colorectal cancer）病例接近 120 万，死亡 63 万，分别比 2000 年增加 27% 和 28%，平均年增 3.9% 和 4%。在我国结直肠癌的发病率和死亡率分别位于恶性肿瘤的第 3 位和第 4 位，并且中国的结直肠癌每年发病递增速度为世界平均数的两倍。我国肠癌的高发区主要是长江三角洲地区、珠江三角洲地区以及港澳台地区，苏浙沪三地是最高发区。如上海市区男性发病率为 48/10 万，女性为 45/10 万，这一发病率已接近西方发达国家。

## 一、病因与分型

**1. 病因** 结直肠癌的发生与高脂肪低纤维素饮食、大肠慢性炎症、大肠腺瘤、遗传因素 [大约 20% 的结肠癌有家族聚集性，林奇综合征是最常见的遗传性结肠癌易感综合征，占所有结直肠癌 2%～4%。由 DNA 错配修复基因（MMR）突变所致，包括 MLH1、MSH2、MSH6 和 PMS2。] 和其他因素如血吸虫病、盆腔放射、环境因素（如土壤中缺钼）、吸烟等有关。

**2. 分型及分期** 根据形态学特点，结直肠癌可分为肿块型（菜花型、软癌）、浸润型（缩窄型、硬癌）、溃疡型三类：①肿块型：肿瘤向肠腔内生长，呈半球状或球状隆起，且质地较软。并且瘤体较大，易溃烂出血并继发感染、坏死。此型结肠癌好发于右半结肠，多数分化程度较高，浸润性小，生长也较缓慢。②浸润型：肿瘤环绕肠壁浸润并沿黏膜下生长，质地较硬，容易引起肠腔狭窄和梗阻。此型结直肠癌的细胞分化程度较低，恶性程度高，并且转移发生的也较早。多发于右半结肠以外的大肠。③溃疡型：是结直肠癌中最常见的类型，好发于左半结肠、直肠。肿瘤向肠壁深层生长，并向肠壁外浸润，早期即可出现溃疡，边缘隆起，底部深陷，易出血、感染，并易穿透肠壁。此型的细胞分化程度低，较早发生转移。

根据组织学特点，结直肠癌可分为腺癌、黏液癌和未分化癌三类：①腺癌：多数的结直肠癌均为腺癌，腺癌细胞排列成腺管状或腺泡状。根据其分化程度，按 Broder 法分为 Ⅰ~Ⅳ级，即低度恶性（高分化）、中等恶性（中分化）、高度恶性（低分化）和未分化癌。②黏液癌：癌细胞分泌较多的黏液，黏液可在细胞外间质中或集聚在细胞内将核挤向边缘，细胞内黏液多者预后差。③未分化癌：未分化癌的细胞较小，呈圆形或不规则形，排列成不整齐的片状。分化很低，浸润性强，极易侵入小血管和淋巴管，预后很差。

结直肠癌 TNM 分期参见本章第二节。

## 二、临床表现

结直肠癌早期无症状，或症状不明显，仅感不适、消化不良、大便潜血等。随着癌肿发展，症状逐渐出现，表现为大便习惯改变、腹痛、便血、腹部包块、肠梗阻等，伴或不伴贫血、发热和消瘦等全身症状。肿瘤因转移、浸润可引起受累器官的改变。结直肠癌因其发部位不同而表现出不同的临床症状及体征。

**1. 右半结肠癌** 右半结肠的主要临床症状为食欲不振、恶心、呕吐、贫血、疲劳、腹痛。右半结肠癌导致缺铁性贫血，表现疲劳、乏力、气短等症状。右半结肠因肠腔宽大，肿瘤生长至一定体积才会出现腹部症状，这也是肿瘤确诊时，分期较晚的主要原因之一。

**2. 左半结肠癌** 左半结肠肠腔较右半结肠肠腔窄，左半结肠癌更容易引起完全或部分性肠梗阻。肠阻塞导致大便习惯改变，出现便秘、便血、腹泻、腹痛、腹部痉挛、腹胀等。带有新鲜出血的大便表明肿瘤位于左半结肠末端或直肠。病期的确诊常早于右半结肠癌。

**3. 直肠癌** 直肠癌的主要临床症状为便血、排便习惯的改变及梗阻。癌肿部位较低、粪块较硬者，易受粪块摩擦引起出血，多为鲜红或暗红色，不与成形粪便混合或附于粪柱表面，误诊为"痔"出血。病灶刺激和肿块溃疡的继发性感染，不断引起排便反射，易被误诊为"肠炎"或"菌痢"。癌肿环状生长者，导致肠腔缩窄，早期表现为粪柱变形、变细，晚期表现为不全性梗阻。

**4. 肿瘤浸润及转移症** 结直肠癌最常见的浸润形式是局部侵犯，肿瘤侵及周围组织或器官，造成相应的临床症状。肛门失禁、下腹及腰骶部持续疼痛是直肠癌侵及骶神经丛所致。肿瘤细胞种植转移到腹盆腔，形成相应的症状和体征，直肠指检可在膀胱直肠窝或子宫直肠窝内扪及块物，肿瘤在腹盆腔内广泛种植转移，形成腹腔积液。结直肠癌的远处转移主要有两种方式：淋巴转移和血行转移。肿瘤细胞通过淋巴管转移至淋巴结，也可通过血行转移至肝脏、肺部、骨等部位。

## 三、药物治疗

### （一）治疗原则

结直肠癌治疗原则是以手术切除为主的综合治疗，同时联合化疗、放疗等降低手术后复发率，提高生存率。对于不能切除的结肠癌，可采取新辅助化疗，一方面可以降低肿瘤的分期，使部分不能切除的肿瘤转化为能够切除的肿瘤；另一方面可延长患者的生存时间，提高患者的生存质量。

### （二）药物选择

**1. 非转移性结直肠癌的药物治疗**

（1）Ⅰ期患者不需要任何辅助治疗。

（2）低危Ⅱ期患者可入组临床试验，或是观察，或是考虑卡培他滨或 5-FU/CF 治疗。不推荐 FOLFOX 治疗没有高危因素的Ⅱ期患者。

（3）高危Ⅱ期患者，包括T4、分化差（除外MSI-H：Ⅱ期患者建议作MMR检测，分化差的病理类型如果伴有MSI-H，预后好，则不认为是高危因素，若不伴MSI-H则认为是高危患者）、淋巴血管侵犯、神经周围侵犯、肠梗阻、穿孔或穿孔位置距肿瘤很近、不确定或阳性切缘，或淋巴结不足12个，都要考虑辅助化疗，方案包括5-FU/CF（亚叶酸钙）、卡培他滨、FOLFOX、CapeOX或FLOX。

## 知识链接

### 微卫星不稳定性（microsatellite instability，MSI）

微卫星DNA（microsatellite，MS）是20世纪70年代末发现的人编基因组中可遗传的具有高度多态性的丛集的短串联重复序列，MS分析高效、可靠、排除率高，目前已广泛用于遗传性疾病诊断、肿瘤的研究等。MS改变包括MSI和杂合性缺失（loss of heterozygosity，LOH）。1993年，Thibodeau SN等人在研究遗传性非息肉性结直肠癌（hereditarynorrpolyposis colorectal cancer，HNPCC）时发现MSI现象，随后又在胃癌、卵巢癌、肝癌和前列腺癌等肿瘤中证实MSI现象的存在。临床上，根据不稳定位点的发生率，常常把MSI分为两种：即低MSI（MSI-low，MSI-L）和高MSI（MSI-high，MSI-H）。其中，MSI-H常常可以在结肠癌中发现，因为其中12%~16%的散发性瘤都缺乏对DNA复制时碱基错配的修复能力。Hoang等人发现可以用BAT-26（专一的单核苷酸）检测结肠直肠癌和胃癌中的MSI-H，效率可达99%以上。

**FOLFOX** 奥沙利铂85 mg/m²，2小时内静脉输注，亚叶酸钙400 mg/m²，2小时内静脉输注，5-FU 400 mg/m²静脉输注冲入，然后5-FU 2400~3000 mg/m²静脉输注，连续46小时，每14天重复1次，用12个周期。奥沙利铂和亚叶酸钙可以通过末端相连的Y型三通实现在两小时内同时输入。奥沙利铂和亚叶酸钙不能加在同一个输液瓶（袋）中，奥沙利铂与生理盐水不兼容，所以不能用生理盐水溶解、稀释或冲管。

**CapeOX** 奥沙利铂130 mg/m²，第1天，卡培他滨850~1000 mg/m²，每天2次，持续14天，每3周重复。

**FLOX** 5-FU 500 mg/m²静脉推注+亚叶酸钙500 mg/m²静脉输注，每周1次，用6周，每8周重复，用3个周期，奥沙利铂85 mg/m²静脉输注，第1、3、5周各1次，每8周重复，用3个周期。

（4）Ⅲ期患者推荐术后6个月的辅助化疗，化疗方案包括FOLFOX（优选）、CapeOX（优选）、FLOX、5-FU/CF和卡培他滨，卡培他滨用于不适合奥沙利铂治疗的患者。

**2. 转移性结直肠癌的药物治疗**

（1）Ⅳ期结直肠癌的治疗 主要是以化学治疗为主的综合治疗方案，可联合应用也可单独应用，化疗药物包括5-FU/LV、卡培他滨、伊立替康、奥沙利铂、尼妥珠单抗，治疗选择依据治疗目的、既往治疗类型和时间、治疗药物毒性。若患者体力状态等能耐受较强化疗，推荐如下五个方案之一：FOLFOX、FOLFIRI、CapeOX、5-FU/LV或FOLFOXIRI。在化疗基础上酌情联合生物药物治疗（尼妥珠单抗）。

**FOLFIRI** 局部进展期、局部复发或转移性结直肠腺癌，手术或放疗不能治愈者，曾接受以奥沙利铂为基础的一线治疗后的二线治疗方案：伊立替康180 mg/m²，静脉输注30~90

分钟，第1天，亚叶酸钙400mg/m² 与伊立替康同时输注，第1天；5－FU 400mg/m² 静脉推注，第1天，然后1200mg/m²　2天持续静脉输注，每2周重复。

**FOLFOXIRI**　伊立替康165mg/m²，奥沙利铂85mg/m²，亚叶酸钙400 mg/m² 静脉输注，第1天；5－FU 3200 mg/m² 48小时持续灌注，第1天开始，每2周重复。

（2）肝动脉灌注（hepatic artery infusion，HAI）　结直肠癌50%～60%患者会出现转移，80%～90%患者出现不可切除肝转移，20%～34%患者为同时肝转移。结直肠癌患者在手术肝转移切除治疗时可置入肝动脉泵，以便后续通过肝动脉化疗治疗肝转移。5－FU－DR是常用的灌注药物。

**3. 放射治疗**　结直肠癌目前常采用术前、术中、术后放疗的"三明治"式放疗。对晚期直肠癌患者、局部肿瘤浸润者、有外科禁忌证者，应用姑息性放疗，以缓解症状，减轻痛苦。放疗包括动脉内置入具放射性的粒子栓塞，或是共聚焦外照射。前者只用于高度选择的病人，后者只适合有限肝肺转移的患者或患者症状明显或临床试验，而且不应照射手术部位，放疗技术应选择三维聚焦放疗、调强放疗和IMRT。

**4. 肿瘤消融**　对身体不能耐受切除手术的患者可考虑消融治疗，消融技术包括射频消融、微波消融、冷融。

## 案例解析

**案例13－6解析：**

结直肠癌的治疗方法有手术、放疗、化疗、消融等。

该患者结肠溃疡型低分化腺癌术后，对照TNM分期标准应用为Ⅲc期（$T_{4b}$，$N_1$～$N_2$，$M_0$），按照结直肠癌治疗原则，Ⅲc患者推荐术后6个月的辅助化疗，化疗方案优选FOLFOX（Oxa＋CF＋5－FU）、CapeOX（Oxa＋卡培他滨）、次选FLOX（Oxa＋CF）、5－FU/CF和卡培他滨（不适合奥沙利铂治疗者）。不推荐使用尼妥珠单抗。注意奥沙利铂和亚叶酸钙不能加在同一个输液瓶（袋）中，奥沙利铂与生理盐水不兼容，所以不能用生理盐水溶解、稀释或冲管。可配合术后放疗。

## 本节小结

1. 结直肠癌治疗原则是以手术切除为主的综合治疗，同时联合化疗、放疗等降低术后复发率，提高生存率。对于不能切除的结肠癌，可采取新辅助化疗，一方面可以降低肿瘤的分期，使部分不能切除的肿瘤转化为能够切除的肿瘤，另一方面可延长患者的生存时间，提高患者的生存质量。

2. 非转移性结直肠癌的药物治疗：Ⅰ期手术切除；Ⅱ期低危患者，卡培他滨或5－FU/CF治疗，Ⅱ期高危患者，5－FU/CF、卡培他滨、FOLFOX、CapeOX或FLOX；Ⅲ期患者推荐术后6个月的辅助化疗，优选FOLFOX、CapeOX，次选FLOX、5－FU/LV。

3. 转移性结直肠癌的药物治疗：Ⅳ期患者以化疗为主，FOLFOX、FOLFIRI、CapeOX、5－FU/LV或FOLFOXIRI。在化疗基础上酌情联合尼妥珠单抗。有肝转移可配合HAI。

4. 结直肠癌手术前后可行"三明治"式放疗。对不能耐受手术者可行肿瘤消融。

# 第七节 卵巢癌

案例解析

**案例 13 - 7：**

患者张某，女，54 岁。腹胀腹痛伴午后低热 3 月入院，体重减轻 7 kg。腹部膨隆，腹水症，盆腔扪及肿块约 10 cm，质韧固定，边界不清。实验室检查：CA125 4477.7U/ml，AFP、CA199、CEA 正常。CT 和 MRI 检查显示，盆腹腔大量积液，脾门处有实质占位病变，右侧卵巢囊实性肿块伴邻近肠管粘连，行腹腔穿刺，腹水中脱落细胞检查结果为腺癌。诊断：卵巢腺癌。

**问题：**

1. 卵巢癌治疗的原则是什么？

2. 该患者如何制定用药策略？治疗用药如何选择？

卵巢癌（ovarian malignant tumor）是女性生殖器官常见的恶性肿瘤之一，发病率仅次于子宫颈癌和子宫内膜癌而列居第三位。近 10 年来我国卵巢癌的发病率有明显上升趋势，5 年生存率仅为 30%，死亡率为妇科肿瘤之首。由于卵巢的胚胎发育、组织解剖及内分泌功能较复杂，早期症状不典型，术前鉴别卵巢肿瘤的组织类型及良恶性相当困难。卵巢恶性肿瘤中以上皮癌最多见，其次是恶性生殖细胞肿瘤。卵巢上皮癌患者手术中发现肿瘤局限于卵巢的仅占 30%，大多数已扩散到子宫，双侧附件，大网膜及盆腔各器官，所以在早期诊断上是一大难题。

## 一、病因及分型

**1. 病因** 病因不明确，可能与以下几个方面有关。①环境因素：工业发达国家及上层社会妇女卵巢癌发病率高，可能与饮食中高胆固醇有关。另外，电离辐射及石棉、滑石粉能影响卵母细胞而增加发生卵巢癌的机会，吸烟及维生素 A、C、E 的缺乏也可能与发病有关。②内分泌因素：卵巢癌多发生在未产妇或未育妇，妊娠对卵巢癌似有对抗作用，认为每日排卵所致卵巢表面上皮反复破损与卵巢癌发生有关。另外，乳腺癌、子宫内膜癌多并发卵巢癌，此三种疾病都对雌激素有依赖性。③遗传和家族因素：有 BRCA1 和 BRCA2 基因型、受林奇综合征影响的家族史（患者有 2 个或更多的一级亲属患有卵巢癌）与早期发病有关，此类患者占 5% 的卵巢癌患者。④饮食及经济因素：经济发达国家、经济收入好及动物脂肪摄入高的妇女，较其他人群易患卵巢癌。

**2. 分型** 根据病理组织学分型：

（1）来源于胚上皮，即副中肾体腔上皮的卵巢恶性肿瘤，常见的有浆液性腺癌、黏液性腺癌、子宫内膜样腺癌、混合性浆液黏液性囊腺癌，比较少见的还有纤维腺癌、恶性勃勒纳氏瘤、副中肾透明细胞癌、未分化间变性癌等，这些肿瘤有时有黄素化作用，可能导致未破裂卵泡黄素化综合征的发生。

（2）来源于胚细胞的卵巢恶性肿瘤，常见的如畸胎癌、原发性绒毛膜上皮癌、无性细胞瘤等，这一类的癌肿有时能分泌激素，可导致患者身体发生一系列改变。

（3）来源于性未分化间叶的卵巢肿瘤，由这种间叶分化而来的肿瘤可分为良性与恶性，但以恶性肿瘤居多。

（4）有些卵巢恶性肿瘤来源于性分化间叶，这类癌肿可产生自体激素，又称功能性肿瘤，都属于潜在的卵巢恶性肿瘤，对人体危害极大。

（5）发生自中肾残迹的卵巢恶性肿瘤，如恶性中肾瘤。

（6）发生在卵巢内异位组织的卵巢恶性肿瘤，如恶性肾上腺细胞残迹瘤。

## 二、临床表现

**1. 症状** ①疼痛：卵巢恶性肿瘤可能由于瘤内的变化，如出血、坏死、迅速增长而引起相当程度的持续性胀痛。在检查时发现其局部有压痛。②月经不调：偶见不规则子宫出血，绝经后出血。③消瘦：晚期呈进行性消瘦。

**2. 体征** ①下腹包块：恶性卵巢瘤双侧生长者占75%，而良性卵巢瘤双侧者仅占15%。②腹腔积液：虽然良性卵巢瘤如纤维瘤或乳头状囊腺瘤亦可并发腹腔积液，但卵巢恶性肿瘤合并腹腔积液者较多。如果恶性肿瘤细胞穿出包膜或已转移至腹膜，腹腔积液可呈血性。③恶病质：病程拖延较久者，由于长期消耗、食欲不振而表现有进行性消瘦，乏力，倦怠等恶病质症状。

**3. 转移症状** ①直接蔓延：晚期的卵巢癌，不仅与周围组织粘连，而且可直接浸润这些组织，如子宫、壁腹膜、阔韧带、输卵管、结肠及小肠，甚至可通过输卵管而蔓延至子宫腔。②淋巴道转移：淋巴道转移是卵巢癌的常见转移方式。通常是转移至腹主动脉旁淋巴结，但也可沿圆韧带而转移到腹股沟淋巴结。③植入性转移：卵巢癌可穿破包膜、肠管等处，形成大量的结节状或乳头状的转移癌，特别是浆液性囊腺癌的乳头状组织，更容易穿破瘤体包膜，而扩散在腹腔各处，并引起大量腹水。④血行转移：卵巢恶性肿瘤除肉瘤、恶性畸胎瘤及晚期者外，很少经血行转移。一般远隔部位转移可达肝、胸膜、肺等部位。

## 三、药物治疗

### （一）治疗原则

卵巢癌以手术治疗为主（Ⅱ、Ⅲ、Ⅳ期患者的初始治疗推荐），并辅以放疗、化疗、中药等综合治疗。卵巢癌TNM分期参见本章第二节。

### （二）用药原则

由于卵巢恶性肿瘤尤其是上皮癌很早扩散，手术时多数病例已不能清除病灶，而且放疗的效果及应用也很有限，因此全身性化疗是一项重要的辅助治疗方法。尤其是恶性生殖细胞肿瘤，规范化疗可明显提高患者生存率。一些晚期患者，经化疗后肿块可以缩小，为手术时满意减瘤创造有利条件。

化疗的原则是：

1. 大剂量间歇用药较小剂量持续用药为佳，前者指每疗程用药1周左右间歇3~4周左右，既能达到有效的抗肿瘤作用又有利于机体消除毒性及恢复免疫功能。

2. 联合化疗较单一化疗疗效为佳，近代多趋向联合用药但须注意联合化疗毒性反应较重。

3. 根据药物敏感试验选用敏感的化疗药可延长患者的生存时间。

4. 按组织类型制定不同化疗方案：化疗方案每疗程一般间隔 3 ~ 4 周，具体情况应视患者体质反应程度、血象及肝肾功能等情况而定，用药至少 4 ~ 6 个疗程，晚期或不敏感的肿瘤化疗者疗程应多些，一般第 1 年 8 ~ 10 个疗程，第 2 年减少到 3 ~ 4 个疗程。

### （三）药物选择

1. 早期低危患者术后不推荐辅助化疗。

2. ⅠA、ⅠB 且肿瘤分化好（grade 1 级），非透明细胞癌术后不化疗，ⅠA，ⅠB grade 2 级可随访或紫杉醇/卡铂 3 ~ 6 周期；ⅠC 期肿瘤分化差，透明细胞癌或术前有囊肿破裂者，术后应辅助化疗，一般 3 ~ 6 周期的卡铂和紫杉醇化疗。

3. Ⅱ、Ⅲ期行剖腹探查和最大限度的肿瘤减灭术，在广泛切除的基础上，残余病变就可能用化疗或放疗根除。

TP 方案（紫杉醇 + 顺铂/卡铂）为一线药，紫杉醇 175 mg/m$^2$，3 小时内静脉输注，顺铂 20 mg/m$^2$，静脉输注，共 5 天，3 ~ 4 周为一疗程，用 3 ~ 6 个疗程；或多西紫杉醇 60 ~ 75mg/m$^2$，静脉输入超过 1 小时，然后卡铂，剂量 AUC 5 - 6，静脉输入超过 1 小时，第 1 天，21 天为一疗程，用 6 个疗程；老人或是 PS 评分差患者：紫杉醇 60 mg/m$^2$ 静脉滴注超过 1 小时，卡铂 AUC 2 静脉滴注超过 30 分钟，每周 1 次，共 18 周。不能耐受者可单药顺铂 5 ~ 6 个疗程；对紫杉醇过敏者，替代的药物有拓扑替康、多柔比星；不能耐受静脉化疗者，可口服 VP - 16。多西紫杉醇联合卡铂增加中性粒细胞减少的风险，静脉输注紫杉醇联合卡铂与外周神经毒性有关，剂量密度紫杉醇增加贫血风险。

4. Ⅲ期疗效不满意者，新辅助化疗可增加手术完全切除率，有望提高远期生存率，肿瘤负荷小的可腹腔化疗，部分Ⅲ期局限较小病灶可全腹放疗。

腹腔化疗：用于肿瘤 <2cm；癌性腹水/腹腔冲洗液病检阳性；Ⅳ期姑息性切除术后；没有/只有非常有限的腹腔粘连的患者，DDP100 mg/m$^2$ + NS 2000ml，腹腔冲洗，同时水化利尿、止吐，2 ~ 3 周一次；或 CBP 400 ~ 600 mg + 5% GS 2000ml，腹腔冲洗，3 周 1 次；或紫杉醇 135 mg/m$^2$，3 小时内静脉输入，第 1 天，顺铂 75 ~ 100mg/m$^2$，腹腔冲洗，第 2 天，紫杉醇 60 mg/m$^2$，腹腔冲洗，第 8 天，21 天为一疗程，共 6 个疗程。腹腔注射紫杉醇联合顺铂与白细胞减少、感染、疲劳、肾毒性、腹部不适和神经毒性有关。

5. **激素类**　他莫昔芬每天 80mg，口服 30 天，以后为每天 40mg，与铂类、紫杉醇合用可增强疗效，减轻毒性。

6. **复发患者的化疗**

（1）BEP 方案　博莱霉素 15 mg/m$^2$（缓慢持续静滴）（第 1 ~ 3 天），依托泊苷 100 mg/m$^2$（第 1 ~ 5 天），顺铂 30 mg/m$^2$（第 1 ~ 5 天）。其效果与 PVB 方案类似，而毒性较 PVB 低。凡是顺铂在内的化疗方案，为保护肾脏均需先进行水化，包括给药前夜晚 8 点，当日早 8 点，用 5% 葡萄糖盐水 2000ml + 维生素 C 2g，15% 氯化钾 10 ml，20% 甘露醇 125ml，静脉滴注，30 分钟内滴完；5% 葡萄糖盐水 50ml，呋塞米 20mg 静推；然后给顺铂。以后再静滴 5% 葡萄糖 1000ml，维生素 C 2g，15% 氯化钾 l0 ml。

（2）PAC/PC 方案　顺铂 50 ~ 75 mg/m$^2$（有肾功能受损时，可用卡铂代替），多柔比星 40 ~ 50 mg/m$^2$，环磷酰胺 500 ~ 750 mg/m$^2$，一次给药，间隔 3 周。常用此方案治疗卵巢上皮细胞瘤、颗粒细胞瘤等。PAC方案去除多柔比星为PC方案，可避免心脏毒性的风险。

（3）PVB方案　长春新碱2 mg/m²，博莱霉素16 mg/m²，顺铂30mg/m²，静脉输注，第1天，间隔4周。治疗效果优于VAC方案。

（4）VAC方案　长春新碱2 mg/m²，放线菌素D 3 mg/m²，环磷酰胺5～7 mg/m²，静脉输注，第1天，间隔4周。此方案治疗颗粒细胞瘤、无性细胞瘤、卵黄囊瘤、未成熟畸胎瘤。

（5）PV方案　常作为挽救性方案，可静脉也可腹腔注射。顺铂100 mg/m²，依托泊苷100 mg/m²，后者可用生理盐水溶解。终浓度应低于0.25mg/ml。一般每疗程间隔3周。

（6）铂类耐药的复发卵巢癌患者　每周紫杉醇联合尼妥珠单抗、脂质体多柔比星联合尼妥珠单抗及托普替康联合尼妥珠单抗。

## 案例解析

**案例13－7解析：**

卵巢癌以手术治疗为主（Ⅱ、Ⅲ、Ⅳ期患者的初始治疗推荐），并辅以放疗、化疗、中药等综合治疗。全身性化疗是一项重要的辅助治疗方法，应大剂量间歇、联合使用化疗药物。

该患者有腹腔、脾的转移，应属Ⅳ期患者，如果全身情况允许，首先考虑手术完整切除肿瘤原发灶，尽可能切除所有转移灶，最大程度减少肿瘤负荷，达到满意细胞减灭术。研究显示，对于ⅢC或Ⅳ期卵巢癌患者，上腹部肿瘤超根治术可以使达到满意细胞减灭术的概率由50%增至75%，术后选择辅助化疗；如果全身情况差不能耐受手术，可先行新辅助化疗，辅助化疗或新辅助化疗推荐：TP方案（紫杉醇＋卡铂）至少6个周期。虽然达到满意细胞减灭术和完成标准方案辅助化疗的晚期卵巢癌患者约75%可获得临床完全缓解，但复发率仍高达50%，长期生存率为20%～25%。为进一步提高初始治疗效果，可考虑后续腹腔化疗（CBP 400－600 mg ＋ 5%GS 2000ml，腹腔冲洗，3周1次），或内分泌治疗（他莫昔芬）、生物治疗（每周紫杉醇联合尼妥珠单抗）。

## 本节小结

1. 卵巢癌以手术治疗为主（Ⅱ、Ⅲ、Ⅳ期患者的初始治疗推荐），并辅以放疗、化疗、中药等综合治疗。全身性化疗是一项重要的辅助治疗方法，应大剂量间歇、联合使用化疗药物。

2. 卵巢癌ⅠC分化差者应辅助化疗，一般3～6周期的卡铂和紫杉醇；Ⅱ、Ⅲ期患者行肿瘤减灭术后，TP（紫杉醇＋顺铂/卡铂）为一线药，对紫杉醇过敏者，替代的药物有拓扑替康、多柔比星；不能耐受静脉化疗者，可口服VP－16。注意外周神经毒性；Ⅲ期患者术前可行新辅助化疗，肿瘤负荷小的可腹腔化疗（DDP100 mg/m2 ＋ NS 2000ml），部分Ⅲ期局限较小病灶可全腹放疗；配合他莫昔芬。

3. 复发患者的化疗：BEP方案（博莱霉素＋依托泊苷＋顺铂）、PAC/PC方案（顺铂＋比柔比星＋环磷酰胺）、PVB方案（长春新碱＋博莱霉素＋顺铂）、VAC方案（长春新碱＋放线菌素＋环磷酰胺）、PV（顺铂＋依托泊苷）；铂类耐药的复发卵巢癌患者：每周紫杉醇联合尼妥珠单抗。

**思考题**

1. 恶性肿瘤药物有哪些不良反应及防治措施？

2. NSCLC 和 SCLC 的治疗如何选药？

3. HER-2 阳性乳癌患者的治疗如何选药？

4. 转移性/局部晚期胃癌治疗如何选药？

5. 何为肝癌的动脉栓塞治疗？其依据和方法是什么？适用于哪种类型的肝癌？

6. 结直肠癌治疗药物有哪些？转移性结直肠癌的患者如何选药？

7. 卵巢癌的治疗原则是什么？各期卵巢癌患者的如何选药？

（陈美娟　顾　立）

# 第十四章 病毒感染性疾病的药物治疗

## 第一节 病毒性肝炎

### 案例解析

**案例 14 - 1：**

患者王×，男，54 岁，因"乏力、纳差 1 月余"就诊。1 月前无明显诱因出现乏力、纳差，偶有腹部不适，进食后稍重，无明显恶心、厌食及厌油腻，无反酸、烧心及呕吐，无腹胀及腹泻，无发热及寒战。查体：体温 36.5℃，脉搏 75 次/分，呼吸 19 次/分，血压 120/80mmHg，一般情况可，腹平软，无压痛、反跳痛，肝脾肋下未触及，心肺查体无异常。实验室检查示：HBsAg（＋），HBeAg（＋），HBcAb（＋），丙肝抗体（－）；乙肝病毒 DNA 定量 $2.33 \times 10^4$ 拷贝/ml，肝功能 ALT 180U/L，AST 103U/L。既往有抑郁症。临床诊断：慢性乙型病毒性肝炎。

**问题：**

针对该患者如何制定治疗方案？

病毒性肝炎（viral hepatitis）是由多种肝炎病毒引起，以肝脏损害为主的常见传染病。目前已经确定引起肝炎的病毒主要包括甲、乙、丙、丁、戊型，其引起的肝炎分别称为甲、乙、丙、丁、戊型肝炎。甲型、戊型肝炎多表现为急性感染，乙型、丙型、丁型肝炎多呈慢性感染，少数可发展成为肝硬化和肝癌。病毒性肝炎呈世界性分布，各国的感染率不同，全球慢性乙型肝炎病毒（HBV）携带者多达 3.6 亿，我国约 1.2 亿；慢性丙型肝炎病毒（HCV）感染者约 1.7 亿，我国约 3000 万，可见病毒性肝炎已成为我国严重的社会问题和公共卫生问题。

## 一、病因和发病机制

### （一）病因

甲型肝炎（甲肝）和戊型肝炎（戊肝）主要以粪–口途径，通过消化道传播，主要传染源是急性期患者和亚临床感染者，感染的病毒属于 RNA 病毒。乙型肝炎（乙肝）和丙型肝炎（丙肝）都可通过血液途径、母婴垂直感染途径、日常生活密切接触以及医源性途径传播，其中母婴传播是我国乙肝慢性感染的主要传播方式，而血液传播（输血、血液制品、血液透析等）是丙肝慢性感染的主要传播方式，乙肝感染的病毒属于 DNA 病毒，丙肝感染的病毒属于 RNA 病毒。丁型肝炎（丁肝）主要经血液和密切接触者传播，丁肝感染的病毒属于 RNA 病毒。

### （二）发病机制

**1. 甲肝发病机制尚未完全阐明**　一般认为主要由于甲肝病毒（HAV）对肝细胞的直接破坏作用引起，但近年也有文献报道甲肝发病和免疫致病因素参与有关。

**2. 乙肝发病机制非常复杂**　乙肝病毒（HBV）感染后病毒本身并无直接损害肝细胞，但持续在体内复制的病毒经单核–巨噬细胞吞噬、加工、递呈进而激活的免疫应答反应可以诱发肝脏的免疫病理损伤。免疫反应强烈者可能发生急性重型肝炎，细胞免疫功能低下者可发展成为慢性肝炎和病毒携带者。

**3. 丙肝的发病机制有两种可能性**　①丙肝病毒（HCV）直接破坏肝细胞的细胞器，促使肝细胞膜对转氨酶的通透性增强；②HCV 诱导免疫病理损伤以及机体针对 HCV 某些病毒成分而发生自身免疫反应。

**4. 丁肝的发病机制还不十分清楚**　一般认为与丁肝病毒（HDV）对肝细胞的直接损害有关，但缺乏确切证据，近年有研究表明宿主的免疫参与了肝细胞的损伤。

**5. 戊肝的发病机制尚不清楚**　细胞免疫引起肝细胞损伤可能是主要原因。

## 二、临床表现和分型

### （一）急性肝炎

各型病毒性肝炎均可表现为急性肝炎，根据有无黄疸又可分为 2 型。

**1. 急性黄疸型**　此型起病较急，有畏寒、发热、乏力、食欲减退、恶心呕吐、便秘、腹泻等，并伴尿色加深，继而巩膜及皮肤黄染，皮肤可有瘙痒，肝脾均可肿大。

**2. 急性无黄疸型**　本型较黄疸型多见，起病较缓慢，主要表现为乏力、食欲不振、腹胀、肝区痛、恶心呕吐等。部分患者可无任何症状，可于体检时发现肝脾大或查肝功能异常。

### （二）慢性肝炎

主要见于乙肝、丙肝和丁肝。症状轻微可表现为乏力、食欲减退、肝区隐痛、腹胀等，症状重者表现为有明显或持续的症状，如乏力、食欲不振、肝区痛、腹胀、大便次数增多等，可有尿色加深、巩膜和皮肤黄染。部分患者可有进行性脾肿大，蜘蛛痣，肝掌等表现。

### （三）重型肝炎

各型肝炎病毒均可引起重型肝炎，但以乙肝病毒感染引起者最常见。可分为急性重型肝炎、亚急性重型肝炎和慢性重型肝炎。急性黄疸性肝炎患者起病后 10 天内迅速恶化，黄疸加深，出现精神症状如烦躁、谵妄、嗜睡等，并伴全身症状迅速加重为急性重型肝炎。急性黄疸性肝炎患者起病 10 天以上出现肝衰竭，同时出现凝血酶原时间明显延长（凝血酶原活动度低于 40%）和肝性脑病，伴胆酶分离，或极度乏力、食欲不振、恶心呕吐、腹水、肝缩小，以及明显出血现象为亚急性重型。慢性重型肝炎临床表现与亚急性重型相同，患者既往有慢性病毒携带史或慢性肝病史。

### （四）淤胆型肝炎

急性淤胆型肝炎起病类似急性黄疸型肝炎，但自觉症状较轻，表现为较长时期的肝内梗阻性黄疸，可持续 3 周以上，伴有皮肤瘙痒、肝脏肿大、大便颜色变浅，血清胆红素明显增高。在慢性肝炎或肝硬化基础上发生上述临床表现者，则为慢性淤胆型肝炎。慢性发病率多于急性，且预后较差。

## 三、药物治疗

### （一）治疗原则

急性肝炎一般不用抗病毒治疗，主要采取支持和对症治疗，仅在急性丙肝提倡早期应用抗病毒药物。慢性肝炎主要采取抗病毒、保护肝细胞、改善肝功能、调节免疫、抗肝纤维化等治疗，具体应根据患者情况采取综合治疗方案。重型肝炎则以综合治疗为主，同时加强支持疗法，给予抑制炎症坏死和促进肝细胞再生的药物，并积极防治各种并发症。淤胆型肝炎早期治疗同急性黄疸型肝炎，若黄疸持续不退，可加用糖皮质激素。

### （二）药物分类

#### 1. 抗病毒药物

（1）干扰素（Interferon，INF） 兼有抑制病毒和免疫调节的作用，包括普通 IFNα、复合 IFN 和聚乙二醇（PEG）化干扰素 α（PEG IFNα）。干扰素是一类具有多种生物活性的糖蛋白，具有广谱抗病毒作用，对 DNA 和 RNA 病毒均有效，主要和人体细胞的干扰素受体结合，诱生抗病毒蛋白如 2′，5′- 寡腺苷酸合成酶、磷酸二酯酶和蛋白激酶，破坏病毒的 mRNA 和蛋白质合成，抑制病毒复制。干扰素对体液免疫、细胞免疫均有免疫调节作用。

（2）核苷类抗病毒药 该类药物可在体内磷酸化生成三磷酸核苷，通过抑制病毒 DNA 聚合酶的活性，终止 DNA 链的延长和合成，从而达到抑制病毒复制的作用，包括拉米夫定、阿德福韦酯、恩替卡韦等。由于不同核苷类抗病毒药的抗病毒效力和耐药基因屏障不同，这些药物长期治疗的耐药率差异显著。有研究报道拉米夫定治疗 1 年的耐药率为 24%，治疗 5 年的耐药率高达 70%，阿德福韦酯及恩替卡韦耐药率相对较低。

#### 2. 抗炎保肝药物 

此类药物具有改善肝脏功能、促进肝细胞再生、促进肝脏解毒功能等作用。①抗炎类药物：主要为甘草酸类制剂，如异甘草酸镁注射液、甘草酸二铵肠溶胶囊、复方甘草酸苷片,具有较强的非特异性抗炎、抗过敏、解毒、稳定肝细胞膜及改善肝功能的作用。②肝细胞膜修复保护剂:代表药物为多烯磷脂酰胆碱,多元不饱和磷脂胆碱是肝细胞膜的天然成分,可进入肝细胞,并以完整的分子与肝细胞膜及细胞器膜相结合,增加膜的完整性、稳定性和流动性,促进肝细胞的再生,并可抑制脂质过氧化,抑制肝细胞凋亡。③解毒类药物:代表药物为还原性谷胱甘肽、硫普罗宁,分子中含有巯基,与体内的自由基结合,加速自由基的排泄,具有促进三大物质代谢、解毒和保护肝细胞膜免受自由基损害的作用,可从多方面保护肝细胞。④抗氧化类药物:代表药物主要为水飞蓟宾类,水飞蓟宾为从蓟类植物中提取的一组黄酮类物质,是经典的肝损伤修复药,可抑制肝细胞中脂质过氧化物的形成和稳定肝细胞膜,具有保肝和抗肝纤维化作用。⑤其他:联苯双酯、腺苷蛋氨酸、复方鳖甲软肝片等。

**3. 退黄药物** 以上介绍的抗病毒和保肝药物均有一定程度的减退黄疸作用。此外,一些纯中药制剂如茵栀黄、苦黄、苦参碱、丹参常用于退黄治疗。若肝内淤胆严重,其他退黄药无效,无糖皮质激素使用禁忌证时可选用糖皮质激素。

### (三)药物选择

**1. 急性肝炎的治疗** 大多数患者不需要特殊治疗,因为急性肝炎为自限性疾病,患者注意适当休息,加强营养,酌情使用保肝药物,多数患者在3~6个月内能自愈。如病情较轻者口服给药即可,葡醛内酯片每次0.2~0.4g,每日3次,或多烯磷脂酰胆碱胶囊每次0.228~0.456g,每日3次等;伴有黄疸者可加用茵栀黄注射液每次10~20ml稀释后静滴,每日1次,食欲下降或呕吐者,可每日静滴10%葡萄糖注射液1000~1500ml时,加维生素注射液C 2~3g及10%氯化钾注射液10~20ml等。急性丙肝易转成慢性,早期应用抗病毒药物可以减少转为慢性的比率,在感染2周后仍未出现HCV清除者,应开始干扰素α或聚乙二醇干扰素α单药治疗,疗程12~24周,可同时服用利巴韦林。

**2. 慢性肝炎的治疗** 慢性肝炎治疗的目标是通过最大限度长期抑制肝炎病毒复制,减轻肝细胞炎症、坏死及肝纤维化,阻止疾病向肝硬化、肝癌进展,主要采取抗病毒治疗、免疫调节、护肝、抗纤维化等综合治疗。

(1)抗病毒治疗

**慢性乙肝** 慢性乙肝抗病毒治疗的适应证:HBeAg阳性者HBV DNA ≥ $10^5$拷贝/ml或HBeAg阴性者HBV DNA≥ $10^4$拷贝/ml,同时具备以下3条之一:① ALT≥2 × 正常上限;② ALT<2 × 正常上限,但肝活检显示中度至重度活动性炎症、坏死和(或)纤维化;③已发生肝硬化、有原发性肝细胞肝癌家族史或年龄 >40岁者,不受ALT水平限制。

治疗慢性乙肝的抗病毒药物主要有干扰素类及核苷(酸)类似物。①干扰素类:普通干扰素α,成人每次5MIU(可根据耐受情况适当调整剂量),儿童每次6MIU/ $m^2$体表面积(每周3次,最大5MIU),隔日1次,皮下注射,一般疗程48周或更长;或聚乙二醇干扰素α-2a,180μg,每周1次,皮下注射,疗程48周;两药具体的剂量和疗程可根据患者的应答和耐受性进行调整。②核苷(酸)类似物:拉米夫定每次100mg,每日1次,口服。在达到HBV DNA低于检测下限、ALT复常、HBeAg血清学转换后,再继续治疗6~12个月,可使80%患者获得持久应答,这类患者在间隔6个月的2次检测结果显示HBeAg发生血清学转换且HBV DNA检测不到时可停药;阿德福韦酯每次10mg,每日1次,口服;恩替卡韦每次0.5mg,每日1次,口服;疗程均可参照拉米夫定。

治疗期间需注意药物的不良反应。干扰素α常见的不良反应有流感样症状、外周血细胞和血小板计数下降、内分泌和代谢性疾病、消化道症状和神经精神异常等，少数患者可引起严重不良反应，如间质性肺炎、自身免疫性溶血或严重精神性疾病等。发生不良反应应给予积极处理，严重不良反应者常需停止治疗；需注意失代偿期肝硬化、自身免疫性疾病以及严重抑郁和精神病患者禁用干扰素α。核苷类药物不良反应少，口服用药方便，患者依从性好，常见不良反应有头痛、腹痛、恶心、呕吐等，但需注意长期服用易引起耐药的风险。

**慢性丙肝** HCV RNA 基因为 1 型，或 HCV RNA 定量≥$2×10^6$拷贝/ml 者，可采用聚乙二醇干扰素α 或干扰素α 联合利巴韦林治疗。①对于 HCV RNA 基因为 1 型患者，采用聚乙二醇干扰素α–2a 每次 180μg，每周 1 次，皮下注射，或聚乙二醇干扰素α–2b 每次 1.5μg/kg，每周 1 次，皮下注射，联合利巴韦林每日 800~1400mg（根据体重），治疗 12 周检测 HCV RNA，如 HCV RNA 下降幅度<2 个对数级，则考虑停药；如 HCV RNA 定性检测为阴性，或低于定量法的最低检测限，继续治疗 48 周；如 HCV RNA 未转阴，但下降≥2 个对数级，则继续治疗到 24 周，如 24 周时 HCV RNA 转阴，可继续治疗到 48 周，如 24 周时仍未转阴，则停药观察。②对于 HCV RNA 基因为非 1 型患者，可采用聚乙二醇干扰素α 联合利巴韦林治疗，利巴韦林每日 800mg 即可，治疗时间 24 周。

（2）护肝治疗 可给予多烯磷脂酰胆碱胶囊每次 0.228~0.456g，每日 3 次，口服；甘草酸二铵胶囊每次 150mg，每日 3 次，口服，好转后逐渐减量，注意胃肠道的不良反应。联苯双酯滴丸主要用于 ALT 升高的慢性肝炎患者，每次 5 丸（每丸 1.5mg），每日 3 次，必要时每次 6~10 丸，连服 2~3 月，ALT 正常后可逐渐减剂量维持，一般疗程至少在半年以上，可用数年。水飞蓟宾的常用量为每次 70~140mg，每日 3 次，饭后服用，症状改善后可减量维持。使用护肝药物需注意，同时使用的抗炎保肝药物种类一般不宜过多，通常选用 1~2 种抗炎保肝药物，最多一般不超过 3 种，以免增加肝脏负担，不推荐选用主要成分相同或相似的药物进行联用，用药期间注意定期随访监测，及时调整治疗方案。

（3）免疫调节治疗 如胸腺素，具有调节和增强人体细胞免疫功能作用，皮下和肌内注射，每次 10~20mg，每日 1 次，或胸腺素$\alpha_1$ 每次 1.6mg，每周 2 次，两次相隔 3~4 天，连续给药 6 个月。

（4）抗纤维化治疗 口服复方鳖甲软肝片每次 2g，每日 3 次，或苦参素胶囊每次 0.2~0.3g，每日 3 次；还可用丹参、γ–干扰素等。

**3. 重型肝炎的治疗**

（1）支持治疗 患者应卧床休息，实施重症监护，密切观察病情，保证足够的热量供应，有条件者可输入新鲜血浆、白蛋白加强支持治疗，注意维持体内电解质和酸碱平衡。重型肝炎早期可选用糖皮质激素抑制免疫组织肝细胞坏死，如甲泼尼龙琥珀酸钠每次 40~60mg，每日 1 次，静脉滴注，连续 3~5 日，病情好转者应逐渐减量以防反跳，无好转也应尽快停药。促使肝细胞再生：采用促肝细胞生长素 80~100mg 加入 10% 葡萄糖注射液中静滴，每日 1 次，疗程视病情而定，一般为 4~6 周，也可使用胰高血糖素 1mg 和胰岛素 10U 加入 10% 葡萄糖注射液 500ml 中缓慢静滴，每日 1~2 次。此外，可用护肝退黄药物，必要时可增加药物剂量和延长疗程；合并腹水患者应适当使用利尿剂，如螺内酯每次 20~40mg，每日 2~3 次，口服，或氢氯噻嗪每次 25~50mg，每日 1~3 次，口服，若利尿效果不好，可用呋塞米每次 20mg，静注，必要时增加剂量或重复使用。

（2）防治并发症 重型肝炎患者常并发消化道出血、感染、水电解质紊乱、肝性脑病等，应积极防治。预防出血可使用组胺 $H_2$ 受体拮抗剂，如雷尼替丁、法莫替丁，有消化道溃疡者可用质子泵抑制剂如奥美拉唑、泮托拉唑等，出血时可应用口服凝血酶原复合物、去甲肾上腺素、云南白药，垂体后叶素等。并发感染以原发性细菌性腹膜炎和肺部感染最为常见，应积极进行病原体检查，明确感染的病原菌，给予针对性抗感染治疗，经验性抗感染治疗可选用喹诺酮类药物，如左氧氟沙星片，每次 0.5g，每日 1 次，疗程 1~2 周，亦可选第二、三代头孢菌素类等抗菌药物治疗。

**4. 淤胆型肝炎的治疗**  淤胆型肝炎治疗方法可参考以上急慢性肝炎的药物治疗，但是以消退黄疸为主要目的。除护肝治疗外，可给予茵栀黄注射液、苦黄注射液，必要时可选用糖皮质激素。治疗开始时可用地塞米松每次 10mg 或甲泼尼龙琥珀酸钠每次 60mg，每日 1 次，静脉注射，如黄疸明显下降可逐渐减量，每 5~7 日减量 1 次，每次减前次剂量的 1/4~1/5，减量一半后改为泼尼松片每次 30mg，清晨 1 次顿服，并按上述方法继续减量，总疗程 2~3 个月。

**5. 治疗药物的相互作用**

（1）拉米夫定与扎西他滨同时用时，可能抑制扎西他滨在细胞内的磷酸化，两者不宜联合使用。

（2）聚乙二醇干扰素 α-2a 可能使茶碱血药浓度升高，注意监测茶碱血药浓度并适当调整茶碱用量。

### 案例解析

**案例 14-1 分析：**

患者诊断为慢性乙型病毒性肝炎，治疗目标是抑制肝炎病毒复制，减轻肝细胞炎症、坏死及肝纤维化，阻止疾病向肝硬化、肝癌进展。根据相关实验室检查结果，患者有使用抗乙肝病毒治疗的指征，治疗慢性乙肝的抗病毒药物主要有干扰素类及核苷（酸）类似物，因患者既往有抑郁症病史，使用干扰素可能会加重精神症状，故选用核苷（酸）类似物；此外，患者还需使用保肝药物改善肝脏功能、促进肝细胞再生。建议治疗方案为：①拉米夫定每次 100mg，每日 1 次，口服；②多烯磷脂酰胆碱胶囊每次 0.228~0.456g，每日 3 次，口服。

### 本节小结

1. 本节主要包括病毒性肝炎的病因、发病机制、临床表现、分型、药物治疗的内容。

2. 根据病毒性肝炎的类型以及分期，治疗药物作用机制、不良反应等因素进行治疗药物的选择。急性丙肝提倡早期应用抗病毒药物，其余急性肝炎以支持对症治疗为主，不用抗病毒治疗。慢性乙肝及丙肝主要采取抗病毒、保护肝细胞、改善肝功能、调节免疫、抗肝纤维化等治疗。重型肝炎则以综合治疗为主，同时加强支持疗法，并积极防治各种并发症。淤胆型肝炎早期治疗同急性黄疸型肝炎，黄疸持续不退，可加用糖皮质激素。

# 第二节 艾滋病

**案例 14 - 2：**

患者李×，男，52 岁，因"咳嗽、咳痰、发热 1 个月"入院。5 年前发现 HIV 抗体阳性，未使用抗 HIV 药物治疗。查体：体温 38.5℃，脉搏 75 次/分，呼吸 20 次/分，血压 120/80mmHg。一般情况可，听诊左上肺可闻及少许湿性啰音。实验室检查：WBC 9.48×10⁹/L，N% 64.8%，胸部 X 线示左上肺散在斑片状阴影，密度不均，PPD 试验（＋），痰中查到大量抗酸杆菌，$CD_4^+$ T 淋巴细胞数 150 个/μl。临床诊断：①艾滋病；②左肺继发型结核，涂阳，初治。

**问题：**

针对该患者如何制定治疗方案？

艾滋病即获得性免疫缺陷综合征（acquired immune deficiency syndrome，AIDS），是由于感染了人类免疫缺陷病毒（HIV）后引起的一种致死性传染病。HIV 主要侵犯和破坏辅助性 T 淋巴细胞，以造成机体免疫功能障碍而不能抵抗外界各种病原体，由此产生各种条件性、机会性感染及肿瘤，最终导致死亡。联合国艾滋病规划署（UNAIDS）和世界卫生组织（WHO）发布的"2010 年艾滋病流行报告"估计全球目前仍存活约有 3330 万 HIV 感染者，我国 HIV 感染者和艾滋病患者 370393 例，其中艾滋病患者 132440 例，死亡 68315 例。我国艾滋病流行范围广，已覆盖到全国所有省、自治区、直辖市，且逐渐由吸毒、暗娼等高危人群向一般人群扩散。

## 一、病因和发病机制

### （一）病因

HIV 主要存在于感染者和艾滋病患者的血液、精液、阴道分泌物、胸腹水、脑脊髓液和乳汁中。经以下三种途径传播：性接触（包括同性、异性和双性性接触），血液及血制品（包括共用针具静脉注射毒品、介入性医疗操作等）和母婴垂直传播（包括经胎盘、分娩时和哺乳传播），其中性传播在我国是主要传播途径。HIV 感染的高危人群有男性同性恋者、静脉吸毒者、与 HIV 携带者经常有性接触者、HIV 感染母亲所生婴儿。

### （二）发病机制

HIV 是一种变异性很强的病毒，主要侵犯人体的免疫系统，包括 $CD_4^+$ T 淋巴细胞、巨噬细胞和树突细胞等，主要表现为 $CD_4^+$ T 淋巴细胞数量不断减少，最终导致人体细胞免疫功能缺陷，引起各种机会性感染和肿瘤的发生。HIV 感染人体后，选择性地吸附于靶细胞的 $CD_4$ 受体上，在辅助受体的帮助下进入宿主细胞，通过环化及整合、转录及翻译、装配、成熟及出芽最终形成成熟的病毒颗粒，新病毒释放后继续攻击其他的 $CD_4^+$ T 淋巴细胞，导致大量的淋巴细胞被耗竭损伤，造成机体免疫功能严重缺陷，从而继发机体衰竭死亡。

## 二、临床表现和分期

从初始感染 HIV 到成为艾滋病患是一个较为复杂的过程，潜伏期可以是数月至数年，可经历不同阶段，临床表现也是多种多样的。艾滋病全过程可分为急性期、无症状期和艾滋病期。

### （一）急性期

通常发生在初次感染 HIV 后 2~4 周。部分感染者出现类似流感或传染性单核细胞增多症症状，其中以发热、皮疹最为常见，可伴有咽痛、盗汗、呕吐、腹泻、肌肉关节痛、淋巴结肿大及神经系统症状，部分患者持续 1~3 周后可进入无症状期，少数患者可持续发展。体检可见颈、腋、枕部等多处淋巴结肿大。实验室检查可见白细胞、血小板减少或肝功能异常。

### （二）无症状期

此期持续时间一般为 6~8 年，其时间长短个体差异极大，这可能与感染病毒的数量、类型、感染途径 、机体免疫状况、营养情况、年龄、生活和医疗条件等因素有关。在无症状期，患者多无自觉症状和体征，HIV 抗体阳性，此期具有传染性。

### （三）艾滋病期

此期为感染 HIV 后疾病进展的最终阶段，持续时间一般为 2~3 年，患者因免疫系统严重缺损，继发各种机会性感染或恶性肿瘤等症状。主要表现为发热、盗汗、腹泻、体质量减轻，记忆力减退、精神淡漠、性格改变、头痛等，此外还可出现持续性全身性淋巴结肿大。几乎所有病原体感染都可发生，如口腔念珠菌感染、卡氏肺孢子肺炎、隐球菌脑膜炎、肺结核等。恶性肿瘤则以卡波西肉瘤最为常见，多见于青壮年，肉瘤呈多灶性，不痛不痒，除皮肤广泛损害外，常累及口腔、胃肠道、淋巴等。实验室检查可见 HIV 抗体阳性，$CD_4^+T$ 淋巴细胞数 $<200$ 个/$\mu L$。

## 三、药物治疗

### （一）治疗原则

目前仍缺乏根治 HIV 感染的有效药物，可采用综合治疗，包括心理治疗、抗 HIV 治疗、机会性感染及恶性肿瘤治疗、支持疗法等，其中抗 HIV 是治疗本病的关键，治疗目标是抑制病毒复制，从而达到阻止或延缓细胞免疫功能缺陷，防止出现机会性感染和恶性肿瘤，提高生活质量，降低 HIV 相关的发病率和死亡率，延长患者生命。

### （二）药物分类

**1. 抗 HIV 药物**　目前我国主要抗 HIV 药物有核苷类反转录酶抑制剂、非核苷类反转录酶抑制剂、蛋白酶抑制剂。

（1）核苷类反转录酶抑制剂　该类药物是核苷类似物，可被动弥散进入细胞，在细胞内被磷酸化成为活性形式三磷酸盐，竞争抑制 HIV 的反转录酶，导致 HIV 链合成终止从而抑制病毒复制。包括齐多夫定（Zidovudine，AZT）、拉米夫定（Lamivudine，3TC）、去羟肌苷（Didanosine，ddI）、司他夫定（Stavudine，d4T）、阿巴卡韦（Abacavir，ABC）、替诺福韦（Tenofovir Disoproxil，TDF）、恩曲他滨（Emtricitabine，FTC）等。其中齐多夫定是第一个有效的抗 HIV 药物。

（2）非核苷类反转录酶抑制剂　是特异性抑制 HIV 逆转录酶的化合物。它们直接与逆转录酶活性位点结合，造成酶蛋白构象改变，导致其失活，从而抑制 HIV 的复制。包括奈韦拉平（Nevirapine，NVP）、依非韦伦（Efavirenz，EFV）、依曲韦林（Etravirine，ETV）等。

（3）蛋白酶抑制剂　药物可与 HIV 蛋白酶结合，从而阻止病毒前体蛋白的进一步加工处理，抑制 HIV 子代病毒的合成。包括茚地那韦（Indinavir, IDV）、利托那韦（Ritonavir, RTV）等。

**2. 其他抗病毒药物**　可用于艾滋病常见的巨细胞病毒感染，包括更昔洛韦，可抑制病毒 DNA 合成；膦甲酸钠，可抑制病毒 DNA 聚合酶，抑制疱疹病毒的复制。常用于巨细胞病毒引起的视网膜炎和不能耐受其他抗病毒药的巨细胞病毒感染。

**3. 其他抗菌药**　①抗真菌药：代表药有多烯类两性霉素 B，通过与真菌细胞膜上的麦角固醇结合，损伤膜的通透性，导致细胞内重要物质渗漏，使真菌死亡，对多种深部真菌如新型隐球菌、白色念珠菌、组织胞浆菌等有强大抑制作用；唑类如氟康唑、伊曲康唑等，作用于真菌细胞的 $14-\alpha-$ 去甲基酶，使 $14-\alpha-$ 甲基固醇蓄积，细胞膜麦角固醇不能合成，使细胞膜通透性改变，导致胞内重要物质丢失而使真菌死亡。②抗菌药物：包括 $\beta-$ 内酰胺类、大环内酯类、喹诺酮类、氨基糖苷类等，具体作用机制、用法用量等详见第七章第二节。

**（三）药物选择**

**1. 抗 HIV 治疗**　成人及青少年急性感染期无论 $CD_4^+$ T 淋巴细胞计数为多少，有症状时建议治疗，艾滋病期应进行治疗；无症状期 $CD_4^+$ T 淋巴细胞 $<350$ 个/$\mu$l，建议治疗，若 $CD_4^+$ T 淋巴细胞在 $350\sim500$ 个/$\mu$l，考虑治疗，若 $CD_4^+$ T 淋巴细胞 $>500$ 个/$\mu$l，应定期复查，暂不进行抗病毒治疗。初治患者推荐方案为 2 种核苷类反转录酶抑制剂 + 1 种非核苷类反转录酶抑制剂，或 2 种核苷类反转录酶抑制剂 + 1 种蛋白酶抑制剂。成人常用抗 HIV 药物用法用量见表 14 – 1。

**表 14 – 1　成人常用抗 HIV 药物用法用量及不良反应**

| 类别 | 药物名称 | 用法用量（口服） | 常见不良反应 |
|---|---|---|---|
| 核苷类反转录酶抑制剂 | 齐多夫定 | 每次 300mg，每日 2 次 | 骨髓抑制、严重的贫血或嗜中性粒细胞减少症；恶心、呕吐、腹泻、乳酸酸中毒等 |
| | 拉米夫定 | 每次 300mg，每日 1 次或每次 150mg，每日 2 次 | 偶有头痛、恶心、腹泻 |
| | 去羟肌苷 | 每次 200mg，每日 2 次（体重 ≥ 60kg）；每次 125mg，每日 2 次（体重 <60kg） | 外周神经炎；头痛、腹泻、恶心、呕吐；肌痛、便秘、关节炎等 |
| | 司他夫定 | 每次 30mg，每日 2 次 | 外周神经炎、胰腺炎、腹痛、厌食、肌痛、失眠、贫血、肝功能衰竭等 |
| | 阿巴卡韦 | 每次 300mg，每日 2 次 | 恶心、呕吐、腹泻 |
| | 替诺福韦 | 每次 300mg，每日 1 次 | 恶心、呕吐、腹泻、肾脏毒性等 |
| | 恩曲他滨 | 每次 200mg，每日 1 次 | 头痛、腹泻、恶心和皮疹，皮肤色素沉着 |
| 非核苷类反转录酶抑制剂 | 奈韦拉平 | 每次 200mg，每日 2 次 | 皮疹、肝损害 |
| | 依非韦伦 | 每次 600mg，每日 1 次 | 头痛、头晕、失眠、皮疹、肝损害 |
| | 依曲韦林 | 每次 200mg，每日 2 次 | 皮疹、恶心、腹泻、呕吐、乏力、周围神经病、头痛、血压升高等 |
| 蛋白酶抑制剂 | 茚地那韦 | 每次 800mg，每日 3 次 | 肾结石；腹泻、恶心、呕吐、甲沟炎、脱发、溶血性贫血、高胆红素血症、高脂血症、糖耐量异常等 |
| | 利托那韦 | 第 1~2 日，每次 300mg，每日 2 次；第 3~5 日，每次 400mg，每日 2 次；第 6~13 日，每次 500mg，每日 2 次；2 周后加量至每次 600mg，每日 2 次 | 腹泻、恶心、呕吐、血脂异常、糖耐量异常 |

**2. 抗机会性感染治疗** 机会性感染是患者死亡的主要原因之一，预防和治疗机会性感染是延长生命的重要措施。应根据感染部位和可能的病原菌选用适当的抗感染药物。

（1）卡氏肺孢子虫肺炎（PCP） 首选药物是复方磺胺甲噁唑（SMZ-TMP）。其中磺胺甲噁唑（SMZ）作用于二氢叶酸合成酶，干扰合成叶酸的第一步，甲氧苄啶（TMP）作用于叶酸合成代谢的第二步，选择性抑制二氢叶酸还原酶的作用，两者合用可使细菌的叶酸代谢受到双重阻断，从而对卡氏肺孢子虫起到杀灭的作用。剂量为 TMP 每日 20mg/kg，SMZ 每日 100mg/kg，分 3~4 次口服，疗程 2~3 周。主要的不良反应有药疹、发热、关节肌肉疼痛、中性粒细胞减少、血小板减少、恶心、呕吐及肝肾功能损害等，注意孕妇及哺乳期妇女、重度肝肾功能损害禁用此药。此外，治疗 PCP 也可选用克林霉素联合伯氨喹、氨苯砜联合甲氧苄啶、喷他脒等；当患者血氧分压 <70mmHg 或肺泡-动脉血氧分压差 >35mmHg，可用激素如泼尼松、甲泼尼龙辅助治疗。

（2）合并分枝杆菌感染的治疗 ①非结核分枝杆菌感染：克拉霉素每次 500mg，每日 2 次，口服（或阿奇霉素每日 600mg，口服）加乙胺丁醇 15mg/（kg·d）（分次服），重症患者可同时联合应用利福布汀（每日 300~600mg，口服）或阿米卡星（每次 10mg/kg，每日 1 次，肌内注射），疗程 9~12 个月。②结核杆菌感染：艾滋病患者抗结核治疗原则与非艾滋病患者相同。注意在使用抗结核治疗期间定期监测肝肾功能、定期检查视力、听力等。

（3）合并其他病毒感染的治疗 ①巨细胞病毒视网膜脉络膜炎，可用更昔洛韦或膦甲酸钠治疗，病情危重时可二者联用。更昔洛韦 10~15mg/（kg·d），分 2 次静滴，2~3 周之后改为 5mg/（kg·d），每日 1 次，静滴；膦甲酸钠每次 90mg/kg，每日 2 次，静滴，2~3 周后改为每日 1 次。②对单纯疱疹病毒感染：阿昔洛韦口服，每次 5~10mg/kg，每日 3 次，静滴。注意使用膦甲酸钠应注意肾毒性、胃肠道及中枢神经系统的不良反应，使用期间注意监测肾功能及电解质。

（4）合并真菌感染 ①念珠菌感染：口腔感染首选制霉菌素局部涂抹加碳酸氢钠漱口水漱口，疗效不好可给予氟康唑每次 100mg（首剂 200mg），每日 1 次，口服，疗程 1~2 周。食管念珠菌感染：氟康唑每次 200mg（首剂 400mg），每日 1 次，口服，疗程 2~3 周。重症患者氟康唑可增加剂量和延长疗程，对于耐药念珠菌感染可选用卡泊芬净、伏立康唑、两性霉素 B 等。②新型隐球菌感染：经典方案为两性霉素 B 联合 5-氟胞嘧啶，两性霉素 B 开始每日按体重 0.02~0.1mg/kg 给药，以后根据耐受情况每日或隔日增加剂量至 0.5~0.75mg/kg 可暂停增加剂量，最高剂量不超过 50mg/d，5-氟胞嘧啶每日 100~150mg/kg，分 3~4 次口服，两药合用 2 周后，脑脊液培养转阴后改为氟康唑 400mg/d 巩固治疗，用药至少 8 周，而后改为氟康唑 200mg/d 维持治疗，维持期至少 1 年，当患者 $CD_4^+T$ 淋巴细胞 >200 个/μl 并持续至少 6 个月时可停药。也可开始治疗时用两性霉素 B 联合氟康唑或者 5-氟胞嘧啶联合氟康唑。静滴两性霉素 B 需注意溶媒应用 5% 葡萄糖注射液而不宜用 0.9% 氯化钠注射液，输注过程中严格避光和缓慢静脉滴注，此药可能会引起高热、恶心、呕吐、头痛、眩晕等药物不良反应，并且可能导致低钾血症、血液系统毒性、肝肾毒性，用药过程中注意监测血钾、肝肾功能及血常规。

**3. 治疗药物的相互作用**

（1）齐多夫定与司他夫定合用时，能竞争性地抑制细胞内司他夫定磷酸化，两者不宜联合使用。

（2）司他夫定与去羟肌苷合用会使二者的毒性增加。

（3）奈韦拉平是肝细胞色素 P450 代谢酶（CYP3A，CYP2B）的诱导剂，当与通过 CYP3A，CYP2B 代谢的药物合用时，奈韦拉平可以降低这些药物的浓度，注意合用时调整剂量。

（4）依非韦伦是 CYP3A4 的诱导剂，与该药合用，可能降低 CYP3A4 的底物的其他化合物血浆浓度。

（5）茚地那韦与利福平、苯巴比妥、卡马西平、依非韦伦等合用时应谨慎，因其会降低茚地那韦血浆浓度。

**案 例 解 析**

**案例 14 - 2 分析：**

患者为艾滋病期，因免疫系统严重缺损，继发了结核杆菌的感染。治疗上应给予抗HIV 治疗和抗结核治疗，初治患者推荐方案为 2 种核苷类反转录酶抑制剂 +1 种非核苷类反转录酶抑制剂，或 2 种核苷类反转录酶抑制剂 +1 种蛋白酶抑制剂，而艾滋病合并结核病患者推荐的一线抗病毒治疗方案是齐多夫定（替诺福韦）＋拉米夫定（恩曲他滨）＋依非韦伦，抗结核治疗原则与非艾滋病患者相同。建议给药方案：①齐多夫定片每次 300mg，每日 2 次，口服；②拉米夫定片每次 300mg，每日 1 次，口服；③依非韦伦片每次 600mg，每日 1 次，口服；④异烟肼片每次 0.3g，每日 1 次，口服；⑤利福平胶囊每次 0.45g，每日 1 次，口服；⑥吡嗪酰胺片每次 0.5g，每日 3 次，口服；⑦乙胺丁醇片每次 0.75g，每日 1 次，口服。

**本 节 小 结**

1. 本节主要包括艾滋病的病因、发病机制、临床表现、分期、药物治疗的内容。

2. 目前仍缺乏根治 HIV 感染的有效药物，抗 HIV 是治疗艾滋病的关键，抗 HIV 治疗应结合 $CD_4^+$ T 淋巴细胞计数及患者的病情情况制定。主要用于抗 HIV 药物有核苷类反转录酶抑制剂、非核苷类反转录酶抑制剂、蛋白酶抑制剂。

## 第三节　水痘和带状疱疹

**案 例 解 析**

**案例 14 - 3：**

患者张×，男，27 岁，因"左侧大腿、骶部红斑、水疱伴疼痛 4 天"入院。查体：体温 36.3℃，脉搏 88 次/分，呼吸 18 次/分，血压 124/70mmHg，一般情况可，左侧大腿、骶部皮肤见片状红斑，红斑表面见簇集性丘疱疹、水疱，约粟粒至黄豆大小，皮损沿神经走向，单侧带状排列。血常规：WBC $10.53 \times 10^9$/L，N% 71.6%。临床诊断：带状疱疹。

**问题：**

针对该患者如何制定治疗方案？

水痘（varicella）及带状疱疹（herpes zoster）是由同一种病毒，即水痘－带状疱疹病毒

（varicella－zoster，VZV）引起的感染性皮肤病。水痘是原发感染，多见于儿童；带状疱疹是患水痘后潜伏病毒的再激活，主要见于成人。

## 一、病因和发病机制

水痘－带状疱疹病毒为球形，是一种直径 160～200nm 的 DNA 病毒，中央为双链 DNA，外有包膜，具有亲皮肤性和神经的特性，仅对人有传染性。VZV 通过飞沫或空气传播经上呼吸道侵入人体后在体内大量增殖，形成病毒血症，并向全身尤其是皮肤、黏膜扩散，从而导致水痘。水痘愈后部分病毒可持久潜伏于脊髓后根神经节或颅神经的感觉神经节中，当人体免疫力低下或受到理化因素刺激，潜伏的病毒再度激活，导致受侵犯的神经节发炎或坏死，产生神经痛，同时，再活动的病毒可经感觉神经纤维轴索下行至皮肤，在其支配的皮肤区域增殖，引起相应的皮肤节段发生带状疱疹。

## 二、临床表现

**1. 水痘**　多见于儿童，潜伏期 14～21 天，平均 14 天。皮损呈向心性分布，先出现于躯干及四肢近端，以躯干皮损较多，四肢较少，可累及口腔、咽部、外阴、肛门等处。一般水痘皮损经过斑丘疹、疱疹、结痂及脱痂的演变过程，皮损常分批出现，因而斑丘疹、疱疹和结痂往往同时存在。成人水痘可表现为全身症状重，伴有发热、头痛、全身倦怠等症状。

**2. 带状疱疹**　病变皮肤出现多片红斑上成簇的疱疹，沿单侧神经呈带形分布，常伴有发热及局部淋巴结肿大，发病前可有低热、乏力，患处皮肤自觉灼热感或烧灼感，首先出现红斑，随后出现簇状疱疹，继之迅速变为水疱，疱液清亮，外周绕以红晕，严重时可呈血性，或坏死溃疡，各群水疱之间皮肤正常，皮损往往沿一侧周围神经分布排列呈带状，一般不超过体表中线。此外，神经痛也是其主要临床症状之一，疼痛可在发病前或伴随皮损出现，年龄越大，疼痛愈剧烈，一般皮损完全消退后疼痛会消失，少数患者可达数月及数年之久。

## 三、药物治疗

### （一）治疗原则

水痘的治疗原则以严密隔离、止痒和预防继发感染为主，带状疱疹的治疗原则以抗病毒、镇痛、抗炎及预防继发感染为主，此外，还需注意休息，避免摩擦皮损部位及外界刺激，积极寻找诱发因素。

**1. 药物治疗**　抗病毒药物最好在皮疹发生的 48 小时以内就开始使用，可以明显缩短病程；疼痛明显时可应用止痛药缓解神经痛的症状，同时可给予维生素 $B_1$、维生素 $B_{12}$ 等营养神经药物营养神经；有红斑、水疱可外用炉甘石洗剂，疱疹破溃可外用1% 甲紫溶液或抗病毒软膏，瘙痒可给予抗组胺药，继发细菌感染时可用抗生素软膏；注意激素虽然能明显减轻神经根炎症，预防后遗神经痛的发生，但同时也抑制免疫，加重感染，应用时应权衡利弊使用。

**2. 物理治疗**　可选用红外线照射、音频电疗、磁疗、激光治疗等，对于带状疱疹有一定的治疗作用。

**3. 疫苗**　VZV 减毒活疫苗可以预防人类疱疹病毒的感染，可降低带状疱疹的发生率或严重的疱疹后遗神经痛发生。

**4. 其他治疗** 物理治疗、针刺及中药治疗，有时对带状疱疹后神经痛有一定的作用。对于药物和物理镇痛无效时，可以进行硬膜外麻醉或脊髓前侧柱切断术或脊神经根切断术等。

### （二）药物分类

**1. 抗病毒药物** 目前治疗 VZV 的抗病毒药主要是依赖病毒胸苷激酶磷酸化的核苷类似物，如阿昔洛韦、泛昔洛韦、阿糖腺苷、膦甲酸钠等。阿昔洛韦首先在疱疹病毒专有的胸苷激酶作用下被摄入已感染的细胞内，被磷酸化生成三磷酸化合物，终止 DNA 链的延长，发挥抗病毒活性；泛昔洛韦是喷昔洛韦的前药，作用方式与阿昔洛韦相似；阿糖腺苷为人工合成的嘌呤核苷类衍生物，通过抑制病毒的 DNA 多聚酶、干扰其 DNA 的合成；膦甲酸钠可逆性、非竞争性阻断病毒 DNA 多聚酶的焦磷酸结合点，抑制焦磷酸从三磷酸脱氧核苷上裂解出来，从而抑制病毒的核酸合成。

**2. 镇痛药物** 使用镇痛药物之前应评估患者疼痛的程度，疼痛较轻可给予非甾体抗炎药，如双氯芬酸、布洛芬、吲哚美辛等，主要通过抑制炎症细胞花生四烯酸代谢物环氧酶，从而抑制前列腺素合成发挥镇痛作用；疼痛较重可给予盐酸曲马多及弱阿片类药物可待因，疼痛剧烈甚至可以用镇痛作用强的阿片类药物吗啡、芬太尼等。若不能满意缓解疼痛，也可采用综合方法治疗，如合用抗抑郁药阿米替林、多塞平，抗惊厥药卡马西平、苯妥英钠、加巴喷丁等。

**3. 糖皮质激素** 包括地塞米松、泼尼松龙、甲泼尼龙等。可以抗炎和减轻神经节的炎症后纤维化，降低神经痛的发生率。

**4. 其他药物** 维生素 $B_1$、维生素 $B_{12}$ 可促进受损神经恢复，减少后遗神经痛的发生。

### （三）药物选择

**1. 水痘的治疗** ①采用局部治疗为主，皮肤瘙痒给予炉甘石洗剂取适量，一日 2～3 次局部涂搽，水疱破溃给予阿昔洛韦乳膏每 2 小时 1 次，一日 4～6 次局部涂搽，继发细菌感染时可用抗生素乳膏，如莫匹罗星软膏、红霉素软膏、夫西地酸乳膏等。②对于免疫功能低下者可早期应用抗病毒药物全身治疗，如阿昔洛韦每次 5～10mg/kg，每日 3 次，静脉滴注，或每次 0.8g，每日 5 次，口服。③对症治疗：发热头痛可给予解热镇痛药如布洛芬缓释胶囊每次 0.3g，每日 2 次，口服；皮肤瘙痒可给予抗组胺药马来酸氯苯那敏片每次 4mg，每日 3 次，口服或氯雷他定片每次 10mg，每日 1 次，口服。

**2. 带状疱疹的治疗**

（1）局部治疗 同水痘。

（2）抗病毒治疗 尽早使用抗病毒药物，一般来说，在皮损发生 48 小时以内开始使用，可以明显缩短病程，缓解疼痛并防止并发症的发生。轻症患者可口服抗病毒药物，重症患者须积极采用全身治疗，病情极严重者，可加用干扰素 - α，100 万～300 万 U/d，肌注。眼部带状疱疹可用阿昔洛韦滴眼液每日数次。静滴阿昔洛韦需注意缓慢滴注，静脉滴注后 2 小时应给患者充足的水，以免药物发生肾小管内药物结晶沉淀，引起肾功能衰竭，肾功能不全、儿童、孕妇及哺乳期妇女慎用；泛昔洛韦相对阿昔洛韦，副作用较轻，注意肾功能不全应调整剂量。静滴膦甲酸钠注意静脉滴注速度不得大于 1mg/（kg·min），为减低肾毒性，使用以前及使用期间患者应水化，静脉输注 5% 葡萄糖注射液或 0.9% 氯化钠注射液，一日 2500ml，并可适当使用噻嗪类利尿药，孕妇不宜此药。常用抗病毒药物用法用量及不良反应，见表 14 - 2。

表 14 – 2　常用抗病毒药物用法用量及不良反应

| 药物名称 | 用法用量 | 不良反应 |
| --- | --- | --- |
| 阿昔洛韦 | 每次 800mg，每日 5 次，口服；每次 5 ~ 10mg/kg，每次 3 次，静滴 | 常见头痛、恶心，此外有头晕、失眠、嗜睡、腹泻、腹痛、呕吐、疲劳、发热、寒战、皮疹等，少见急性肾功能不全、血尿、低血压、呼吸困难、心悸等 |
| 泛昔洛韦 | 每次 250mg，每日 3 次，口服 | |
| 阿糖腺苷 | 每次 15mg/kg，每日 1 次，静滴 | 常见恶心、呕吐、腹泻，此外有注射部位疼痛，偶见头晕、血小板减少、白细胞减少 |
| 膦甲酸钠 | 每次 40mg/kg，每日 2 ~ 3 次，静滴 | 主要为肾毒性，此外有头痛、抽搐、贫血、疲乏、恶心、呕吐、腹泻等 |

（3）镇痛治疗　发病时可给予口服布洛芬缓释胶囊每次 0.3g，每日 2 次；或双氯芬酸钠缓释片每次 75mg，每日 1 次；或盐酸曲马多片每次 100mg，必要时给予重复给药，每日剂量不超过 400mg 等缓解疼痛。对于带状疱疹后遗神经痛除了镇痛药，也可与以下药物合用：①三环类的抗抑郁药，这类药物可能阻断了增强神经传导的生物胺的重吸收，阻断肾上腺素和 5 – 羟色胺再吸收到中枢神经系统神经元末梢，这两种介质能抑制脊髓痛传导神经元，具有止痛作用，可给予阿米替林每次 25mg，每日 2 ~ 3 次，口服；多塞平每次 25mg，每日 2 ~ 3 次，口服；使用过程中应注意从小剂量开始并逐步增加剂量，常见不良反应有口干、出汗、便秘、尿潴留、心律失常、嗜睡、体重增加等。②抗惊厥药卡马西平、苯妥英钠治疗效果均不确切，但新型抗惊厥药加巴喷丁治疗疱疹后的神经痛有效，可给予口服每次 100mg，一日 3 次，根据缓解疼痛及耐受的情况，可以加量至每次 900mg，一日 3 次，常见不良反应是眩晕、嗜睡、周围性水肿、恶心、呕吐、腹泻、便秘等。此外，疱疹后神经痛局部可用利多卡因、阿司匹林、辣椒素和其他非甾体抗炎药类乳剂或膏剂均能取得一定的治疗效果。

（4）糖皮质激素　糖皮质激素可抑制炎症过程和减轻脊神经炎症后的纤维化，在急性期应用可降低后遗神经痛的发病率，但有使病毒播散的危险，因此免疫力低下的患者不宜应用，已形成的带状疱疹后遗神经痛使用糖皮质激素治疗无效。对老年患者，在无禁忌时，在急性期糖皮质激素与抗病毒药应同时使用，可小剂量口服糖皮质激素 30 ~ 40mg/d，连服 7 ~ 10 天，逐渐减量至停药。

（5）其他药物　皮肤瘙痒可给予抗组胺药马来酸氯苯那敏片每次 4mg，每日 3 次，口服或氯雷他定片每次 10mg，每日 1 次，口服，常见不良反应有乏力、头痛、嗜睡、口干等。可给予营养神经药物维生素 $B_1$，每次 10mg，每日 3 次，口服。

**3. 治疗药物的相互作用**

（1）阿昔洛韦与齐多夫定合用可引起肾毒性，表现为深度昏睡和疲劳；与干扰素或甲氨蝶呤合用，可能引起精神异常；与丙磺舒合用，可竞争性抑制有机酸分泌，使阿昔洛韦排泄减慢，体内药物蓄积。

（2）泛昔洛韦与丙磺舒或其他由肾小管主动排泄的药物合用时，可能导致血浆中喷昔洛韦浓度升高。

（3）阿糖腺苷与别嘌醇合用，可加重阿糖腺苷对神经系统的毒性，不宜与别嘌醇合用。

（4）膦甲酸钠应避免与氨基糖苷类、两性霉素 B 等肾毒性药物合用以免加重肾损害，不能与喷他脒联合应用，以免发生低钙血症。

（5）阿米替林、多塞平与肾上腺素、去甲肾上腺素合用时，易致高血压及心律失常；与阿托品类药合用时，不良反应增加；与乙醇或其他中枢神经系统抑制药合用，中枢神经抑制作用增强；与单胺氧化酶合用，可发生高血压。

**案例解析**

**案例 14 - 3 分析：**

患者诊断为带状疱疹，治疗主要以抗病毒、镇痛、抗炎及预防继发感染为主，此外，还需注意休息、避免摩擦皮损部位和外界刺激。抗病毒药物应早期使用，一般选用核苷类似物；镇痛药物主要选择非甾体抗炎药；抗炎药物若患者无禁忌可选用糖皮质激素，可抑制炎症过程和减轻脊神经炎症后的纤维化，在急性期应用可降低后遗神经痛的发病率。建议治疗方案为：①0.9%氯化钠注射液 250ml + 阿昔洛韦针 0.5g，每日 3 次，静脉滴注；②双氯芬酸钠胶囊每次 75mg，每日 2 次，口服；③甲泼尼龙片每次 16mg，每日 1 次，口服。

## 本 节 小 结

1. 本节主要包括水痘及带状疱疹的病因、发病机制、临床表现、药物治疗的内容。

2. 水痘的治疗主要以严密隔离、止痒和预防继发感染为主，采用局部治疗，若免疫力低下的患者可早期使用抗病毒药物，不宜用糖皮质激素；带状疱疹的治疗主要以抗病毒、镇痛、抗炎、缩短病程及预防继发感染为主，采用局部治疗、抗病毒药物、镇痛药物、抗抑郁药物及抗惊厥药物综合治疗。

**思考题**

1. 病毒性肝炎的治疗原则？
2. 试述艾滋病机会性感染的类型及防治方法？
3. 试述带状疱疹的药物治疗方案？

（何　瑾）

# 第十五章 常见药物中毒的解救

## 第一节 常见药物中毒

### 案例解析

**案例 15-1:**

患者,女,36岁,因与家人吵架服"安定"30片,约5小时后入院,查体:体温35.8℃,脉搏76次/分,呼吸18次/分,血压105/65mmHg;患者昏迷,双侧瞳孔正大等圆约4mm,对光反射灵敏;心律齐,听诊无杂音,双肺呼吸音清,未闻及干湿性啰音,腹部无异常;颈软,无抵抗,肱二头肌、肱三头肌腱反射减弱,心电图未见异常。

**问题:**

1. 地西泮中毒的常见表现有哪些?

2. 如何解救地西泮中毒?

## 一、镇静催眠药中毒

镇静催眠药是临床常见的通过抑制中枢神经系统引起镇静和催眠的药物，常分为三大类：①巴比妥类；②苯二氮䓬类；③其他类，如水合氯醛、甲丙氨酯、丁螺环酮等。下面主要介绍巴比妥类、苯二氮䓬类中毒及解救。

### （一）巴比妥类中毒

巴比妥类药物对中枢神经系统具有普遍性抑制作用，随着剂量逐渐增加，中枢抑制作用由弱变强，表现为镇静、催眠、抗惊厥及抗癫痫、麻醉等作用。由于该药安全性差，大剂量时对心血管系统也有抑制作用，10倍催眠量可因呼吸中枢麻痹而死，且易产生依赖性，现临床主要用于抗惊厥、抗癫痫和麻醉。

**1. 中毒原因**　一般由于自服、误服过量本类药所致。长期服用，有引起蓄积中毒的可能。

**2. 中毒机制**　巴比妥类药物毒理机制尚不确切，可能机制有：①阻断脑干网状结构上行激活系统；②抑制呼吸中枢；③大剂量时对心血管系统有直接抑制作用等。

**3. 中毒表现**　急性中毒主要表现深度昏迷、高度呼吸抑制、血压下降、体温降低、休克及肾衰竭等。深度呼吸抑制是急性中毒的直接死因。

（1）中枢抑制　轻度中毒仅有嗜睡，动作不协调、语言模糊，偶见反射减弱；重度中毒有深昏迷、深浅反射消失，可出现锥体束病理反射。因体温调节中枢抑制体温可降低至34～35℃之间。

（2）呼吸抑制　开始表现为呼吸浅而慢，严重时可发生呼吸骤停，由此可伴发胸闷、心悸、缺氧、发绀，血气分析$PaO_2$及$PaCO_2$有相应异常，伴有呼吸和代谢性酸中毒。

（3）心血管抑制　通常为血压下降、脉搏细弱而快、皮肤苍白、冷湿有汗，严重者出现休克，甚至脉搏骤停。

**4. 解救措施**

（1）清除毒物　生命指征稳定者给予洗胃处理，神志完全清醒者可予催吐。可用1∶5000高锰酸钾溶液或大量清水彻底洗胃。洗胃后由胃管灌入硫酸钠30g导泻（一般不用硫酸镁，以免增加中枢抑制）。同时，可用活性炭混悬液注入吸附毒物。

（2）加速毒物排泄　①静脉滴注5%～10%葡萄糖液及生理盐水，每日3000～4000ml。②利尿剂：效果较好，可使药物血浆浓度下降加快，缩短患者昏迷时间。通常用呋塞米40～80mg静脉注射，要求每小时尿量达250ml以上，或快速滴注甘露醇。但前提是患者肾功能良好，并注意水、电解质平衡。③碱化尿液：可静脉滴注碳酸氢钠等碱性药物，增加血液pH值，使该药解离增多，肾小管重吸收减少，排出增加。此方法对于长效类（如苯巴比妥）效果较好，对短效类（如司可巴比妥）效果差。但须注意发生代谢性碱中毒和肺水肿的危险。④严重中毒患者可采用透析疗法和血流灌流清除血中毒物。

（3）对症支持治疗　出现呼吸抑制的患者，应首先维持有效的气体交换，必要时气管插管或气管切开，人工呼吸机呼吸；对深度昏迷或呼吸严重抑制者，可给予中枢兴奋药，如尼可刹米、贝美格等直接兴奋呼吸中枢。注意中枢兴奋药非解毒剂，不参与巴比妥类药物代谢或排泄，且易诱发患者惊厥，应注意剂量，患者睫毛反射恢复或出现肌肉震颤时停用。同时，注意保暖，抗感染，维持水、电解质平衡，防治心力衰竭，脑水肿等并发症。

### （二）苯二氮䓬类中毒

苯二氮䓬类有镇静催眠作用，还有抗焦虑、抗惊厥和抗癫痫作用。该类药与巴比妥类或其他类镇静催眠药比较，具有选择性高，安全范围大，对呼吸抑制小，几乎无麻醉或致死作用，不良反应少等特点，现已取代巴比妥类，为临床镇静催眠最常用的药物。目前临床应用的苯二氮䓬类有 20 多种，在抗焦虑、镇静催眠、抗惊厥、肌肉松弛作用方面各有侧重。用于镇静催眠的同类药物，根据其消除半衰期的长短可分为：长效类，如地西泮、氟西泮；中效类，如硝西泮、氯硝西泮、艾司唑仑；短效类，如三唑仑、奥沙西泮等。

**1. 中毒原因** 因自服、误服过量本类药可引起毒性反应；与乙醇、中枢抑制剂及三环类抗抑郁药等同时使用可增强其毒性；老年人对本类药物敏感性增高，易引起毒性反应。

**2. 中毒机制** 苯二氮䓬类（BDZs）药物是通过与 $\gamma$ - 氨基丁酸（GABA$_A$）受体上的 BDZ$_s$ 位点结合，诱导 GABA$_A$ 受体发生构象变化，促进 GABA 与 GABA$_A$ 受体结合，增加 Cl$^-$ 内流，产生中枢抑制效应。大剂量时还可抑制心血管系统。

**3. 中毒表现** 服用过量可出现嗜睡、眩晕、乏力、共济失调、反射减弱或浅昏迷。老年人或原有器质性脑病者表现为反常性兴奋。严重者可伴血压下降、呼吸抑制。

**4. 解救措施**

（1）洗胃、导泻 口服中毒者应立即用温水或 1:5000 高锰酸钾溶液洗胃，同时用硫酸钠导泻。

（2）特效解救剂 氟马西尼（Flumazenil）可与苯二氮䓬类药物竞争性结合 BDZs 结合位点，逆转或减轻其中枢抑制作用，可用于该类药物中毒的诊断和急救。

（3）对症支持治疗 重症患者应监测生命体征，注意保暖，维持呼吸和循环功能，水、电解质平衡，防治肺部及泌尿系感染。

## 二、解热镇痛药中毒

解热镇痛抗炎药，又称为非甾体抗炎药（NSAIDs），临床应用广泛，根据化学结构可分为水杨酸类、苯胺类、吡唑酮类、吲哚类、芳基乙酸类、芳基丙酸类、烯醇酸类等。该类药物共同的药理基础是抑制环氧化酶（COX）活性，减少体内前列腺素的生物合成，发挥解热、镇痛、抗炎、抗风湿作用。以阿司匹林、对乙酰氨基酚中毒为例，介绍解热镇痛药中毒的解救。

### （一）阿司匹林中毒

水杨酸类是应用最早的 NSAIDs，代表药阿司匹林，又称阿司匹林，临床应用最为广泛和持久。

**1. 中毒原因** 常见于长期大剂量服药的风湿病患者，服药过量或误服等。

**2. 中毒表现** 该类药物过量时产生的中毒反应，称为水杨酸反应，表现为：

（1）消化系统 食欲不振、恶心、呕吐、腹痛、腹泻；严重者发生出血性胃炎和中毒性肝炎。

（2）神经系统 头痛、头晕、耳鸣、耳聋、视觉紊乱、复视，烦躁不安；可有幻觉、震颤、高热、惊厥、大量出汗。严重中毒者转为抑制、昏迷。

（3）心血管系统 轻度中毒有面红、出汗，严重中毒有心肌损害、面色苍白、血压下降、心力衰竭和休克等。

（4）呼吸系统 有呼吸增快、喘息性呼吸、发绀、肺水肿、呼吸衰竭。

（5）泌尿系统　开始表现为多尿，以后可出现少尿、蛋白尿，严重者可发生急性肾小管坏死而致肾功能衰竭。

（6）其他　代谢性酸中毒、呼吸性碱中毒，偶有血尿，皮肤、黏膜紫癜或其他部位出血，可发生高血糖或低血糖。

**3. 解救措施**

（1）口服中毒者立即用吐根制剂催吐，然后用1%～2%碳酸氢钠溶液或1∶5000高锰酸钾溶液或温开水洗胃，同时给予活性炭混悬液吸附残余毒物，硫酸钠导泻。

（2）对症支持治疗

①碱化尿液：静脉滴注5%碳酸氢钠溶液或口服碳酸氢钠片，碱化尿液加快药物排泄，同时缓解代谢性酸中毒症状。

②呼吸过快者用纱布或纸袋罩于鼻部，以改善呼吸性碱中毒症状。

③中枢过度兴奋者，可给予适量溴化物，禁用巴比妥类、水合氯醛及吗啡等呼吸中枢抑制剂。中枢过度抑制者可用中枢神经兴奋剂如咖啡因、麻黄碱等。

④抽搐时静脉注射钙剂。

⑤高热者物理降温。

⑥昏迷患者加压给氧，注意保温。

⑦注射维生素K预防出血。

⑧应用抗菌药物预防感染及其他对症支持疗法。

（3）特殊处理　一次摄入阿司匹林20g以上，伴肾功能障碍，昏迷或呼吸、循环受抑制，血液中水杨酸浓度达500mg/L以上或碱化尿液不佳时，应做血液透析。

### （二）对乙酰氨基酚中毒

对乙酰氨基酚，又名扑热息痛，其解热镇痛作用与阿司匹林相当，但抗炎作用较弱，是目前应用量最大的解热镇痛药之一。

**1. 中毒原因**　中毒原因多为用药过量或误服，或由于几种抗感冒药同时服用引起过量中毒。

**2. 中毒表现**　轻度中毒者可出现恶心、呕吐、消化道出血，长期用药或过量中毒者可引起肝细胞、肾小管细胞坏死，出现急、慢性肝、肾功能衰竭，高热、药疹。严重中毒可发生中枢神经系统兴奋、烦躁、幻觉、谵妄和惊厥，而后转为抑制、昏睡甚至昏迷。偶见高铁血红蛋白血症。

**3. 解救措施**

（1）清除毒物　立即催吐并用温水或1∶2000高锰酸钾溶液洗胃，同时用硫酸钠导泻。给予碳酸氢钠口服或静脉注射，碱化尿液，促进药物排出。

（2）特效解毒剂　N–乙酰半胱氨酸（N–acetylcystein，NAC）是最有效的特异性解毒剂，强调早期应用。在服药后10小时内使用可有效预防肝损害的发生。蛋氨酸也可解毒，但效果不及NAC。

（3）对症支持治疗　有出血倾向或血小板减少时，给予维生素K，消化道出血者止血，并给予相应的外科治疗。过敏反应者应用抗组胺药，严重者应用肾上腺皮质激素。有高铁血红蛋白血症者，静脉注射或口服亚甲蓝，并静脉注射大量维生素 C 及高渗葡萄糖。以及其他给氧、保温等对症治疗。

## 三、抗精神病药中毒

抗精神病药，主要用于治疗精神分裂症，对其他精神病的躁狂症状也有效。此类药物多为强效的多巴胺受体拮抗剂，通过阻滞与情绪、思维有关的边缘系统、基底神经节及下丘脑多巴胺受体，产生抗精神病效应。由于多数药物选择性差，长期或过量使用可引起中枢抑制、锥体外系反应、低血压、心脏毒性等毒性反应，但药物不同，毒性表现和严重程度不同。其中氯丙嗪为临床应用最为广泛，用药时间久，以下主要介绍氯丙嗪中毒及解救，作为其他药物中毒及解救的参考。

**1. 中毒原因**

（1）自服大量药物，精神病者可能在治疗过程中误服大剂量本类药物，一次吞服氯丙嗪达 2~4g 时，即可出现急性毒性反应。

（2）长期大剂量服用也可出现毒性反应。

（3）与乙醇、镇静催眠药、镇痛药、抗抑郁药合用，可使氯丙嗪毒性增强。

（4）对本类药物过敏者，应用治疗量亦可发生各种过敏反应，如白细胞减少症甚至发生再生障碍性贫血，胆汁淤积性黄疸及皮肤过敏反应等亦可列入中毒范畴。

**2. 中毒机制**　氯丙嗪主要阻断脑内边缘系统多巴胺（DA）受体，发挥抗精神病作用，但由于 DA 受体还分布于黑质－纹状体系统（锥体外系）和结节－漏斗系统，因此长期应用可导致锥体外系运动障碍和内分泌改变。此外，氯丙嗪还可阻断肾上腺素 α 受体和 M 胆碱能受体，也可引起严重的不良反应。

**3. 中毒表现**　轻者仅有轻度头晕、困倦、注意力不集中、表情淡漠、共济失调；重者出现神经、心脏及抗胆碱毒性症状。

（1）神经系统症状　①锥体外系反应：长期大量服用氯丙嗪可出现三种反应，即帕金森综合征，又称震颤麻痹综合征，表现为肌张力增高、面容呆板、动作迟缓、肌肉震颤、流涎等；静坐不能，患者表现为坐立不安、反复徘徊；急性张力障碍反应，患者表现为强迫性张口、伸舌、斜颈、呼吸运动障碍及吞咽困难，可在急性过量中毒后 24~72 小时发生。②意识障碍：嗜睡、浅昏迷或深昏迷、大小便失禁，重者伴瞳孔缩小、呼吸抑制，可出现发作性躁动或肌肉震颤、痉挛。③体温调节紊乱：导致过低温，偶见高热。④癫痫发作：多出现于原有癫痫或器质性脑病者。

（2）心血管系统症状　可有四肢发冷、心悸、血压下降、直立性低血压（由卧位骤然起立时突然晕倒，血压下降），严重者可发生持续性低血压、休克，并出现心肌损害。由于药物具有奎尼丁样膜稳定及心肌抑制作用，中毒者出现心律失常（窦性心动过速、房室和室内传导阻滞、室早及室速等）、心电图异常（P－R 及 Q－T 间期延长，T 波低平或倒置）。低血压和心律失常是氯丙嗪中毒的主要心血管系统表现。

（3）抗胆碱毒性症状　口干、视物模糊、瞳孔扩大、皮肤潮红干燥、肌张力增加、心动过速、便秘及尿潴留等。

（4）其他　氯丙嗪可引起过敏反应，如白细胞减少症、再生障碍性贫血、胆汁淤积性黄疮及皮肤过敏反应等。

**4. 解救措施**　氯丙嗪中毒无特效解毒药，主要解救措施为对症支持治疗。

（1）清除毒物　口服中毒者应立即采用温水或生理盐水洗胃，同时用活性炭混悬液吸附毒物，用硫酸钠导泻。

（2）对症支持治疗　①一般治疗：保暖，保持呼吸道通畅，呼吸抑制者可行气管插管术。②中枢抑制较重或昏迷者可用苯丙胺或哌甲酯。③低血压和休克患者应首先补充血容量，纠正缺氧、酸中毒，应用选择激动 α 受体的升压药如去甲肾上腺素等。④防治心律失常，可采用利多卡因治疗室性心律失常。⑤防治锥体外系反应：帕金森综合征可用东莨菪碱或苯海索治疗，急性肌张力障碍可用苯海拉明缓解症状，静坐不能者服用普萘洛尔治疗效果好。症状较轻者可不作处理。

## 四、抗抑郁药中毒

抗抑郁药是主要用于治疗情绪低落、抑郁消极的一类药物。此类药物主要通过抑制脑内 NA 和（或）5 – HT 的再摄取，或抑制单胺氧化酶（MAO）活性，减少脑内 NA 和 5 – HT 的降解，从而使其在突触间隙中的浓度增加，促进突触传递而发挥抗抑郁作用。临床上常见因故意或意外摄入此类药物，发生急性中毒。本节以三环类抗抑郁药阿米替林作代表，介绍抗抑郁药物中毒及解救。

### （一）中毒机制及中毒表现

此类药物可抑制脑内 NA 和 5 – HT 的再摄取，从而使其在突触间隙中的浓度增加，发挥抗抑郁作用。

除此以外，还有：①中枢和外周抗胆碱作用，可引起口干、少汗、视力模糊、精神紊乱、谵妄、昏迷及癫痫样发作。②心脏毒性：是此类药物中毒致死的主要原因，其可能机制有抗胆碱作用，奎尼丁样膜抑制作用，NA 再摄取抑制作用，α 受体阻滞作用等。可引起血压下降，各型心律失常。③拟交感作用：急性中毒早期引起高血压及心律失常，后期因神经递质储备耗竭导致低血压。④组胺 H 受体拮抗作用：引起镇静或中枢抑制。

中毒表现以中枢神经系统和心血管系统症状为主，兼有抗胆碱症状。症状于服药后 4 小时内出现，24 小时达高峰，可持续 1 周左右。早期死亡多因呼吸抑制、心律失常和反复癫痫发作；晚期死因有循环衰竭及多脏器功能衰竭。

### （二）解救措施

本品中毒无特效解毒剂，主要是对症、支持治疗。重点是纠正低血压、心律失常及控制癫痫发作。

**1. 一般措施**　①口服中毒者洗胃，服活性炭吸附，灌肠；②持续心电监护；③保持呼吸道通畅，高流量供氧，对昏迷、呼吸抑制者可行气管插管，人工通气；④维持水、电解质和酸碱平衡，保持充足尿量。

**2. 纠正低血压及休克**　首先应积极补充血容量，纠正缺氧、酸中毒及心律失常，对血压仍低者加用间羟胺、去甲肾上腺素等 α 受体激动剂，不宜用对具有 β 受体激动作用的异丙肾上腺素、肾上腺素和多巴胺等药物。

**3. 纠正心律失常**　①缓慢性心律失常：严重心动过缓伴血压下降者，应行紧急临时心脏起搏，准备期间可用异丙肾上腺素 1mg 加入 5% 葡萄糖液 500ml 中静脉滴注。②室上性心动过速：可选用胺碘酮、普罗帕酮等药物静脉注射，对血流动力学不稳定者可行同步电复律，或行食管调搏超速抑制。③室性心律失常：首选用利多卡因。对伴有血流动力学不稳定的室速，首选同步电复律治疗。扭转型室速者，首选硫酸镁治疗，并及时纠正电解质紊乱如低钾血症等。

**4. 控制癫痫发作** 癫痫发作时可用苯妥英钠治疗，避免应用地西泮及巴比妥类药物，后二者具有中枢神经和呼吸抑制作用。

**5. 碱化血液治疗** 可减轻本品的神经和心脏毒性，对癫痫发作及各类心律失常起到有效的防治作用，其机制不明。可用静脉滴注碳酸氢钠溶液，维持动脉血 pH 在 7.45 ~ 7.55 之间。在上述治疗后，抗胆碱能症状能自行减轻或消失。

## 五、阿片类药物的中毒

阿片类药物具有强效镇痛作用，可用于各种原因引起的急、慢性疼痛。由于此类药物长期使用易产生耐受性和依赖性，易导致药物滥用及停药戒断症状。因此，其又被称为麻醉性镇痛药。

### （一）中毒原因

多为误用过量，或吸毒者吸入过量。

### （二）中毒机制

阿片类药物可与中枢神经系统及周围组织（如肠道）上的阿片受体结合，产生激动或部分激动作用，出现中枢镇痛、欣快、呼吸抑制、缩瞳、肠蠕动减慢等表现。摄入过量的阿片类药物则可引起中枢神经系统抑制，出现昏迷，深度呼吸抑制，瞳孔极度缩小，同时伴有血压降低、心动过缓等心血管系统症状。

### （三）中毒表现

急性中毒可表现为昏迷、深度呼吸抑制和针尖样瞳孔，称为"三联征"。

**1. 中枢神经系统** 意识改变和呼吸抑制与剂量有关，可表现为深睡、浅昏迷或深昏迷，伴腱反射消失。严重者可致惊厥。轻者呼吸减慢，不规则呼吸，重者呼吸麻痹、暂停，是其中毒致死的主要原因。针尖样瞳孔为本药中毒特点，晚期因缺氧，瞳孔可散大。

**2. 心血管系统** 可引起体位性低血压、心动过缓。

**3. 其他** 严重缺氧、尿潴留、便秘、皮肤瘙痒等。滥用药物者，可见慢性皮肤损害，静脉变硬等。

### （四）解救措施

**1. 急救措施** ①误服中毒者应立即用 1∶2000 高锰酸钾溶液洗胃，用硫酸钠导泻。②保持呼吸道通畅，进行人工呼吸，必要时行气管切开或气管插管。可加用呼吸兴奋药尼可刹米。③特效解毒剂：静脉注射阿片受体拮抗剂纳洛酮（Naloxone），可有效逆转药物引起的昏迷、呼吸抑制、缩瞳等毒性作用。

**2. 对症支持治疗** ①吸氧。②低血压者静脉滴注生理盐水，血压仍低者加用升压药。③给予抗休克、抗感染治疗。

**案例解析**

**案例 15 - 1 解析：**

1. 患者因过量服用地西泮片导致急性中毒，表现为昏迷、体温和血压偏低、全身肌肉松弛、肌腱反射减弱等。

2. 病因明确，入院后因立即进行洗胃、导泻，监测患者生命体征，维持呼吸和循环功能，同时建立静脉通路，给予葡萄糖注射液，加用氟马西尼，意识恢复后，可给予利尿药或大量液体，促进药物排泄，以及防治感染治疗。

## 本节小结

1. 镇静催眠药物中毒　多因一次自服、误服过量所致。毒性作用主要为中枢神经系统的抑制。急性中毒主要表现深度昏迷、高度呼吸抑制、血压下降、体温降低、休克及肾衰竭等。深度呼吸抑制是急性中毒的直接死因。发现中毒后应立即送医。急救时应首先维持呼吸功能，催吐、洗胃、导泻，同时应用利尿剂及碱化尿液等，加速毒物排泄，苯二氮䓬类中毒及早应用特效解毒药氟马西尼。

2. 解热镇痛药物中毒　多见于长期大剂量用药引起中毒。其毒性作用常累及全身各个系统和肝、肾等重要脏器。解救措施以加速排泄、对症、支持治疗为主，严重者可采用血液透析治疗。

3. 抗精神病药和抗抑郁药中毒　主要表现为中枢神经系统异常、心脏毒性和血压异常。其中毒解救措施有：催吐、洗胃、导泻，保证呼吸和循环功能，防治心律失常，控制中枢神经系统症状。

4. 阿片类药物长期使用易产生耐受性和依赖性，因此需加强对此类药物的监管，防止药物滥用。中毒主要表现为昏迷、呼吸抑制等。急救时应首先应用特效解毒药纳洛酮，逆转药物引起的呼吸抑制等症状。

## 第二节　农药中毒

**案例解析**

**案例 15 - 2：**

患儿，男，3 岁，因气急、憋喘，哭闹不安，呼吸困难入院。查体：体温 38℃，脉搏 78 次/分，呼吸 26 次/分，双侧瞳孔等大等圆约 2mm，鼻翼翕动，口唇干燥，发绀，双肺遍布哮鸣音及干、湿啰音。按支气管哮喘治疗症状未好转。追问病史，其父母忆起 2 天前用完的"3911"农药瓶被小孩拿走盛水玩。当即按有机磷农药中毒抢救成功。

**问题：**

有机磷农药中毒的解救措施是什么？特效解毒药有哪些？如何使用？

有机磷农药属有机磷酸酯类化合物，是我国目前使用最广、用量最大的农业杀虫剂。在国内外各类农药中毒和死亡病例中，有机磷农药引起者占绝大多数。

有机磷农药品种繁多，根据毒性程度，可分为：剧毒（如对硫磷、内吸磷、甲拌磷、氧化乐果等），高毒（如敌敌畏等），中毒（如敌百虫、乐果等），低毒（如马拉硫磷等）。

### （一）中毒原因

有机磷农药具有脂溶性高、易挥发的特点，在生产、生活中如防护措施不到位或误吸、误服、接触，可通过呼吸道、消化道及皮肤黏膜吸收入人体而引起急性或慢性中毒。

### （二）中毒机制

有机磷农药可与胆碱酯酶（AChE）结合，即有机磷酸酯类上的磷原子与 AChE 的羟基上的氧原子结合，生成磷酰化的胆碱酯酶，其结合牢固，难以水解，从而使 AChE 失去活性，体内乙酰胆碱（ACh）堆积引起一系列胆碱能神经系统功能亢进的中毒症状。若未及时抢救使酶复活，则在数分钟或数小时内，磷酰化 AChE 的磷酰化基团上的一个烷基或烷氧基断裂，生成更稳定的单烷基或单烷氧基磷酰化 AChE，此时即使应用 AChE 复活药亦不能恢复酶的活性，使 AChE 发生"老化"，即永久性的失活。一旦酶老化，须等新生酶产生，才能恢复水解 ACh 的能力。一般机体新生 AChE 需要 15~30 天。因此，中毒应及时抢救，早期足量使用 AChE 复活药。

### （三）中毒表现

**1. 急性中毒**　机体各个组织器官广泛分布有 M 胆碱能受体和 N 胆碱能受体，因此有机磷农药中毒症状复杂多样，轻者表现为 M 样症状，中度者可同时出现 M 样症状和 N 样症状，重度者还伴有中枢中毒症状。

（1）M 样症状　①心脏：心动过缓，血压下降。②腺体：流涎、流泪、流涕、汗多、呼吸道分泌物多、肺部有湿啰音，严重者可见口吐白沫，大汗淋漓。③瞳孔：瞳孔缩小、视物模糊，眼痛。④平滑肌：支气管平滑肌收缩和腺体分泌增加，引起呼吸困难甚至肺水肿；出现恶心、呕吐、腹痛、腹泻等；严重者可由于膀胱逼尿肌痉挛性收缩而引起小便失禁。

（2）N 样症状　引起心动过速、血压升高；肌肉震颤，首先自小肌肉如眼睑、颜面和舌肌开始，进而累及全身，严重时因呼吸麻痹而死亡。

（3）中枢症状　早期表现为兴奋不安，头晕，头痛，谵语及全身肌肉抽搐，进而转入抑制，出现昏迷。此时由于延脑血管运动中枢抑制而出现血压下降及呼吸麻痹而呼吸停止。

**2. 慢性中毒**　多为职业性，包括生产有机磷酸酯类的工人和长期接触人员。一般临床症状不明显，其突出表现为血中 AChE 活性持续明显下降，超过 50% 以下时，可引起头痛、头晕、视力模糊、思想不集中、记忆力减退、多汗、失眠等神经衰弱症状、偶见肌颤及瞳孔缩小。

### （四）中毒解救

对于急性中毒的解救主要有三步。

**1. 迅速切断毒源**　立即使患者脱离现场，脱去污染衣物，经皮肤吸收中毒者，可用温水或肥皂水彻底清洗染毒的皮肤，水不宜太热，以免促进毒物吸收；眼部污染应迅速用清水或 2% 碳酸氢钠溶液冲洗数分钟；经口中毒者，应先抽出胃内容物，并用 2% 碳酸氢钠或 1% 食盐水反复洗胃，而后用硫酸镁导泻。注意洗胃必须彻底，直至流出的液体清亮、无味为止；在不明中毒农药品种时，尽量用盐水或清水洗胃，某些农药如敌百虫可在碱性溶液中转化为毒性更强的敌敌畏。

**2. 应用特效解毒药治疗**

（1）胆碱受体阻断药　阿托品，是治疗急性有机磷农药中毒的特异性、高效能解毒药物。可有效缓解 M 样症状及呼吸中枢的抑制，但对 N 样症状和 AChE 活性恢复无效。阿托品应用应遵循早期、足量、反复的原则。其用量须足以拮抗 ACh 大量堆积引起的症状，已达到"阿托品化"，即瞳孔较前散大、不再缩小、颜面潮红、皮肤干燥、肺部湿啰音显著减少或消失、意识障碍减轻或昏迷患者开始苏醒等。反复注射，逐渐减量并延长间隔时间，直至临床症状和体征基本消失后，方可停药。如与胆碱酯酶复活药合用时，应减少阿托品用量，以免过量中毒（表 15 - 1）。

**表 15 - 1　阿托品过量中毒与有机磷农药中毒比较**

| 中毒表现 | 阿托品 | 有机磷农药 |
| --- | --- | --- |
| 神经系统 | 有兴奋的精神症状，如谵妄、躁动、抽搐昏迷 | 无兴奋的精神症状，神清淡漠、昏迷等 |
| 皮肤 | 潮红、干燥 | 不潮红、多汗 |
| 瞳孔 | 极度散大 | 多为瞳孔缩小 |
| 体温 | 高热，>40℃ | 一般无高热 |

（2）胆碱酯酶复活药　常用的有碘解磷定、氯解磷定，主要用于中度和重度有机磷农药中毒的治疗。此类药物可与磷酰化 AChE 结合形成复合物，而后裂解产生磷酰化解磷定和游离的 AChE，使酶恢复水解 ACh 的能力。但对"老化酶"无效，故需早期使用。但它对体内堆积的 ACh 无对抗作用，因此必须与阿托品联合使用，利于及时控制症状，提高疗效。

**3. 对症治疗**　可给予患者吸氧、吸痰、补液治疗，必要时行气管插管、人工呼吸；以维持正常心肺功能和水电解质、酸碱平衡，防止并发症发生。

对慢性中毒的解救尚无有效方法，对生产工人和长期接触者，应监测 AChE 活性，多饮水，促进排泄。若 AChE 活性低于 50% 以下，应彻底脱离现场，以免中毒。

**案例解析**

**案例 15 - 2 解析：**

有机磷农药中毒须及时清洗污染皮肤，给予特效解毒药：①胆碱受体阻断药，如阿托品，可有效缓解中毒引起的毒蕈碱症状，使用时应遵循早期、足量、反复的原则。②胆碱酯酶复活药：如碘解磷定、氯解磷定，能使胆碱酯酶恢复活性，但对"老化酶"无效，应早期使用。主要用于中度和重度有机磷农药中毒的治疗。还需给予对症支持治疗。

┌─ **本 节 小 结** ─┐

1. 有机磷是我国目前使用最广、用量最大的农业杀虫剂。其中毒病例占各类农药中毒和死亡病例的绝大多数。它可通过呼吸道、消化道及皮肤黏膜吸收入人体而引起急性或慢性中毒。

2. 有机磷农药急性中毒主要表现为 M 样症状、N 样症状和中枢神经系统症状。慢性中毒多为职业性，一般临床症状不明显，但可测得血中 AChE 活性持续明显下降。

3. 中毒解救主要包括三步：迅速切断毒源，彻底清洗染毒部位；应用特效解毒药阿托品和解磷定；对症支持治疗。

# 第三节 有害气体中毒

## 一、刺激性气体中毒

刺激性气体其主要危害是对呼吸道黏膜、眼及皮肤有直接刺激作用。较常见的刺激性气体有：①硝酸及含氮氧化物如一氧化氮、二氧化氮等；②硫酸及含硫化合物如二氧化硫、三氧化硫等；③盐酸及含氯化合物如氯气、光气、三氯化锑、三氯化砷等；④氢气；⑤氟化氢及氟化烃类化合物如八氟异丁烯、氟光气等；⑥卤烃类如溴甲烷、氯化苦等；⑦酯类如醋酸甲酯等；⑧醛类如甲醛、乙醛等；⑨其他，如羟基镍、氧化镉等。对人体的损害严重程度主要取决于化学物的理化特性、吸入浓度、持续时间。

### （一）中毒表现

呼吸道是有害气体侵入人体的主要途径。吸入后，轻者表现为上呼吸道刺激或支气管炎的症状，如鼻黏膜充血，流涕、咽痛、声门水肿、咳嗽、咳痰、肺部啰音、呼吸困难等；重者产生中毒性肺炎，表现为胸闷、胸痛、气急、剧烈咳嗽、咳痰，偶有痰中带血等；或中毒性肺水肿，除上呼吸道刺激症状外，还伴有咳嗽、气短、呼吸困难、发绀、咳粉红痰，两肺有湿啰音等症状。危急者可发展成为急性呼吸窘迫综合征（acute respiratory distress syndrome，ARDS），伴发休克，代谢性酸中毒、纵隔气肿、气胸等。

### （二）解救措施

**1. 紧急处理** ①立即脱离刺激性气体环境，安静休息。②保持呼吸道通畅，吸痰，必要时气管切开。③吸氧，有肺水肿者可用有机硅消泡剂吸氧。④早期、足量应用糖皮质激素，如地塞米松、氢化可的松、甲泼尼龙，待症状好转即减量或停用。⑤雾化吸入：对酸性气体可用 5% 碳酸氢钠溶液雾化吸入，碱性气体可用 3% 硼酸溶液雾化吸入，中和毒物，以减轻呼吸道刺激症状；亦可用 β 受体兴奋剂和激素雾化吸入或直接喷雾治疗。

**2. 其他对症支持治疗** ①卧床休息；②保持气道通畅，加强呼吸道管理，发生 ARDS 者，给予加压给氧或用呼气末正压呼吸；③预防和抗感染治疗；④应用解痉祛痰剂，如氨茶碱、必嗽平等；⑤维持水、电解质、酸碱平衡；⑥监测病情变化，防治 ARDS、休克、气胸、纵隔气肿等各种并发症并给予积极处理。

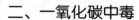

## 二、一氧化碳中毒

### （一）中毒原因

一氧化碳（CO）是含碳物质不完全燃烧的产物，是一种无色、无臭、无味的气体。CO中毒常见于：①多种工业生产排放的废气中含有 CO，因防护不当或通风不良时，可发生 CO急性中毒；②家庭生活中煤炉取暖或煤气泄露引起的 CO 中毒最为常见。

### （二）中毒机制

CO 中毒机制主要是由于 CO 与血红蛋白具有超强的亲和力，经呼吸道吸入后，可迅速与血红蛋白形成稳定的碳氧血红蛋白，不仅使红细胞失去携氧能力，还影响了氧合血红蛋白的解离，从而造成组织缺氧。另外，CO 还可与肌球蛋白结合损害线粒体功能，抑制组织呼吸。

### （三）中毒表现

中毒程度随吸入 CO 浓度的高低和时间的长短而异。

轻度中毒者表现为头晕、头疼、乏力、恶心、呕吐、胸闷、心悸等症状，少数可有短暂的轻度意识障碍；病情较重时，除上述症状外，中毒者皮肤、黏膜、甲床呈现特征性樱桃红色，并可出现浅至中度昏迷；重度中毒者可出现深昏迷或去大脑皮质状态，同时，并发脑水肿、休克、心肌损害、肺水肿、呼吸衰竭等临床表现。部分病例可并发筋膜间隙综合征、挤压综合征等，如受压部位出现皮肤大、小水疱和红肿及感觉运动障碍等症状。少数患者抢救苏醒后，经 2～6 天"假愈期"后，可出现"迟发性脑病"症状，表现为精神障碍、偏瘫、震颤麻痹、癫痫、痴呆、失语、失明等，这与脑部缺氧后形成血栓，缺血性坏死、脱髓鞘变有关。

### （四）解救措施

**1. 迅速脱离中毒环境**　进入现场后立即打开门窗，通风换气，尽快将患者转移至空气新鲜的地方，卧床休息，保持呼吸道通畅，注意保暖。如呼吸、心跳停止，应立即行体外心脏按压及人工呼吸，并立刻送医救治。

**2. 纠正缺氧**　①吸氧：给予吸氧可提高动脉血氧分压，从而加速碳氧血红蛋白的解离，增加 CO 的排出。吸氧的方法以面罩大流量吸氧为佳，单纯鼻导管吸氧效果较差。②高压氧治疗：一般用 2～3 个大气压给以纯氧吸入。进行高压氧治疗可迅速提高动脉氧分压，加速碳氧血红蛋白解离及 CO 排出。对于中、重度 CO 中毒而无禁忌证者，均应急诊尽快行高压氧治疗。首次高压氧时间，应根据治疗压力而定。既要达到清除 CO 的目的，又要防止氧中毒。③呼吸支持：呼吸停止者，立即进行人工呼吸，甚至立即气管插管或气管切开进行机械通气和加压供氧。

**3. 对症支持治疗**　①重症者常伴有脑水肿、颅内压升高，应给予静脉注射甘露醇，可与呋塞米或糖皮质激素合用，减轻脑水肿，降颅内压。脱水期间应注意水、电解质平衡。②伴有高热者，可进行物理降温如冰毯、冰帽等，或采用人工冬眠，以降低耗氧，有利于脑组织恢复；连续抽搐或癫痫大发作者，给予地西泮，控制症状。③其他：纠正水、电解质、酸碱失衡，预防、控制感染，防治脑水肿、肺水肿、心衰、休克、急性肾衰竭等并发症。

## 三、硫化氢中毒

硫化氢（$H_2S$）是具有刺激性和窒息性的有害气体。接触低浓度时有呼吸道和眼的局部刺激症状，高浓度时有明显的全身症状。

## （一）中毒原因

硫化氢很多存在于生产过程中所产生的废气。虽然硫化氢有臭鸡蛋味，但高浓度可引起嗅觉疲劳而不能察觉其存在。生产性硫化氢中毒多见于化学工业和石油、造纸等工业。生活性硫化氢中毒常见于有机腐败场所，如阴沟、化粪池、污物沉淀池等处。

## （二）中毒机制

硫化氢易溶于水，经呼吸道进入机体后，很快溶于血液，并与钠离子结合形成硫化钠。毒性作用机制：①对眼和呼吸道黏膜的强烈的局部刺激作用；②与呼吸链中的氧化型细胞色素氧化酶的高铁结合，抑制了酶活性，引起细胞内窒息，造成组织缺氧；③与谷胱甘肽结合，促使脑和肝中的三磷腺苷活性降低；④极高浓度的硫化氢可强烈刺激颈动脉窦，反射性引起呼吸停止，或直接麻痹呼吸中枢，引起窒息，产生"电击样死亡"。

## （三）中毒表现

**1. 轻度中毒** 仅表现为黏膜刺激症状。如畏光、流泪、眼刺痛、视物模糊，咽喉部灼热感、流涕、呛咳、胸骨下压迫感等。

**2. 中度中毒** 上述症状加重，可出现角膜水肿、角膜溃疡等。肺部可有弥漫性干啰音，且出现中枢神经系统症状，如头晕、头痛、恶心、呕吐、乏力、嗜睡及共济失调等。

**3. 重度中毒** 在上述表现的基础上，很快出现烦躁、谵妄、惊厥、昏迷，最后因呼吸麻痹而死亡。此外，尚可并发弥漫性细支气管炎、肺炎、急性肺水肿、心衰及心律失常等。存活的中毒者，少数出现中毒性肝肾功能损害，并有不同程度的后遗症，如严重头痛、眩晕、步态不稳、记忆力减退等。

## （四）解救措施

**1. 抢救** 迅速脱离中毒环境，将患者转移至空气新鲜处，卧床休息，保持呼吸道通畅，吸氧，促进毒气经呼吸道排出。严重中毒者呼吸停止，应立即、坚持人工呼吸。必要时给予呼吸兴奋剂，行气管插管，或气管切开，有条件者可给予机械通气。可用 5% $NaHCO_3$ 溶液喷雾治疗上呼吸道刺激症状，用 2% $NaHCO_3$ 溶液或生理盐水冲洗眼部。抢救过程中，医护人员应十分注意自身安全，必要时佩戴防毒面具，以保证抢救工作的顺利进行。

**2. 对症支持治疗** ①进一步维持呼吸及供氧，有条件者应尽早给予加压供氧及高压氧舱治疗。②应用高铁血红蛋白形成剂：适量应用亚硝酸异戊酯、亚硝酸钠或 4 - 二甲基氨基苯酚（4 - DMAP）等，使血液中血红蛋白氧化成高铁血红蛋白，后者可与游离的硫氢基结合形成硫高铁血红蛋白而解毒；并可夺取与细胞色素氧化酶结合的硫氢基，使酶复能，以改善缺氧。③保护眼部，每日滴入可的松和抗生素眼药水，直到眼部症状消除。④注意水电解质平衡，改善脑细胞代谢，及时处理各种并发症、合并症，如控制感染，抢救脑水肿、肺水肿、休克等。

## 四、氰化物中毒

氰化物是指各种含氰基（$CN^-$）的化合物，主要是指氢氰酸及其衍生物。氰化物是化工原料，也应用于电镀、淬火、选矿、合成橡胶等工业。某些植物果实中，如苦杏仁、枇杷仁、桃仁、白果、小薯等均含有氰化物。

### （一）中毒原因

职业性中毒主要是经呼吸道和皮肤吸收进入体内所致，而生活性中毒主要见于自杀和误服。

### （二）中毒机制

当氰化物进入人体析出氰离子后，迅速与氧化型细胞色素氧化酶的三价铁结合，变成氰化高铁型细胞色素氧化酶，失去传递氧的作用，使组织细胞不能利用氧，形成内窒息，此时血液中虽有充足的氧，但不能为组织细胞利用，故静脉血呈鲜红色。某些有机氰化物分子本身具有直接对中枢神经系统抑制作用。

### （三）中毒表现

**1. 猝死**　大量吸入高浓度氰化氢或吞服氰化钠、氰化钾，可于 2～3 分钟内造成呼吸停止而猝死。

**2. 非猝死**　非猝死中毒者，根据临床特征，可分以下四期：①前驱期：呼气中有苦杏仁味，轻度的眼和上呼如吸道刺激症状，乏力、头痛、头晕、恶心、胸闷、呼吸加快，经口中毒者尚有舌尖、口腔和咽喉部发麻、灼热感，流涎，偶有呕吐。②呼吸困难期：胸部压迫感，呼吸困难，心悸，步态不稳，轻度意识障碍，皮肤、黏膜呈鲜红色。③痉挛期：此期以惊厥为特征，意识丧失，强直性或阵发性抽搐，甚至角弓反张，呼吸变浅、慢或暂停，心率减慢，血压下降，常伴有大、小便失禁，可并发呼吸衰竭。④麻痹期：全身肌肉松弛、反射消失，最后呼吸、心跳停止而死亡。

### （四）解救措施

**1. 紧急处理**　迅速脱离中毒现场，脱去污染衣物，静卧休息，吸氧。呼吸、心脏停止者立即行人工胸外心脏按压和人工呼吸。口服中毒者在应用解毒剂的同时，立即进行洗胃。皮肤和眼污染者用大量清水冲洗。

**2. 应用解毒药**　①立即给予亚硝酸异戊酯（每支 0.2ml）1～2 支，放于手帕中折断后立即吸入，每次吸入 15 秒，每隔 2～3 分钟可重复吸一支，直至开始静脉注射 3% 的亚硝酸钠为止，但应用过程中要严密注意血压。②静脉注射 3% 亚硝酸钠溶液 10～20ml 缓慢静脉注射（每分钟 2～3ml），静脉推注过程中注意血压，如有休克发作，停止应用本药。③4 - DMAP（4 - 二甲基氨基苯酚），为高效高铁血红蛋白生成剂，可应用 10% 4 - DMAP 2ml 肌内注射，必要时 1 小时后可重复半量。本药不可与亚硝酸制剂合用，以防止出现高铁血红蛋白形成过度；可与硫代硫酸钠合用，对于低血压者尤为适用。此药目前广泛应用，并逐渐替代亚硝酸类抗氰药。④硫代硫酸钠：在给予 4 - DMAP 或亚硝酸钠后，静脉注射 25% 硫代硫酸钠溶液 20～40ml，缓慢静脉推注，每分钟不超过 5ml，必要时可在一小时后重复注射半量或全量。

---

## ┌ 本 节 小 结 ┐

1. 刺激性气体主要危害呼吸道黏膜、眼及皮肤，引起直接刺激作用。中毒者应立即脱离污染环境，吸氧、保证呼吸功能；可应用相应对抗药物，中和毒物；早期足量应用糖皮质激素等对症支持治疗，缓解症状，防治并发症。

2. CO 与血红蛋白的超强的亲和力，不仅使红细胞失去携氧能力，还影响了氧合血红蛋白的解离，从而造成组织缺氧。CO 中毒的特征性表现为皮肤黏膜、甲床呈樱桃红色。发现中毒者后，应立即开窗换气，将中毒者移至空气新鲜处，保证正常呼吸，给予高压氧治疗以及药物对症支持治疗，纠正缺氧，防治并发症。

3. 硫化氢和氰化物重度中毒常表现为"电击样死亡"，后果严重，因此应加强生产中废气处理和防止化学物质的泄露。发现中毒者后，应立即脱离污染环境；吸氧，呼吸、心脏停止者行人工胸外心脏按压和人工呼吸；应用解毒药如亚硝酸异戊酯等解救。

# 第四节  有机溶剂中毒

## 一、甲醇中毒

甲醇是一种无色，透明，易燃，易挥发，略带乙醇气味的液体。由木材干溜或人工合成而制得，用于制造甲醛、化工甲基化反应或作溶剂，也用于制造抗冻剂，橡胶加速剂、油漆、染料、摄影胶片、玻璃纸等，还可用作燃料。工业用不纯的乙醇中，含有多量的甲醇。

### （一）中毒原因

1. 用工业用酒精兑制假酒，是急性甲醇中毒的主要原因，一般人口服 5~10ml 即可引起中毒，约 15ml 可致失明，30ml 以上可致死量。

2. 工业生产中主要因吸入甲醇蒸气过多中毒，较为罕见。

### （二）中毒机制

甲醇进入机体后，在醇脱氢酶及醛脱氢酶等作用下，首先生成甲醛，继而形成甲酸，甲醛及甲酸可在体内蓄积，引起毒性反应。毒性机制：①甲醇对中枢神经系统有明显麻醉作用。②甲醛对视神经及视网膜有特殊的选择作用，新生态甲醛毒性是甲醇的33倍，可作用于视网膜的糖原酵解酶系，抑制视网膜的氧化磷酸化过程，使 ATP 合成受阻，引起视网膜和视神经发生退行性变。甲酸盐尚可致神经轴浆流障碍，也是造成视网膜和视神经病变的附加因素。③甲酸在体内积蓄的同时，甲醇还可抑制某些氧化酶，造成糖代谢障碍，导致乳酸及其他有机酸在体内积蓄，引起代谢性酸中毒。

### （三）中毒表现

甲醇中毒的表现以中枢神经系统症状、眼部症状以及酸中毒为主。

1. 甲醇中毒潜伏期通常为 12~24 小时，此期内有轻度醉酒感。吸入中毒者还有眼、呼吸道黏膜刺激症状及口苦感。

2. 发病时以神经系统症状为主，轻者有头昏、头痛、失眠、乏力、眩晕、表情淡漠、视力模糊及酒醉状态等；重者出现意识蒙眬、谵妄及不同程度的昏迷。死亡多为中枢性呼吸衰竭所致，心动过缓，呼吸缓慢为预后不良的征兆。消化系统症状以恶心、呕吐及上腹痛较为多见，尚有并发急性胰腺炎者。

3. 较重病例有明显的眼部症状，包括畏光、眼球压痛、视力减退、复视、幻视、眼前有跳动性黑点、风雪或闪光感等，严重病例可致双侧永久性失明。检查见瞳孔稍散大，对光反应迟钝或消失，查眼底可见视神经乳头充血、出血或眼底静脉扩张、视网膜水肿、视神经萎缩。也有的病例眼损害症状出现于全身中毒症状改善之后，出现迟发性视力损害。

4. 代谢性酸中毒是甲醇急性中毒的全身症状之一。严重者出现深而快的呼吸。

### （四）解救措施

**1. 紧急措施**  迅速脱离中毒环境，将患者移至空气新鲜处，解开衣扣，保持呼吸道通畅，以纱布覆眼予以保护。经口中毒者，及时用温清水或 3%~5% 碳酸氢钠液洗胃，然后在胃内留置4%碳酸氢钠100ml；硫酸钠导泻。尽早送医救治。

**2. 进一步处理**

（1）进一步洗胃、导泻。已吸收入血者，无论有无症状，均可用腹膜或血液透析加以清除，因甲醇属可透析毒物，早期透析可使甲酸排泄速度提高5~10倍，可有效减轻症状，挽救生命和减少后遗症，是较理想的驱毒方法。

（2）目前尚无理想的特效解毒剂，文献报道可用乙醇作抗毒治疗。因乙醇与醇脱氢酶的亲和力是甲醇的20倍，由此可阻断甲醇代谢增毒，并促进其排出。具体方法是医用95%乙醇按1ml/kg稀释于5%葡萄糖或生理盐水中，配成10%的乙醇溶液，半小时内滴完，而后再按0.166ml/kg的维持量，以同样的稀释后静滴维持。意识清醒者也可用50%乙醇按1.5ml/kg稀释至小于或等于5%浓度，首次口服或经胃管注入，其后按0.5~1ml/kg口服，每2小时一次维持，直至血中甲醇浓度降低至0.5g/L以下为止。一般需4~7天或更长。但对此疗法尚有不同看法，因乙醇本身具有一定毒性。如患者已呈明显抑制状态，则忌用乙醇，以避免增强麻醉作用，促使病情恶化。

（3）迅速纠正酸中毒，一般可先用5%碳酸氢钠100~200ml静滴，然后再根据血气分析复查结果，口服或静滴碳酸氢钠维持给药，直至血pH值恢复正常。纠正酸中毒对救治甲醇中毒颇为重要，因为它不仅可使病情恶化危及生命，而且可影响和加重眼部病变。伴有酮症者宜同时补给葡萄糖液，但应注意不宜多给水和钠盐以防脑水肿。

（4）眼部治疗　无论患者有无视力改变，双眼均应用纱布罩覆盖保护，以避免光刺激。视网膜病变可应用糖皮质激素及脱水剂治疗，并酌情加用维生素$B_1$、维生素$B_6$及能量合剂等，以防视神经发生永久性病变。

（5）对症支持治疗　发生惊厥、休克等均对症处理，脑水肿按中毒性脑病作抗脑水肿治疗，呼吸衰竭者给氧和抗呼吸衰竭药物或人工机械通气，患者应给予高蛋白及高碳水化合物饮食。必要时静脉补给营养。

## 二、乙醇中毒

乙醇俗称酒精。饮酒过量或服用过多的乙醇，可导致中枢神经兴奋及抑制状态，称为急性乙醇中毒或急性酒精中毒。长期嗜酒可能引起慢性乙醇中毒。因大量吸入乙醇蒸气中毒者罕见。

### （一）中毒机制

乙醇急、慢性中毒几乎对全身各个系统、脏器都会造成不同程度的损伤，饮酒量的多少与器官损伤成正相关，其机制是：①乙醇代谢产物乙醛的直接毒性作用；②乙醇直接溶解胃黏膜表面的胃蛋白酶，破坏胃黏膜屏障，导致氢离子反渗，胃黏膜糜烂、出血，甚至穿孔；③中枢神经系统为其主要靶器官，可首先作用于大脑皮质，进而影响皮质下延髓、脊髓各级神经系统，表现为先兴奋后抑制，呼吸中枢麻痹是重症患者致死的主要原因；④损伤血管壁，使其通透性增加，引起肺水肿和脑水肿；⑤可引起心肌细胞组织代谢改变、坏死，间质纤维化和肌膜线粒体改变，导致心肌炎和心律失常；⑥长期饮酒是导致高血压、冠心病等疾病的诱发因素和高危因素。

### （二）中毒表现

摄入乙醇之后出现情绪异常或程度不等的意识障碍。症状与饮酒量和血乙醇浓度以及个人耐受性有关，临床可分为三期。

**1. 兴奋期**　血乙醇浓度达到11mmol/L（50mg/dl），即可出现头痛、眩晕、眼结膜充血、欣快、兴奋、多言等症状；乙醇浓度超过 16mmol/L（75mg/dl），可出现健谈、饶舌、情绪不稳定、自负、易激惹等表现。

**2. 共济失调期** 血乙醇浓度高于 33mmol/L（150mg/dl），表现为肌肉运动不协调、行动笨拙、步态不稳、语无伦次、言语不清，出现明显共济失调，还有眼球震颤、视力模糊、复视、恶心、呕吐、困倦等症状。

**3. 昏迷期** 血乙醇浓度高于 54mmol/L（250mg/dl），患者进入昏迷期，表现为昏睡，瞳孔散大，皮肤湿冷；严重者陷入深昏迷，心率快，血压下降，可出现呼吸、循环麻痹，危及生命。

慢性乙醇中毒者常有慢性胃炎、乙醇性肝硬化、周围神经炎或代谢紊乱等表现。

### （三）解救措施

1. 轻度醉酒者，无需特殊治疗，卧床休息、注意保暖。

2. 重症中毒者若清醒，可刺激引吐或催吐；昏迷患者急送抢救室，可用碳酸氢钠或生理盐水洗胃。催吐或洗胃时应防止误吸。误吸者，应进行气管插管，建立人工气道。急性乙醇中毒尚无特异拮抗剂，长时间昏迷，呼吸严重抑制者应早期进行血液透析治疗，迅速降低中毒者血中乙醇浓度，可成功挽救生命。

3. 静脉补液，既能促进乙醇排泄，也有助于纠正低血压，重症者可予维生素 C、维生素 $B_1$、维生素 $B_6$ 等静脉滴注，可加速乙醇在体内氧化。

4. 纳洛酮可促进重度乙醇中毒者苏醒。

5. 其他对症支持治疗 乙醇中毒处于兴奋期时，可适当予以镇静剂，有抽搐者可给地西泮肌内注射，但忌用巴比妥类催眠药，以免抑制呼吸。有脑水肿可能时，予以脱水药降低颅内压。呼吸衰竭者可予呼吸兴奋药，必要时机械通气辅助呼吸。消化道出血、吸入性肺炎、横纹肌溶解、肝肾功能异常等并发症进行相应处理。

## 三、苯中毒

苯是从煤焦油分馏及石油裂解所得的一种芳香烃化合物，系无色有芳香气味的油状液体。极易挥发，易燃易爆，工业上用作溶剂、稀释剂和化工原料。苯属中等毒类，可引起急性或慢性中毒。急性中毒多为误服或急性吸入含苯的有机溶剂所致，这些有机溶剂包括油漆、稀料、工业胶水等。慢性中毒多为职业性中毒，长期吸入低浓度苯及代谢产物酚类所致。

### （一）中毒机制

**1. 苯的急性毒性** 主要损害中枢神经系统。苯具有很强的脂溶性，且多聚集于细胞膜内，使细胞膜的脂质双层结构肿胀，影响细胞膜上蛋白功能，干扰细胞膜的脂质和磷脂代谢，抑制细胞膜的氧化还原功能，致中枢神经麻醉。

**2. 慢性毒性** 主要是引起造血系统的损害，最明显的毒作用是对骨髓的渐进性和不可逆性损害。其机制多且复杂，主要有：①苯代谢产物（邻苯二酚、氢醌和苯醌）可干扰细胞因子对骨髓造血干细胞生长与分化调节；②与细胞 DNA 结合或直接损伤 DNA，造成基因突变或染色体畸变；③苯的代谢产物氢醌与纺锤体蛋白共价结合抑制细胞增殖；④与 ras、c - fos、c - myc 等癌基因被激活有关。

### （二）中毒表现

**1. 急性中毒** 主要表现为中枢神经系统的麻醉作用。

（1）神经系统 一般表现为头痛、眩晕、耳鸣、复视、步态蹒跚、酩酊感、嗜睡；重症者有抽搐、昏迷、呼吸中枢麻痹、谵妄、幻觉及脑水肿等表现，少数患者出现周围神经损害；进一步发展为神志模糊加重，进入浅昏迷状态，呼之不应，继续吸入高浓度的苯则进入深昏迷。严重者呼吸停止，脉搏停止。发病过程决定于空气苯浓度的高低，从数分钟到数小时，脉搏停跳前积极抢救，可在数分钟到数小时内恢复。如果发生深昏迷，吸入高浓度者可发生"闪电样"死亡。

（2）呼吸系统　见于吸入中毒，出现咳嗽、胸闷，重者持续时间长，可并发缺氧性肺水肿，伴有眼部刺激症状。

（3）循环系统　面色潮红、心悸、血压下降，可发生休克、心肌炎、各种心律失常甚至室颤。心电图可见一至二度房室传导阻滞。

（4）消化系统　恶心、呕吐、腹痛，口服患者症状较重。

**2. 慢性中毒**

（1）神经系统常见的表现为神经衰弱和自主神经功能紊乱综合征；个别患者可有肢端感觉障碍，出现痛、触觉减退、麻木，也可发生多发性神经炎。

（2）除神经系统外，还影响造血系统。造血系统损害的表现是慢性苯中毒的主要特征。以白细胞数和血小板数减少最常见；中性粒细胞内可出现中毒颗粒和空泡，粒细胞数明显减少致反复感染；血小板数减少可有皮肤黏膜出血倾向，女性月经过多；严重者发生全血细胞减少和再生障碍性贫血；个别有嗜酸性粒细胞增多或有轻度溶血。苯还可引起骨髓增生异常综合征。苯引起白血病多在长期高浓度接触后发生，最短6个月，最长23年。疾病类型以急性粒细胞白血病为主，其次为急性淋巴细胞白血病和红白血病，而慢性粒细胞白血病少见。

**（三）解救措施**

**1. 急性中毒最主要的抢救措施是**　①将患者尽快脱离中毒现场，将患者移到新鲜空气中，脱去污染衣服，以温肥皂水清洗皮肤，注意保暖。②清醒患者嘱其深呼气，使苯从呼气中迅速大量排出，症状可逐渐消失；如为昏迷患者则应保持其气道通畅，并辅助其增加呼吸力度。③如脉搏、呼吸停止，首先应进行心肺复苏术。若表现为低氧血症，则需紧急气管插管，呼吸机辅助呼吸。在心肺复苏时，心搏骤停，禁止注射肾上腺素，因可诱发心室颤动。④口服者尽早催吐、洗胃、导泻。⑤中毒者应卧床静息，并接受对症、支持治疗，可给予葡萄糖醛酸。注意防治脑水肿。

**2. 慢性中毒**　为综合性对症处理，对造血系统各系细胞损害给以相应的治疗。

### ┌─ 本 节 小 结 ─┐

1. 甲醇中毒多见于饮用工业用酒精兑制假酒引起中毒。中毒表现以中枢神经系统症状、眼部症状以及酸中毒为主。目前尚无理想的特效解毒剂，早期采用透析治疗，可有效减轻症状，挽救生命和减少后遗症；纠正酸中毒，眼部治疗及其他对症支持治疗。

2. 一次饮酒过量可引起乙醇急性中毒，长期嗜酒可能引起慢性乙醇中毒。其毒性作用常累及全身各个系统、脏器。饮酒是导致高血压、冠心病等疾病的诱发因素和高危因素。急性中毒的救治主要为：催吐、洗胃；补液，促进乙醇排泄；加用维生素C、维生素$B_1$、维生素$B_6$，加速乙醇代谢；血液透析；其他对症支持治疗。

3. 急性苯中毒多为误服或急性吸入含苯的有机溶剂所致，以中枢神经系统损害为主。慢性中毒多为职业性中毒，主要是引起造血系统的损害。其解救原则是脱离污染环境，清除毒物，综合性对症处理。

# 第五节 动、植物中毒

## 一、河豚鱼中毒

河豚鱼类品种繁多，肉质鲜美，营养丰富。我国约有 40 余种，产于沿海及长江下游。不同品种间的毒素含量及部位存在差异，主要聚集的血液、生殖器、内脏、皮、鳃，以冬春之交生殖繁育时期含毒最多。人们多因误食或食用宰杀及烹调时处理不当的河豚而中毒。

### （一）中毒机制

河豚鱼的有毒成分主要是河豚毒素和河豚酸，晒干、盐腌或烧煮均不能破坏。毒素对胃肠道有局部刺激作用，被吸收后迅速作用于神经，使神经末梢和神经中枢传导发生障碍，最后使脑干的呼吸循环中枢麻痹。

### （二）中毒症状

一般在食后 0.5～3 小时发病，病情发展迅速，首先出现胃部不适、恶心、呕吐、腹痛及腹泻、便血等胃肠道症状，神经症状可相伴或随后出现，表现为口唇、舌尖及指端发麻，以后全身麻木，感觉逐渐消失，继而出现运动障碍、四肢无力、眼睑下垂、行走困难、肌肉软瘫、痛觉及腱反射减低或消失，呼吸浅而不规则，随后呼吸困难、面色青紫、血压下降，瞳孔先缩小后散大，最后呼吸麻痹致死。

### （三）解救措施

**1. 清除毒物** 立即进行催吐，用 5% 碳酸氢钠液、活性炭混悬液或 1：2000 高锰酸钾溶液洗胃，而后由胃管注入硫酸钠导泻。

**2. 促进毒物排泄** 补液并加用强效利尿剂（呋塞米等）加速毒物排泄，但需注意防治水、电解质失衡。肾上腺皮质激素可减轻组织对毒素的反应，可尽早静脉滴注地塞米松。

**3. 特殊治疗** 可给予阿托品和东莨菪碱，拮抗毒素的毒性作用；也可选维生素 $B_{12}$ 肌内注射，均有助拮抗河豚毒素的运动麻痹作用。

**4. 其他对症治疗** 应用升压药纠正毒素导致的血压下降、循环衰竭的毒性反应，以强心药控制心力衰竭。呼吸困难者予以吸氧，酌情应用尼可刹米或洛贝林呼吸兴奋剂，出现呼吸肌麻痹者须及时采用人工呼吸机辅助呼吸。维护各器官的功能并及时对症治疗。

## 二、毒蛇咬伤

世界上有毒蛇 500 余种，我国至少有 50 种，常见的毒蛇主要有：①眼镜科（眼镜蛇、眼镜王蛇、金环蛇、银环蛇）；②蝰蛇科分为蝰亚蛇科（蝰蛇），蝮亚蛇科（尖吻蝮、竹叶青和蝮蛇）；③海蛇科（海蛇）。被毒蛇咬伤机会较多的人群为农民、渔民、野外工作者和从事毒蛇研究人员。咬伤部位以手、臂、足和下肢为常见。主要症状为伤口局部红、肿、疼痛或麻木，严重者可出现胸闷、心悸、头晕、发热、四肢乏力、呼吸困难、皮下或内脏出血，甚至昏迷等全身症状。

### （一）中毒机制及症状

蛇毒成分复杂，不同种类毒蛇的蛇毒结构、毒性存在很大差异，主要为蛋白质。根据其对机体的毒性作用，一般分为神经毒、血循毒和混合毒。

**1. 神经毒** 中医称"风毒"。主要作用于延髓和脊神经节细胞，且可阻断神经肌肉传导，引起呼吸麻痹和肌肉瘫痪，为临床上主要致死原因。

对局部组织破坏作用较少，症状较轻，有麻木感，并向肢体近侧蔓延。全身症状常在伤后 0.5 ~ 2 小时出现。主要表现为头昏、眩晕、嗜睡、恶心、呕吐、疲乏无力、步态不稳、头低垂、眼睑下垂、视力模糊、言语不清、呼吸困难、发绀等，严重者出现肢体迟缓性瘫痪、惊厥、昏迷、血压下降、呼吸麻痹和心力衰竭等，若抢救不及时可迅速死亡。

**2. 血循毒** 中医称"火毒"。主要影响心血管和血液系统。具有强烈的溶组织、溶血或抗凝作用。包括凝血毒、抗凝血毒、纤维蛋白溶解毒、溶血毒、出血毒、心脏血管毒、磷脂酶 $A_2$ 和蛋白水解酶、透明质酸酶等成分。对局部组织、全身血管内皮组织、血细胞、心、肾等有严重的破坏作用，影响循环，并可释放类组胺物质，引起血压下降和休克。

血液毒所引起的局部症状出现早且重，伤处剧烈疼痛如刀割，出血不止，肿胀明显，并迅速向近侧扩散。皮肤发绀，并有皮下出血、瘀斑、水疱、血疱。水（血）疱可逐渐增大以至溃破，并有血性渗出。有明显淋巴结炎及淋巴管炎。严重者伤处软组织坏死，如治疗不及时尚可发生严重化脓性感染或肢体坏死。全身症状有畏寒、乏力、头晕、恶心、呕吐、腹痛、腹泻、心悸、高热、谵妄、便血、血尿等。重症者可因肺出血、颅内出血、消化道大出血、循环衰竭、休克及心脏骤停死亡。

**3. 混合毒** 兼有上述两种毒。中医称"风火毒"。局部症状明显，全身症状发展也较快，造成死亡的主要原因仍为神经毒。

### （二）解救措施

1. 被蛇咬伤，如不能确切排除毒蛇咬伤者，应按毒蛇咬伤观察和处理。密切注意患者生命体征和局部伤口等情况。伤者要保持安静，避免运动，以免加速毒液吸收和扩散。

2. 详细询问病史，确定致伤蛇的种类，选用相应抗蛇毒血清；局部清创排毒、扩创排毒、局部封闭、外敷；完善相关理化检查；使用利尿剂排毒；应用肾上腺皮质激素，以减轻毒血症、组织细胞损伤、伤口局部反应，以及全身中毒症状，抑制溶血和防止 DIC 的发生；加用抗菌药物预防和控制伤口感染；其他对症支持治疗，防治并发症。

## 三、毒蕈中毒

毒蕈，即有毒的野生蘑菇，因某些毒蕈的外貌形态与可食用蕈类似，故常被误采食用而致中毒。毒蕈内含有毒蕈碱、毒肽、毒蕈毒素等毒性物质。不同种类的毒蕈所含毒物不同，一种毒蕈也可含多种毒素。各种毒素的毒性及毒理作用复杂多样，引起的毒性表现也不完全相同。

### （一）中毒症状

临床上将毒蕈中毒表现，大致分为四型。

**1. 胃肠炎型** 由误食毒红菇、红网牛肝菌及墨汁鬼伞等毒蕈所引起。潜伏期约 0.5 ~ 6 小时。发病时表现为是恶心、呕吐、腹痛、腹泻等。引起此型中毒的毒素尚未明了，但经过适当的对症处理中毒者即可迅速康复，死亡率甚低。

**2. 神经精神型** 由误食毒蝇伞、豹斑毒伞等毒蕈所引起。其毒素为类似乙酸胆碱的毒蕈碱。潜伏期约 1 ~ 6 小时。发病时临床表现除肠胃炎的症状外，尚有副交感神经兴奋症状，如多汗、流涎、流泪、脉搏缓慢、瞳孔缩小等。用阿托品类药物治疗效果甚佳。少数病情严重者可有谵妄、幻觉、呼吸抑制等表现。由误食角鳞次伞菌及臭黄菇等引起者除胃肠炎症状外，可有头晕、精神错乱、昏睡等症状。即使不治疗，1 ~ 2 天亦可康复。死亡率甚低。部分病例有迫害妄想等类似精神分裂症的表现。经过适当治疗也可康复，死亡率亦低。

**3. 溶血型** 因误食鹿花蕈等引起。其毒素为鹿花蕈素。潜伏期6～12小时。发病时除肠胃炎症状外，还有溶血表现。可引起贫血、肝脾肿大等体征。此型中毒对中枢神经系统亦常有影响，可有头痛等症状。给予肾上腺皮质激素及输血等治疗多可康复，死亡率不高。

**4. 中毒性肝炎型** 因误食毒伞、白毒伞、鳞柄毒伞等所引起。其所含毒素包括毒伞毒素及鬼笔毒素，两大类共11种。鬼笔毒素作用快，主要作用于肝脏；毒伞毒素作用较迟缓，但毒性较鬼笔毒素强20倍，能直接作用于细胞核，有可能抑制RNA聚合酶，并能显著减少肝糖原而导致肝细胞迅速坏死。此型中毒病情凶险，如无积极治疗死亡率甚高。

### （二）急救措施

**1. 加快毒物排出** 中毒立即机械引吐或催吐，尽快给予洗胃，可口服活性炭，并用硫酸镁导泻。

**2. 特殊治疗**

（1）阿托品 主要用于含毒蕈碱的毒蕈中毒，可有效对抗毒蕈碱症状。尚可用于缓解腹痛、吐泻等胃肠道症状。对因中毒性心肌炎而致房室传导阻滞亦有作用。

（2）巯基解毒药 对毒伞、白毒伞等毒蕈中毒有一定的效果。其作用机制可能是此类药物与某些毒素如毒伞肽等相结合，阻断其分子中的硫硫键，使其毒力减弱，而保护了体内含巯基酶的活性，甚至恢复部分已与毒素结合的酶的活力。常用的有二巯丁二钠、二巯基丙磺酸钠。

（3）肾上腺皮质激素 适用于溶血型毒蕈中毒及其他重症中毒病例，特别是有中毒性心肌炎、中毒性脑炎、严重的肝损害及有出血倾向的患者皆可应用。

**3. 对症与支持治疗** 对各型中毒的肠胃炎症状，应积极纠正脱水、酸中毒及电解质紊乱。对有肝损害者应给予保肝支持治疗。对有精神症状或有惊厥者应予镇静或抗惊厥治疗。

### ┌ 本 章 小 结 ┐

1. 河豚多见于摄入处理不当含有毒素的河豚所致。中毒表现主要为胃肠道反应和感觉、运动障碍，多因呼吸麻痹而死亡。中毒后应立即催吐、洗胃；应用利尿剂加速毒物排泄，肾上腺皮质激素、阿托品、东莨菪碱等可减轻组织对毒素的反应，拮抗毒素毒性作用。

2. 毒蛇种类繁多，其毒素存在很大差异，引起的中毒表现复杂多样。其解救原则是：详细询问病史，观察伤口情况，尽早确定致伤蛇的种类，选用相应抗蛇毒血清；局部清创排毒等；药物对症支持治疗，防治并发症。

3. 某些毒蕈因其形态与食用菌类似，常被误食引起中毒。不同毒蕈含有的毒素不同，中毒表现也各不相同。其解救措施有：催吐、洗胃、导泻排出毒物；明确毒蕈种类可采用相应的有效解毒药；对症支持治疗。

**思考题**

1. 简述苯二氮䓬类药物中毒的解救措施。

2. 简述巴比妥类药物中毒的解救措施。

3. 简述阿片类药物中毒的解救措施。

2. 简述有机磷农药中毒的机制、中毒表现及抢救措施。

（李海菊　毋亚男）

# 第十六章　眼科常见疾病的药物治疗

## 学习导引

**知识要求**

1. **掌握**　沙眼、青光眼、急性结膜炎和虹膜睫状体炎的治疗药物和治疗原则。
2. **熟悉**　沙眼、青光眼、急性结膜炎和虹膜睫状体炎的临床表现。
3. **了解**　沙眼、青光眼、急性结膜炎和虹膜睫状体炎的病因和发病机制。

**能力要求**

1. 熟练掌握沙眼、青光眼、急性结膜炎和虹膜睫状体炎的常用治疗药物。
2. 学会应用沙眼、青光眼、急性结膜炎和虹膜睫状体炎的治疗原则和用药原则为沙眼、青光眼、急性结膜炎和虹膜睫状体炎患者提供药物治疗方案。

## 第一节　沙　眼

### 案例解析

**案例 16 - 1：**

患者，女，46 岁，近 1 月出现有眼痒，沙粒样异物感，眼部分泌物较多，并有畏光、迎风流泪现象，门诊检查，见上睑结膜有多个滤泡形成，乳头增生，结膜充血，并见角膜血管翳。患者自诉 1 月前曾接触有相同症状者。临床诊断：沙眼。

**问题：**

1. 该患者的首选治疗药物是什么？
2. 需要对该患者进行哪些生活方式教育？

沙眼（trochoma）是由沙眼衣原体（chlamydia trachomatis）感染所致的一种慢性传染性结膜角膜炎，为常见的致盲眼病之一，因在睑结膜面形成粗糙不平的沙粒样外观，故称为"沙眼"。目前在全世界 57 个国家流行，大约有 4100 万人患有活动性沙眼，其中约 800 万人因该病失明。其感染率和严重程度与环境卫生、居住条件及个人卫生习惯等密切相关。在我国沙眼曾是主要的致盲原因,随着社会经济的发展、卫生条件的改善,我国沙眼的患病率和严重程度明显下降,但在部分边远贫困地区,沙眼仍然是主要的结膜病之一。

## 一、病因与发病机制

### (一)病因

沙眼的病原菌是沙眼衣原体。沙眼衣原体从抗原性上可分为 A、B、Ba、C、D、E、F、G、H、I、J、K 等 12 个免疫型。沙眼主要是由 A、B、Ba、C 抗原型所致,D~K 型主要引起生殖泌尿系统感染以及包涵体性结膜炎。我国华北地区沙眼以 B 型为主,C 型次之,其他地区发病情况尚缺乏流行病学资料。沙眼可通过眼睛直接接触传播,或手上的来自于眼部和鼻腔的感染分泌物传播,也可通过污染物(病眼分泌物污染的水或个人生活用品等)传播,另外节肢昆虫动物也是传播媒介,沙眼的急性期较瘢痕期更具传染性。沙眼易感的危险因素包括不良的卫生和洗脸习惯,机体免疫力低下,极度干旱地区、居住环境过分拥挤等,5 岁以下小孩以及照顾他们的母亲是患沙眼的高危人群。

### (二)发病机制

沙眼衣原体具有特殊的两相发育周期——网状体和原体。体积较小的无代谢活性的原体侵入到结膜上皮细胞,在胞质内转换为体积较大的有代谢活性的网状体,并以二分裂的方式繁殖,细菌溶解破裂前,网状体发育成为有感染性的原体,破裂释放出的原体又会感染新的结膜上皮细胞。

沙眼衣原体初次感染后,触发机体的炎症反应和自身免疫反应,表现为大量促炎症反应介质的释放,NK 细胞和中性粒细胞聚集并活化。初次感染仅引起轻微的组织损伤,患者的结膜炎一般可自愈,不留下长期后遗症,但会导致机体处于超敏状态,当沙眼衣原体再次感染时,炎症反应变得更加迅速而严重。反复感染会导致出现慢性炎症反应,将上睑板外翻时肉眼可见明显的炎性淋巴滤泡增生。经过数年的反复感染和炎症反应,滤泡不断变性坏死,结缔组织增生形成结膜瘢痕。随着瘢痕的加重,睑板逐步肥厚变形进而引起内翻倒睫,出现角膜混浊,最终引起失明。

## 二、临床表现

初发感染一般发生于儿童或青少年,多累及双眼。一般起病缓慢、轻重程度不一。沙眼衣原体感染后潜伏期为 5~14 天,幼儿症状隐匿,可自行缓解,不留后遗症。成人沙眼为急性或亚急性过程,早期即可出现并发症。

急性期患者有畏光、异物感、眼痒、流泪、较多黏液或黏脓性分泌物,结膜可见明显充血,乳头增生,大量滤泡形成,结膜呈绒布样外观,可合并弥漫性角膜上皮炎及耳前淋巴结肿大。

慢性期患者无明显不适,仅有眼痒、异物感、干燥和烧灼感。结膜充血减轻,结膜污秽肥厚,形成结膜瘢痕。睑板肥厚变形,发生内翻倒睫,角膜血管翳和角膜小凹形成。沙眼性角膜血管翳以及睑结膜瘢痕是沙眼的特有体征。

重复感染或并发细菌感染时,刺激症状可更重,并可出现视力减退。晚期发生睑内翻、上睑下垂,睑球粘连、角膜混浊、实质性结膜干燥症、慢性泪囊炎等并发症,可严重影响视力,甚至失明。

目前国际上对于沙眼的临床分期有很多，比较流行的是 MacCallan 分期。根据沙眼衣原体的两相生活周期及反复感染的特性，可将沙眼分为浸润初期、浸润进展期、瘢痕形成期和痊愈期。浸润初期和浸润进展期主要指病变结膜有活动性病变，临床表现为眼部的急性或亚急性炎症反应，常见的症状及体征有流泪、异物感、烧灼感、黏液脓性分泌物、结膜充血、乳头增生、滤泡形成等，并可合并角膜血管翳。瘢痕形成期是由于炎症的反复发生及滤泡或乳头的长期刺激，炎症反应变得严重，且会出现各种不可逆的严重并发症，临床表现为结膜活动性病变及瘢痕并存。痊愈期是指活动性病变完全消失，仅剩结膜瘢痕。痊愈期沙眼没有传染性。

WHO 在 1987 年也提出了一种简单的分期法来评价沙眼的严重程度，具体分期如下：①TF 期，滤泡炎症期（trachomatous inflammation – follicular）：上睑结膜有 5 个以上滤泡（每个直径 >0.5 mm）。②TI 期，广泛炎症期（trachomatous inflammation – intense）：睑结膜明显的炎性增厚，使至少 50% 以上的血管模糊。③TS 期，结膜瘢痕期（trachomatous scarring）：出现睑结膜瘢痕。④TT 期，倒睫期（trachomatous trichiasis）：至少一根睫毛内翻摩擦眼球。⑤CO 期，角膜混浊期（corneal opacity）：可见角膜混浊。

## 三、药物治疗

### （一）治疗原则

根据沙眼的流行病学特点和危险因素，WHO 提出了有效预防和控制沙眼的 SAFE 战略，也可作为沙眼的基本治疗原则。SAFE 是由以下四个英文单词的首字母组成。

（1）S – surgery　手术治疗。手术矫正睑内翻和倒睫，是防止晚期沙眼瘢痕形成进一步致盲的首选措施。双层睑板旋转内翻矫正术或后板层睑板翻转术是 WHO 治疗沙眼性倒睫的推荐术式。

（2）A – antibiotics　抗菌药物治疗。沙眼衣原体感染是沙眼的致病因素，而抗菌药物是针对沙眼病因的有效治疗手段。抗菌药物除了可以用于活动性沙眼人群的治疗，对于可能再次发生沙眼感染的高危人群也应给予治疗。分为局部治疗和全身治疗两种方式，抗菌药物选择时应选择沙眼衣原体敏感的抗菌药物，并需要考虑药物的安全性、经济性和可获得性问题。

（3）F – facial cleanliness　面部清洁。增加洗脸次数，保持面部清洁，可以有效防止沙眼，并注意毛巾、脸盆专人专用，避免沙眼衣原体的传播。在沙眼高发地区，抗菌药物治疗联合面部清洁和教育比单用抗菌药物治疗对沙眼的控制更好。

（4）E – environmental improvements　改善环境。改进供水，改进卫生和居住条件，包括处理垃圾、灭蝇、睡眠区的分隔与通风，能有效地预防沙眼和控制沙眼的传播。欧美沙眼的消失主要是由于环境条件的改善，而不仅依赖于抗菌药物和手术治疗。

### （二）药物分类

用于治疗沙眼的药物分为局部用药物和全身治疗的药物。局部用药物主要包括以下几类：①大环内酯类：如红霉素眼膏（Erythromycin Eye Ointment）。②四环素类：如盐酸金霉素眼膏（Chlortetracycline Hydrochloride Eye Ointment）、四环素眼膏（Tetracycline Eye Ointment）。③磺胺类：如磺胺醋酰钠滴眼液（Sulfacetamide Sodium Eye Drops）。④利福霉素类：如利福平滴眼液（Rifampicin Eye Drops）。⑤氯霉素类：氯霉素滴眼液（Chloramphenicol Eye Drops）。⑥其他药物：酞丁胺滴眼液。目前用于治疗沙眼的全身用药物主要包括以下几类：①大环内酯类：

如红霉素片（Erythromycin Tablets）、阿奇霉素片/胶囊（Azithromycin Tablets/Capsules）。②四环素类：四环素片/胶囊（Tetracycline Tablets/Capsules）、多西环素片/胶囊（Doxycycline Hydrochloride Tablets/Capsules）。

### （三）药物选择

#### 1. 大环内酯类

（1）红霉素　红霉素是广谱抗菌药，对包括沙眼衣原体在内的多种细菌均有良好的抗菌作用。临床上红霉素治疗沙眼的常用制剂包括红霉素眼膏、红霉素片/胶囊。0.5%红霉素眼膏，使用剂量为一日2～3次，或仅夜间使用一次，白天配合使用利福平或氯霉素滴眼液等，由于使用疗程长，患者的依从性较差，偶见刺激症状和过敏反应、视力模糊等。口服剂型红霉素用于治疗沙眼的剂量一般为250mg，qid，疗程至少2周。

（2）阿奇霉素　阿奇霉素是15元环的大环内酯类的第一个品种，抗菌谱广，对沙眼衣原体有良好的抗菌作用。临床上用于治疗沙眼的常用制剂包括阿奇霉素片/胶囊、国外有阿奇霉素滴眼液，国内目前尚无。阿奇霉素在组织中的浓度高于血浆，且半衰期长，因而对于在胞内缓慢生长的微生物如沙眼衣原体是理想的抗菌药物。阿奇霉素对于儿童的安全性好，曾用于最小1个月的婴儿。WHO推荐在条件允许的情况下，将阿奇霉素作为控制沙眼的首选药物，具体方案为一次性口服大剂量阿奇霉素，20mg/kg，最大至1g。该方案能够很好地被成人和儿童所接受，用药依从性好。WHO推荐在活动性沙眼高发地区（≥10%），大规模分发抗菌药物进行治疗，全体成员每年口服大剂量阿奇霉素一次，连续治疗3年，能有效降低并控制沙眼的发病率。阿奇霉素口服制剂的主要不良反应为腹痛、腹泻、恶心、呕吐等胃肠道不良反应，但发生率明显低于红霉素，目前不推荐用于6个月以下的婴儿和孕妇，对于这些人群仍推荐使用四环素眼膏。阿奇霉素使用中注意避免与含铝或镁的制酸剂同时服用，与其他药物发生相互作用少见，但与氨茶碱合用时应注意监测后者血药浓度，与华法林合用时应注意密切观察凝血酶原时间。

局部用阿奇霉素临床上主要有1%或1.5%阿奇霉素滴眼液，在治疗沙眼时被认为安全性比口服阿奇霉素相对更好，可用于6个月以下的婴儿，并且有效性也与口服阿奇霉素相当。

#### 2. 四环素类

（1）四环素　四环素是广谱抗菌药物，衣原体属、立克次体属、支原体属、螺旋体均对本品敏感。临床用制剂包括四环素眼膏、四环素片、四环素胶囊。1%四环素眼膏临床上常用于治疗敏感病原菌所致的结膜炎、眼睑炎、角膜炎、沙眼等，由于价格便宜并且对沙眼治疗有效，该药曾在沙眼流行地区广泛使用，同时也是WHO推荐的沙眼治疗方案之一，使用方法为每日2次，连续使用6周。但由于使用的疗程长，使用后患者的视力模糊，患者用药依从性较差，局部用药不良反应少见。四环素的口服剂型不良反应较多，如胃肠道不良反应、肝毒性、肾毒性、头痛、溶血性贫血、二重感染等。并容易在牙齿沉积，可导致牙齿不同程度的黄染，牙釉质发育不良和骨生长抑制，因而不宜用于8岁以下儿童。由于不良反应较多，四环素口服剂型目前在沙眼治疗中的应用已不多，仅在部分地区用于治疗成人沙眼患者，使用剂量为250mg，qid，疗程一般为2周。口服四环素制剂宜空腹服用，并饮用足量的水，服用期间注意定期检查血常规和肝肾功能。抗酸药如碳酸氢钠，含钙、镁、铁等多价金属离子的药物以及降脂药考来烯胺等可影响本品的吸收，宜分开服用。

（2）多西环素　多西环素是四环素的半合成衍生物，其药理作用机制与四环素类似，适应证也相似，但多西环素无明显肾毒性，是四环素类中可安全用于肾功能损害患者的药物。治疗沙眼的临床常用制剂包括多西环素片、多西环素胶囊。使用剂量为100mg，bid，疗程至少为3周。多西环素的主要不良反应与四环素类似，但不具有肾毒性，对四环素类药物过敏的患者禁用。巴比妥类、苯妥英钠或卡马西平等药物诱导剂与多西环素合用时，可使多西环素血药浓度降低，因而必须合用时需调整多西环素的剂量。

**3. 磺胺类** 口服磺胺制剂是最早用于治疗沙眼的抗菌药物，但由于出现 Stevens - Johnson 综合征等严重不良反应，被局部用四环素替代。目前我国用于沙眼的磺胺制剂，主要是局部用磺胺药物。

磺胺醋酰钠滴眼液（Sulfacetamide Sodium Eye Drops）：本品属于局部用的磺胺类，抗菌谱广，对包括沙眼衣原体在内的多种细菌有抑制作用。作用机制为与对氨基苯甲酸（PABA）竞争性结合二氢叶酸合成酶，进而抑制二氢叶酸合成酶的活性，从而阻碍细菌的生长、繁殖。适用于结膜炎、睑缘炎，也可用于沙眼衣原体感染的辅助治疗。不良反应为偶见眼睛刺激或过敏反应。对磺胺类药物过敏的患者禁用。用药部位有烧灼感、瘙痒、红肿等情况时应立即停药。

**4. 其他局部用药物** 其他可用于治疗沙眼的局部用药物包括0.1%利福平滴眼液、0.25%氯霉素滴眼液、0.1%酞丁安滴眼液，一般3~6次/日滴眼，常夜间配合使用四环素眼膏或红霉素眼膏，治疗疗程至少10~12周。也有推荐间歇给药方式，以防止沙眼的复发。但由于使用疗程长，患者依从性差，目前使用已较少，逐渐被四环素眼膏和阿奇霉素替代。

利福平滴眼液禁用于严重肝功能不全和有胆道栓塞的患者，且可能引起白细胞和血小板减少，导致齿龈出血和感染，伤口延迟愈合等。

氯霉素滴眼液禁用于新生儿和早产儿，长期使用可能引起视神经炎或视盘炎，长期使用的患者需事先做眼部检查，使用过程中需密切关注患者的视功能和视神经症状。

酞丁安滴眼液属于抗病毒药，但对沙眼衣原体也有作用，可用于各型沙眼，对轻度沙眼疗效优于利福平，但重度沙眼不如后者。孕妇禁止使用。

**案例解析**

**案例16-1解析：**

1. 结合患者病史，沙眼诊断明确，临床常用于治疗沙眼的药物包括：①四环素类，如四环素，多西环素；②大环内酯类，如阿奇霉素，红霉素；③磺胺类，如磺胺醋酰钠；④其他，如利福平、氯霉素、酞丁胺等。目前推荐的主要是阿奇霉素及局部用四环素两种，局部用四环素疗程较长，需使用6周，患者依从性较差，可推荐该患者使用阿奇霉素，给药方案为单次口服阿奇霉素1g治疗。

2. 患者目前处于沙眼的急性期，传染性较强，除了药物治疗外，还需注意个人卫生，保持面部清洁，并注意个人的生活用具专人专用，保持居住环境的通风和卫生情况良好等。

┌─ **本节小结** ─┐

1. 沙眼（trochoma）是由沙眼衣原体（chlamydia trachomatis）感染所致的一种慢性传染性结膜角膜炎，为常见的致盲眼病之一。其感染率和严重程度与环境卫生、居住条件及个人卫生习惯等密切相关。

2. WHO 提出 SAFE 原则，来预防和控制沙眼。S 代表手术治疗，A 代表抗菌药物治疗，F 代表面部清洁，E 代表改善环境。对沙眼的控制不能仅仅依赖于抗菌药物和手术治疗，面部清洁和改善环境对于控制沙眼的传播及预防再复发具有重要意义。

3. WHO 推荐的用于治疗沙眼的药物主要有阿奇霉素以及局部用四环素两种，患者对阿奇霉素的依从性更高。红霉素及多西环素也可作为备选方案。局部用的治疗药物利福平滴眼液、氯霉素滴眼液、酞丁胺滴眼液、磺胺醋酰滴眼液等，目前在临床上应用已较少。

# 第二节　青光眼

▶ **案 例 解 析**

　　**案例 16－2：**

　　患者，男，43 岁，双眼视力下降伴眼胀不适半年，慢性阻塞性肺病史 5 年，入院查体：视力，右眼 0.4，左眼 0.3；眼内压，右眼 27 mmHg，左眼 26 mmHg，双眼外眼正常，结膜无充血，角膜透明，中央前房深 3 CT，周边前房 1/2 CT，瞳孔圆，直径约 3 mm，对光反射灵敏，晶体透明，玻璃体清，眼底视盘界清，右眼 C/D＝0.8，左眼 C/D＝0.7，视网膜平伏，黄斑中心凹光反射存在。中央角膜厚度，右眼 551 μm，左眼 540 μm，24 小时眼压测定，右眼最高 34 mmHg，最低 20 mmHg，左眼最高 30 mmHg，最低 18 mmHg，临床诊断：双眼原发性开角型青光眼。

　　**问题：**

　　1. 该患者不宜使用的治疗青光眼的药物是什么并说明原因。

　　2. 该患者首选的治疗药物是什么，如何对其进行用药教育和用药监护。

　　青光眼（glaucoma）是一组以特征性视神经萎缩和视野缺损为共同特征的疾病，病理性眼压增高是其主要的危险因素。正常人眼压一般在 10～21 mmHg，但部分患者眼压虽然超过 21 mmHg，却未出现视神经、视野的损害，称为高眼压症（ocular hypertension），部分患者眼压虽在正常范围，却发生了典型的青光眼视神经萎缩和视野缺损，称为正常眼压型青光眼（normal tension glaucoma，NTG）。青光眼是全球第二位的致盲眼病，严重威胁着人类的视觉健康。其有一定的遗传倾向，在患者的直系亲属中 10%～15% 的个体可能发生青光眼。根据前房角形态、病因机制（明确或不明确）以及发病年龄等 3 个主要因素，可将青光眼分为以下三种类型。

　　**1. 原发性青光眼**　包括原发性开角型青光眼（Primary open angle glaucoma，POAG）和原发性闭角型青光眼（primary angle - closure glaucoma，PAAG），闭角型青光眼又可分为急性闭

角型青光眼和慢性闭角型青光眼。

**2. 继发性青光眼。**

**3. 先天性青光眼** 包括婴幼儿型青光眼和青少年型青光眼。

## 一、病因与发病机制

### （一）原发性青光眼

**1. 急性闭角型青光眼** 具有遗传倾向的解剖变异包括眼轴较短、角膜较小、前房浅、房角狭窄，晶状体相对较大，位置靠前。这些易导致相对性瞳孔阻滞，后房压力高。随着年龄增长，发病率增高。在情绪激动、过度疲劳、暗室的停留时间过长、局部或全身使用抗胆碱药物等诱因下，发生完全性瞳孔阻滞、房角关闭而引发此病。

**2. 慢性闭角型青光眼** 也有前房较浅、房角狭窄等解剖变异，但程度较急性闭角型青光眼轻，由虹膜角膜角进行性狭窄引起。

**3. 开角型青光眼** 虹膜角膜角完全开放，但滤过及排出房水的功能障碍，房水外流受阻与小梁网或 Schlemm 管病变有关，发病的确切原因尚不清楚，具有遗传性。

### （二）继发性青光眼

由其他眼病或全身疾病，干扰破坏正常的房水循环，使房水流出通路受阻而导致眼压增高的一组青光眼，病因比较明确，如慢性葡萄膜炎、色素、外伤及糖皮质激素性青光眼等。

### （三）先天性青光眼

胎儿房角结构发育异常引起：如虹膜根部的附着点前移附着于小梁上以及周边虹膜遮盖部分小梁；Schlemm 管和小梁闭塞或缺如；中胚叶组织覆盖房角等，房水引流功能障碍导致眼压升高。

## 二、临床表现

### （一）急性闭角型青光眼

急性闭角型青光眼的临床表现可分为 6 期。

**1. 临床前期** 无任何症状。

**2. 前驱期** 在劳累或精神刺激等诱因下，多在夜间出现眉弓、鼻根酸胀，视物模糊、虹视，甚至偏头痛、恶心等，休息后可自行缓解或消失。检查可发现球结膜轻度充血，角膜雾状混浊、前房浅、房角部分关闭，瞳孔轻度散大，眼压常在 40 mmHg 以上。

**3. 急性发作期** 表现为剧烈头痛、眼痛、畏光、流泪，视力严重减退，常降到数指或手动，可伴有恶心、呕吐等全身症状。检查可见球结膜混合性充血，角膜水肿，患者可有"虹视"的主诉，角膜后色素沉着，前房极浅，周边部前房几乎完全消失。房水可有混浊、甚至出现絮状渗出物，瞳孔散大，光反射消失，眼压常在 50 mmHg 以上。

**4. 间歇期** 发作后经药物治疗或自然缓解，房角大部分重新开放，不用药或用少量缩瞳药后眼压恢复正常，自觉症状消失。

**5. 慢性期** 房角广泛粘连，小梁功能受到严重损害，眼底可见青光眼性视盘凹陷，并有相应的视野缺损。

**6. 绝对期** 未经治疗或治疗无效，高眼压持续过久引起视神经严重损害，最终甚至失明。部分患者无自觉症状，部分患者可因眼压过高或角膜并发症而有剧烈疼痛。

（2）慢性闭角型青光眼　通常患者无明显症状，一般到病程晚期患者感觉到视力下降或视野缺损就诊时才发现。房角镜检查可发现广泛的周边虹膜前粘连（peripheral anterior synechiae，PAS），不能看到正常的房角结构，眼底检查可看到典型的青光眼视神经病变和视野缺损。

（3）开角型青光眼　发病隐匿，除少数患者在眼压升高时出现雾视、眼胀外，多数患者可无明显症状，常到晚期视功能遭受严重损害时才发觉。大部分眼内压升高，但也有近半数在正常范围。房角开放，没有周边前粘连。视盘凹陷进行性扩大和加深；杯盘比增大；双眼凹陷不对称，C/D差值 >0.2，盘沿组织丢失，视盘上或盘周浅表线状出血，视网膜神经纤维层缺损。

（4）先天性青光眼　婴幼儿型青光眼大多数表现为常染色体隐性遗传，畏光、流泪、眼睑痉挛是本病三大特征性症状。此外可见角膜增大，前房加深，眼压升高，房角异常，青光眼性视盘凹陷及眼轴长度增加。

青少年型青光眼是指 6 岁以后，30 岁以前发病的先天性青光眼。幼儿 3 岁以后，眼球壁组织弹性减弱，一般不引起畏光、流泪、角膜增大等症状和体征。除眼压波动较大外，其临床表现与原发性开角型青光眼基本一致。

## 三、药物治疗

### （一）治疗原则

青光眼对视神经造成严重的损害，如果不治疗，最终可能导致患者失明。治疗的原则如下。

**1. 治疗方法**　目前唯一明确的治疗青光眼的方法为降低眼内压，也有研究通过改善眼部血流量或直接保护视神经的方法来治疗青光眼，但后两种方法疗效尚不确切。因而青光眼目前主要治疗方法为通过药物、激光或手术将眼内压水平控制在不引起视神经损害进一步发生的范围内，即目标眼压。一般将目标眼压设为基础眼压降低 25%，但目标眼压的设定需要个体化，因人因眼而异。一般视神经损害程度越重，目标眼压相对也较低。目标眼压还与视神经损害出现时的眼压水平、青光眼病情进展速度、患者的年龄及可能寿命有关。

**2. 对于由可治疗的诱因引起的青光眼必须针对病因进行治疗**　例如，对于瞳孔阻滞型青光眼（如原发性闭角型青光眼）使用虹膜切开术治疗；对于葡萄膜炎引起的青光眼进行抗炎治疗；用视网膜光凝术治疗新生血管型青光眼；对于糖皮质激素型青光眼，停用糖皮质激素。

**3. 早期诊断和治疗至关重要**　青光眼导致的视力丧失是不可逆转的，因而应该尽早诊断，尽早治疗。

**4. 根据患者疾病的类型和严重程度，选择是药物治疗、激光治疗还是手术治疗**

（1）药物治疗　是适用于绝大部分青光眼患者的有效治疗手段，并容易被患者接受。治疗药物的选择主要取决于青光眼的发生机制和危险因素，因为不同药物降低眼内压的机制也不同：①扩增房水流出，如拟胆碱类药物、前列腺素衍生物；②抑制房水生成，如 β 肾上腺素受体激动剂、碳酸酐酶抑制剂；③减少眼内容积，如高渗脱水剂。应尽量选用最少的药物达到最大的治疗效果。一般首先选择单种药物治疗，观察 3~6 周后，再调整治疗方案。特殊情况下，如眼压在 40 mmHg 以上或视野中心固视点丢失的患者，需要联合多种药物治疗。

（2）激光或手术治疗　适用于经最大耐受药物治疗后仍失败，三种以上药物都不能有效控制眼压，或对药物不良反应大、依从性差而不能继续药物治疗的患者，也可作为药物治疗的辅助治疗，还可作为个别患者治疗的初始选择。常用的治疗青光眼手术包括：①解除瞳孔阻滞的手术：如周边虹膜切除术、激光虹膜切除术，适用于发病机制为瞳孔阻滞，房角尚无广泛粘连的早期原发性闭角型青光眼和继发性青光眼患者。②解除小梁网阻塞的手术：如房角切开术、小梁切开术、氩激光小梁成形术（argon laser trabeculoplasty，ALT），前两者适用于原发性婴幼儿型青光眼，ALT主要用于早期POAG或单纯药物治疗效果不佳POAG。③建立房水外引流通道的手术（滤过性手术）：如小梁切除术、激光巩膜造瘘术、房水引流装置植入术，主要适用于POAG和有广泛房角粘连的闭角型青光眼。④减少房水生成的手术：如睫状体冷凝术、睫状体透热术和睫状体光凝术，主要用于疼痛症状明显的绝对期青光眼。

**5. 不同类型青光眼的治疗原则**

（1）原发性开角型青光眼（POAG）　绝大部分患者都以药物治疗作为初始选择；激光小梁成形术可作为部分开角型青光眼患者的初始治疗，或用于不能耐受药物治疗的患者；对药物和激光手术都不能有效控制病情进展或不能耐受药物治疗的患者，可选择滤过性手术治疗。

（2）原发性闭角型青光眼（PAAG）　手术是基本治疗原则，但术前应给予药物治疗，使眼内压尽可能降低后，再行手术治疗。对于前房角粘连闭合范围＜180°，无视盘改变和视野损害者，可选择周边虹膜切除术或激光虹膜切开术；对于前房角粘连闭合范围＞180°，药物无法控制的眼压或视神经损害较重者，应选择滤过性手术；急性前房角关闭时，应给予局部和全身降眼压药联合使用，迅速降低眼压，若眼压仍无法控制，可在术前行前房穿刺术以降低眼压或术中采取降眼压措施。

（3）婴儿发育性青光眼　治疗同闭角型青光眼，经药物治疗眼压稳定一些后实施手术，首选房角切开术或小梁切开术。

## （二）用药原则

药物治疗应遵循的原则为：

**1. 选择最合适的药物**　即达到目标眼压的可能性最大，安全性最好，使用最方便，最容易获得。

**2. 从最小的给药浓度和最少的给药频次开始。**

**3. 提倡先单眼治疗**　先从病眼开始治疗，治疗2～4周后测定眼内压的治疗效果，并评价药物的副作用。如果患者能接受药物并且治疗有效，则可开始双眼治疗。如果治疗效果不佳，未达到目标眼压，可先考虑更换药物治疗。

**4. 更换药物原则**　如果眼内压与基线值相比降低少于15%或者产生了严重的副作用，均可考虑更换另一种药物治疗，更换药物时应该选择另一类别的药物（前列腺素衍生物除外，可在同种类别之间更换药物）。

**5. 联合用药原则**　如果每种药物治疗都显示有效，但单独使用均不能达到目标眼压时，可考虑联合用药。该方案也适用于固定组方药物，不能同时使用药理作用机制相同的两种药物，也不能使用有重复药物的两种固定组方制剂。

**6. 用药依从性最大化**　对患者和家人进行用药教育，制定最简单的治疗方案，并最小程度地影响患者的生活方式。

**7. 保证患者药物正确使用**　教授患者药物的使用方法，并确保患者能正确使用，使用多种滴眼剂时，两种药物之间需间隔至少5分钟。

## （三）药物分类

目前临床上用于治疗青光眼的降眼压药物主要有以下6类：①前列腺素衍生物（Protaglandin analogs，PGAs）：如拉坦前列素（Latanoprost）、曲伏前列素（Travoprost）和贝美前列素（Bimatoprost）。②β-肾上腺素受体阻断剂（β-Adrenergic Receptor Blockers）：如噻吗洛尔（Timolol）、倍他洛尔（Betaxolol）、左旋布诺洛尔（Levobunolol）、卡替洛尔（Carteolol）、美替洛尔（Metipranolol）。③肾上腺素受体激动剂（Adrenergic Receptor Agonists）：阿可乐定（Apraclonidine）、肾上腺素（Epinephrine）、地匹福林（Dipivefrin）、溴莫尼定（Drimonidine）。④拟胆碱类药物（缩瞳剂）（Cholinergic Drugs）：毛果芸香碱（Pilocarpine）、卡巴胆碱（Carbachol）。⑤碳酸酐酶抑制剂（Carbonic Anhydrase Inhibitors，CAIS）：乙酰唑胺（Acetazolamide）、醋甲唑胺（Methazolamide）、多佐胺（Dozolamide）、布林佐胺（Brinzolamide）。⑥高渗剂（Hyperosmotic Agents）：50%甘油（Glycerin）和20%甘露醇（Mannitol）。

### （四）药物选择

#### 1. 增加房水流出的药物

（1）拟胆碱类药物（cholinergic drugs） 是一类最早用于治疗青光眼的有效药物，其中最经典的是毛果芸香碱，临床上可用于治疗急、慢性闭角型青光眼、开角型青光眼和继发性青光眼等。对闭角型青光眼主要通过作用于眼内平滑肌，缩小瞳孔和增加虹膜张力，解除周边虹膜对小梁网的堵塞，使房角重新开放，增加房水的排出而导致眼压下降。而对开角型青光眼的降压机制为刺激睫状肌收缩，牵引巩膜突和小梁网，减少房水的外流阻力。临床常用1%~4%的毛果芸香碱滴眼液，每日3~4次，或毛果芸香碱凝胶，每晚一次滴眼。该药可引起眼刺痛、烧灼感、结膜充血等刺激症状，滴眼后可出现暂时性近视、眉间疼痛、眼眶痛等睫状肌痉挛的表现，并有引起视网膜脱离的罕见报道。全身的副作用不多见，但个别敏感患者会出现胃肠反应、呼吸困难、流涎、大量出汗、心动过缓、血压下降等。拟胆碱类药禁用于任何不应缩瞳的眼病患者，如葡萄膜炎、急性结膜炎、角膜炎等，老年性白内障患者、有视网膜脱离病史患者。使用时如出现视力模糊或视力改变，需引起注意，并进行视力检查，根据病情变化调整治疗方案。毛果芸香碱和其他缩瞳剂、β受体阻断剂、碳酸酐酶抑制剂或高渗脱水剂联合使用有协同作用，但与阿托品或环戊醇胺脂合用，会干扰毛果芸香碱的降眼压作用。卡巴胆碱是人工合成的拟胆碱药，能直接作用于瞳孔括约肌产生即刻的缩瞳效果，因其有抗胆碱酯酶作用，缩瞳时间维持也较长。

（2）前列腺素衍生物 是20世纪90年代开始应用于青光眼的一种新型降眼压药，降眼压效果好，降压幅度在25%~33%左右，优于其他降眼压药（表16-1），且安全性高，是POAG患者的一线治疗药。主要作用机制为通过松弛睫状肌，增宽肌间隙，使房水通过葡萄膜巩膜途径外流增加而使眼压下降。目前临床常用的制剂有：0.005%拉坦前列素（Latanoprost），0.004%曲伏前列素（Travoprost）和0.03%贝美前列素（Bimatoprost），每天1次，每次1滴，夜间使用效果最好。该类药物无明显的全身副作用，主要的不良反应为滴药后眼部不适、异物感、刺痛、痒感、结膜充血、睫毛和毳毛变化、虹膜颜色改变、眼周皮肤色素沉着、增加黄斑囊样水肿和病毒性角膜炎的复发率等，因而不宜用于黄斑水肿和有病毒性角膜炎病史的患者，急性眼部感染者禁止使用。滴眼后应立即按压内眼角处泪囊1分钟以减少全身吸收，使用前应摘除角膜接触镜（隐形眼镜），并在使用15分钟后才可重新佩戴使用。同时使用两种前列腺素衍生物有导致眼内压升高的报告，因而不推荐同时使用两种或多种前列腺素衍生物。与噻吗洛尔、地匹福林、碳酸酐酶抑制剂有协同降眼压作用。

**表 16 - 1　常用降眼压药的降眼压幅度**

| 药物 | 降眼压幅度 |
| --- | --- |
| PGA | 25% ~ 33% |
| β 受体阻滞剂 | 20% ~ 25% |
| α 受体激动剂 | 20% ~ 25% |
| 拟胆碱药 | 20% ~ 25% |
| 局部碳酸酐酶抑制剂 | 15% ~ 20% |

备注：美国眼科学会 2010 原发性开角型青光眼诊疗指南。

**2. 抑制房水生成的药物**

（1）β 受体阻滞剂　是临床上应用最广的局部降眼压药。其降压机制为直接阻断睫状突中的肾上腺素受体，抑制 cAMP 的形成，导致非色素睫状上皮细胞中的线粒体的氧化磷酸化作用被消解，从而使房水分泌减少，大约可抑制 50% 的房水生成。临床常用的非选择性的 β - 肾上腺素受体阻断剂包括 0.25% ~ 0.5% 噻吗洛尔眼液、0.5% 左旋布诺洛尔眼液、1% ~ 2% 卡替洛尔滴眼液、0.25% ~ 1% 美托洛尔滴眼液、0.1% ~ 0.6% 美替洛尔滴眼液，每日滴眼 1 ~ 2 次，平均眼压可下降 22% ~ 24%。而 0.25% ~ 0.5% 倍他洛尔滴眼液，是目前唯一眼用的选择性 $\beta_1$ 受体阻断剂，每日滴眼 1 ~ 2 次，眼压比初始降低约 21%。本类药物局部不良反应包括眼部不适、角膜感觉缺失及眼干。全身吸收后可引起心动过缓、心脏传导阻滞、低血压、支气管痉挛、代谢异常、嗜睡和中枢神经系统抑制等。有 I 度以上房室传导阻滞、心动过缓、窦房结病变、哮喘和慢阻肺的患者忌用，但因倍他洛尔对 $\beta_2$ 受体无阻断作用，对部分有支气管哮喘和慢性阻塞性肺病等肺部疾病的患者可谨慎使用。部分青光眼患者使用 β 受体阻滞剂过程中有"长期漂移"现象，即使用一段时间后，降眼压效果减弱，停用一段时间后，降眼压效果又恢复，且 β 受体阻滞剂夜间眼压的控制效果也不稳定，因而使用 β 受体阻滞剂的患者需定期复查眼压，根据眼压情况进行用药调整。与毛果芸香碱和碳酸酐酶抑制剂均有协同降眼压作用，而与其他 β 受体阻滞剂联合使用时，副作用增加。

（2）碳酸酐酶抑制剂（CAIS）　在临床上用于治疗青光眼已有 50 多年历史，作用机制为通过抑制睫状体内碳酸酐酶的活性，减少碳酸氢盐的形成，从而使房水产生减少，导致眼内压降低。目前临床上常用的制剂主要有 6 种：乙酰唑胺，双氯非那胺，醋甲唑胺、依索唑胺、多佐胺、布林佐胺。前 4 种是治疗青光眼的第一代口服 CAIS，全身性毒副作用大。后两种是 20 世纪 90 年代开发的第二代局部用 CAIS，是强效的局部治疗青光眼药，但由于其临床用药为盐酸盐，pH 值为 5.5，对眼睛有刺激作用。口服 CAIS 主要的不良反应为疲劳、嗜睡、食欲不振、体重减轻，胃肠不适，口周、手指、足趾等感觉异常，味觉异常，水电解质紊乱，尿路结石，血小板减少、贫血以及发生 Steven - Jonson 综合征等，对于有尿道结石、菌尿的患者，肝肾功能不全致低钾血症、低钠血症、高氯性酸中毒患者，肝性脑病患者，严重糖尿病患者以及对磺胺类药物过敏的患者应禁用。局部用 CAIS 主要的不良反应为一过性烧灼感、刺痛感、痒感，另外滴眼后由于可全身吸收，常见副作用为味觉异常，25% 的患者出现暂时性口苦。不论是全身还是局部用的 CAIS，长期使用都应注意定期检查血常规、尿常规、肝功能以及水和电解质平衡状态。口服 CAIS 与拉坦前列腺素合用有协同作用，同时服用碳酸氢钠可减轻患者的感觉异常和胃肠不适症状等。而与促肾上腺皮质激素、糖皮质激素，尤其盐皮质激素联合使用,可导致严重的低钾血症;与排钾利尿药合用,会增加发生低血钾的风险;与苯巴比妥、卡马西平或苯妥英联合应用,可引起骨软化发病率上升;与苯丙胺和抗 M 胆碱药合用,会使其排泄减少,不良反应加重。局部用的 CAIS 与噻吗洛尔、毛果芸香碱、拉坦前列腺素均有协同降眼压作用。

**3. 既能抑制房水生成又能促进房水排出的药物** α 肾上腺素受体激动剂:分为选择性的 α 受体激动药和非选择性的 α 受体激动药。非选择性的 α 受体激动药,主要通过增加小梁网的房水流畅系数和葡萄膜巩膜的房水外流而发挥降眼压作用,临床使用的该类药物有 1% 的肾上腺素滴眼液和 0.1% 地匹福林滴眼液,主要用于治疗开角型青光眼和高眼压症。地匹福林是肾上腺素的前药,渗透力强,进入前房后转为肾上腺素而起作用,其滴眼液浓度仅为肾上腺素的 1/10 ~ 1/20,因此不良反应发生率少于肾上腺素。该类药物滴眼后可有轻微眼部灼烧感、刺痛感、结膜滤膜增生,结膜充血,全身偶有枕部疼痛,心律失常等。由于肾上腺素有散瞳作用,因而该类药物禁用于未经手术的闭角型青光眼患者。肾上腺素还可导致囊样黄斑水肿,无晶状体的患者也不宜使用,并禁用于有严重高血压、冠心病、糖尿病以及甲亢的患者。选择性的 α 受体激动药临床常用的是 0.2% 溴莫尼定滴眼液。溴莫尼定对 $\alpha_2$ 受体有高度选择性,能抑制房水生成,并使房水通过葡萄膜巩膜的外流增加,发挥双重降眼压作用,且对心血管和肺功能的影响很小。临床主要用于开角型青光眼及高眼压患者。一般每日 2 次,每次 1 滴,对眼压在下午达高峰或需额外控制的患者,可下午增加 1 滴。使用后可能出现的局部不良反应包括眼部过敏反应、烧灼感、刺痛感、视物模糊、异物感、眼痒、结膜滤泡等,全身不良反应有口干、精神抑郁、头晕、疲劳、嗜睡等,有报道婴儿使用溴莫尼定后出现心动过缓、体温降低、血压过低以及呼吸暂停的症状。溴莫尼定禁用于正在服用单胺氧化酶抑制剂的患者,并且有严重心血管异常、肝肾功能不全、精神抑郁、大脑或冠状动脉供血不足、直立性低血压、雷诺现象、血栓性脉管炎的患者使用溴莫尼定时必须谨慎。不宜与肾上腺素受体拮抗剂、抗高血压药、强心苷类药物合用,与其他降眼压药有协同作用。

**4. 减少眼内容积的药物** 高渗剂是控制急性眼内压升高最有效的药物,可在短时间内提高血浆胶体渗透压,使眼组织,特别是玻璃体中的水分进入血液,从而减少眼内容量,迅速使眼压降低,临床主要用于治疗闭角型青光眼急性发作和某些有急性眼压增高的继发性青光眼。常用的制剂有 20% 甘露醇注射液,1.0 ~ 1.5 g/kg,静注或 50% 甘油 1.0 ~ 1.5 g/kg,口服。使用高渗剂后,部分患者可能出现头痛、恶心,甚至心力衰竭、肺水肿,死亡等严重不良反应。高渗剂通过增加血容量可使心脏的负荷增大,因而使用前需评估患者是否有心脏和肾脏疾病,对于心衰、肾功能不全以及肺水肿的患者应禁用高渗剂。同时,高渗剂可能会影响血糖水平,对于糖尿病患者需要在监测下谨慎使用。

**5. 联合用药** 联合用药是指在一种药物不能使眼压达到目标范围的情况下,加用另一种或几种降眼压药物。大约 40% ~ 75% 的青光眼患者,在治疗 2 年后,需联合用药才能有效控制眼压。β 受体阻滞剂与前列腺素衍生物、碳酸酐酶抑制剂、毛果芸香碱、溴莫尼定联合使用的降眼压效果都优于这些药物单独使用时。在联合用药时,不建议联合使用同一类药物,尽量将促进房水流出与减少房水生成的药物联用,同时考虑将控制昼夜眼压药物联用。目前临床上已出现多种抗青光眼的固定复方制剂,最常用的组合是 β 受体阻滞剂与前列腺素衍生物或碳酸酐酶抑制剂的联合,具体药物见表 16 - 2。固定复方制剂的优点是可以提高患者的依从性,减少眼部多次用药的洗脱效应。但不建议再联合使用两种固定复方制剂,因为药物的副作用会进一步加重。

**表 16 – 2    临床常用的治疗青光眼的固定复方制剂**

| β 受体阻滞剂 | 联合药物 |
| --- | --- |
| 噻吗洛尔 0.5% | 贝美前列腺素 0.03% |
| | 拉坦前列腺 0.005% |
| | 曲美前列腺素 0.0004% |
| | 溴莫尼定 0.2% |
| | 多佐胺 2% |
| | 毛果芸香碱 2% |
| | 毛果芸香碱 4% |
| 美替洛尔 0.1% | 毛果芸香碱 2% |
| 卡替洛尔 2% | 毛果芸香碱 2% |

## 案例解析

**案例 16 – 2 解析：**

1. 临床上可用于治疗青光眼的药物主要包括以下六类：①前列腺素衍生物，如曲伏前列腺素；②β 受体阻断剂，如噻吗洛尔；③α 受体激动剂，如溴莫尼定；④碳酸酐酶抑制剂，如布林佐胺；⑤拟胆碱类药物，如毛果芸香碱；⑥高渗剂，如 20% 的甘露醇。

2. 该患者是一名原发性开角型青光眼患者，临床上可选择多种青光眼药物，但由于患者有慢性阻塞性肺病史，β 受体阻断剂类药物需避免使用，而前列腺素衍生物在各指南中都推荐为 POAG 的一线药物，降眼压效果最强，因而可推荐该患者使用前列衍生物类滴眼剂，如拉坦前列腺素，曲美前列腺素。使用方法为每晚 1 次，每次 1 滴。可先从单眼开始治疗，观察药物的治疗效果和副作用后，再开始双眼治疗。定期随访，评估患者的眼内压以及药物使用的依从性，决定是否需要调整药物治疗方案。

## 本 节 小 结

1. 青光眼（glaucoma）是一组以特征性视神经萎缩和视野缺损为共同特征的疾病，病理性眼压增高是其主要的危险因素。

2. 青光眼可分为以下三种类型：原发性青光眼、继发性青光眼、先天性青光眼，其中原发性青光眼又可分为原发性开角型青光眼和原发性闭角型青光眼。

3. 青光眼的治疗目的是保持患者的视觉功能，而目前唯一明确的治疗青光眼的方法为降低眼内压，不同患者的目标眼压不同，需个体化治疗，主要治疗手段包括药物治疗、激光治疗和手术治疗，根据患者疾病类型和严重程度进行选择。对于由可治疗的诱因引起的青光眼必须针对病因进行治疗，同时青光眼需做到尽早诊断，尽早治疗。

4. 常用的青光眼降眼压药物包括以下六类：①前列腺素衍生物；②β 受体阻断剂；③α 受体激动剂；④碳酸酐酶抑制剂；⑤拟胆碱类药物；⑥高渗剂。

# 第三节　急性结膜炎

**案例 16 - 3：**

患者，女，20 岁，2 天前在泳池游泳后，出现眼睛发红、有灼热感、异物感，并伴有畏光、流泪，眼部有黏液性的脓性分泌物，晨起重，分泌物糊住眼睛，睁眼困难。查体：一般情况良好，无特殊不适，耳后淋巴结无肿大，结膜明显充血，有轻度水肿，结膜囊内有大量脓性分泌物。临床诊断：急性细菌性结膜炎。

**问题：**

1. 该患者哪些临床表现提示为急性细菌性结膜炎？
2. 急性细菌性结膜炎的主要病原菌可能是什么？可为该患者选择哪些治疗药物？

结膜（conjunctiva）是覆盖于眼睑后和眼球前的一层半透明的黏膜组织，由球结膜、睑结膜和穹窿部结膜三部分组成。结膜富含神经和血管，大部分暴露于外界，易受外界环境的刺激和微生物感染而致病，最常见的疾病为结膜炎（conjunctivitis）。结膜炎按发病快慢可分为急性结膜炎（acute conjunctivitis）和慢性结膜炎（chronic conjunctivitis）。

急性结膜炎又俗称"红眼病"，以结膜充血、发痒、异物感和分泌物等为主要的临床表现，持续时间一般小于 4 周，最常见的病因为病毒或细菌感染，具有很强的传染性，并表现出明显的季节流行特征。结膜炎一般具有自限性，很少引起永久性的视力丧失或组织损伤，但在一些情况下也可能会引起严重的眼部或眼外并发症，影响患者正常的生活和工作。

## 一、病因与发病机制

### （一）病因

急性结膜炎的病因可分为感染性和非感染性。按来源又可分为外源性和内源性，也可因邻近组织蔓延导致。

**1. 感染性**

（1）急性细菌性结膜炎　细菌感染是急性结膜炎的第二大常见病因，并且是儿童急性结膜炎最主要的致病因素。导致成人细菌性结膜炎最常见的病原菌为葡萄球菌属、肺炎链球菌和流感嗜血杆菌。导致儿童细菌性结膜炎最常见的病原菌为流感嗜血杆菌、肺炎链球菌和卡他莫拉菌。

（2）急性病毒性结膜炎　病毒感染是导致急性结膜炎最常见的病因，并且也是成人急性结膜炎最主要的致病因素。常见的致病病毒包括腺病毒、单纯疱疹病毒Ⅰ型或Ⅱ型，细小的核糖核酸病毒等。流行性角结膜炎和急性出血性结膜炎是急性病毒性结膜炎中最常见的两种强传染性的结膜炎，分别是由腺病毒和细小的 RNA 病毒如 70 型肠道病毒引起。

**2. 非感染性** 包括物理性（如异物、创伤、粉尘、射线等）、化学性（如酸、碱、毒物、药品等）、免疫性、邻近组织蔓延等。

感染性结膜炎是急性结膜炎最主要的致病因素，因而急性结膜炎通常就指急性细菌性结膜炎和急性病毒性结膜炎两大类，本文主要讨论以上两种。

## （二）发病机制

正常结膜有细菌存在，如常见的表皮葡萄球菌、类白喉杆菌、甲型链球菌等，在机体免疫力低下时，菌群失调可导致该疾病。另外来自外界的多种病原微生物对眼结膜均会有较强的侵袭性，细菌在眼结膜内温湿环境下可迅速繁殖，其代谢产物释放毒素或产生侵袭性酶，导致破坏性损伤。病毒可通过侵入细胞，自我复制，引起局部组织的炎症反应与机体免疫反应，导致受染结膜的组织细胞坏死崩解。感染性结膜的致病原可通过眼－手－物/水－眼的途径在人与人之间的密切接触中传播，是一种传染性很强的眼部疾病。

## 二、临床表现

急性结膜炎的主要症状为眼部异物感、灼热感，若累及角膜可有畏光、流泪及疼痛，不累及角膜者一般不影响视力，主要体征为"红眼"（结膜充血）、分泌物增多、可因分泌物影响有暂时性的视物不清。

**1. 急性细菌性结膜炎** 又叫"急性卡他性结膜炎"，炎症潜伏期一般为 1～3 天，起病急，症状较重，两眼同时或间隔 1～2 天发病，发病 3～4 天最严重，以后逐渐减轻，病程多少于 3 周。分泌物为黏液性或脓性，量多，晨起明显，常糊住眼睛而睁眼困难。若为 Koch－Weeks 杆菌或肺炎双球菌感染，可出现结膜高度充血水肿及散在点状出血。重症患者有假膜形成或伴有全身症状如发热、不适等，一般无耳前淋巴结肿痛。

**2. 急性病毒性结膜炎** 病毒性结膜炎的眼部刺激症状和不适感比细菌性结膜炎严重，分泌物为水样或浆液性，量少，较稀，可伴耳前淋巴结肿痛。眼睑红肿，结膜中、重度充血，有结膜滤泡形成。急性出血性结膜炎的潜伏期短，18～48 小时，早期侵及角膜，但愈合较好，有结膜下点状或片状出血，少数可伴有发热、肌痛，个别合并有下肢运动障碍。流行性角结膜炎的潜伏期稍长，5～7 天，角膜受侵害较晚且持久，儿童可有全身症状如发热、腹泻等。

## 三、药物治疗

### （一）治疗原则

急性结膜炎治疗的目的是保护患者的视功能、减少或消除结膜的炎症及其并发症、恢复患者的舒适度、减少传染性疾病的传播等。

**1. 一般治疗原则** 急性结膜炎属于接触性传染性疾病，应以加强隔离与预防为主要原则，控制并消灭传染源，加强个人卫生，切断传播途径。特别是急性期患者应停止工作，不进入公共场所，不使用公共用具，以减少传播的机会。个人的生活用品与他人分开，并注意消毒，防止传染他人。注意个人卫生，勤洗手，不用手揉眼，睡眠时应向患侧卧，健眼可用透明眼罩封闭，以保护健眼，减少被接触传染的机会，避免双眼反复感染。急性结膜炎有大量分泌物产生或有炎性膜时，可给予患者结膜囊冲洗并在局麻下除去炎性膜。急性结膜炎不能遮盖患眼，更禁忌热敷，因会使微生物迅速繁殖，并使病情加剧，急性期可用冷敷消肿，减轻症状。需对急性结膜炎患者进行定期随访，观察药物治疗效果及不良反应，根据患者的治疗反应调整用药方案。特别是淋球菌性结膜炎需要每天随访，直至患者病情持续好转后，再 2～3

日随访一次，直至痊愈。

**2. 药物治疗原则**　药物治疗是消灭病原菌的重要手段，但首先需明确病因，针对病因进行治疗。主要采用局部给药，严重时也可全身给药，局部用药主要使用滴眼液，夜间可使用眼膏。

（1）急性细菌性结膜炎，大部分是自限性的，使用局部用抗菌药物可缩短病程，减少传染性，但药物使用后也可能出现不良反应，因而对于非复杂性的急性细菌性结膜炎，不治疗、观察后再决定是否治疗以及立即治疗几种方案都是可行的。但对于有黏液脓性分泌物、眼部有明显不适感或有免疫功能障碍的急性结膜炎患者需考虑使用局部用抗菌药物治疗。一般首选广谱抗菌药物，不同种类的广谱抗菌药物疗效无明显差异，急性期患者可高频率点药，病情好转后减少用药次数。对于严重的急性细菌性结膜炎如淋球菌感染患者可全身给药。

（2）急性病毒性结膜炎大部分都无特效的治疗方法，主要以对症支持治疗为主。如可使用人工泪液、抗组胺滴眼液、血管收缩剂、冷敷等方法减轻症状。急性期可使用抗病毒药物抑制病毒复制如干扰素滴眼剂、阿昔洛韦等。当合并细菌感染时可加用抗菌药物治疗，但不推荐常规使用抗菌药物滴眼液预防细菌感染，因为可能造成过敏反应和毒性反应使眼部症状加重，并且容易诱发耐药菌。出现严重的膜或假膜，上皮或上皮下角膜炎引起视力下降时，可使用糖皮质激素滴眼剂，减轻眼部炎症。

### （三）药物分类

治疗药物包括以下几类：

（1）**抗菌药**　主要包括：①氟喹诺酮类（Fluoroquinolones），如左氧氟沙星滴眼液（Levofloxacin Eye Drops），氧氟沙星滴眼液/眼膏（Ofloxacin Eye Drops/Ointment），加替沙星滴眼液（Gatifloxacin Eye Drops），莫西沙星滴眼液（Moxifloxacin Eye Drops）等；②氨基糖苷类（Aminoglycosides），如妥布霉素滴眼液/眼膏（Tobramycin Eyes Drops/Ointment），硫酸庆大霉素滴眼液（Gentamycin Eye Drops）；③大环内酯类（Macrolides），如阿奇霉素滴眼液（Azithromycin Eye Drops），红霉素眼液/眼膏（Erythromycin Eye Drops/Ointment）；④磺胺类（Sulfonamides），如磺胺醋酰钠滴眼液（Sulfacetamide Eye Drops）；⑤四环素类（Tetracylines），如四环素眼膏（Tetracycline Eye Ointment）、金霉素眼膏（Chlorotetracycline Eye Ointment）；⑥其他如氯霉素滴眼液（Chloramphenicol Eye Drops）等。

（2）**抗病毒药**　干扰素滴眼液、利巴韦林滴眼液（Ribavirin Eye Drops）、阿昔洛韦滴眼液（Acyclovir Eye Drops）、更昔洛韦滴眼液（Ganciclovir Eye Drops）、羟苄唑滴眼液（Hydrobenzole Eye Drops）、碘苷滴眼液（Idoxuridine Eye Drops）等。

（3）**糖皮质激素**，如醋酸泼尼松龙滴眼液（Prednisolone Eye Drops），地塞米松磷酸钠滴眼液（Dexamethasone Eye Drops），醋酸可的松滴眼液/眼膏（Cortisone Acetate Eye Drops/Eye Ointment），氯替泼诺滴眼液（Loteprednol Eye Drops）等。

### （四）药物选择

**1. 抗菌药**

（1）**氟喹诺酮类**　常用的有0.3%的左氧氟沙星滴眼液、0.3%的氧氟沙星滴眼液/眼膏、0.3%的加替沙星滴眼液、0.5%的莫西沙星滴眼液等。临床上是急性细菌性结膜炎（非淋球菌感染）的首选药物，可作为经验治疗，最初2日可以每2小时滴眼1次，此后可以每4~8小时滴眼一次，一般疗程为7日。不良反应为偶有眼部的刺激症状，如出现过敏反应，应立即停止使用。且不宜长期使用，以免诱发耐药菌或真菌感染。

（2）氨基糖苷类　常用制剂有硫酸庆大霉素滴眼液和0.3%的妥布霉素滴眼液/眼膏等，临床可用于治疗敏感菌所致的结膜炎、角膜炎、泪囊炎、眼睑炎、睑板腺炎等眼部感染。使用后不良反应主要为眼部红肿、发痒、结膜充血等。庆大霉素滴眼液使用3~4天后症状未缓解就应停药就医。妥布霉素滴眼液可安全用于儿童患者，但是肾功能不全、肝功能异常、前庭功能或听力减退者、重症肌无力、失水或帕金森病患者需谨慎使用。氨基糖苷类滴眼液与其他氨基糖苷类药物合用可增加耳、肾毒性及神经肌肉阻滞作用，故应避免合用。与利尿药如依他尼酸、呋塞米及万古霉素、顺铂、多黏菌素等合用或先后连续使用，可增加神经肌肉阻滞作用和耳肾毒性，因而应避免与其他有耳肾毒性的药物合用。

（3）头孢曲松　属于第三代头孢菌素类，是广谱抗菌药，对革兰阳性和革兰阴性菌都有良好的抗菌效果，主要通过抑制细菌细胞壁的合成而发挥抗菌作用。是儿童或成人淋球菌性结膜炎的首选药物，成人使用剂量一般为1g，单次肌内注射，儿童一般为125mg，新生儿为20~50mg/kg（最大不超过125mg），对头孢菌素过敏的患者可使用大观霉素治疗。头孢曲松会从血浆白蛋白中置换出胆红素，因而禁用于有高胆红素血症的新生儿和早产儿。与含钙的溶液混合或同时使用会产生头孢曲松-钙沉淀物，并有致死性报道，故应避免同时使用。个别患者用药期间饮酒或服含酒精药物可出现双硫仑样反应，故应用本品期间和以后数天内，应避免饮酒和服含酒精的药物。

（4）其他抗菌药　还可用于治疗急性细菌性结膜炎的药物包括阿奇霉素、红霉素、磺胺醋酰钠、氯霉素等，由于氯霉素可导致再生障碍性贫血等严重不良反应，现已少用，但由于价格便宜，在部分贫困地区，对于治疗急性细菌性结膜炎仍有一定的应用价值。氯霉素滴眼液长期使用可能引起视神经炎或视盘炎，一旦出现应立即停药。

**2. 抗病毒药**

（1）抗单纯疱疹病毒的药　临床常用的有0.15%的更昔洛韦眼用凝胶、0.1%的阿昔洛韦滴眼液、0.1%的利巴韦林滴眼液，也可口服阿昔洛韦（每次200~400mg，每日5次），伐昔洛韦（每次500mg，每日3次）等。利巴韦林滴眼液适用于单纯疱疹病毒性结膜炎，不宜用于其他类型的病毒性眼病。作用机制可能为药物进入被病毒感染的细胞后迅速磷酸化，其产物竞争性抑制病毒合成酶，最终使病毒的复制与传播受抑。由于可自黏膜部分吸收，长期大量使用可能产生与全身用药相同的不良反应，如肝功能、血象异常等，因而有严重贫血、肝功能异常的患者需谨慎使用，哺乳期患者使用时应该暂停哺乳。更昔洛韦与阿昔洛韦可抑制疱疹病毒DNA的合成，对于单纯疱疹病毒性结膜炎疗效明确。但严重中性粒细胞减少者（<$0.5 \times 10^9$/L）或严重血小板减少者（<$25 \times 10^9$/L）应禁止使用更昔洛韦。滴用抗病毒药超过2周可能引起毒性反应，因而不能长期使用。

（2）抗腺病毒的药　对于腺病毒没有特效的治疗药物，以支持治疗为主。可试用干扰素滴眼液、吗啉胍滴眼液、碘苷滴眼液。

4%~10%的吗啉胍滴眼液，是广谱的抗病毒药，对腺病毒有一定抑制作用，临床主要用于单纯疱疹病毒性角膜炎、流行性点状角膜炎及其他眼部病毒感染。抗组胺药、维生素$B_1$、维生素C可增强吗啉胍的疗效，减轻不良反应。

干扰素滴眼液，以重组α1b滴眼液为例，具有广谱的抗病毒及免疫调节功能，可用于眼部病毒性疾病，对单纯疱疹性眼病、带状疱疹性眼病、流行性角结膜炎、流行性出血性结膜炎等有良好的效果。急性炎症期一般每日滴4～6次，病情好转后逐渐转为每日2～3次，主要不良反应为一过性的轻度结膜充血、少量分泌物、黏涩感、眼部刺痛、痒感等，但一般可耐受。

碘苷滴眼液是嘧啶类的抗病毒药，与胸腺嘧啶核苷竞争性抑制磷酸化酶，特别是DNA聚合酶，使病毒停止复制或失去活性。一般不用于婴幼儿，并禁用于对碘和碘制剂过敏的患者。由于碘苷可以阻止角膜DNA的合成，长期使用会损伤角膜上皮，使用时间不宜超过3周，痊愈后继续使用不宜超过3～5日。且不能与硼酸或硫柳汞合用，因可使其失效及眼部毒性作用增强。

但上述药物对于腺病毒的治疗效果仍不明确，临床上是否推荐用于治疗流行性角结膜炎仍存在争议。

（3）抗微小RNA病毒的药　急性出血性结膜炎主要是由细小的RNA病毒如70型肠道病毒引起，一般有自限性，无特殊的治疗方法。但也有研究显示羟苄唑和吗啉胍对微小RNA病毒有一定的抑制作用。0.1%羟苄唑滴眼液，可选择性地抑制部分RNA病毒，临床上主要用于治疗出血性角结膜炎。一般每小时1～2次，每次1～2滴，等病情好转后可逐渐减少滴眼次数。

**3. 糖皮质激素**　当膜/假膜出现迅速，或角膜上皮下浸润引发视力下降时，可使用局部用的糖皮质激素滴眼。临床常用的如0.5%的氯替泼诺滴眼液，0.1%的氟米龙眼液/眼膏，0.1%的地塞米松眼液，1%的醋酸泼尼松龙眼液/眼膏等。使用糖皮质激素后可迅速控制炎症，但有导致继发性青光眼、白内障、加重继发感染等风险，因而使用时必须慎重。由于可加重单纯疱疹病毒感染以及引起角膜溃疡，禁用于单纯疱疹病毒感染或有溃疡性角膜炎患者。激素在加速症状消失的同时也会延长感染期，一般治疗维持一周后，应开始逐渐减量停药。

### 案例解析

**案例16-3解析：**

1. 该患者为急性发病，症状较重，眼部分泌物为黏液性的脓性分泌物且量多，晨起明显，无耳前淋巴结肿痛，提示可能为细菌性结膜炎，因为病毒性结膜炎一般分泌物较少且较稀，为水样或浆液样，并且常可伴耳前淋巴结肿痛，该患者的临床表现更符合细菌性结膜炎。

2. 急性细菌性结膜炎常见的致病菌有金黄色葡萄球菌、表皮葡萄球菌、流感嗜血杆菌、肺炎链球菌和卡他莫拉菌等，严重的急性细菌性结膜炎可能是淋球菌感染。常用的治疗药物主要为各种广谱抗菌药，包括局部用的氟喹诺酮类、氨基糖苷类、大环内酯类、四环素类等，不同种类的广谱抗菌药物之间疗效无明显差异，主要根据经济性和可获得性进行选用。该患者结膜囊内分泌物较多，可先用生理盐水或3%的硼酸水冲洗，除去分泌物后，再使用抗菌药物。

┌─ **本 节 小 结** ─┐

1. 急性结膜炎以结膜充血、发痒、异物感和分泌物等为主要的临床表现，持续时间一般小于 4 周，最常见的病因为病毒或细菌感染，具有很强的传染性，并表现出明显的季节流行特征。

2. 急性结膜炎属于接触性传染性疾病，应以加强隔离与预防为主要原则，控制并消灭传染源，加强个人卫生，切断传播途径。药物治疗是消灭病原菌的重要手段，但首先需明确病因，针对病因进行治疗。主要采用局部给药，严重时也可全身给药。

3. 急性结膜炎的治疗药物主要包括以下几类：①抗菌药物，如氟喹诺酮类、氨基糖苷类；②抗病毒药，如干扰素、利巴韦林、阿昔洛韦等；③糖皮质激素，如泼尼松、地塞米松、氟米龙等。

# 第四节　虹膜睫状体炎

**案例解析**

**案例 16－4：**

患者，男，40 岁，6 天前无明显诱因出现右眼视物模糊，伴有畏光、流泪。入院查体，一般情况好，神清，心肺腹未见明显异常。专科检查：视力右眼 0.06，左眼 0.8；眼压右眼 18 mmHg，左眼 16 mmHg；右眼结膜下片状出血，角膜清，可见角膜后沉积物（KP）、房水闪光以及纤维素样渗出，瞳孔圆，对光反射消失，眼底：视盘界清，色红，黄斑中心反光可见，视网膜平伏，血管走行正常。左眼检查无明显异常。此外，患者有腰肌劳损病史 3 年，祖父有驼背，骶髂关节 CT 检查，结果显示骶髂关节边缘模糊，关节间隙变窄，骨质破坏，HLA－B27 阳性。临床诊断：右眼虹膜睫状体炎，强直性脊柱炎。

**问题：**

1. 该患者虹膜睫状体炎的可能病因是什么？针对病因的常用治疗药物有哪些？

2. 结合患者病情，如何为该患者选择治疗药物？

葡萄膜炎（uveitis）按部位可分为前葡萄膜炎、中间葡萄膜炎和后葡萄膜炎。前葡萄膜炎（anterior uveitis）又称虹膜睫状体炎（iridocyclitis），是指累及虹膜和睫状体的炎症。中间葡萄膜炎（intermediate uveitis）又名睫状体平坦部炎或中间葡萄膜炎虹膜炎等，炎症累及睫状体平坦部、玻璃体基底部和视网膜周边部。后葡萄膜炎是炎症累及脉络膜、视网膜和玻璃体膜的总称。其中虹膜睫状体炎即前葡萄膜炎，是葡萄膜炎中最常见的一种类型，占整个葡萄膜炎的 50%～60%。炎症可表现为急性（持续时间一般不超过 3 个月），慢性（持续时间 3 个月以上），肉芽肿型和非肉芽肿型。多发生于青壮年，易合并全身性自身免疫性疾病，常反复发作，可引起一些严重并发症，是一类常见且重要的致盲性眼病。

## 一、病因与发病机制

### （一）病因

可归纳为外源性、继发性和内源性三大类。

**1. 外源性病因**

（1）感染性　由于眼球穿通伤、眼内异物、内眼手术等，使病原体直接植入眼内，引起虹膜睫状体的炎症反应。

（2）非感染性　由于机械性、化学性、热灼烧以及毒素的刺激引起虹膜睫状体的炎症反应。

**2. 继发性病因**

（1）继发于眼球本身的炎症　如角膜炎、巩膜炎、视网膜炎。

（2）继发于眼球附近组织的炎症　如眼眶脓肿、化脓性脑膜炎、鼻窦炎等。

（3）继发于眼内病变的毒素刺激　如坏死性肿瘤的毒性分泌物、眼内寄生虫的代谢产物等。

**3. 内源性病因**

（1）感染性　病原体或毒素产物经血行播散从身体其他部位运送至眼内引起的虹膜睫状体炎。包括化脓性或非化脓性细菌感染、病毒感染、真菌感染、寄生虫感染等。

（2）非感染性　病原体不明，常有免疫异常表现或伴有全身病症，如晶状体型葡萄膜炎、交感型眼炎。

### （二）发病机制

**1. 感染免疫**　细菌、病毒、真菌等病原体直接侵犯机体和眼部组织，作为抗原刺激机体产生抗体，抗原抗体结合发生免疫反应，引起葡萄膜炎。病原微生物和毒物可引起局部组织的炎症反应。

**2. 自身免疫**　自身抗原（如视网膜 S 抗原），在机体免疫功能紊乱时，被免疫系统识别，可刺激葡萄膜，引起炎症反应。调节性 T 细胞功能紊乱或数量下降，不能有效抑制免疫反应也是重要机制之一。

**3. 免疫遗传**　已发现多种类型的葡萄膜炎与特定的 HLA（human leukocyte antigen）抗原有关，如强直性脊柱炎伴发的葡萄膜炎与 HLA－B27 抗原密切相关，并发现某些葡萄膜炎与免疫遗传基因有关。

**4. 炎症介质**　葡萄膜炎的发病和多种炎症介质有关，特别在急性期，与其释放的各种化学介质有关，如组胺、5－羟色胺、前列腺素、白三烯等，炎症又可导致抗原暴露从而引起自身免疫性反应性炎症。

## 二、临床表现

急性炎症者通常有突发的眼痛、畏光、流泪、视物模糊、视力明显下降等症状，慢性者症状可不明显。

急性期检查可见睫状充血或混合充血，角膜后沉着物（keratic precipitates，KP），明显的前房闪辉、大量的前房细胞，可伴有纤维蛋白渗出、前房积脓、瞳孔缩小或不规则、虹膜后粘连等。

慢性者通常无睫状充血或有轻微睫状充血，但有羊脂状、星形或尘埃状 KP，可出现 Koepper 结节和（或）Busacca 结节、虹膜水肿、脱色素、萎缩和后粘连等改变。

可并发白内障、继发性青光眼、眼球萎缩甚至失明。

## 三、药物治疗

### （一）治疗原则

虹膜睫状体炎治疗的主要目的是减轻患者的疼痛，消除炎症，防止粘连、继发性青光眼和白内障等并发症的出现，保护和恢复患者的视力等。治疗的基本原则为散大瞳孔、拮抗炎症和消除病因。

**1. 明确病因，尽早治疗** 虹膜睫状体炎的病因和发病机制复杂，涉及外伤、感染、自身免疫等多种因素，病因明确的，需积极进行病因治疗。找不到病因者，应注意慢性病灶感染、结缔组织病及免疫病、结核病的存在。并提醒患者注意全身性疾病和免疫性疾病，避免外伤和眼部感染等。

**2. 散瞳** 散瞳是治疗虹膜睫状体炎的关键措施，一旦临床诊断确定，应立即应用散瞳药物。散瞳的作用主要有四个方面：①瞳孔散大，防止和拉开虹膜后粘连；②解除瞳孔括约肌和睫状肌的痉挛，使其休息；③减少睫状肌对睫状血管的压迫，改善局部血循环；④降低血管通透性，减少渗出。

**3. 拮抗炎症** 虹膜睫状体炎治疗的主要目的是促进炎症的消退，防止并发症。可用于抗炎的药物包括：

（1）糖皮质激素 是治疗虹膜睫状体炎的重要药物，主要通过改善和减轻眼部的炎症反应发挥作用。糖皮质激素滴眼液使用常规剂量一般能在前房达到治疗浓度，但如果局部治疗效果不佳时，可考虑球周或全身给药途径。应根据炎症的严重程度选择药物的种类、给药浓度和频次等。

（2）抗菌药或抗病毒药 由感染因素引起炎症的可用抗菌药物或抗病毒药物治疗。

（3）非甾体类抗炎药 前列腺素是葡萄膜炎的重要炎症介质，较低的浓度就可引起眼部一系列炎症反应和组织损害。而非甾体类抗炎药通过抑制花生四烯酸的代谢，从而阻止前列腺素的合成，具有较强的止痛和抗炎作用，可用于虹膜睫状体炎的治疗。

（4）免疫抑制剂 免疫反应是葡萄膜炎重要的发病机制之一，免疫抑制剂对免疫反应有一定抑制作用，但由于无特异性，且毒副作用大，一般应慎用。除非炎症为顽固性的或特殊类型，有明确的免疫指标者，在全身情况允许时，可以选用。

**4. 积极治疗并发症** 并发继发性青光眼用降眼压药不能控制的可行虹膜周边切开术，但需在炎症控制以后；如房角已粘连的可行滤过性手术；并发白内障者可行白内障摘除加人工晶状体植入术。

### （二）药物分类

目前用于治疗虹膜睫状体炎的药物主要包括以下几类：

**1. 散瞳及睫状肌麻痹剂** 如硫酸阿托品滴眼液/眼膏（Atropine Sulfate Eye Drops/Eye Ointment）、后马托品滴眼液/眼膏（Homatropine Eye Drops/Eye Ointment）、托吡卡胺滴眼液（Tropicamide Eye Drops）、环喷托酯滴眼液（Cyclopentolate Eye Drops）、氢溴酸东莨菪碱滴眼液（Scopolamine Hydrobromide Eye Drops），去氧肾上腺素滴眼液（Phenylephrine）。

**2. 糖皮质激素**

（1）局部点眼用的激素 如醋酸泼尼松龙滴眼液（Prednisolone Eye Drops），地塞米松磷酸钠滴眼液（Dexamethasone Eye Drops），氟米龙（Fluorometholone Eye Drops），醋酸可的松滴眼液/眼膏（Cortisone Acetate Eye Drops/Eye Oinment），氯替泼诺滴眼液（Loteprednol Eye Drops）。

（2）局部球周注射的激素有 甲泼尼龙（Methylprednisolone）、泼尼松龙、地塞米松等。

（3）全身用的激素 如泼尼松（Prednisone）。

**3. 非甾体类抗炎药（Non - steroidal Anti - inflammatory Drugs，NSAIDS）**

（1）局部用的 NSAIDS 如：双氯芬酸钠滴眼液（Diclofenac Sodium Eye Drops）、吲哚美辛滴眼液（Indomethacin Eye Drops）、氟比洛芬钠滴眼液（Flurbiprofen Sodium Eye Drops）、普拉洛芬滴眼液（Pranoprofen Eye Drops）、酮咯酸氨丁三醇滴眼液（Ketorolac Tromethamine Eye Drops）。

（2）全身用的 NSAIDS 包括阿司匹林（Aspirin）、吲哚美辛等。

**4. 其他免疫抑制剂** 如苯丁酸氮芥（Chlorambucil）、环磷酰胺（Cyclophosphamide）、环孢素（Cyclosporin）等。

## （三）药物选择

**1. 散瞳及麻痹睫状肌的药物**

（1）抗胆碱药 本类药物可阻断 M 胆碱受体，使瞳孔括约肌及睫状肌松弛，引起瞳孔散大和睫状肌麻痹。扩瞳可防止虹膜后粘连和继发性青光眼，通过麻痹睫状肌，可使虹膜和睫状肌得到休息，减少疼痛，减轻局部充血及渗出，在临床上是治疗虹膜睫状体炎的关键措施。不同的抗胆碱药物具有不同的作用效能和作用持续时间。最常用的睫状肌麻痹剂为硫酸阿托品和后马托品。后马托品眼膏（1%，2%，4%）作用持续时间为 18～36 小时，可使瞳孔处于不断运动状态，因而可有效预防虹膜后粘连的发生，其扩瞳及睫状肌麻痹作用弱于阿托品，但阿托品的作用持续时间长达 10～14 天，使瞳孔处于相对固定的开大状态，易发生瞳孔开大状态下的虹膜后粘连。对于严重的急性虹膜睫状体炎，应给予 1% 的硫酸阿托品眼液 3～6 次/日，晚上可加用硫酸阿托品眼膏。对阿托品过敏的患者可用 0.25%～0.5% 氢溴酸东莨菪碱滴眼液。当炎症有所减轻后，可减少给药频率，或改用 2% 的后马托品滴眼，1～2 次/日。新鲜的虹膜后粘连不易拉开，可结膜下注射散瞳合剂（1% 阿托品、4% 可卡因、0.1% 肾上腺素等量混合）0.1～0.2 ml，炎症恢复期可给予 0.5%～1% 的托吡卡胺滴眼，1 次/日。使用该类药物后，可能出现眼睑发痒、红肿、结膜充血等过敏表现，全身不良反应有皮肤、黏膜干燥，发热，面部潮红，心动过速等。对于眼压异常或窄前房角、浅房角的患者，使用抗胆碱药后可使眼压明显升高并有激发青光眼急性发作的危险，因而青光眼患者禁用该类药物。小儿对该类药物易中毒，应慎用，儿童脑外伤患者则禁止使用。滴眼后应压迫泪囊 2～3 分钟，减少药液的全身吸收。与三环类抗抑郁药、$H_1$ 受体阻断药、抗胆碱类的抗帕金森病药以及吩噻嗪类抗精神病药合用会加重尿潴留、便秘、口干等阿托品样不良反应。

（2）拟交感神经药 去氧肾上腺素是 α 肾上腺素受体激动剂，可兴奋虹膜瞳孔扩大肌，引起散瞳，但无睫状肌麻痹作用。10% 的去氧肾上腺素滴眼液（新福林）常与阿托品滴眼液合用，增强散瞳作用或拉开新形成的虹膜后粘连。使用后眼部的不良反应有眼痛、针刺感、视物模糊，可能导致的全身不良反应有心律失常、冠状动脉痉挛、高血压等。新生儿、儿童及患有心脏病的老年人禁止使用 10% 浓度的去氧肾上腺素，只能用 2.5% 的浓度。正在服用单胺氧化酶抑制剂和三环类抗抑郁药的患者合用去氧肾上腺素可引起血压升高，因而禁止使用。心动过速、甲状腺功能亢进、糖尿病患者应慎用。

**2. 抗炎药物**

（1）糖皮质激素 糖皮质激素是控制虹膜睫状体炎眼部炎症的重要措施，主要通过稳定溶酶体膜，减少血管扩张，抑制吞噬作用，减少前列腺素和相关炎症物质的产生，减少炎症病灶周围的免疫活性细胞等发挥抗炎和免疫抑制作用。主要包括局部点眼、局部注射和全身给药三种方式，应根据炎症的严重程度选择激素的种类、给药方式、给药浓度和给药频次。常用的局部滴眼液有1%醋酸泼尼松龙滴眼液，0.1%地塞米松磷酸钠滴眼液，0.1%的氟米龙滴眼液，0.5%的醋酸可的松滴眼液/眼膏等。对于严重的急性虹膜睫状体炎可给予0.1%的地塞米松磷酸钠滴眼液或1%的醋酸泼尼松龙滴眼液，每15分钟一次，连续4次后改为每小时1次，根据炎症消退情况逐渐减少滴眼次数。急性炎症控制后需要继续治疗的患者，可改用氟米龙滴眼液，以降低眼压增高的风险。局部滴眼治疗效果不佳者，可给予局部注射治疗，常用甲泼尼龙、泼尼松龙结膜下注射，严重者可使用地塞米松。使用最大剂量的局部激素和球周激素注射仍无效或双眼为严重的虹膜睫状体炎时，可选择全身激素治疗，一般给予泼尼松30～40 mg/d，晨起顿服，病情缓解后逐渐减量。应用糖皮质激素的不良反应主要有：可能引起患者眼内压升高，继发糖皮质激素型青光眼，并伴有视神经损伤；继发糖皮质激素型白内障；眼部继发性感染，角膜穿孔，延缓伤口愈合等。因而对于有角膜溃疡、病毒性、结核性、真菌性眼部疾病及化脓性眼科疾病的患者禁止使用，孕妇和2周岁以下的儿童需谨慎使用。用药期间应定期监测眼内压，并注意防止二重感染，对于急性化脓性感染，应给予适当的抗菌治疗。

（2）非甾体类抗炎药 非甾体类抗炎药主要通过抑制环氧化酶活性，阻断前列腺素、白三烯等花生四烯酸的代谢产物而发挥抗炎作用。手术后或外伤导致的急性虹膜睫状体炎有花生四烯酸代谢产物的参与，因而可用非甾体类抗炎药治疗，另外也适用于不能用糖皮质激素的疱疹病毒型角膜虹膜炎。长期应用非甾体类抗炎药不会引起继发性青光眼、白内障、延缓伤口愈合、诱发感染等糖皮质激素类的严重不良反应。临床常用的局部用的NSAIDS药物有：0.1%双氯芬酸钠滴眼液、0.5%的吲哚美辛滴眼液、0.3%的氟比洛芬钠滴眼液、0.1%的普拉洛芬滴眼液等，一般一日3～6次，根据症状适当增减滴眼次数。局部用的NSAIDS主要的不良反应为一过性的刺痛感和灼热感，结膜充血、视物模糊等眼部过敏反应。使用后可妨碍血小板的聚集，有出血倾向或服用其他使出血时间延长药物的患者应慎用，局部用NSAIDS药物可能掩盖眼部感染性疾病的病情，存在眼部感染时，应合用抗菌药物。全身用的口服NSAIDS药物有阿司匹林、吲哚美辛等，但一般不需要口服治疗。

## 案例解析

**案例16-4解析：**

1. 该患者的虹膜睫状体炎的主要病因为强直性脊柱炎。强直性脊柱炎的常用治疗药物包括NSAIDS类、生物制剂（如抗肿瘤α坏死因子拮抗剂：英夫利昔单抗、阿达木单抗等）、柳氮磺胺吡啶、糖皮质激素等。

2. 该患者为强直性脊柱炎合并虹膜睫状体炎，治疗方案主要为扩瞳和局部激素治疗。扩瞳可选用硫酸阿托品滴眼液滴眼，每日3～6次，症状减轻后，再减少给药频率。患者病情较重，可给予地塞米松磷酸钠球周注射治疗。炎症控制后，可改后局部用激素滴眼，如果患者炎症仍无法得到良好控制，可选用全身用激素或免疫抑制剂治疗。药物治疗期间需要对患者定期进行眼内压等眼科检查，观察药物治疗效果和是否引起不良反应等，便于及时调整药物治疗方案。

## 本节小结

1. 虹膜睫状体炎（iridocyclitis）是指炎症同时累及了虹膜和睫状体。炎症可表现为急性、慢性、肉芽肿型和非肉芽肿型，虹膜睫状体炎的病因复杂，包括外源性、内源性和继发性。

2. 急性炎症者通常有突发的眼痛、畏光、流泪、视物模糊、视力明显下降等症状，慢性者症状可不明显。可发生并发性白内障、继发性青光眼、眼球萎缩甚至失明等并发症。

3. 虹膜睫状体炎治疗的基本原则是散大瞳孔、拮抗炎症、消除病因和积极治疗并发症。常用的药物包括：①散瞳及睫状肌麻痹剂；②糖皮质激素；③非甾体类抗炎药；④免疫抑制剂等，合并感染时可使用抗菌药或抗病毒药。

**思考题**

1. 治疗沙眼的药物包括哪些？目前 WHO 推荐的治疗方案有哪两种？
2. 青光眼临床常分为哪几类，各自的特点是什么？
3. 目前临床常用的降眼压药物有哪几类？每类举出至少两种代表药物。
4. 急性结膜炎的临床表现是什么？
5. 急性结膜炎的治疗药物包括哪几类？每类药物主要的适应证，不良反应和禁忌证是什么？
6. 虹膜睫状体炎的治疗原则是什么？
7. 虹膜睫状体炎的常用治疗药物包括哪些？每类药物主要的作用机制是什么？

（杨　勇　杜　姗）

# 第十七章　皮肤科常见疾病的药物治疗

皮肤是人体最大的器官，被覆于体表，由外到内分为表皮、真皮和皮下组织3层。皮肤中有丰富的血管、淋巴管和神经，还含有汗腺、皮脂腺、毛囊和毛发等附属器官。皮肤具有屏障、感觉、吸收、分泌和排泄、体温调节、免疫等功能。

皮肤病（dermatosis）是发生于皮肤及其附属器官的疾病，其与全身疾病有密切联系。皮肤病的发病率高，一般病情较轻，但也有病情较重甚至危及生命的情况。皮肤病主要包括感染性皮肤病、变态反应性皮肤病、动物性皮肤病、物理因素所致皮肤病、职业性皮肤病、神经精神障碍性皮肤病、皮肤肿瘤等。皮肤病的治疗方法主要包括药物治疗、物理治疗、放射治疗、皮肤外科治疗等。本章主要介绍湿疹、痤疮、荨麻疹、冻伤、手足癣、昆虫叮咬皮炎等几种皮肤科常见疾病的药物治疗。

## 第一节　湿　疹

湿疹（eczema）是由多种内、外因素引起的急性或慢性皮肤炎症性疾病，发病率高，易反复发作，剧烈瘙痒、有渗出倾向是其突出症状，其发病多与接触外界致敏物或刺激物有关。

**案例解析**

案例 17-1：

患者李某，男，42岁，因全身红斑、丘疹、糜烂、结痂伴瘙痒半月加重3天，门诊以"泛发型湿疹"收入院。既往无高血压、糖尿病等病史，无药物及食物过敏史。查体：体温36.5℃，脉搏90次/分，血压110/80 mmHg，颈背部、四肢见弥漫性红斑、丘疹、丘疱疹，部分皮疹上覆淡黄色结痂，部分皮疹糜烂渗出，腹部多发红斑、丘疹，红色抓痕明显。

给予左氧氟沙星葡萄糖注射液100 ml，2次/日静滴；甲泼尼龙40 mg配5%葡萄糖250 ml静滴，1次/日；10%葡萄糖酸钙10 ml，维生素C 3 g配5%葡萄糖100 ml静滴，1次/日；氯苯那敏片4 mg，口服，3次/日；炉甘石洗剂加左氧氟沙星软膏外用。治疗10日后明显好转出院。

问题：
1. 湿疹治疗原则是什么？
2. 简单阐释本案例的用药方案。

## 一、病因与发病机制

湿疹的病因不明，一般认为其系由复杂的内在因素与外在因素相互作用所引起。

**1. 内部因素** 发病可能与迟发型变态反应有关，个体素质（遗传因素、精神因素、慢性感染病灶、内分泌代谢紊乱、血液循环障碍、胃肠功能障碍、年龄等）是影响本病发病的主要因素。

**2. 外部因素** 各种外界刺激如紫外线、寒冷、过热、搔抓、肥皂洗浴等均可诱发或使本病加重；食物（如鱼、虾、蛋、乳等）、吸入物、生活环境、气候条件、动物皮毛、各种化学物质等均可影响本病的发病。

## 二、临床表现

湿疹的表现具有瘙痒性、对称性、多形性、渗出性和复发性等特点。根据病程和临床特点，可将湿疹分为急性湿疹、亚急性湿疹和慢性湿疹三种类型，且不同类型湿疹可以相互转变。

**1. 急性湿疹** 好发于头面、耳后、手足、阴囊、女阴和肛门等处，发病急性，皮损呈多形性，常融合成片，并向周边蔓延，境界不清，常于红斑基础上出现密集分布的针头至粟粒大小的丘疹、丘疱疹或小水疱，搔抓后出现点状溃烂面及渗液，严重时可泛发全身。自觉瘙痒剧烈，其严重程度与皮损的形态、部位和患者的耐受性有关。继发感染时，可出现脓疱、脓液、脓痂，甚至引起发热等全身症状。急性湿疹如及时给予适当的处理，可在短时间内得到缓解和控制。

**2. 亚急性湿疹** 多由急性湿疹症状减轻后或急性末期未适当处理发展而来。较急性湿疹皮损范围缩小、红肿减轻、渗液减少，主要以鳞屑、结痂为主。瘙痒程度亦减轻，但常呈阵发性加重。处理不当或再次暴露于致敏原可导致急性发作或皮损加重；久治不愈者则可发展成慢性湿疹。

**3. 慢性湿疹** 任何部位均可发生，常见于手足、肘窝、腘窝、小腿、外阴、肛门等处。多由急性、亚急性湿疹久治不愈、反复发作迁延而致，少数患者开始即呈慢性湿疹。皮损表现为皮肤浸润、肥厚，表面粗糙，呈棕红色或略带灰色，多有抓痕、血痂、色素沉着或色素减退，急性发作时可有明显的渗液。瘙痒多呈阵发性。慢性病程，时轻时重，容易复发。

除上述共同表现外，在某些特定环境及特殊致病因素作用时，临床表现可呈一定特殊性，即某些特殊类型湿疹。包括发生于外耳道和耳后的耳湿疹（ear eczema）、易发生于哺乳期妇女的乳房湿疹（breast eczema or nipple eczema）、外阴及肛门湿疹（pubic or perianal eczema）、好发于指背及掌面或掌侧的手部湿疹（hand eczema）、钱币状湿疹（nummular eczema）、脐窝湿疹（umbilication eczema）、亦称为冬季瘙痒症的干燥性湿疹（xerotic eczema）等。

## 三、药物治疗

### （一）治疗原则

**1. 祛除病因、加强护理** 去除任何可疑病因。保持皮肤清洁，维护皮肤屏障，避免局部刺激，如搔抓、肥皂、热水洗、用力揩擦等，避免劳累和紧张，忌食辛辣刺激性食物。

**2. 对症治疗** 减少瘙痒、抑制炎症、根据具体情况处理皮损，部分患者可选用紫外线治疗。发生继发性感染者进行抗感染的局部及全身治疗。

**3. 非特异性脱敏** 应用维生素 C、钙剂及抗组胺药物。

### （二）用药原则

**1. 局部治疗** 采用刺激性小的消毒防腐制剂预防感染；应用糖皮质激素类药物制剂控制炎症症状；合并感染者，应用有效抗菌药物。

**2. 全身治疗** 应用抗组胺药、钙剂、维生素 C、镇静催眠药等减轻患者瘙痒、过敏、炎症、焦虑等症状。对用各种疗法效果不明显的患者，可短期使用糖皮质激素。合并感染者，加用相应的抗菌药物。

### （三）药物分类

**1. 抗组胺药（antihistamines）** 采用 $H_1$ 受体拮抗剂（$H_1$ – receptor antagonists），如赛庚啶、西替利嗪、酮替芬等。

**2. 糖皮质激素类药物** 外用及全身应用的糖皮质激素类药物，如曲安奈德、地塞米松等。

**3. 抗菌药** 使用有效抗菌药物，如新霉素、罗红霉素、左氧氟沙星等。

**4. 消毒防腐药** 清洁皮肤，预防感染发生，采用消毒防腐剂，如高锰酸钾、炉甘石洗剂等。

### （四）药物选择

**1. 抗组胺药（antihistamines）** 主要应用 $H_1$ 受体拮抗剂（$H_1$ – receptor antagonists），其是临床上治疗湿疹最常用的抗过敏药。

$H_1$ 受体拮抗药可选择性阻断 $H_1$ 受体，拮抗组胺引起的血管扩张、毛细血管通透性增加及局限性水肿；第一代 $H_1$ 受体拮抗剂还可透过血脑屏障阻断中枢 $H_1$ 受体，产生镇静、催眠作用等，第二代和第三代难以透过血脑屏障，主要发挥外周作用；还具有一定抗胆碱作用，在中枢表现为镇静、止吐，外周引起阿托品样作用。此外，还有微弱的 α 受体阻断和局麻作用。$H_1$ 受体拮抗药主要用于改善湿疹过敏症状。不良反应多，常见头晕、头痛、嗜睡、低血压、心悸、口干、恶心、诱发癫痫等。各代 $H_1$ 受体拮抗剂的药理作用及主要不良反应如表 17 – 1 及表 17 – 2 所示。

表 17 – 1　常用 $H_1$ 受体拮抗剂及其药理作用

| 药物 | 抗组胺 | 镇静 | 抗晕、止吐 | 抗胆碱 | 其他 |
|---|---|---|---|---|---|
| **第一代** | | | | | |
| 苯海拉明（Diphenhydramine） | ＋＋ | ＋＋＋ | ＋＋ | ＋＋＋ | 局麻 |
| 氯苯那敏（Chlortrimeton） | ＋＋＋ | ＋ | ＋/－ | ＋＋ | － |
| 异丙嗪（Promethazine） | ＋＋＋ | ＋＋＋ | ＋＋ | ＋＋＋ | 局麻 |
| 赛庚啶（Cyproheptadine） | ＋＋＋ | ＋＋ | ＋ | ＋＋ | 抗 5 – HT |
| **第二代** | | | | | |
| 特非那定（Terfenadine） | ＋＋＋ | － | － | ＋ | 抗 5 – HT |
| 酮替芬（Ketotifen） | ＋＋＋＋ | － | － | － | 抗炎 |
| 氯雷他定（Loratadine） | ＋＋＋ | － | － | － | － |
| 西替利嗪（Cetirizine） | ＋＋＋ | ＋ | － | － | － |
| 依巴斯汀（Ebastine） | ＋＋＋ | － | － | － | － |
| 阿伐斯汀（Acrivastine） | ＋＋＋ | － | － | － | 抗 – 5HT |
| 咪唑斯汀（Mizolastine） | ＋＋＋ | － | － | － | 抗炎 |
| **第三代** | | | | | |
| 左旋西替利嗪（Levocetirizine） | ＋＋＋ | ＋ | － | － | － |
| 地氯雷他定（Desloratadine） | ＋＋＋ | － | － | － | － |
| 非索非那定（Fexofenadine） | ＋＋＋ | － | － | － | － |

表 17 – 2　常用 $H_1$ 受体拮抗剂的主要不良反应

| 药物 | 主要不良反应 |
|---|---|
| **第一代** | |
| 氯苯那敏 | 常见轻微口干、眩晕、恶心、嗜睡；较少见心悸；可诱发癫痫；老年患者易头晕、头痛、低血压，应慎用 |
| 异丙嗪 | 常见嗜睡；较少见视力模糊，头晕、口干、低血压、伴乏力、反应迟钝（儿童） |
| 苯海拉明 | 常见嗜睡、注意力不集中、疲乏、头晕、共济失调、恶心、食欲不振、口干等；少见气急、胸闷、咳嗽、肌张力障碍等 |
| 赛庚啶 | 有困倦感，有一定的口干、口苦、痰液黏稠、便秘等 |
| **第二代** | |
| 氯雷他定 | 推荐剂量，未见明显镇静。常见乏力、头痛、口干、胃肠道不适 |
| 特非那定 | 胃肠道功能紊乱、皮疹，偶有心律失常 |
| 西替利嗪 | 轻微且为一过性，有困倦、嗜睡、头痛、口干 |
| 依巴斯汀 | 头痛、嗜睡、口干、腹痛、消化不良、鼻部不适等 |
| 阿伐斯汀 | 罕见嗜睡；偶有皮疹；没有或仅有轻微的病症症状（胃肠道紊乱、头痛及嗜睡） |
| 咪唑斯汀 | 偶见思睡、乏力 |
| 酮替芬 | 嗜睡、困倦、口干、恶心等 |
| **第三代** | |
| 地氯雷他定 | 偶有眩晕、头痛等 |
| 左旋西替利嗪 | 无镇静等中枢作用，无明显心脏毒性 |
| 非索非那定 | 无嗜睡，有口干、头晕，偶见头痛、恶心，停药可消失 |

**2. 糖皮质激素类药物**　药理作用、不良反应及使用注意事项见第三章第三节。皮炎湿疹类皮肤病一般不主张系统使用糖皮质激素。但是对于难治性患者或者泛发性湿疹、严重接触性皮炎或特应性皮炎，特别是皮肤有坏死倾向者，可以考虑短期使用，如泼尼松15 mg或曲安西龙12 mg，早晨顿服；或者复方倍他米松（倍他米松二丙酸脂5 mg和倍他米松磷酸二钠盐2 mg），肌内注射。待炎症控制后逐渐减量停用，一般用药3～7天。

**3. 抗菌药**　湿疹患者皮肤屏障功能受到严重损害，容易合并感染，此时需要使用有效抗菌药物。其药理作用、不良反应及使用注意事项、药物相互作用见第三章第二节。因湿疹合并感染多为金黄色葡萄球菌等，故主要是针对革兰阳性菌的治疗。如口服罗红霉素150mg，每日2次；或者根据皮损部位药敏试验结果选择用药。

**4. 消毒防腐药**　为预防及控制皮损部位合并感染，需清洁皮肤，常采用刺激性较小的消毒防腐剂，如高锰酸钾、炉甘石洗剂等。常联合抗菌药物外用，如，用0.5％新霉素溶液或1∶8000～1∶10000高锰酸钾溶液湿敷患处。

### 案例解析

**案例17－1解析：**

1. 湿疹治疗原则：①祛除病因、加强护理。去除任何可疑病因。保持皮肤清洁，维护皮肤屏障，避免局部刺激，如搔抓、肥皂、热水洗、用力揩擦等，避免劳累和紧张，忌食辛辣刺激性食物。②对症治疗，如减少瘙痒、抑制炎症、根据具体情况处理皮损，部分患者可选用紫外线治疗。发生继发性感染者进行抗感染的局部及全身治疗。③非特异性脱敏，应用维生素C、钙剂及抗组胺药物。

2. 用药原则：①局部治疗，采用刺激性小的消毒防腐制剂预防感染；应用糖皮质激素类药物制剂控制炎症症状；合并感染者，应用有效抗菌药物。②全身治疗，应用抗组胺药、钙剂、维生素C、镇静催眠药等减轻患者瘙痒、过敏、炎症、焦虑等症状。对用各种疗法效果不明显的患者，可短期使用糖皮质激素。合并感染者，加用相应的抗菌药物。本案例治疗方案中采用了抗组胺药氯苯那敏，糖皮质激素类药物甲泼尼龙，抗菌药左氧氟沙星，非特异性脱敏药物葡萄糖酸钙及维生素C，消毒防腐药炉甘石洗剂。并取得良好疗效。

## 第二节　痤　疮

痤疮（acne）亦称青春痘，发病率高，是一种常见的累及毛囊皮脂腺的慢性炎症性疾病。其发生与雄激素分泌过多有关。

### 一、病因与发病机制

**1. 内分泌**　皮脂腺的发育和皮脂分泌直接受雄激素控制，后者可刺激皮脂腺增生和皮脂分泌增加，并影响毛囊皮脂腺导管角化。血清学检测结果表明，痤疮患者体内雄激素水平升高，青春期后女性痤疮患者可能与刺激垂体—肾上腺轴导致肾上腺源性雄激素分泌增多有关；

绝经后痤疮则因雌激素水平下降，雄激素相对增多所致。正常人毛囊－皮脂腺单位均存在雄激素受体和雌激素受体的表达，痤疮的发生与毛囊－皮脂腺单位雄激素受体表达水平升高、两种受体之间比例失调或雄激素受体对血清雄激素水平敏感性增加有关。睾酮在皮肤中经 $5\alpha$ 还原酶的作用转变为活性更高的双氢睾酮，能促进细胞内核蛋白的合成，并刺激皮脂腺细胞脂质的合成，引起皮脂分泌增多。

**2. 毛囊皮脂腺导管角化异常** 毛囊口角化、上皮细胞不能正常脱落，使毛囊口变小，脱落的上皮细胞和皮脂淤积于毛囊形成粉刺。同位素标记研究发现痤疮囊肿壁内的表皮基底细胞有过度增生。毛囊内的角质形成细胞对水合作用的反应可能与皮肤角质形成细胞相似，皮肤的过度水合（如出汗）容易引起皮脂腺腺管阻塞，阻碍皮脂分泌，故过度水合（如热带痤疮和潮湿环境）可加重痤疮。

**3. 感染** 微生物是产生痤疮炎症的中心环节，易患痤疮的皮肤区常有三种微生物：痤疮丙酸杆菌（propionibacterium acnes）、表皮葡萄球菌（Staphylococcus epidermidis）和糠秕马拉色菌（M. furfur）。

（1）痤疮丙酸杆菌 青春期皮脂分泌量增加使痤疮丙酸杆菌增殖，虽然细菌数量和痤疮严重程度无相关性，但痤疮形成需要微生物达到某一最低极限数量，有报道这个极限数量为 1000 个菌落/cm$^2$。痤疮丙酸杆菌在痤疮形成中所起的作用可能是：①分解皮脂产生游离脂肪酸，后者可对周围组织产生刺激作用；②产生某些低分子多肽，作为趋化因子吸引白细胞集中于毛囊－皮脂腺单位并产生水解酶，使毛囊壁发生渗漏甚至破裂；③细菌代谢产物随毛囊内容物一起进入真皮组织诱导炎症反应。

（2）表皮葡萄球菌和马拉色菌 这些细菌可能不起主要作用，但过氧化苯甲酰和壬二酸治疗痤疮初期可减少表皮葡萄球菌数目，抗真菌治疗减少马拉色菌的数目对痤疮也有一定疗效。毛囊中的这些微生物能产生脂酶分解皮脂，分解产物中的游离脂肪酸可刺激毛囊引起炎症反应。

**4. 免疫学因素** 炎症反应包含免疫性和非免疫性两个方面。粉刺中的物质通过毛囊壁"漏出"启动炎症反应，多种蛋白酶（脂酶、磷酸酶和透明质酸酶等）、IL（包括 IL－1$\alpha$ 和 IL－1$\beta$）和 TNF 参与炎症过程，包括对真皮内异物反应。体外腺管生长模型研究显示，许多粉刺中 IL－1$\alpha$ 水平升高，炎症启动后发生毛囊壁毁坏，可产生丘疹、脓疱、结节和囊肿。

痤疮是机体对真皮内异物的一种排除反应，其依据有：炎性痤疮患者体内有针对痤疮丙酸杆菌的抗体，且痤疮严重程度与 T 细胞的活性相关，在丘疹中也可见到 T 细胞；痤疮丙酸杆菌及其细胞壁片段是多形核白细胞和单核细胞的强烈趋化物质。在早期损害中存在补体经典途径和旁路途径的激活，在腺管破裂前，炎症反应为 IV 型变态反应，在中、重度炎症反应中出现腺管破裂，则形成吞噬细胞、异物巨细胞肉芽肿反应。

遗传、饮食、药物、胃肠功能障碍、内分泌紊乱、机械性刺激、化妆品、不良卫生习惯及某些职业等亦可诱发本病。

痤疮的形成过程：在痤疮发病过程中，最早的形态学变化是毛囊上皮的异常角化导致微粉刺的形成，肉眼不可见。微粉刺是全部痤疮损害的基础，微粉刺形成可分为三期。①前驱期：皮脂腺体异常增生，毛囊口/皮脂腺导管无明显角化现象。②早期微粉刺：毛囊/皮脂腺导管开始膨胀，毛囊内角质形成细胞增生并粘连，细菌在导管内大量繁殖。③后期微粉刺：皮脂腺腺泡开始萎缩，毛囊上皮细胞过度增生，毛囊口阻塞引起毛囊扩张，毛囊/导管内的大量细菌尤其是痤疮丙酸杆菌进一步生长繁殖。皮脂分泌不畅、微粉刺的进行性扩大形成了临床可见的粉刺。根据其毛囊开口的大小分为两型：①白头粉刺，在显微镜下可见毛囊开口，角质堆积致密，大体上呈同心性板层状排列，其内夹杂漩涡状结构；与微粉刺比较，毛囊扩张明显，内部角质团块致密；②黑头粉刺，毛囊皮脂腺导管显著角化过度，角质堆积，其内也有同心板层状排列的角化团块，毛囊导管内细菌生长繁殖，充满其内。随着粉刺扩张，毛囊皮脂腺导管破裂，导致炎性损害的形成。如果损害较浅，即形成脓疱，在几天内脓疱破裂，脓液排出，皮肤愈合且没有瘢痕形成；如果损害较深，皮肤表现为红色坚实丘疹；如果深部炎症进展可以形成结节、囊肿、窦道和瘘管等，炎性损害愈合后遗留有表现不同的瘢痕。粉刺形成和自发性消退与毛囊和皮脂腺导管的周期性变化有关。

## 二、临床表现

**1. 寻常痤疮**　主要发生在面部，也可见于胸背部，少数患者四肢和臀部亦可受累。其表现如下。

（1）皮脂溢出　多数痤疮患者为油性皮肤，而且痤疮的严重程度与皮脂分泌量有一定相关性，但在痤疮消退以后，皮脂溢出仍可能持续存在。

（2）粉刺（comedone）　是毛囊漏斗过度角化形成的皮损，分开放性和闭合性两种。前者又称黑头粉刺，为痤疮最常见的表现，皮损为针头至米粒大小，中央为扩张的毛孔，毛孔中有脂质栓，栓头因脂质氧化而呈黑色，栓体白色半透明；后者亦名白头粉刺，为毛囊漏斗膨胀所致，很难看到开口，表现为针头大小的白色或淡红色丘疹。在痤疮皮损区，显微镜下还可见到微粉刺（microcomedone），常先于炎症反应出现，皮肤外观基本正常。粉刺进一步发展可形成炎性丘疹、脓疱、结节、囊肿、炎症后色素沉着和瘢痕等，临床上以炎性丘疹最多见，也常有多种皮损并存。自觉轻微痒痛。慢性病程，时轻时重，反复发作，青春期后逐渐缓解自愈。

**2. 特殊类型痤疮**

（1）聚合性痤疮（acne conglobata）　多见于男性，青春后期发病。皮损常位于胸、肩、背及后颈部，同时也可在臀部、前臂、大腿及面部发生。皮损有粉刺、丘疹、脓疱、结节及囊肿，粉刺通常具有双头或多头，常形成大的脓肿，脓肿间以窦道相连，囊肿内常含有恶臭的黏液脓性物质，常遗留凹陷性瘢痕。病程进展期可伴有关节痛或关节炎。此类患者发生鳞状细胞癌的概率增高。

（2）爆发性痤疮（acne fulminant）　男性多见。特点是有轻度痤疮数月或数年的患者突然病情加重，伴发热、多关节痛，并出现体重下降、贫血、白细胞增多、血沉升高等。糖皮质激素和抗菌药联合治疗有效。

（3）坏死性痤疮（acne necrotica）　又称痘疮样痤疮，皮损可波及颞部、发际前缘、鼻、耳、颊、甚至躯干四肢。其特点是额部的毛囊性丘疹、脓疱、坏死及凹陷性瘢痕，开始为粟粒大小的暗红色毛囊性脓疱，中心部分有毳毛贯穿，中心部分很快结痂坏死，形成盘状痂皮，最后脱痂遗留凹陷性瘢痕，因此又称痘疮样痤疮。常分批出现，每批约经过一个月左右遗留瘢痕而愈，可反复发生，病程可延至数月或数年。

（4）婴儿痤疮（infantile acne）　多于出生后3个月内发生，几乎只见于男婴。发病机制尚未明了，似有一定的遗传因素，也有学者认为是由于母体雄激素在胎儿阶段进入体内引起。表现为黑头粉刺、丘疹及脓疱，但少有囊肿及结节，经几周或数月后消退，不留后遗症，但也有报道持续几年的婴儿痤疮，偶可形成瘢痕。患者青春期更易发生严重痤疮。

（5）月经前痤疮（premenstrual acne）　经前发病或加剧，皮损限于颏眉间或一侧颊部，数量少。

## 三、药物治疗

### （一）治疗原则

痤疮的治疗原则包括抑制毛囊皮脂腺导管异常角化、调节激素水平、减少皮脂分泌、预防感染、抗炎、消除瘢痕、物理治疗。此外，应清淡饮食，注意个人卫生；作息规律，劳逸结合，减轻精神压力。

### （二）用药原则

局部用药为主，必要时全身用药，用药需足剂量、足疗程。

治疗中应注意：①根据患者的病情轻重以及皮损类型，同时参考患者的皮肤类型选择用药种类和剂型，如乳剂或油剂用于干性皮肤，霜剂、溶液或凝胶类用于油性皮肤的患者；②尽量选择局部外用治疗，最大限度减少药物的不良反应；③痤疮的显效治疗较慢，一般治疗药物的观察期为 4~6 周，观察期之后再根据患者的反应情况考虑换药或联合应用其他药物。

### （三）药物分类

**1. 维生素类**　如维生素 A、维生素 $B_2$、维生素 $B_6$、维生素 C、维生素 E 等。

**2. 维 A 酸类**　异维 A 酸等。

**3. 抗感染药物**　外用如：过氧苯甲酰、壬二酸、二硫化硒、硫黄洗剂等。全身用药如：四环素类，大环内酯类，磺胺甲噁唑 – 甲氧苄啶（复方新诺明）、甲硝唑等。

### （四）药物选择

**1. 维生素类**　能够抑制毛囊角化和脂质过氧化物形成，从而对抗过度角质化。如维生素 A、维生素 $B_2$、维生素 $B_6$、维生素 C、维生素 E 等。

**2. 维 A 酸类**　异维 A 酸作用于痤疮发病的所有病理生理环节，全身使用具有促进上皮细胞增生分化，促进角质溶解，抑制角化过程，抑制皮脂腺分泌和炎症反应等作用。除轻度痤疮外，是其他各型痤疮的首选治疗和"金标准"药物。口服异维 A 酸不良反应与每日剂量有关，小剂量与大剂量治疗效应相似，因此在治疗时应选用小剂量较长期应用，儿童和青少年建议异维 A 酸用 0.3~0.6mg/（kg·d）连续应用 6~12 个月。大多数接受口服异维 A 酸的患者不需要合用外用制剂，在合并感染时可适当选用抗菌药治疗，但不宜与四环素同时应用，四环素可增加发生假性脑瘤的危险性。

外用维 A 酸发挥角质剥离作用，能软化角质，改善病情。

在儿童与青少年长期使用维 A 酸类时，可能引起骨质疏松、骨骺闭锁、骨生长迟缓及骨膜与肌腱钙化等，发生率均 < 15%，因此应每 6~12 个月做 X 线检查腰部与长骨。虽然出现骨质变化的症状很少见，但对于部分出现韧带和肌腱钙化的患者，应限制其长期使用。

少数患者使用维 A 酸后会产生抑郁症状。有抑郁病史或家族史的患者用药要谨慎，一旦发生情绪波动或出现任何抑郁症状，应立即停药。

**3. 抗感染药物**　可控制痤疮的炎症或化脓感染，从而减轻病情。

外用常见制剂包括：①过氧苯甲酰：外用后可缓慢释放出新生态氧和苯甲酸，具有杀灭痤疮丙酸杆菌、溶解粉刺及收敛作用。②壬二酸：霜剂外用能减少皮肤表面、毛囊及皮脂腺内的菌群，尤其对痤疮丙酸杆菌有抑制作用及粉刺溶解作用，对不同类型痤疮均有效。③二硫化硒：有抑制真菌、寄生虫及细菌的作用，可降低皮肤游离脂肪酸含量。④硫黄洗剂：有调节角质形成细胞的分化、降低皮肤游离脂肪酸等作用，对痤疮丙酸杆菌亦有一定的抑制作用。

口服抗菌药选择针对痤疮丙酸杆菌敏感、选择性分布于皮脂溢出部位的抗菌药，应首选四环素类，其次大环内酯类，其他如磺胺甲噁唑 – 甲氧苄啶（复方新诺明）和甲硝唑也可酌情使用。其中，米诺环素和多西环素的抗菌活性高、耐药性低，并兼有明确的非特异性抗炎作用，因此是治疗痤疮首选药，常用剂量为每日 100～200mg，可以 1 次或分 2 次口服，疗程 6～12 周。

# 第三节　荨麻疹

荨麻疹（urticaria）又称"风疹块"，既是一种独立的疾病，又是许多疾病伴发的症状之一。以皮肤瘙痒性红斑和红色或苍白色风团为典型表现，也可累及胃肠道或者呼吸道黏膜，出现恶心、呕吐、腹痛、胸闷、呼吸困难，重者可有过敏性休克。

## 一、病因与发病机制

### （一）病因

荨麻疹病因复杂，多数患者特别是慢性荨麻疹很难找到确切病因，可能的致病因素如下。

**1. 生物因素**

（1）食物　动物类食物以鱼虾、螃蟹、贝类、肉类、蛋类、牛奶和乳制品最常见；植物类食物包括蕈类、草莓、可可、坚果、番茄、大蒜、洋葱等；另外，食物调味品和添加剂、真菌发酵产品如奶酪、酒类、面包等也可引起荨麻疹。

（2）吸入物　花粉、尘螨、霉菌孢子、动物皮屑、羽毛、屋尘、除虫剂等。

（3）接触物　昆虫叮咬、动物咬伤等。

（4）感染因素　病毒感染，如上呼吸道病毒感染、乙型肝炎、丙型肝炎、传染性单核细胞增多症、柯萨奇病毒感染等；细菌感染，如扁桃体炎、中耳炎、鼻窦炎、败血症、幽门螺杆菌感染等；真菌感染，包括浅部和深部真菌感染；寄生虫感染，如蛔虫、蛲虫、钩虫、血吸虫、丝虫等。

**2. 化学因素**

（1）化工产品　工作环境中的甲醛、乙醛等挥发性物质，以及家庭居室装修材料中含有的甲醛、油漆等。

（2）日化产品　许多美容护肤品以及香水中含有的挥发性物质。

（3）消毒杀虫剂　如家庭防蛀用的樟脑、蚊香，驱虫用的喷洒剂以及农用的敌敌畏、666粉等。

**3. 物理因素**

（1）温度　气温变化常会影响患者病情，寒冷可引起寒冷性荨麻疹；热可使瘙痒加剧、红斑和风团增多，并可诱发热性荨麻疹和胆碱能性荨麻疹。

（2）光线　日光、治疗用的 UVB 和 UVA 以及可见光的照射均可诱发荨麻疹。

（3）机械　如压力、振动、摩擦等机械作用可诱发压力性或振动性荨麻疹。

**4. 药物因素**　药物可通过变态反应或非变态反应途径引起荨麻疹。常见的致敏药物有青霉素类、血清制剂、各种疫苗、呋喃唑酮、磺胺类等，对青霉素敏感的患者可因食物中含微量青霉素而发病，如饮用使用过青霉素治疗乳腺炎的牛奶以及发酵产品中含青霉素的啤酒等。可待因、吗啡、奎宁、肼苯达嗪、阿托品、毛果芸香碱、多黏菌素 B、罂粟碱、阿司匹林等可直接刺激肥大细胞释放组胺而致红斑风团。对阿司匹林及其他非甾体抗炎药物敏感的患者往往对酒石黄、黄偶氮基苯佐染料、其他偶氮基染料以及苯甲酸及其衍生物发生交叉反应，而这些物质则是常用的食品添加剂和防腐剂。

**5. 神经精神因素** 由于工作节奏加快、生活环境改变、竞争压力变大而致紧张、焦虑、烦躁、抑郁、失眠等均可使机体释放某些炎症介质（如组胺和乙酰胆碱）等引起荨麻疹，也可因免疫功能紊乱而发病。

**6. 自身免疫性疾病** 如系统性红斑狼疮、白塞病、成人 Still 病、风湿热、类风湿关节炎、桥本甲状腺炎等。

**7. 遗传因素** 家族性寒冷性荨麻疹、遗传性家族性荨麻疹综合征、延迟性家族性局限性热荨麻疹等与遗传因素密切相关。

**8. 其他系统性疾病** 如恶性肿瘤、甲状腺功能亢进或减退、口腔疾病、胃炎、肠炎、胆囊炎、肝肾疾病、糖尿病。

**9. 生理因素** 月经、绝经及妊娠等均可成为荨麻疹发生的原因。

### （二）发病机制

**1. 免疫性** 本病多数患者主要是由 I 型变态反应介导的，少数为 II 型或 III 型介导，甚至 IV 型变态反应也参与发病。

（1）IgE 依赖型荨麻疹 IgE 依赖型荨麻疹由 I 型变态反应引起，抗原（即变应原）诱导机体产生特异性 IgE 抗体，该抗体与血管周围肥大细胞和血中嗜碱性粒细胞表面相应受体结合，此时机体处于对该变应原的致敏状态。当相同变应原再次进入机体即与这些细胞表面的特异性 IgE 结合并使 IgE 分子发生交联，细胞膜上腺苷酸环化酶受到抑制，细胞内 cAMP 含量降低，导致肥大细胞和嗜碱性粒细胞脱颗粒并释放一系列化学介质，主要是组胺、激肽、5 - 羟色胺（5 - HT）、花生四烯酸代谢产物等，引起毛细血管扩张、血管通透性增加、平滑肌收缩和腺体分泌增加等效应，从而使皮肤、黏膜、消化道、呼吸道及循环系统等发生一系列局部或全身性过敏反应。根据过敏反应发生的快慢和持续时间的长短，可分为早期速发相反应（early - phase reaction）和晚期迟发相反应（late - phase reaction）两种类型，早期速发相反应通常于再次接触变应原数秒或数分钟内发生，可持续数小时，其主要化学介质为组胺；晚期迟发相反应发生于变应原再次刺激后 6 ~ 12 小时，可持续数天，参与的化学介质为白三烯（$LTB_4$）、缓激肽、血小板活化因子（PAF）、前列腺素 $D_2$（$PGD_2$）和细胞因子等。

（2）补体系统介导的荨麻疹 补体活化过程中裂解的活动性碎片 C3a 和 C5a 除有趋化作用外，也可使肥大细胞脱颗粒，释放组胺等炎症介质、产生风团和瘙痒。补体系统介导的荨麻疹包括血清病型荨麻疹、坏死性静脉炎以及由于输入全血、血浆或免疫球蛋白后体内免疫复合物形成及补体活化所致的荨麻疹。其病理机制可涉及 II 型和 III 型变态反应。病理改变常伴有血管炎表现。

（3）与自身免疫学说相关的荨麻疹 一些慢性荨麻疹患者血清中存在抗肥大细胞 IgE 受体的自身抗体（抗 FcεRI）及抗 IgE 自身抗体，前者可使相邻的 FcεRI 直接交联，后者与结合在 FcεRI 上的 IgE 发生交联，同样可引起肥大细胞脱颗粒。另外，一些获得性 C1 - NIH 缺陷者由于体内产生抗 C1 - NIH 的自身抗体，可引起 C1 - NIH 缺陷，致 C1 过度活化引起血管性水肿和荨麻疹。

**2. 非免疫性** 是由非体液或细胞免疫介导的。

（1）直接刺激肥大细胞释放 某些治疗药物和诊断试剂，如吗啡、可待因、阿托品、阿司匹林、箭毒、盐酸哌替啶（度冷丁）、奎宁、毛果芸香碱、罂粟碱、多黏菌素 B。可卡因、肼苯达嗪、维生素 $B_1$ 等降低肥大细胞和嗜碱性粒细胞中的 cAMP 而直接引起组胺等炎症介质释放。

（2）花生四烯酸代谢异常 阿司匹林和非甾体抗炎药物可通过阻滞肥大细胞内花生四烯酸环氧化酶代谢途径，而使花生四烯酸主要通过脂氧化酶代谢途径，产生过量白三烯而引起荨麻疹。

（3）其他影响因素作用 如受冷、饮酒、热刺激、运动、摩擦以及神经精神因素等可直接作用于小血管和通过内源性激素的改变而作用于肥大细胞释放炎症介质。继发性寒冷性荨麻疹与某些疾病患者体内产生的冷球蛋白、冷纤维蛋白和冷溶血素等有关。还有的荨麻疹目前病理机制尚不明。

## 二、临床表现

根据整个病程持续时间长短，荨麻疹分为急性和慢性两类，前者瘙痒性红斑、风团反复发作，病程在 6 周以内，大多 1~3 周痊愈；后者反复发作，病程长达 6 周以上，甚至数月、数年、数十年。

**1. 急性荨麻疹** 常见的病因有某些药物、食物和感染因素。起病急，发展快，表现为皮肤瘙痒，随之出现大小不等的红斑、淡红色或苍白色风团，呈圆形、椭圆形或不规则形，开始时孤立或散在，逐渐扩大并融合成片；若在短时间内渗出急剧，真皮乳头明显水肿使毛囊口向下凹陷，皮肤凹凸不平，呈橘皮样外观；数小时内（一般不超过 24 小时）水肿减轻，风团、红斑逐步消退，原皮损处不留任何痕迹，但新的皮疹此起彼伏，不断出现。患者皮肤划痕症往往阳性。病情严重者可伴有心慌、胸闷、气急、烦躁、恶心、呕吐甚至血压下降等过敏性休克表现。部分可因胃肠黏膜水肿出现腹痛，剧烈时颇似急腹症。累及气管、咽喉部黏膜时可出现呼吸困难甚至窒息；感染者往往有高热、寒战、血白细胞升高等全身感染中毒表现。

**2. 慢性荨麻疹** 指风团伴瘙痒几乎每天发生，病程持续超过 6 周以上，甚至长达数月、数年或数十年之久，但也有少数患者表现为间歇性发作。大多数患者很难找到诱因，治疗较为困难。临床表现相对较轻，但红斑、风团时多时少，瘙痒时轻时重，部分患者发病具有时间性，如夜间加重，有的则无一定规律。自身免疫性荨麻疹约占慢性荨麻疹的 1/3，患者血清中存在抗 IgE 自身抗体或抗 IgE 受体的自身抗体，对常规抗组胺药物疗效反应较差。本型对患者生活、工作及情绪影响较大。

**3. 特殊类型荨麻疹**

（1）物理性荨麻疹

①皮肤划痕症（dermatographism）：亦称人工荨麻疹（factitious urticaria），可发生于任何年龄，表现为用手搔抓或钝器划过皮肤 1~3 分钟后，沿划痕出现条状风团，伴不同程度的瘙痒，不久自行消退；可单独发生或与荨麻疹伴发。此型可累及 2%~5% 的人群，其发生可能与 IgE 有关，也可能与肥大细胞的高反应性有关。

②寒冷性荨麻疹（cold urticaria）：是一种皮肤受冷刺激后在局部发生水肿性红斑、风团、

血管性水肿。本病可分为家族性和获得性。

家族性寒冷性荨麻疹：又称遗传性寒冷性荨麻疹，为常染色体显性遗传，较少见，以女性为多。婴儿期开始发病，常持续终生，随年龄增大症状可减轻。表现为遇冷后 0.5~4 小时出现风团，直径一般不超过 2cm，不痒，但有烧灼感，暴露于冷空气比接触冷水更容易发作，可伴有发热、寒战、头痛、关节痛、白细胞增多等全身表现，症状可持续 48 小时。冰块试验阳性。

获得性寒冷性荨麻疹：较常见，约 1/3 患者有遗传过敏史背景，多见于年轻女性。表现为接触冷风、冷水或冷的物体后，暴露或接触部位产生瘙痒性风团或水肿型红斑，进食冷饮时会出现口腔和咽喉部水肿，重者可有局部麻木感伴头痛、胸闷、心悸、腹痛、腹泻、晕厥等类似组胺休克的全身症状，若游泳时发病，可因冷性休克而出现知觉丧失、溺水死亡。患者血清中 IgE 抗体显著增高，组胺和激肽是主要炎症介质；冰块诱发试验阳性，抗原可能是受冷刺激后释放的正常或变性的皮肤蛋白。原发性患者常反复发作，经数月或数年后可自行痊愈，而继发性患者常伴有某些疾病，如冷球蛋白血症、巨球蛋白血症、阵发性睡眠性血红蛋白尿、梅毒、结缔组织病及多发性骨髓瘤等。

③日光性荨麻疹（solar urticaria）：较少见，常由中波、长波紫外线及 400~500nm 可见光引起，以波长 300nm 左右紫外线最为敏感。暴露于日光或人工光源数分钟后，暴露部位出现红斑、风团，伴有瘙痒和刺痛感，少数敏感性高的患者可因透过玻璃的日光而诱发。严重时可伴全身反应，如畏寒、乏力、晕厥、痉挛性腹痛等全身症状。每次发作持续一至数小时。

④迟发型压力性荨麻疹（delayed pressure urticaria）：皮肤在持续受压 4~6 小时后，局部发生弥漫性深在性肿胀，边界不清，持续 8~12 小时后消退，自觉瘙痒和疼痛，好发于手掌、足底、臀部或其他易受压迫部位，重者发作时可伴有寒战、发热、关节疼痛及全身不适等。

⑤热性荨麻疹（heat urticaria）：指皮肤暴露于 43℃ 以上温度而诱发局部荨麻疹，又分为：a. 局限性热性荨麻疹（localized heat urticaria）：局部皮肤受热 5 分钟后出现风团或肿胀变硬，自觉烧灼、刺痛、反复发作，可能是由于热和某些组织因子或血浆因子作用而引起的皮肤肥大细胞膜破裂所致，乙酰胆碱试验阴性。b. 延迟性家族性局限性热性荨麻疹（familial localized heat urticaria of delayed type）：幼年开始发病，发病机制不清，风团于皮肤受热后 2 小时出现，4~6 小时最明显，持续 12~14 小时。

⑥运动诱导的荨麻疹（exercise - induced urticaria）：运动开始后 5~30 分钟时出现风团，可伴过敏反应，但一般不发生支气管痉挛。由于胆碱能性荨麻疹也可由运动所致，易与本病混淆，但本病与之不同，不因体温升高而诱发，且发生的风团较之要大。对一些食物过敏的患者，如对芹菜过敏，进食后可加重运动诱导的荨麻疹。

（2）免疫性荨麻疹 荨麻疹样血管炎（urticarial vasculitis）临床特征为荨麻疹及坏死性血管炎，可分为两种亚型，低补体血症型和正常补体血症型，前者系统受累较为明显，应排除系统性红斑狼疮的可能。本病风团持续 24 小时甚至数日后消退，退后留有瘀斑、色素沉着和鳞屑，瘙痒较轻，但可有烧灼感和疼痛，也可伴全身不适、关节痛、发热、白细胞升高、血沉加快，组织病理可见白细胞碎裂性血管炎，免疫病理显示血管壁上有免疫球蛋白及补体沉积。

（3）其他荨麻疹

①接触性荨麻疹（contact urticaria）：是由于皮肤接触某些物质后发生的局部红斑和风团反应，其发生机制有免疫性和非免疫性两种。免疫性接触性荨麻疹，致敏物质包括某些食物、

药物、动物皮屑、化妆品、工业化学品、纺织品以及体液如唾液、精液等，病理机制为Ⅰ型变态反应，临床表现可分四类：风团局限，无远处皮损，不伴呼吸症状；荨麻疹合并血管性水肿；皮肤风团伴黏膜充血水肿所致的哮喘、过敏性鼻炎、眼结合膜炎、胃肠道症状及喉头水肿；荨麻疹及速发过敏。非免疫性接触性荨麻疹，致病物质有某些食物调味品及防腐剂，如苯甲酸、山梨酸、肉桂酸、醋酸、乙醇、秘鲁香膏、二甲基亚砜、苯唑卡因、节肢动物毒素、毛虫等。接触性荨麻疹的诊断可采用致病物质斑贴试验，15～30分钟后局部出现风团即可确诊。

②胆碱能性荨麻疹（cholinergic urticaria）：主要发生于年轻人，约占荨麻疹的5%～7%，夏季比冬季发作更为频繁。由于运动、受热、情绪紧张、进食热饮或乙醇饮料使胆碱能神经发生兴奋性冲动而释放乙酰胆碱，诱发肥大细胞和嗜碱性粒细胞释放组胺而发病。表现为受刺激后数分钟即出现风团，直径为1～3 mm，大小较为一致，周围有明显红晕，皮疹散在分布，互不融合。躯干和上肢好发，也可泛发全身但掌跖部位无皮损，约0.5～1 h消退，自觉瘙痒、烧灼、刺痛和发热感，有时仅有剧痒而无皮损。偶尔会伴发乙酰胆碱的全身反应，如流涎、头痛、脉缓、瞳孔缩小以及恶心、呕吐、痉挛性腹痛、腹泻、哮喘、晕厥甚至休克，病情一般经数月或数年后逐渐缓解。运动或热水浴是简单有效的诊断试验。也可采用1∶5000乙酰胆碱作皮试或划痕试验，可在局部周围出现星状小风团，有诊断价值。

③水源性荨麻疹（aquagenic urticaria）：是指皮肤接触淡水或海水而引发的荨麻疹，汗液、唾液、精液甚至泪液也可诱发。局部皮肤与水接触后立即或几分钟内出现风团，伴剧烈瘙痒，掌跖不累及。病理机制不清，有些病例有家族史，发病与水的温度无关，可能与水溶性抗原有关，这种抗原弥散到真皮，促使肥大细胞脱颗粒，释放炎症介质。

## 三、药物治疗

### （一）治疗原则

去除一切可疑原因，减轻症状，提高患者生活质量，减少药物不良反应。

### （二）用药原则

药物治疗原则是抗组胺、降低血管通透性、对症止痒处理。

### （三）药物分类

**1. $H_1$受体拮抗剂**　第二代非镇静$H_1$受体拮抗剂是治疗荨麻疹的一线用药。

**2. $H_2$受体拮抗剂**　由于组胺还可激活$H_2$受体，引起血管扩张，血压下降、胃酸分泌增多等作用。$H_2$受体拮抗剂与$H_1$受体拮抗剂联合使用，可以增强抗组胺疗效。常用西咪替丁、雷尼替丁。

**3. 降低血管通透性药物**　如维生素C、钙制剂，与抗组胺药有协同作用。

**4. 其他药物**　包括具有阻断$H_1$和$H_2$受体作用的多塞平、钙通道拮抗剂硝苯地平及尼莫地平、促使体内产生抗组胺抗体的组胺球蛋白等。

### （四）药物选择

**1. $H_1$受体拮抗剂**　第二代非镇静$H_1$受体拮抗剂是治疗荨麻疹的一线用药。药物种类及特点详见本章第一节表17-1，17-2。其中咪唑斯汀、酮替芬等还具有抗迟发相的炎性介质及其受体的抗炎作用，例如抑制嗜酸细胞和肥大细胞释放细胞因子和白三烯B4（LBT4）的作用。

抗组胺药是治疗荨麻疹的基础，一般维持用药到全部症状消退。根据荨麻疹的不同类型选择用药。

（1）急性荨麻疹　急性荨麻疹起病急，持续时间短，常可自愈。首选第二代非镇静 $H_1$ 受体拮抗剂。①轻症者，口服抗组胺药治疗，且用药宜单一，维持用药至皮疹消失；②上述治疗效果不佳时，可考虑增加抗组胺药的剂量或联合抗组胺药治疗，或者加用 $H_2$ 受体拮抗剂，必要时加用维生素 C 和葡萄糖酸钙静脉滴注，加强抗过敏作用；③兼有腹痛者可给予解痉药（丙胺太林、阿托品等）；④严重者，短期联合应用泼尼松龙每次 $20 \sim 30mg$，每日 1 次，连续 3 天，可减轻疾病严重程度和持续时间；⑤伴有休克症状者应立即皮下注射 0.1% 肾上腺素，然后静脉滴注氢化可的松；伴有喉痛水肿、呼吸困难者，除了皮下注射肾上腺素，应立即吸氧，必要时气管切开。

（2）慢性荨麻疹　一般以抗组胺药物为主，糖皮质激素虽然有效，但必须长期使用较大剂量，不良反应限制其临床应用。一种抗组胺药治疗效果不佳时，可 $2 \sim 3$ 种联合或交替使用。顽固性荨麻疹单纯用 $H_1$ 受体拮抗剂疗效不佳者，常联用 $H_2$ 受体拮抗剂。或选用多塞平、酮替芬等。自身免疫性慢性荨麻疹在抗组胺治疗的基础上，可静脉滴注免疫球蛋白。

**2. $H_2$ 受体拮抗剂**　由于组胺还可激活 $H_2$ 受体，引起血管扩张，血压下降、胃酸分泌增多等作用。$H_2$ 受体拮抗剂与 $H_1$ 受体拮抗剂联合使用，可以增强抗组胺疗效。常用西咪替丁（cimetidine）每次 200mg，每日 4 次，或雷尼替丁（ranitidine），每次 150mg，每日 2 次。

**3. 降低血管通透性药物**　如维生素 C、钙制剂，与抗组胺药有协同作用。

**4. 其他药物**

（1）多塞平具有阻断 $H_1$ 和 $H_2$ 受体的作用，临床用于其他抗组胺药无效的特发性荨麻疹、寒冷性荨麻疹及慢性荨麻疹。但应注意其中枢镇静作用及抗胆碱能不良反应，老年心脏病及青光眼患者慎用。

（2）钙通道拮抗剂如硝苯地平（nifedipine）或尼莫地平（nimodipine）可抑制 $Ca^{2+}$ 向细胞内转运，从而抑制肥大细胞释放介质。用于顽固性荨麻疹辅助治疗。注意其降血压作用。

（3）组胺球蛋白（histaglobin）是人血清 $\gamma$ - 球蛋白与盐酸组胺结合的制剂，可促使体内产生抗组胺抗体，对慢性荨麻疹治疗有效。用法为每次 $2 \sim 4ml$ 肌注，每周 $1 \sim 2$ 次，$6 \sim 8$ 次为一疗程。用药期间不宜系统应用糖皮质激素。

# 第四节　冻　伤

冻伤（congelation）是由于寒冷潮湿作用引起的人体局部或全身损伤。

## 一、病因与发病机制

### （一）病因

由于肢体短时间暴露于极低气温（$-30\,℃$）或者较长时间暴露于 $0\,℃$ 以下的低温引起局部组织冻结所致的机体局部或全身损伤。人体在低温、潮湿、多风的环境下，当着装不当、过度疲劳、饥饿、创伤时，机体散热增加而产热减少，更易发生冻伤。

### （二）发病机制

冻伤的发生与细胞损伤和血管损伤有关。

**1. 细胞损伤**　即"冻融损伤"。在低温 $-3\,℃ \sim -5\,℃$ 时组织冻结，细胞外液形成冰晶体，使细胞外渗透压升高致细胞脱水，继而细胞内电解质及其他细胞成分的浓度升高。冰晶体不断增大，可致细胞间桥断裂，细胞膜破裂。低温的生物化学作用使细胞蛋白变性，细胞广泛皱缩。在复温过程中，细胞内容物外溢，细胞外溶质内渗，造成细胞内大量代谢物质的耗竭和丢失，酶系统紊乱，中间代谢产物堆积，组织细胞耗氧量大大降低，最终导致组织细胞坏死。

**2. 血管损伤**　低温刺激后血管收缩，血流停滞，从而造成组织缺氧和代谢障碍。血管内皮细胞对冷最敏感，低温损伤血管壁，使血管通透性增加，大量血管内液体和蛋白外渗，形成组织水肿，血黏度可增加 3 ~ 5 倍，造成微循环障碍，血流淤滞，引起血细胞和血小板的大量聚集；同时，血管内皮细胞的脱落使胶原纤维暴露，血管壁变粗糙，容易使血小板黏附和聚集，进而形成血栓，造成组织坏死。

## 二、临床表现

冻伤好发于手、足、耳、鼻、面颊等身体末梢和暴露部位。战时冻伤多见于足部，特别是足趾更多见。冻伤时温度条件、持续时间长短、受冻者个体差异决定冻伤的程度。

Ⅰ度冻伤：皮肤浅层冻伤。早期皮肤苍白，复温后局部充血和水肿，自觉针刺样痛、痒、灼热，不出现水疱。

Ⅱ度冻伤：损伤达真皮层。皮肤呈红或粉红色，压之变白，后血管迅速充盈，高度肿胀，疼痛过敏，深部感觉存在。12 ~ 24 小时出现大量浆液性水疱是其特征。如无感染，1 周左右水肿减轻，水疱干涸吸收，而后结痂、剥脱，2 周内自愈。愈后局部可有异常感觉，少数遗留瘢痕。

Ⅲ度冻伤：损伤达皮下组织。皮肤呈青紫、紫红色，有明显水疱，疱液多为血性，局部疼痛。受冻皮肤全层变黑坏死，创面愈合缓慢，愈后遗留瘢痕。

Ⅳ度冻伤：皮肤、皮下组织、肌肉，甚至骨骼冻伤。皮肤呈苍白、暗灰，甚至紫黑色。感觉和运动功能丧失。如继发感染则转为湿性坏疽，往往遗留伤残和功能障碍。

Ⅰ度、Ⅱ度冻伤属于轻度冻伤，重度冻伤包括Ⅲ、Ⅳ度冻伤。

## 三、药物治疗

### （一）治疗原则

**1. 轻度冻伤**　包括Ⅰ、Ⅱ度冻伤，主要是局部处理。关键是保护冻区。Ⅰ度不需处理。Ⅱ度创伤用生理盐水或 1 : 2000 新洁尔灭溶液冲洗创面，抽吸水疱，涂敷外用药膏，纱布包扎固定。每日换药一次。

**2. 重度冻伤**　包括Ⅲ、Ⅳ度冻伤，现场急救，迅速脱离受冻现场，及时进行初步急救治疗。

（1）保温　立即用衣被、毛毯或毛皮制品保护受冻部位，迅速移送至温暖室内，室温要求 20 ~ 25 ℃。

（2）合理的温水复温　迅速脱掉冻伤者寒冷潮湿的衣帽和鞋袜，立即用 40 ~ 42 ℃温水快速融化复温。其手套、鞋袜和手脚冻结在一起，不可强行解脱，将手脚连同手套、鞋袜一并浸入 40 ~ 42 ℃温水中，复温至冻区恢复感觉，皮肤恢复至深红或紫红色，组织变软为止。复温后继续实施保温。切忌采用血搓、冷水浸泡或直接火烤等错误的方法复温。

（3）补充能量　静脉滴注 37 ℃ 5 % 葡萄糖注射液。

（4）补充热量　口服热饮料，以补充热量与营养。

（5）镇痛

**3. 急救后治疗**　休息、合理营养饮食、温浸等对症治疗、处理创面及抗感染。

### （二）用药原则

保护创面、抗炎、止痛、预防感染。

### （三）药物分类

**1. 局麻药**　采用局麻药进行局部封闭止痛。

**2. 抗菌药**　预防及治疗创面合并感染。

**3. 糖皮质激素类药物**　用于改善局部炎症症状。

**4. 其他**　应用具有清洁皮肤功能或起局部保护作用的药物外用于患处。

### （四）药物选择

**1. 局麻药**　应用局麻药局部封闭患处能有效减轻疼痛，因此患肢有剧痛时可以用普鲁卡因溶液作封闭疗法。如有严重的血管痉挛，可进行交感神经封闭法，每隔 1～2 日施行 1 次。

**2. 抗菌药**　选用含有抗炎及保护作用的冻伤膏联合抗菌药物外用以预防及治疗创面合并感染。如冻疮膏合用新霉素霜局部涂抹，一般厚度应为 1 mm 左右，指（趾）间必须涂药。并用消毒干棉球隔开，以防粘连。

**3. 糖皮质激素类药物**　用于改善局部炎症症状。常用氢化可的松霜与冻伤膏同涂抹于患处。

**4. 其他**　生理盐水或 0.1 % 苯扎溴铵反复清洗创面，使局部皮肤清洁，预防合并感染的发生。

# 第五节　手足癣

真菌性皮肤病（dermatomycosis）是由真菌引起的感染性皮肤病，分为浅部真菌病和深部真菌病两类。浅部真菌病又称皮肤癣菌病（dermatophytosis），简称癣（tinea），系由皮肤癣菌感染所致，发病率高，主要侵及皮肤、毛发、指（趾）甲等，如头癣、体癣、手癣和足癣等。本节主要介绍手癣和足癣。趾（指）间及跖、掌皮肤的皮肤癣菌感染，称为足癣和手癣。

## 一、病因与发病机制

### （一）病因

浅部致病真菌主要为毛癣菌属、小孢子菌属和表皮癣菌属。

### （二）发病机制

深部真菌病常由白假丝酵母菌、新型隐球菌等感染引起，主要侵犯内脏器官和深部组织，发病率虽低，但危险性大，常可危及生命。深部真菌病一般按致病菌命名，如假丝酵母菌病、着色芽生菌病、孢子丝菌病等。长期使用广谱抗生素、皮质激素、免疫抑制药、抗肿瘤药，特别是 HIV 感染者，机体免疫功能低下者易致深部真菌感染，且死亡率高。

真菌感染局部皮肤后，真菌菌丝侵入及自身抗原和具有抗原代谢物引发机体变态反应性或非变态反应性炎症，出现皮损，导致癣的发生。深部真菌多引起机体慢性肉芽肿样炎症、溃疡和坏死等病损。真菌性皮肤病的共同特点是发病率高、具有传染性、易复发或再感染。不合理、不规范的治疗会造成反复发作、反复治疗，极大地影响患者的生存质量。

## 二、临床表现

手癣（tinea manus）和足癣（tinea pedis）是手足皮肤除背面以外部位的皮肤癣菌感染，尤其是足癣，是皮肤真菌病中发病率最高的病种，人群患病率高达 30 % ～70 %。最常见的临床症状有瘙痒、脱屑和水疱。根据皮损形态分为水疱型、趾间糜烂型和鳞屑角化型。

**1. 水疱型** 在趾间及足底散在或群集水疱。常有明显的瘙痒或刺痛感，此型易继发细菌感染和引起癣菌疹。致病菌多为须癣毛癣菌。

**2. 浸渍糜烂型** 皮肤浸渍发白，常因瘙痒揉擦致表皮破损、糜烂，易继发细菌感染，引起丹毒或蜂窝织炎。致病菌常为红色毛癣菌、须癣毛癣菌及絮状表皮癣菌。

**3. 鳞屑角化型** 常见，为皮肤角化过度，皮肤增厚、脱屑、粗糙，冬季易发生皲裂。常呈现"两足一手"发病。致病菌主要为红色毛癣菌。

根据致病菌和发病部位的不同，足癣和手癣分为四型，如表 17 − 3 所示。应注意与湿疹、接触性皮炎、掌跖脓疱病、汗疱症、剥脱性角质松解症及掌跖角化病等相鉴别。

**表 17 − 3　手癣和足癣主要临床表现**

| 分型 | 临床表现 |
| --- | --- |
| 浸渍型 | 趾（指）间皮肤发白、糜烂、浸渍、边缘清楚，去除金子的表皮，底下为潮红的新生皮肤 |
| 水疱型 | 足底或手掌出现水疱，甚至几个水疱融合成较大的疱，界限清楚，皮肤不红，疱破脱屑，一般夏发冬愈 |
| 鳞屑型 | 脱屑为主，间有少数水疱，疱干脱屑，界限清楚炎症不明显，手癣常为单侧，夏重冬轻 |
| 增厚型 | 掌跖皮肤增厚，夏季水疱脱屑，入冬开裂 |

## 三、药物治疗

### （一）治疗原则

1. 快速消除症状。

2. 诊断明确后，足量、足程应用抗真菌药物以防复发。

3. 预防继发细菌感染。

### （二）用药原则

抗真菌药物局部用药为主，必要时全身用药，甚至联合局部和全身用药。

### （三）药物分类

**1. 抗真菌抗生素类** 如制霉菌素等。

**2. 咪唑类药物** 如咪康唑、益康唑、克霉唑、酮康唑和联苯苄唑等。

**3. 丙烯胺类** 如特比萘芬、布替萘芬和萘替芬等。

**4. 其他类** 如吗啉类（如阿莫罗芬）、吡咯酮类（如环吡酮胺）、硫脲类（如利拉萘酯）等。

### （四）药物选择

应根据致病菌种类、临床分型和患者的基本情况等因素选择不同的治疗方法。

**1. 外用药物治疗** 外用药物治疗具有起效快、安全性高、费用低等优点，通常被广泛采用。单纯外用药物治疗仅适用于初发或病灶局限的体癣患者。

药物剂型包括乳膏、溶液、凝胶、喷雾剂和粉剂等，应根据皮损特点选择合适的剂型。常用咪唑类药物有咪康唑、益康唑、克霉唑、酮康唑和联苯苄唑等，用法为每日 1～2 次，疗程至少为 4 周，真菌学治愈率为 60%～91%；丙烯胺类药物包括特比萘芬、布替萘芬和萘替芬，用法为每日 1～2 次，疗程至少为 2 周，真菌学治愈率为 62%～100%。其他抗真菌外用药包括吗啉类（如阿莫罗芬）、吡咯酮类（如环吡酮胺）、硫脲类（如利拉萘酯）等。此外，一些角质剥脱剂也有一定的抗真菌作用，如水杨酸、间苯二酚等。

制霉菌素 10 万~20 万 U/g 乳膏、软膏、洗剂、栓剂等。制霉菌素能与敏感真菌膜上特异的固醇结合破坏细胞膜，而发挥杀菌作用，对新型隐球菌、白假丝酵母菌、荚膜组织胞浆菌、曲霉菌都有抑制作用，而且白假丝酵母菌不易产生耐药。制霉菌素系统给药毒性太大，很少应用。但是局部用药后几乎不吸收，临床用于皮肤、黏膜真菌感染，特别适合于白假丝酵母菌感染。

**2. 全身应用药物治疗**　口服抗真菌药物能有效治疗足癣，具有疗程短、用药方便、不会遗漏病灶、患者依从性较高、复发率低等优点，适用于局部治疗效果欠佳、反复发作、鳞屑角化型、受累面积较大、伴有某些系统性疾病（如糖尿病、艾滋病等）及不愿接受局部治疗的患者。

全身应用抗真菌药物包括：抗生素类、咪唑类、丙烯胺类、嘧啶类及棘白菌素类等，常用药物特点见表 17-4。其中丙烯胺类、唑类和棘白菌素类药物临床应用最广。

**表 17-4　常用治疗手足癣全身用药的抗真菌药物**

| 药物 | 作用机制 | 特点及临床应用 | 用法用量 |
|---|---|---|---|
| 两性霉素 B（Amphotericin B） | 选择性结合真菌胞膜上的麦角固醇，改变膜通透性，广谱抗真菌药 | 不易耐药，各种深部真菌病 | 静脉滴注，0.1mg/ml，必要时可加入地塞米松，按照每日 0.5~1mg/kg，每日或隔日 1 次，6~10 周/疗程 |
| 酮康唑（Ketoconazole） | | 多种浅部和深部真菌病 | 口服，每次 200~400mg，每日 1 次，10 天/疗程 |
| 伊曲康唑（Itraconazole） | | 各种浅部真菌病，试用于深部真菌病 | 口服，每次 200mg，每日 2 次，连续服用 1 周，停药 3 周，为一个疗程 |
| 氟康唑（Fluconazole） | 抑制真菌细胞色素 P450 功能，广谱抗真菌药 | 各种浅部和深部真菌病 | 口服，每次 50mg，每日 1 次 |
| 伏立康唑（Vociconazole） | | 假丝酵母菌病和曲霉菌病 | 静脉滴注，每次 4~6mg/kg，每日 2 次；口服,，每次 200mg 每日 2 次 |
| 泊沙康唑（Posaconazole） | | 侵袭性曲霉菌病和假丝酵母菌病 | 口服，每次 200mg，每日 2 次 |
| 特比萘芬（Terbinafine） | 抑制真菌细胞膜角鲨烯环化酶 | 皮肤癣菌引起的甲癣、体癣、手足癣；试用于深部真菌病 | 口服，每次 250mg，每日 1 次 |
| 卡泊芬净（Caspofungin） | | 侵袭性曲霉菌病和假丝酵母菌病 | 静脉滴注，每次 50~70mg，每日 1 次 |
| 米卡芬净（Micafungin） | 抑制葡聚糖合成酶，干扰真菌细胞壁合成 | 曲霉菌病和假丝酵母菌病 | 静脉滴注，每次 50~150mg，每日 1 次 |
| 阿尼芬净（Anidulafungin） | | 假丝酵母菌病 | 静脉滴注，每次 50~100mg，每日 1 次 |

**3. 外用和全身应用药物联合治疗**　由于外用药物治疗和系统药物治疗均各有其局限性，外用抗真菌药物加系统抗真菌药物的联合治疗，在临床上已日益受到重视。

# 第六节  昆虫叮咬皮炎

昆虫种类繁多，其致病方式亦多样，本节仅介绍以口器吸血，同时向人体注入毒汁的方式引起的昆虫叮咬皮炎。昆虫叮咬皮炎（insect bite dermatitis）系由螨虫、蚊、蠓、臭虫、跳蚤、蜂等昆虫叮咬或毒汁刺激所致的皮炎。

## 一、病因与发病机制

**1. 螨虫**  螨虫是肉眼可见的微小昆虫。蒲螨常于农民收割谷物时叮咬皮肤引起皮炎，也称"谷痒症"；粉螨和尘螨不吸食血液而以腐败有机物为食，其致病机制是其分泌物、排泄物、尸体碎屑等刺激皮肤引起过敏反应。

**2. 蚊**  蚊属于昆虫纲双翅目，有近3000种，主要有按蚊、库蚊、伊蚊，仅雌蚊叮咬人且吸血。人体表的温度、水分、$CO_2$、雌激素、自汗液分泌的乳酸均能吸引蚊。

**3. 蠓**  蠓亦属于昆虫纲双翅目，成虫体长1~3 mm，因黑色或深褐色俗称"墨蚊"，多栖息于树丛、杂草、洞穴中，常于白昼、黎明或黄昏成群活动。仅雌蠓吸血。

**4. 臭虫**  臭虫属于昆虫纲异翅目，白天藏于床缝或床垫、枕头、被褥、地板缝等处，夜晚爬到人皮肤上吸血。臭虫叮咬时唾液中含蛋白类物质致人过敏反应。

**5. 跳蚤**  跳蚤体型较小而扁平，呈棕色，有刺吸式口器，无翅，后腿长跳跃能力强，叮吸温血动物血液。最常见叮咬人的跳蚤是猫蚤、人蚤、狗蚤，此外还有鼠蚤、鸡蚤等。跳蚤在叮吸人血时还可传播疾病，如鼠疫、流行性斑疹伤寒、布氏杆菌病等。

**6. 蜂**  蜂种类繁多，常见蜜蜂、黄蜂、大黄蜂、土蜂等，其尾部毒刺蜇入皮肤而致病。蜂毒含有多种化学物质，如组胺、透明质酸酶、磷脂酶A、含有酸性磷酸酶活性的高分子物质等。

## 二、临床表现

共同特点是常有昆虫叮咬史，或可找到虫。皮损多见于暴露部位，以水肿性丘疹、风团或瘀点多见，偶有丘疱疹或水疱。皮疹顶部常可发现虫咬痕迹，有痒感或刺痛感，严重程度与昆虫种类、数量及患者敏感性相关。一般3~5日至周余可消退；如有继发感染，则可迁延较久，且可伴局部淋巴结肿大。

**1. 螨虫皮炎（mite dermatitis）**  皮损呈水肿性风团样丘疹、丘疱疹或瘀斑，偶见大疱。常伴有抓痕及结痂。重症者可出现头痛、关节痛、发热、乏力、恶心等全身症状，偶有患者出现哮喘、蛋白尿、血中嗜酸性粒细胞升高。

**2. 蚊叮咬（mosquito sting）**  被蚊叮咬后表现因人而异，可毫无反应，或皮肤上出现瘀点、风团、丘疹或瘀斑，痒剧。婴幼儿、初次接触者、免疫功能低下者被叮咬后可发生血管性水肿，手背、面部、包皮等暴露部位易受累。严重者发生即刻过敏反应、延迟过敏反应甚至全身反应。

**3. 蠓叮咬（heleidae bite）**  多发于暴露部位，被蠓叮咬后出现局部瘀点或水肿性红斑、风团样丘疹及水疱，痒剧，重者可致全身过敏反应。

**4. 臭虫叮咬（cimicosis）**  被臭虫叮咬时无疼痛感，被叮咬后数小时内即可出现风团样丘疹，皮损中央有针尖大小瘀点、水疱、大片红斑或紫癜，伴有剧痒和疼痛。臭虫可于一夜间多次叮咬，形成线状皮损，常位于踝、臀等处，常因搔抓而继发感染及色素沉着。

**5. 跳蚤叮咬（flea sting）**　跳蚤可在人体停留数分钟到数小时，叮咬常发生于人腿部及腰部，皮损常成群或锯齿形分布。皮损为带出血点的红色斑丘疹，对蚤唾液过敏者可出现水肿性斑块、水疱、多形性红斑或紫癜，痒剧。

**6. 蜂螫伤（bee sting）**　蜂螫伤后局部立即有明显疼痛、烧灼感及痒感，很快出现红肿，中央有一瘀点，甚至形成水疱、大疱，偶致局部组织坏死。由于组胺作用可致大面积肿胀、红斑、风团、血管性水肿，多见于面、颈、四肢等暴露部位，严重者可出现晕厥、过敏性休克，甚至在数分钟至数日内死亡。螫伤后 7～14 天可发生血清病样迟发型过敏反应，表现为发热、荨麻疹、关节痛等。

## 三、药物治疗

### （一）治疗原则

注意改善环境卫生，虫害滋生及藏匿处喷洒杀虫剂；注意个人防护及职业保护，避免与宠物、家禽接触，接触毒刺或污染物后立即以碱性溶液擦洗或用透明胶纸、胶布去除，疫区可采用蚊帐、蚊香、防蚊油等防护用品，敏感人群携带急救药盒。如已产生叮咬、皮炎，切忌搔抓及热水肥皂等不适当刺激，以消炎、止痒、抗过敏的对症治疗为原则；合并继发感染者抗感染治疗。

### （二）用药原则

皮肤及衣物使用驱虫剂预防昆虫叮咬；皮损处外用消毒防腐药、收敛剂、止痒剂以预防感染、减轻炎症及止痒；有全身症状者，酌情加用抗过敏药物及抗菌药物；已合并感染者应用抗菌药物。

### （三）药物分类

**1. 驱虫剂、消毒防腐药、收敛剂、止痒剂**　用于防止蚊虫叮咬、清洁皮肤及环境以及对症治疗。

**2. 抗过敏药**　外用及全身应用糖皮质激素类药、抗组胺类药。

**3. 抗菌药物**　已合并感染者，外用联合全身应用抗菌药物进行抗感染治疗。

**4. 某些中药**　采用以清热解毒为主的中草药。

### （四）药物选择

**1. 驱虫剂、消毒防腐药、收敛剂、止痒剂**　驱虫剂常用樟脑搽剂、二乙基甲苯酰胺（避蚊胺）、除虫菊杀虫剂等；消毒防腐药常用高锰酸钾溶液、依沙吖啶溶液、酚等；收敛剂常用铝涂剂或炉甘石洗剂等；止痒剂常用风油精，止痒水等以预防感染、减轻炎症、止痒等。无糜烂、渗出皮损可外涂 1％薄荷炉甘石洗剂；水肿明显或有糜烂渗出者用 1：5000～1：8000 高锰酸钾溶液、0.1％依沙吖啶溶液或 5％碳酸氢钠溶液湿敷。

**2. 抗过敏药**

（1）抗组胺药　常用 $H_1$ 受体拮抗药（见本章第一节）内服缓解过敏症状。

（2）糖皮质激素类药　一般外用糖皮质激素类药涂抹于患处，皮损泛发、过敏症状重者考虑短期口服糖皮质激素（如泼尼松）全身用药。蜂螫后应立即将毒刺拔除并挤出毒液，再用水冲洗，局部用冰块或冷湿敷；中毒严重有明显全身症状者应积极抢救，皮下或肌内注射 0.1％肾上腺素 0.5 ml，必要时重复，随即给以氢化可的松 200～400 mg 加入 5％葡萄糖溶液

500 ml 中静脉注射，以后给以泼尼松 30~40 mg/d，1~2 周内减量。

**3. 抗菌药物** 已合并感染出现局部化脓、全身发热等者，外用并同时全身应用有效抗菌药物进行抗感染治疗。如，0.5% 新霉素糊剂。

**4. 某些中药** 采用以清热解毒为主的中草药。如墨旱莲、大青叶捣汁外搽，或适量煎服；银花 15 g，蒲公英 15 g，生甘草 9 g，煎服。

## 本 章 小 结

湿疹是由多种内、外因素引起的急性或慢性皮肤炎症性疾病。用药原则是针对局部治疗及全身治疗采用不同药物。药物包括抗组胺药、糖皮质激素类药物、抗菌药、消毒防腐药。

痤疮是一种常见的累及毛囊皮脂腺的慢性炎症性疾病。用药原则为局部用药为主，必要时全身用药。药物分维生素类；维 A 酸类；抗感染药物。

荨麻疹既是一种独立的疾病，又是许多疾病伴发的症状之一。用药原则为抗组胺、降低血管通透性、对症止痒处理。药物分 $H_1$ 受体拮抗剂、$H_2$ 受体拮抗剂、降低血管通透性药物及多塞平等其他药物。

冻伤是由于寒冷潮湿作用引起的人体局部或全身损伤。用药原则是保护创面、抗炎、止痛、预防感染。药物分局麻药、抗菌药、糖皮质激素类药物及其他。

手癣和足癣系由皮肤癣菌引起的趾（指）间及跖、掌皮肤的感染。用药原则是抗真菌药物局部用药为主，必要时全身用药。药物分抗真菌抗生素类、咪唑类药物、丙烯胺类、其他类如吗啉类等。

昆虫叮咬皮炎系由螨虫、蚊、蟆、臭虫、跳蚤、蜂等昆虫叮咬或毒汁刺激所致的皮炎。用药原则为外用药物预防感染、减轻炎症及止痒；有全身症状者，酌情加用抗过敏药物及抗菌药物。药物分驱虫剂、消毒防腐药、收敛剂、止痒剂；抗过敏药；抗菌药物；某些中药。

**思考题**

1. 简述治疗湿疹、痤疮、荨麻疹、冻伤、手足癣、昆虫叮咬皮炎的用药原则。
2. 简述糖皮质激素类药物在治疗湿疹、痤疮、荨麻疹、冻伤、手足癣、昆虫叮咬皮炎中的应用。
3. 简述抗菌药物在治疗湿疹、痤疮、荨麻疹、冻伤、手足癣、昆虫叮咬皮炎中的应用。

（吕 莉）

# 第十八章 寄生虫病的药物治疗

**学习导引**

**知识要求**

1. **掌握** 常见寄生虫病（蛔虫病、蛲虫病、滴虫病、钩虫病、血吸虫病、疟疾）的治疗药物选用。
2. **熟悉** 蛔虫病、蛲虫病、滴虫病、钩虫病、血吸虫病、疟疾的选药原则。
3. **了解** 蛔虫病、蛲虫病、滴虫病、钩虫病、血吸虫病、疟疾的病因及临床表现。

**能力要求**

1. 熟练掌握蛔虫病、蛲虫病、滴虫病、钩虫病、血吸虫病、疟疾的防治技能。
2. 学会应用不同类别的药物和治疗原则来解决各种寄生虫病的发生发展。

## 第一节 蛔虫病

**案例解析**

**案例 18 – 1：**

患者女，12 岁，因腹部剧烈疼痛入院。临床症状：突发上腹部阵发性剧痛，坐卧不安，伴恶心、呕吐，呕吐物中可见蚯蚓状虫体。入院体检：急性痛苦病容，腹软，无压痛。B 超提示：上腹部见单条或多条强光带阴影与胆管平行走向，个别提示上腹见"线团状"阴影。经胃镜检查，检出蛔虫。临床诊断：胆道蛔虫病。

**问题：**

1. 日常生活中应如何防治蛔虫病？
2. 该患者可以选择何种药物进行治疗？

寄生于人体肠道的寄生虫，主要分为绦虫和线虫，其中线虫包括蛔虫、钩虫、蛲虫、鞭虫和姜片虫。蛔虫是人体肠道内最大的寄生线虫，成虫略带粉红色或微黄色，体表有横纹，呈圆柱形似蚯蚓状，故又名似蚓蛔线虫（Ascaris lumbricoides Linnaeus，简称蛔虫）。蛔虫虫卵很小，肉眼不可见，可随粪便排出。由蛔虫成虫寄生于肠道所引起的肠道寄生虫病被称为蛔虫病，据统计目前全球约有 1/4 的人口感染蛔虫，其感染率可高达 70% 以上。蛔虫病多发于 3～10 岁的儿童，也可发生于成人，农村远高于城市，居住在潮湿、温暖和卫生条件较差地区的人群感染比较普遍。随着我国城乡生活水平的逐年提高，蛔虫病的发生率也呈逐年下降的趋势。

## 一、病因与发病机制

蛔虫的受精虫卵在 21～30℃、潮湿、氧气充足、荫蔽的泥土中约 10 天左右可发育成杆状蚴，再经 1 周，在卵内第一次蜕皮后发育为感染期虫卵，此时如被吞食，卵壳被消化，幼虫将在肠内逸出。蛔虫病主要由误食沾有蛔虫卵的生冷蔬果或不洁净食物所引起。人体摄入感染期受精虫卵后，虫卵经十二指肠孵化出幼虫，幼虫能分泌透明质酸酶和蛋白酶，钻入小肠壁，经由血循环移行至肝，再经右心到肺，穿破毛细血管进入肺泡，在此进行第二次和第三次蜕皮后，沿支气管上行至口咽部被吞下回到小肠，在小肠内进行第四次蜕皮后经数周发育为成虫。自感染期卵进入人体到雌虫开始产卵约需 2 个月，成虫寿命约 1 年。由于蛔虫寄生在宿主的小肠内，对肠黏膜造成机械性损伤及毒性作用。蛔虫喜温，恶寒怕热，性动好窜，善于钻孔，当人体免疫功能减弱或有全身发热疾患时，蛔虫极易在腹中乱窜而引起多种病症。

## 二、临床表现

蛔虫病的临床表现与蛔虫发育史中不同阶段（幼虫和成虫）和寄生部位所引起的病理生理改变有关。多数蛔虫病患者并无明显病理症状，部分患者可见如下几种临床表现。

### （一）蛔蚴移行症

蛔蚴移行症系指短期内食入大量被蛔虫受精卵污染过的食物，导致蛔虫蚴在人体皮肤及各脏器中移行、寄生所致的传染性疾病。这些蛔虫蚴在人体内多不能发育为成虫，即使偶有发育亦无繁殖能力。但其在人体移行过程中，能导致被侵犯的组织或器官产生局部病变，并伴有全身症状出现。

**1. 热带嗜酸粒细胞增多症**　目前，公认热带嗜酸粒细胞增多症与动物或人感染丝虫微丝蚴或蛔虫蚴有关，以嗜酸粒细胞显著增多、阵发性咳嗽和哮喘发作，以及游走性肺部病变为主要临床特征。患者多表现为刺激性干咳，偶见痰中带血，重症患者可伴有胸痛、呼吸困难和发绀，病程持续 7～10 日。有肺部症状者 X 射线检查可见肺纹理增多，有游走性肺部浸润。有神经系统症状者，脑脊液可见嗜酸性粒细胞增多。

**2. 弓首蛔蚴移行症**　轻症可无明显症状，仅表现为中度嗜酸性粒细胞增多；重症可伴有发热、腹痛、恶心、呕吐、肌肉关节痛、荨麻疹以及剧哭等行为异常；癫痫大发作可引起死亡；肝肿大伴压痛和肺部炎症最为常见；眼内炎多见于 7～9 岁儿童。

### （二）肠蛔虫症

肠蛔虫症多见于 6～8 岁儿童、农民和晚期孕妇。蛔虫主要寄生于空肠和回肠，大多患者无症状，少数患者出现脐周疼痛、食欲不振、腹痛、腹泻、便秘、荨麻疹等。儿童多伴有流涎、磨牙、烦躁不安等，重症多发生营养不良。一旦寄生环境突然发生变化，如高热、腹泻、外伤刺激等，引起寄生于肠道的蛔虫运动异常活跃，常导致重症发生。大量成虫在肠腔内缠结成团可导致蛔虫性肠梗阻，患者出现剧烈的阵发性腹部绞痛，以脐部为甚，伴有恶心、呕吐，并可吐出蛔虫，腹部可触及能移动的腊肠样肿物。蛔虫也可穿过肠壁，引起肠穿孔及腹膜炎，若不及时手术可致患者死亡。

### （三）异位蛔虫症

蛔虫有钻孔的习性，当肠道寄生环境改变时，肠道中的蛔虫可离开肠道钻入其他带孔脏器，引起异位蛔虫症，常见以下几种。

**1. 胆道蛔虫症** 高热、腹泻、妊娠、分娩等因素容易导致肠道中的蛔虫钻入胆道，引发胆道蛔虫症。该症多发于儿童及青壮年，女性较常见，常突然起病，表现为右上腹偏中有剧烈的阵发性绞痛，并且右肩及右背部亦同时发生疼痛，并伴有恶心、呕吐，有时可吐出蛔虫。若蛔虫钻入肝脏可引起蛔虫性肝脓肿，必须及早手术治疗。

**2. 胰管蛔虫症** 多并发于胆道蛔虫症，临床征象类似急性胰腺炎。

**3. 阑尾蛔虫症** 多见于幼儿，因小儿阑尾根部的口径较宽，易为蛔虫钻入。其临床征象类似急性阑尾炎，但腹痛性质为绞痛，并呕吐频繁，易发生肠穿孔，对人体危害很大，宜及早手术治疗。

## 三、药物治疗

### （一）治疗原则与用药原则

采用综合性防治是降低蛔虫病发病率的主要方法。

**1. 积极防治** 近年来，随着全球生活水平和卫生条件的提高，蛔虫病的发病率明显降低。防治蛔虫病，个人卫生习惯非常重要，饭前、便后洗手，不生食未洗净的蔬菜及瓜果，不饮生水，可有效防止蛔虫卵的食入，降低蛔虫感染率。积极处理粪便，切断蛔虫的传播途径。对有感染症状及无症状的带虫者，均应积极查治。

**2. 药物治疗** 一旦蛔虫虫卵入侵人体，需积极进行药物治疗。目前，临床常用的治疗药物根据其化学结构可分为：①哌嗪类：枸橼酸哌嗪（Piperazine Citrate）。②咪唑并噻唑类：左旋咪唑（Levamisole）。③苯并咪唑类：甲苯达唑（Mebendazole）、阿苯达唑（丙硫咪唑，Albendazole）、噻苯达唑（Thiabendazole）。④噻吩烯基类：噻嘧啶（Pyrantel），详细请见表18－1。

（1）选药原则

①选用广谱、高效、低毒、服用方便、价格低廉的药物，是防控蛔虫病的关键。

②根据患者感染和症状的轻重，首选对患者进行镇静止痛、解痉、驱除蛔虫等治疗，以防感染，同时应平衡酸碱，纠正水、电解质紊乱。

③正确合理地选择最佳治疗方法，最适合的驱虫药物，以便达到最好的治疗效果。

④密切观察，定期更换不同类型驱虫药，防止虫体产生耐药性。

⑤如有并发症，需对症治疗。

（2）服用驱蛔虫药注意事项

①忌吃易"产气"食物，如萝卜、红薯、豆类等。未完全消化的食物聚积在肠道内，使粪便更不易排出，会造成已麻醉或杀死的肠道寄生虫不能顺利排出体外。另外，产气食物产生大量气体，会使肠道体积增大，蛔虫在肠道内形成较大团体，不易排出体外。

②服用驱蛔虫药时，常需同服泻药，并大量饮水，多吃含植物纤维素的食物，增强肠蠕动，以促使虫体迅速排出体外。

③常空腹服药，可使药力充分作用虫体，特别是有副作用的药物，宜在临睡前服用，如哌嗪类。

**3. 其他疗法**

（1）手术治疗　经过内科治疗后，症状仍得不到缓解的患者，可考虑手术治疗。蛔虫性肠梗阻分为完全及不完全性肠梗阻。不完全性肠梗阻可先采用内科治疗，如禁食、对肠胃减压、解痉、止痛、对水、电解质进行纠正以及平衡紊乱的酸碱情况等，疼痛症状缓解后进行药物治疗。完全性肠梗阻需及时手术治疗。一旦确定患者患有蛔虫性阑尾炎或腹膜炎时也需要进行手术治疗。但外科手术治疗对于患者身体损害较大、费用高、患者难以接受，仅限于内科治疗无效者。

（2）内镜治疗　临床上有使用内镜治疗胆道蛔虫病，术后行常规检查，给予抗炎、解痉治疗，辅助使用驱虫药物。

### （二）药物分类

常见驱蛔虫药物分类及特点，详细请见表 18 - 1；常用的驱蛔虫药疗效比较，详细请见表 18 - 2。

**表 18 - 1　常见驱蛔虫药物分类及特点**

| 分类 | 代表药物 | 作用特点 |
| --- | --- | --- |
| 哌嗪类 | 枸橼酸哌嗪 | 窄谱驱线虫药，主要用于肠蛔虫病，安全有效，由于其在麻痹前不兴奋虫体，故也适用于并发症的儿童 |
| 咪唑并噻唑类 | 左旋咪唑 | 广谱抗线虫药，起效快、驱蛔虫作用极佳，可用于蛔钩混合感染，但安全性略差 |
| 苯并咪唑类 | 甲苯达唑、阿苯达唑、噻苯达唑、芬苯达唑、奥芬达唑等 | 对成虫、幼虫均有较强杀灭作用，同时抑制虫卵发育，是治疗蛔虫病的首选药物；其中甲苯达唑及阿苯达唑的驱虫谱较广、杀虫作用最强、毒性较小、起效较慢 |
| 噻吩烯基类 | 噻嘧啶 | 广谱抗线虫药，与哌嗪类不同，其作用快，虫体先显著收缩，后麻痹不动 |

**表 18 - 2　常用的驱蛔虫药疗效比较**

| 药物 | 枸橼酸哌嗪 | 左旋咪唑 | 甲苯达唑 | 阿苯达唑 | 噻嘧啶 | 噻苯达唑 |
| --- | --- | --- | --- | --- | --- | --- |
| 疗效 | + + + ～ + + + + | + + + + | + + + + | + + + + | + + + + | + + + |

### （三）药物选择

**1. 哌嗪（Piperazine，驱蛔灵）**　哌嗪可阻断蛔虫虫体神经肌肉接头处的乙酰胆碱受体，阻断乙酰胆碱对蛔虫肌肉的兴奋作用，使虫体肌肉发生迟缓性麻痹，不能再吸附在宿主肠壁，通过肠蠕动随粪便排出体外。其对蛲虫的作用机制尚不明确。对其他线虫病效果不显著。本药治疗蛔虫病的转阴率为 70% ～ 80%，但对蛔虫幼虫无作用。临床主要用于肠蛔虫病，蛔虫所致的不完全性肠梗阻和胆道蛔虫病绞痛的缓解期，亦可用于驱除蛲虫。本品毒性低，使用较为安全，过量时可引起头晕、头痛、恶心、呕吐等，少数病例可出现荨麻疹、乏力、胃肠道紊乱、共济失调等，若服药数小时内发现，立即给予催吐或洗胃。有肝、肾功能不良，神经系统疾病及癫痫史患者禁用；对本药过敏者禁用。妊娠早期妇女慎用。成人 3～3.5g，睡前一次服，连服 2 日。小儿每日 100～160mg/kg，睡前一次服，一日量不得超过 3g，连服 2 日。药物相互作用包括：①便秘者可加服泻药。②与硫氯酚或左旋咪唑合用可增强疗效。③与恩波吡维铵合用有协同作用，有助于治疗蛔、蛲虫病混合感染。④与吩噻嗪类药物合用时毒性较各自单用时高。⑤与噻嘧啶合用有拮抗作用。⑥与氯丙嗪合用可能引起抽搐，应避免合用。

**2. 左旋咪唑（Levamisole）** 本品为四咪唑的左旋体，是一种广谱驱肠虫药。左旋咪唑对线虫肌肉的延胡索酸-琥珀酸系统特别敏感，能选择性抑制虫体肌肉内的琥珀酸脱氢酶的活性，阻断延胡索酸转化为琥珀酸，影响虫体肌肉的无氧代谢，使肌肉的三磷腺苷（ATP）减少，造成虫体肌肉麻痹随粪便排出。其对线虫酶的作用是在厌氧条件下进行的。本药起效快，服药30分钟即可由肠道排泄，不易导致蓄积中毒。主要用于蛔虫病、钩虫病以及蛔钩混合感染。对丝虫和囊虫有一定抗虫作用。本品还是一种免疫调节剂，临床试用于类风湿性关节炎、红斑性狼疮及肿瘤的辅助治疗。对顽固性支气管哮喘近期疗效明显。不良反应一般较轻，有头晕、恶心、呕吐、腹痛、乏力、失眠、皮疹等，偶有流感样症状，如头痛、肌肉酸痛、光敏性反应、血压降低、脉管炎、可逆性的白细胞和血小板减少，粒细胞缺乏、全身不适等。可引起脑炎综合征，多为迟发反应，常于服药后10～40日逐渐出现精神神经方面的症状和体征。咪唑类驱虫药过敏史或家族过敏史者禁用，肝肾功能不全者、肝炎活动期患者、孕妇禁用。干燥综合征、类风湿关节炎、癫痫患者、对其他药物过敏者慎用。一日1.5～2.5mg/kg，空腹或睡前顿服。或者一日100～200mg，餐后1小时顿服，连服2～3日。药物相互作用包括：①与噻嘧啶合用对治疗严重的钩虫感染有协同作用。②与噻苯达唑合用可治疗肠道线虫混合感染。③与枸橼酸乙胺嗪先后序贯应用可治疗丝虫感染。④与氟尿嘧啶合用可增加对肝脏的毒性。⑤与华法林合用时，可因减少华法林的代谢而增加出血的危险性。⑥与四氯乙烯等脂溶性药物联用可增加毒性。⑦左旋咪唑对结直肠癌联合氟尿嘧啶辅助治疗有效，对可切除的肿瘤作辅助性治疗可延迟或减少复发。

**3. 苯并咪唑类**

（1）甲苯达唑（Mebendazole，安乐士） 主要抑制虫体线粒体延胡索酸还原酶，减少葡萄糖转运，并使氧化磷酸化脱偶联，减少ATP生成；同时，能与蠕虫细胞内微管结合，从而抑制微管装配，干扰依赖微管的葡萄糖摄取和利用，引起虫体能量障碍而死亡，但这种干扰的产生需要一定时间，故甲苯达唑起效缓慢，给药后数日才能将虫体排出；甲苯达唑尚有抑制虫卵发育的作用，因而能控制其传播。为广谱驱肠道线虫药，为首选治疗蛔虫病药物之一。对蛔虫、钩虫、蛲虫、鞭虫、粪类圆线虫等肠道线虫及猪肉绦虫，牛肉绦虫、短膜壳绦虫等均有良好的驱除效果，且有显著抑制虫卵发育的作用。本品吸收少，不良反应较轻，少数病例可出现轻微头晕，短暂腹痛、腹泻，粒细胞减少等。动物实验发现对怀孕大鼠有致畸作用和胚胎中毒作用，故孕妇和2岁以下儿童以及对本药过敏者禁用。肝肾功能不全者禁用。长期应用本品能引起蠕虫产生耐药性，而且存在交叉耐药现象。药物颗粒的大小能明显影响驱虫强度和毒性反应，如微细颗粒虽然比粗颗粒驱虫作用强，但毒性亦明显增加。顿服200mg。药物相互作用包括：①西咪替丁可减慢本药代谢，增加其血药浓度。②卡马西平、磷苯妥英或苯妥英钠可加速本药代谢，减轻其效力。③脂肪或油性物质，能增加甲苯达唑胃肠道吸收率而使毒性大为增强。

（2）噻苯达唑（Thiabendazole） 抗虫机制与甲苯达唑相似，可抑制虫体的延胡索酸还原酶，进而抑制虫体生长繁殖。为广谱驱线虫药，能抑制虫卵发育。临床主要用于蛔虫病、蛲虫病、旋毛虫病单独和混合感染，治疗皮肤和内脏蠕虫蚴移行症。不良反应发生率较高，常见恶心、呕吐、厌食、皮疹、眩晕等，停药后自行消失，少数病例可见发热、黄疸、白细胞减少、高血糖等。本品有致畸作用，孕妇、肝肾功能不全者、有过敏史者禁用。本品有引起幻觉报道，服药期间不适于驾驶工作。服药后发现变态反应立即停药。若本品过量服用，应于数小时内催吐及洗胃。禁止合用免疫抑制剂，防止诱发内源性感染。

（3）阿苯达唑（Albendazole，肠虫清）　作用机制与甲苯达唑相似，能影响虫体的多种生化代谢途径，其对肠道线虫有选择性，可不可逆性抑制肠道寄生虫摄取葡萄糖，使虫体糖原耗竭。为新型高效广谱驱虫药，杀虫作用最强，对蛔虫、蛲虫、钩虫、鞭虫、绦虫和粪类圆线虫感染均有驱虫作用，亦可用于混合感染。由于浓度高，体内分布广，对肠道外寄生虫病如棘球蚴病、囊虫病、旋毛虫病以及华支睾吸虫病、肺吸虫病、脑囊虫病等也有较好疗效，疗效优于甲苯达唑。本品毒性低，不良反应轻微，常见头晕、嗜睡、乏力、口干、食欲不振、恶心、腹泻、腹痛等症状，可自行缓解。严重不良反应包括可发生骨髓抑制，影响白细胞生成。用药过量时应立即催吐或洗胃及对症支持治疗。本品有致畸和胚胎毒作用，孕妇和2岁以下儿童禁用。急性病、蛋白尿、化脓性或弥漫性皮炎、癫痫等患者以及授乳妇女不宜应用。有严重肝、肾、心脏功能不全及活动性溃疡病患者慎用。有药物过敏史者、有癫痫史者慎用。成人：驱蛔虫400mg，顿服。12岁以下儿童：用量减半，服法同成人或遵医嘱。服药前不需空腹，可嚼服、吞服或研碎后与食物同服。本品无特效解救药物，如服用过量，应立即洗胃及对症支持治疗。药物相互作用包括：①本药抑制茶碱代谢，可致茶碱中毒。②与西咪替丁、地塞米松或吡喹酮合用增加不良反应发生率。

**4. 噻嘧啶（Pyrantel，驱虫灵）**　本药产生神经-肌肉去极化，同时抑制胆碱酯酶使乙酰胆碱堆积，引起虫体肌肉痉挛麻痹，通过粪便排出体外。此外，本药能使虫体单个细胞去极化，峰电位发放频率增加，肌张力增加，虫体失去自主活动，安全排出体外，不致引起胆道梗阻或肠梗阻。与哌嗪不同的是其作用快，虫体先显著收缩，后麻痹不动（痉挛性或收缩性麻痹）。临床用于驱蛔虫（虫卵阴转率80%～95%）、钩虫、蛲虫（虫卵阴转率达90%以上）或混合感染。口服后吸收少，全身毒性低，不良反应主要为恶心、呕吐、腹痛、腹泻等消化道反应。少数患者出现头痛、眩晕、嗜睡、胸闷、皮疹等，持续时间短暂，可以耐受。孕妇、婴幼儿禁用。肝肾功能不良者、冠心病及有严重溃疡病史者慎用或者不用。急性肝炎或肾炎、严重心脏病、发热患者应暂缓给药。一日10mg/kg，睡前服用，连服2日。或者30mg/kg，睡前顿服。药物相互作用包括：与哌嗪类药物相互拮抗，不宜合用。与左旋咪唑合用可致毒性增加。

**案例解析**

**案例18-1解析：**

1. 平时注意养成良好的生活习惯，不食用未洗净的瓜果蔬菜，不用未洗净的手拿取食物。饭前、便后洗手。积极处理粪便。

2. 选择有效的驱虫药物，首选阿苯达唑，200 mg，顿服，进行驱虫治疗，如无效可根据病症选用手术或内镜治疗。

**本 节 小 结**

1. 蛔虫是人体内最常见的寄生虫之一，蛔虫病是蛔虫成虫寄生于肠道所引起的肠道寄生虫病。常见于儿童，也可发生于成人。农村发病率高于城市。

2. 喝生水，吃不洁净的食物，易将虫卵带入宿主体内，受精虫卵在体内孵化成成虫，寄生在小肠内，对肠黏膜造成机械性损伤及毒性作用，同时引起多种并发症。蛔虫病的临床表现与蛔虫发育史中不同阶段（幼虫和成虫）和寄生部位所引起的病理生理改变有关。

3. 平时要注意做好清洁卫生，饭前便后要洗手，不喝生水，不吃未洗净煮熟的瓜果蔬菜，正确处理粪便，做好蛔虫病的预防。临床上可针对病因，选择最适合的药物，必要时可进行手术及内镜治疗。

4. 根据化学结构抗蛔虫病药物可分为四类：①哌嗪类：枸橼酸哌嗪。②咪唑并噻唑类：左旋咪唑。③苯并咪唑类：甲苯达唑、阿苯达唑。④四氢嘧啶类：噻嘧啶等。其中苯并咪唑类为临床最为常用的驱蛔虫药，而又以甲苯达唑及阿苯达唑效果最好。儿童驱蛔虫则多首选枸橼酸哌嗪。

# 第二节　蛲虫病

**案例解析**

案例 18－2：

患者，张某，女，16 岁，临泽人，学生。自述肛门及阴道瘙痒，特别是夜间最厉害，肛周常见较多线性虫体，肛周与大腿部有湿疹。全身乏力，时有头晕、眼花。症状已持续两年多。临床诊断：蛲虫病。

问题：

1. 蛲虫病有哪些临床症状？
2. 临床有哪些药物可以用来治疗蛲虫病？

蛲虫，属蠕形住肠线虫，外形似一条白线，主要寄居在人体的肠腔内，有时可随粪便排出。蛲虫成虫寄生于人体的盲肠、阑尾、结肠、直肠及回肠下段，重度感染时甚至可达胃和食道，附着在肠黏膜上。若产卵后雌虫进入阴道、子宫、输卵管、尿道或腹腔、盆腔等部位，可导致异位寄生。蛲虫病是由于蛲虫寄生所引发的一类肠道寄生虫病。一般感染率城市高于农村，多发于儿童。临床表现为肛周及会阴部瘙痒，夜间尤甚。长期不愈，导致患者睡眠不安、失眠、烦躁易怒，严重影响人们的休息、工作和学习。偶见异位神经官能症。

## 一、病因与发病机制

蛲虫成虫寄生在人体肠腔内，以肠腔内容物、组织或血液为食。雌雄交配后，雄虫很快死亡而被排出体外；雌虫在肠内温度和低氧环境中，一般不排卵或仅产很少虫卵。当宿主入睡后，肛门括约肌较为松弛，雌虫爬出肛门，在肛门、会阴周围大量产卵，排卵后雌虫大多干枯死亡。在 34～36℃，相对湿度 90%～100%，氧气充足的条件下（肛门及会阴部），虫卵经 6 小时左右可发育为卵胚，成为感染期虫卵。雌虫在肛周的蠕动在皮肤处引起奇痒，儿童用手瘙痒而沾染虫卵，被虫卵污染的衣物、玩具、食物等，再经口鼻之后进入机体，可造成外界感染。

## 二、临床表现

大部分感染者无明显症状。

### （一）局部症状

夜间肛周剧烈瘙痒，是最典型的症状。此外，女性阴部瘙痒、发红或分泌物增多，入睡后明显，影响睡眠。皮肤抓破后会造成皮肤脱落湿疹、皮疹或继发性感染发炎。

### （二）消化道症状

蛲虫对胃肠道造成机械性或者化学性刺激，引起恶心、呕吐、腹泻、腹胀、食欲不振及肛门坠胀感等。

**1. 肠黏膜损伤**　蛲虫成虫寄生肠道造成，轻度无症状，重度感染可引起营养不良和代谢紊乱。

**2. 出血**　雌虫偶尔穿入肠壁深层寄生，造成出血、溃疡，甚至小脓肿。

### （三）精神症状

虫体在体内排出代谢物，长期刺激皮肤、黏膜，患者表现为精神兴奋、失眠、小儿性情乖僻、夜惊咬指、易刺激、注意力不集中。小儿偶见异嗜症状，如嗜食土块、煤渣、食盐等。

### （四）其他症状

阴道炎、输卵管炎、子宫内膜炎等，侵入阑尾引发蛲虫性阑尾炎，腹膜炎。泌尿系统感染，出现尿频、尿急、尿痛等症状。

**1. 蛲虫性腹膜炎和肉芽肿**　蛲虫虫体异位寄生于腹腔，可导致蛲虫性腹膜炎和肉芽肿，常被误诊为肿瘤和结核病等。

**2. 蛲虫性阑尾炎**　成虫寄生在回盲部，易钻入阑尾引起炎症。特点为疼痛部位不确定，多呈慢性过程。

**3. 蛲虫性泌尿生殖系统炎症**　雌虫经女性阴道、子宫颈逆行进入子宫、输卵管和盆腔，可引起外阴炎、阴道炎、宫颈炎、子宫内膜炎或输卵管炎。

**4. 蛲虫感染引起哮喘和肺部损伤等异位损害。**

## 三、药物治疗

### （一）治疗原则

针对病因，给予驱虫药物；养成良好的卫生习惯，积极预防。

**1. 预防**　培养儿童良好的生活习惯，饭前、便后洗手，不要吮吸手指，指甲定期修剪，瓜果蔬菜要洗净之后才可食用。勤洗澡，勤换内衣，脏衣物要洗净，定期消毒衣物和玩具，经常更换床单、浴巾，保持马桶清洁，平时要注意儿童肛周是否有小白线虫，入睡后是否有经常挠抓肛周的习惯。若有发现感染蛲虫病，应及早进行治疗。此外，在家庭、学校等集体机构要定期开展蛲虫病普查普治，通过广泛的健康教育，使人们认识掌握蛲虫病的防治知识，提高自我保健能力。

**2. 药物治疗**　随着医药事业的发展，临床上已经有很多治疗蛲虫病的药物，根据临床实践和疗效观察，治疗蛲虫病，口服的非处方药，外用药等都有很好的治疗效果。

### （二）药物分类

临床上，大多广谱驱线虫药均能既治疗蛔虫病亦能治疗蛲虫病，因此，本节治疗药物与

第一节治疗药物相类似。

目前，临床常用的治疗蛲虫病的药物包括：①氰胺类：恩波吡维铵（Pyrinium Embonate）。②苯并咪唑类：甲苯达唑（Mebendazole）、阿苯达唑（丙硫咪唑，Albendazole）、噻苯达唑（Thiabendazole）。③咪唑并噻唑类：左旋咪唑（Levamisole）。④噻吩烯基类：噻嘧啶（Pyrantel）。⑤哌嗪类：枸橼酸哌嗪（Piperazine Citrate）。

临床上，尚有一些外用方法：每晚睡前用温水或者肥皂水洗净肛门，再于肛门及其四周涂上外用蛲虫软膏（含百步净膏 30%、甲紫 0.2%），或者使用噻嘧啶栓剂塞肛，连用 3 ~ 5日，即可杀虫止痒。

治疗蛲虫病主要药物疗效比较，详细请见表 18 – 3。

**表 18 – 3    治疗蛲虫病主要药物疗效比较**

| 药物 | 甲苯达唑 | 阿苯达唑 | 噻苯达唑 | 左旋咪唑 | 噻嘧啶 | 哌嗪 | 恩波吡维铵 |
|------|---------|---------|---------|---------|--------|------|-----------|
| 疗效 | ＋＋＋＋ | ＋＋＋ | ＋＋＋＋ | ＋＋~＋＋＋ | ＋＋＋ | ＋＋＋ | ＋＋＋＋ |

### （三）药物选择

基本是选用广谱驱肠虫药，常与驱除蛔虫选用同一种药物治疗。

**1. 恩波吡维铵（Pyrinium Embonate，扑蛲灵）**　一种氰胺类染料。作用机制是干扰蛲虫的呼吸系统，抑制有氧呼吸，同时阻碍蛲虫对葡萄糖的吸收，抑制虫体生长繁殖。本品对蛲虫有强大的杀灭效果，是治疗蛲虫病的首选药。治愈率高达 80% ~ 95%。偶有恶心、呕吐、腹痛、腹泻等不良反应，少数患者出现感光过敏、荨麻疹和肌肉痉挛。本品会染红粪便，应事先告知患者，胃肠道有炎症的患者使用后因增加吸收造成严重反应，所以不宜使用。

**2. 苯并咪唑类**　甲苯达唑、噻苯达唑及阿苯达唑，三者均为广谱驱肠虫药，其作用机制、药理作用、适应证、不良反应及禁忌证等详见第十八章第一节。

（1）甲苯达唑　驱蛲虫剂量，顿服 200mg。儿童 2 ~ 4 岁：顿服 100mg，4 岁以上儿童同成人，2 周后重复一次。服药后 4 日驱虫达高峰，持续排虫 1 周左右。

（2）噻苯达唑　驱蛲虫剂量：每次 25mg/kg，每日 2 次，连续 2 日为 1 个疗程，每次最大剂量为 1500mg，每日为 3000mg，必要时 1 周后可重复 1 个疗程。

（3）阿苯达唑　顿服 400mg，儿童减半。两周后重复一次。

**3. 左旋咪唑（Levamisole）**　本品为四咪唑的左旋体，是一种广谱驱肠虫药。其作用机制、药理作用、适应证、不良反应及禁忌证等详见第十八章第一节。驱蛲虫剂量：一日 1mg/kg，顿服，连服 3 日。

**4. 噻嘧啶（Pyrantel，驱虫灵）**　本品为广谱抗蠕虫药，系去极化型神经肌肉阻滞药。其作用机制、药理作用、适应证、不良反应及禁忌证等详见第十八章第一节。驱蛲虫剂量：成人一日 5 ~ 10mg/kg，连服 7 日。儿童一日 10mg/kg，睡前服用，连服一周或 30mg/kg，睡前顿服。

**5. 枸橼酸哌嗪（Piperazine Citrate，驱蛔灵）**　成人一次服药，足够剂量和疗程时（7 ~ 10 日），蛲虫卵转阴率高达 90%。成人一日 2 ~ 2.5g，分 2 次服，连服 7 ~ 10 日。小儿一日 60mg/kg，睡前顿服，1 日量不得超过 2.5g，连服 7 ~ 10 日。

**案例解析**

**案例 18 - 2 解析：**

1. 蛲虫病患者表现为夜间肛周剧烈瘙痒，女性阴部瘙痒、发红，会导致皮疹。伴有恶心、呕吐、腹泻等消化道反应。

2. 治疗蛲虫病可选用一些广谱抗肠虫药，如：甲苯达唑、噻苯达唑、阿苯达唑等，同时使用外用洗液，可杀虫止痒。

## 本节小结

1. 蛲虫病是由于蛲虫寄生在人体盲肠、结肠、小肠下段所引起的寄生虫病。最典型的症状是夜间肛周剧烈瘙痒，并伴有精神不安、失眠、烦躁等症状。小儿较为常见，成人也可发生。

2. 蛲虫感染是蛲虫病的唯一传染源。传染方式有自身和外界感染，自身感染为夜间雌虫在肛周产卵，发育成成虫。或幼虫爬进肛门，造成逆行感染。外界感染是通过被污染的衣物、玩具、手足等经口鼻传染进入体内。

3. 根据蛲虫的生物学特性、致病特点，流行特征等，对于蛲虫病，要做到防治结合，对于儿童要培养良好的卫生习惯，开展广泛的健康教育，改变人们不良的饮食及生活习惯，强化人们的卫生意识，提高自我保健能力是预防控制蛲虫病的主要手段。

4. 治疗蛲虫病要优选化疗药物及剂量，获得最佳的治疗效果。目前，首选的抗蛲虫病的药物是恩波吡维铵，临床也多选用广谱驱线虫药物，包括：甲苯达唑、噻苯达唑、阿苯达唑、左旋咪唑、噻嘧啶及哌嗪等。

## 第三节 滴虫病

**案例解析**

**案例 18 - 3：**

患者李××，女，20 岁，待业。不洁性交后两天发现带下量多，色黄如脓，外阴、阴道奇痒如虫爬，伴尿频、尿急、尿痛，口干、口苦，心烦难寐，小便黄短。检查：外阴、阴道潮红，阴道分泌物多，色黄质稀如脓，带腥臭味。查白带发现滴虫，诊为滴虫性阴道炎。

**问题：**

1. 该患者所患疾病有哪些传播方式？

2. 临床上有哪些药物可以治疗该疾病？

滴虫是一种极微小有鞭毛的原虫生物，无色，呈梨状，只有滋养体而无包囊，肉眼不可见，需显微镜下观察。寄生在人体的滴虫主要包括：口腔毛滴虫、人毛滴虫和阴道毛滴虫。其中，前两种感染泌尿生殖系统、肠道和口腔，阴道毛滴虫感染生殖系统，引发滴虫性阴道炎。滴虫性阴道炎是最常见的阴道炎，好发在 35 岁至 50 岁的年龄层，女性感染后，阴道会产生黄绿色泡沫状或米糠状有恶臭的分泌物，有时会有外阴瘙痒或是下腹部轻微疼痛的症状，严重会导致阴道黏膜肿胀、发红、充血，致阴道奇痒无比。男性患者少数可能会有尿道分泌物，偶有轻微发痒、腰部疼痛等症状，但大多数无明显的症状，因此男性常成为阴道滴虫之带原者。阴道滴虫长期存在阴道内会损伤子宫颈，导致子宫颈反复发炎，有导致子宫颈癌之危险，感染滴虫所造成的胯下瘙痒及其他身体症状对患者生活影响也较大，需及早治疗。

## 一、病因和发病机制

滴虫病属于主要通过性生活传播的性传播疾病，公共场所也容易传播，被污染的泳池，借用租用他人的泳衣，家庭成员之间互用卫生用品、交叉感染，都可能造成滴虫的传播。患病的母亲有可能在分娩过程中传染给新生儿。阴道酸碱度改变或免疫力低下的人群更易感染。不良的生活习惯也会导致滴虫病，如女性夏天长时间穿着不透气紧身裤、坐着或使用护垫等，外阴生殖器局部温度升高或潮湿，血液循环受阻，导致生殖器黏膜的浸渍或者受到损伤，易导致滴虫感染。营养失调、免疫功能缺陷、创伤、激素、抗生素、细胞毒药物，菌群失调、皮肤黏膜屏障功能改变等，也是造成滴虫性阴道炎的原因。此外，吸烟和饮酒也是滴虫感染的危险因素。滴虫性阴道炎自愈者极少，即使治愈，也易复发。

## 二、临床表现

滴虫阴道炎主要表现为外阴瘙痒、有灼痛或有虫爬感、阴道分泌物增多，当滴虫侵犯泌尿系统时，可有尿频、尿痛等症状。患者均出现腹痛及上腹不适，以脐周为常见。少数患者临床表现轻微，甚至没有症状。查体可见外阴阴道黏膜充血，阴道分泌物多呈黄绿色、泡沫状，严重者阴道黏膜出血可有血性白带。滴虫感染不同性别人群临床表现比较，详细请见表18 - 4。

表 18 -4　滴虫感染不同性别人群临床表现比较

| 性别 | 临床表现 |
| --- | --- |
| 男性 | 感染后多无症状，不易察觉，但可感染其性伴侣。常与淋病并发，使其症状不典型。若滴虫侵入尿道或前列腺，可引起尿道炎，尿道口有脓样分泌物，发生尿痛、尿道口有刺激感和分泌物。偶尔附睾感染可致睾丸痛 |
| 女性 | 主要引起滴虫性阴道炎，有不同程度的瘙痒和灼热感，分泌物增多，白带为黄绿色、稀薄脓性、有特殊的腥臭味。少数患者会发生尿频、尿急、尿痛、血尿或腹痛、腹泻等症状　妇科检查可见外阴有抓痕，小阴唇、阴道口充血水肿，阴道口有白带流出，阴道内有较多稀薄脓性、黄绿或灰黄色带细小泡沫的分泌物，积聚于阴道后穹窿，阴道黏膜充血水肿，重者可见散在的出血斑点或草莓样红色突起，称"草莓样阴道"；宫颈充血，也可以出现草莓状突起 |

## 三、药物治疗

### （一）治疗原则

男性感染阴道滴虫后，配偶几乎都是滴虫携带者；而妇女感染后，其配偶 60% ~ 90% 也会有泌尿道滴虫。如果仅单方治疗且性生活无保护，即使一方治愈，也会通过其伴侣再次传染，因此滴虫病必须夫妻同治。

**1. 自我防护** 搞好个人卫生，保持外阴清洁，勤换内裤；个人卫生用具单独使用，并定期清理消毒，注意内裤和袜子等分开洗，尤其是内裤，清洗的时候最好用开水烫一下；避免使用公共坐式马桶；少去不洁净的公共游泳池，不混用泳衣、泳具；洁身自爱，避免不洁性交；夫妻中若发现一方患病，其配偶或性伴侣应同时接受检查和治疗，避免相互传染；配偶或性伴有一方患生殖道滴虫病时要减少或最好不进行性生活。如有性生活要采取保护措施，使用避孕套。

**2. 局部治疗** 给予患者洗液、栓剂或阴道泡腾片，但由于药物选择性不高，根治率低，病原体可寄生在尿道内导致反复感染。

**3. 口服药物治疗** 口服药物治疗可达到男女同治的效果。甲硝唑是目前治疗阴道滴虫病最有效的药物，具有疗效高、不良反应小等特点。其他还包括：替硝唑、奥硝唑、哌硝噻唑、乙酰胂胺、抗生素曲古霉素等。口服药可杀灭寄生在尿道、尿道旁腺、前庭大腺及子宫颈管等处的滴虫，局部阴道治疗杀灭潜藏在阴道部位的滴虫，为避免反复感染，或对治疗效果不佳的患者，在治疗中应该口服药与外用药联合使用，并且坚持治疗。

治愈标准：疗程结束后 3 日，隔日进行尿液或分泌物滴虫检验，连续 3 次阴性为治愈。

## （二）药物分类

治疗滴虫病的药物分类，详细请见表 18 – 5。

表 18 – 5　治疗滴虫病的药物分类

| 外用药 | 口服药 |
| --- | --- |
| 1. 甲硝唑阴道泡腾片（阴康宁栓）<br>2. 甲硝唑片 | 1. 硝基咪唑类：<br>甲硝唑（Metronidazole）、替硝唑（Tinidazole）、奥硝唑（Ornidazole）<br>2. 硝基噻唑类：<br>哌硝噻唑（Piperanitrozole）<br>3. 其他类：<br>乙酰胂胺（Acetarsol）、曲古霉素（Trichomycin） |

## （三）药物选择

**1. 硝基咪唑类**

（1）甲硝唑（Metronidazole）　口服吸收迅速而完全，组织及体液中分布广泛，口服后，药物可分布于阴道分泌物、精液和尿中，故对男、女性泌尿生殖系统滴虫感染均具有良好疗效，是治疗阴道滴虫病最有效也是首选药物。甲硝唑通过抑制病原体 DNA 合成，有强大的杀灭滴虫的作用。临床用于治疗阴道滴虫病，还可用于治疗肠道和肠外阿米巴病，如阿米巴肝脓肿、阿米巴痢疾。目前还广泛用于厌氧菌感染的治疗，可用于厌氧菌感染引起的败血症、心内膜炎、脓胸、肺脓肿、盆腔感染、妇科感染、骨和关节感染、脑膜炎、脑脓肿、皮肤软组织感染等。口颊片、含片、粘贴片等制剂可用于治疗厌氧菌所致的牙周感染（如牙龈炎、牙周炎、冠周炎、口腔溃疡等）。同时用于治疗小袋虫病、皮肤利什曼病、麦地那龙线虫感染。还可应用于手术治疗，降低或避免阑尾、结肠手术和妇科手术感染。不良反应包括：①消化道反应：如恶心、呕吐、食欲不振、腹泻、腹部不适、腹部绞痛、便秘、食欲减退、味觉改变、口干、舌炎、口腔炎、口腔金属味等，通常不影响治疗。少有撤药时发生胰腺炎的报道。②神经系统反应：偶见头晕、头痛、肢体麻木、感觉异常、共济失调等。高剂量时可引起癫痫发作及周围神经病变，后者主要表现为肢体麻木和感觉异常。③过敏反应：少数病例发生荨麻疹、潮红、瘙痒、膀胱炎、排尿困难、口中金属味及白细胞减少等，停药后自行恢复。④血液：少数患者长期用药后，发生暂时性及可逆性白细胞下降，罕见血小板减少。⑤泌尿生殖系统：排尿困难、膀胱炎、多尿、尿失禁、盆腔压迫感、阴道或外阴干燥、性交困难、性欲减退、有阴道念珠菌感染的报道。对本药或咪唑类药物过敏者、孕妇、哺乳期妇女、中枢神经系统疾病和血液病患者禁用。本药经肝脏代谢，有肝脏疾病的患者剂量需减少，肝功能不全者慎用。用药期间若出现神经系统症状或运动失调应立即停药；服药期间避免水钠潴留应减少钠摄入量。成人一次 0.2g，一日 4 次，可同时用栓剂，每晚 0.5g 置入阴道内，连用 7~10 日。药物相互作用包括：①本药抑制乙醛脱氢酶代谢，用药期间应戒酒。②本品减慢华法林的代谢，延长凝血时间。③肝药酶诱导剂可加速本品的消除。④与土霉素合用可干扰甲硝唑清除阴道滴虫的作用。

（2）替硝唑（Tinidazole）　作用机制为抑制病原体 DNA 合成、并能快速进入细胞内。临床上常与其他抗需氧菌药物联合应用以治疗各种厌氧菌引起的败血症、呼吸道感染、腹腔盆腔感染、不洁流产、蜂窝织炎等；用于治疗男女泌尿生殖道毛滴虫病、敏感厌氧菌所致的感染；临床用于厌氧菌的系统与局部感染，如腹腔、妇科、手术创口、皮肤软组织、肺、胸腔等部位感染以及败血症、肠道或泌尿生殖道毛滴虫病、梨形鞭毛虫病以及肠道和肝阿米巴病。不良反应主要是消化系统症状，恶心、呕吐、腹痛、腹泻，口内有金属味。偶见过敏反应，如皮疹、荨麻疹等，血管神经性水肿等。少数病例出现头痛、眩晕、运动失调等神经系统障碍，停药可恢复。对本品过敏者，孕妇及哺乳期妇女，血液病患者或有血液病史者、器质性神经疾病患者禁用。肝功能不全慎用。本品抑制酒精代谢，导致双硫仑样反应，患者可出现腹部痉挛、恶心、呕吐、头痛、面部潮红等，因此用药期间不应饮用含酒精的饮料；本药经肝脏代谢，有肝脏疾病的患者剂量需减少；本品与肝微粒体酶诱导药物合用可加速本药代谢，使本药血药浓度下降；代谢产物可使尿液呈深红色，与血尿相鉴别。服药期间出现不良反应应立即停药。一次口服 2g，或每次 0.15g，每日 3 次，连用 5 日，儿童 1 次 50~75mg/kg，必要时重复一次。

（3）奥硝唑（Ornidazole）　本品为第三代硝基咪唑类衍生物。其发挥抗微生物作用的机制可能是通过其分子中的硝基，在无氧环境中还原成氨基或通过自由基的形成，与细胞成分相互作用，从而导致微生物的死亡。用于治疗男女滴虫病、肠、肝阿米巴病；临床还用于治疗手术前预防感染和手术后厌氧菌感染、腹部感染、盆腔感染、口腔感染、外科感染、脑部感染、败血症、菌血症等严重厌氧菌感染等。用药期间可能出现消化系统反应如轻度胃部不适、恶心、口腔异味、肝功能异常等；神经系统反应如头晕、困倦、痉挛、颤抖、四肢麻木、癫痫发作、运动失调、神经错乱等；其他不良反应如皮疹、瘙痒、白细胞减少等。孕妇、哺乳期妇女、儿童慎用；脑和脊髓病变患者、各种器官硬化症、造血功能低下、慢性酒精中毒患者禁用。使用过程中若发现不良反应症状应立即停药，若发生疼痛性痉挛建议给予地西泮，并进一步观察治疗；肝损伤患者用药间隔时间要加倍，避免药物蓄积。急性毛滴虫病：夜间单次服用 1500mg。慢性毛滴虫病：一次 500mg，一日 2 次，疗程 5 日。患者的性伴侣应接受同样治疗，以避免重复感染。药物相互作用包括：①本品对乙醛脱氢酶无抑制作用。②能抑制华法林代谢，当与华法林同用时，应注意观察凝血酶原时间并调整给药剂量。③巴比妥类药物、西咪替丁、雷尼替丁会加快本药代谢，影响凝血功能，避免合用。

**2. 硝基噻唑类**　哌硝噻唑（Piperanitrozole）：本品为 5 - 硝基噻唑类抗原虫药物。对阴道滴虫和阿米巴原虫均有抑制和杀灭作用，临床用于治疗阴道滴虫病，肠道滴虫病，急、慢性阿米巴痢疾和阿米巴肝脓肿。口服，每次 0.1g，1 日 3 次，7~10 日为一疗程。如原虫检查尚未全部阴转，可连服 2 个疗程，直至治愈。本品一般无不良反应，但肝功能异常者，服药后可使氨基转移酶增高，并伴有肝区疼痛；个别患者出现全身性紫癜及白细胞、血小板下降现象，停药并给予利血生等，可迅速恢复正常。为避免重复感染，必须男女同治。

### 3. 其他类

（1）乙酰胂胺（Acetarsol）　本品为五价胂剂，毒性大。对阴道滴虫及阿米巴原虫均有抑制作用，外用于治疗阴道滴虫。对甲硝唑耐药的滴虫感染，可以选用。本药使用时局部有轻度刺激，阴道分泌物增多或出现皮疹；月经期间禁用；用药期间禁止性交。治疗时先用低浓度（1:5000）高锰酸钾溶液冲洗阴道，再将乙酰胂胺片塞入阴道内，每晚 1~2 片，连用 10~14 日，可直接杀灭滴虫，次晨坐浴洗净即可。

（2）曲古霉素（Trichomycin）　本品作用机制与制霉菌素相似，抗菌作用更强。对阴道滴虫、肠道滴虫、阿米巴原虫、梅毒螺旋体、白色念珠菌、毛发癣菌等均有抑制作用，对细菌无效。对甲硝唑耐药的滴虫感染，可以选用。阴道用药患者有轻度刺激感和烧灼感，少数病例有白带增多。成人口服剂量 20 万 U/日，分 4 次服，阴道片为 10 万 U/日，10 日为一疗程。可用软膏（15 万 U/g）或混悬液（2 万~8 万 U/ml）涂擦，2 次/日；混悬液尚可供口腔黏膜喷雾或含漱。与甲硝唑合用可提高疗效。

## 案例解析

**案例 18-3 解析：**

1. 有两种传染途径，一是直接传染，经性交传播；二是间接传染，通过公共浴池、被污染的浴盆、浴池、浴具、浴巾、厕所、游泳池、衣物、敷料和器械等。

2. 临床上有两类药物用于治疗滴虫病：①外用药：甲硝唑阴道泡腾片（阴康宁栓）、甲硝唑片。②口服药：甲硝唑（Metronidazole）、替硝唑（Tinidazole）、奥硝唑（Ornidazole）、哌硝噻唑（Piperanitrozole）、乙酰胂胺（Acetarsol）、曲古霉素（Trichomycin）等。其中甲硝唑是治疗阴道滴虫病最有效的药物，也是首选药物。

## 本节小结

1. 滴虫性阴道炎是最常见的滴虫病，有两种传染途径，一是直接传染，经性交传播；二是间接传染，通过公共浴池、被污染的浴盆、浴池、浴具、浴巾、厕所、游泳池、衣物、敷料和器械等。患病的母亲有可能在分娩过程中传染给新生儿。

2. 滴虫病的治愈标准是：正规用药后症状消失，经 3 次复查阴道分泌物均为阴性。

3. 因男性患滴虫病症状不明显，不易察觉，因此当配偶发现患有滴虫病的时候，或凡是与患有滴虫病的女性发生性接触的男子，无论有无症状均应主动就医做详细检查。

4. 对于滴虫病，预防比治疗更重要。预防应从切断病原体传播途径入手，避免婚外不洁性行为，滴虫患者或携带者不得进入公共浴池和游泳池，避免间接传染，滴虫病治疗应夫妻同治，避免反复感染。

5. 阴道滴虫病的首选治疗药物是硝基咪唑类的甲硝唑。

## 第四节　钩虫病

**案例 18 - 4：**

患者男性，20 岁，主诉为慢性咳嗽，鼻充血和全身不适。患者为电工。胸部 X 线检查除支气管纹理增加外，无显著异常。实验室检查白细胞 13000 个/mm³，嗜酸性粒细胞 $10^{12}$ 个/mm³，血红蛋白 9g（↓），IgE 1800 单位/ml（↑）。鼻涂片发现较多脓细胞和嗜酸性粒细胞。初诊为哮喘，效果不佳。进一步粪便中检查虫卵发现，患者具有低血色素小细胞性贫血，铁 53 mg/dl（↓），总铁结合力 550 mg/dl（↑），粪便潜血试验阴性，但是大便中含钩虫卵 16000 个/克。

**问题：**

1. 患者所患疾病为什么病？
2. 临床有哪些药物可以用来治疗该病症？
3. 该患者的治疗用药如何选择？如何制定用药策略？

钩虫是寄生人体消化道的线虫中危害性最为严重的一种，其可导致人体长期慢性失血，进而使患者出现贫血及贫血相关症状，据统计，全球钩虫感染人数达到 9 亿以上，目前仍是危害人类健康的主要寄生虫之一。寄生于人体的钩虫主要为十二指肠钩口线虫或美洲板口线虫。钩虫病主要是由十二指肠钩虫或（与）美洲钩虫寄生于人体小肠所引起的寄生虫病。临床上表现为贫血、营养不良、胃肠功能紊乱；严重者引起心功能不全及幼儿发育障碍。

### 一、病因

钩虫病是由钩蚴在体内移行和成虫在小肠内寄生所致。寄生于人体的十二指肠钩虫或（与）美洲钩虫的生活史相同。钩虫虫卵经粪便排出体外后，在温暖、潮湿、荫蔽、含氧充足的土壤中 1~2 日即可孵化出杆状蚴，5~8 日后可转化为细长丝状蚴。感染期丝状蚴具有明显的向温性，当其与人体皮肤接触并受到体温的刺激后，极易主动钻入人皮肤，随后随血流经右心至肺，穿过肺微血管进入肺泡。幼虫进而借助于小支气管、支气管上皮细胞纤毛的运动向上移行至咽，再随吞咽至食管，经胃到达小肠，并吸附于小肠并发育为成虫，长期吸血。成虫人体内寿命约 2~10 年。

### 二、发病机制及临床表现

#### （一）钩蚴所致症状

**1. 钩蚴性皮炎**　钩蚴性皮炎是钩虫感染者早期临床表现。丝状蚴与人体皮肤接触后，依靠虫体活跃的穿刺能力，可通过毛囊、汗腺或皮肤破损处钻入皮肤。入侵后数分钟至数十分钟内，虫体及其代谢物可引起宿主组织过敏反应。患者局部皮肤有烧灼、针刺和奇痒感，继而出现充血的小斑点或丘疹，奇痒难忍。部分患者 1~2 日内变为含淡黄色液体的小水泡，甚至可引起局部的淋巴结炎。3~5 日内可结痂、脱皮，局部症状消失而自愈。

**2. 呼吸道症状**　当钩蚴随血流经右心进入肺部，穿破微血管进入肺泡时可造成肺间质和肺泡点状出血，粒细胞和成纤维细胞浸润，引起多种呼吸道症状。患者可出现咽喉发痒、咳嗽、咳痰或剧烈干咳、胸闷、气急，并伴有畏寒、发热等全身症状。可持续 1~4 周，甚至 1 个月以上，一般可在 1~2 周内自愈。

### （二）成虫所致症状

**1. 钩虫病贫血**　钩虫成虫以口囊吸附在小肠黏膜绒毛上，以摄取黏膜上皮及血液为食。同时，钩虫成虫经常变换吸附部位并分泌抗凝素，使咬附的黏膜伤口不易凝血而导致患者发生慢性失血和血浆蛋白丢失。患者一般在感染后 10~20 周出现贫血，根据贫血程度可分为轻、中、重度贫血，详细请见表 18-6。

表 18-6　钩虫病贫血的分级

|  | 轻度贫血 | 中度贫血 | 重度贫血 |
|---|---|---|---|
| 临床症状 | 轻度头晕、乏力及轻微消化道症状，活动偏多时稍感气促、心悸 | 皮肤蜡黄，黏膜苍白，面部、四肢和周身呈凹陷性水肿，故又称"黄肿病"。患者头晕，眼花，耳鸣，倦怠乏力，劳动及工作效率明显下降，精神萎靡，反应迟钝，心脏扩大，心尖区可闻及Ⅰ、Ⅱ级收缩期杂音。部分患者出现异嗜症 | 全身水肿显著，可有腹水、胸腔和心包积液，患者完全失去活动能力，即使卧床亦觉心慌气促。心脏显著扩大，心尖区除可闻及Ⅱ级以上收缩期杂音外，偶尔可闻及舒张期杂音。有些患者还出现指（趾）甲变薄、变脆，重者变平或凹陷呈勺状。有的还有吞咽困难，吞咽时感觉有食物黏附在咽部 |
| 血红蛋白 | 接近正常 | 50~90g/L | 50g/L 以下 |
| 寄生钩虫数 | 一般为数十条 | 100~500 条 | 500 条以上，甚至多达几千条 |
| 粪虫卵数 | 1000~3000/g | 0.3 万~1 万/g | >1 万/g |

**2. 消化道症状**

（1）发病机制　①成虫以口囊和钩齿或板齿吸附在小肠黏膜上，对其形成机械性刺激；②成虫所致的慢性失血会造成胃酸减低、缺乏及胃肠功能降低；③成虫咬附肠黏膜留下散在性出血点和小溃疡，多为浅层出血斑或糜烂，严重时也可致大块出血性瘀斑，偶见肠壁大出血；④成虫头腺分泌的乙酰胆碱酶可分解乙酰胆碱，从而降低咬附点局部肠壁蠕动。

（2）临床症状

①消化道功能紊乱：患者出现上腹部不适、烧灼感，隐痛。初期食欲亢进，易饥，疲乏无力。后期食欲减退，出现恶心、呕吐、腹胀或食后饱胀、腹泻、腹痛或阵发性疼痛等，症状类似溃疡病，但疼痛无规律，服用抗酸药物后疗效不明显。

②异嗜症：少数感染严重患者可出现异嗜症，占感染者比例的 2.2%~8.6%。患者喜食一些粗硬食物如生米、生豆、生果之类。感染及贫血较重者，还喜食茶叶、碎纸、木屑、破布、煤渣、泥土、瓦片、炉灰等。

③消化道出血：以黑粪、柏油样便、血便或血水便为主，部分患者伴呕血，出血时间迁延而致严重贫血，消化道出血常规治疗无效。大多数患者并发无规律腹痛，少数出现类似消化道溃疡样腹痛，抗酸剂治疗无效。X 线钡餐检查常无消化道器质性病变。红细胞和血红蛋

白显著降低，网织红细胞和嗜酸性粒细胞明显升高。

**3. 嗜酸性粒细胞增多症**　急性钩虫病患者周围血中嗜酸性粒细胞常达 15% 以上，最高可达 86%，因而引起白细胞总数的增高。血中嗜酸性粒细胞增多常被作为钩虫病的早期诊断指征，但随着病程后期贫血日趋显著，嗜酸性粒细胞及白细胞总数均逐渐减少。

**4. 婴儿钩虫病**　婴儿肠黏膜非常柔嫩，血管丰富，钩虫侵袭后较为成人更易发生严重出血，导致婴儿钩虫病贫血，患儿多因"黑粪"和（或）腹泻就诊。临床表现为急性便血性腹泻，大便呈黑色或柏油样，面色苍白，精神萎靡，发热，并伴有食欲减退、呕吐、腹胀等消化功能紊乱症状，肺偶可闻及啰音，心尖区明显收缩期杂音，肝脾均肿大，贫血多较严重，血红蛋白低于 50g/L，生长发育迟缓。

## 三、药物治疗

### （一）治疗原则

钩虫病的总体治疗原则为：积极驱虫，对症处理不同临床症状。

**1. 早期治疗**　早期治疗是指将已侵入人体但尚未发育成熟的钩蚴杀灭的治疗手段。由于钩蚴侵入人体 24 小时内绝大多数仍滞留在侵入的部位，常导致钩蚴性皮炎的发生，可采用局部透热法、涂药法或口服噻苯达唑治疗。钩虫幼虫在人体肌肉内有滞留移行现象，并可持续很长时间，杀灭移行期的幼虫对钩虫病的防治具有不可忽视的意义，可口服噻苯达唑。

**2. 驱除成虫**　患者如无严重贫血或营养不良，即可进行驱虫治疗。目前国内常用的驱除钩虫药物包括：阿苯达唑、甲苯达唑、噻嘧啶及这些药物的复方等。

**3. 纠正贫血**　患者如贫血严重，则应首先纠正贫血，再进行驱虫治疗。成人可口服硫酸亚铁 0.3g，3 次/日，儿童可口服 10% 枸橼酸铁铵溶液，3 次/日。为促进铁剂吸收，可加服维生素 C。

### （二）药物分类

钩蚴所致常见症状的治疗方法及常见药物，详细请见表 18 - 7。

**表 18 - 7　钩蚴所致常见症状的治疗方法及常见药物**

| | |
|---|---|
| 钩蚴性皮炎 | ①局部透热、涂搽；②口服噻苯达唑 |
| 钩蚴所致呼吸道症状 | 口服噻苯咪唑 |
| 驱钩虫治疗 | （1）苯并咪唑类衍生物　①阿苯达唑（丙硫咪唑）；②甲苯达唑（甲苯咪唑）<br>（2）噻吩烯基类　噻嘧啶<br>（3）咪唑类衍生物　左旋咪唑<br>（4）双萘羟酸噻嘧啶<br>（5）奥克太尔<br>（6）硝硫氰胺<br>（7）噻乙吡啶<br>（8）联合用药　①复方甲苯达唑；②复方阿苯达唑；③复方噻嘧啶 |
| 对症治疗 | （1）口服硫酸亚铁<br>（2）10% 枸橼酸铁铵溶液 |

### （三）药物选择

**1. 钩蚴性皮炎的治疗**

（1）局部透热、涂搽　可将患者手足皮肤发痒部位浸入 50℃ 以上热水中或用热毛巾局部湿敷，持续 30 分钟左右，即可止痒并杀死蚴虫。钩蚴感染 24 小时内用左旋咪唑涂搽剂或 15% 噻苯达唑软膏，涂擦患处，3 次/日，连用 2 日，可快速消肿、止痒，同时预防呼吸道症状的发生。

（2）口服噻苯达唑（Thiabendazole） 噻苯达唑对感染性蚴实验室效果不佳，但对人体内幼虫和成虫效果较好，因感染性蚴的角质层仅能通过氧气和水，而人体皮内的二氧化碳浓度能引起幼虫蜕皮，此时噻苯达唑能直接对幼虫发挥作用，故对蠕螨蚴移行症的治疗效果显著。噻苯达唑为广谱驱线虫药，除驱成虫外，对雌虫产卵，卵胚及幼虫发育均有影响。目前是治疗旋毛虫病、粪类圆线虫病的有效药物。副作用较少，偶见头晕，恶心，呕吐，食欲不振等。妊娠及哺乳期妇女，体重 15kg 以下儿童，有过敏史者，操纵机器者禁用。肝功能不良者慎用。每日口服剂量为 25 ~ 50mg/kg，分 2 ~ 3 次服用，疗程 3 日。每日量不可超过 3g。药物相互作用包括：①粪类圆线虫的雌虫多产卵于小肠结膜中，卵孵化为杆状蚴并自黏膜逸出而排出体外，但在接受免疫抑制剂治疗后，杆状蚴可迅速发育为丝状蚴并钻入肠壁进入血液，引起内源性感染，因此在治疗前不宜使用免疫抑制剂。②本品可干扰黄嘌呤衍生物的代谢，使血浆中茶碱的浓度升高。③肾上腺皮质激素类药可使本品作用失活。

**2. 钩蚴所致呼吸道症状的治疗** 发生呼吸道症状应先告知患者将所咳出的痰液吐出口外，避免吞入肠道。口服噻苯达唑疗效较好，可减轻发热，咳嗽等症状，血中白细胞总数和嗜酸粒细胞迅速降至正常。使用剂量及不良反应发生均与治疗钩虫性皮炎相同，疗程可延长至 7 ~ 10 日。

**3. 驱虫治疗** 阿苯达唑、甲苯达唑、噻嘧啶、左旋咪唑及双萘羟酸噻嘧啶等，均为广谱驱虫药，其作用机制、药理作用、适应证、不良反应及禁忌证等详见第十八章第一节。

（1）阿苯达唑（Albendazole） 成人：驱钩虫第 1 次 400mg，一日两次，连服 3 日。12 岁以下儿童：用量减半，服法同成人或遵医嘱。服药前不需空腹，可嚼服、吞服或研碎后与食物同服。本品无特效解救药物，如服用过量，应立即洗胃及对症支持治疗。

（2）甲苯达唑（Mebendazole） 驱钩虫剂量：不分年龄、体重，每次 100mg，日服 2 次，连服 3 日；第一次驱虫无效者，可于 3 周后给予第二疗程。

（3）噻嘧啶（Pyrantel） 口服：驱蛔、钩虫，一次 10mg/kg，一日 1 次（也可一日 500mg），睡前服用，连服 3 日。小儿，每次 30mg/kg。睡前顿服为宜。

（4）左旋咪唑（Levamisole） 驱除钩虫，成人，一日 1.5 ~ 2.5mg/kg，每晚 1 次，连服 3 日；或一日 100 ~ 200mg，餐后 1 小时顿服，连服 2 ~ 3 日。因部分患者服此药后可有失眠，故不宜睡前服用。一般不需服用泻药，亦不需忌油脂。儿童，栓剂，1 ~ 4 岁 25mg/次，5 ~ 12 岁 50mg/次，13 ~ 15 岁 100mg/次，一日 1 次，连服 3 日。

（5）双萘羟酸噻嘧啶（Pyrantel Pamoate） 成人 250 ~ 500mg（小儿 10mg/kg），睡前服，连服 3 日。

（6）奥克太尔 驱鞭虫效果较好（感染程度较低者效果更好）。主要用于鞭虫的驱虫治疗。不良反应较少，偶见恶心、呕吐、腹泻等。心脏病患者及孕妇禁用。口服：总剂量 20mg/kg，分成 2 ~ 3 次服，每日服 1 次。与噻嘧啶合用有协调作用，疗效很好。

（7）硝硫氰胺（Amoscanate） 本品能干扰三羧酸循环，使其能量代谢发生障碍。杀死成虫作用迅速而彻底，给足剂量后，虫体迅速肝移，然后在肝内死亡。临床主要用于各型血吸虫病。对急性血吸虫病患者退热快，有确实疗效。对慢性血吸虫病效果也好。此外对钩虫病、姜片虫病也有效。不良反应主要表现为腹胀、腹痛、食欲缺乏、恶心、呕吐、肝区压痛、头痛、头晕、失眠、多梦、神经衰弱综合征、肌无力、共济失调、偶出现黄疸。精神病患者、眩晕史者、肝炎患者、丙氨酸氨基转移酶升高患者、孕妇、哺乳期妇女禁用。口服：成人，6~7mg/kg，总量不超过350mg，分3日给药，1次/日。治疗钩虫病：总剂量125mg，每次服药间隔2~4小时，1日内服完。

（8）噻乙吡啶（Thioethyl pyridine） 广谱驱虫药，水溶性季铵型驱肠虫药，有交感神经兴奋作用。适用于治疗蛲虫、钩虫、蛔虫及混合感染。副作用轻，可引起头昏，头痛，恶心、呕吐、腹痛及流涎等。肝功能不全者，妊娠妇女禁用。成人每次0.25g；儿童按5mg/kg计，半空腹1次顿服，连服2~3日。对贫血或营养不良患者宜先给予支持治疗后再应用本品。

（9）三苯双脒（Tribendimidine） 广谱驱肠虫药，适用于治疗钩虫（对美洲钩虫效果好）、蛔虫感染。不良反应可见恶心、腹痛、腹泻、头晕、头痛、困倦等，一般轻微，无需处理。本药过敏患者禁用。严重肝、肾功能异常者、心脏疾病患者慎用。成人每次0.4g，顿服。

（10）联合用药

①复方甲苯达唑（Mebendazole Composite）：每片含甲苯达唑100mg、盐酸左旋咪唑25mg，驱钩虫每次1片，1日2次，连服3日，虫卵阴转率为82%~99%。

②复方阿苯达唑（Albendazolecomposite）：每片含阿苯达唑67mg、噻嘧啶250mg。驱钩虫，3片顿服，虫卵阴转率为65%，2片顿服，虫卵阴转率为52.7%。

③复方噻嘧啶（Prantal Pamoate Composite）：本品每片含双羟萘酸噻嘧啶（Pyrantel Pamoate）和奥克太尔（Oxantel Pamoate）盐各150mg。国内有关文献报道，用复方噻嘧啶每次3片，1日2次，连服2日，驱钩虫的虫卵阴转率为94%~97%。十二指肠钩虫和美洲钩虫的虫卵阴转率分别可达96%和94%。

以上复方的禁忌证及注意事项与各自单剂药物使用相似。

## （四）对症治疗

贫血是钩虫病的主要症状，纠正贫血甚为重要，补充铁剂可有效改善贫血。成人口服硫酸亚铁0.3g，3次/日，儿童可用10%枸橼酸铁铵溶液，3次/日。为促进铁剂吸收，可加服维生素C。贫血一般在两个月左右得以纠正。血象恢复正常后，应继续服用小剂量铁剂2~3个月。孕妇和婴儿钩虫患者如果严重贫血，急需纠正时，可予小量多次输成分血。此外，严重钩虫病贫血患者在饮食中应补充高蛋白及维生素等。

### 案例解析

**案例18-4解析：**

该患者为钩虫病，临床治疗药物有阿苯达唑、噻嘧啶、噻苯达唑、左旋咪唑、硫酸亚铁等。建议该患者使用双萘羟酸噻嘧啶治疗3日，并增补铁剂治疗。

### 本节小结

1. 钩虫病是由十二指肠钩虫或（与）美洲钩虫寄生于人体小肠所引起的寄生虫病。临床上表现为贫血、营养不良、胃肠功能紊乱；严重者引起心功能不全及幼儿发育障碍。

2. 钩虫病的总体治疗原则为：积极驱虫，对症处理不同临床症状。钩虫病患者如无严重贫血或营养不良，即可进行驱虫治疗。如贫血严重，则应首先纠正贫血，再进行驱虫治疗。

3. 驱虫治疗包括多种抗钩虫药物，具有不同的药理作用和作用机制及适应证。

# 第五节　血吸虫病

## 案例解析

**案例 18 - 5：**

患者男，27 岁。常规粪检发现感染曼氏血吸虫、钩虫、哈特曼内阿米巴（非致病性的共栖体），曾住院采用吡喹酮治疗。患者除偶尔有腹痛和轻微腹泻外，伴疲劳，不舒服感，发生过一次血尿。

该患者曾在印度和中非生活过 4 年，入院前 3 个月刚回国，采用锑波芬和噻苯达唑（为根除钩虫）治疗，出院后在门诊随访。复查粪便有曼氏血吸虫虫卵。入院前患者开始有血尿，偶有耻骨上剧痛，收集尿液，查到埃及血吸虫虫卵，孵化阳性。虫卵计数示为中度感染（375 个虫卵/克粪），患者再次入院用吡喹酮治疗。既往史中，1970、1972 和 1974 年患过三次间日疟，1971 年患过传染性肝炎。

第二次入院时体检无特殊，除上述寄生虫学检查结果外，常规的实验室检查项目均正常，胸部 X 线检查和心电图检查正常。

**问题：**

分析该患者的病情，思考如何选择治疗用药？

寄生于人体的血吸虫主要有日本血吸虫、埃及血吸虫及曼氏血吸虫三种。血吸虫病是由血吸虫所引起的一种慢性寄生虫病，主要分两种类型，一种是肠血吸虫病，主要为曼氏血吸虫和日本血吸虫引起；另一种是尿路血吸虫病，由埃及血吸虫引起。全世界有两亿人患血吸虫病，我国主要流行的是日本血吸虫病。血吸虫的传播主要是由于皮肤黏膜接触含有血吸虫尾蚴的疫水而感染，成虫寄生于门静脉系统，病变由虫卵引起，主要位于结肠和肝脏。临床表现有发热、腹痛、腹泻、肝脾肿大、荨麻疹及嗜酸粒细胞显著增多。晚期以纤维阻塞性病变为主，可发展为肝硬化，伴有明显的门脉高压症、巨脾与腹水。血吸虫的传播决定于当地卫生条件和接触含有尾蚴，即感染性幼虫的水，当尾蚴钻入皮肤引起感染时，人即患血吸虫病。血吸虫病典型的潜伏期是 4~6 周。慢性感染常常持续 25~30 年，雌虫的整个寿命大概 5~10 年。

## 一、病因与发病机制

### （一）病因

血吸虫主要是接触了感染性幼虫的水，其中尾蚴、童虫、成虫和虫卵均可释放抗原，从而诱发宿主的免疫应答，引起一系列宿主免疫病理变化，对宿主造成不同程度损害。因此，目前人们已普遍认为血吸虫病是一种免疫性疾病。

## （二）发病机制

血吸虫病的发病表现及其发病机制，详细请见表 18-8。

表 18-8　血吸虫病的发病表现及其发病机制

| | 损害表现 | 病理变化 | 发病机制 |
|---|---|---|---|
| 尾蚴 | 尾蚴性皮炎，表现为入侵部位出现瘙痒的小丘疹，严重者伴全身水肿及多形红斑 | 局部毛细血管扩张充血，伴出血、水肿和中性粒细胞及单核细胞浸润 | 既有速发型（Ⅰ型）超敏反应，也有迟发型（Ⅳ型）超敏反应 |
| 童虫 | 一过性的血管炎，患者可有潮热、背痛、咳嗽、食欲减退甚至腹泻、白细胞特别是嗜酸性粒细胞增多等症状 | 毛细血管栓塞、破裂、局部细胞浸润和点状出血 | 机械性损害和其代谢产物引起的超敏反应有关 |
| 成虫 | 静脉内膜炎 | 可形成免疫复合物，引起免疫复合物型（Ⅲ型）超敏反应。 | |
| 虫卵 | 引起慢性血吸虫病，是血吸虫的主要致病因子 | 可溶性虫卵抗原经卵壳上的微孔渗到宿主组织中，通过巨噬细胞呈递给辅助性T细胞（Th），致敏的Th细胞再次受到同种抗原刺激后产生各种淋巴因子，引起淋巴细胞、巨噬细胞、嗜酸性粒细胞、中性粒细胞及浆细胞趋向、集聚于虫卵周围，形成虫卵肉芽肿（Ⅳ型超敏反应）。虫卵肉芽肿的形成有利于隔离虫卵所分泌的可溶性抗原中的肝毒抗原对邻近肝细胞的损害，避免局部或全身免疫性疾病的发生或加剧，与此同时，沉积在宿主肝、肠组织中的虫卵引起的肉芽肿又可不断破坏肝、肠的组织结构，引起慢性血吸虫病 | |

# 二、临床表现

## （一）急性血吸虫病

常见于初次接触有血吸虫尾蚴疫水而急性发作，高热、畏寒、盗汗、腹痛、腹泻、呕吐、淋巴结及肝脾肿大，常伴有肝区压痛、黏液血便或脓血便等，粪检有血吸虫卵等为主要表现。重症患者可有神志迟钝、黄疸、腹水、高度贫血、消瘦等症状。患者除有皮疹外，还可能出现荨麻疹、神经血管性水肿、出血性紫癜、支气管哮喘等过敏反应。大多数急性血吸虫病病例于感染后 5~8 周出现症状，此时成虫大量产卵，卵内毛蚴向宿主血循环释放大量抗原引起特异性抗体水平急剧升高，形成抗原抗体复合物，引起血清病样综合征。少数病例潜伏期短于 25 天，此时可能是由童虫代谢产物引起的免疫反应。

## （二）慢性血吸虫病

急性期症状消失而未经病原治疗者，或经反复轻度感染而获得免疫力的患者常出现隐匿型间质性肝炎或慢性血吸虫性结肠炎，临床上可分为无症状（隐匿型）和有症状两类。慢性血吸虫病的临床分型及表现，详细请见表 18-9。

表 18-9　慢性血吸虫病的临床分型及表现

| 临床分型 | 临床表现 |
|---|---|
| 隐匿型 | 一般无症状，少数有轻度肝或脾肿大，但肝功能正常 |
| 有症状 | 慢性腹泻或慢性痢疾，呈间歇性出现。肝肿大较为常见，表面光滑，质稍硬，无压痛。肝功能试验除丙种球蛋白可增高外，其余在正常范围，脾多数呈轻度肿大 |

### （三）晚期血吸虫病

晚期血吸虫病是指慢性血吸虫病迁延不愈，出现肝纤维化门脉高压综合征，严重生长发育障碍或结肠显著肉芽肿性增殖的血吸虫病患者。由于反复或大量感染，虫卵肉芽肿严重损害肝脏，出现干线型肝纤维化，临床上出现消瘦乏力加重，劳动力锐减，肝脾肿大、门脉高压和其他综合征。晚期血吸虫病的主要合并症有上消化道出血和肝性昏迷。50% 以上的晚期患者死于上消化道出血，出血部位多位于食管下段或胃底静脉。晚期患者若并发肝性昏迷，死亡率达 70% 以上。根据主要临床表现，我国将晚期血吸虫病分为巨脾型，腹水型，结肠增殖型和侏儒型。晚期血吸虫病的临床分型及表现，详细请见表 18 - 10。

**表 18 - 10　晚期血吸虫病的临床分型及表现**

| 临床分型 | 临床表现 |
| --- | --- |
| 巨脾型 | 脾肿大超过脐平线或横径超过腹中线。脾肿大达 Ⅱ 级，但伴有脾功能亢进、门脉高压或上消化道出血者亦属此型 |
| 腹水型 | 晚期血吸虫病门脉高压与肝功能代偿失调的结果，常在呕血、感染、过度劳累后诱发。高度腹水者可出现食后上腹部胀满不适、呼吸困难、脐疝、股疝、下肢水肿、胸腔积液和腹壁静脉曲张。易出现黄疸 |
| 结肠增殖型 | 以结肠病变为突出表现的临床类型，表现为腹痛、腹泻、便秘或便秘与腹泻交替出现。严重者可出现不完全性肠梗阻。可并发肠癌。 |
| 侏儒型 | 系患者在儿童时期反复感染血吸虫，引致慢性或晚期血吸虫病，影响内分泌功能，其中以脑下垂体前叶和性腺功能不全最为明显。患者表现为身材矮小、面容苍老、无第二性征等临床征象。现已罕见 |

### （四）异位血吸虫病

血吸虫重度感染时，童虫在门脉系统以外寄生并发育为成虫称为异位寄生，由此造成的损害称异位损害或异位血吸虫病。人体常见的异位损害部位在肺和脑，其次为皮肤、甲状腺、心包、肾、肾上腺皮质、腰肌、疝囊、两性生殖器及脊髓等组织或器官。

## 三、药物治疗

### （一）治疗及用药原则

血吸虫病的治疗及用药原则，详细请见表 18 - 11。

**表 18 - 11　血吸虫病的治疗/用药原则**

| 临床病症 | 治疗/用药原则 |
| --- | --- |
| 慢性血吸虫病 | 吡喹酮 40mg/kg 顿服或 1 日 2 次分服 |
| 急性血吸虫病 | 吡喹酮 120mg/kg（儿童 140mg/kg）6 日疗法，病情较重者可先用支持和对症疗法改善机体状况后再作病原治疗 |
| 晚期血吸虫病 | 根治病原改善症状，控制和预防并发症。除并发上消化道出血、高度腹水和肝昏迷外，常规吡喹酮 60mg/kg 于 1～2 日内分 3～6 次口服。并发症治疗可采用中、西医，内、外科结合的综合疗法 |

## （二）药物分类

治疗血吸虫病的常用药物，详细请见表 18 - 12。

**表 18 - 12　治疗血吸虫病的常用药物**

| | |
|---|---|
| 1. 非锑剂化合物 | （1）吡喹酮<br>（2）硝硫氰胺<br>（3）六氯对二甲苯<br>（4）呋喃丙胺与美曲膦酯联合疗法 |
| 2. 锑剂 | （1）酒石酸锑钾<br>（2）没食子酸锑钠 |

## （三）药物选择

### 1. 非锑剂化合物

（1）吡喹酮（Praziquantel）　为异喹啉吡嗪衍生物，是目前治疗血吸虫病的首选药物。低浓度（5ng/ml）可促进血吸虫活动加强，虫体张力升高，较高浓度（1g/ml）导致虫体挛缩，虫体肌肉发生强制性收缩而产生痉挛性麻痹。使虫体表膜去极化，皮层碱性磷酸酶活性明显降低，从而限制其对葡萄糖的摄入，促进糖原分解，使糖原明显减少或消失而致亡。损害虫体皮层，激发宿主免疫功能。用药剂量小，疗程短（1~2 日）、不良反应少，有较高的近期疗效，半年粪检虫卵转阴率为 97.7%~99.4%。为广谱抗蠕虫药。适用于多种血吸虫病，亦用于绦虫病、华支睾吸虫病、肺吸虫病、姜片虫病和囊虫病等。不良反应包括头昏、头痛、关节酸痛、乏力、恶心及失眠，程度均较轻。偶有心悸、低血压、房性和室性期前收缩、皮疹、腹泻、肠绞痛、发热、肌颤、多梦、眼球震颤、肢端麻木等。哺乳期妇女服药期间，直至停药后 72 小时内不宜哺乳；对本药过敏患者、眼囊虫病患者禁用。较严重晚期血吸虫病及各类血吸虫病伴有心、肝、肾等严重器质性疾病患者及有精神病史者慎用。口服，治疗慢性血吸虫病，一日总量 60mg/kg，分 3 次服用，两次给药时间间隔 4~6 小时，治疗 1~2 日。急性血吸虫病，用量 120~140mg/kg，一日量分 2~3 次服用，连服 4 日。4 岁以上儿童，推荐剂量为 20mg/kg，分 3 次服用，两次给药时间间隔 4~6 小时，治疗 1 日。治疗猪囊尾蚴病时，与地塞米松合用可使吡喹酮血药浓度降低约 50%，苯妥英钠和卡马西平可降低吡喹酮的生物利用度，西咪替丁可增加其生物利用度。治疗囊虫病时，与地塞米松合用可使吡喹酮血药浓度降低约 50%，苯妥英钠和卡马西平可降低吡喹酮的生物利用度，而西咪替丁则可增加其生物利用度。

（2）硝硫氰胺（Nithiocyanamine，Amoscanate）　是二苯胺异硫氰基酯类化合物。对成虫有杀灭作用，可能由于虫体三羧酸循环代谢受到干扰，虫体缺乏能量供应，最后导致死亡，给药后第 2 日可见虫体全部"肝移"。为广谱驱虫药，对各型血吸虫及钩虫均有杀灭作用。对童虫的作用较对成虫弱，较大剂量才能阻止其发育为成虫。不良反应可见腹胀、腹痛、食欲减退、恶心、呕吐、肝区压痛、头痛、失眠、多梦、神经衰弱综合征、肌无力、共济失调、自主神经功能紊乱等。精神病患者，有功能眩晕史者，孕妇、授乳妇女禁用。疗程中宜低脂饮食，忌饮酒。肝炎患者，氨基转移酶升高，大便多次孵化阳性者慎用。总剂量为 7mg/kg，成人为 350~420mg，等分为 3 次，晚上服，每晚 1 次。急性血吸虫病总剂量为 10 mg/kg，成人最大剂量为 500mg，分为 5 次，临睡前服，每晚 1 次。疗效 85% 左右。

（3）六氯对二甲苯（Hexachloroparaxylene）　使血吸虫虫体细胞发生生理功能和组织形态改变，引起性腺萎缩，肌肉活动能力减弱，雌雄合抱分离，被血流带至肝脏，最后被肌体防卫机能消灭。临床用于血吸虫病、华支睾吸虫病、肺并殖吸虫病（肺吸虫病）和姜片虫病。本品有蓄积作用，可出现头昏、乏力、头痛、眼花、色视、夜盲，恶心、食欲不振、腹泻、便秘、皮疹等。有家族精神病史、癫痫史者、癔症或严重神经官能症、内耳眩晕症、周围神经病变、肝炎、严重血液病患者以及孕妇、哺乳期妇女禁用。在治疗期间及治疗后一周，禁止饮酒及高脂肪饮食。滴丸，每日一次110mg/kg，疗程7日。乳干粉，每日一次50mg/kg，疗程7日。片剂：一日量80mg/kg，每晚睡前顿服，连服10日为一疗程，总剂量50g。药物相互作用包括：①本品与油共服可提高疗效。②脂肪和酒都能促进其吸收，加重不良反应，在治疗期间及治疗后1周，禁止饮酒及高脂肪饮食。

（4）呋喃丙胺与美曲膦酯（Furapromide and Metrifonate，Dipterex）联合疗法　呋喃丙胺对血吸虫的童虫，成虫及虫卵均有作用，但在上部肠道迅速吸收，对肠系膜下静脉中的成虫及虫卵影响小，故疗效很低。美曲膦酯肛栓应用后，肠系膜下静脉药物浓度较高，通过抑制胆碱酯酶活力促使虫体肝移，故与呋喃丙胺有协同作用治疗血吸虫病。呋喃丙胺副作用为腹痛、腹泻、食欲减退、恶心、呕吐、便血和肌肉痉挛，少数可出现精神障碍。美曲膦酯副作用有头昏、头痛、失眠、乏力、恶心、呕吐、腹痛、腹泻、多汗、多涎、心动过缓、心律失常等。精神病史、神经官能症、溃疡病、肾炎、肝炎等疾病禁用。呋喃丙胺每片0.125g、0.25g及0.5g。成人每日60mg/kg，儿童每日70mg/kg，最大剂量每日3g，分3次服，疗程10日。初1、2日用丰量以减轻副作用。美曲膦酯可用其栓剂，每只含药0.1g、0.15g及0.2g。于疗程的第1~3日，每日在口服呋喃丙胺前自肛门塞入一只。也可用美曲膦酯片剂，每片含50mg，给药时间同栓剂，剂量为每日4mg/kg，连服3日。个别患者可引起阿 - 斯综合征，可应用阿托品，解磷定等治疗，并停用美曲膦酯。

**2. 锑剂**

（1）酒石酸锑钾（Potassium antimony tartrate）　为三价锑的有机化合物，锑钾对我国血吸虫病的治疗曾起过重要作用，但近年来抗血吸虫病非锑化合物的迅速发展，现已摒弃不用。本品可扰乱血吸虫虫体的代谢，因肌体吸附功能丧失使吸盘失去吸附血管壁的能力而被血流带到肝，被炎症组织包围、破坏和消灭，经多次作用后，虫体退化缩小而死亡。另本品尚可使虫体的生殖系统变性，并抑制虫体的1，6 - 二磷酸果糖激酶（PFK），使1，6二磷酸果糖（FDP）减少，将FDP转化为3 - 磷酸甘油醛（TP）的醛缩酶活性减低，从而抑制糖的酵解，影响虫体能量的供给。可用于血吸虫病。不良反应可见：①常见呼吸系统、胃肠道、心血管系统和过敏反应，常见恶心、呕吐、食欲缺乏、腹痛、腹泻、咳嗽、呼吸困难、心动过缓、头晕、疲乏、胸闷、发热、肝大和压痛、畏寒、肌肉痛、关节痛、皮疹、瘙痒、臀部和会阴部水肿。②偶见 AST 或 ALT 升高、黄疸、肝坏死。③个别患者出现阿 - 斯综合征、心室颤动、心电图 T 波压低、Q - T 延长、传导阻滞或期前收缩，严重者甚至死亡。与免疫血清合用可提高疗效。

（2）没食子酸锑钠（Sodium antimony subgallate）　是我国创制的口服锑剂，为锑和没食子酸钠的络合物。现已为口服非锑化合物所替代。作用与酒石酸锑钾相似，但疗效较差。主要用于治疗慢性早期血吸虫病，治疗后大便虫卵转阴率在70%以上。临床用于慢性早期血吸虫病。不良反应与酒石酸锑钾相似，但胃肠道和肝脏反应较重。服药期间若有发热、食量减少一半以上或出现早搏者，应严密观察或暂停药观察。没食子酸锑钠的药理作用与酒石酸锑钾相似，不宜与酒石酸锑钾同时使用。

**案例 18 - 5 解析：**

此例患者曾到过许多地方，第二次入院时发现感染曼氏与埃及血吸虫，孵化阳性需作治疗。患者有症状，虫卵计数显示感染较重。膀胱血吸虫病是一种严重的疾病，其可导致膀胱其他疾患，如膀胱炎和膀胱癌。埃及血吸虫也是危险的，许多并发症是虫卵进入肺脏引起的，例如肺内压增高和肺源性心脏病。

由于此例患者年龄轻和处于感染早期，预后是良好的，用吡喹酮治疗获得成功，且不良反应轻微。

## 本 节 小 结

1. 寄生于人体的血吸虫主要有日本血吸虫、埃及血吸虫及曼氏血吸虫三种，我国血吸虫病的感染源主要是日本血吸虫。

2. 日本血吸虫对人体的危害主要由虫卵引起，基本病变为虫卵肉芽肿形成，病变部位以肝和结肠为主。临床类型分为急性、慢性、晚期、异位血吸虫病。晚期血吸虫病可并发上消化道出血、肝性脑病而致死。

3. 目前治疗血吸虫病的首选药物为吡喹酮。根治病原改善症状，控制和预防并发症。

# 第六节　疟　疾

**案例 18 - 6：**

患者男，20 岁。住院前 4 天发热（38.9℃）、寒战，晚间退热，住院前 2 天再次发作，症状同前，两次发作之间患者体温正常，感觉良好，曾被诊断为流行性感冒，经治疗无效。因病情加重，左侧胸痛，伴轻度咳嗽，体温升至 40.5℃，寒战入院。

入院检查：体温 40.5℃，心率 122 次/分，呼吸 20 次/分，血压 148/90 mmHg. 急性病容，心脏检查（-），左肺可闻少量啰音，脾可触及，质软。

实验室检查：血红蛋白 140 g/L，血沉 14 mm，白细胞总数 $6.65 \times 10^9$/L，其中中性粒细胞 0.80，淋巴细胞 0.20；尿糖及尿蛋白（-）。血涂片检查显示一个油镜有 4 个红细胞内有原虫寄生，虫体均有一个细胞核和多量细胞质，细胞质内有空泡、伪足和棕黄色小点，虫体形态不规则，被寄生的红细胞肿大、变浅，其上有红色小点。

**问题：**

1. 血涂片所见的病原虫是什么？

2. 此患者患了什么疾病？诊断的依据又是什么？最佳的治疗方案是什么？

疟疾（Malaria）是一类由疟原虫引起经按蚊传播的虫媒传染病。寄生于人体的疟原虫共有四种，即间日疟原虫，三日疟原虫，恶性疟原虫和卵形疟原虫。在我国主要是间日疟原虫和恶性疟原虫。根据疟原虫的种类不同，疟疾常分为间日疟、恶性疟、三日疟及卵形疟。前三者又称良性疟，三日疟症状较轻微而不常见，恶性疟感染最广，症状较重，对人类身体健康危害最大。在自然条件下，疟疾必须由按蚊作为媒介，中华按蚊、雷氏按蚊、微小按蚊是我国主要的传疟媒介。疟疾具有明显的节性，间日疟多流行于夏秋季、恶性疟以秋季为多，三日疟则以秋冬季为多。疟疾的临床表现为周期性的发冷、发热、出汗、脾肿大与贫血。

## 一、病因与发病机制

疟原虫在人体内要完成两个生活时期，即红细胞外期与红细胞内期。红细胞外期又分为原发性红细胞外期和继发性红细胞外期。疟原虫的致病机制与侵入的虫种、虫株及其数量和人体的免疫状态有关。

人类疟疾发病是由于疟原虫在红细胞内裂体增殖的结果。红内期裂殖子胀破红细胞，释放出裂殖子、虫体代谢产物、变性的血红蛋白、红细胞碎片。进入血流后被多形核白细胞和巨噬细胞吞噬。内源性热源和虫体代谢产物（外源性热源）作用于下丘脑体温调节中枢，使体温调节发生紊乱，引起寒战、高热、出汗等症状，导致疟疾发作。致病物质被吞噬降解完后，热源消失，体温调节中枢恢复正常，出汗散热。疟疾的传染源为疟疾现症患者或无症状带虫者。血液中原虫密度越高，配子体的密度也越高，传播的概率也越大。

**1. 潜伏期（incubation period）** 指疟原虫入侵人体到出现临床症状的间隔时间，包括原虫红外期和红内期经几代裂体增殖，裂殖子达到一定数量所需的时间。潜伏期的长短与原虫种株、子孢子数量和机体的免疫力密切相关。恶性疟潜伏期为 7～27 天；三日疟潜伏期为 18～35 天；卵形疟潜伏期为 11～16 天；间日疟短潜伏期株为 11～25 天，长潜伏期株为 6～12 个月或更长。

**2. 疟疾发作期（paroxysm）** 典型的疟疾为周期性发作，这与疟原虫红内期裂体增殖周期相一致。典型的间日疟和卵形疟隔日发作一次；三日疟为隔两天发作一次；恶性疟隔 36～48 小时发作一次。初发或不同种疟原虫混合感染时，疟原虫增殖不同步，发作间隔则多无规律，不典型。

**3. 疟疾再燃和复发（recrudescence and Relapse）** 疟疾再燃是指疟疾初发停止后，体内残存的少量红内期疟原虫在一定条件下重新大量繁殖，经数周至数月再次引发的疟疾发作。复发是指疟疾初发患者红内期疟原虫已被消灭，未经蚊媒传播感染，经过数周至年余，又出现疟疾发作。恶性疟原虫和三日疟原虫无迟发型子孢子，因而只有再燃而无复发；间日疟原虫和卵形疟原虫既有再燃，又有复发。

**4. 疟疾并发症** 疟疾导致的并发症可能包括：贫血，脑型疟疾，脾肿大，黑水热，肾病，痢疾型疟疾，寒冷型疟疾，肺水肿。间日疟、卵形疟和三日疟的发病多为良性过程，并发症多与感染前体质虚弱或兼有其他疾病有关。恶性疟原虫不同于其他三种，其感染红细胞的病理特征，可能导致组织器官局部毛细血管阻塞，血流减慢，组织缺氧、栓塞，甚至死亡，因此并发症较多。恶性疟疾所导致的并发症，其症状和体征常不典型，容易和其他疾病混淆，如感冒、病毒性肝炎以及各种病因特别是脑病所致的昏迷。

## 二、临床表现

根据患者感染不同的疟原虫种株，感染程度，机体免疫状态等因素的不同，疟疾发病的临床表现亦不同，但仍有基本规律可循。四种常见人体疟疾的典型的临床发作症状基本相似，可分为前驱期、发冷（寒战）期、发热期、出汗期和间歇期。

（1）前驱期　一般在典型疟疾发作之前，患者首先出现疲乏、头痛、全身不适、畏寒等前期症状。此期相当于肝细胞内的疟原虫（裂殖体）发育成熟裂殖子释入血流。但因周围血内的原虫密度太低，镜检多为阴性。

（2）发冷（寒战）期　疟原虫已成熟，被感染的红细胞破裂，把异体蛋白释放到血浆中，患者表现为全身发抖，颜面苍白，伴头痛、恶心，寒战可持续数分钟至1小时。此时体温多已超过38℃。镜检疟原虫时，大部分为裂殖体和环状体。

（3）发热期　裂殖子已大部分重新进入红细胞，开始下一循环，患者体温骤升，出现高热，体温达到39～40℃，颜面绯红，全身酸痛，头痛加剧，恶心、呕吐，发热可持续2～6小时。发热期所见的原虫以小滋养体为主。

（4）出汗期　伴随着血内刺激物被吞噬和降解，机体通过大量出汗，进入出汗期。在此期内体温迅速恢复正常，上述各种症状逐渐消失。

（5）间歇期　系指前后两次发作的间隔时间。时间长短取决于虫种和免疫力。就典型者的间歇期而言，恶性疟病例很不规则，短仅数小时，长达24～48小时，间日疟和卵形疟约为48小时，三日疟为72小时。镜检所见原虫除恶性疟外，以大滋养体为主。四种人体疟疾的潜伏期及临床表现特点，详细请见表18－13。

表18－13　四种人体疟疾的潜伏期及临床表现特点

| | 潜伏期 | 临床表现 |
|---|---|---|
| 间日疟 | 13～15日 | 多有前驱期。分三型：第一型初发后有多次间歇较短的复发。第二型为短潜伏期，流行季节前的3～5日，常出现原虫或临床的春季复发高峰。第三型为长潜伏期。急性发作以体温超过38℃为准，发作中常见单纯疱疹，多见于口唇周围，也可延及鼻和两耳，偶见于肛门周围和外阴部。预后良好 |
| 三日疟 | 21～30日 | 通常无前驱期，病初发热不高，不规则或弛张型，3～5日后转为典型发作。症状与间日疟相似，每72小时发作一次。有疲倦、肌肉关节酸痛、寒冷感及头痛，往往不易觉察而被忽视。只有复燃，没有复发，足量氯喹和奎宁均能予以根治 |
| 恶性疟 | 7～12日 | 多突然发病。早期常见症状除畏寒、乏力外，伴全身疼痛、恶心、呕吐、寒战可能不明显，热型亦不规则，高低不定，高热可能发生谵妄。体温曲线持续型、弛张型、每日间歇型，或在整个病程中体温很不规则，如无凶险脑型疟或其他重型发作，部分患者可能在数周内逐渐自愈。只有复燃，没有复发。及时治疗，预后良好 |
| 卵形疟 | 13～15日 | 潜伏期、临床发作与间日疟类似，但病情轻、发作短，无明显寒战，热度较低，发作次数一般在6次以内，易自愈，远期复发率低，治愈率高 |

## 三、药物治疗

### （一）治疗及用药原则

抗疟药物及其剂量和给药途径的选择，要视感染的疟原虫种株对药物有无抗药性及原虫血症的密度和病情轻重而定。对重症恶性疟，重点是抢救生命；对一般性疟疾，应着重考虑选用毒性小又能防止再燃和复发的治疗方法。

### （二）药物分类

现有的抗疟药中尚无一种药物能对疟原虫生活史的各个环节都有杀灭作用，不同生长阶段的疟原虫对不同抗疟药敏感度不同，根据抗疟药的作用环节，主要分为以下三类，详细请见表18 – 14。

**表18 – 14  疟疾的治疗药物分类及常用药物**

| 类别 | 常用药物 |
| --- | --- |
| 控制疟疾症状 | 氯喹及其类似物、奎宁、青蒿素及其衍生物、甲氟喹、卤泛群、咯萘啶、本芴醇等 |
| 控制疟疾复发和传播 | 伯氨喹等 |
| 病因性预防 | 乙胺嘧啶等 |

### （三）药物选择

**1. 控制疟疾症状的抗疟药**　此类药物是主要杀灭红细胞内期疟原虫的药物。

（1）氯喹及其类似物

**氯喹（Chloroquine）**　氯喹抗疟作用机制复杂，与药物在疟原虫溶酶体内的高度浓集有关。其机制包括：①干扰疟原虫裂殖体DNA的复制与转录过程或抑制其内吞作用，从而使虫体由于缺乏氨基酸而死亡；②氯喹是弱碱性药物，容易大量进入疟原虫体内，使虫体细胞内pH值升高，形成对蛋白质分解酶不利的环境，使疟原虫分解和利用血红蛋白的能力降低，导致氨基酸缺乏而抑制疟原虫的生长繁殖；③红细胞内期裂殖体破坏红细胞后产生疟色素，其组分高铁原卟啉被认为是氯喹等抗疟药物的高亲和性受体，其与氯喹结合形成复合物，损害疟原虫维持阳离子梯度的能力，破坏疟原虫细胞膜，使虫体溶解死亡；④影响铁的供应；从而抑制疟原虫的生长。临床主要用于治疗疟疾急性发作，能杀灭间日疟、三日疟以及敏感的恶性疟原虫红内期裂殖体，对恶性疟有根治作用，是控制疟疾症状的首选药物。可用于临床性预防，也能阻止良性疟的传播。但因对红外期和红前期疟原虫无效，不能阻止复发，不能根治间日疟（恶性疟无红外期，故能根治）。也不能用作病因性预防，也不能阻断传播。氯喹疗效高，对各种疟原虫红细胞内期裂殖体具有强大的杀灭作用，因此能迅速控制疟疾的临床症状。一般用药24～48小时内患者体温降至正常，症状迅速消失，48～72小时后外周血液中的疟原虫消失。口服吸收快而完全，该药易在组织中贮存，体内代谢和排泄缓慢，作用持久。但目前有部分疟疾对氯喹耐药。不良反应有轻度头昏，头痛，无力，恶心，呕吐、腹痛、视觉障碍等，停药可消失。过量可引起房室传导阻滞，阿–斯综合征。长期大剂量应用可导致不可逆视网膜病、溶血、皮疹、耳毒性、心血管反应、白细胞减少以及肝脏和肾脏的损害。孕妇禁用。老年与心脏病患者，精神病、血液病者以及非阿米巴肝病者慎用。控制疟疾症状发作：成人，口服，首剂1000mg，第2、3日，每日500mg。如与伯氨喹合用，只需第1日服用本药1000mg。儿童，首剂16mg/kg（高热期酌情减量，分次服），6～8小时后及第2～3日各服8mg/kg。预防性抑制疟疾症状发作：成人，一次500mg，一周1次；儿童，一周8mg/kg。药物相互作用包括：本品与保泰松同用，易引起过敏性皮炎；与氯丙嗪合用，易加重肝脏损害；本品对神经肌肉接头有直接抑制作用，链霉素可加重此不良反应；洋地黄化后应用本品易引起心脏传导阻滞；本品与肝素或青霉胺合用，可增加出血机会；本品与伯氨喹合用可根治间日疟。

**哌喹（Piperaquine）**　与氯喹结构、作用相似。抗疟作用类似氯喹，主要对红内期疟原虫有效，耐药虫株对本药仍敏感，故适用于耐氯喹患者。可能通过影响疟原虫滋养体食物胞膜和线粒体膜上的有关酶系而导致其生理功能破坏，从而杀虫。主要用于疟疾症状的抑制性预防，对多种疟原虫红内期无性体均有杀灭作用，并具有长效作用；也可用于疟疾的治疗，对耐氯喹的恶性疟有根治作用。服药后偶有头昏、嗜睡、乏力、胃部不适，面部和嘴麻木感，轻者一般休息后能自愈。本药心血管毒性明显小于氯喹。肝功能不全者、孕妇慎用。口服，抑制性预防疟疾，0.6g（盐基）/次，每月1次，睡前服，可连服3～4个月，但不宜超过6个月。控制疟疾症状：首次服0.6g（盐基），第2、第3日分别服0.6g、0.3g（盐基），总量1.2～1.5g（盐基）。治疗疟疾本药对于抗氯喹性恶性疟有根治作用，但作用缓慢，宜在奎宁、青蒿素或咯萘啶控制症状后续用本品。

**阿莫地喹**　抗疟作用与氯喹相似，对各种疟原虫红细胞内期裂殖体具有强大的杀灭作用，因此能迅速控制疟疾的临床症状。耐氯喹虫株对本药有交叉耐药性。不良反应较少见，是本药特点。孕妇及肝功能损害者亦可用。偶有恶心、呕吐、腹泻和昏睡等。长期服用有时产生角膜沉着，指甲、皮肤与硬腭成青灰色。血液病者、非阿米巴肝病者、孕妇慎用。每片含基质0.2g。成人第1日服基质0.6g，第2～3日各服0.4g，总剂量为1.4g。有免疫力的患者可服0.6g一次顿服。预防服药，每周0.4g顿服。阿莫地喹和青蒿素联合用药与阿莫地喹和长效磺胺联合比较，前者复燃率低，但对新感染的预防没有后者有效。因此相对而言，氨酚喹与长效磺胺联用用于预防，阿莫地喹和青蒿素联用治疗，更能体现出二者的优点。

（2）奎宁（Quinine）　为金鸡纳树皮中的一种生物碱，1820年分离出奎宁后，曾是治疗疟疾的主要药物，但由于不良反应较多，目前已经不作为首选药物。口服吸收快，广泛分布于全身组织，以肝中浓度最高，在肝中迅速被氧化分解，肾排泄快，维持时间较短。奎宁是喹啉类衍生物，奎宁与氯喹的作用相似，能与疟原虫DNA结合，形成复合物，抑制其DNA复制和RNA转录，从而抑制疟原虫的蛋白合成，但作用较氯喹弱。也能降低疟原虫氧耗量，抑制虫体磷酸化酶而干扰其糖代谢。对红细胞外期及配子体无明显作用。临床对各种疟原虫的裂殖体均有抑制作用，但作用较弱。主要作用于疟原虫的红内期，控制疟疾症状，长疗程可根治恶性疟。因其作用较弱，不良反应多，目前在抗疟治疗中已不作为首选药物，主要用于对氯喹耐药或耐多药的恶性疟患者的治疗，尤其是脑型恶性疟。不良反应包括金鸡纳反应，表现为耳鸣、恶心、呕吐、视听减退、精神不振、眩晕等，停药可恢复。偶致急性溶血，肌注可致无菌脓肿，静注可致血压骤降，心脏传导阻滞。妊娠期能刺激子宫，故孕妇忌服；忌静脉推注；本药过敏者、心肌病患者禁用。药物相互作用包括：①制酸药及含铝制剂能延缓或减少奎宁的吸收；②抗凝药与奎宁合用后，抗凝作用可增强；③肌肉松弛药如琥珀胆碱、筒箭毒碱等与奎宁合用，可能会引起呼吸抑制；④奎尼丁与奎宁合用，金鸡纳反应可增加。

（3）青蒿素（Artemisinin）　本品是从中药黄花蒿中提取的有过氧基团的倍半萜内酯，是中国科学家发现的高效、速效、低毒的抗疟药。口服吸收迅速完全，首过效应强，广泛分布于各组织中，易透过血脑屏障，故对脑型疟有效。代谢排泄均较快，作用维持时间短，不利于彻底杀灭疟原虫，复发率较高。青蒿素对间日疟和恶性疟原虫，包括耐氯喹虫株的红内期无性生殖体有强大而快速的杀灭作用，可作为间日疟和恶性疟的治疗药。但对细胞前期和红细胞外期无效。其作用主要通过影响疟原虫的结构，干扰原虫对宿主血红蛋白的利用，造成虫体"饥饿"而死亡。青蒿素也能通过产生自由基，对恶性疟原虫红内期的生物膜产生破坏作用，使之死亡。临床对各类疟疾有效，尤其对耐氯喹、哌喹等抗药性恶性疟有较好的治疗效果，对其所引起的脑型疟也有效，更适合于儿童及边远、医疗条件较差地区脑型疟患者的早期救治。少数病例可出现轻度恶心、呕吐、腹泻等，偶见四肢麻木感和心动过速，无须治疗可恢复正常。个别患者可出现一过性氨基转移酶升高及轻度皮疹。妊娠早期妇女慎用。注射部位较浅时，易引起局部疼痛和硬块。控制疟疾症状发作：成人，口服，首剂1000mg，6～8小时后再服500mg，第2、3日，各服500mg。疗程3日，总量2500mg；儿童，总量15mg/kg，3日内服完。恶性脑型疟，肌内注射，首剂200mg，6～8小时后再给予100mg，第2、3日，各注射100mg，总量500mg。药物相互作用包括：①本品与伯氨喹合用可根治间日疟，明显降低复发率。②与甲氧苄啶合用有增效作用，并可减少近期复燃或复发。③与磺胺多辛和乙胺嘧啶合用，可延缓耐药性发生。

（4）青蒿素类衍生物　在青蒿素基础上进行结构改造，得到了一系列药效学、药动学指标更佳的青蒿素类衍生物，主要包括：双氢青蒿素、蒿甲醚、青蒿琥酯等。

**双氢青蒿素（Dihydroarteannuin）**　对各类疟原虫红细胞内期无性生殖体有强大且快速的杀灭作用，能迅速控制症状和杀灭疟原虫，作用机制同青蒿素。适用于治疗各种类型疟疾。按推荐剂量服用无明显不良反应，个别患者出现皮疹。妊娠早期慎用。口服，成人每次60mg，1次/日，首剂加倍，连服5～7日为一疗程，儿童按年龄递减。在高温、高湿地区，药品原包装启封后，宜存放在冰箱内。密闭，阴凉，避光处存放。与本芴醇、甲氟喹、多西环素、磺胺多辛/乙胺嘧啶伍用能提高治愈率，降低复燃率。为确保阻断传播加服3日伯氨喹。

**蒿甲醚（Artemether）**　本品为青蒿素的脂溶性衍生物，作用机制同青蒿素，对疟原虫红细胞内期无性体有较强的杀灭作用，可迅速杀灭疟原虫并控制临床症状，对抗氯喹恶性疟原虫也具有相同的效果。用于各类型疟疾，包括抗氯喹恶性疟及凶险型疟疾的救治。个别患者有一次性低热，AST、ALT酶轻度升高，网织细胞一过性减少。妊娠妇女，尤其是妊娠早期慎用。口服或肌注，用于杀灭疟原虫无性体及控制临床症状。在第1～2日各200mg，第3～4日各100mg，总量600mg。注射剂遇冷后如有凝固现象，可微温溶解后使用。再燃率比青蒿素低，与伯氨喹合用，可降低复发率。

**青蒿琥酯（Artesunate）**　首先作用于疟原虫的食物胞膜、表膜、线粒体，其次是核膜、内质网，此外，对核内染色体也有一定影响。由于本品最早作用于食物胞膜，从而阻断了营养摄取，使疟原虫较快出现氨基酸饥饿，迅速形成自噬泡，并不断排出体外，使疟原虫损失大量胞质而死亡。对抗氯喹的恶性疟原虫有效，服本品后能迅速控制疟疾的急性发作，适用于凶险性脑型、黄疸型等的抢救以及恶性疟、间日疟的治疗。推荐剂量未见不良反应，当剂量过大时（大于2.75mg/kg）可出现外周网织红细胞一过性降低。随着剂量加大，网织红细胞下降的幅度亦加大，持续时间亦长。妊娠早期妇女慎用。口服，每日1次，每次0.1g，首剂量加倍，连服5日。静注：用5%碳酸氢钠注射液溶解，加5%葡萄糖或糖盐注射液，使每毫升含本品10mg，缓慢静脉注射，3～4ml/min，疟疾控制后，宜再用其他抗疟药根治。每次60mg（1.2mg/kg），7岁以下小儿1.5mg/kg。首次剂量注射后4，24，48小时各重复注射1次，极度严重者，首剂量加倍。本品溶解后立即使用，出现混浊则不可使用，静注速度为每分3～4ml。

（5）甲氟喹（Mefloquine）　本品为合成的抗疟药，活性与奎宁相近，对各类疟原虫（恶性疟原虫、间日疟原虫、三日疟原虫和卵形疟原虫）均有效。本品的治疗与预防作用，主要是由于消灭体内红内期无性繁殖的疟原虫。临床用于预防与治疗疟疾，特别对耐药的恶性疟原虫有效，但也出现了对本品耐药的虫株。不良反应按发生率递降的次序，有意识不清、眩晕、酒醉状态、站立不稳，继续服药时症状可减轻。肝肾功能严重不全的患者，妊娠期禁用。口服，宜用大量水吞服，不宜嚼碎。用餐时服用。药物相互作用包括：①单独使用或与长效磺胺、乙胺嘧啶合用对耐药恶性疟有一定疗效。②本品不能与奎宁同用，因两药合用时类似的不良反应可能增强。

（6）卤泛群（Halofantrine）　本品是杀血液中疟原虫裂殖体的抗疟药，而对感染的其他阶段（即镰状体、肝内期）无明显作用。本品在结构上类似于奎宁、奎尼丁和甲氟喹，它被转化成它的 N - 脱丁基代谢物显示抗疟活性类似于它的母体化合物。用本品治疗急性间日疟原虫有可能复发，因为本品不能消灭红外期（肝细胞期）疟原虫。临床用于治疗疟疾。不良反应有腹痛、恶心、呕吐、腹泻、厌食、头晕、头痛、瘙痒及皮疹等。本品宜空腹服用，至少应在饭前 1 小时或饭后 2 小时服用，以避免食物引起吸收增加或毒性增大。对"无免疫的"患者（即那些以前未接触过疟疾或极少接触到疟疾）500mg/6 小时，连服 3 次。经过一个疗程之后应重复 7 日。对"半免疫的"患者（即那些有长期疟疾流行区居住史或现在的疟疾是由以前治愈的同一疟原虫引起的），通常仅采用一个疗程治疗。药物相互作用包括：①本品与甲氟喹同时并用会导致 Q - Tc 间期毒性，因此，这两种药不可同时并用或相继服用。②为避免复发，用本品治疗急性间日疟原虫感染后，患者应当立即用伯氨喹继续治疗以消灭红外期的疟原虫。

（7）咯萘啶（Malaridine）　该药口服、肌内注射和静脉滴注均有效，毒性也较低。主要杀灭裂殖体。对间日疟、恶性疟原虫红内期裂殖体均有杀灭作用，对耐氯喹疟原虫也有较强效果。对氯喹有抗药性的患者有效，适用于治疗各种疟疾包括脑型疟和凶险疟疾的危重患者。少数患者出现轻度腹痛、胃部不适（口服）。肌注后局部有硬块，每次应改变注射部位。少数患者有头昏、恶心、心悸等反应。严重心、肝、肾病患者慎用。不宜静脉推注。口服，1 次 0.3g，第 1 日 2 次，第 2、3 日各服 1 次；小儿总剂量为 24mg/kg，分 3 次服。静滴：每次 3～6mg/kg，加入 5% 葡萄糖注射液 200～500ml 中，2～3 小时滴完，共给药 2 次，间隔 4～6 小时。臀部肌注：每次 2～3mg/kg，共给药 2 次，间隔 4～6 小时。该药可与磺胺多辛、乙胺嘧啶联合用药，合用剂量：咯萘啶 0.5g，磺胺多辛 1000mg，乙胺嘧啶 50mg。顿服 1 剂，其疗效明显优于甲氟喹复方片，治愈率可达 100%（包括抗药性恶性疟疾）。

（8）本芴醇（Benflumetol）　是我国研制的抗疟新药，口服吸收慢，组织分布广、体内停留时间长。能明显彻底杀灭疟原虫红内期无性体，杀虫比较彻底，治愈率高，对耐氯喹或耐多药的恶性疟治愈率可达 95% 左右，但对原发性红细胞外期和配子体无效。治疗恶性疟，尤其适用于耐氯喹虫株所致的恶性疟疾。亦可与青蒿素合用。未见明显不良反应，少数患者可出现心电图 QT 间期一过性轻度延长。对本药或卤泛群过敏者禁用。心脏病和肾脏病患者慎用。口服，成人，顿服，首日 800mg，第 2～4 日各 400mg。儿童，一日 8mg/kg，连服 4 日。

**2. 控制复发和传播的抗疟药**　伯氨喹（Primaquine）　口服吸收快而完全，主要分布于肝脏，代谢和排泄均较快，维持时间短，需每日给药。药理作用：对疟原虫的红外期与配子体有较强的杀灭作用，为阻止疟疾复发、中断传播的有效药物；其抗疟作用可能是其代谢物具有抑制线粒体的氧化性质，使疟原虫摄氧量显著减少。同时，干扰疟原虫红外期三磷酸吡啶核苷酸的还原过程，影响疟原虫的能量代谢和呼吸而导致死亡。本药可杀灭间日疟、三日疟、恶性疟和卵形疟组织期的虫株，尤以间日疟为主，也可杀灭多种疟原虫的配子体，对恶性疟作用尤强，对红内期虫株作用弱。用于根治良性疟及控制各型疟疾传播，是控制复发和阻止疟疾传播的首选药物。常与氯喹或乙胺嘧啶合用。疟原虫对该药极少产生耐药性。本药毒性较高，目前尚无合适药物取代。易发生疲乏、头昏、恶心、呕吐、腹痛、发绀、药热等症状，停药后可自行恢复。先天性缺乏 6 - 磷酸葡萄糖脱氢酶者，服药后可发生急性血管内溶血，出现高热，伴血红蛋白尿及溶血性黄疸，严重者可引起急性肾功能衰竭。孕妇、葡萄糖 - 6 - 磷酸脱氢酶缺乏者、系统性红斑狼疮患者、湿性关节炎患者禁用。肝、肾、血液系统疾病患者，急性细菌及病毒感染患者及糖尿病患者慎用。根治间日疟，按磷酸伯氨喹计，成人，每日口服 26.4~52.8mg，1 日 1 次，连服 14 日。或每日服 39.6mg，分 3 次服，连服 8 日，服此药前 3 日，同服氯喹，或在第 1、第 2 日同服乙胺嘧啶。儿童，按伯氨喹计，一日口服 0.39mg/kg，连服 14 日。控制疟疾传播，配合氯喹等治恶性疟时，成人，每日服 26.4mg，连服 3 日。儿童，剂量同根治间日疟，连服 3 日。药物相互作用包括：①与氯喹合用，可根治间日疟。②与米帕林（阿的平）及氯胍合用后，两药可抑制其代谢，故使其血药浓度大大提高，维持时间也延长，毒性增加，但疗效未见增加。③与金硫葡糖都均易导致血液异常，合用可加重这种不良反应。

**3. 病因性预防的抗疟药** 乙胺嘧啶（Pyrimethamine） 疟原虫红内期不能利用环境中的叶酸，需自行合成。本药可抑制疟原虫二氢叶酸还原酶干扰叶酸代谢，使二氢叶酸不能还原成四氢叶酸，最后使核酸合成减少，通过抑制细胞核的分裂而使疟原虫的繁殖受到抑制。疟原虫的 DNA 合成主要发生在滋养体阶段，在裂殖体期合成甚少，故本药主要作用于进行裂体增殖的疟原虫，对已发育的裂殖体无效。该药能杀灭各种疟疾的红细胞外期疟原虫，是较好的病因性预防的首选药物。不良反应出现恶心、呕吐，头痛、头晕等症状，重者昏迷抽搐。肾功能不良、哺乳期妇女慎用。预防疟疾：口服成人每次 25mg，每周一次，小儿酌减；抗复发治疗：成人每日口服 25~50mg，连服 2 日，疗程 3 日，小儿酌减（多与伯氨喹合用）。本药排泄慢，有高度蓄积性。一次过量或长期服用，可引起毒性反应。如骨髓抑制和消化道症状。长期用药应经常查血象。药物相互作用包括：①与磺胺类或砜类并用，对疟原虫叶酸代谢发挥双重阻断作用，从而产生协同效应，并减少耐药性。②与磺胺多辛、甲氟喹或咯萘啶联合应用，可治疗各型疟疾。③对疟原虫红外期有作用，故常与伯氨喹合用以抗复发。

## 知识拓展

### 屠呦呦与青蒿素

2015 年 10 月 5 日，瑞典斯德哥尔摩诺贝尔委员会举办新闻发布会，宣布 2015 年诺贝尔生理学或医学奖得主。中国药学家屠呦呦，爱尔兰科学家威廉·坎贝尔、日本科学家大村智分享该奖项。

屠呦呦的主要贡献是于 1971 年，首次提出用乙醚低温提取青蒿有效成分，并且报告了青蒿提取物的抗疟效果，并于 1973 年首创其还原衍生物——双氢青蒿素。青蒿素及其衍生物青蒿琥酯、蒿甲醚能迅速消灭人体内疟原虫，对脑疟等恶性疟疾有很好的治疗效果。其可口服、可肌内或静脉注射，甚至可制成栓剂，使用简单便捷。为了防范疟原虫对青蒿素产生抗药性，目前普遍采用青蒿素与其他药物联合使用的复方疗法。青蒿素是当前中国被国际承认的唯一创新药物。

案例解析

案例 18 - 6 解析：

1. 血涂片所见的病原虫是间日疟原虫滋养体。

2. 该患者患了间日疟。诊断的依据是患者所居住地区为疟疾流行区，周期性发作，每 24 小时发作一次，主要症状为发热、寒战、出汗、热歇。脾肿大。最佳治疗方案是氯喹 + 伯氨喹。

## 本 节 小 结

1. 疟疾是由疟原虫引起经按蚊传播的传染病。

2. 治疗疟疾的药物分别有：控制症状的抗疟药，氯喹、奎宁、青蒿素等；控制复发和传播的抗疟药，伯氨喹等；病因性预防的抗疟药，乙胺嘧啶等。

思考题

1. 治疗滴虫病的首选药物是什么？该药有哪些用药特点？

2. 感染蛲虫病常见的治疗药物有哪些？各自有何特点？

3. 简述蛔虫病常见治疗方法及各自特点？

4. 治疗钩虫病的用药原则是什么？

5. 治疗血吸虫病的用药原则是什么？

6. 常用的抗疟药分哪几类？各有何作用？

（李　琳）

# 第十九章　妇科疾病与计划生育的药物治疗

## 学习导引

**知识要求**

1. **掌握**　围绝经期综合征、阴道炎、避孕的药物选用。
2. **熟悉**　围绝经期综合征、阴道炎、避孕的选药原则。
3. **了解**　围绝经期综合征、阴道炎等的病因及临床表现。

**能力要求**

1. 熟练围绝经期综合征、阴道炎的药物治疗的技能。
2. 学会应用围绝经期综合征、阴道炎及避孕的用药原则，解决患者相关疾病个体化药物治疗问题。

## 第一节　围绝经期综合征

**案例解析**

**案例 19 - 1：**

患者，女，47 岁，因头晕乏力、潮热、失眠多梦三月余、停经 2 月而就诊。妇科检查未发现性器官炎症、肿瘤；辅助检查：脑电图、心电图、血常规、脑 CT 未见异常。诊断：围绝经期综合征。

问题：

1. 围绝经期综合征发生的原因是什么？
2. 绝经激素治疗的方案有哪些？

更年期泛指绝经前后的一段时间，是从育龄期过渡到老年期的一个特殊的生理阶段。围绝经期综合征也称更年期综合征，发生的原因主要由于卵巢功能衰竭，卵巢分泌的雌激素减少而引起的。在社会关系方面，围绝经期妇女面临一些社会问题如职业困难、离婚父母疾病或死亡、孩子长大离开身旁等，这一切都给她们带来精神压力，在一定程度上干扰了围绝经期妇女的生活、工作及其与他人的关系。

## 一、病因与发病机制

绝经是指妇女一生中的最后一次月经，一般需要在最后一次月经12个月之后才能确认。绝经可分为自然绝经和人工绝经。自然绝经指卵巢内卵泡用尽，或剩余的卵泡对促性腺激素丧失了反应，卵泡不再发育和分泌雌激素，不能刺激子宫内膜生长，导致绝经。人工绝经是指手术切除双侧卵巢或用其他方法停止卵巢功能，如放射治疗和化疗等。女性特征和生理功能都与卵巢所分泌的雌激素有密切关系，卵巢功能一旦衰竭或被切除和破坏，卵巢分泌的雌激素就会显著减少。卵巢分泌的雌激素、孕激素减少，对下丘脑、垂体的负反馈作用减弱，下丘脑释放的促性腺释放激素和尿促卵泡素释放激素增多，垂体促黄体素（LH）和促卵泡激素（FSH）分泌亦增多。在自然绝经1年内，FSH能上升13倍，而LH仅上升3倍，绝经2~3年内，FSH/LH达最高水平，以后随年龄增长逐渐下降。绝经后卵巢分泌雌激素极少，妇女体内低水平雌激素主要是由来自肾上腺皮质以及来自卵巢的雄烯二酮经周围组织中芳香化酶转化的雌酮，转化的部位主要在肌肉和脂肪，肝、肾、脑等组织也可促进转化。一般绝经年龄在45~55岁，平均50岁。目前普遍认为进入绝经过渡期的标志是40岁以上的妇女在10个月内发生两次相邻月经周期长度的变化≥7天，绝经过渡期的终点是最终一次月经即绝经。围绝经期起点同绝经过渡期，终点为最后一次月经后1年。围绝经期综合征为妇女绝经前后出现性激素波动或减少所致的一系列以自主神经系统功能紊乱为主，伴有神经心理症状的一组症状。

## 二、临床表现

**1. 月经紊乱和闭经**　月经周期改变是围绝经期出现最早的临床症状，可以分为3种类型：①月经周期延长，经量减少，最后绝经；②月经周期不规则，经期延长，经量增多，甚至大出血或出血淋漓不断，然后逐渐减少而停止；③月经突然停止，较少见。

**2. 血管舒缩症状**　表现为潮热、出汗，由血管舒缩功能不稳定引起，是围绝经期综合征最突出的特征性症状。这种血管功能不稳定可历时1年，有时长达5年或更长。表现为潮热起自前胸，涌向头颈部，然后波及全身，少数妇女仅局限在头、颈和乳房。在潮红的区域患者感到灼热，皮肤发红，紧接着爆发性出汗。持续数秒至数分钟不等，发作频率每天数次至30~50次。夜间或应激状态易促发。

**3. 精神神经症状**　可出现易激动、失眠、焦虑、多疑、抑郁、注意力不集中等症状，有时甚至喜怒无常，状似精神异常。

**4. 心血管症状**　少数患者出现轻度高血压，阵发性发作，血压升高时出现头昏、头痛、胸闷、心悸。部分患者有假性心绞痛，有时伴心悸、胸闷。

**5. 与雌激素相关的器官变化**　可出现外阴及阴道萎缩，易发生感染，发生老年性阴道炎。皮肤干燥、弹性消失。

**6. 绝经后骨质疏松**　妇女从围绝经期开始，骨质吸收速度大于骨质生成，促使骨质丢失而骨质疏松。表现为骨痛、身材变矮、驼背、易发生骨折等。

## 三、药物治疗

### （一）治疗原则

围绝经期妇女应加强心理治疗，保持生活规律化，多吃水果蔬菜，少食动物脂肪，坚持运动，预防骨质疏松。围绝经期综合征药物治疗主要采用绝经激素治疗（menopausal hormone therapy，MHT），建议选择能达到治疗目的的最低有效剂量；有子宫的妇女补充雌激素的同时必须合用孕激素保护子宫；在卵巢功能开始衰退并出现相关症状时即可应用。

### （二）药物选择

**1. 单纯孕激素补充治疗** 适用于绝经过渡期，调整卵巢功能衰退过程中出现的月经问题。地屈孕酮 10～20mg/d 或微粒化黄体酮胶丸或胶囊 200～300mg/d 或醋酸甲羟孕酮 4～6mg/d，周期使用 10～14 天。

**2. 单纯雌激素补充治疗** 适用于已切除子宫的妇女。结合雌激素 0.3～0.625mg/d 或戊酸雌二醇片 0.5～2mg/d 或半水合雌二醇贴每周 1/2～1 贴，连续应用。

**3. 雌激素、孕激素序贯用药** 适用于有完整子宫、围绝经期或绝经后仍希望有月经样出血的妇女。这种给药方式是模拟生理周期，在用雌激素的基础上，每月加用孕激素 10～14 天。又可分为周期序贯和连续序贯，前者每周停用雌激素 2～7 天；后者连续应用雌激素。

**4. 雌激素、孕激素连续联合用药** 适用于有完整子宫、绝经后不希望有月经样出血的妇女。这种方法每日均联合雌激素、孕激素，一般为连续性用药。

**5. 阴道局部雌激素应用** 绝经后期妇女阴道干燥、疼痛、性交困难、尿频、尿急等生殖道萎缩症状十分常见，仅为改善泌尿生殖道萎缩症状时，推荐阴道局部用药。一般选择不经阴道黏膜吸收的雌激素，如普罗雌烯阴道片和乳膏，理论上无需加用孕激素。阴道用药，每日 1 次，连续使用 2 周症状缓解后，改为每周用药 2～3 次。

**6. 其他治疗方法** 对于不适合绝经激素治疗或不愿接受绝经激素治疗的患者，可选择其他非激素制剂来缓解症状。目前应用较多的是中成药，如杞菊地黄丸、更年安、乌灵胶囊等，在缓解绝经期症状方面安全有效。

### 知识拓展

植物雌激素（phyto - oestrogens）是一类具有类似动物雌激素生物活性的植物成分，对于妇女绝经后因雌激素减少引起的一些疾病以及激素相关疾病有较好的预防和治疗作用。植物雌激素主要有 3 类：异黄酮类（isoflavones）、木酚素类（lig - nans）和黄豆素类（coumestans）。大豆异黄酮是从非转基因大豆精制而成的生物活性物质，在雌激素生理活性强的情况下，异黄酮能起抗雌激素作用，降低受雌激素激活的癌症如乳腺癌的风险，而当妇女绝经时期雌激素水平降低，异黄酮能起到替代作用，避免潮热等停经期症状发生。

## 案例解析

**案例 19 - 1 解析：**

1. 围绝经期综合征发生的原因是什么？

答：围绝经期综合征发生的原因主要由于卵巢功能衰竭。妇女绝经前后出现性激素波动或减少所致的一系列以自主神经系统功能紊乱为主，伴有神经心理症状的一组症状。

2. 绝经激素治疗的方案有哪些？

答：绝经激素治疗的方案有：①单纯孕激素补充治疗；②单纯雌激素补充治疗；③雌激素、孕激素序贯用药；④雌激素、孕激素连续联合用药；⑤阴道局部雌激素应用。

## 本 节 小 结

1. 发病原因：围绝经期综合征也称更年期综合征，发生的原因主要由于卵巢功能衰竭，卵巢分泌的雌激素减少而引起的。

2. 临床表现：潮热、出汗，是血管舒缩功能不稳定，是围绝经期综合征最突出的特征性症状。

3. 治疗原则：围绝经期综合征药物治疗主要采用绝经激素治疗（MHT），建议选择能达到治疗目的的最低有效剂量；有子宫的妇女补充雌激素的同时必须合用孕激素保护子宫；在卵巢功能开始衰退并出现相关症状时即可应用。

4. 用药方法：①单纯孕激素补充治疗；②单纯雌激素补充治疗；③雌激素、孕激素序贯用药；④雌激素、孕激素连续联合用药；⑤阴道局部雌激素应用；⑥其他治疗方法。

# 第二节　阴道炎

## 案例解析

**案例 19 - 2：**

患者，女，31 岁，外阴瘙痒 3 天来诊，妇检：外阴已婚引产式，红肿、充血，大量豆腐渣样分泌物，阴道畅，阴道黏膜充血；镜检发现假丝酵母菌的芽生孢子。诊断：念珠菌性阴道炎。

**问题：**

1. 真菌性阴道炎的临床表现有哪些？

2. 简述真菌性阴道炎的治疗方法。

正常健康妇女，由于解剖学及生物化学特点，阴道对病原体的侵入有自然防御功能，当阴道的自然防御功能遭到破坏，则病原体易于侵入，导致阴道炎症。阴道炎是妇科门诊常见的疾病。

## 一、病因与发病机制

常发生的阴道炎症疾病有：①真菌性阴道炎；②滴虫性阴道炎；③细菌性阴道炎；④老年性阴道炎。

真菌（霉菌）在正常人的口腔、阴道、消化道等处都可寄生和生长。当机体抵抗力下降或阴道内酸碱及菌群失去平衡，引起真菌在阴道内的繁殖可导致真菌性阴道炎。真菌性阴道炎常见菌种为白色念珠菌。真菌性阴道炎可由性接触或性交直接感染。婴儿及未婚少女发生真菌性阴道炎的主要原因为肠道寄生的念珠菌传播到外阴，继而进入内阴引起。使用被污染的卫生纸、浴盆、浴巾、内裤等也可引起。除此之外，当长期使用糖皮质激素、免疫抑制剂、抗菌药、口服避孕药也可导致真菌性阴道炎。

滴虫性阴道炎发生率仅次于真菌性阴道炎，多见于青年妇女。滴虫性阴道炎与性传播有着密切关系，性伴侣双方都有感染，往往与淋病、淋病性尿道炎同时存在。阴道毛滴虫的传播方式主要有：①直接传播：如性传播，男女双方可相互传染。②间接传播：如通过共用浴盆、浴巾、内裤、坐便器等方式传播。

细菌性阴道炎是加特纳菌、厌氧菌等增多，而乳酸杆菌减少，阴道内生态平衡系统改变而引起的疾病，可通过性交传染。在性关系混乱的人群中，加特纳菌性阴道炎有高流行率。

老年性阴道炎主要表现为绝经前后多种原因所致的阴道局部抵抗力低下、致病菌感染所致的阴道炎症，严重时可引起阴道狭窄甚至闭锁。

## 二、临床表现

真菌性阴道炎主要表现为：①外阴瘙痒、阴唇肿胀有灼烧或刺痒感；②白带增多、黏稠，呈白色豆渣样或凝乳样，有时稀薄，含有白色片状物；③阴道黏膜上有白色伪膜状物覆盖，不易脱落，擦后可见阴道黏膜红肿或有出血点；④往往伴有排尿困难、尿急、尿频、疼痛。

滴虫性阴道炎主要症状为黄绿色泡沫白带增多与外阴瘙痒。白带稀薄并有腥臭，若合并细菌感染则呈脓状白带并伴臭味，阴道黏膜出血时常呈赤带。白带量很多，常积于后穹窿内，有时亦可溢出阴道口。瘙痒部位主要在阴道口及外阴，灼痛、性交痛亦常见。阴道检查可见阴道黏膜及宫颈红肿、出血"草莓样斑点"、阴道触痛等。少数患者可有腰骶部酸痛和月经不调。阴道毛滴虫如寄生在尿道和膀胱内可产生滴虫性尿道膀胱炎，患者有尿频、尿急、尿痛、间歇性血尿、尿线中断、尿潴留和尿道红肿等症状。阴道分泌物镜检时可发现毛滴虫，性伴侣可能有尿道炎症状。

细菌性阴道炎典型临床症状为阴道异常分泌物明显增多，呈稀薄均质状或稀糊状，为灰白色，灰黄色或乳黄色，带有特殊的鱼腥臭味。患者外阴有不适感，包括不同程度的外阴瘙痒，一般无明显时间性，但在休息状态及心情紧张状态下瘙痒感更加明显。有的患者出现性交痛，极少数患者出现下腹疼痛，性交困难及排尿异常感。

老年性阴道炎主要表现为：①阴道分泌物增多，分泌物稀薄，呈淡黄色，严重者呈脓血性白带，有臭味；②外阴出现瘙痒、灼热感；③阴道黏膜萎缩，可伴有性交痛，有时有小便失禁；④可出现尿频、尿急、尿痛等泌尿系统的刺激症状；⑤妇科检查可见阴道黏膜呈萎缩性改变；⑥阴道黏膜有出血点或出血斑，以后穹窿及宫颈最明显，严重者也可形成溃疡或外阴潮红糜烂粘连，粘连严重时造成阴道狭窄甚至闭锁，炎性分泌物引流不畅形成阴道积脓或宫腔积脓。

## 三、药物治疗

### （一）治疗原则

真菌性阴道炎首选硝酸咪康唑栓治疗；滴虫性阴道炎首选甲硝唑的制剂；细菌性阴道炎可使用甲硝唑、克林霉素及甲砜霉素等抗菌药物治疗；老年性阴道炎原则上应是提高阴道的抵抗力，抑制细菌的生长，局部使用雌激素制剂有直接的治疗效果，局部用抗菌药治疗可选择甲硝唑或氧氟沙星等。

### （二）药物分类

治疗阴道炎的药物主要分为：①硝基咪唑类：如甲硝唑与甲硝唑栓等。②唑类抗真菌药：如克霉唑栓、咪康唑栓等。③雌激素：如尼尔雌醇、雌三醇软膏等。④抗菌药物：如，氧氟沙星、甲砜霉素等。

### （三）药物的选择

**1. 真菌性阴道炎**　真菌性阴道炎首选硝酸咪康唑栓治疗，也可选用制霉菌素、克霉唑、益康唑栓。硝酸咪康唑栓的使用方法为：一次用 0.1~0.2g，塞入阴道，联用 7 天；或一次0.4g，联用 3 天。使用前用 4% 碳酸氢钠溶液清洗阴部。伴有老年糖尿病患者的外阴可用 3% 克霉唑霜、咪康唑乳膏等涂敷，每日 2~3 次，症状消失后再用 3~5 天。

**2. 滴虫性阴道炎**　滴虫性阴道炎的首选药物为甲硝唑的制剂。可采用甲硝唑泡腾片、甲硝唑栓、复方甲硝唑栓（甲硝唑、人参茎叶皂苷、维生素 E）连用 7~10 天。制霉菌素对毛滴虫和真菌均有抑制作用，对混合感染者最为适合。曲古霉素对滴虫、阿米巴原虫、念珠菌均有抑制作用，同时患有滴虫、念珠菌感染者可使用。聚甲酚磺醛可用于滴虫、真菌、细菌所引起阴道感染。硝呋太尔可治疗滴虫、细菌、真菌所引起的外阴感染和白带增多。滴虫性阴道炎者可应用 0.02% 高锰酸钾溶液清洗。已婚妇女的真菌性阴道炎必须夫妻双方同时治疗，连续 3 次检查滴虫为阴性方可停药。

**3. 细菌性阴道炎**　对于细菌性阴道炎，甲硝唑被认为具有可靠疗效。甲硝唑口服，每次 0.2g，每日 3 次，连续 7 日，或 0.75% 甲硝唑膏，外用，每日 1 次，连续 5 日。不耐受者可选择克林霉素或克林霉素栓。甲砜霉素对多种革兰阴性及阳性菌有效，且对厌氧菌生长有良好疗效，也可选用。细菌性阴道炎患者在进行治疗时，其男性性伴侣应同时予以治疗。

**4. 老年性阴道炎**　原则上应是提高阴道的抵抗力，抑制细菌的生长。可采用：①雌激素治疗，局部使用雌激素制剂有直接的治疗效果；②局部用抗菌药，一般性外用药甲硝唑 200mg 或氧氟沙星 100mg，每晚 1 次阴道内用药，7~10 天为 1 个疗程；③阴部冲洗，为增加阴道酸度用 1% 乳酸或 0.1% 醋酸溶液冲洗阴道，或 1：5000 高锰酸钾溶液坐浴，1 次/日；无医疗条件者可用食醋 60ml 加入温开水中坐浴。但在有以上有效药物可供使用时，不提倡常规进行阴道冲洗。使用雌激素时，应首先排除雌激素禁忌证，如乳腺癌、子宫内膜癌等。

**案例解析**

**案例 19 - 2 解析：**

1. 真菌性阴道炎的临床表现有哪些？

答：真菌性阴道炎主要表现为：①外阴瘙痒、阴唇肿胀有灼烧或刺痒感；②白带增多、黏稠，呈白色豆渣样或凝乳样，有时稀薄，含有白色片状物；③阴道黏膜上有白色伪膜状物覆盖，不易脱落，擦后可见阴道黏膜红肿或有出血点；④往往伴有排尿困难、尿急、尿频、疼痛。

2. 简述真菌性阴道炎的治疗方法。

答：真菌性阴道炎首选硝酸咪康唑栓治疗，也可选用制霉菌素、克霉唑、益康唑栓。硝酸咪康唑栓的使用方法为：一次用 0.1～0.2g，塞入阴道，联用 7 天；或一次 0.4g，联用 3 天。使用前用 4% 碳酸氢钠溶液清洗阴部。伴有老年糖尿病患者的外阴可用 3% 克霉唑霜、咪康唑乳膏等涂敷，每日 2～3 次，症状消失后再用 3～5 天。

**本 节 小 结**

1. 阴道炎症疾病有：①真菌性阴道炎；②滴虫性阴道炎；③细菌性阴道炎；④老年性阴道炎。

2. 治疗阴道炎的药物主要分为：①硝基咪唑类：如甲硝唑与甲硝唑栓等。②唑类抗真菌药：如克霉唑栓、咪康唑栓等。③雌激素：如尼尔雌醇、雌三醇软膏等。④抗菌药物：如，氧氟沙星、甲砜霉素等。

3. 真菌性阴道炎常首选硝酸咪康唑栓治疗；滴虫性阴道炎的首选药物为甲硝唑的制剂；对于细菌性阴道炎主要使用甲硝唑和其他抗菌药；老年性阴道炎常选用雌激素治疗和局部用抗菌药等。

# 第三节　计划生育与避孕

**案例解析**

**案例 19 - 3：**

李某某与王某新婚不久，由于工作繁忙，暂时不希望要孩子。由于避孕方法问题向医生咨询。医生建议：采用避孕套或短效避孕药的方法避孕。

**问题：**

1. 新婚期是否可经常采用紧急避孕法避孕？

2. 避孕失败药物流产的禁忌证与不良反应是什么？

计划生育为我国的一项基本国策。避孕是采用科学的方法使女性避免怀孕控制生育的主要方法。理想的避孕方法应符合安全、高效、简便、实用、经济的原则，对男女双方均能接受，并无不良影响。生殖是一个复杂的生理过程，避孕主要控制生殖过程中的 3 个关键环节：抑制精子与卵子产生；阻止精子与卵子结合；影响受精卵的着床和发育。男性避孕主要采用避孕套和男性绝精术；女性可以采用宫内节育器、药物避孕、自然避孕、节育术等方法。避孕药是一种安全、方便、有效的避孕方式，现有的避孕药绝大多数为女用避孕药。大多数女用避孕药的主要成分为孕激素和雌激素，所以又称甾体类避孕药。

女用避孕药的避孕机制主要有以下几个方面：①抑制排卵：通过给予外源性的雌激素和孕激素反馈性抑制下丘脑释放促性腺激素释放激素（GnRH），使卵泡的发育和成熟受到抑制，并抑制排卵过程。②改变宫颈黏液性状：单孕激素制剂主要通过改变宫颈黏液，使之分泌减少、黏稠度增加不利于精子透过而发挥作用。③抗着床作用：甾体类避孕药可改变子宫形态与功能，抑制子宫内膜正常繁殖，使子宫内膜与胚胎发育不同步，不利于受精卵着床而发挥作用。④改变输卵管功能：雌激素可增强输卵管运动，孕激素则相反，在避孕药的作用下，输卵管的运动分泌均受影响，干扰受精卵的着床。雌激素和孕激素组成的复方制剂以抑制排卵为主，小剂量孕激素以阻碍受精为主，大剂量孕激素以抗着床为主。

## 一、药物分类

避孕药分为：①复方短效避孕药；②长效注射避孕药；③探亲避孕药；④缓释避孕药；⑤紧急避孕药等。

**表 19 – 1　我国常用的口服避孕药**

| 类别 | 药品名称 | 组成成分 | |
| --- | --- | --- | --- |
| | | 雌激素 | 孕激素 |
| 短效避孕药 | 复方炔诺酮 | 炔雌醇 35 μg | 炔诺酮 600 μg |
| | 复方左炔诺孕酮片 | 炔雌醇 30 μg | 左炔诺孕酮 150 μg |
| | 复方醋酸甲地孕酮片 | 炔雌醇 35 μg | 醋酸甲地孕酮 1 mg |
| | 复方醋酸环丙孕酮片 | 炔雌醇 35 μg | 醋酸环丙孕酮 2 mg |
| | 复方孕二烯酮片 | 炔雌醇 30 μg | 孕二烯酮 75 μg |
| | 去氧孕烯炔雌醇片 | 炔雌醇 30 μg | 去氧孕烯 150 μg |
| 紧急避孕药 | 左炔诺孕酮片 | | 左炔诺孕酮 0.75 mg |
| | 米非司酮片 | | 米非司酮 25 mg |
| 探亲避孕药 | 炔诺酮探亲避孕片 | | 炔诺酮 3 mg |
| | 复方双炔失碳酯肠溶片 | | 双炔失碳酯 7.5 mg |
| | 甲地孕酮探亲避孕片 1 号 | | 甲地孕酮 2 mg |
| 长效避孕药 | 复方左炔诺孕酮 | 炔雌醚 3 mg | 左炔诺孕酮 6 mg |
| | 复方炔诺孕酮二号片 | 炔雌醚 2 mg | 炔诺孕酮 10 mg |
| | 复方炔雌醚片 | 炔雌醚 3 mg | 氯地孕酮 12 mg |
| | 三合一炔雌醚片 | 炔雌醚 2 mg | 氯地孕酮 6 mg，炔诺孕酮 6 mg |

## 二、药物选择

新婚期可选择避孕套或复方短效口服避孕药，避孕效果好，不良反应低；哺乳期不宜选择含雌激素制剂，可选择避孕套或单孕激素制剂长效避孕针或皮下埋植剂；生育后期可采用长效、安全、可靠的避孕方法。紧急避孕药最常见是大剂量孕激素，重复多次使用会对健康产生影响。

**1. 口服避孕药**　分为复方短效口服避孕药和复方长效口服避孕药。①复方短效口服避孕药主要机制以抑制排卵为主，使用方法：复方炔诺酮片和复方甲地孕酮片，于月经第 5 日开始服用，连续服药22日，停药7日后开始服第2个周期；复方去氧孕酮片、复方孕二烯酮片等于月经第1日开始服用，连续服药21日，停药7日后开始服第2个周期；三相片模仿正常月经中内源性雌激素、孕激素水平变化，按照药盒内的提示顺序连服21日。②复方长效口服避孕药，每月服药1次可避孕1个月。

**2. 长效避孕针** 分为雌、孕激素复合制剂和单孕激素制剂。①雌、孕激素复合制剂，肌肉注射1次可避孕1个月；②单孕激素制剂，如醋酸甲羟孕酮避孕针，每隔3个月注射1次；庚炔诺酮避孕针，每隔2个月肌内注射1次。

**3. 紧急避孕药** 分为雌、孕激素复方制剂、单孕激素制剂和抗孕激素制剂。①雌、孕激素复方制剂，如复方左炔诺孕酮片，在无保护性生活后72小时内服4片，12小时后再服4片；②单孕激素制剂，如左炔诺孕酮片，在无保护性生活后72小时内服1片，12小时后再服1片；③抗孕激素制剂，如米非司酮片，在无保护性生活后72小时内服1片即可。紧急避孕药避孕效率低，剂量大，不良反应多，不能作为常规的避孕方法。

## 三、避孕失败的补救

可采用手术方法终止妊娠，如负压吸引术、钳刮术等，也可使用药物流产。药物流产的药物有米非司酮和米索前列醇。两者配伍序贯给药是目前终止早孕妊娠的有效方案。

**1. 药物流产的适应证** ①妊娠少于49日，年龄40岁以下，确诊为宫内妊娠；②人工流产术高危因素者（瘢痕子宫、哺乳期、严重骨盆畸形等）或多次人工流产术史。

**2. 药物流产禁忌证** ①带器妊娠、宫外孕者；②使用米非司酮有禁忌证者，如肾上腺及其他内分泌疾病、妊娠皮肤瘙痒史、血管栓塞等病史者；③使用前列腺素药物有禁忌证者，如心血管疾病、青光眼、哮喘、癫痫、结肠炎等。

**3. 药物不良反应** 出血过多是药物流产的主要不良反应，极少数人可能因大量出血而需急诊刮宫术终止妊娠，故药物流产必须在有正规抢救条件的医疗机构进行。

### 案 例 解 析

**案例 19－3 解析：**

1. 新婚期是否可经常采用紧急避孕法避孕？

答：新婚期可选择避孕套或复方短效口服避孕药，避孕效果好，不良反应低；紧急避孕药避孕效率低，剂量大，不良反应多，不能作为常规的避孕方法。

2. 避孕失败药物流产的禁忌证与不良反应是什么？

答：药物流产的药物有米非司酮和米索前列醇。两者配伍序贯给药是目前终止早孕妊娠的有效方案。药物流产的禁忌证为：①带器妊娠、宫外孕者；②使用米非司酮有禁忌证者，如肾上腺及其他内分泌疾病、妊娠皮肤瘙痒史、血管栓塞等病史者；③使用前列腺素药物有禁忌证者，如心血管疾病、青光眼、哮喘、癫痫、结肠炎等。出血过多是药物流产的主要不良反应，极少数人可能因大量出血而需急诊刮宫术终止妊娠，故药物流产必须在有正规抢救条件的医疗机构进行。

## 本 节 小 结

1. 女用避孕药的避孕机制主要有以下几个方面：①抑制排卵；②改变宫颈黏液性状；③抗着床作用；④改变输卵管功能。雌激素和孕激素组成的复方制剂以抑制排卵为主，小剂量孕激素以阻碍受精为主，大剂量孕激素以抗着床为主。

2. 避孕药分为：①复方短效避孕药；②长效注射避孕药；③探亲避孕药；④缓释避孕药；⑤紧急避孕药等。

3. 药物流产的药物有米非司酮和米索前列醇。两者配伍序贯给药是目前终止早孕妊娠的有效方案。出血过多是药物流产的主要不良反应。药物流产必须在有正规抢救条件的医疗机构进行。

**思考题**

1. 围绝经期妇女绝经激素治疗的方案有哪些？

2. 阴道炎的种类及治疗方法有哪些？

3. 常见避孕药的分类有哪些？

4. 药物流产的适应证及不良反应有哪些？

（王琳琳　张跃文）

# 第二十章 调节水、电解质、酸碱平衡失调的药物治疗

## 学习导引

**知识要求**

1. **掌握** 水中毒、钾离子代谢紊乱、酸中毒、碱中毒的治疗药物选用。
2. **熟悉** 水中毒、钾离子代谢紊乱、酸中毒、碱中毒的选药原则。
3. **了解** 水中毒、钾离子代谢紊乱、酸中毒、碱中毒的病因和临床表现。

**能力要求**

1. 熟练掌握水中毒、钾离子代谢紊乱、酸中毒、碱中毒的治疗药物选用。
2. 学会根据水中毒、钾离子代谢紊乱、酸中毒以及碱中毒的病因和临床表现制定不同的用药策略。

## 第一节 水中毒

### 案例解析

**案例 20 - 1：**

患者男，22 岁。在 3 小时内连续饮水 6L 后，逐渐表现出精神和神经症状，包括烦躁不安，谵妄，呕吐和惊厥等。入院时呈昏迷状态。实验室检查：脑核磁共振显示脑水肿。血钠 120mmol/L，ADH 6.4 pg/ml，血肾素活性 < 0.1ng/（ml.h），血浆渗透压 247mOsm/kg $H_2O$，尿渗透压 305mOsm/kg $H_2O$。临床诊断：急性水中毒，继发性抗利尿素分泌异常症（SIADH）。

**问题：**

1. 临床有哪些药物可以用来治疗水中毒？
2. 该患者的治疗用药如何选择？如何制定用药策略？

## 一、病因与发病机制

### （一）病因

水中毒发生通常是医源性的，病因主要有以下几点：

**1. 摄入或输入过多不含电解质的液体**　正常人的肾脏具有强大的调节水平衡的能力，一般摄入较多水时，不会发生水潴留，更不会引起水中毒。然而，当摄入水量超过肾脏排水能力的最大极限时（1200ml/h），如口渴中枢受刺激、精神性饮水过多、医源性输入过多低渗液体时也可能会发生水中毒，尤其是水电解质的调节功能尚未成熟的婴幼儿，过多给予不含电解质的液体更易发生水中毒。

**2. 急、慢性肾功能不全**　当肾功能不全导致排水能力降低时，容易发生水中毒。尤其是在急慢性肾功能不全少尿期，有功能的肾单位太少，不能排出每日的水负荷，如果对水的摄入未加控制，则可引起水在体内潴留，这种情况下，即使摄入正常水量也可引起水中毒的发生。此外，严重心力衰竭或肝硬化时，由于有效循环血量和肾血流量减少，肾脏排水也明显减少，增加水负荷也易引起水中毒。

**3. 抗利尿激素（ADH）**　分泌过多 ADH 可促进肾小管和集合管对水分的重吸收，具有"保水"的能力。正常情况下，血浆渗透压增高或血容量降低等生理性刺激均会引起的 ADH 分泌增多，这种正常的分泌不会引起水潴留。但是，在某些病理条件下发生的 ADH 异常分泌，使过多的水潴留于体内，易导致水中毒发生。常见的 ADH 异常分泌的原因为：

（1）ADH 分泌异常增多综合征（SIADH）　SIADH 常见于可引起丘脑下部 ADH 分泌增加的疾病，包括中枢神经系统疾病如脑炎、脑肿瘤、脑脓肿、脑血栓、脑出血等；急性精神病；肺部疾病如肺炎、肺结核、肺脓肿等；ADH 异位分泌如肺燕麦细胞癌、胰腺癌等。

（2）其他原因　主要有疼痛、恶心和情绪应激反应；肾上腺皮质功能低下，糖皮质激素不足，对下丘脑分泌 ADH 的抑制功能减弱；某些药物如吗啡、氯磺丙脲、环磷酰胺、长春新碱等通过与渗透压和血容量无关的刺激使 ADH 分泌增加；应用外源性 ADH 如加压素、催产素等。

**4. 某些特殊病理状态**　心衰、肝性腹水患者、外伤或大手术后有急性应激状态、使用抗利尿激素、缺钠晚期或接受长期输液治疗的慢性病，这些也是水中毒的常见原因。

### （二）发病机制

正常情况下，人体主要由 ADH 和肾脏的排水功能调节水平衡，当机体摄入过多水分时，细胞外液量增加，血浆晶体渗透压降低，ADH 释放量减少，同时肾上腺皮质停止分泌醛固酮，从而使肾脏对水、钠的重吸收减弱，使体内多余的水、钠从尿液排出，结果细胞外液量得以维持于正常的水平。然而体内调节机制因疾病失常时，细胞外潴留过多的钠和水，细胞外液量急剧增加，呈稀释性低钠血症，细胞外液渗透压下降，水分从细胞外进入细胞内，导致细胞水肿，遂发生细胞功能障碍，尤其是脑细胞水肿从而导致神经系统症状。

## 二、临床表现

脑细胞水肿，颅内压增高，可出现视力模糊、疲乏、淡漠，对周围环境无兴趣，头痛、恶心、呕吐、嗜睡、抽搐和昏迷，此外还有呼吸、心跳减慢、视盘水肿，乃至惊厥、脑疝。由于水潴留，细胞外液容量增加可伴发肺水肿以及唾液及泪液分泌增加等。初期尿量增多，随后尿少甚至尿闭。按发病的缓急可分为急性水中毒和慢性水中毒。

**1. 急性水中毒**　发病急，脑细胞水肿造成颅内压增高症状和精神神经表现明显，如头痛、呕吐、血压增高、失语、呼吸抑制、心率缓慢，精神错乱，定向力失常，谵妄，癫痫样发作、嗜睡与躁动交替出现，甚至昏迷，进一步发展，有发生脑疝的可能，以致呼吸、心搏骤停。严重的中枢神经系统症状一般出现于血清钠浓度低至 120mmol/L 以下时。血钠在 48 小时内迅速降至 108mmol/L 以下可致神经系统永久性损伤。

**2. 慢性水中毒**　缓慢发生的中度水中毒可无明显症状，只有血清钠浓度下降、尿量增加和体重增加等变化，当血钠低于 125mmol/L 时，可有疲倦、表情淡漠、恶心呕吐、嗜睡、皮肤苍白等表现。

## 三、药物治疗

### （一）治疗原则

积极治疗原发疾病，控制水摄入量和避免补液过多，严重时给予利尿剂及高渗盐以加强水排出，迅速减轻症状。对于对少尿或无尿的急性肾功能衰竭患者，采用人工透析治疗。

**1. 轻症水中毒**　无抽搐、昏迷等严重中枢神经系症状的患者，只需严格限制进水即可治疗。适当情况下可选用口服祥利尿药，如呋塞米、依他尼酸、布美他尼等。

**2. 急重症水中毒**　应采用高渗盐迅速减轻脑水肿，利尿剂加强水分的排出。一般采用脱水利尿剂，如 20% 甘露醇，静脉快速滴注，也可用祥利尿剂，如呋塞米 20～80mg，每 6 小时给药 1 次，静脉注射；依他尼酸 25～50mg，用 25% 葡萄糖液 40～50ml 稀释后缓慢静脉注射，必要时，2～4 小时后重复注射。3%～5% 高渗氯化钠溶液缓慢静脉滴注可迅速缓解体液的低渗状态，但须严密观察心肺功能变化，调节剂量及滴速，因钠离子过多可使细胞外液容量增大而加重心脏负荷。注意纠正钾代谢失常及酸中毒。对少尿或无尿的急性肾功能衰竭患者，不宜使用利尿剂和大量高渗盐水，不但无效且有增加循环负荷的危险，此类病例可采取人工透析治疗。

### （二）药物分类

临床常用的脱水剂包括甘露醇、甘油果糖；祥利尿药包括呋塞米，布美他尼，依他尼酸。

### （三）药物选择

**1. 脱水利尿剂**

（1）甘露醇　甘露醇主要药理作用为脱水和利尿。一方面甘露醇可提高血浆渗透压，使组织内（包括眼、脑、脑脊液等）水分进入血管内，从而减轻组织水肿，降低眼内压、颅内压和脑脊液容量及其压力，发挥组织脱水作用。另一方面甘露醇可通过以下两个途径产生利尿效果：一是增加血容量，并促进前列腺素 $I_2$ 分泌，从而扩张肾血管，增加肾血流量包括肾髓质血流量。肾小球入球小动脉扩张，肾小球毛细血管压升高，皮质肾小球滤过率升高；二是本品自肾小球滤过后极少由肾小管重吸收，使肾小管内液渗透浓度升高，肾小管对水及 $Na^+$、$Cl^-$、$K^+$、$Ca^{2+}$、$Mg^{2+}$ 和其他溶质的重吸收减少，从而达到利尿效果。该药用于治疗各种原因引起的脑水肿，降低颅内压，防止脑疝发生，还可用于降低眼内压，临床用于其他降眼内压药无效时或眼内手术前准备。此外，该药可用于鉴别肾前性因素或急性肾功能衰竭引起的少尿，亦可用于预防各种原因引起的急性肾小管坏死，在治疗肾病综合征、肝硬化腹水，尤其是当伴有低蛋白血症时作为辅助性利尿措施。由于该药可增加肾小管液流量，从而使肾小管内物质浓度降低，对某些药物逾量或毒物中毒（如巴比妥类药物、锂、水杨酸盐和溴化物等）时，本品可促进上述物质的排泄，并防止药物对肾脏的毒性。该药还可用于经尿道内作前列腺切除术冲洗剂以及术前肠道准备。

不良反应以水和电解质紊乱最为常见。快速大量静注可致心动过速，心力衰竭（尤其有心功能损害时）。中枢神经系统方面的不良反应为头痛、眩晕、视力模糊。可见排尿困难，少见高渗性非酮症糖尿病昏迷。静滴过快可见尿潴留、脱水等。大剂量长期给药可引起肾小管损害及血尿，老年及低钠脱水患者常见渗透性肾病，表现为尿量减少，甚至出现急性肾衰竭。对消化系统的影响包括口干，滴速过快引起恶心、呕吐。过敏引起皮疹、荨麻疹、呼吸困难、过敏性休克。应用本品时，应注意以下情况禁用：急性肾小管坏死的无尿患者、严重失水患者、非手术时颅内活动性出血者、急性肺水肿，或严重肺淤血患者。

甘露醇遇冷易结晶，故应用前应仔细检查，如有结晶，可置热水中或用力振荡待结晶完全溶解后再使用。当甘露醇浓度高于 15% 时，应使用有过滤器的输液器。还应注意避免与血液配伍以免引起血液凝集及红细胞不可逆皱缩；避免与无机盐类药物配伍，以免引起甘露醇析出。根据病情选择合适的浓度，避免不必要地使用高浓度和大剂量。使用低浓度和含氯化钠溶液的甘露醇能降低过度脱水和电解质紊乱的发生风险。用于治疗水杨酸盐或巴比妥类药物中毒时，应合用碳酸氢钠以碱化尿液。给大剂量甘露醇不出现利尿反应，可使血浆渗透浓度显著升高，故应警惕血液高渗发生。静脉滴注时如漏出血管外，可用 0.5% 普鲁卡因局部封闭，并热敷处理。本品过量时给予支持、对症处理，监测血压电解质和肾功能。甘露醇可增加利尿药及碳酸酐酶抑制剂的利尿和降眼内压作用，还可增加洋地黄毒性作用（与低钾血症有关），与这些药物合并时应调整剂量。本品可降低顺铂、亚硝酸脲类抗癌药、丝裂霉素、两性霉素 B 和秋水仙碱的毒性及不良反应。

（2）甘油果糖　甘油果糖是一种复方制剂，为高渗性脱水药，甘油能参与脑代谢过程，改善脑代谢；果糖不需胰岛素即可被代谢利用；氯化钠能调节电解质平衡。本品静脉注射提高血浆渗透压，使组织（包括眼、脑、脑脊液等）的水分进入血管内，从而减轻组织水肿，降低颅内压力、眼内压及脑脊液容量及其压力。通过促进组织中水分向血液移动，使血液得到稀释，降低了毛细血管周围水肿，促进微循环，使脑缺血部位的供血量及供氧量增加；本品为高能量输液，在体内产生热量，增加脑组织耗氧量，促进脑代谢，增强细胞活力。基础研究发现：当甘油浓度在 20% 以下时再加入果糖，可以防止溶血及血尿发生。临床应用表明：甘油果糖输液降低颅压特点为：发挥作用时间与降颅压高峰时间比甘露醇慢，持续时间较甘露醇长约 2 小时，无反跳现象，无明显利尿作用，对肾脏影响较小，故较为安全可靠。本品主要用于减轻各种原因所致的颅内压增高，如颅内肿瘤、脑血管病、脑外伤等，可用于青光眼患者，降低眼内压，减小眼外科手术患者眼容积等。由于本品副作用小，适用于较长时期降颅压，对肾功能不全而不能使用甘露醇的患者更为适合。本品不良反应少而轻微，偶有瘙痒及皮疹。溶血及肾脏损害如血尿，发生率极少但也应警惕。大量快速输入时可产生乳酸中毒。本品对有遗传性果糖不耐症患者禁用。对严重循环系统功能障碍、尿崩症、糖尿病患者慎用。本品只能静脉给药，不能漏出血管。因含有氯化钠，补液时需注意调整。药物相互作用尚不明确。

**2. 袢利尿药**　本类药物主要作用部位在髓袢升支粗段，选择性地抑制 NaCl 的重吸收，由于本类药对 NaCl 的重吸收具有强大的抑制能力，而且不易导致中毒，因此是目前最有效的利尿药，因其利尿作用强，也称高效利尿药。常用药物有呋塞米、布美他尼、依他尼酸。

（1）呋塞米　本品为强效袢利尿药，能增加水、钠、氯、钾、钙、镁、磷等的排泄。主要抑制肾小管髓袢厚壁段对 NaCl 的主动重吸收，结果管腔液 $Na^+$、$Cl^-$ 浓度升高，而髓质间液 $Na^+$、$Cl^-$ 浓度降低，使渗透压梯度差降低，肾小管浓缩功能下降，从而导致水、$Na^+$、$Cl^-$ 排泄增多。由于 $Na^+$ 重吸收减少，远端小管 $Na^+$ 浓度升高，促进 $Na^+ - K^+$ 和 $Na^+ - H^+$ 交换增加，$K^+$ 和 $H^+$ 排出增多。呋塞米通过抑制髓袢对 $Ca^{2+}$、$Mg^{2+}$ 的重吸收而增加 $Ca^{2+}$、$Mg^{2+}$ 排泄。短期用药能增加尿酸排泄，而长期用药则可引起高尿酸血症。另外，呋塞米能抑制前列腺素分解酶的活性，使前列腺素 $E_2$ 含量升高，从而具有扩张血管作用。扩张肾血管，降低肾血管阻力，使肾血流量尤其是肾皮质深部血流量增加，在呋塞米的利尿作用中具有重要意义，也是其用于预防急性肾功能衰竭的理论基础。另外，与其他利尿药不同，袢利尿药在肾小管液流量增加的同时肾小球滤过率不下降。呋塞米能扩张肺部容量静脉，降低肺毛细血管通透性，可将其应用于成人呼吸窘迫综合征，加上其利尿作用，使回心血量减少，左心室舒张末期压力降低，有助于急性左心衰竭的治疗。本品主要用于各种病因引起的水肿性疾病，与其他药物联用治疗急性肺水肿和急性脑水肿。尤其是应用其他利尿药效果不佳时，应用本类药物仍可能有效。在高血压的阶段疗法中，不作为治疗原发性高血压的首选药物，但当噻嗪类药物疗效不佳，尤其当伴有肾功能不全或出现高血压危象时，本类药物尤为适用。预防急性肾功能衰竭用于各种原因导致肾脏血流灌注不足，例如失水、休克、中毒、麻醉意外以及循环功能不全等，在纠正血容量不足的同时及时应用，可减少急性肾小管坏死的机会。纠正高钾血症、高钙血症，同时还可用于抗利尿激素分泌过多症（SIADH）以及急性药物中毒，如巴比妥类药物中毒等。大剂量或长期应用时会发生水、电解质紊乱症状，如体位性低血压、休克、低钾血症、低氯血症、低氯性碱中毒、低钠血症、低钙血症以及与此有关的口渴、乏力、肌肉酸痛、心律失常等，少见有过敏反应。大剂量静脉快速注射时（每分钟剂量大于 4 ~ 15mg）会出现耳鸣、听力障碍，多为暂时性，少数为不可逆性，尤其当与其他有耳毒性的药物同时应用时易发生。在高钙血症时，可引起肾结石。尚有报道本品可加重特发性水肿。当患者为低钾血症、肝昏迷时，禁用本品。本品可加重红斑狼疮病情或诱发狼疮活动，该类患者应慎用。

用药期间应注意监测血钾及其他电解质水平，药物剂量应从最小有效剂量开始，然后根据利尿反应调整剂量，以减少水、电解质紊乱等副作用的发生，本品可使痛风突然发作。前列腺肥大或排尿不畅的患者用药后有发生急性尿潴留的危险。妊娠及哺乳妇女慎用。对磺胺药和噻嗪类利尿药过敏者，对本品可能亦过敏。本品为钠盐注射液，碱性较高，故静脉注射时宜用氯化钠注射液稀释，而不宜用葡萄糖注射液稀释，宜静脉给药、不主张肌内注射。常规剂量静脉注射时间应超过 1 ~ 2min，大剂量静脉注射时每分钟不超过 4mg。少尿或无尿患者应用最大剂量后 24 小时仍无效时应停药。

本品与糖皮质激素、盐皮质激素，促肾上腺皮质激素及雌激素合用时，利尿作用降低，并增加电解质紊乱尤其是低钾血症的发生机会；与非甾体类抗炎镇痛药合用亦降低利尿作用，肾损害机会也增加；与拟交感神经药物及抗惊厥药物合用利尿作用减弱；与氯贝丁酯合用，两药的作用均增强，并可出现肌肉酸痛、强直；与多巴胺合用，利尿作用加强；饮酒或含酒精制剂以及可引起血压下降的药物能增强本品的利尿和降压作用；与巴比妥类药物、麻醉药合用，易引起体位性低血压。本品可使尿酸排泄减少，血尿酸升高，故与治疗痛风的药物合用时，后者的剂量应作适当调整。本品可降低降血糖药的疗效。本品利尿后，血容量下降致血中凝血因子浓度升高，以及肝血液供应改善致肝脏合成凝血因子增多从而使抗凝药物和抗纤溶药物的作用降低。本品加强非去极化肌松药的作用，与血钾下降有关。与两性霉素 B、头孢霉素、氨基糖苷类等抗生素合用，肾毒性和耳毒性增加，尤其是原有肾损害时；与抗组胺药物合用时耳毒性增加，易出现耳鸣、头晕、眩晕；与锂合用肾毒性明显增加，应尽量避免。服用水合氯醛后，静注本品可致出汗、面色潮红和血压升高，此与甲状腺素由结合状态转为游离状态，导致分解代谢加强有关；与碳酸氢钠合用，发生低氯性碱中毒机会增加。

（2）布美他尼　本品是呋塞米的衍生物，也是袢利尿药。其作用部位、作用机制、电解质丢失情况及作用特点均与呋塞米相似，临床主要作为呋塞米的代用品，对某些呋塞米无效的病例可能有效。本品口服几乎完全被迅速吸收，较呋塞米吸收完全，清除半衰期 60 ~ 90min，略长于呋塞米，本品不能经透析清除。本品不良反应基本同呋塞米，但低钾血症的发生率较噻嗪类利尿药、呋塞米低，对糖代谢的影响也可能小于呋塞米，与呋塞米不同，本品对红斑狼疮无影响。药物间配伍联用相互作用与呋塞米相同，饮酒与含酒精制剂均能增强本品的利尿和降压作用。本品不宜加入酸性溶液中静脉滴注，以免引起沉淀。

（3）依他尼酸　本品系短效袢利尿药，药理作用同呋噻米，但与其他袢利尿药不同，本品对碳酸酐酶无影响。临床其他利尿药效果不佳时，使用本品仍可能有效。本品与呋塞米适应证相似，本品胃肠道反应、水样腹泻和耳毒性较呋噻米多见，尤其与其他耳毒性药物合用时毒性增强，尚可引起血尿和消化道出血。对糖代谢的影响较呋塞米轻。每日一次给药，早晨服用。给药剂量应个体化，从最小有效剂量开始，然后根据利尿反应调整剂量，以减少水、电解质紊乱等副作用的发生。因本品具有较强耳毒性，目前临床应用较少。

**案例解析**

案例 20 - 1 解析：

1. 临床上治疗急性水中毒药物使用如下：①迅速纠正低渗状态，3% ~ 5% 氯化钠溶液静滴，首次 2ml/kg 或先给予 100ml，于 1 小时内滴注完毕。如病情需要可重复上述剂量 2 ~ 3 次。也可静滴 5% 氯化钠溶液，每 6ml 可提高血钠浓度 10mmol/（L·kg）体重。②有心功能不全者用 25% 甘露醇或山梨醇 125 ~ 250ml，或呋塞米 20 ~ 40mg 静注或依他尼酸 25 ~ 50mg 静注以快速脱水。③怀疑有肾上腺皮质功能减退者或有脑水肿者给予地塞米松 5 ~ 10mg 静注。地美环素每日 0.9 ~ 1.2g，分 3 次口服，能抑制 ADH 对肾小管水的重吸收作用。

2. 该患者无精神异常史，无抗胆碱能药、卡马西平等任何可导致 SIADH 的药物摄入史，因此诊断是由于水摄入过量引起的水中毒。患者已出现精神神经症状，属于急性重度水中毒，应迅速纠正细胞内低渗状态，除限水、利尿外，应使用 3% ~ 5% 高渗盐水，严密观察心肺功能等病情变化，调节给药剂量及速度，分次补给。可同时并用利尿药，以减少血容量。

该患者具体用药策略如下：

（1）对于这种急性严重低钠血症，禁止水的摄入或注入；

（2）呋塞米 20 ~ 40mg 静注，以快速脱水，3% ~ 5% 氯化钠溶液静滴，首次 2ml/kg，于 1 小时内滴注完毕。如病情需要可重复上述剂量 2 ~ 3 次，迅速纠正低渗状态；

（3）地塞米松 5 ~ 10mg 静注治疗脑水肿；

（4）苯妥英钠 100mg，口服，2 次/日，治疗癫痫。

# 第二节　钾离子代谢紊乱

**案例解析**

**案例 20 – 2：**

患者，女，36 岁，患糖尿病半年，近 3 天食欲减退，呕吐频繁，精神萎靡不振，乏力。近日出现神志不清急诊入院。查体：浅昏迷、呼吸深大，血压 80/64mmHg，腱反射减弱。尿常规：蛋白（+），（+++），酮体（+）（+），糖酮体（+）。入院后注射胰岛素 72 单位，并输入 0.9% 盐水及乳酸钠，患者神志逐渐清醒，但有烦躁不安，并出现心律不齐。查心电图出现 T 波低平，频繁室性早搏，查血 $K^+$ 2.0mmol/L，$Na^+$ 141mmol/L。临床诊断：低钾血症。

**问题：**

该名患者发生低钾血症的原因是什么，如何治疗？

钾离子为细胞内主要阳离子，血清钾参与机体的糖原与蛋白质代谢，维持体液的酸碱平衡及渗透压，细胞内钾离子则保持神经、肌肉的应激性及细胞电活动的稳定性。由于其在体内维持正常神经肌肉活动的关键作用，钾离子在体内平衡失调的表现特别突出。钾离子代谢紊乱主要是指细胞外液中钾离子浓度的异常变化，包括低钾血症和高钾血症。正常血清钾 3.5～5.5mmol/L，血清钾低于 3.5 mmol/L 称为低钾血症，血清钾高于 5.5mmol/L 称为高钾血症。

## 一、病因与发病机制

**1. 低钾血症的发病原因**　主要包括：钾摄入不足，钾损失过多和细胞外钾内移。消化道梗阻、昏迷、术后长时间禁食，厌食和饥饿患者会伴有钾摄入量不足，如不及时补钾或补钾不足，可发生缺钾和低钾血症。严重腹泻、呕吐导致体液和大量消化液丧失引起的代谢性碱中毒，血容量减少，都会产生继发性醛固酮增多，从而促进肾脏大量排钾。这是小儿失钾最重要的原因。另外，利尿药使用、肾上腺皮质激素过多、镁缺失、肾脏疾病等均会引起肾排钾增多。创伤、烧伤、损伤和手术也可引起钾丢失。少数情况下，高温高强度劳动大量出汗亦可导致钾的丧失。细胞外钾向细胞内转移情况常发生于以下情况：发生低钾性周期性麻痹的家族性疾病；碱中毒时细胞内外 $H^+$ – $K^+$ 交换；用大剂量胰岛素治疗糖尿病酮症酸中毒以及钡中毒。另外，长期食用粗制棉籽油也可引起血清钾降低，可能与粗制棉籽油中含有的棉籽酚有关。

**2. 高钾血症的发病原因**　主要包括：钾摄入过多，肾脏排钾减少和细胞内钾外移。如输入含钾溶液太快、太多，输入贮存过久的血液或大量使用青霉素钾盐等，可导致钾摄入过多。肾排钾减少，见于肾功能衰竭的少尿期和无尿期、肾上腺皮质功能减退等。细胞内钾外移见于以下情况：严重溶血、缺氧、组织损伤、酸中毒以及外伤所致的挤压综合征等，脱水、失血或休克所致的细胞外液容量减少，高血钾周期性麻痹，注射高渗盐水及甘露醇后，由于细胞内脱水，改变细胞膜的渗透性或细胞代谢，使细胞内钾移出。

## 二、临床表现

**1. 低钾血症** 表现为厌食、恶心、呕吐、腹泻、腹胀、肠蠕动减弱；心律不齐、眩晕、心脏停搏；多尿；中枢神经系统大都正常，神志清醒，可有表情淡漠，抑郁，思睡，记忆力和定向力减退或丧失等精神方面的症状，脑神经罕见受累，肌肉系统常见症状为肌无力和发作性软瘫，可累及呼吸肌而出现呼吸困难。

**2. 高钾血症** 心血管系统和神经肌肉系统症状的严重性取决于血钾升高的程度和速度，有无其他血浆电解质和水代谢紊乱合并存在。轻度高钾血症神经-肌肉兴奋性升高，重度高钾血症为神经-肌肉兴奋性降低的表现：四肢无力，腱反射消失甚至弛缓性麻痹，神志淡漠或恍惚。胃肠道症状表现为恶心、呕吐，小肠绞痛，腹胀、腹泻；严重者出现皮肤苍白、湿冷、青紫及低血压心动过缓、心律不齐表现，甚至出现舒张期心搏骤停。

## 三、药物治疗

### （一）治疗原则

**1. 低钾血症** 积极治疗原发病，尽快恢复患者的饮食和肾功能。如果低钾血症严重或出现明显的临床症状如心律失常或肌肉瘫痪等，应补钾。补钾最好为中等量口服数日直至到正常。因恶心、呕吐等原因不能口服者或病情严重时，才考虑静脉滴注补钾。细胞内缺钾恢复较慢，有时需补钾 4～6 天后细胞内外的钾才能达到平衡，严重病例需补 10～15 天以上。大量静脉补钾易有急性高血钾的危险，甚至危及生命。滴注时速度不应过快，浓度不宜过高，一般配置成 0.2%～0.4% 溶液从外周静脉滴入。氯化钾尤其忌静脉直接推注。另外，钾主要通过肾排泄，补钾前应检查肾功能是否良好，遵循临床常说"见尿补钾"原则。应定期复查血清钾并做心电图观察，以免发生高血钾的危险。伴有血氯、镁或蛋白水平降低应在补钾同时补充这些物质。氯化钾味苦，可溶于冷水或橘汁中服用，患者较易接受。对不能耐受口服氯化钾者，可改用碳酸钾或枸橼酸钾。低钾血症合并有低钙血症时，补钾过程中可出现手足搐搦症，此时应给予补钙。伴有血氯高的患者不宜用氯化钾者，可改用谷氨酸钾。

**2. 高钾血症** 高钾血症起病急骤者应采取紧急措施，并根据病情的轻重采取不同的治疗方法。根据血清钾离子水平和心电图变化可分为轻度、中度和重度高钾血症。对于轻度高钾血症，应积极针对病因进行治疗，首先消除诱发病因，如治疗代谢性酸中毒、休克，补充循环血容量。停服含钾药物，停用保钾利尿药等；对糖皮质激素或盐皮质激素缺乏患者，可给予相应的激素替代治疗。对于中度以上高钾血症，可静脉输入 10% 葡萄糖加胰岛素（按 2～3g 糖 1 单位胰岛素的比例），促进钾离子向细胞内转移。静脉滴注碳酸氢钠使细胞外液碱化，亦可使钾离子向细胞内转移，同时钠离子亦有拮抗钾离子的作用。此法能迅速降低血钾，尤其适用于酸中毒患者。对严重高血钾，威胁生命者，可立即推注 10% 葡萄糖酸钙制剂，在心电监护下，1～5 分钟内注射完毕。因钙离子可拮抗钾离子对心肌的毒性作用，而并不降低血钾，故尚还需配合降低血钾的治疗。

降低血钾的治疗方法包括透析、阳离子交换树脂吸收、使用排钾利尿药。透析是最快和最有效的方法，可用于治疗严重高血钾。应用低钾或无钾透析液进行血液透析，可以使血钾几乎在透析开始后即下降，1～2 小时后血钾几乎均可恢复到正常。尤其适用于肾功能衰竭所致高钾血症。持续性腹膜透析虽效力较血液透析低，但对体内环境影响小，疗效平稳，可用于慢性肾功能衰竭所致的高钾血症。阳离子交换树脂，如聚苯乙酰磺酸钠，其药理作用为减少肠道钾吸收和促进钾从肠道中排出，用于中度或严重高钾血症。此外，排钾利尿剂也可用于体内钾排出，如噻嗪类及襻利尿剂均具有强大的排钾作用。

### （二）药物分类

低钾血症治疗常用钾盐制剂，如氯化钾、门冬氨酸钾镁、枸橼酸钾；高钾血症治疗常用排钾药包括：阳离子交换树脂如聚磺苯乙烯钠，排钾利尿药包括襻利尿剂和噻嗪类利尿剂如呋塞米、氢氯噻嗪。

### （三）药物选择

**1. 低血钾药物选择**

（1）氯化钾　钾离子为细胞内主要阳离子，参与维持细胞内渗透压，是神经冲动传导、肌肉收缩及心脏自动机能所必需的物质。缺钾时心肌兴奋性增加，易引起异位节律，钾过多时则抑制心肌的自律性、传导性和兴奋性，甚至发生心搏停止。氯化钾可用于治疗各种原因引起的低钾血症。也可用于洋地黄中毒引起的频发、多源性早搏或快速性心律失常。当患者存在失钾情况，如进食很少、严重或慢性腹泻、长期服用肾上腺皮质激素、失钾性肾病、巴特（Bartter）综合征等，尤其是如果发生低钾血症对患者危害较大时（如使用洋地黄药物的患者），需预防性补充钾盐。本品口服制剂可有胃肠道刺激症状，如恶心、呕吐、咽部不适、胸痛（食道刺激）、腹痛、腹泻、片剂包括缓释剂型均有消化性溃疡及出血的报告。在空腹、剂量较大及原有胃肠道疾病者更易发生。注射剂型静脉滴注浓度较高，速度较快或静脉较细时，易刺激静脉内膜引起疼痛，甚至发生静脉炎；原有肾功能损害时易发生高钾血症，表现为软弱、乏力、手足口唇麻木、不明原因的焦虑、意识模糊、呼吸困难、心律失常、传导阻滞、甚至心搏骤停；心电图表现为高而尖的 T 波、并逐渐出现 P－R 期间延长、P 波消失、QRS 波变宽、出现正弦波。高钾血症患者及急、慢性肾功能不全，严重脱水患者禁用。

本品应在餐后服用，对于口服液和非糖衣片应稀释于温开水服用，片剂应整片吞下，不得嚼服。严重低钾血症或有胃肠道疾病不能口服患者，采用静脉滴注。静脉补钾同时滴注钠盐和高浓度葡萄糖可降低钾的作用。需迅速纠正低钾血症时，应以 5％ 葡萄糖溶液稀释本品，静脉补钾浓度不能超过 40mmol/L（0.3％），滴速不超过 0.75g/h（10mmol/h）；低血钾未纠正前，不能突然停止补钾；用药过程中应严密预防高钾血症状的发生，一旦发生应立即停止补钾，并采取相应的处理措施。血管紧张素转化酶抑制剂、环孢素、肝素可抑制醛固酮合成或分泌，尿钾排泄减少，故合用时易发生高钾血症。抗胆碱药物、非甾体类抗炎镇痛药可加重口服钾盐的胃肠道反应。肾上腺糖皮质激素类药，尤其是具有较明显盐皮质激素作用者、肾上腺盐皮质激素和促肾上腺皮质激素，因能促进尿钾排泄，与其合用时降低钾盐疗效。

（2）门冬氨酸钾镁　门冬氨酸钾镁是门冬氨酸钾盐和镁盐的混合物，为电解质补充药。镁和钾是细胞内的重要阳离子，在多种酶反应和肌肉收缩过程中扮演着重要的角色，细胞内外钾离子、钙离子、钠离子、镁离子浓度的比例影响心肌收缩性。门冬氨酸是体内草酰乙酸的前体，在三羧酸循环中起重要作用，同时，门冬氨酸也参加鸟氨酸循环，促进氨和二氧化碳的代谢，使之生成尿素，降低血中氨和二氧化碳的含量。门冬氨酸与细胞有很强的亲和力，可作为钾、镁离子进入细胞的载体，使钾离子重返细胞内，促进细胞除极化和细胞代谢，维持其正常功能。镁离子是生成糖原及高能磷酸酯不可缺少的物质，可增强门冬氨酸钾盐的治疗作用。本品用于低钾血症，洋地黄中毒引起的心律失常（主要是室性心律失常）以及心肌炎后遗症、充血性心力衰竭、心肌梗死的辅助治疗。应用过程中要注意滴速和控制剂量，滴注速度过快时可出现恶心、呕吐、颜面潮红、胸闷、血压下降，偶见血管刺激性疼痛。大剂量可能引致腹泻。高钾血症、急性和慢性肾功能衰竭、阿狄森（Addison）病、房室传导阻滞、心源性休克（血压低于 90mmHg）慎用本品。本品能够抑制四环素、铁盐、氟化钠的吸收。本品与保钾性利尿剂和（或）血管紧张素转化酶抑制剂（ACEI）配伍时，可能会发生高钾血症。

**2. 高血钾药物治疗选择**

（1）聚磺苯乙烯钠散　本品是一种药用的钠式离子交换树脂，可通过肠道内的离子交换而达到降低血钾的目的。可口服，也可保留灌肠，但口服比灌肠效果好。用于急慢性肾功能不全的高钾血症。本品配合山梨醇或甘露醇可加快排钾。本品不良反应主要为消化道反应，如恶心、呕吐、胃痛、便秘、食欲不振等。心律失常、肌无力、应激性精神紊乱等也可发生。用药期间应进行水、电解质平衡的监测，血钾浓度降至 4～5mmol/L 时应暂停用药。

（2）排钾利尿药

①呋塞米：本品为强效髓袢利尿药，能增加钾的排泄（详见：水中毒 – 药物选择）。

②氢氯噻嗪：本品主要作用于髓袢升支皮质段及远曲小管起始部，抑制 $Na^+$、$Cl^-$ 重吸收，而起到排盐利尿作用，因对髓袢部无影响，它只影响肾脏的稀释功能。本品增加 $K^+$ 的排泄可能是由于该药使远曲小管起始段 $Na^+$ 再吸收减少，流到远曲小管远端和集合等的 $Na^+$ 增多，增加了集合管的 $Na^+$ – $K^+$ 交换，$K^+$ 分泌增多。本品还能抑制磷酸二酯酶活性，减少肾小管对脂肪酸的摄取和线粒体氧耗，从而抑制肾小管对 $Na^+$、$Cl^-$ 的主动重吸收。本品主要用于水肿性疾病所致的钠、水潴留。可单独或与其他降压药联合应用，用于治疗高血压。还可用于中枢性或肾性尿崩症治疗。因其能预防含钙盐成分形成结石而用于肾石症治疗。本品不良反应发生与使用剂量和疗程有关，水、电解质紊乱为常见的副作用，大量长期使用本品会导致低钾血症、低钠血症、低氯血症、代谢性碱中毒、脱水等疾病。常见反应有口干、烦渴、肌肉痉挛、恶心、呕吐和极度疲乏无力等。因其可能抑制胰岛素释放，会引起糖耐量降低，血糖升高。本品干扰肾小管排泄尿酸，少数可诱发痛风发作。由于通常无关节疼痛，故高尿酸血症易被忽视。少见不良反应包括：过敏反应、血白细胞减少或缺乏症、血小板减少性紫癜。以下情况应慎用：无尿或严重肾功能减退者，因本类药效果差，应用大剂量时可致药物蓄积，毒性增加；糖尿病；高尿酸血症或有痛风病史者；严重肝功能受损者，水、电解质紊乱可诱发肝昏迷；高钙血症；低钠血症；红斑狼疮；胰腺炎；交感神经切除者（降压作用加强）；有黄疸的婴儿。肾上腺皮质激素、促肾上腺皮质激素、雌激素、两性霉素 B（静脉用药）、拟交感胺类药物，非甾体类消炎镇痛药尤其是吲哚美辛能降低本品的利尿作用。考来烯胺能减少胃肠道对本品的吸收，故应在口服考来烯胺 1 小时前或 4 小时后服用本品。与多巴胺、降压药合用，本品利尿作用加强。服用抗痛风药时应注意调整药物剂量。本品可降低抗凝药作用。洋地黄类药物、胺碘酮等与本品合用时，应慎防因低钾血症引起的副作用。本品会增加锂制剂的肾毒性。乌洛托品与本品合用，其转化为甲醛受抑制，疗效下降。本品能够增强非去极化肌松药的作用，与血钾下降有关。与碳酸氢钠合用，应注意发生低氯性碱中毒症状。本品与磺胺类药物、呋塞米、布美他尼、碳酸酐酶抑制剂有交叉过敏反应。

**案例解析**

**案例 20 - 2 解析：**

低血钾发生原因：该名患者患有糖尿病，血糖过高，大量葡萄糖进入尿中，尿渗透压增加，大量血钾进入尿中，随着尿液排出，血液浓缩，醛固酮分泌增加，导致肾脏排钾增加。高血糖还会刺激胰岛素和肾上腺素的分泌促使血钾向细胞内转移。大量使用胰岛素也可使患者血钾降低，原因包括：①胰岛素促使葡萄糖和钾离子一起进入细胞内合成糖原。②胰岛素可能直接刺激骨骼肌细胞膜上的钠泵，使肌细胞内钠排出而钾进入肌细胞增多。此外，该患者今日食欲减退，呕吐频繁也可导致钾离子摄入减少，排出增多。

治疗措施：首先积极治疗低血钾的诱发疾病糖尿病酮症酸中毒，可采取补液、胰岛素治疗纠正电解质及酸碱平衡等。另外，该患者已出现明显的临床症状，应静脉滴注补钾，注意给药的剂量、速度和时间。同时监测肾功能，见尿补钾；若患者伴有低镁，低氯血症，应同时补镁和氯。

# 第三节 酸中毒

**案例解析**

**案例 20 - 3：**

患者，女，57 岁，主因反复咳嗽、咳痰 20 余年，加重伴双下肢水肿 10 余天入院。桶状胸，双肺呼吸音减弱，语颤减弱，未闻及干湿性啰音。心腹查体未见明显异常，双下肢不肿。为吸氧血气提示：pH 7.28，$PaO_2$ 59mmHg，$PaCO_2$ 81mmHg，$HCO_3^-$ 38.1，$SO_2$ 86%。临床诊断：慢性阻塞性肺疾病急性加重期，呼吸衰竭。

**问题：**

1. 分析该患者的血气异常结果？
2. 临床对于酸中毒有什么治疗药物及诊疗思路？

正常人细胞外液氢离子浓度甚低，当人体由于净得的酸增多，碱减少；或净得的碱增多，酸减少而发展到 pH 偏离正常，称为酸碱平衡失调。pH 降低（pH < 7.35）为酸血症，临床出现中毒症状者，谓之酸中毒，根据诱发酸中毒的原发因素，将酸中毒分为代谢性酸中毒和呼吸性酸中毒。

## 一、病因与发病机制

**1. 代谢性酸中毒** 代谢性酸中毒的特征是血浆 [$HCO^-$] 原发性减少、pH 呈降低趋势。引起代谢性酸中毒的原因可归为三类。

（1）非挥发酸产生增加，血［$H^+$］增高　常见疾病如糖尿病酮症酸中毒时酮体增多，呼吸、循环衰竭时组织缺氧，或苯乙双胍所致乳酸产生增多以及饥饿、药物性酸中毒等。

（2）肾脏排酸减少　常见者为各种原因所致急、慢性肾功能衰竭，尿毒症，远端肾小管酸中毒等。

（3）失碱过多　如腹泻及小肠瘘所致碱丢失。

**2. 呼吸性酸中毒**　呼吸性酸中毒是由肺泡通气功能下降引起，其特征为肺泡 $PaCO_2$ 升高，血浆 $H_2CO_3$ 浓度升高、pH 呈降低趋势。

能引起抑制呼吸活动任何环节的异常因素均可导致肺泡通气减低，进而产生呼吸性酸中毒。例如呼吸中枢因安眠药、麻醉剂抑制，神经传导障碍致呼吸肌运动障碍，胸廓畸形，慢性阻塞性肺病（COPD）致肺通气/血流比例失调，气道旳急性和机械性梗阻（异物、分泌物、支气管痉挛等）。呼吸性酸中毒有急性、慢性之分。药物中毒、气管异物所致者为急性呼吸性酸中毒；COPD 所致者为慢性呼吸性酸中毒。

## 二、临床表现

**1. 代谢性酸中毒临床表现**

（1）心血管系统　①对心率和心律的影响：当血 pH 从 7.40 下降到 7.10 时表现为心率增快。pH 继续下降时，心率减慢。患者可发生室性心律失常，与酸中毒时合并的电解质紊乱（尤其是高血钾）密切相关。②对心肌收缩力的影响：酸中毒时可引起肾上腺髓质释放肾上腺素，具有正性肌力作用；严重酸中毒时又可阻断肾上腺素对心脏的作用，从而使心肌收缩力减弱，收缩迟缓，心输出量减少。一般而言，当 pH > 7.2 时，上述两种相反的作用基本相等，心肌收缩力变化不大，但当 pH < 7.2 时，则肾上腺素的作用被阻断使心肌收缩力减弱。③血管系统的改变：血管系统对儿茶酚胺的反应性降低，且 $H^+$ 本身舒张血管，患者出现面色潮红，血压下降。

（2）呼吸系统　呼吸加快加深，典型者称为库斯莫尔（Kussmaul）呼吸。患者呼吸肌有力收缩、胸廓尽量扩展。严重者发生呼吸节律改变甚至呼吸停止。

（3）中枢神经系统　出现疲乏、眩晕、嗜睡、烦躁等，严重者出现昏迷，最后可因呼吸和血管运动中枢麻痹而死亡。患者可出现对称性肌张力减退、腱反射减弱或消失。

（4）消化道系统　可出现恶心、呕吐、腹痛、腹泻、纳差等症状。

**2. 呼吸性酸中毒临床表现**

（1）原发病的表现。

（2）呼吸系统表现　呼吸急促、呼吸困难、发绀等，重者呼吸不规则或呈潮式呼吸，甚至呼吸骤停。

（3）神经系统表现　$CO_2$ 潴留可引起脑血管扩张，出现持续性头痛，以夜间和晨起为甚。由于可出现视盘水肿，患者可出现视野模糊。病情进一步发展可发生"$CO_2$ 麻醉"，出现扑翼样震颤、神志模糊、谵妄，最后昏迷，称为"肺性脑病"。$CO_2$ 为脂溶性，能迅速通过血－脑屏障，而 $HCO_3^-$ 为水溶性，通过血－脑屏障缓慢，因此脑脊液中的 pH 的降低较血液更为明显，因此呼吸性酸中毒时中枢神经系统的功能紊乱较代谢性酸中毒更明显。

### 三、药物治疗

#### （一）治疗原则

**1. 代谢性酸中毒**　①按内科常规护理；卧床休息，注意保暖。②病因治疗。③如有脱水现象，即予静脉输入5%葡萄糖液及生理盐水，视病情决定补液量。④危重患者使用碱性药物治疗。碱性药可选用5%碳酸氢钠溶液静滴，或用11.2%乳酸钠溶液（乳酸性酸中毒除外）；忌用钠盐者，可选用7.28%氨基丁三醇（THAM）溶液稀释一倍后静滴。以上药物视临床表现及血气分析结果，一天可重复1~2次。⑤按检验结果纠正电解质紊乱（如酸中毒可能引起的低血钙）。

**2. 呼吸性酸中毒**　尽可能地增加肺泡通气，恢复弥散功能，治疗原发病。急性呼吸性酸中毒最有效的方法是气管内插管、机械通气。治疗目的是使pH值恢复正常，而不是单纯治疗$PaCO_2$的异常。若因吗啡等药物导致的呼吸抑制者，可静脉注射纳洛酮治疗。对于慢性呼吸性酸中毒，重在治疗原发病，机械通气疗法宜保守使用，也不推荐应用碱性药物。

#### （二）用药原则

**1. 代谢性酸中毒**　主张病因治疗：如，糖尿病酮症酸中毒应及时输液，补充胰岛素，纠正电解质紊乱并处理感染等诱因。酒精性酮症酸中毒通过静脉注射葡萄糖和生理盐水很容易纠正，同时需补充钾、磷、镁和维生素等。尿毒症性代谢性酸中毒需给予一定的外源性碱性物质，使血$HCO_3^-$缓慢回升至20~22mmol/L左右，以减轻骨的病变。胃肠道丢失$HCO_3^-$造成的酸中毒，补充$NaHCO_3$常可获得明显效果。轻中度无需补碱，否则会导致血pH值上升过快，而脑脊液pH值仍低，而导致脑脊液矛盾性酸中毒，有诱发或加重脑水肿的可能。此外，应注意钾盐的补充。

**2. 呼吸性酸中毒**　本病的治疗关键在于处理原发疾病，改善肺通气功能。碱性药物一般认为在呼吸性酸中毒治疗中不具有重要地位。碳酸氢钠因在反应中产生$CO_2$可以使$PaCO_2$增加，不宜用于呼吸性酸中毒。由于组织缺氧，乳酸钠也不宜应用。

#### （三）药物分类

本病的治疗主要采用能够纠正体内酸平衡的药物，包括碱性药物或缓冲剂。碱性药物有碳酸氢钠和乳酸钠。

#### （四）药物选择

**1. 碳酸氢钠**　本品能使血浆内碳酸氢根浓度升高，中和氢离子，从而纠正酸中毒。在治疗代谢性酸中毒，尤其是在急性代谢性酸中毒又不伴有脱水的情况中更为适用；也用于高血钾症，酸中毒症状的休克，早期脑栓塞以及严重哮喘持续状态经其他药物治疗无效者。本品作用迅速、疗效确切，故为临床防治代谢性酸中毒的首选药。酸中毒时，支气管平滑肌对肾上腺素的反应性降低，本品可以纠正酸中毒，恢复或增强机体对肾上腺素的反应性，解除支气管痉挛，同时能提高氨茶碱和氢化可的松等平喘药的疗效。另外，本品能够碱化尿液，能够预防尿酸性肾结石，减少磺胺类药物的肾毒性，并能防止急性溶血引起的血红蛋白在肾小管的沉积。口服能迅速中和或缓冲胃酸，而不直接影响胃酸分泌，用于治疗胃酸过多引起的症状。静脉滴注对某些药物中毒有非特异性的治疗作用，如巴比妥类、水杨酸类药物及甲醇等中毒。但本品禁用于吞食强酸中毒时的洗胃，因本品与强酸反应产生大量二氧化碳，可导致急性胃扩张甚至胃破裂。

本品大量静注或存在肾功能不全时，可出现水肿、精神症状、心律失常、肌肉痉挛或疼痛、呼吸减慢、口内异味、异常疲倦虚弱等，主要是由代谢性碱中毒所致。长期应用时亦可引起尿频、尿急、持续性头痛、食欲减退、恶心呕吐、异常疲倦虚弱等症状。本品一般不用于呼吸性酸中毒，对呕吐或持续胃肠负压吸引而至大量氯丧失者禁用。因钠负荷增加可能加重病情，下列情况慎用：少尿或无尿；钠潴留并有水肿时，如肝硬化、充血性心力衰竭、肾功能不全、妊娠高血压综合征；原发性高血压。

本品合用肾上腺皮质激素（尤其是具有较强盐皮质激素作用者）、促肾上腺皮质激素、雄激素时，易发生高钠血症和水肿；与苯丙胺、奎尼丁合用，后两者经肾排泄减少，易出现毒性作用；与华法林等抗凝药和 M 胆碱酯酶药等合用，后者吸收减少；与含钙药物、乳及乳制品合用，可致乳－碱综合征；与西咪替丁、雷尼替丁等 $H_2$ 受体拮抗剂合用，后者的吸收减少；与排钾利尿药合用，增加发生低氯性碱中毒的危险性；本品可使尿液碱化，影响碱性药物的排泄，增加酸性药物的排泄，如氨茶碱、水杨酸等，使用时应注意调整剂量；钠负荷增加使肾脏排泄锂增多，故与锂制剂合用时，锂制剂的用量应酌情调整；碱化尿液能抑制乌洛托品转化成甲醛，从而抑制后者治疗作用，故不主张两药合用。

**2. 乳酸钠**　人体在正常情况下血液中含有少量乳酸，主要由肌肉、皮肤、脑等组织中的葡萄糖或糖原酵解生成。乳酸生成后或再被转化为糖原或丙酮酸，或进入三羧酸循环被分解为水及二氧化碳。因此，乳酸钠的终末代谢产物为碳酸氢钠，可用于纠正代谢性酸中毒。高钾血症伴酸中毒时，乳酸钠可纠正酸中毒并使钾离子自细胞外液进入细胞内。乳酸降解的主要脏器为肝及肾脏，当体内乳酸代谢失常或发生障碍时，疗效不佳；本品用于代谢性酸中毒由于其作用不及碳酸氢钠迅速和稳定，已逐渐少用，但对于伴有高钾血症或普鲁卡因胺等引起的心率失常的酸中毒患者，仍以应用本品为主。低钙血症（如尿毒症）患者应用本品纠正酸中毒后易出现手足发麻、疼痛、搐搦、呼吸困难等症状，是由于血清钙离子浓度降低所致。本品会引起血压升高、心率加快、胸闷、气急、肺水肿、心力衰竭等不良反应，过量时出现碱中毒。另外，可引起血钾浓度下降，有时出现低钾血症表现。体重增加、水肿也是该药物的不良反应。以下情况禁用本品：心力衰竭及急性肺水肿、脑水肿、显著乳酸性酸中毒、重症肝功能不全；严重肾功能衰竭伴有少尿或无尿。对于浮肿及高血压患者，应用时宜谨慎。给药速度不宜过快，以免发生碱中毒、低钾及低钙血症。应用中还应根据临床需要作下列检查及观察：血气分析或二氧化碳结合力检查；血清钠、钾、钙、氯浓度测定；肾功能测定；血压；心肺功能状态；肝功能不全表现。乳酸钠与新生霉素钠、盐酸四环素、磺胺嘧啶钠呈配伍禁忌，临床应用时应避免配伍。

**3. 氨基丁三醇**　本品为有机胺，碱性较强，能与碳酸的氢离子结合形成碳酸氢盐，因此既能纠正代谢性酸血症，亦能纠正呼吸性酸血症。此外，本品能透入细胞内，故可在细胞内外同时起作用。本品很快以原形由尿排出，有碱化尿液及渗透性利尿作用。适用于伴有肾衰、心衰、脱水等忌钠情况下的酸血症。可用于治疗巴比妥及水杨酸类中毒，也用于脏器移植后缺血性细胞内酸中毒的纠正。用于纠正呼吸性酸中毒时必须同时给氧。静滴时应避免外漏，以免刺激局部组织，偶可出现静脉痉挛和静脉炎；可引起呼吸抑制及低血糖症，将本品 0.2mol/L 和碳酸氢钠 0.1mol/L 溶液混合后静滴可避免呼吸抑制。忌用于慢性呼吸性酸血症患者和无尿者，肾功能不全者慎用。静滴时应对血液中二氧化碳、碳酸氢盐、葡萄糖、电解质进行监测。本品药物相互作用同碳酸氢钠。

案例解析

**案例 20-3 解析：**

患者 pH 值提示酸中毒，对于酸中毒，首先分析原因，呼吸性酸中毒，代谢性酸中毒，还是混合因素。针对病因积极治疗酸中毒。结合患者长期慢阻肺病史、血气 $PaCO_2$ 分压明显升高，考虑为 2 型呼吸衰竭，呼吸性酸中毒。在治疗方面可给予呼吸机辅助呼吸，促进 $CO_2$ 的排出，药物治疗方面可联合肺脑合剂，促进 $CO_2$ 的排出。

# 第四节　碱中毒

案例解析

**案例 20-4：**

患者男，66 岁，恶心呕吐 20 余天。患者 20 余天前因"胃体隆起性病变"行胃部分切除术，术后病理"胃肠道间质瘤（非常低度危险性）"。术后 1 周开始进食，进食后出现恶心呕吐，呕吐物为胃内容物，无咖啡色样物质。辅助检查：①胃镜示：幽门管黏膜充血肿胀，管腔狭窄，内镜无法进镜。②消化道造影：胃体间质瘤术后造影示造影剂未进入十二指肠内；胆囊体积增大；腹腔少量积液。③血气及电解质：pH 7.48，$PaCO_2$ 42mmHg，$HCO_3^-$ 30mmol/L，$Na^+$ 140mmol/L，$K^+$ 3mmol/L，$Cl^-$ 98mmol/L。临床诊断：①幽门梗阻；②胃间质瘤术后。

**问题：**

1. 根据血气及电解质结果分析判断患者具有哪种酸碱失衡？

2. 如何纠正酸碱失衡？

正常体液的酸碱度，通过血液、肺部和肾脏的互相联系的调节机构，经常能维持相对恒定的 pH 值（7.35~7.45）。但在一些病理情况下，维持酸碱平衡的条件发生了变化，如酸碱物质的来源发生异常或损耗过多，或由于肺或肾的调节功能受到破坏，就会导致酸碱平衡失调。同酸中毒相反，碱中毒是指体内酸丢失过多或者从体外摄入碱过多的临床情况，主要生化表现为血 $HCO_3^-$ 过高（>27mmol/L），$PaCO_2$ 增高，pH 值多 >7.45，但按代偿情况而异，可以明显过高，也可以仅轻度升高甚至正常。碱中毒按照发生原因也可分为代谢性碱中毒和呼吸性碱中毒。

## 一、病因与发病机制

**1. 代谢性碱中毒**　代谢性碱中毒的基本特征是血液中 $NaHCO_3$ 浓度（即 $CO_2$ 结合力）首先升高，而使血液 pH 升高（>7.45）。产生的原因包括：①胃液损失：呕吐、长期胃吸引术、幽门梗阻、手术麻醉后，可损失大量胃液。②缺钾。③细胞外液 $Cl^-$ 减少：摄入减少

（如因先天性肠黏膜细胞吸收 $Cl^-$ 的功能缺陷等），经胃液丢失过多，或经肾脏丢失大量 $Cl^-$（如使用呋塞米、噻嗪类利尿剂或肾脏离子通道突变如 Bartter 综合征或 Gitleman 综合征）都能使细胞外液 $Cl^-$ 减少。④碳酸氢盐蓄积：摄入过多有机酸盐以及大量使用碳酸氢钠，机体盐皮质激素过多（包括醛固酮增多症、库欣综合征等）都会引起碳酸氢盐蓄积。

**2. 呼吸性碱中毒** 呼吸性碱中毒在临床较少见，其特征为 $CO_2$ 呼出过多使血中 $H_2CO_3$ 减少，血 pH 升高，$CO_2$ 结合力下降。常见临床病因包括：①呼吸中枢受刺激兴奋，如颅内病变（感染、肿瘤、出血、外伤）、缺氧、发热、疼痛、中毒性脑病，肝性脑病，妊娠及药物中毒（如水杨酸盐中毒）等。②肺性如肺炎，哮喘早期，肺梗死，充血性心力衰竭等。③精神性癔症性呼吸过度，小儿长时哭喊。④医源性呼吸机通气过度。

## 二、临床表现

**1. 呼吸浅而慢** 它是呼吸系统对碱中毒的代偿现象，借助于浅而慢的呼吸，纠正体内碱偏高。

**2. 精神症状** 躁动、兴奋、谵语、嗜睡、严重时昏迷。

**3. 神经肌肉兴奋性增加** 有手足搐搦，腱反射亢进等。

**4. 尿少，呈碱性** 如已发生钾缺乏，可能出现酸性尿的矛盾现象，应特别注意。

## 三、药物治疗

### （一）治疗原则

**1. 代谢性碱中毒** ①积极防治引起代谢性碱中毒的原发病，消除病因。②纠正低钾血症或低氯血症，如补充 KCl，NaCl、$CaCl_2$、$NH_4Cl$ 等。其中 $NH_4Cl$ 既能纠正碱中毒也能补充 $Cl^-$，不过肝功能障碍患者不宜使用，因 $NH_4Cl$ 需经肝代谢。③纠正碱中毒：轻度碱中毒可使用等渗盐水静滴即可收效，盐水中 $Cl^-$ 含量高于血清中 $Cl^-$ 含量约 $1/3$，故能纠正低氯性碱中毒。重症碱中毒患者可给予一定量酸性药物，如精氨酸、氯化铵等。

**2. 呼吸性碱中毒** 对于呼吸性碱中毒，预防比治疗更重要而有效。采取措施降低患者的通气过度，如精神性通气过度可用镇静剂。减少 $CO_2$ 的呼出和丧失，提高血液 $PCO_2$，可采取用纸袋或长筒袋罩住口鼻的方法，以增加呼吸道无效腔。也可吸入含 5% $CO_2$ 的氧气，达到对症治疗的作用。对于手足搐搦者可静脉适量补给钙剂以增加血浆 $[Ca^{2+}]$（缓注 10% 葡萄糖酸钙 10ml）。

### （二）用药原则

**1. 代谢性碱中毒** 根据对 NaCl 的反应和尿氯浓度可将代谢性碱中毒分为两种类型。对不同类型采取不同疗法。第一型为 NaCl 反应（或依赖）型：如幽门狭窄呕吐所致 HCl 和体液丢失以及利尿剂所致低血氯性碱中毒。此类最常见，临床特点为尿氯低（常低于 10mmol/L），对 NaCl 治疗反应良好，不论何种含氯液均能纠正其碱中毒。即使有低钾血症，NaCl 亦有效。疗效可通过尿 pH 监测。补氯后尿 pH 逐步升高至 7.0 以上，同时随着缺氯的纠正，尿氯亦逐渐上升，并恢复正常。当然这并不排除对缺 $K^+$ 者补钾的必要性。静脉补充生理盐液的作用为：补氯、扩容以及抑制肾小管排酸和促进 $HCO_3^-$ 的排泄，后者系由于钠的补充的缘故。重症碱中毒上述治疗无效时，可静脉输入氯化铵或盐酸精氨酸或 0.1N 稀盐酸。一般而言，

1mmol/L 的酸约可降低血 $HCO_3^-$ 的 5mmol/L。第二型为非 NaCl 反应（或 NaCl 抵抗）型：其特点为尿氯高，有高血压及血容量扩张，氯化钠治疗无效。有严重缺镁、缺钾者，巴特（Bartter）综合征以及 Gitleman 综合征可无血容量增加及高血压。此类代谢碱中毒，肾上腺盐皮质激素起主导作用，治疗主要是针对病因，如切除肿瘤，使用醛固酮拮抗剂（如螺内酯）；前列腺素抑制剂如吲哚美辛和阿司匹林对部分患者有效。

**2. 呼吸性碱中毒** 对于反复发作换气过度的癔病患者给予心理干预，说明发病常识，解除不必要的紧张顾虑，常可使患者自觉控制发作。对于高热、昏迷、严重感染、脑部疾病等导致本病的，应强调病因治疗及对症治疗。对于药物中毒所致本病，应及时抢救、先洗胃，补液利尿，促进排泄。发生抽搐症状可给予 10% 葡萄糖酸钙注射液 10～20mL 加入等量 5% 葡萄糖注射液中，静脉缓慢注射。

### （三）药物分类

碱中毒患者一般可通过对症治疗，或补充适量生理盐水即可得到纠正。重症碱中毒可给予酸性药物治疗。主要包括：氯化铵和盐酸注射液。

### （四）药物选择

**1. 氯化铵** 重症碱中毒可口服氯化铵片。极严重病例，如 pH > 7.55，血氯 < 70mmol/L 可用氯化铵注射液治疗。氯化铵为强酸弱碱盐，20% 溶液 pH 值 4～6，本品被吸收后，部分 $NH_4^+$ 迅速经肝脏代谢形成尿素，经肾脏排泄；氯离子进入血液和细胞外液与 $H^+$ 结合成高度解离的盐酸，中和体液中过多的 $HCO_3^-$，从而纠正碱中毒。主要用于严重代谢性碱中毒。由于本品对黏膜的化学性刺激，反射性地增加痰量，使痰液易于排出，有利于不易咳出的黏痰的清除，临床用于口服祛痰药。服用后有恶心，偶出现呕吐。口服氯化铵应先用水溶解后服用，减少对胃肠的刺激性，大量口服可引起恶心，呕吐，口渴，高氯性酸中毒，严重肝、肾功能减退以及溃疡病等。$NH_4^+$ 必须在肝脏转变为尿素，如肝功能不良时易引起氨中毒，其症状类似肝昏迷，可改用精氨酸、盐酸、氯化钙等。肾功能不全会增加血中非蛋白氮，并易产生高氯性酸中毒。本品与磺胺嘧啶、呋喃妥因等呈配伍禁忌。

**2. 盐酸注射液** 本品为强酸的稀溶液，呈强酸性，pH < 1。盐酸直接进入血循环，可直接中和体内碱性物质。由于不需肝肾参与代谢，盐酸缓冲液适用于氯化铵和乙酰唑胺禁忌者。但静脉用盐酸注射液未与渗透强的分子混合，最终在循环中生成水。虽临床未发现溶血现象，但仍需引起注意，严格掌握指征，注意输注速度。盐酸注射液主要用于动脉血 pH > 7.55，并存在肝性脑病、心律失常、洋地黄心脏毒性或精神状态改变的患者；严重代谢性碱中毒经常规补钾等方法治疗无效时，也可应用。初始剂量的治疗目标只为部分恢复血浆 $HCO_3^-$ 浓度，使之接近正常即可。文献建议，根据需要将盐酸加入等渗盐水或 5% 葡萄糖溶液中，配制成 0.1～0.2N 的盐酸缓冲液静脉点滴。盐酸缓冲液必须新鲜配制，经腔静脉或其他深静脉途径缓慢滴注（滴注 16～24 小时）。为确保经大静脉滴注，置入深静脉导管的位置必须经 X 线检查证实，因为盐酸渗漏会腐蚀血管周围组织，如渗漏至纵隔可致灾难性后果。治疗宜在 ICU 中进行，用药期间需监测血清电解质、动脉血 pH 和 $PaCO_2$，每 4～6 小时一次。用这种方法暂时纠正代谢性碱中毒通常是有效的，但应当尽可能纠正基础病因。

案例解析

案例 20-4 解析：

①根据酸碱失衡判断方法，该患者目前具有代谢性碱中毒。②该患者因恶心呕吐 20 余天，导致胃肠液丢失，尤其是 $K^+$ 丢失过多，使胞内的 $K^+$ 向胞外转移，而胞外的 $H^+$ 向胞内转移，使血 pH 升高。予以补钾、补生理盐水等对症治疗后，患者酸碱平衡恢复正常，病情好转。

## 本章小结

本章主要论述了水、电解质、酸碱平衡失调的治疗原则以及用药原则和药物选择。主要内容为：①水中毒通常是由医源性操作和原发性饮水过多引起。治疗原则是积极控制原发疾病；严重时给予利尿剂及高渗盐。②针对低钾血症应合理补充钾盐制剂。轻度高钾血症，消除诱发病因即可；对于中度以上高钾血症，可静脉输入 10% 葡萄糖加胰岛素或静脉滴注碳酸氢钠；对严重高血钾，采取降血钾治疗。③呼吸性酸中毒应尽快恢复肺通气，代谢性酸中毒，严格对症基础上，给予碱性物质治疗。④碱中毒患者一般可通过对症治疗，或补充适量生理盐水即可得到纠正。重症碱中毒可采用酸性药物给予治疗。

思考题

1. 治疗水中毒为什么首选袢利尿剂？
2. 低钾血症的补钾原则是什么？
3. 试述代谢性酸中毒治疗原则。
4. 给予氯化铵注射液治疗严重代谢性碱中毒时应注意的事项？

（朱艳荣　朱晓鹤）

# 主要参考文献

［1］ 国家药典委员会．中华人民共和国药典．2015 年版．北京：中国医药科技出版社，2015．

［2］ 陈新谦，金有豫，汤光．新编药物学．第 17 版．北京：人民卫生出版社，2011．

［3］ 赵堪兴，杨培增．眼科学．第 8 版．北京：人民卫生出版社，2013．

［4］ Robert S. Porter MD. The Merck Manual of Diagnosis and therapy ［M］.19th edition，Whitehouse Station，NJ：Merck Research Laboratories，2011．

［5］ 程德云，陈文彬．临床药物治疗学．第 4 版．北京：人民卫生出版社，2012．

［6］ 于学忠．协和急诊医学．北京：科学出版社，2011．

［7］ 中华医学会感染病学分会艾滋病组．艾滋病诊疗指南．2011 版．中华临床感染病杂志，2011，4（6）：321－330．

［8］ 周际昌．实用肿瘤内科治疗．北京：北京科学技术出版社，2010．

［9］ 姜远英．临床药物治疗学．第五轮修订版．北京：人民卫生出版社，2014．

［10］ 李俊．临床药理学．第 5 版．北京：人民卫生出版社，2013．

［11］ 汪慧英，杨旭燕．临床免疫学进展．杭州：浙江大学出版社，2015．

［12］ 张幸国，胡丽娜．临床药物治疗学各论（上册）．北京：人民卫生出版社，2015

［13］ 贾玫，王雪梅．消化系统疾病．北京：科学技术出版社，2014

［14］ 魏敏杰，杜智敏．临床药理学．第 2 版．北京：人民卫生出版社，2014．

［15］ 中华人民共和国卫生部医政司，卫生部合理用药专家委员会．国家抗微生物治疗指南．北京：人民卫生出版社，2012．

［16］ 中华医学会呼吸病学分会慢性阻塞性肺疾病学组．慢性阻塞性肺疾病诊治指南．2013 修订版．中华结核和呼吸杂志，2014，36（4）：1－10

［17］ 贾建平，陈生弟．神经病学．第 7 版．北京：人民卫生出版社，2013．

［18］ 程德云，陈文彬．临床药物治疗学．第 4 版．北京：人民卫生出版社，2012．

［19］ 陈立，赵志刚．临床药物治疗学．北京：清华大学出版社，2012．

［20］ 文爱东．抗菌药物规范化及个体应用指南．北京：人民军医出版社，2011．